U0269330

器官移植学基础

FUNDAMENTALS OF ORGAN TRANSPLANTATION

张水军 主编

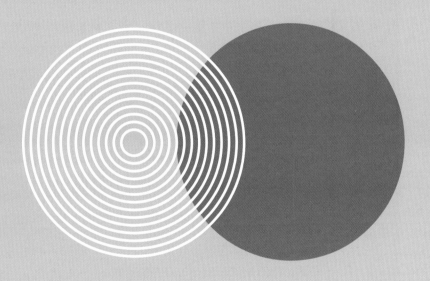

河南科学技术出版社
·郑州·

内容提要

本书共计 21 章，分为器官移植学总论和各论两部分。总论部分全面、系统、深入浅出地介绍了器官移植学相关的基础知识，包括器官移植发展史、免疫学、病理学、影像学、营养学，围手术期管理等内容；各论部分分别详细论述了各种移植的基础知识及临床研究进展。全书内容丰富，图文并茂，共由来自全国各地的 70 多位专家组织编写，既充分体现了"三基"（基础理论、基本知识和基本技能），又切实反映当今器官移植领域的新知识、新理论和新进展。相信每位读者都会在阅读此书的过程中有所收获。

图书在版编目（CIP）数据

器官移植学基础/张水军主编 . —郑州：河南科学技术出版社，2021.9
ISBN 978-7-5725-0787-8

Ⅰ.①器… Ⅱ.①张… Ⅲ.①器官移植 Ⅳ.①R617

中国版本图书馆 CIP 数据核字（2022）第 052549 号

出版发行：河南科学技术出版社
　　　　　地址：郑州市郑东新区祥盛街 27 号　　　邮编：450016
　　　　　电话：（0371）65788613　65788629
　　　　　网址：www. hnstp. cn
策划编辑：邓　为
责任编辑：赵振华
责任校对：董静云
封面设计：张　伟
责任印制：朱　飞
印　　刷：河南博雅彩印有限公司
经　　销：全国新华书店
幅面尺寸：787 mm×1 092 mm　　1/16　　印张：41.5　　字数：928 千字
版　　次：2021 年 9 月第 1 版　　2021 年 9 月第 1 次印刷
定　　价：298.00 元

《器官移植学基础》编写人员名单

主　编　张水军
副主编　郭文治　李　捷　曹胜利
编　委　(按姓氏笔画排序)

丁明杰	丁晨光	丁鹏旭	于海洋	马　艳	丰贵文
王　丰	王　迪	王　振	王　寅	王志刚	王盼梁
王智慧	毛文君	方红波	卢先明	田　琪	田晓辉
史晓奕	史冀华	吕程威	吕耀辉	朱元辰	朱亚文
朱荣涛	刘　超	刘义华	刘艳华	刘梦奇	闫　鑫
严鹏飞	杜　英	李　杨	李　捷	李　蒙	李幼生
李建华	杨　翰	杨东菁	杨兆伟	时程程	何晓顺
宋　毅	张　翼	张天才	张水军	张永高	张华鹏
张莉蓉	张嘉凯	陈　实	陈三洋	陈改云	陈静瑜
岳松伟	郑守华	项和立	赵香田	胡亚东	胡博文
段小飞	姚丹化	莫春柏	柴亚茹	高丹萍	高雪梅
郭　晖	郭文治	曹胜利	曹素霞	阎　冰	梁　锐
董　炎	董念国	温培豪	路彦涛	窦科峰	潘　洁
薛武军	鞠卫强				

序

    1954 年 Murray 等成功实施了同卵孪生亲属肾移植，从而开创了器官移植临床应用的先河。过去几十年器官移植领域取得了辉煌的成就。至今，全球已有 130 余万人接受了器官移植，且几乎涵盖了人体所有的器官和组织。我国现有 170 余家医院开展临床器官移植手术，年均器官移植数量已居世界第二位，在先进的移植中心，不少器官移植后的效果接近或达到世界先进水平。但全国器官移植的整体水平与国际先进的移植中心仍有很大差距，特别是在基础理论研究方面差距更大。临床器官移植水平要得到进一步提高，需要重视器官移植学基础的学习和加强研究。

    张水军教授是器官移植领域著名专家之一，任中华医学会器官移植学分会第八届副主任委员，从事器官移植研究 32 年，在该领域长期从事一线临床、教学及科研工作，积累了丰富的理论及实践经验。他从 1996 年开始，就在河南医科大学为研究生和本科生开设了器官移植学基础课程，使大批医学生了解了这一新学科、新知识、新理论和新技术。为了促进器官移植基础研究，张水军教授主编并组织国内 70 余位器官移植领域的专家共同编写了《器官移植学基础》一书。该书内容翔实，篇幅宏大。全书分为器官移植学总论和各论两部分，共计二十一章。总论部分全面、系统、深入浅出地介绍了器官移植学相关的基础知识，包括器官移植发展史、移植免疫学、移植病理学和相关影像学、营养学和围手术期管理等内容；各论部分则就肝、肾、心、肺、胰腺、小肠等以及各种联合移植、异种移植的基础知识及最新进展进行了深入的阐述及讨论。该书临床与基础并重，既有广度又有深度，既有实用性又与前沿理论有机结合；内容新颖，图文并茂，编排精细，文字流畅、表达准确，特别适合从事器官移植工作的中青年医生及本科生、研究生、进修生学习参考。

    在目前临床器官移植数量不断增加的情况下，只有进一步提高基础研究，才能使临床器官移植疗效得到稳步提高。因此，《器官移植学基础》的出版是非常及时和必要的。兹值《器官移植学基础》出版之际，我谨表示热烈的祝贺。这本专著的出版一定会受到广大读者，特别是从事器官移植工作者的欢迎，也必将为提高我国器官移植的基础研究和临床治疗水平做出贡献。

陈东英

2020 年 9 月

前　言

　　器官移植是治疗终末期疾病的重要手段，被誉为 21 世纪医学之巅。早在公元前 300 年，中国就有"扁鹊换心"的传说。18 世纪苏格兰外科医生 Hunter 开展了世界上首次移植实验，将小公鸡的爪距部分移植到了鸡冠位置。至今，经过两个多世纪的发展，器官移植学已经日臻完善与成熟。特别是进入 21 世纪，各种器官移植得到全面迅速发展，移植数量大幅增加，移植效果明显改善。器官移植学直接或间接涉及了几乎所有医学领域，同时也形成了移植免疫学、移植病理学、移植外科学、移植内科学、移植伦理学、移植实验动物学等多个学科分支。同时，在器官移植领域仍有许多问题有待解决，如临床免疫耐受的具体机制、缺血再灌注损伤的防治策略、供器官评估体系的建立、器官保存及体外修复方法的改进、再生医学在器官移植中的应用以及异种移植的临床实施等。

　　正因为器官移植是一门新兴学科，还有很多问题需要探讨，也需要更多的专业人员参与研究，所以我们编写了这本《器官移植学基础》。希望本书的出版使更多的年轻医生、本科生与研究生了解、参与、研究器官移植，发展器官移植事业。同时本书也以不同的方式提出了器官移植学有待研究的问题，希望对读者有所启发。本书共计二十一章，分为器官移植学总论和各论两部分。总论部分全面、系统、深入浅出地介绍了器官移植学相关的基础知识，包括器官移植发展史、免疫学、病理学、影像学、营养学、围手术期管理等内容；各论部分分别详细论述了各种移植的基础知识及临床研究进展。全书内容丰富，图文并茂，既充分体现了"三基"（基础理论、基本知识和基本技能），又切实反映了当今器官移植领域的新知识、新理论和新进展。相信每位读者都会在阅读此书的过程中有所收获。

　　为了写好本书，我们汇集了 70 多位来自全国各地的器官移植领域专家，共同打造这一学术著作。这些专家在各自领域从事一线工作，具有丰富的临床、科研与教学经验，为该书的编写付出了极大的努力和艰辛的劳动，在此表示衷心的感谢！本书凝聚了他们的宝贵经验，是他们在临床及科研实践中的体会与思考的结晶！

　　由于成书时间短，编者编写经验和相关资料有限，本书可能存在缺点和疏漏，恳请广大读者和同行不吝指正。

张水军

2020 年 9 月于郑州

目　录

第一篇　器官移植学总论

第二篇　器官移植学各论

器官移植学总论

第一章 器官移植概述

第一节 器官移植的概念与分类

移植（transplantation）是指将某一个体有活力的细胞、组织或器官用手术或其他方法植入自体或另一个体的同一或其他部位，以替代或增强原有细胞、组织或器官功能的医学技术。移植的细胞、组织或器官称为移植物（graft），提供移植物的个体称为供者或供体（donor），而接受移植物的个体称为受者或受体（recipient）。移植物不包括人工合成的材料，如假体、人工关节、人工瓣膜等。

根据移植物的性质可将移植分为细胞移植、组织移植和器官移植。①细胞移植（cell transplantation）：是指将适量游离的具有某种功能的活细胞输注到受者的血管、体腔或组织器官内。常见的细胞移植有造血干细胞移植、胰岛细胞移植等。②组织移植（tissue transplantation）：是指将某一活性组织如角膜、皮肤、血管、肌腱等，或联合几种组织如皮肌瓣等植入受者的体表或体腔内。通常采用自体或异体组织行游离移植或血管吻合移植。③器官移植（organ transplantation）：是指对实体器官的整体或部分，并需要进行器官所属血管及其他功能性管道结构重建的移植。如肾脏移植、肝脏移植、心脏移植、肺移植、小肠移植、胰腺移植等。器官移植是临床开展最广泛的移植类型。本书主要讲述的是器官移植。

根据供者和受者在遗传基因的差异程度可将移植分为四类。①自体移植（autotransplantation）：是指供受者为同一个体的移植。②同质移植（isologous transplantation）：又称同基因移植（syngeneic transplantation），指供者与受者虽非同一个体，但二者遗传基因型完全相同，如同卵孪生之间的移植。同质移植不会发生排斥反应（rejection）。③同种移植（allotransplantation）：是指供受者为同一种属但遗传基因不相同的个体间的移植。它是临床最常见的移植类型，术后如不采取免疫抑制措施，将不可避免地发生排斥反应。④异种移植（xenotransplantation）：是指不同种属之间的移植。根据供受者之间的遗传背景差异又可分为协调性异种移植（遗传背景差异小、进化关系相近者如非人灵长类的狒狒与人之间的移植）以及非协调性异种移植（遗传背景差异较大、进化关系相差较远者如猪与人之间的移植）。

根据移植物植入部位可将移植分为两类。①原位移植（orthotopic transplantation）：移植物植入原来的解剖部位，移植前需将受者原来的器官切除。如绝大多数的肝脏移植和心脏移植。②异位移植（heterotopic transplantation）：移植物植入另一个解剖位置，通常不必切除受者原来的器官。如大多数的肾脏移植和胰腺移植。

根据供者是否存活可将移植分为两类。①尸体供者移植（cadaver transplantation）：尸体供者又可分为脑死亡供者（donor of brain death）和心脏死亡供者（donor of cardiac death）两类。②活体供者移植（living transplantation）：又可分为亲属活体供者移植（living related transplantation）和非亲属活体供者移植（living unrelated transplantation）两类。

为准确描述某种移植术，往往综合使用上述分类，如亲属活体同种异体原位肝脏移植。

第二节　器官移植的发展简史

一、国际器官移植发展史

（一）实验研究阶段

在文艺复兴时期，就出现了描绘圣徒 Cosmas 和 Damian 将一名刚刚死亡的非洲黑人的下肢移植给一名白人以治疗其下肢溃疡的油画。虽然这些记载只是幻想，并不具有实践基础，但至少说明，当时已经具有了器官移植的设想。

器官移植的实验探索始于 18 世纪，苏格兰的外科医生 Hunter 开展了世界上首例移植实验，他将小公鸡的爪距部分成功地移植到了鸡冠位置，Hunter 医生因其开创性的研究被誉为实验外科之父。1902 年，法国的 Carrel 创建了现代血管吻合技术，该技术一直沿用至今，并成为器官移植的三大核心技术之一。Carrel 因其在血管吻合和器官移植方面的杰出贡献获得 1912 年诺贝尔生理学或医学奖，时年 39 岁，是最年轻的诺贝尔生理学或医学奖获得者。1902 年，Ullmann 报道了世界首例长期存活的狗肾脏移植。肝脏移植方面，Welch 率先在 1955 年成功实施了狗异位辅助肝脏移植，Moore 在 1959 年进行了狗原位肝脏移植。1959 年，Lillehei 成功地实施了狗的原位小肠自体移植。1960 年，Shumway 和 Lower 成功地进行了首例狗的心脏移植。

在移植外科技术不断发展的同时，人们对免疫反应的认识也不断加深。1903 年，生物学家 Jensen 观察到了移植过程中的免疫反应现象。1912 年，德国外科医生 Schöne 首次提出了"移植免疫"的概念。20 世纪 40 年代，Snell 通过小鼠的组织移植实验提出，异体移植器官存活状况由主要组织相容性抗原决定，并由此于 1980 年获得诺贝尔生理学或医学奖。1945 年 Owen 报道了胚胎期接触同种异型抗原所致的免疫耐受现象。1953 年，英国科学家 Medawar 报道给新生小鼠注射异体抗原而产生"获得性耐受"现象，成为移植免疫的奠基者。1959 年，Burnet 和 Medawar 提出了"克隆选择"理论，进一步解释了免疫耐受现象，两位科学家获得了 1960 年诺贝尔生理学或医学奖。

（二）临床起步阶段

现代器官移植经历了三个重要的技术突破才得以确立：①血管吻合技术；②器官

保存技术；③新型免疫抑制剂应用。

1933 年乌克兰医生 Voronoy 实施了人类首例异体肾脏移植，由于供者和受者的血型错配，导致手术失败。1954 年美国医生 Murray 为一对同卵孪生兄弟之间进行肾移植并获得成功，受体术后没有使用任何免疫抑制药物，移植肾得以长期存活，这是人类医学史上首次获得成功的器官移植手术，开创了临床器官移植的新时代。Murray 医生因此获得了 1990 年诺贝尔生理学或医学奖。

肾移植的成功坚定了肝移植领域探索的信心。1963 年 Starzl 等在美国科罗拉多大学进行了世界上首例人类原位肝移植。受者是一名 3 岁的胆道闭锁男孩，尽管患者死于术中无法控制的出血，但开创了肝移植的先河。随后的 4 年内全球共施行原位肝移植 12 例，异位肝移植 6 例，均未获长期存活，最长仅生存 34 d。1967 年 Starzl 等总结了 4 年来肝移植的实验研究和临床经验，再次为一位肝癌患儿（1.5 岁）施行了原位肝移植，该例患者于术后 400 d 死于肝癌复发。至此，原位肝移植的手术技术趋于成熟。

随着肾移植、肝移植的成功，其他移植也相继开展起来。1963 年，美国的 James Hardy 完成了世界首例人体肺移植。1964 年，美国的 Ralph A. Deterling 完成了世界首例人体小肠移植。1966 年，美国的 William Kelly 和 Dick Lillehei 完成了世界首例人体胰肾联合移植。1967 年，南非的 Christiaan Barnard 完成了世界首例人体心脏移植。1968 年，美国的 Denton Cooley 完成了世界首例人体心肺联合移植。尽管在初始阶段，很多技术并不完善，有些患者在短期内死亡，但开始了临床移植的探索。

器官保存技术是器官移植的关键技术之一。为了充分使用异地切取的器官以及完成移植前受者的选择和准备，对器官保存技术提出了更高的要求，既要延长保存时间，又要保证器官活力，以确保移植后器官功能顺利恢复。移植研究初始阶段，主要采用低温的生理盐水、乳酸林格液等进行器官保存。1969 年，美国的 GM Collins 等发明了 Collins 液，它在 4 ℃下可有效保存肾脏达 30 h。1976 年，欧洲移植协会将其配方加以改进，定名为 Euro-Collins（EC）液，并推荐作为移植肾的标准保存液。

免疫抑制是器官移植领域最重要的课题。1953 年，美国的 Gertrude Elion 和 George Hitchings 研制出药物 6-巯基嘌呤（6-mercaptopurine，6-MP）。1960 年，6-MP 在犬肾移植中应用，证实可延长移植肾存活时间。Elion 和 Hitchings 随后研发了 6-MP 的类似物——硫唑嘌呤（azathioprine，Aza）。1961 年，Aza 首次应用于成年人肾移植，前 2 例患者均死于药物毒副作用，但也证明了其抑制免疫的有效性。1962 年，使用 Aza 的第 3 例成年人肾移植术后移植肾有功能存活 17 个月。Aza 的研发及应用，开启了免疫抑制药物的新时代，其后 20 年，该药成为器官移植术后最主要的免疫移植药物。1963 年，Willard Goodwin 首次在肾移植患者中应用大剂量泼尼松，证实其可延长移植肾存活时间，并提出糖皮质激素与 Aza 联合应用效果更佳。1967 年，Thomas Starzl 在临床应用抗淋巴细胞血清（anti-lymphocyte serum，ALS），随后又成功研制出抗淋巴细胞球蛋白（anti-lymphocyte globulin，ALG）、抗胸腺细胞球蛋白（anti-thymocyte globulin，ATG），从而形成硫唑嘌呤+激素+抗淋巴细胞多克隆抗体制剂的免疫抑制方案。

除研制免疫抑制剂外，人们对免疫反应的认识也越来越深入。George Snell、Jean Dausset 和 Baruj Benacerraf 分别发现小鼠和人的主要组织相容性复合物（major histocompatibility complex，MHC），并由此获得了 1980 年诺贝尔生理学或医学奖。1964 年 Paul Terasaki 创立了微量淋巴细胞毒方法，奠定了交叉配型方法的基础。1966 年，组织配型用于供受体选择。

器官移植的起步阶段充满艰辛，但由于这些先驱的不断坚持和努力，从而开创了医学的一个全新领域，为无数终末期疾病患者带来了生的希望。

（三）迅速发展阶段

新型免疫抑制剂的研制并成功应用于临床，使器官移植生存率大幅提高，推动移植进入了迅速发展阶段。

环孢素（cyclosporine A，CsA）是从真菌中分离的 11 个氨基酸组成的环状多肽，于 1970 年被发现。1976 年，Jean Borel 证实了其具有强大的免疫抑制作用。1978 年，CsA 首次应用于临床肾移植。1980 年，Starzl 率先采用 CsA+Aza+Pred 三联免疫移植方案，大大提高了临床器官移植的生存率。1983 年，美国食品药品监督管理局（FDA）批准 CsA 应用于临床，从此器官移植进入了"CsA 时代"。

他克莫司（tacrolimus，Tac，FK506）由 Kino 于 1984 年发现。1987 年首次证实对大鼠同种异系心脏移植具有免疫抑制作用。1989 年，Starzl 首次将 Tac 应用于人体器官移植并取得了显著效果。1994 年，美国食品药品监督管理局（FDA）批准 Tac 应用于临床肝移植，1997 年批准应用于肾移植。

吗替麦考酚酯（mycophenolate mofetil，MMF）是霉酚酸（mycophenolic acid，MPA）的合成前体。1990 年 Sollinger 和 Klupp 分别将 MPA 用于临床同种异体肾移植和肝移植，疗效显著。MMF 分别于 1995 年、1998 年和 2000 年被美国 FDA 批准用于同种异体肾脏、肝脏和心脏移植。

进入 21 世纪，新型单克隆抗体不断涌现，如抗 CD25 单克隆抗体、人源化抗 CD52 单克隆抗体以及利妥昔单克隆抗体等，临床移植有了更多抗排斥药物的选择，可以更有效地实施个体化免疫抑制方案。

器官保存技术的不断改进也是推动器官移植发展的重要因素。1988 年，美国的 Belzer 等研制出新型的器官保存液——UW 液（the University of Wisconsin solution），应用 UW 液在低温下可以保存肾脏 30~36 h，肝脏 12~16 h，心脏、肺脏 6~8 h。UW 液已广泛应用于多种器官的保存，是目前腹腔器官的标准保存液。近年来，连续机械灌注技术逐步成熟，即以低流量低压将低温（4~6 ℃）、亚常温（20 ℃）或常温（37 ℃）灌洗液泵入保存的器官内，以期达到供应器官代谢所需要的营养，并清除代谢废物的目的。连续机械灌注技术改善了供体器官质量，延长了器官保存时间。

随着移植相关技术的完善，全球器官移植例数不断增长。2014 年统计数据显示，当年全球共实施器官移植 119 873 例，其中肾移植 79 950 例，肝移植 26 150 例，心脏移植 6 542 例，肺移植 4 689 例，胰腺移植 2 328 例，小肠移植 215 例。至此，器官移植已经进入稳定发展期。

二、中国器官移植发展史

我国器官移植起步较晚，始于 20 世纪 50 年代，但发展迅速，经过半个多世纪的努力，已经取得了举世瞩目的成就。

1956—1958 年，全国各地相继开展了肾移植动物实验。1960 年吴阶平等开展了我国首例临床肾移植，由此中国开始了临床器官移植的探索，虽然因为当时缺乏免疫抑制药物，移植肾仅存活了 3~4 周。1972 年广州中山医院成功完成我国第一例亲属肾移植，患者存活 1 年。自 20 世纪 70 年代中期以来，国内陆续成功开展了大量同种异体肾移植，并获得长期存活。截至 2016 年年底，中国大陆累计完成肾移植 96 226 例，2016 当年完成 9 019 例。

1973 年武汉同济医院器官移植研究所率先开始在国内开展了犬同种原位肝移植研究。1977 年上海瑞金医院及武汉同济医院器官移植研究所揭开了我国的临床肝移植的序幕。自此，肝移植逐渐在我国开展起来，至 20 世纪 90 年代中期进入肝移植发展的高潮期。据中国肝移植注册系统（CLTR）统计，至 2016 年年底，中国大陆累计完成肝移植 3.7 万余例，2016 年全国共实施肝移植 3 672 例。

1978 年，上海瑞金医院张世泽完成亚洲首例心脏移植，患者存活 109 d。1979 年，北京结核病控制研究所辛育龄教授为 2 例肺结核患者行肺移植，因急性排斥及感染无法控制，分别于术后 7 d 及 12 d 把移植肺切除。1995 年 2 月 23 日首都医科大学北京安贞医院为一终末期结节病肺纤维化患者行左肺移植，至今仍存活，成为我国首例成功的肺移植。1982 年，武汉同济医院的夏穗生和陈实开展了国内首例胰腺移植。1994 年，南京军区总医院的黎介寿完成国内首例小肠移植，患者存活 301 d。这些移植在开展初期，由于技术不成熟、免疫抑制方案不完善，生存率并不理想，但自 20 世纪 90 年代以后，移植效果取得大幅改善，步入临床发展新阶段。

技术成熟之后，就是法规和观念的更新。我国于 2007 年 5 月 1 日正式颁布并实施了《人体器官移植条例》，卫生部审定了器官移植的准入单位。2009 年 12 月 28 日，卫生部下发了《关于规范活体器官移植的若干规定》。从此我国器官移植进入有序健康发展的新阶段。2010 年卫生部和红十字会总会共同推进中国公民逝世后器官捐献，2013 年 9 月《人体捐献器官获取与分配管理规定》正式实施，2015 年全面停止使用司法来源器官，这些都是中国器官移植史上的一座座里程碑，推动中国器官移植事业走向辉煌。在 2010 年公民自愿捐献器官试点时全年仅 34 例器官捐献，而 2017 年则达到了 5 135 例，数量位居世界第二位，7 年间增长了 150 倍。

（李　捷　杨东菁）

参考文献

［1］ DAVID HAMILTON. A history of organ transplantation. Pittsburgh：The university of Pittsburgh press，2012.

［2］ 刘永锋，郑树森 . 器官移植学 . 北京：人民卫生出版社，2014.

［3］ 陈孝平 . 外科学 . 2 版 . 北京：人民卫生出版社，2010.

第二章 器官移植免疫学

由于移植器官多来自异体，供受者之间普遍存在组织抗原性差异，使得器官移植总是伴随着排斥反应的发生。因此，器官移植手术的成功，除了需要精湛的手术技术之外，免疫学基础理论与应用的研究突破是另一关键因素。本章主要介绍移植免疫学基础理论、移植排斥的免疫学基础、移植免疫耐受和移植免疫相关检测技术。

第一节 移植免疫学基础理论

一、移植免疫学概述

移植免疫学（transplantation immunity）是研究移植物与受者的组织相容性及其免疫学效应机制，并探索防治移植排斥反应、提高移植物存活效率的一门科学。

（一）移植免疫及其特性的发现

最初人们对移植排斥现象的认识是从 20 世纪初进行皮肤移植的烧伤患者身上观察到的，所有患者均在异体皮肤移植 1~2 周内发生移植皮肤的坏死和脱落。随之，Peter Medawar 等研究者通过建立皮肤移植动物模型，发现皮肤移植失败的原因是炎症反应，并将此命名为排斥（rejection）。为探究排斥反应的原因和机制，研究者们首先发现在同种属不同个体小鼠之间进行皮肤移植时，均会发生排斥反应，此即组织不相容现象，同种异体间排斥现象的本质是细胞表面同种异型抗原诱导的免疫应答所致。因此，将这种代表个体组织特异性的抗原称为组织相容性抗原（histocompatibility antigen）。至 20 世纪中叶，发现机体参与排斥反应的抗原系统有 20 个以上，并将能引起强烈移植排斥反应的抗原称为主要组织相容性抗原（major histocompatibility antigen），将引起较弱和缓慢排斥反应的抗原称为次要组织相容性抗原（minor histocompatibility antigen，MH）。将编码主要组织相容性抗原的基因称为主要组织相容性复合体（major histocompatibility complex，MHC），所有脊椎动物均有 MHC，不同动物 MHC 所在染色体和命名均不同。

随后的动物实验研究发现，移植排斥通常发生在初次接受细胞、组织、器官移植后的 10~14 d，而当该动物再次接受同一供者的移植物时，该动物发生的移植排斥反应更快、更强，此现象分别称为初次移植排斥反应（first-set rejection）和再次移植排斥反应（second-set rejection）。该现象提示受者对移植物产生了记忆。受者再次接触来自同一供者的移植物，其排斥反应显著加快，而对其他供者的移植物并无加速现象，说明移植排斥反应具有特异性。分离发生移植排斥反应的动物淋巴细胞，移植给同系动物，能使该同系动物获得对供者移植物的排斥反应。以上研究说明移植排斥反应是由适应性免疫应答介导的，具有记忆性、特异性和可转移性，其中研究发现淋巴细胞是引起移植排斥反应的主要细胞（图2-1）。

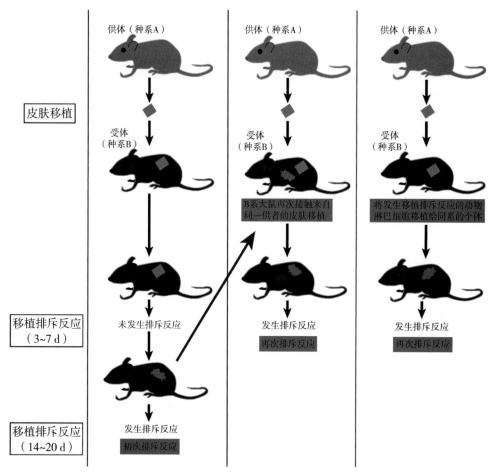

图2-1 初次和再次移植排斥反应

（二）器官移植的类型

根据移植物的来源及其遗传背景，可将器官移植分为四类。①自体移植（autotransplantation）：移植物来自受者自身，患者对自身组织普遍存在免疫耐受，不发生移植排斥反应。如自体皮肤移植和干细胞移植。②同基因移植（syngeneic transplantation）：在两个遗传基因完全相同或基本相似的个体之间的移植，如同卵双胞胎和近交系动物之间的移植，一般不发生移植排斥反应。③同种异体移植（allotransplantation）：发生在同种生物两个不同基因型个体之间的移植。当今临床器官移植多属此类，如直系亲属及无亲缘关系个体之间的移植，由于组织相容性抗原的差异，常发生不同程度的移植排斥反应。④异种移植（xenotransplantation）：在不同物种生物两个个体之间的移植，如将某些动物的器官移植给人类，由于供受者之间遗传背景差异较大，会引起强烈的移植排斥反应。

本章重点介绍同种异体移植涉及的免疫学相关知识。

二、移植抗原识别与提呈

移植排斥反应的本质是由于供受双方遗传基因不同、受者免疫细胞识别供者移植物抗原而发生的免疫应答。同种异型移植过程中被宿主识别的异物分子称为同种异型抗原（alloantigens），在异种移植过程中被宿主识别的异物分子称为异种抗原（xenoantigens）；淋巴细胞和抗体与同种异型抗原、异种抗原发生的反应分别被称为同种异型反应（alloreactive）或异种反应（xenoreactive）。

（一）移植抗原

1. 主要组织相容性抗原 主要组织相容性抗原（MHA）是指能引起强烈移植排斥反应的抗原，由主要组织相容性复合体（MHC）编码。几乎所有脊椎动物都具有MHC，MHC是存在于染色体上的一组紧密连锁基因群，人类 MHA 是首先在白细胞表面发现的，故称为人类白细胞抗原（human leukocyte antigen，HLA），也称为 HLA 分子。编码 HLA 分子的基因称为 HLA 复合体，位于人第 6 号染色体短臂 6p21.31 区域，DNA 片段长度 3 600 kb。

HLA 复合体结构复杂，表现为多基因性和多态性。目前，HLA 复合体内已鉴定出224 个基因座，其中 128 个功能基因，有明确的产物表达。HLA 复合体按其产物的功能分成三群：经典 HLA 基因、免疫功能相关基因和免疫无关基因。另外，HLA 复合体根据其在染色体上的位置分为 3 个区。①HLA-Ⅰ类基因区：位于 HLA 复合体远离着丝点一端，含有 122 个基因座位，其中 HLA-A、HLA-B、HLA-C 基因属经典 HLA-Ⅰ类基因，编码产物为 HLA-Ⅰ类分子的重链。HLA-Ⅰ类分子组织分布极为广泛，表达于几乎所有的有核细胞膜上，且具有高度多态性。在随机婚配的人群中很难找到 HLA 基因型完全相同的个体，故其编码的 HLA 成为同种异体移植中引起强烈排斥反应的最重要靶抗原，是发生急性移植排斥反应的主要原因。②HLA-Ⅱ类基因区：位于 HLA 复合体接近着丝点一端，含 34 个基因座位，其中 HLA-DR、HLA-DP、HLA-DQ 属经典Ⅱ类基因，其编码产物为 HLA-Ⅱ类分子。HLA-Ⅱ类分子表达不如 HLA-Ⅰ类分子广泛，主要表达于抗原提呈细胞、内皮细胞、上皮细胞和活化的 T 细胞表面。③HLA-Ⅲ类基因区：位于 HLA-Ⅰ、HLA-Ⅱ类基因区之间，含 62 个基因座位，编码某些补体、细胞因子、热休克蛋白等产物。

只有近交系动物 MHC 是相同或相近的，而不同种系动物杂交产生的子代 MHC 基因型均不相同（除同卵双胞胎外），MHC 是具有高度多态性的基因，其编码的主要组织相容性抗原也各不相同，在器官移植时的表现即为移植排斥反应。

2. 次要组织相容性抗原 在供、受者之间除主要组织相容性抗原引起强烈移植排斥反应之外，还有一些抗原能引起比 MHC 抗原排斥反应发生更缓慢、反应程度更轻的排斥反应，将这些移植排斥抗原称为次要组织相容性抗原（mH 抗原）。mH 抗原主要包括两类。

（1）性别相关的 mH 抗原：主要表达于精子、表皮细胞及脑细胞表面，是由雄性动物 Y 染色体基因编码的产物。

（2）常染色体编码的 mH 抗原：此类抗原分布广泛，某些抗原表达于机体所有组织细胞，而另一些抗原仅在造血细胞和白血病细胞表达。目前已证实人类常染色体编码 mH 抗原包括 HA-1~HA-5。

多数 mH 抗原是蛋白质，与其他蛋白抗原相似，mH 抗原被宿主抗原提呈细胞（antigen-presenting cells，APCs）处理，在胞浆中形成抗原肽-MHC 分子复合物表达在 APC 膜上，提呈给宿主 T 细胞。由于目前仍缺乏对 mH 抗原的准确鉴定，故其与临床实体器官移植的关系尚不确定。在小鼠，已明确雄性移植物的 H-Y 抗原是雌性受者免疫细胞识别的一个靶点。在人类，已观察到男性供者给女性受者的心脏移植与同性移植排斥的危险性略有增高，但由于心脏供体的稀缺，mH 性别抗原鉴定的实用价值不大。

在 HLA 完全匹配的情况下，造血干细胞移植后发生的移植物抗宿主反应（graft-versus-host responses，GVHR）主要由 mH 抗原所致。因此，在临床进行细胞、组织、器官移植过程中，尤其在造血干细胞移植时，应在 HLA 型别相配的基础上兼顾 mH 抗原。

3. 血型抗原

（1）ABO 血型抗原：ABO 血型抗原不仅分布于红细胞表面，同时还表达于肝、肾等组织细胞和血管内皮细胞表面。若供、受者间 ABO 血型不合，受者血清中的天然血型抗体可与供者移植物血管内皮细胞表面 ABO 抗原结合，通过激活补体而引起血管内皮细胞损伤和血管内凝血，导致超急性排斥反应。

ABO 抗原的化学成分主要是核心聚糖，附着在胞浆膜蛋白上，在岩藻糖转移酶作用下，将一个岩藻糖添加到核心聚糖的非末端糖残基中，形成核心岩藻多糖，称之为 H 抗原。ABO 抗原的合成还受糖基转移酶调控，糖基转移酶进一步将 H 抗原进行修饰后，分别形成 O 抗原、A 抗原和 B 抗原。糖基转移酶的合成受 9 号染色体上的单一基因控制，编码糖基转移酶的基因有 3 个等位基因：O 型等位基因编码的产物缺乏酶活性，A 型等位基因编码的糖基转移酶将一个 N-乙酰半乳糖胺转移到 H 抗原上，B 型等位基因编码的糖基转移酶将一个半乳糖残基转移到抗原上。若某个体为 O 型等位基因纯合子时，由于缺乏糖基转移酶，不能将末端糖附着在 H 抗原上，只表达 H 抗原，血型即为 O 型；拥有 A 型等位基因（AA 型纯合子、AO 杂合子或 AB 杂合子）的个体通过向 H 抗原添加 N-乙酰半乳糖胺来形成 A 抗原；拥有 B 型等位基因的个体（BB 纯合子、BO 杂合子或 AB 杂合子）通过向 H 抗原添加半乳糖而形成 B 抗原；等位基因为 AB 杂合子时，在 H 抗原的基础上既形成 A 抗原也形成 B 抗原。因此，OO 纯合子型个体为 O 型血，AA 和 AO 型个体为 A 型血，BB 和 BO 型个体为 B 型血，AB 杂合子个体为 AB 型血。

编码岩藻糖转移酶形成 H 抗原的基因突变十分罕见，这种突变的纯合子称为孟买血型，这些人不能产生 H 抗原，也不产生 A 抗原和 B 抗原，不能接受 ABO 血型任何一种血型的输血。

实际上，几乎所有人都表达 H 抗原，因此对 H 抗原是耐受的，不会产生抗 H 抗体。表达 A 抗原或 B 抗原的个体分别对 A 抗原、B 抗原耐受，不产生抗 A 或抗 B 抗体。血型为 O 型和 A 型的个体体内含有抗 B IgM 抗体，血型为 O 型和 B 型的个体产生抗 A IgM 抗体，极少数不能产生核心 H 抗原的个体则含有抗 H 抗原、抗 A 抗原和抗 B 抗原的天然抗体。为什么不表达血型抗原的人体内存在针对血型抗原的抗体，这似乎与免疫学常识是矛盾的。目前对天然血型抗体在体内存在的解释是：这些针对血型抗原抗体的产生与人体肠道正常菌群有关，这些细菌带有糖脂质成分，与人类 ABO 血型抗原产生交叉反应，而当任何一种血型抗原存在时，机体能诱导对这种血型抗原产生耐受性。

在临床输血中，献血者的选择依据有两个方面，一是献血者和受血者红细胞表面的血型抗原，二是受血者体内针对血型抗原的天然抗体。如果献血者红细胞抗原不在受血者红细胞上表达，将会发生输血反应。AB 血型能耐受所有献血者输血，O 血型只能接受 O 型献血者输血，但能给任何血型受者输血，因此叫作万能供血者。但反复输血也会导致血型差异不显著的受血者继发抗体反应而致红细胞溶解。由于 ABO 血型抗原是碳水化合物，抗碳水化合物的抗体是 IgM，IgM 不能通过胎盘，因此，在母亲和胎儿之间血型抗原不相容通常不对胎儿产生影响。

A 和 B 血型抗原主要表达于红细胞膜，也可在内皮细胞等表面表达。因此，ABO 血型在某些实体器官的超急性移植排斥反应中起关键作用。

（2）Rh 抗原：Rh 抗原（Rhesus antigens）因首先在猴类发现而命名。Rh 抗原化学成分与 ABO 血型不同，Rh 抗原是非糖基化、疏水性的细胞表面蛋白。编码 Rh 蛋白的基因是两个紧密连锁的高度同源性基因，有临床意义的 Rh 抗原是 RhD，由其中一个基因编码。因为人群中高达 15% 的人有 RhD 等位基因的删除或其他改变，这些人不表达 Rh 抗原，对 RhD 抗原不能形成耐受，被称为 Rh 阴性。当 Rh 阴性者接触到 Rh 阳性血细胞时，会对 RhD 抗原产生特异性 IgG 抗体，由于 IgG 抗体能通过胎盘，在临床上 Rh 阴性母体孕育的 Rh 阳性胎儿有发生新生儿溶血症的风险。

（3）其他血型抗原：携带 A 和 B 血型抗原决定基的糖蛋白能被其他糖基转移酶修饰而形成次要血型抗原，例如，在其他非末端位置添加上岩藻糖基团，能被不同的岩藻糖转移酶催化产生 Lewis 抗原系统（Lewis antigen）。最近免疫学家对 Lewis 抗原更加关注，因为这些碳水化合物是 E 选择素（E-selectin）和 P 选择素（P-selectin）的配体，在白细胞迁移过程中发挥作用。

4. 组织特异性抗原　组织特异性抗原是指特异性表达于某一器官、组织或细胞表面的抗原，如内皮细胞抗原、皮肤抗原等。同种异体间不同组织和器官移植后发生排斥反应的强度各异，一般表现为皮肤＞肾＞心＞胰＞肝，提示在组织相容性抗原和 ABO 血型抗原之外，移植排斥还涉及各自组织的特异性抗原，其现象可能是各种组织特异性抗原的免疫原性不同所致。目前研究较多的组织特异性抗原有：①血管内皮细胞（vascular endothelial cell，VEC）抗原，可诱导受者产生强烈的细胞免疫应答，从而启动急、慢性移植排斥反应，其编码基因与 MHC 紧密相连，或许是一种新的 MHC Ⅰ 类基因；②皮肤 SK 抗原，通常与自身 MHC 分子结合为复合物，皮肤移植后，受者 T 细胞直接识别供者皮肤 SK-MHC 复合物，引起移植排斥反应。

（二）移植抗原的提呈与识别

宿主体内的 T 细胞是识别同种异型抗原的关键效应细胞。Avrion Mitchison 于 20 世纪 50 年代在被动转移实验中发现，先天性无胸腺鼠和新生期摘除胸腺的小鼠和大鼠不发生移植排斥反应，若给上述动物注射同系正常鼠 T 细胞则可对移植物产生排斥反应，表明 T 细胞在移植排斥反应中起关键作用。

T 细胞对同种异型 MHC 抗原的识别有直接识别（direct recognition）和间接识别（indirect recognition）两种基本途径（图 2-2）。

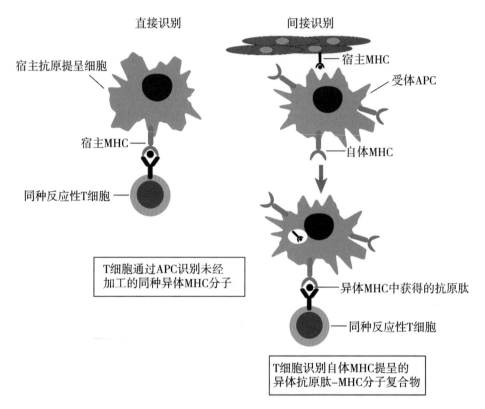

直接识别　　　　　　　　间接识别

宿主抗原提呈细胞　　　　　　　　宿主MHC

受体APC

宿主MHC　　　　　　　　自体MHC

同种反应性T细胞

T细胞通过APC识别未经加工的同种异体MHC分子

异体MHC中获得的抗原肽

同种反应性T细胞

T细胞识别自体MHC提呈的异体抗原肽-MHC分子复合物

图 2-2　直接识别与间接识别的区别

直接识别途径是指受者 T 细胞识别移植物未被加工处理的完整 MHC 分子；间接识别途径是指受者 T 细胞只识别被受者 MHC 分子提呈的移植物 MHC 抗原，亦即供者 MHC 抗原被受者 APC 摄取、加工、提呈，才能被受者 T 细胞识别。T 细胞对移植抗原的间接识别与其对多数外源性抗原（如微生物）的识别过程相似。mH 抗原也通过间接识别途径向宿主 T 细胞提呈抗原。

无论宿主 T 细胞以直接途径还是间接途径识别移植抗原，移植物抗原必先引流至淋巴结，在淋巴结启动移植排斥反应。因此，加工处理抗原的 APCs 携带移植抗原从移植物迁移到淋巴结。

1. **直接识别**（direct recognition）　受者 T 细胞直接识别供者移植物内细胞表面的

MHC 分子，不需要宿主 APCs 对抗原进行加工处理。这似乎有悖于免疫学理论，因为 T 细胞在其分化成熟过程中在胸腺通过阳性选择获得了自身 MHC 限制性，即 T 细胞能识别外源抗原和自身 MHC 复合物。目前对受者 T 细胞直接识别供者 MHC 分子的解释有三点：①编码 T 细胞受体（T cell receptor，TCR）的基因高度进化，使其编码的 TCR 分子结构对 MHC 分子具有内在亲和力，无论是自身 MHC 分子还是非己 MHC 分子；②在 T 细胞胸腺发育的过程中，阳性选择允许弱自身 MHC 反应性 T 细胞生存，其中可能存在对同种异型 MHC 分子强反应性的 T 细胞；③尽管 T 细胞胸腺发育过程中通过阴性选择有效地清除了对自身 MHC 分子高亲和力的 T 细胞，但并不一定清除了对同种异型 MHC 分子有强结合力的 T 细胞，因为同种异型 MHC 不存在于胸腺。以上 3 个原因造成的结果是成熟 T 细胞库中既有对自身 MHC 分子低亲和力的 T 细胞，也有对同种异型 MHC 分子高亲和力的 T 细胞。因此，直接识别可能是免疫交叉反应的一个典范，即具有自身 MHC 限制性的 T 细胞能够以高亲和力与结构相似的同种异型 MHC 分子结合，并足以活化 T 细胞。其基本过程是：移植物中残留的过客白细胞（passenger leuko-cyte），主要为成熟 DC 和巨噬细胞，当移植物血管与受者血管接通后，受者 T 细胞进入移植物中，移植物内的供者过客白细胞也可进入受者血液循环或局部引流淋巴组织。由此，供者 APC 可与受者 T 细胞接触，将同种异体抗原直接提呈给受者 T 细胞，从而引发移植排斥反应。直接识别机制在早期急性排斥反应中起主要作用。

供者 MHC 分子无论携带自身肽或外源肽，受者同种异型反应 T 细胞均能通过直接识别使 T 细胞活化，因为同种异型 MHC 分子氨基酸残基的多态性与自身 MHC-肽复合物是相似的。

直接识别引起的排斥反应特点：①反应迅速，直接识别省略了受者 APC 摄取、加工抗原的过程；②反应强烈，人体内识别同种异型抗原的 T 细胞克隆占 T 细胞总数的 $1\% \sim 2\%$，其数量是识别普通抗原 T 细胞克隆的 $100 \sim 1\,000$ 倍。

直接识别反应迅速和反应强烈的原因有如下 3 个：①供者细胞蛋白可降解为多种抗原肽，由于每一个 MHC 分子的肽结合沟槽能容纳多种氨基酸序列不完全相同的肽段（只需要 $2 \sim 3$ 个锚定残基氨基酸相同，其余氨基酸可以不同），每一肽段与同一 MHC 分子结合形成多种抗原肽-MHC 分子复合物。理论上，每一个抗原肽-MHC 复合物均能活化不同的 T 细胞克隆，结果是人体内识别同种异型抗原的 T 细胞克隆比例更高。②每个 APC 表面可表达多种不同的 MHC 分子，如果它们是外源 MHC 分子，则都能被同种异型反应性 T 细胞识别。而在感染发生时，只有不到 0.1% 的自身 MHC 分子与病原体肽段结合，也只有特异性的 T 细胞对病原体抗原进行识别。③许多对同种异型 MHC 分子反应的 T 细胞是记忆性 T 细胞。这些记忆性 T 细胞可能来自对微生物等抗原的应答，当遇到同种异型 MHC 抗原时，通过交叉反应使记忆性 T 细胞对同种异型 MHC 抗原产生应答。这些记忆细胞不仅增加了抗原特异性细胞的数量，而且比初始淋巴细胞发生反应更快更强，是引起更强大同种异型 T 细胞反应的重要细胞。

CD4[+] 和 CD8[+] T 细胞均能通过直接识别途径对移植抗原进行识别，并引起移植排斥反应。

2. 间接识别（indirect recognition）　间接识别的基本过程是：同种异型 MHC 抗原

被宿主 APCs 摄取，在 APC 胞浆中 MHC 抗原在溶酶体被降解形成抗原肽，与 APC 内质网合成的 MHC-Ⅱ类分子相结合形成抗原肽-MHC Ⅱ类分子复合物，转运至细胞膜并表达于 APC 膜上，CD4[+]T 细胞对抗原肽-MHC Ⅱ类分子复合物进行识别，引起 CD4[+]T 细胞活化。间接识别的原理与 T 细胞对普通抗原的识别相一致。MHC 分子是最具多态性的蛋白质，每一同种异型 MHC 分子都能产生很多种肽段，并作为外源性抗原肽与宿主 MHC 分子结合，每一肽段被不同 T 细胞特异性识别。

另外，某些被宿主 APC 吞噬的移植物抗原能与 MHC Ⅰ类分子相结合，在细胞膜表面形成抗原肽-MHC Ⅰ类分子复合物而被 CD8[+]T 细胞识别，引起 CD8[+]T 细胞的活化，即移植排斥反应中的交叉提呈或交叉激活（cross-presentation or cross-priming）（图 2-3）。

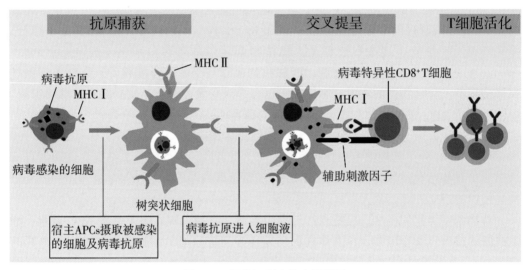

图 2-3　间接识别中的交叉提呈

间接识别引起移植排斥反应的特点：①间接识别中，供者 MHC 分子结构不同于受者自身组织成分，能与普通"非己"抗原一样被受者 APC 提呈。故间接识别引起的排斥反应弱而且出现较晚。②随着同种异体移植排斥反应的进展，间接识别过程中会出现表位扩展（epitope spreading）现象，加重移植排斥反应。③同种异体移植物上的次要组织相容性抗原引发的移植排斥也通过间接识别途径。④间接识别在急性排斥反应晚期和慢性排斥反应中起重要作用，对免疫抑制药物相对不敏感。

直接识别和间接识别在移植排斥反应中的作用一直存在争议。一般认为，急性移植排斥反应多由直接识别和 CD8[+]细胞对移植物的直接作用介导，在慢性移植排斥反应中间接识别占更大比例，表现为 CD4[+] T 细胞活化及其产生细胞因子介导的炎症，CD4[+] T 细胞辅助 B 细胞产生抗体参与移植排斥反应。

3. 半直接识别（semi-direct recognition）　近年发现，受者同种反应性 CD8[+]T 细胞还能通过半直接途径而被激活。其机制为：受者同种反应性 CD8[+]T 细胞通过直接途径识别供者 APC 提呈的同种异型 MHC-Ⅰ类分子；受者同种反应性 CD4[+]T 细胞通过间接途径识别受者 APC 加工、处理和提呈的同种异型 MHC-Ⅱ类分子；间接识别途径活化的受者 CD4$^+$T 细胞辅助 CD8$^+$T 细胞的激活。

（三）同种异型反应性 T 细胞的活化

T 细胞的活化需要两个信号。第一信号是指 TCR 识别 APC 或靶细胞提呈的抗原肽和 MHC 分子复合物，由 CD3 分子向胞浆传递第一个活化信号；第二信号是指在 T 细胞和 APC（或靶细胞）之间协同刺激分子的相互作用，如 T 细胞表面的 CD28 与 APC 表面的 B7 分子相结合，向 T 细胞传递第二个活化信号。

大多数移植器官中存在 APCs，如树突状细胞（dendritic cells，DCs）和巨噬细胞等，当供者器官移植入受者体内，带有供者 MHC 分子和协同刺激分子的 APCs 可以迁移进入受者局部淋巴结，通过直接识别途径向受者淋巴结中 T 细胞提呈同种异型 MHC 抗原。同时，来自受者的宿主 DCs 也能迁移进入移植物内，获取移植物同种异型抗原并将抗原转运至引流淋巴结，通过间接识别途径向 T 细胞提呈抗原。移植物淋巴管与受者淋巴结之间的连接可由移植产生的炎症反应刺激建立。淋巴结中定居的初始淋巴细胞遇到同种异型抗原而发生活化、增殖，分化为效应 T 细胞迁移回到移植物引起排斥反应。另外，许多针对移植物 MHC 抗原反应性 T 细胞是由记忆 T 细胞介导的。与初始 T 细胞不同，记忆 T 细胞能直接迁移进入移植物，在移植物内记忆 T 细胞直接识别 APCs 或移植组织细胞表达的同种异型抗原而活化。

共刺激分子介导 T 细胞活化的第二信号，在同种异型反应性 T 细胞应答中发挥重要作用。实验证实，封闭 B7 分子与 CD28 的相互作用，能抑制同种异型反应性 T 细胞活化；在 B7-1（CD80）和 B7-2（CD86）基因敲除小鼠，移植物能存活更长时间。因此，封闭 B7 的共刺激作用已成为临床抑制移植排斥反应的治疗策略。研究资料显示，损伤相关的分子模式（damage-associated molecular patterns，DAMP）能刺激固有免疫应答并引起 APCs 表面共刺激分子表达增加。而 DAMP 与移植器官的缺血和再灌注损伤高度相关，缺血损伤的细胞会释放一些分子，其中包括 DAMP。临床经验也说明移植器官的缺血时间是移植排斥反应发生频率和严重程度的重要因素，其原因就是缺血引起的移植细胞死亡和损伤刺激产生抗移植物的免疫应答。

T 细胞获得两个信号从而活化，在多种细胞因子的作用下，增殖并分化为多种效应细胞，在移植排斥反应中发挥重要的作用。

第二节 排斥反应的免疫学基础

同种异体移植一般均会发生移植排斥反应，其本质是受者免疫细胞对供者移植物抗原产生免疫应答。淋巴细胞是引起移植排斥反应的主要效应细胞，因此，移植排斥反应具有适应性免疫应答的共同特点，即特异性、记忆性和耐受性。

一、排斥反应的免疫学机制

同种异体移植排斥反应通常有两个主要组成部分，一是 T 细胞和细胞因子参与的细胞免疫应答，二是 B 细胞和抗体参与的体液免疫应答。在各种器官移植排斥反应中，细胞免疫应答和体液免疫应答均参与，但其参与程度有所不同。

（一）细胞免疫应答在排斥反应中的作用

T细胞介导的细胞免疫应答是移植排斥反应的关键效应机制。T细胞通过TCR识别同种异型抗原活化后，可分化为多个功能亚群，如CD4⁺T细胞的功能亚群包括Th1、Th2、Th17、Tfh、Treg等，CD8⁺T细胞的功能亚群主要是CTL，这些功能亚群以不同的机制参与移植排斥反应。

1. Th1细胞　在同种异体急性排斥反应中，$CD4^+$Th1细胞是主要效应细胞，其机制为：①多个克隆$CD4^+$Th1细胞可直接识别同种异型抗原，参与早期急性移植排斥反应；②少数$CD4^+$Th1细胞克隆通过间接途径识别同种异型抗原，是参与中晚期急性移植排斥反应的效应细胞；③活化的Th1细胞通过释放多种细胞因子发挥效应，在移植物局部形成以单个核细胞（主要是Th1细胞和巨噬细胞）浸润为主的炎症反应，此反应与迟发型超敏反应（delayed-type hypersensitivity，DTH）类似。这种迟发型超敏反应性炎症的形成机制是：活化的Th1细胞释放IFN-γ和IL-2等细胞因子，IFN-γ可激活巨噬细胞，并上调APC MHC-Ⅱ类分子表达；趋化性细胞因子引起单核细胞的浸润；IL-2可促使淋巴细胞增殖，引起局部淋巴细胞浸润。

2. Th2细胞　Th2细胞在移植排斥反应中的作用是辅助B细胞活化和产生抗体，详见本节后述。

3. CD8⁺T细胞　CD8⁺T细胞活化后分化形成细胞毒性T细胞（cytotoxic T lympho-cytes，CTLs），能直接杀伤表达同种异型MHCⅠ类分子的移植物细胞，也能通过分泌炎症性细胞因子在移植物损伤中发挥作用。需要注意的是，只有通过直接识别同种异型MHC抗原产生的CTLs才能杀伤移植物细胞，具体过程是：①受者CD8⁺T细胞直接识别供者APCs表面MHC分子而活化形成CTLs；②活化的CTLs识别移植物实体细胞上与APC相同的MHC分子，并对移植物实体细胞产生杀伤。通过间接识别途径分化形成的$CD8^+$CTLs不能对移植细胞产生杀伤，原因是CTL活化时识别的是供者抗原肽和受者MHC复合物，而移植物中的实体细胞不表达宿主MHC分子，不能被该活化CTL识别。因此，同种异型反应性T细胞被间接途径刺激时，其排斥反应的主要机制不是CTLs介导的对移植细胞的杀伤作用，而是由Th1细胞和CTLs分泌细胞因子介导的炎症反应。

4. Th17细胞　Th17细胞因其分泌炎症性细胞因子白细胞介素17（interleukin 17，IL-17）而得名。有报道显示，Th17细胞是参与移植排斥反应的重要效应细胞。已发现，在肾、肺移植后移植物内IL-17水平上升，并与急性移植排斥反应的程度呈正相关；阻断IL-17或清除Th17细胞，能显著延长移植心脏存活时间；即使在Th1缺如的小鼠，Th17细胞也可诱导同种反应性炎症，并促进慢性排斥反应的发生。

5. 调节性T细胞（regulatory T cell，Treg）　Treg细胞是$CD4^+CD25^+Foxp3^+$具有免疫抑制作用的一类T细胞，能通过直接作用和释放抑制性细胞因子（IL-10，TGF-β）抑制效应T细胞的活性，是调控移植排斥反应的重要细胞亚群。在肾、肝、肺等实体器官移植中，血循环中Treg细胞数量与移植物存活呈正相关；造血干细胞移植中，由于肠黏膜Treg细胞数量较少，成为急性和慢性移植物抗宿主病发生的主要部位。

6. 记忆性 T 细胞（memory T cell，Tm）　受者体内针对同种异型反应性 Tm 主要来自两个方面：①移植术前接受过同种异型抗原刺激，如输血、妊娠和有过细胞、组织及器官移植；②微生物感染（尤其是病毒）在受者体内形成 Tm，与移植器官同种异型抗原产生了交叉反应。同种异型反应性 Tm 的活化和增殖与初始 T 细胞有所不同，Tm 活化不必通过 TCR 信号，可由细胞因子直接引起 Tm 细胞活化和增殖，此现象被称为旁观者增殖（bystander proliferation）。Tm 在移植排斥反应中发挥重要作用，与实体脏器移植排斥反应的发生率和严重程度高度相关。

另外，移植术前大量清除受者体内 T 细胞可导致淋巴细胞减少症，继而诱导反馈性 T 细胞增殖，以维持体内淋巴细胞稳态，称之为稳态增殖（homeostatic proliferation），也与移植排斥反应相关。

（二）体液免疫应答在排斥反应中的作用

1. 移植排斥抗体的产生　多数移植物抗原是蛋白质，属于胸腺依赖性抗原（thymus-dependent antigen，TD-Ag），在刺激宿主 B 细胞活化产生特异性抗体时需要 Th 细胞辅助。移植排斥反应抗体产生有 3 个基本过程：①CD4+Th2 细胞通过对移植抗原的直接识别和间接识别而活化，活化的 Th2 细胞表达 CD40L 并分泌 IL-4、IL-5、IL-6、IL-10、IL-13 等细胞因子。②B 细胞活化，B 细胞活化的第一信号来自 B 细胞膜表面的抗原识别受体（B cell receptor，BCR）直接对移植抗原表位的识别并向细胞内传递活化信号；第二信号需要依赖 Th2 细胞的辅助，即 B 细胞表面共刺激分子 CD40 与活化 Th2 表面 CD40L 分子结合。③B 细胞获得两个信号而活化，在 Th2 产生细胞因子（如 IL-2、IL-4、IL-5、IL-6、IL-10、IL-13 等）的作用下分化为浆细胞，进而分泌抗体（图 2-4）。

抗体的分泌有两个阶段：①早期抗体以 IgM 为主，与抗原亲和力较低，由淋巴滤泡外的 B 细胞增殖分化形成的短寿命浆细胞分泌；②T-B 在淋巴滤泡外相互作用后，T 细胞再次识别 B 细胞提呈的抗原肽并迁移至淋巴滤泡，形成滤泡辅助性 T 细胞（follicular helper T cell，Tfh）。在淋巴滤泡生发中心通过滤泡树突状细胞（follicular dendritic cell，FDC）、Tfh 与活化 B 细胞的相互作用，B 细胞可分化为记忆性 B 细胞（memory B cell，Bm）和长寿命浆细胞，同时分泌高亲和力的特异性抗体（以 IgG 为主）。此过程与其他蛋白质抗原刺激机体产生抗体相似。

2. 移植排斥反应中抗体的作用机制　在移植排斥反应中同种异型抗体识别的抗原主要是供者 MHC 分子，包括供者 MHC Ⅰ类分子和 MHC Ⅱ类分子。抗体在移植排斥反应中的作用机制包括：①抗体与移植物抗原表位特异性结合形成抗原抗体复合物，通过补体经典途径活化导致移植物受损；②抗体 V 区与移植物抗原表位结合，抗体 C 末端（Fc 段）与中性粒细胞、巨噬细胞、NK 细胞膜表面 IgFc 受体结合，通过抗体依赖的细胞介导的细胞毒作用（antibody dependent cell-mediated cytotoxicity，ADCC）对移植物的损伤。

在移植排斥反应中，抗体介导的移植排斥反应机制除补体介导的细胞毒作用（complement dependent cytotoxicity，CDC）和 ADCC 作用外，抗体还能通过调理作用、免疫黏附作用等机制，引起血管内皮细胞损伤，并介导凝血、血小板聚集、移植物细

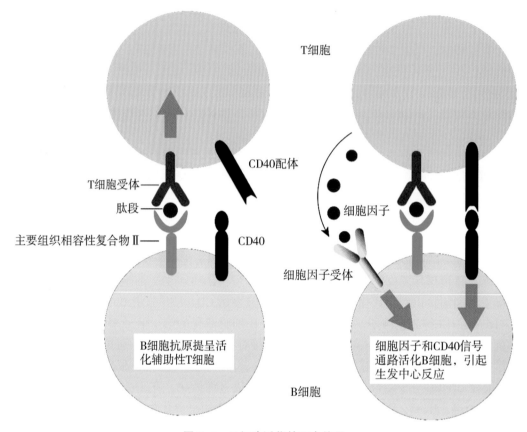

图 2-4　B 细胞活化的两个信号

胞溶解和促炎性介质释放等，最终导致移植物被排斥。由于 HLA 抗原高表达于内皮细胞，同种异型抗体介导损伤的主要靶点是移植物的脉管系统。

此外，抗体在超急性排斥反应中的作用尤为突出。

（三）固有免疫效应在移植排斥反应中的作用

组织器官移植后，机体首先通过固有免疫应答引起移植物炎症和组织损伤，继而诱导产生特异性免疫排斥反应。移植术中多种因素可启动移植物非特异性损伤，这些因素包括手术所致机械性损伤、移植物被处置过程中缺血缺氧导致的损伤、移植物缺血再灌注损伤等。这些因素均可诱导细胞应激，导致移植物组织细胞发生炎症、损伤。在对移植物的非特异损伤中，重要的免疫因素有损伤相关模式分子（DAMP）、中性粒细胞、NK 细胞和 NKT 细胞等。

NK 细胞在宿主抗移植物反应（HVGR）和移植物抗宿主反应（GVHR）中均发挥重要作用。正常情况下 NK 细胞表达 KIR 与自身组织细胞表达的自身 MHC Ⅰ类分子结合产生负调节信号，抑制 NK 细胞的杀伤活性。在同种异体器官移植后，受者 NK 细胞的 KIR 不能识别移植物细胞表面的非己 MHC 分子，从而被激活产生杀伤效应，引起移植排斥反应。

NKT 细胞主要通过分泌 IL-4 促进 Th2 分化、抑制 Th1 细胞，与移植耐受的维持有关。

(四) 参与移植排斥反应的其他细胞与组织

1. 血管内皮细胞 (endothelial cell, EC) 血管内皮细胞表达 MHC Ⅰ类分子和 MHC Ⅱ类分子,具有强免疫原性。EC 既是同种异型移植抗原的主要来源,也是移植排斥反应的主要靶点。人类 EC 还表达 MHC Ⅰ类链相关基因 A (MHC Ⅰ chain-related A, MICA) 产物,在肾移植受者体内可检出抗 MICA 抗体,且与肾移植排斥反应相关。

2. 过客白细胞 (passenger leukocyte) 移植物中定居或迁移的 DC、巨噬细胞、淋巴细胞等骨髓源细胞,称为过客白细胞。器官移植后,过客白细胞可迁移至受者外周免疫器官,介导强移植排斥反应;也可进入受者胸腺,通过阴性选择引起受者同种反应性 T 细胞凋亡,继而诱导同种移植耐受。

3. 上皮细胞 (epithelial cell) 上皮细胞是移植排斥反应的重要靶细胞。如肺移植术后数天至数周发生急性移植排斥反应,肺实质血管壁出现淋巴细胞、浆细胞和粒细胞浸润,气道出现炎症反应,严重时可见组织坏死和血液渗出。

4. 细胞外基质 (extracellular matrix, ECM) ECM 在淋巴细胞活化、迁移和炎症反应中发挥黏附作用。动物实验结果显示,大鼠心脏、肝脏移植后,内皮细胞、肝窦内皮细胞上调细胞型纤维连接蛋白 (fibronectin, FN) 的表达,介导早期 T 细胞浸润。

二、排斥反应分类及特点

如上文所述,移植排斥反应的发生机制包括细胞免疫应答、体液免疫应答和固有免疫应答等,它们在移植排斥反应中往往是同时存在并发挥相互协同作用,因此,移植排斥反应的分类不是基于免疫效应机制,而是根据组织病理学特点和排斥发生时间将移植排斥反应分为三大类:超急性排斥反应、急性排斥反应和慢性排斥反应。

(一) 超急性排斥反应

超急性排斥反应 (hyperacute rejection) 指发生于宿主血管与移植物血管吻合后的数分钟至数小时内,以移植物脉管系统广泛的急性小动脉炎、血栓形成、缺血、变性坏死及血栓性闭塞为病理特征的排斥反应。

超急性排斥反应的机制主要由体液免疫介导。由于宿主血循环中存在预存抗体,能与移植物血管内皮细胞抗原相结合,形成抗原抗体复合物,通过活化补体及其活化产物引起一系列移植物内皮系统的改变,促使血栓性闭塞的发生。血栓性闭塞的形成过程主要是:①补体活化产物 (如 C3a、Ca) 使内皮细胞损伤和内皮下基底膜蛋白暴露,引起血小板活化,内皮细胞分泌高相对分子质量血管性假血友病因子 (von Wille-brand factor),引起血小板黏附和凝集;②内皮细胞和血小板经过膜囊泡化导致脂质颗粒脱落,内皮细胞失去其表面硫酸乙酰肝素蛋白聚糖 (heparan sulfate proteoglycans),而不能与抗凝血酶Ⅲ发生相互作用,失去抑制凝血的作用。以上原因促进血栓形成和血管闭塞,使移植器官遭受不可逆转的缺血性坏死。

超急性移植排斥反应的预存抗体有两类:①体内预存的 IgM 抗体,即 ABO 血型抗体。该抗体在移植前即高滴度存在于体内,由存在于肠道正常菌群的多糖类抗原刺激产生,能与各种同种异型抗原发生交叉反应。如 ABO 血型抗原,不仅表达于红细胞表面，也表达于血管内皮细胞。为避免该抗体介导的超急性排斥反应，在器官移植时常规进行供受者 ABO 抗原配对。②体内预存的 IgG 抗体。该抗体产生的原因是在器官移植之前有过反复输血、多次妊娠、长期血液透析和器官移植。当 IgG 抗体滴度低时，排斥反应的发生比超急性排斥反应较慢，一般在几天内发生，但仍比典型的急性排斥发生得早。现今临床发生的超急性移植排斥反应通常由这些 IgG 抗体介导，该 IgG 抗体可与供者 MHC 分子或表达于血管内皮细胞尚不十分明确的同种异型抗原结合。因此，在进行同种异型器官移植时，所有患者都要进行预存 IgG 抗体的筛查，明确受者体内与供者组织细胞具有潜在结合能力的抗体水平，以避免超急性移植排斥反应的发生。

如果供受体双方 ABO 抗原不相容，又不得不进行器官移植时，可以采用适当方法降低体内已存抗体水平、减少体内抗原特异性 B 细胞数量，提高移植器官存活率。在某些特定条件下，移植物能在其相应抗体存在的情况下不发生超急性排斥反应而存活，其机制可能是：对超急性排斥的抵抗增加了移植物内皮细胞补体调节蛋白的表达，通过抑制补体活化而产生对移植物的保护，这是有益于移植器官存活的适应现象。

供体器官灌流不畅或缺血时间过长也是导致超急性排斥反应发生的可能原因，免疫抑制药物对此类排斥反应效果不佳。

天然抗体引起的超急性排斥反应是异种器官移植的主要障碍，限制了动物器官在治疗人类疾病中的应用。

（二）急性排斥反应

急性排斥反应（acute rejection）是由同种异型反应 T 细胞和抗体介导的对移植器官实质和血管的损伤，是同种异基因器官移植中最常见的一类排斥反应。如不进行免疫抑制干预，急性排斥反应一般在移植术后数天至数周出现，多数发生于术后 1 个月内。免疫抑制疗法能显著延迟急性移植排斥反应的发生（可延迟数年），甚至在急性排斥反应发生时，及早给予免疫抑制剂治疗，大多可获缓解。急性排斥反应发生的快慢和轻重，取决于供受者组织相容性程度、受者免疫功能状态及免疫抑制剂使用等情况。

急性排斥反应发生可由细胞免疫应答介导，也可由体液免疫应答介导，通常两种机制共存。

1. 细胞免疫介导的急性移植排斥　CD4$^+$Th1 介导的迟发型超敏反应是急性移植排斥反应的主要机制，病理特点是移植物内出现大量巨噬细胞和淋巴细胞浸润（包括抗原特异性 CD4$^+$Th 细胞和 CD8$^+$CTLs）。CD4$^+$ Th 细胞通过分泌细胞因子（IL-2、IFN-γ、TNF 和 IL-17 等）使巨噬细胞和内皮细胞活化，在移植器官的炎症性损伤中发挥作用；CD8$^+$CTLs 通过直接杀伤表达异型抗原的移植器官实质细胞和内皮细胞在急性移植排斥反应中发挥作用；激活的巨噬细胞和 NK 细胞也参与急性排斥反应的组织损伤。有动物实验证实，同种异型反应性 CD4$^+$Th 细胞或 CD8$^+$CTLs 的过继转移能使小鼠获得细胞介导的急性移植排斥反应。

2. 抗体介导的急性移植排斥反应　同种异型抗体（IgG 类）与血管内皮细胞表面同种异型抗原（以 HLA 抗原为主）结合，抗原抗体复合物在内皮细胞局部激活补体，直接导致内皮细胞的裂解；同时补体活化片段（C3a、C5a 等）具有趋化作用和过敏毒素作用，可募集并活化中性粒细胞，引起局部炎症以及血栓形成。抗体还能与中性粒细胞和 NK 细胞表面的 Fc 受体结合，通过 ADCC 效应杀伤内皮细胞。此外，同种异型抗体在内皮细胞表面可以加强细胞内促炎症和促凝血分子的表达而直接改变内皮细胞功能。

抗体介导急性排斥反应的组织学特征是组织局部的急性炎症、毛细血管炎症和血栓形成。通过免疫组化方法检测微血管内补体 C4d 片段，是临床上补体经典途径活化和体液免疫介导移植排斥反应的重要指征。如果未检测到 C4d，提示同种异型抗体结合到内皮细胞后对组织的损伤不依赖补体活化效应。

（三）慢性排斥反应

随着急性移植排斥治疗的改进，移植物的长期存活率逐年增加。慢性排斥历经数月或数年缓慢进展，可有也可没有临床可见的急性排斥发作。不同移植器官的慢性排斥反应（chronic rejection）有不同的病理改变，肾脏和心脏移植的慢性排斥反应导致血管闭塞和间质纤维化，肺移植的慢性排斥反应引起小气道增厚，称之为闭塞性细支气管炎，肝移植则表现为肝纤维化和非功能性胆管形成。血管化组织移植时，慢性排斥反应的主要病变是由内膜平滑肌细胞增生而导致的动脉阻塞，进而发生的缺血性损伤是最终导致移植失败的主要原因。这种动脉改变称为血管病变，可加速移植物动脉硬化。移植物血管病变常见于心脏和肾移植。

慢性排斥所致闭塞性血管损伤的机制可能是同种异型反应性 T 细胞活化分泌细胞因子，刺激血管平滑肌细胞增殖所致。由于移植物动脉硬化引起动脉损伤，在血管壁损伤修复过程中逐渐被非功能性纤维组织代替，血管逐渐增厚、管壁狭窄。器官移植过程中多种因素可引起血管内皮的损伤，如抗体介导或细胞介导急性排斥反应的反复发作、围手术期心肌缺血、免疫抑制药物的毒副作用、慢性病毒感染等均是血管内皮损伤的原因。慢性排斥反应的结局，在心脏移植患者是充血性心力衰竭或心律失常，在肾移植患者是肾小球或肾小管功能缺失和肾衰竭。

慢性移植排斥的发生机制迄今尚不完全清楚，一般认为慢性排斥反应的发生可能涉及免疫学和非免疫学损伤两种机制。

1. 免疫学机制　慢性排斥反应与细胞免疫和体液免疫应答均有关。器官移植后，受者 CD4$^+$T 细胞持续被移植物 HLA 活化，CD4$^+$Th1 细胞介导的慢性迟发型超敏反应性炎症引起移植物及其血管内皮损伤；CD4$^+$Th2 细胞辅助 B 细胞产生抗体，通过激活补体及 ADCC 破坏血管内皮细胞。而反复发作的急性排斥反应引起移植局部炎症细胞、组织细胞及血管内皮细胞分泌平滑肌细胞生长因子、血小板源生长因子、转化生长因子等多种生长因子，导致血管平滑肌细胞增生、动脉硬化、血管壁炎性细胞浸润等病理改变。

2. 非免疫学机制　慢性排斥反应与组织器官退行性变有关，其非免疫学因素主要包括供者年龄（过大或过小）、受者原有并发症（高脂血症、高血压、糖尿病、慢性巨细胞病毒感染等）、移植术后早期出现缺血-再灌注损伤、移植器官的去神经支配和血管损伤以及免疫抑制剂的毒性作用等。

慢性排斥反应对免疫抑制疗法不敏感，成为影响移植物长期存活的主要原因。

三、移植物抗宿主反应

心、肝、肺、肾等实质性器官作为供体进行移植，受者免疫系统识别移植物抗原并产生应答，称为宿主抗移植物反应（host versus graft reaction，HVGR）；在骨髓、造血干细胞或其他免疫细胞作为移植物给受者进行移植时，移植物中的免疫细胞可识别受者组织抗原并产生应答，称为移植物抗宿主反应（graft versus host reaction，GVHR）。

临床 GVHR 发生于骨髓和肝脏移植术后，由供体骨髓或肝脏中的抗原特异性淋巴细胞识别受者组织抗原所致。GVHR 发生后一般均难以逆转，不仅导致移植失败，还可能威胁受者生命。应用免疫抑制剂（如 CsA、FK-506）或预先清除供者骨髓中成熟 T 细胞等方法可防止 GVHD，或降低 GVHD 的严重程度。

GVHR 与下列因素有关。①受者与供者间 HLA 型别不符；②移植物中含有足够数量免疫细胞，尤其是成熟的 T 细胞；③受者处于免疫无能或免疫功能极度低下的状态（受者免疫系统被抑制或免疫缺陷）。GVHR 发生机制主要是移植物中成熟 T 细胞被宿主组织相容性抗原激活，增殖分化为效应 T 细胞。如供者 $CD4^+T$ 细胞识别受者组织相容性抗原（包括 MHC 和 mH 抗原）而活化、增殖、分化为效应 $CD4^+T$ 细胞，产生 IL-2、IFN-γ、TNF-α 等细胞因子，进而激活 CTL、巨噬细胞和 NK 细胞，对受者组织细胞造成损伤。

GVHR 引起受者组织器官损伤并表现出临床症状称为移植物抗宿主病。急性 GVHD 主要引起皮肤、肝脏和肠道等多器官上皮细胞坏死，因为这些组织增生活跃，且含有大量表达 MHC Ⅰ 类和 MHC Ⅱ 类分子的 APC。患者出现皮疹、黄疸、腹泻等临床表现，严重者皮肤和肠黏膜剥落，导致死亡；慢性 GVHD 则引起一个或多个器官纤维化和萎缩，导致器官功能进行性丧失。

第三节　移植免疫耐受

免疫耐受是指机体对某种特定抗原不产生应答，而对其他抗原仍能发生正常应答的状态。移植免疫耐受是指在不使用或停止使用免疫抑制剂和抗炎药物情况下，宿主免疫系统不对移植物产生排斥。移植排斥反应严重影响移植物存活，临床常规使用免疫抑制剂防治移植排斥反应，但长期使用免疫抑制剂会产生多种药物毒副作用，包括继发感染和肿瘤等。因此，诱导受者产生对移植物的免疫耐受是器官移植追求的目标，也是当今移植免疫学领域最具挑战的热点之一。

一、移植免疫耐受的类型和特点

（一）免疫耐受的类型

1. 先天耐受与后天耐受　胚胎期接触某种抗原而对该抗原产生的特异性无应答，称为先天耐受（natural tolerance）；出生后接触抗原而对其产生的特异性无应答称为后天耐受或获得性耐受（acquired tolerance）。先天耐受现象普遍存在，可天然形成也可人工诱导产生，如生理情况下对自身组织不产生应答，其原因是胚胎期机体普遍接触到自身抗原，针对自身抗原反应性的淋巴细胞不能发育成熟而被克隆删除，先天耐受易形成且持久。后天耐受通常不易形成，受多种因素的制约。如需人工诱导成年人形成免疫耐受，一般需要采取一定方法使机体处于免疫抑制状态，还需要选择适当的抗原类型、剂量和进入机体的途径等，后天耐受的维持也需要抗原的持续存在。

2. 中枢耐受和外周耐受　中枢耐受（central tolerance）是指 T 细胞和 B 细胞在中枢免疫器官（骨髓和胸腺）发育过程中，尚未发育成熟的淋巴细胞识别抗原（包括自身抗原和外源抗原）后通过克隆删除形成的免疫耐受。如 T 细胞在胸腺发育过程中，通过识别胸腺内表达的自身抗原使未成熟 T 细胞克隆凋亡；B 细胞在骨髓发育过程中，表达 mIgM 的未成熟 B 细胞识别自身抗原，通过阴性选择使自身反应性 B 细胞克隆清除或处于无应答状态。外周耐受（peripheral tolerance）是指在外周免疫器官或外周血中的成熟淋巴细胞（包括 T 细胞和 B 细胞）识别自身和外源抗原后形成的对该抗原无应答状态。外周耐受的形成机制包括克隆无能、克隆忽视、Treg 细胞的抑制等。中枢耐受比外周耐受持久，不易被打破。

3. 完全耐受和部分耐受　适应性免疫应答按照参与细胞类型可分为 T 细胞介导的细胞免疫应答和 B 细胞介导的体液免疫应答，免疫耐受是一种过低的免疫应答。因此，免疫耐受也可分成 T 细胞耐受和 B 细胞耐受。通常，T 细胞比 B 细胞更容易形成耐受。完全耐受是指机体对某种抗原的特异性应答完全丧失，包括 T 细胞耐受和 B 细胞耐受。部分耐受是指机体对某种抗原仅出现低水平的细胞免疫应答或体液免疫应答，只有 T 细胞耐受或 B 细胞耐受。

4. 低带耐受和高带耐受　抗原激发免疫应答需要适当的剂量，抗原剂量过低或过高均不能刺激淋巴细胞活化。这种由于抗原剂量过低或过高诱导机体产生的耐受称为低带耐受或高带耐受。低带耐受只有 T 细胞耐受，较易形成，较持久；高带耐受比较不易形成，维持时间更短，包括 T 细胞耐受和 B 细胞耐受。

（二）免疫耐受的特点

免疫耐受的主要特点是具有特异性、记忆性和诱导性，这也是免疫耐受与免疫抑制的主要区别。免疫耐受与免疫缺陷或药物引起的免疫抑制相比具有明显优势，可以大幅度减少免疫抑制剂的用量，降低机会性感染、肿瘤和药物中毒的发生率。对移植物形成耐受也能减少慢性排斥反应的发生，迄今为止，多数能预防急性移植排斥反应的免疫抑制剂不能有效预防慢性移植排斥反应发生。

1. 特异性　免疫耐受仅对诱导其耐受的抗原不产生应答，对其他抗原仍保持正常的应答能力。这与免疫抑制（immunosuppression）、免疫缺陷（immunodeficiency）和免疫麻痹（immunologic paralysis）显著不同，它们都属非特异性无应答。免疫抑制通常在使用免疫抑制剂后形成，对所有抗原均无应答或低应答；免疫缺陷多由于遗传或后天感染等因素造成某种免疫细胞功能缺失，而引起对所有抗原的无应答或低应答，如人类免疫缺陷病毒（HIV）感染所致获得性免疫缺陷综合征（AIDS）；免疫麻痹是指机体对所有抗原均无应答的状态。

2. 诱导性　无论是先天耐受还是后天耐受、中枢耐受还是外周耐受，均需要在 T

细胞或 B 细胞识别抗原后形成，亦即在抗原的诱导下产生。

3. 记忆性　免疫耐受一旦形成，与免疫应答一样会形成记忆性 T 细胞，免疫耐受记忆性与耐受原的存在密切相关，也与免疫耐受状态维持相关。

4. 非遗传性　遗传引起的免疫功能低下是抗原非特异性的，先天形成的免疫耐受是在胚胎发育过程中受抗原诱导产生的，具有抗原特异性，不能遗传给子代。

5. 可转移性　免疫耐受的细胞学基础是 T 细胞、B 细胞对抗原的特异性无应答，分离获得具有耐受性的 T 淋巴细胞或 B 淋巴细胞，过继转移给非耐受的个体，可使该个体产生对相应抗原的耐受。

免疫耐受的上述特点，Medawar 与他的团队用小鼠皮肤移植实验进行了阐述。他们发现，如果在受者小鼠新生期注射与受者小鼠不同品系供者小鼠的脾细胞，成年后的受者小鼠能完全接受供体小鼠的皮肤移植而不发生排斥反应。这种耐受是同种异型抗原特异性的，因为受者小鼠会对与供者脾细胞 MHC 不相同的小鼠皮肤产生排斥反应（图 2-5）。

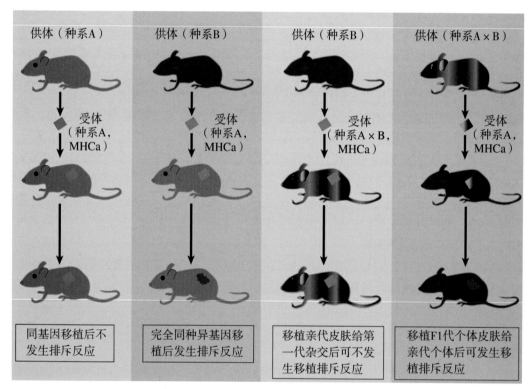

图 2-5　小鼠皮肤移植免疫耐受的诱导性、特异性

二、移植免疫耐受产生的机制

根据免疫耐受的发生机制和发生部位，可将其分为中枢耐受（central tolerance）和外周耐受（peripheral tolerance）。中枢耐受发生在中枢免疫器官，是指未成熟 T 细胞和 B 细胞在胸腺和骨髓发育过程中遇到抗原，识别该抗原的 T 细胞和 B 细胞克隆通过凋

亡而被清除。外周耐受发生在外周免疫器官，是指在某些特定条件下成熟 T 细胞和 B 细胞遇到抗原后形成的对该抗原无应答或低应答。

（一）中枢耐受（central tolerance）

中枢耐受是在中枢免疫器官未成熟 T 细胞、B 细胞发育过程中识别抗原后形成的，中枢耐受（尤其对自身抗原耐受）主要发生在胚胎期。由于 T 细胞和 B 细胞的发育成熟过程维持终身，故免疫耐受的建立和维持也与出生后甚至成年阶段相关。

1. T 细胞中枢耐受　T 细胞中枢耐受的机制主要是克隆清除（clonal deletion）。来自骨髓的淋巴干细胞（TCR⁻CD3⁻CD4⁻CD8⁻）进入胸腺被称为胸腺细胞。胸腺细胞首先在胸腺皮质与胸腺皮质上皮细胞及相应细胞因子构成的微环境支持下，完成 TCR 基因重排和功能性 TCR 表达，使淋巴干细胞完成向 T 细胞的定向分化，此为最早期的 T 细胞，细胞膜表面标志为 TCR⁺CD3⁺CD4⁻CD8⁻，称为双阴性胸腺细胞（double negative thymocytes，DN 胸腺细胞），DN 胸腺细胞具有分化为 TCRαβT 细胞、TCRγδT 细胞、NKT 细胞和 NK 细胞的潜能，绝大多数 DN 胸腺细胞向 TCRαβT 细胞分化。在整个发育过程中，胸腺细胞逐渐向胸腺皮髓交界处和胸腺皮质迁移，DN 胸腺细胞在胸腺皮质进一步分化为双阳性胸腺细胞（double positive thymocytes，DP 胸腺细胞），膜标志为 TCR⁺CD3⁺CD4⁺CD8⁺。DP 胸腺细胞通过其 TCR⁻CD3 识别胸腺上皮细胞表面的 MHC 分子与自身抗原肽复合物，在 CD4 分子或 CD8 分子的辅助作用下，完成胸腺细胞阳性选择，并使 T 细胞获得 MHC 限制性（T 细胞识别抗原时必须同时识别自身 MHC 分子），通过阳性选择过程也使 DP 细胞进一步分化为单阳性胸腺细胞（single positive thymocytes，SP 胸腺细胞），膜标志为 TCR⁺CD3⁺CD4⁺CD8⁻ 或 TCR⁺CD3⁺CD4⁻CD8⁺。SP 胸腺细胞已到达胸腺髓质，在髓质微环境中与胸腺上皮细胞、树突状细胞和巨噬细胞相互作用，其中 TCR 分子与自身抗原肽–MHC 分子复合物呈高亲和力结合的 SP 胸腺细胞启动细胞程序性死亡程序，通过细胞凋亡而致克隆清除，即 T 细胞的阴性选择。通过阴性选择能清除与自身抗原有高亲和力的 T 细胞，保证了成熟 T 细胞对自身抗原的免疫耐受。除自身抗原能在胸腺形成自身耐受外，其他在胚胎期在胸腺表达的抗原（如某些先天感染的病毒）也能形成耐受。因此，T 细胞在胸腺发育过程中通过阳性选择和阴性选择，使定居于外周免疫器官的成熟 T 细胞分为两大类，即 CD4⁺T 细胞和 CD8⁺T 细胞，成熟 T 细胞在识别抗原时具有 MHC 限制性和自身耐受性。

在临床上，器官移植前对受者进行免疫抑制或去髓性预处理，并灌注供者特异性干细胞，供者干细胞进入受者胸腺，在受者胸腺微环境驯化下经历阳性选择和阴性选择，发育成熟的 T 细胞能识别受者 MHC 分子，且对受者组织抗原形成免疫耐受。由于胸腺的功能持续终身，这种机制有望获得持久的免疫耐受，该机制与混合嵌合体（mixed chimerism）的产生最为相关。

2. B 细胞中枢耐受　B 细胞直接在骨髓分化成熟，B 细胞中枢耐受机制主要是克隆流产（clonal abortion）。淋巴干细胞在骨髓依次发育分化为祖 B 细胞、前 B 细胞、未成熟 B 细胞和成熟 B 细胞。前 B 细胞开始表达抗原识别受体 BCR，发育至未成熟 B 细胞时表达的 BCR 分子具备识别抗原的能力，此时的 BCR 若与骨髓中表达的抗原呈高亲和力结合，会使 B 细胞发育终止并通过细胞凋亡而致克隆清除，这与 T 细胞阴性选择过程相似。上述自身反应性 B 细胞克隆清除的机制称为克隆流产。

B 细胞中枢耐受的另一机制是受体编辑（receptor editing）。受体编辑是指部分自身反应性 B 细胞在受到自身抗原刺激后可能重新启动 Ig 基因重排，使 BCR 识别位点发生改变，产生具有新 BCR 的细胞克隆，不对自身抗原产生应答。

（二）外周耐受（peripheral tolerance）

1. 克隆失能（clonal anergy）　指成熟 T 细胞和 B 细胞在外周免疫器官识别某种抗原后不能活化，不对该抗原产生免疫效应。因此，凡能影响 T 细胞、B 细胞活化的因素，均能引起 T 细胞、B 细胞克隆失能。正常情况下，T 细胞和 B 细胞的活化需要双信号刺激，第一信号通过 TCR/BCR 特异性识别抗原而获得，第二信号来自协同刺激分子（costimulatory molecule）。

在移植排斥反应中，T 细胞活化的第一信号是指受者 T 细胞表面 TCR 特异性识别供者细胞抗原肽-MHC 分子复合物；第二信号是指受者 T 细胞表面与供者 APC 表面对应的协同刺激分子，其中最重要的协同刺激分子是 T 细胞表面的 CD28 分子与供者细胞表面的 B7 分子（CD80/CD86）。当缺乏第一信号或第二信号时，T 细胞均不能充分活化，称为 T 细胞克隆失能。B 细胞的协同刺激信号主要是 B 细胞表面的 CD40 分子与活化 T 细胞表达的 CD40L 分子。因此，阻断 CD28-B7、CD40/CD40L（CD154）能通过 T 细胞失能、B 细胞失能而形成外周耐受。另外，活化的 T 细胞还能表达 CTLA-4 分子，该分子与 CD28 一样能与 B7 分子结合，但 CTLA-4 胞浆区与 CD28 不同，与 B7 结合后向 T 细胞传递抑制信号，结果是抑制 T 细胞的活化。CTLA-4 也是 T 细胞外周耐受的重要因素。

2. 克隆忽视（clone ignorance）　是指抗原与识别该抗原的特异性 T 细胞、B 细胞共存于体内，但免疫细胞不活化、不产生针对该抗原的免疫效应。克隆忽视的机制可能是：①抗原浓度过低或免疫原性过弱，不能为 T 细胞、B 细胞活化提供足够强度的第一信号；②某些抗原不能被 APC 有效提呈；③T 细胞克隆 TCR 与组织特异性抗原亲和力低。克隆忽视也是移植免疫耐受的机制之一。

3. 外周型克隆清除　是在器官移植期间使用全 T 细胞免疫毒素（pan-T-cell immunotoxins）或抗 CD3、抗 CD4、抗 CD8 单克隆抗体清除循环中的成熟 T 细胞，通过特异性抗体与相应 T 细胞结合及毒素、补体活化等机制破坏受者 T 细胞，从而阻止器官移植后 T 细胞活化介导的移植排斥反应。

4. 免疫调节细胞和抑制性细胞　机体存在多种具有调节免疫应答或抑制免疫应答的细胞，在免疫耐受的形成和维持中发挥重要作用。

（1）调节性 T 细胞（regulatory T cell，Treg）：Treg 是 1995 年 Sakaguchi 团队报道的一类 CD4$^+$CD25$^+$T 细胞，能显著抑制自身免疫性疾病的发生，随后的研究进一步确立了 Treg 在外周免疫耐受和免疫稳态维持中的作用。目前，可将 Treg 分为两类。①自然调节性 T 细胞（natural Treg，nTreg），在胸腺分化成熟，占外周 T 细胞总数的 5%～10%。nTreg 的特点是高表达 CD25 分子（IL-2 受体 α 链）和叉头/翼状螺旋转录因子 3（Foxp3），因此 nTreg 的典型表型是 CD4$^+$CD25$^+$Foxp3$^+$，具有抑制 CD4$^+$CD25$^-$效应 T 细胞增殖的作用，在诱导免疫耐受中发挥重要作用。②适应性 Treg，一般在外周免疫器官由 CD4⁺ 初始 T 细胞经抗原诱导产生，因此也称为诱导性 Treg（induced Treg，iTreg）。iTreg 发挥功能时必须有特定的细胞因子参与，其激活不依赖 CD28⁻B7 提供的协同刺激信号，也与 CD25 是否表达无关。由 IL-10 诱导产生的 iTreg 被称为 I 型 Treg（type I Treg，Tr1），TGF-β 诱导产生的 Treg 被称为 Th3（T helper 3 cell）。Tr1 细胞能分泌较高水平的 IL-10，通过抑制巨噬细胞 MHC Ⅱ 类分子的表达和 IL-1、IL-6、IL-8 等细胞因子的分泌，间接抑制 Th1 分泌 IL-2 和 IFN-γ 而抑制 Th1 活化。近年来研究发现，Tr1 在调控自身免疫性炎症和诱导移植耐受方面发挥作用。Th3 通常在黏膜免疫中发挥作用，Th3 细胞通过分泌 TGF-β，抑制 B 细胞、CTL 细胞和 NK 细胞的增殖，抑制 Th1 介导的免疫应答和炎症反应。

尽管 Treg 与效应 T 细胞间相互作用的确切分子机制仍存在争议，但已有研究证实 CTLA-4 和糖皮质激素能诱导肿瘤坏死因子受体家族相关基因（GITR）在 Treg 表达，并在移植免疫耐受中发挥作用。

（2）调节性树突状细胞（regulatory dendritic cell）：调节性树突状细胞（DC）是一群能抑制免疫反应、诱导和维持免疫耐受的细胞。调节性 DC 诱导免疫耐受的机制主要是：①直接降低 T 细胞的免疫反应。静息状态下，外周组织存在的不成熟 DC 具有吞噬多种抗原物质（包括自身凋亡细胞）的能力，若缺乏 DC 成熟信号，DC 表面 MHC 分子和共刺激分子表达较低，不能为 T 细胞活化提供两个信号，导致 T 细胞失能。②调节性 DC 通过分泌 IL-10 抑制 T 细胞的分化增殖。③调节性 DC 可以诱导 Treg 的增殖和分化。如调节性 DC 诱导 Tr1 和 Th3 的分化、增殖，还能诱导表达 CTLA-4 或 Foxp3 的 CD4⁺CD25⁺T 细胞增殖，诱导表达 PD-1、CTLA-4 的 CD8⁺T 细胞增殖。④调节性 DC 通过可溶性分子和膜分子发挥负向免疫调控作用，如人外周血中 IDO+CD123+DC 能在体外抑制 T 细胞增殖；调节性 DC 还通过 Ig 样转录子 3、4（ILT3、ILT4）以及分泌型 CD83 等发挥免疫抑制作用。

（3）髓源性抑制细胞（myeloid-derived suppressor cell，MDSC）：MDSC 主要在 IL-10 和 TGF-β 作用下由骨髓祖细胞和未成熟髓系细胞分化而来，尤其是在肿瘤微环境中（IL-6、IL-10、TGF-β、前列腺素 E_2、血管内皮生长因子等细胞因子）更易分化形成。MDSC 是一群异质性细胞，一方面通过高表达精氨酸酶 1（arginaes 1，ARG-1）、诱导性一氧化氮合酶（inducible nitric oxide synthase，iNOS）抑制 T 细胞、NK 细胞和巨噬细胞的免疫活性；另一方面 MDSC 可表达多种促血管形成因子，如 VEGF、碱性成纤维细胞生长因子（basic fibroblast growth factor，bFGF）和基质金属蛋白酶（matrix metalloproteinase，MMP），目前发现这些因子主要在肿瘤免疫中直接促进肿瘤血管形成，发挥免疫抑制和诱导免疫耐受的作用。

5. 细胞因子与外周耐受　T 细胞和 B 细胞活化、增殖、分化，以及发挥效应的过程中受多种细胞因子的调控。T 细胞获得两个信号活化后，如果缺乏促进 T 细胞增殖的细胞因子或者细胞因子作用而被阻断，T 细胞不能充分增殖，不能发挥效应。在此过程中起重要作用的细胞因子包括 IL-2、IL-4、IL-7、IL-9、IL-15、IL-21 等，尤其是 IL-2 被称为 T 细胞增殖因子，在移植免疫排斥反应中也发挥着至关重要的作用。

三、移植免疫耐受的诱导方法

免疫耐受的诱导和维持在移植排斥反应的治疗上极具挑战性，同时也具有重要的理论与实际意义。目前移植免疫耐受的诱导方法可从以下 6 个方面考虑。

（一）建立异基因骨髓嵌合体诱导移植免疫耐受

1. 嵌合体免疫耐受现象的发现　嵌合体诱导的免疫耐受现象首先由 Owen 在 1945 年从异卵双胎小牛中观察到，由于两个胎牛胎盘血管相互融合、血液在胚胎期相互交流，形成造血嵌合体（hematopoietic chimerism），出生后两个小牛彼此进行皮肤移植不产生排斥；随后由 Medawar 通过动物实验进一步证实上述嵌合现象的机制是免疫耐受，这给人为诱导免疫耐受治疗移植排斥反应等疾病提供了一定的理论支持。其后，陆续有通过建立嵌合体而诱导移植耐受的报道。1976 年 Monaco 等通过输注抗淋巴细胞血清和供者骨髓细胞，可诱导受者对移植肾产生耐受；1984 年 Ildstad 和 Sachs 通过移植同种异型骨髓细胞可在成年动物体内形成嵌合体；1992 年 Starzl 报道某些肝、肾移植长期存活者的皮肤、淋巴结和胸腺组织中可检出供者遗传物质和白细胞，将这些受者淋巴细胞与供者淋巴细胞进行体外混合淋巴细胞培养试验，结果显示无反应性，说明受者免疫系统对供者移植抗原产生了耐受。由于此种嵌合现象需要借助高灵敏技术（如 PCR 等）才能被检出，故将此称为微嵌合状态（microchimerism）。微嵌合是在受者体内供者造血干细胞低水平存在，供者造血干细胞在受者体内分化形成的供者白细胞系可引起轻微移植物抗宿主反应（GVHR），可部分抵消受者的排斥反应。微嵌合状态长期存在有望形成受者对供者器官的移植耐受，但目前微嵌合体与移植免疫耐受的关系仍无定论。

2. 嵌合体的概念和分类　接受同种异体移植物后，受者体内出现供者细胞，移植物内出现受者细胞，这种供、受者细胞共同存在的现象称为嵌合现象。目前将嵌合体分为完全嵌合体和混合嵌合体两类。①完全嵌合体是指供者造血细胞完全取代了受者造血细胞。建立完全嵌合体需用致死量的射线照射受体骨髓，然后进行骨髓移植，受者体内的所有造血细胞均来自供体。这种去髓性处理具有极高的风险，也会发生严重的移植物抗宿主病，大大限制了其在临床的应用。②混合嵌合体是指供受者造血细胞在受体内以不同的比例共同存在的一种状态，可通过抗 CD4 和抗 CD8 单克隆抗体、低剂量（3 Gy）全身照射及选择性的胸腺照射这种非去髓性处理方法获得。在同种异体或异种移植的动物模型中，造血干细胞混合嵌合体已成功地诱导出针对供者特异性的免疫耐受，建立混合嵌合体诱导供者特异性耐受的方法也开始在临床上应用。混合嵌合体的优点是不必使用去髓性处理，应用非致死量照射加用免疫抑制剂即可获得。通过给受者移植供者造血干细胞建立混合嵌合体，可诱导受者形成长期稳定的供体诱导性免疫耐受，为器官移植领域发展提供了良好的前景。

3. 影响嵌合体诱导移植耐受形成的因素　①年龄因素。由于成年人的免疫系统已经成熟，对异基因细胞能产生排斥反应，因此在进行异基因细胞或组织输注前，受者需要进行免疫抑制处理，包括照射、使用免疫抑制剂等。②移植抗原持续存在。对移植物的免疫耐受与嵌合状态之间存在密切关系，为了达到长期的免疫耐受效果，就需要在受者体内建立长期稳定的嵌合状态。这种嵌合状态和免疫耐受的长期存在依赖于抗原的持续存在。当抗原浓度降低到一定阈值以下时，受者免疫系统会恢复对抗原的反应性。因此要使嵌合体长期稳定存在，要求输注的异基因细胞（或组织）在受者体内具有自我更新能力，以保证输注抗原的长期存在。骨髓中造血干细胞具备自我更新能力，因此通过输注造血干细胞诱导的嵌合体能长期稳定在受者体内维持，是比较理想的嵌合体诱导细胞。

（二）通过主动免疫诱导移植耐受

1. T细胞疫苗（T cell vaccination）　TCR因其独特型表位（idiotypic epitope）在T细胞之间形成调节网络，即抗原特异性T细胞克隆针对抗原发生正向免疫应答，而独特型T细胞克隆对抗原特异性T细胞产生抑制作用。基于这一免疫学基本理论，体外应用供者抗原刺激受者T细胞（同种异体反应性T细胞）活化、增殖，然后通过照射使受者T细胞灭活，将其制成疫苗回输给受者，可诱导受者产生对移植物的免疫耐受。其机制尚不完全清楚，可能是诱导受者产生独特型T细胞，对同种异型反应性T细胞起抑制作用；也可能由于该疫苗刺激受者B细胞产生了抗同种异型反应性T细胞的抗体。

2. 移植术前给受者输注供者移植抗原　临床移植资料证实，供者特异性输血（donor specific transfusion，DST）可诱导耐受并提高移植存活率。通过大鼠肾移植模型的研究显示，肾移植前一周给受者静脉注射供者全血，移植物长期存活；而皮下注射供者全血，则会引起超急性排斥反应，提示抗原进入受者的途径十分重要。另外，动物实验也证实，向受者胸腺或肝脏内注射供者淋巴细胞（组织抗原），也能成功诱导对移植抗原的耐受性。在临床上，观察到器官移植前接受含有同种异型基因白细胞输血的肾移植患者，急性排斥反应的发生率更低，其原因可能是通过输血对同种异型白细胞抗原产生了免疫耐受。对这种耐受机制的解释是输入的供者细胞中含有不成熟DCs，诱导受者T细胞对供者同种异型抗原的不反应性。如今，用输血的方式对器官移植受者进行预防性治疗，能有效减少移植排斥反应。

（三）阻断同种异型反应性T细胞应答诱导移植免疫耐受

T细胞活化需要两个信号，通过阻断T细胞活化信号就可以阻断免疫应答效应。

1. 阻断T细胞活化的第一信号　T细胞活化的第一信号是TCR特异性识别APC提呈的抗原肽-MHC分子复合物，在CD4或CD8分子辅助下，通过CD3分子向T细胞胞浆传递第一个活化信号。

（1）通过合成MHC肽段的封闭作用，阻断TCR对同种抗原肽的识别：在排斥反应中，T细胞活化的第一信号包括直接识别和间接识别，间接识别途径占主导地位。在间接识别中，可被受者APC提呈的供者MHC肽段（称为优势肽）较为单一，即可被受者T细胞识别的MHC分子表位很局限。根据这一特点，利用人工合成MHC肽段（模拟供者MHC分子优势肽）封闭受者同种反应性T细胞TCR对供者MHC分子的识别，而达到诱导移植耐受的目的。

（2）应用针对同种反应性T细胞TCR的单抗或抗TCR独特型抗体，可能会封闭或清除同种反应性T细胞，建立移植耐受。

（3）阻断 CD4 或 CD8 共受体信号：CD4 和 CD8 分子在 TCR 识别抗原肽-MHC 分子复合物的第一信号中发挥共受体（co-receptor）作用，当 TCR-抗原肽-MHC 分子形成三元体后，CD4/CD8 分子分别与 MHC Ⅱ 类分子/Ⅰ类分子的免疫球蛋白样区结合，增强 TCR 与抗原肽-MHC 分子的亲和力，加强第一信号的传递。应用抗 CD4、CD8 分子的阻断性抗体封闭 CD4、CD8 的共受体作用，也可阻断第一信号传递而诱导免疫耐受。

2. 阻断 T 细胞活化的第二信号　T 细胞活化的第二信号也称为协同刺激信号或共刺激信号。共刺激信号由存在于 T 细胞和 APC 表面或靶细胞表面的共刺激分子组成，包括 CD28 与 B7、CD40L 和 CD40，以及 CTLA-4 与 B7 分子等。采用分子类似物或特异性抗体阻断这些协同刺激分子的信号传递，能诱导受者同种异型反应性 T 细胞无能，继而产生对移植物的耐受。

（1）通过抗共刺激分子抗体（如 CD40L 抗体）、可溶性配体封闭和阻断受者同种异型反应性 T 细胞的共刺激信号，主要是 DC 表面 CD80（B7.1）/CD86（B7.2）与 T 细胞表面 CD28 之间的相互作用，可以使 T 细胞处于无能状态。

（2）细胞毒性 T 细胞活化抗原-4（cytotoxic T lymphocyte activation antigen-4, CTLA-4）是活化 T 细胞表达的一种抑制性受体。CTLA-4 与 CD28 具有共同的配体（B7），能通过与 CD28 竞争与 B7 结合而阻断 T 细胞活化的第二信号。因此，在器官移植时，应用 CTLA-4 加强对 T 细胞第二信号的抑制，竞争性阻断 CD28 与 B7 结合，能诱导形成免疫耐受。基于此策略，在临床应用上可采用 CTLA4-Ig 基因，其表达产物为 CTLA4-Ig。CTLA4-Ig 为可溶性重组融合蛋白，由 CTLA-4 的细胞外功能区及 IgG1 的 Fc 段组成，能与 APC 表面的 B7 分子紧密结合，干扰其与 Th 细胞共刺激分子 CD28 结合，进而阻断细胞内第二信号转导，最终引起免疫耐受。

在同种异体小鼠心、肝、肾移植时，使用重组 CTLA4-Ig 基因腺病毒载体给受者静脉注射，可明显延长移植器官的存活时间。在异基因干细胞移植中，阻断共刺激分子，诱导特异性免疫无反应状态十分重要。应用转基因技术，将 CTLA4-Ig 基因转移到供者移植物内，使其长期持续表达 CTLA4-Ig，有利于免疫耐受的诱导和维持。研究已证实用转 CTLA4-Ig 基因诱导免疫耐受，可使移植物存活时间延长。

（3）阻断细胞间黏附分子。APC 表面黏附分子也为 T 细胞活化提供共刺激信号。细胞间最重要的一对黏附分子是 T 细胞表面的淋巴细胞功能相关抗原-1（lymphocyte functional associated antigen 1, LFA-1）和 APC 细胞表面的细胞间黏附分子-1（intercellular adhesion molecule, ICAM-1），它们的结合使 APC 细胞和 T 细胞紧密黏附，并由 APC 细胞向 T 细胞发送信号，可以放大 TCR 来源的信号，使 T 细胞活化。在宿主抗移植物排斥反应中，T 细胞须迁移到移植物内并与靶细胞发生黏附，才能激发免疫应答。用抗 ICAM-1 单抗或 ICAM-1 反义寡核苷酸阻断 ICAM-1 与 LFA-1 结合，可诱导移植耐受。

（四）通过调控免疫细胞分化和功能诱导移植耐受

1. 调控 Th 亚群定向分化　目前发现 Th 细胞亚群有 Th1、Th2、Th9、Th17、Th22、Tfh（follicular help T cell）和 Treg，这些 Th 亚群功能各异，它们的分化微环境也不同，如 IL-12 和 IFN-γ 促进 Th 细胞向 Th1 分化，IL-4 有助于 Th2 细胞分化。已明确，Th1 细胞及其释放的 Th1 型细胞因子（IL-2 和 IFN-γ 等）是移植排斥反应的重要效应分子；而 Th2 细胞及其分泌的 Th2 型细胞因子（IL-4 和 IL-10 等）可抑制 Th1 细胞分化、抑制 CTL 的功能，从而诱导免疫耐受。由此可见，调控 Th1/Th2 细胞分化、增强 Th2 细胞及其分泌细胞因子的作用、阻断 Th1 及其细胞因子的作用，有助于诱导移植耐受。但在实际应用上，尤其是如何精确控制体内细胞因子微环境和 Th 细胞定向分化，仍存在很多问题。

2. 应用非细胞毒性抗 CD4 单抗　非细胞毒性抗 CD4 单抗可诱导移植耐受，其机制尚不十分清楚，可能与 CD4 单抗调节 Th1/Th2 平衡、诱导 T 细胞失能和诱导 Fas/FasL 介导的细胞凋亡有关。

3. 阻断免疫效应细胞向移植物局部浸润　趋化因子及其受体介导免疫细胞迁移和归巢。据文献报道，抑制某些趋化因子或趋化因子受体（如 CCR7、CCR5、CCL22 等），可干扰免疫细胞浸润和归巢，并显著延长移植物存活时间。

（五）通过过继输注免疫细胞诱导移植耐受

1. 过继输注 Treg 细胞　同种抗原特异性 CD4$^+$CD25$^+$Treg 细胞可抑制效应性 T 细胞介导的同种移植排斥反应，诱导移植物长期耐受。其机制为：①Treg 抑制同种反应性 CD8$^+$T 细胞的胞毒作用；②Treg 直接或间接下调 DC 共刺激分子或黏附分子表达，抑制同种反应性 T 细胞激活、增殖，并诱导其失能或凋亡。

2. 过继输注 DC　正常情况下体内非淋巴组织中的 DC 属于未成熟 DC，其表面表达低水平 MHC 分子、缺乏 B7 等共刺激分子，此类 DC 易导致 T 细胞失能。例如，肝脏移植后较易诱导移植耐受，重要原因之一是肝脏过路细胞中含有高比例的未成熟 DC，使肝移植后的排斥反应较轻。多种移植模型也都证实未成熟 DC 具有诱导免疫耐受的功能。另外，体外应用抑制性细胞因子如 IL-10、TGF-β，或将 CTLA4-Ig 基因导入 DC、应用免疫抑制剂等，可诱生耐受性 DC。目前已鉴定的可诱导免疫耐受的 DC 亚群包括：①未成熟 DC，低表达 MHC Ⅱ类分子和共刺激分子；②表达吲哚胺 2，3-双加氧酶（indoleamine-2，3-dioxygenase，IDO）的 DC；③高表达免疫球蛋白样转录物（immunolobulin-like transcript 4，ILT4）受体的 DC；④表型为 CD11c^{low}CD45RB^{high} 的调节性 DC（regulatory DC，DCreg）。过继输注能诱导耐受的 DC 可延迟移植排斥反应的发生，尤其输注负载供者同种异型抗原的受者未成熟 DC，有更强的抗排斥效应。

（六）通过非特异性抑制炎症反应诱导免疫耐受

1. 吲哚胺 2，3-双加氧酶（indoleamine-2，3-dioxygenase，IDO）　IDO 是具有免疫负调节作用的非特异性效应分子，能通过抑制炎症反应、抑制免疫细胞功能而参与移植耐受的建立。如上述，表达 IDO 的 DC 能抑制 T 细胞应答，诱导 T 细胞耐受。已有研究资料表明：IFN-γ、CTLA4-Ig 可诱导 DC 表达 IDO；CD4$^+$CD25$^+$Treg 组成性表达 CTLA-4，通过与 DC 表面 B7 分子结合而上调 IDO 表达；胎盘组织表达 IDO，可防止妊娠母体对胎儿的排斥反应；将 IDO 腺病毒表达载体转染同种胰岛细胞，可有效延长胰岛细胞在受者体内的存活时间；在炎症和感染过程中，脂多糖（lipopoly-saccharide，LPS）、IFN-γ 等能促进 IDO 表达。

IDO 参与免疫耐受的机制是：色氨酸是人体内含量最低的必需氨基酸，而 IDO 是参与色氨酸犬尿酸途径分解代谢的限速酶，IDO 通过色氨酸分解代谢使色氨酸耗竭；色氨酸分解代谢的中间产物（kynurenine 等）具有细胞毒性。因此，IDO 通过色氨酸代谢而抑制 T 细胞增殖。

2. 血红素氧合酶（heme oxygenase-1，HO-1）   研究资料显示，转染 HO-1 腺病毒表达载体可显著降低移植心脏的白细胞浸润和血管平滑肌增殖，减缓缺血-再灌注引起的移植物损伤，从而有效抑制心脏排斥反应的发生。HO 是参与血红素代谢的重要限速酶，其中的 HO-1 存在于单核细胞胞质微粒体和肝脏、脾脏巨噬细胞及骨髓细胞内，在发热、休克或氧化应激状态下呈高表达。HO-1 通过分解代谢血红素产生一氧化碳（CO），通过 CO 的抗炎效应而对组织细胞发挥保护作用。

第四节   移植免疫相关检测技术

一、移植抗原的检测方法

在器官移植中，降低移植物免疫原性的主要策略是尽量减小供体和受体之间的异质性差异。移植手术前的临床实验室检测是为了减少同种异体移植的免疫排斥风险，包括 ABO 血型、HLA 等位基因（称为组织类型）、受者体内识别供者 HLA 分子和其他抗原的抗体、受者体内预先存在能与供者白细胞抗原结合的抗体（称为交叉配型 cross-matching）等。在所有器官移植中这些检测并非都需要进行，下面将概括地说明每项检测的特点和意义。

1. ABO 血型抗原的检测   人体内普遍存在 ABO 血型的天然抗体（IgM），ABO 血型除存在于红细胞表面外，还存在于血管内皮细胞表面，如果血型不相容器官组织进行移植，体内天然 IgM 抗体会导致超急性移植排斥反应。为避免超急性移植排斥反应，要求移植物供受者血型要符合相容原则，即通常所说的输血原则。尤其是在肾移植和心脏移植时血型鉴定实验是不可缺少的，若供受者 ABO 血型不相容，移植肾和心脏将无法存活。

血型鉴定试验是通过将患者红细胞与含有抗 A 或抗 B 抗体的标准血清混合，如果患者红细胞表达 A 或 B 血型抗原，该抗原的特异性血清会使红细胞凝集。

2. HLA 抗原检测   HLA 抗原是由第 6 号染色体上的 HLA 基因编码。在肾移植中，供者和受者匹配的 MHC 等位基因数量越多，移植物存活率越高。在现代免疫抑制药物被常规使用之前，HLA 匹配对移植物存活率有更大的影响，目前的数据仍然显示，供者和受者 HLA 等位基因错配越低，移植物的存活率越高。以往的临床经验表明，在所有的 MHC Ⅰ 类分子和 MHC Ⅱ 类分子的基因位点中，HLA-A、HLA-B 和 HLA-DR 匹配对于预测肾移植物生存率是最重要的。HLA-C 并不像 HLA-A 和 HLA-B 那样多态，而 HLA-DR 和 HLA-DQ 之间存在连锁不平衡，因此 DR 位点匹配时 DQ 位点通常也是匹配的。尽管在许多临床检测中包括 HLA-C、HLA-DQ 和 HLA-DP 位点，但大多数用于预测移植物存活结果的可用数据仅涉及 HLA-A、HLA-B 和 HLA-DR 错配。由于每个个体都有一对共表达的 HLA 等位基因，这一对 HLA 等位基因分别由父母双方遗传而来，因此供受者之间 HLA-A、HLA-B 和 HLA-DR 3 个位点就有可能存在 0~6 个 HLA 基因不匹配。"零抗原不匹配"预示着活体供者移植物有最佳存活率，单抗原不匹配的存活率稍差，而 2~6 个 HLA 不匹配时移植物的存活率显著降低。两个以上 HLA 基因不匹配对非活体同种异型肾移植有更大影响。因此，减小供受者双方细胞 HLA 等位基因的差异，对降低移植排斥概率有显著意义。

在临床实际工作中，肾移植的 HLA 匹配是可以实现的，因为供体肾脏离体后可储存长达 72 h，需要肾移植的患者也可以通过透析维持生命，直到找到合适的器官供者。相反，心脏移植和肝脏移植，由于器官保存较困难，同时需要接受心脏和肝脏移植的受者自身情况比较危急，不能等待 HLA 匹配度高的供体，所以在心脏和肝脏移植时通常只进行 ABO 血型的匹配检测。心脏捐赠者的稀缺性、移植受者的紧迫需求性以及免疫抑制剂的成功使用能在一定程度上减轻供受者之间 HLA 不匹配带来的不良后果。而在骨髓移植中 HLA 匹配对减少移植物抗宿主病的风险至关重要。

目前大多数 HLA 单元型的检测采用聚合酶链反应（polymerase chain reaction，PCR），取代了以往的血清学方法。HLA 基因可以通过引物在编码 HLA 多态区外显子的 5′和 3′端与非多态区序列结合，经过 PCR 扩增，并对扩增的 DNA 片段进行测序分析。因此，通过 PCR 对核苷酸序列的分析预测氨基酸序列，可以直接确定细胞的 HLA 等位基因，提供精确的分子组织类型。在 DNA 测序工作的基础上，HLA 等位基因的命名也发生了变化，这与以前的血清学方法命名显著不同。每一个由序列命名的等位基因至少有 4 位数，某些等位基因还需要有 6~8 位数才能精确定义。前两位数字通常与血清学命名一致，第 3 和第 4 位数字表示亚型。前四位中有差异的等位基因编码不同氨基酸组成的蛋白质，如 HLA-DRB1 * 1301 对应的血清学命名是 HLA-DR13，该基因家族编码蛋白为 HLA-DRB1 蛋白，编码该蛋白的 HLA 序列为 01 号等位基因。

二、HLA 抗体检测技术

器官移植的受者也需要进行针对移植物 MHC 分子和其他抗原特异性抗体的检测。抗体检测的方法通常有 3 种。

1. 补体介导的细胞毒试验（CDC）　　1964 年，美国加州州立大学洛杉矶分校 Paul Terasaki 教授首创该试验，其主要原理是淋巴细胞表面高表达 HLA 抗原，如果器官移植受者血清含有 HLA 抗体，能与供者淋巴细胞表面 HLA 抗原特异性结合，形成的抗原-抗体复合物能通过经典途径活化补体，补体活化后在淋巴细胞膜表面形成攻膜复合物（MAC），从而导致细胞裂解。该试验阳性结果提示移植物进入受者体内会发生超急性和急性移植排斥反应，即该移植物不能用于阳性结果的受体。只有试验阴性，即受者体内不存在特异性结合供者淋巴细胞 HLA 分子的抗体，进行器官移植才能保证移植器官存活。该方法可迅速检测受者体内是否存在 HLA 抗体，方法简便，多年来在临床上广泛使用，其缺点是需要分离供者淋巴细胞、敏感性不高。

2. 酶联免疫吸附法（enzyme-linked immunosorbent assay，ELISA）　　该试验是将

HLA 抗原包被 96 孔板，将受者血清加入孔中。如果血清中含有特异性抗体，能与孔内 HLA 抗原结合，再加入酶标记的二抗和酶底物，通过显色反应和酶标仪检测，根据吸光值的不同判断血清中抗体含量。这种方法敏感性显著高于 CDC 法，无须分离细胞即可检出 HLA-Ⅰ类和 HLA-Ⅱ类抗体。

3. 流式细胞分析法（flow cytometry）及单抗原磁珠法（Luminex TMF low Cytometry） 流式细胞分析法和单抗原磁珠法的基本原理都是将 HLA 单价抗原包被在微磁珠表面，用移植受者血清与磁珠反应，若血清中存在 HLA 特异性抗体，则能与包被在磁珠上的 HLA 抗原结合，再加入荧光素标记的二抗，在磁珠表面显示出荧光。通过流式细胞仪检测荧光强度，判断血清中 HLA 抗体含量。其敏感性高于酶联免疫吸附法，并能排除非特异性抗原的干扰，可准确确定 HLA 抗体的特异性。单抗原磁珠法在普通流式细胞分析法的基础上进一步改进，能检出反应较弱的抗体，可以提高检测敏感性。

三、供受者交叉配型试验

通过初步筛查的器官移植供者，应进一步进行交叉匹配测试，以确定受者体内是否存在与捐赠者细胞发生特异性反应的抗体。该试验是通过将受者血清与捐献者血液淋巴细胞混合，然后用补体介导的细胞毒试验（complement-mediated cytotoxicity tests）或流式细胞计数分析法（flow cytometric assays）测定受者血清抗体是否与供者细胞相结合。例如，将补体加入受者血清和供者细胞的混合液中，如果受者血清中存在针对供者 MHC 分子的特异性抗体，供者细胞被裂解，此为交叉配型阳性，提示该供者器官不适合移植给受者。

四、混合淋巴细胞反应

同种异体反应性 T 细胞对外源 MHC 分子的反应可以通过体外混合淋巴细胞反应（mixed lymphocyte reaction，MLR）的方式进行分析。通过 MLR 能在体外观察供受者 MHC Ⅰ类分子、MHC Ⅱ类分子对 CD8$^+$T 细胞、CD4$^+$T 细胞活化能力的影响，在临床上可以用于预测 T 细胞介导的移植排斥反应，也可以用于建立体外移植排斥反应的模型。按照 MLR 中发生增殖反应的细胞来源可将其分为双向 MLR（two-way MLR）和单向 MLR（one-way MLR）。

1. 双向 MLR 将来自两个 MHC 不相容个体的单个核细胞进行混合培养，双方细胞发生相互识别引起双方细胞的增殖反应，称为双向 MLR。在临床工作中单个核细胞多从人外周血常规分离，参与 MLR 的单个核细胞包括 T 细胞、B 细胞、NK 细胞、单核巨噬细胞和 DCs，其中发生增殖反应的主要是 T 细胞和 B 细胞。而在小鼠和大鼠试验研究中的单个核细胞通常从脾脏和淋巴结之中分离。如果两个个体 MHC 等位基因不同，在 MLR 培养 4~7 d 中会有大量淋巴细胞增殖，该增殖反应被称为同种异基因 MLR。

2. 单向 MLR 在淋巴细胞混合培养前，先将一方的单个核细胞用 γ 照射或抗有丝分裂药物（如丝裂霉素 C）处理，使其失去增殖能力，处理过的细胞只作为刺激细胞，而未经处理的细胞作为反应细胞能发生增殖，这种 MLR 称为单向 MLR。

通常，对同种异型 MHC 分子发生直接识别的 T 细胞所占比例高，即使是对 MHC 抗原的初次 T 细胞应答，在体外试管内也容易检测到。其中包括 CD4+T 细胞对同种异型 MHC Ⅱ类分子的识别和 CD8+ T 细胞对 MHC Ⅰ类分子的特异性识别。另外，对非 MHC 蛋白抗原发生识别的初始 T 细胞数量较少，在体外试管中往往检测不到增殖反应，除非事先接触过这种非 MHC 抗原的 T 细胞才能在体外检测到增殖反应。

五、供受体免疫学配型原则

对于需要器官移植的患者来说，组织配型是器官移植术前最关键的检查之一，其配对结果直接影响受体存活。供受体免疫学配型需要遵循以下几项基本原则。

1. 血型选配　一般原则是供受体血型相同，或符合 ABO 血型输血原则，即 O 型血供体的细胞、组织和器官可移植给任何血型的受体，AB 型血受体可接受任何血型供体的器官，但需严格限制，以免 O 型受体的供体短缺。

2. 群体反应性抗体（panel reactive antibody，PRA）检测　群体反应性抗体是指抗 HLA-IgG 抗体，是各种组织器官移植术前筛选致敏受者的重要指标，与移植排斥反应和存活率密切相关。反复输血者、接触过他人 HLA 抗原者，体内该抗体水平较高。目前，国内外都要求接受器官移植的患者在术前进行 PRA 检测，对于 PRA 超过标准值者，作为高危人群处理。

3. 交叉配型　将供者外周血淋巴细胞与受者血清共同孵育，在补体作用下，观察淋巴细胞死亡情况，根据淋巴细胞死亡数量百分比判断交叉配型结果。该检测用于判断受者血清中是否存在相应抗体。

4. 采用血清学或 DNA 分型法　该法对移植供受体进行 HLA 分型。HLA 匹配位点越多，移植存活率越高。

（杜　英　温培豪　于海洋）

参考文献

[1] 曹雪涛. 免疫学前沿进展. 3 版. 北京：人民卫生出版社，2014.

[2] 龚非力. 医学免疫学. 3 版. 北京：科学出版社，2012.

[3] ABUL KA，et al. Cellular and Molecular Immunology. 8th ed. Philadelphia：Saunders，2014.

第三章　器官移植病理学

第一节　器官移植病理学概述

一、器官移植病理学发展历程

经过近一个世纪的不懈努力，器官移植技术日益成熟，器官移植已经成为治疗终末期器官衰竭的重要手段。移植病理学是随着器官移植学的研究逐渐建立与发展起来的，最初主要用于各种原因导致的失活移植物的病理形态学观察。随着研究资料的积累，目前病理学检查已经和实验室检查、影像学检查一样，成为器官移植的基本检查方法。主要应用于器官移植供体评估，移植术后各种并发症诊断、术后随访管理及相关基础研究各个方面。对移植物活检被认为是诊断移植术后以排斥反应为主的各种并发症的一项最直接可靠方法，在多数的文献中常被称为诊断的"金标准（golden standard）"。

1926 年，Carl Williamson 等最早发表了移植肾病理解剖研究的图片与论文。1966年 Kissmeyer-Neilsen 等提出了肾移植超急性排斥的概念。1971 年，Holmes 等最早报道了小肠移植排斥反应的研究。1980 年 Jordan 等提出了肾早期急性排斥反应的概念。1984 年 Snover 最早提出了肝脏急性排斥反应的 3 个组织学诊断要点，即门管区显著的炎细胞浸润，小叶间胆管的损伤及小叶间静脉炎和中央静脉炎。1987 年 Sibley 等报道了 100 例移植胰腺的病理学观察，是包含最全面的、最大例数的研究报道。1988 年，Stewart 等对移植肺急性排斥反应进行了全面研究，移植肺病理学特点逐渐明确。1989年 Billingham 等提出了心脏移植排斥反应的诊断体系。1991 年 Feucht 等发表了在早期出现移植肾失功的肾活检组织内发现补体片段 C4d 的沉积，并发现 C4d 阳性者术后 1年的存活率明显低于 C4d 阴性者。目前 C4d 已成为体液排斥反应的确诊指标。

我国的器官移植始于 20 世纪 70 年代。1978 年，武忠弼等就灌注液对肝脏的影响及其病理变化做了最早的报道。1982 年李维华等报道了肾移植后 1 个月、3 个月和大于 9 个月因排斥反应被切除的移植肾 8 例，描述了肾间质、肾小球和肾小管的病理变化。21 世纪以来，丛文铭、郭晖、王正禄等陆续报道了较大例数的移植物活检的病理学研究结果，为我国移植病理学的发展奠定了良好的基础。

世界多中心临床大宗移植病例的积累，为建立统一的移植物病理学诊断标准提供了条件。心脏是最早建立移植后免疫排斥病理诊断标准的器官。移植心脏排斥反应诊断标准在 1989 年由 Billingham 提出并在 1990 年由国际心肺移植学会（ISHLT）正式建立。2004 年 ISHLT 结合心脏移植病理学进展，对 1990 年诊断标准修改后提出了 2004 年标准，并推荐使用。根据心内膜下血管和间质淋巴细胞浸润、坏死程度以及水肿和脉管炎等表现，将病理表现分为 4 个等级，并同时描述是否伴"Quilty"效应。"Quilty"效应是指局限于心内膜下的单个核细胞聚集，其主要为 T 淋巴细胞，此外还有少数巨噬细胞和 B 细胞。

肾移植免疫排斥反应病理诊断标准最初于 1991 年在加拿大的 Banff 国家公园制定，故称为 Banff 标准。1991 年以来，不断修订与完善，最先推出的为 Banff 93—95 诊断标准，随后 1999 年推出 Banff 97 标准。目前应用最广泛的即为 Banff 97 标准。Banff 97 标准中须有 10 只肾小球及至少 2 支动脉分支才为合格标本，具有 7 个肾小球及 1 支动脉分支只能为边缘性标本；在排斥类型中将"超急性排斥反应"调整为"抗体介导性排斥反应"；将"临界性变化"调整为"怀疑急性排斥反应"；将急性排斥反应Ⅰ级依据肾小管炎性损伤程度分为Ⅰ A 及Ⅰ B 两个类型，将急性排斥反应Ⅱ级依据动脉血管损伤程度分为Ⅱ A 及Ⅱ B 两个类型；将慢性移植性肾病分为轻、中及重度三级，在每一级别中通过判断是否具有慢性排斥反应特有动脉血管病变以帮助临床区分免疫因素或其他非免疫因素所致的非特异性慢性损伤。

肝移植免疫排斥反应病理诊断目前应用较为广泛的主要为 Banff 诊断系统及排斥活性指数（rejection activity index，RAI）。1995 年 Demetris 等病理学家提出了移植肝 NID-DK-LTD 排斥诊断体系。1996 年 Hubscher 提出了欧洲的移植肝急性排斥反应诊断及分级系统。在二者基础上，1997 年提出了移植肝排斥反应活检诊断与分级的 Banff 标准，并参照 Knodell 等在 1981 年提出的慢性活动性肝炎的量化诊断评分体系提出了对急性排斥反应予以分级和量化评分的 RAI。诊断重点集中于门静脉系统、胆管系统和静脉内皮细胞的炎症表现，根据胆管周围、静脉内皮下淋巴细胞、中性粒细胞、嗜酸性细胞浸润、胆管细胞退行性变程度，分别评为 1~3 分，最高为 9 分。2000 年再次对 Banff 体系予以更新并增加了慢性排斥反应诊断分级，根据胆小管丢失率、终末肝静脉、肝动脉纤维化及周围炎等进行评分。

1990 年由国际心肺移植学会（ISHLT）提出肺移植免疫排斥反应的诊断与分级标准。1995 年改进了这一标准，提出了 ISHLT 1995 年的诊断与分类系统，这一系统对 1990 年的诊断系统予以简化并进一步明确了支气管的炎性损伤在急性肺移植排斥诊断中的意义，使血管及支气管的损伤成为移植肺排斥诊断的两个主要依据。1997 年由 Drachenberg 等提出胰腺急性排斥反应的诊断与分级系统，其将移植胰腺急性排斥分为 5 个级别，0 级为正常，Ⅰ级为无诊断价值炎性浸润，Ⅱ级为轻微的急性排斥，Ⅲ级为轻度急性排斥，Ⅳ级为中度急性排斥，Ⅴ级为重度急性排斥。

二、器官移植病理学的意义与作用

移植病理学是与器官移植密切联系的学科，是伴随器官移植的研究建立和发展起来的。在整个器官移植过程中，在受者原发疾病的诊断、器官移植供体评估、器官移植后各种并发症的诊断及疗效评估、相关的基础研究等方面均起到了重要的作用。

（一）受者原发疾病的诊断

移植术前对受者病变器官进行活检及对移植术后切除的病变器官进行病理组织学检查，主要目的是明确原发疾病的诊断。明确诊断原发疾病可以明确导致器官衰竭的病因，明确患者是否符合器官移植的适应证，并且为移植术后多种并发症的诊断、预防及治疗提供重要依据。移植术后，由于造成原发疾病的因素仍在体内存在，可形成原发疾病的复发。对这些易复发的疾病，移植术后活检诊断应注意原发疾病的特点，警惕疾病复发的证据。这些疾病主要有肝移植中的病毒性肝炎、自身免疫性肝炎、原发性胆汁性肝硬化、原发性硬化性胆管炎等。肾移植中主要有Ⅰ型和Ⅱ型膜增生性肾小球肾炎、局灶性阶段性肾小球硬化等。

（二）器官移植供体评估

目前在移植术中对供体进行零点活检是对供体进行评估的主要方法。特别是在肝移植中，主要对供肝大泡性脂肪变性程度进行评估。一般轻度脂肪变性的供肝可常规采用。中度脂肪变性的供肝术后发生原发性移植肝无功能（PNF）的风险增加，往往将其视为边缘供体，应酌情使用。重度脂肪变性的供肝一般不应用于移植。肾移植中，供肾的活检可以发现供肾是否有基础病变，如高龄供肾中的动脉分支管壁局部的硬化等。供体评估同样适用于小肠移植、胰腺移植、肺移植等，可以评估供体的基础病变、是否存在保存性损伤，为移植术后并发症诊断与鉴别诊断提供病理组织学依据。

（三）器官移植后各种并发症的诊断及疗效评估

器官移植后各种并发症的诊断及鉴别诊断是移植病理学的主要工作。由于器官移植的复杂性及移植术后各种免疫抑制剂及其他药物的影响，移植后并发症表现多样，且常并存，给诊断带来很大困难。常见的移植术后并发症有移植物缺血-再灌注损伤、早期移植物无功能、细胞性排斥反应、体液性排斥反应、慢性排斥反应、移植物术后感染并发症、移植术后药物性肝损伤、原发疾病复发及肿瘤复发等。随着活检安全性的提高、病理组织学方法的完善及诊断经验的积累，穿刺活检已经成为器官移植并发症的常规诊断手段。特别是对于诊断明确的急性排斥反应，可以定期活检观察抗排斥治疗效果，指导临床制订下一步的治疗方案。

（四）相关的基础研究

以穿刺活检为基础的移植病理学可以直接观察到移植器官的组织学变化，相关的基础研究可以围绕其进行。各种临床实验应用非常广泛。如抗排斥反应的各种治疗方案比较的实验中，可以应用活检观察各种方案的抗排斥效果，比较各种方案的优劣。

三、移植病理学未来展望

移植病理学发展迅速，取得了很大的进步。在各国病理学家和外科医生的合作下，现已拟定包括心、肝、肾、肺、小肠和胰腺等实体器官移植后各阶段病理学诊断标准，载于匹兹堡大学医学中心移植病理部网站。这些标准严格规定了各移植物标本取材质量；统一了各器官不同排斥阶段的命名和定义；同时，建立了全面规范的病理组织学量化评分标准。

但移植器官活检仍未成为我国移植术后并发症的常规诊断手段。开展移植器官供体活检是评估供体的重要方式，决定了对边缘性供体的取舍，我国很多开展器官移植的医院仍未将其列为常规项目，供体活检比例仍较低。造成这一状况的主要原因是由于缺乏专业从事移植病理的医生及技术人员，大部分病理医生对移植病理学知识缺乏了解。尽管可参照国际通用的标准进行诊断，但受限于取材质量以及经验，可能做出错误的判断，无法得到临床医生的认可，从而限制了活检的应用。

在未来移植病理学的发展中，各移植中心应重视培养移植病理专业医师及技术人员，保证移植器官供体活检和移植术后穿刺活检成为一项常规工作。并借助网络、书籍、会议积极普及移植病理学知识，使移植病理学知识成为临床的基础知识。积极开展基础研究，促进病理学新技术和分子病理学的发展，帮助移植病理医师能更准确地对疾病进行诊断。

四、移植病理学的基本内涵

移植病理学（transplantation pathology）是将病理学的基本知识与方法应用于器官移植临床与研究的交叉学科，主要观察与研究移植物中出现的相关病理学改变及其发生机制，并在此基础上与临床观察、临床生化及影像学检查相结合，对移植术后并发症予以诊断与鉴别诊断，并指导临床治疗，同时开展相关的基础研究。

移植病理学研究内容包括临床病理学诊断及基础研究两个方面。临床病理学诊断主要包括受者原发疾病的诊断、器官移植供体评估、器官移植后各种并发症的诊断及疗效评估、对丧失功能而切除的移植物或尸检中的移植物进行病理学观察。基础研究方面，目前主要集中在器官移植实验动物模型的研究、免疫排斥反应机制的研究、新型免疫抑制剂的研究及新型器官保存液的研究等。

移植病理学的基本研究方法是应用穿刺活检技术对供肝进行评估及对各种术后并发症进行诊断，并且是各种基础研究的常用方法。此外，冰冻切片技术、免疫组织化学或免疫细胞技术、细胞培养术及分子病理技术等也大量应用于移植病理学研究中。

五、移植病理学基础

（一）移植相关的基本病变

变性（degeneration）是指细胞或细胞间质受损伤后因代谢障碍所致的某些可逆性形态学改变。表现为细胞浆内或细胞间质内有各种异常物质或过多的正常物质蓄积，一般伴有功能下降，主要包括：

1. 细胞水肿（cellular edema）/水变性（hydropic degeneration）　由于缺血缺氧、感染、中毒等原因所致的细胞内外离子和水平衡失调，水分聚集于细胞内，形成细胞水变性。病理组织学形态为细胞体积增大，胞浆淡染，胞浆内充满细小红染颗粒。病变进一步进展，细胞内水分增多，细胞体积增大变圆，胞浆透明，形似气球，称为气球样变性（ballooning）（图3-1）。常见于移植物缺血-再灌注损伤时。

2. 脂肪变性（fatty degeneration）　由于缺血缺氧、感染、中毒等原因所致的脂质代谢异常导致细胞内脂肪数量增多。常见于心、肝、肾等实质细胞，在细胞内由小的脂滴聚集为大的脂滴。在制片过程中，脂滴被二甲苯溶解，形成细胞内大的空泡，因此病理组织学形态为细胞弥漫性肿大，胞浆内见脂滴空泡、胞核偏位（图3-2）。在肝移植时，应着重评估供肝脂肪变性的程度。一般供肝细胞大泡性脂肪变性大于30%时，应慎重选择使用。

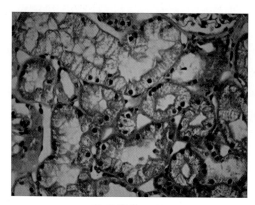

H-E 染色×400

图 3-1　供肾部分肾小管上皮细胞水肿

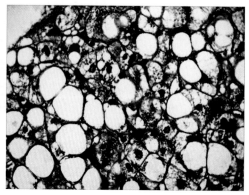

H-E 染色×400

图 3-2　供肝大泡性脂肪变性

3. 玻璃样变性（glassy degeneration）　细胞内、血管壁和结缔组织内出现均质、红染的毛玻璃样半透明物质，这种形态学改变称为玻璃样变性。细胞内玻璃样变性，常见于肾脏病变有明显蛋白尿时。血管壁玻璃样变性，常见于高血压时肾动脉硬化、移植后慢性环孢素损伤细小动脉（图3-3）。结缔组织玻璃样变性，常见于移植肾慢性排斥反应时肾小球的玻璃样变性。

4. 坏死（necrosis）　指活体内局部组织、细胞的死亡。坏死的主要形态学标志为核碎裂、核固缩、核溶解。坏死可分为凝固性坏死、液化性坏死、坏疽及纤维素样坏死。凝固性坏死细胞结构消失，但细胞的外形和组织轮廓可保存（图3-4）。液化性坏死组织因酶性分解而变成液态。坏疽指继发有腐败菌感染的大块组织坏死。纤维素样坏死好发于结缔组织、血管壁，病变局部结构消失，形成边界不清的小条或小块状染色深红、有折光性的无结构物质。动脉壁纤维素样坏死是确定肾移植后急性血管性排斥反应及对急性排斥反应分级的重要依据。

5. 出血（hemorrhage）　指红细胞逸出心、血管腔以外（图3-5）。可分为破裂性出血和漏出性出血。移植物内严重性出血主要见于肾移植后的超急性排斥反应时，间质内见大量出血并见出血性坏死。

6. 血栓形成（thrombosis）　在活体的心脏或血管腔内，血液发生凝固形成固体质块的过程（图3-6）。所形成的固体质块称为血栓。血栓形成与心血管内膜的损伤、血流状态的改变、血液凝固性增加有关。可分为白色血栓、红色血栓、混合血栓及透明血栓。透明血栓又称为微血栓，主要由纤维素构成，主要见于肾移植后的超急性排斥反应时，肾小球毛细血管内形成大量透明血栓，造成移植物功能衰竭。

7. 梗死（infarct）　由于缺血引起的组织坏死灶称为梗死。梗死的原因有血栓形成、动脉栓塞、血管受压闭塞、动脉持久痉挛收缩。梗死分为缺血性梗死（图3-7）、出血性梗死、败血性梗死。多见于肝肾移植的超急性排斥反应及动脉吻合口狭窄等。

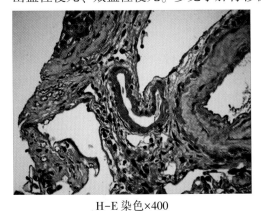

H-E 染色×400

图 3-3　供肾小动脉分支管壁全周玻璃样变性

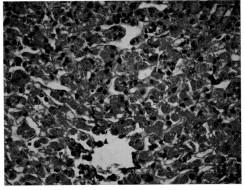

H-E 染色×400

图 3-4　移植肝肝动脉吻合口狭窄所致肝小叶中央静脉分支周围肝细胞缺血坏死

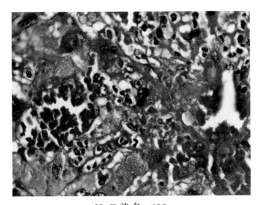

H-E 染色×400

图 3-5　肝移植术后 1 个月移植肝急性抗体介导性排斥反应所致中央静脉管周出血及肝细胞坏死

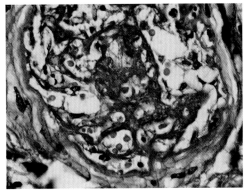

H-E 染色×400

图 3-6　移植胰腺内小动脉分支内血栓形成及栓塞

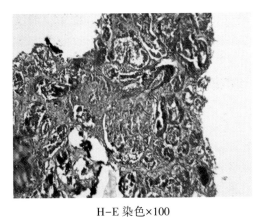

H-E 染色×100

图 3-7　移植肾动脉血栓栓塞后，组织广泛缺血性坏死（梗死）

（二）移植病理学的基本概念

移植病理学中的一些基本概念是临床病理学诊断及基础研究的基础，现将一些常见的基本概念阐述如下。

1. 零点活检（zero biopsy）　又称零时活检。通常在移植手术血管吻合完毕开放血流对移植物进行活检。主要目的是了解供体的基础病变、保存性损伤情况及缺血-再灌注损伤程度。如肝移植时观察肝细胞脂肪变性、肝细胞嗜酸性变及凋亡等。

2. 边缘性供体器官（marginal donor organ）　是指来自边缘性供体的器官。供者一般年龄偏大、存在一定的基础病变，如脂肪肝、病毒性肝炎等。一般不常规应用于器官移植，通常在供体器官短缺的情况下，为挽救患者生命才选择使用。

3. 供体器官预存性病变（pre-existing disease）　又称携带性病变。指供体器官在移植前即已经存在的病变。如肾移植中高血压造成供肾细小动脉硬化，肝移植中供肝的严重脂肪变性，或者一些肿瘤性病变等。部分预存性病变的供者器官在移植后，由于缺血-再灌注损伤及免疫抑制剂等药物的应用，可以造成术后移植器官功能延迟恢复甚至原发性无功能。

4. 缺血-再灌注损伤（ischemia-reperfusion injury，IRI）　又称保存性损伤。指在供体切取和供体植入受者体内过程中，由于血流的中断、供体的保存运送及血流再灌注所造成的供体缺血缺氧性损伤。主要病理学表现为实质细胞的变性及坏死，是早期发生移植物功能延迟恢复（delay graft function，DGF）和原发性移植物无功能（primary graft failure，PGF）的主要原因。IRI 的发生主要与细胞内能量代谢障碍、库普弗（Kupffer）细胞激活释放的氧自由基及中性粒细胞激活产生的细胞因子等有关。

5. 移植物功能延迟恢复（delay graft function，DGF）　指移植术后即刻发生的移植物失功。DGF 的发生主要与受体因素、供体因素、缺血-再灌注损伤有关。在肾移植中，低血压、心力衰竭、肾动脉栓塞、肾小管坏死、过长的热缺血或冷缺血时间、手术时间过长、严重感染及免疫抑制剂毒性损伤等原因均可造成 DGF 的发生。主要病理学表现为实质细胞的变性及不同程度的坏死。严重的难以恢复的 DGF 称为原发性移植物无功能（primary graft failure，PGF）。

6. 抗体介导性排斥反应（antibody-mediated rejection，AMR）　又称体液性排斥反应。主要由抗体、补体等多种体液免疫成分作用所致的排斥反应损伤。体液免疫在超急性排斥反应、急性排斥反应及慢性排斥反应中均发挥了重要的作用。抗体介导性排斥反应的诊断目前主要应用补体片段 C4d 的免疫荧光或免疫组化染色，适用于移植肾、肝、心脏、胰腺、肺等移植物的体液免疫性排斥反应的诊断。

7. 超急性排斥反应（hyperacute rejection，HAR）　指迅速发生的强烈的排斥反应，一般发生于术后数分钟至术后 24 h 内。多见于 ABO 血型不合或受者体内存在抗供体的预存抗体。主要病理学表现为动脉血管管壁纤维素性坏死，毛细血管内大量微血栓形成、组织内大量中性粒细胞浸润，实质组织明显出血、水肿及大片出血性坏死。移植物功能迅速衰竭而不得不再次移植。

8. 急性细胞性排斥反应（acute cellular rejection，ACR）　主要免疫机制为细胞毒性 T 细胞、活化的巨噬细胞及 NK 细胞介导的细胞毒作用。主要病理学表现为移植物间质内明显的淋巴细胞、浆细胞及部分中性粒细胞、嗜酸性粒细胞等炎细胞浸润。同时结合实质细胞的损伤，如移植肝的"三联征"。

9. 慢性排斥反应（chronic rejection，CR）　通常发生于移植术后 6 个月至 1 年后，3 个月内也可以发生。其发生机制与免疫学因素及非免疫学因素有关。免疫学因素主要有多次发生的急性排斥反应、免疫抑制剂剂量不足等。非免疫学因素主要有移植物缺血-再灌注损伤、巨细胞病毒（CMV）感染等。闭塞性动脉血管病（obliterative transplant arteriopathy，OTA）为慢性排斥反应特异性的病理组织学表现，表现为动脉内膜增厚、管腔狭窄、中膜萎缩，内弹力膜分层和断裂，内膜呈同心圆样增厚，呈"洋葱皮"样改变。

10. 移植物复发性疾病（recurrent disease）　指移植术后导致原有器官衰竭的疾病在移植物复发，再次导致移植物功能减退或衰竭。肾移植中主要有膜性增生性肾小球肾炎、膜性肾病、糖尿病肾病等。肝移植中主要有自身免疫性肝炎、病毒性肝炎及肝肿瘤等。

11. 移植后感染（posttransplantation infection）　指移植术后由于免疫抑制剂使用等原因导致患者免疫力下降所致的各种病毒感染的风险。如肝移植术后各种肝炎病毒的感染、机会性病毒感染（CMV、EBV 等）及各种细菌、真菌及原虫感染。

12. 移植后淋巴组织增生性疾病（post - transplant lymphoproliferative disorders，PTLD）　指一组疾病，既包含恶性转化前的 B 细胞多克隆性增生，又包括恶性淋巴瘤。PTLD 发生是器官移植后免疫抑制剂大量、长期使用同时合并 EB 病毒感染所致。

第二节　肝脏移植病理学

一、供肝的病理学评估

世界各大移植中心在行肝移植前，若外科医师对供肝质量产生疑问，或者对供者生前病史及死亡原因有疑问时，一般需要病理医师对供肝活检组织予以冷冻切片组织学评估。此时，病理医师最好能亲临取材现场观察供者器官大体形态，并协助确定活检部位。就肝脏而言，若疑为弥漫性病变（如脂肪肝），取材部位应以前下缘较为合适。迄今为止，在供肝冷冻切片中可发现的病变包括转移性肝癌、再生性结节状增生、灶性结节状增生、肝脏肉芽肿、重度脂肪肝、酒精性肝病、肝被膜下小梗死灶，以及被膜下瘢痕等，也有因供肝的病变而放弃手术者。重度肝脏脂肪变性和恶性肿瘤是肝移植的绝对禁忌证。供肝脂肪变性>50%视为供肝质量评估的临界值。事实上，即使是脂肪变性低于 50%，术后移植肝脏原发性无功能的危险性也明显增加。小泡性脂肪变性是热缺血后常见的一种病理学改变，一般对移植肝功能无明显影响，而明显的大泡性脂肪变性以及肿瘤等不适宜作为供肝。以往认为供者年龄应当不超过 60 岁，但是由于供者器官短缺是一个全球性普遍问题，国外各大移植中心已将供者年龄放宽，凡是肝脏外表及质地无异常发现，供者年龄已不限定在 60 岁以内。

二、移植肝排斥反应病理学

（一）超急性排斥反应

超急性排斥反应通常是指当移植物血管吻合后立即发生抗原抗体结合，激活补体，引发级联免疫反应，造成移植物微循环内广泛血栓形成，导致移植肝迅速失功。超急性排斥反应的发病机制主要是体液性排斥反应，抗体可以是受者体内预存抗体，也可以是肝移植后新生抗体，抗体与表达在移植物血管内皮细胞上的抗原相结合，激活免疫级联反应所致。超急性排斥反应一般出现在肝移植后数小时或数日内，临床表现为转氨酶升高、凝血酶原时间延长、肝脏穿刺活检显示肝细胞广泛性出血、坏死，免疫组织化学染色可在肝窦、静脉和动脉内皮上见 IgG、IgM、C1q 和 C3 等沉积。另外，肝动脉栓塞、严重败血症时，肝脏也可出现相同病变，应注意鉴别诊断。超急性排斥反应目前尚无药物可以逆转，需要施行再次肝移植。

（二）急性排斥反应

急性排斥反应/急性细胞性排斥反应（acute cellular rejection，ACR）为肝移植中最常见的排斥反应类型，其发生率为 30%～50%。急性排斥反应属典型的细胞性排斥反应，发生高峰时间为肝移植后 1～4 周。其靶细胞为移植肝胆管上皮细胞和动静脉血管内皮细胞，原因是由于肝细胞本身只含少量 MHC Ⅰ类分子，不表达 MHC Ⅱ类分子，而胆管上皮和血管内皮富含 MHC Ⅰ类和Ⅱ类分子。此外，肝脏的主要 MHC Ⅱ类抗原提呈细胞——树突状细胞大多定位于门管区，少数定位于中央静脉旁区，故门管区和中央静脉旁区是急性排斥反应的关键部位。

显微镜下，ACR 有 3 个特征性组织学表现，在未经抗排斥反应治疗的早期阶段极易辨认。这 3 个特征性表现包括：①门管区水肿、扩大，混合性的炎症细胞浸润，浸润的炎症细胞以单个核细胞为主，可见免疫母细胞、淋巴细胞、浆细胞、巨噬细胞、中性粒细胞及嗜酸性粒细胞。②门管区血管及中央静脉内膜下炎症细胞浸润或出现血管内膜炎。③小叶间胆管出现排斥反应性胆管上皮损伤，表现为小胆管上皮空泡变、气球样变或胞浆嗜酸性变伴有淋巴细胞浸润；小胆管细胞核固缩并出现再生性改变，如出现核分裂象。肝细胞有不同程度淤胆。急性重度排斥反应时出现肝实质损伤，中央静脉内膜炎伴周围肝细胞气球样变及坏死、脱落（图 3-8）。

ACR 通常对增加免疫抑制剂治疗反应良好，大剂量糖皮质激素冲击治疗为首选治疗措施。如果对上述治疗不敏感，则需要应用抗人 T 细胞 CD_3 鼠单体（OKT3）治疗。对于难治性排斥反应应考虑进行再次移植。有研究显示，急性排斥反应时局部浸润的 T 细胞有 $CD4^+$ 和 $CD8^+$ 两种，以 $CD4^+$ 细胞浸润为主的排斥反应往往对抗排斥治疗反应良好；而以 $CD8^+$ 细胞浸润为主的排斥反应容易转变成慢性胆管缺失性排斥反应。

（三）慢性排斥反应

慢性排斥反应（chronic rejection，CR）又称胆管缺失性排斥反应（ductopenic rejection）、胆管缺失综合征或不可逆性排斥反应，是导致肝移植后期功能丧失的主要原因。当前对慢性排斥反应的形成机制还未完全明了，它可以是多次急性排斥反应反复发作的结局，也可以与急性排斥反应无关。总体的发病机制中包括免疫学因素，即反

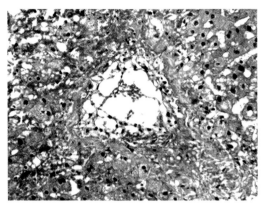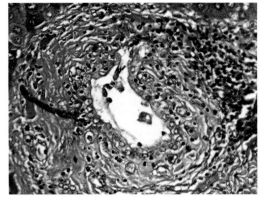

H-E 染色×200 及×1 000

图 3-8　移植肝门管区内淋巴细胞浸润、小叶间胆管炎及中央静脉血管内皮炎

复多次的急性排斥反应，以及非免疫学因素如巨细胞病毒（CMV）感染、较长时间冷热缺血等综合作用所致。慢性排斥反应出现在移植后的数周至数年，常见于肝移植术后 2~6 个月以后，一般免疫抑制剂治疗无效，往往需要进行再次移植。

　　显微镜下，慢性排斥反应时门管区浸润的炎症细胞逐渐减少，以淋巴细胞为主，免疫组织化学染色可检测到以 CD8[+] 为主的 T 细胞浸润，炎症细胞主要围绕受损伤的胆管残骸。门管区呈轻至中度纤维化、小胆管（直径 60 μm 以内）明显减少。诊断慢性排斥反应一般需要计数 20 个门管区，每 20 个门管区可见不足 5 个小胆管时即可诊断为慢性排斥反应（图 3-9）。门管区数量较少时则缺乏代表性。由于胆管丢失，小叶中央区淤胆往往比急性排斥反应严重。慢性排斥反应的另一个组织学所见为闭塞性动脉血管病或称移植肝动脉血管病，表现为中等及大的肝动脉分支动脉内膜下有富含脂质的泡沫细胞聚集，引起受累血管的狭窄或阻塞。由于病变不累及小动脉分支，故在肝穿刺活检组织中不易见到。此外，肝小叶中央区肝细胞可出现肿胀、坏死及纤维化。肝

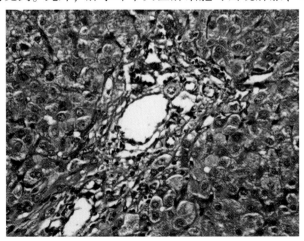

H-E 染色×200

图 3-9　移植肝慢性排斥反应（移植肝胆管缺失综合征）——移植肝门管区内小叶间胆管缺失

小叶内散在泡沫细胞。慢性排斥反应一般对加大免疫抑制剂治疗无效，需要再次肝移植。

（四）肝移植中移植物抗宿主病

移植物抗宿主病（graft versus host disease，GVHD）多见于异体骨髓移植，但也可见于实体器官移植中。GVHD有急性和慢性两种。肝移植后急性GVHD在移植后1~3周即可发生，发病高峰为移植后30~50 h。该病可累及皮肤、胃肠道和肝脏，出现皮肤红斑、腹泻，血清胆红素、碱性磷酸酶和转氨酶升高。慢性GVHD主要发生在骨髓移植后3~12个月，累及皮肤、胃肠道、涎腺、肺、骨骼肌及肝脏等多器官。肝脏受累时出现黄疸、碱性磷酸酶和转氨酶活性增高。

显微镜下，急性GVHD表现与急性排斥反应类似，但程度较之略轻，可见轻度门管区炎症细胞浸润，小胆管受损；约10%的病历出现门管区及中央静脉内膜炎。淤胆及肝细胞损伤不多见。慢性GVHD则以肝小叶中央淤胆为主，伴随有小叶中央肝细胞的气球样变和脱落；门管区可出现轻度纤维化，淋巴细胞或浆细胞浸润以及不同程度的小胆管丢失；静脉内膜炎少见。严重者最终发展为胆管缺失性排斥反应。临床上应用免疫抑制剂可逆转GVHD。累及多器官的GVHD预后不良（图3-10）。

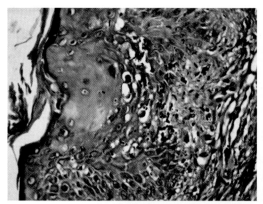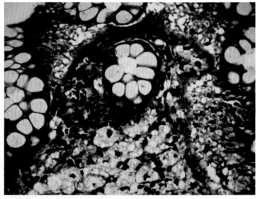

皮肤组织鳞状上皮基底层部位淋巴细胞浸润及零星的基底细胞坏死；

小肠隐窝内个别淋巴细胞浸润 H-E染色×400

图3-10 肝移植术后GVHD（皮肤活检）及小肠黏膜活检

三、移植肝其他并发症的病理学

（一）缺血/再灌注损伤

缺血/再灌注损伤是由于供肝在获取、储存和移植过程中的缺血性损伤所致，严重者可导致术后早期的移植肝无功能。临床表现为昏迷和移植肝功能衰竭、乳酸性酸中毒、持续性凝血功能障碍、胆汁减少、转氨酶明显升高等。由于保存性损伤的临床症状及出现时间与急性排斥反应相似，明确诊断需依靠肝穿刺活检。

显微镜下，病变累及肝窦内皮细胞及肝实质，早期可见肝窦内皮细胞肿胀脱落及肝窦和中央静脉周围中性粒细胞浸润，稍晚则以巨噬细胞浸润为主。另外，还可见肝细胞淤胆、气球样变，严重者可见小叶中央区肝细胞坏死脱落；门管区可见小胆管轻至中度增生。轻微的缺血/再灌注损伤对移植物长期存活影响不大，重度缺血/再灌注损伤可导致移植肝原发性无功能，则需要尽早考虑再移植。

（二）胆道并发症

胆道并发症主要见于两个部位：一处是外科吻合口，另一处是非吻合口即移植肝内胆管损伤。

1. 吻合口并发症 多见于儿童肝移植受者，可能与儿童胆道细小或胆道血液供应系统有关。临床上可以表现为移植术后早期胆漏，也可表现为胆道狭窄和梗阻。有学者认为，胆漏很少是由于技术原因所致，而多是由于肝动脉栓塞或急性排斥反应造成，患者可表现为腹膜炎。放射性核素肝胆系统扫描（HIDA）和胆道造影可以明确诊断。胆道狭窄或梗阻可能是由于胆泥淤积于胆道导致管型形成，或由于胆道吻合口狭窄所致。

2. 非吻合口并发症 非吻合口并发症多指肝内胆管损伤（intrahepatic biliary injury，IBI）。肝移植后肝内胆管损伤有增加趋势，主要与缺血/再灌注损伤有关，又称缺血性胆道并发症，或缺血性胆管炎。肝动脉栓塞、ABO 血型不合、过长的冷缺血时间，以及长期存活者中慢性排斥反应所致的阻塞性血管病，均为导致缺血性胆道并发症的危险因素。缺血性胆道并发症一般出现在移植后 2~6 个月，表现为肝内胆管狭窄或扩张，胆道造影检查与原发性胆汁性肝硬化（PBC）有相似之处。由于合并感染，肝内可由一处或多处脓肿形成。缺血性胆道并发症一般需要再移植治疗。

显微镜下，肝内胆管损伤的组织学表现与非移植肝脏的胆道梗阻所见基本相同。急性胆道梗阻表现为门管区水肿、小胆管增生、不同程度淤胆及中性粒细胞浸润，肝小叶中央淤胆及小胆管增生较保存性损伤更加明显。晚些时候则表现为胆管上皮变性、萎缩及脱落，伴少量炎症细胞浸润。对缺血性胆道并发症再移植时，切除肝脏检查发现，较大及中等大小的胆道上皮有坏死及溃疡形成，同时常常合并细菌或真菌感染。

（三）血管并发症

肝移植手术涉及肝动脉、门静脉及腔静脉的血管吻合，故三套血管均有可能发生吻合口狭窄或血栓栓塞。同样，儿童肝移植受者较成年人更容易发生血管并发症，尤其是肝动脉栓塞。

肝移植后早期失功能的移植肝脏约 50% 可以见到血管并发症所致的缺血性改变。表现为肝脏出现不规则形"地图状"梗死灶，周围绕以出血带。显微镜下表现为肝实质凝固性坏死灶，伴不同程度中性粒细胞浸润，坏死以中央静脉周围最为严重。考虑到病理学取样所致的误差，肝穿刺活检所见到的坏死灶并不能作为病变严重程度的判断依据。肝动脉栓塞所致的另一个重要并发症是缺血性胆道坏死，累及肝内较大胆管。肝上腔静脉狭窄、痉挛或栓塞可以引起布加（Budd-Chiari）综合征。组织学表现为移植肝流出道梗阻，肝脏呈淤血性改变。

（四）急性肝炎

肝移植后急性肝炎可以有不同表现，轻者仅有转氨酶升高，缺乏其他任何症状，或仅有胃肠道症状以及流感样症状，伴有或不伴有黄疸。肝大、有压痛，尿液色深，大便色苍白。肝移植后急性肝炎可以发生在术后数周或数月，由药物、嗜肝性或非嗜肝性病毒感染所致。询问用药史、血清病毒学检测和肝穿刺活检均有助于诊断。

显微镜下，急性肝炎主要表现为以肝实质弥漫性坏死性炎症为主的急性小叶炎症。由于肝窦内肝巨噬细胞（Kupffer 细胞）、淋巴细胞等的浸润以及窦内皮细胞的活化，使肝实质内细胞成分增加，肝小叶结构紊乱散在的肝细胞嗜酸性变及气球样变。还可见轻度淤胆及中央静脉内膜炎性改变。HBV 及 HCV 感染的急性肝炎常常转化为慢性肝炎。其中 10% 的病例可发展为纤维化胆汁淤积性肝炎（fibrosis cholestatic hepatitis，FCH），并在术后 1 年内导致移植肝失功能。

（五）慢性肝炎

慢性肝炎通常为病毒感染所致，患者可有或无临床症状。最常见症状为乏力，但很少出现黄疸，血清转氨酶持续性或间断性升高。血清学 HBV 或 HCV 检测有助于确定病原体。

显微镜下，慢性肝炎表现为门管区纤维组织增生及慢性炎症细胞浸润。可以见到纤维性间隔出现，界板碎屑状坏死及小叶内活动灶等改变。HBV 感染者可见毛玻璃样肝细胞；HCV 感染者可见淋巴滤泡、肝细胞脂肪变性和（或）小胆管损伤等改变。HBV 及 HCV 病毒抗原的免疫组织化学染色有助于诊断。慢性肝炎最终可发展成肝硬化。

（六）巨细胞病毒性肝炎

巨细胞病毒性肝炎（cytomegalovirus hepatitis，CMV 肝炎）可以来自供肝的原发性感染，也可以是受者体内病毒再激活导致的继发性感染。一般出现于肝移植后 1~4 个月，CMV 肝炎可以慢性化并促进形成胆管缺失综合征。CMV 感染者可以缺乏临床症状，大约 20% 的受者可有发热、乏力、转氨酶升高、白细胞降低及血小板减少等临床症状。

显微镜下，CMV 肝炎的特征性改变为中性粒细胞簇状聚集（10 个以上），形成所谓微脓肿；或是混合性炎症细胞聚集在坏死的肝细胞周围形成微肉芽肿。在肿大的内皮细胞、胆管上皮细胞或肝实质细胞核或胞浆内可出现具有诊断意义的嗜酸性或嗜双色性包涵体。门管区具有病毒包涵体的胆管周围可有单个核细胞浸润。CMV 抗原的免疫组织化学检测阳性有助于明确诊断。

（七）单纯疱疹病毒性肝炎

单纯疱疹病毒（herpes simplex virus，HSV）性肝炎临床表现可以与 CMV 肝炎相似，但很少出现黄疸，可以导致暴发性肝功能衰竭。HSV 肝炎往往为全身性 HSV 感染的一部分，并不一定会出现皮肤黏膜病变。

显微镜下，单纯疱疹病毒性肝炎表现为境界清楚的灶性肝细胞溶解性或凝固性坏死，伴周围不同程度的炎症反应。严重者肝细胞成大片坏死。坏死区边缘的肝细胞内可见病毒包涵体，病毒包涵体位于核内，嗜酸性，周围有透明空晕，称之为 Cowdry A 型包涵体。嗜酸性而没有周围空晕的包涵体则成为 Cowdry B 型包涵体。但事实上，病毒包涵体常常很难找到，需要进行 HSV-1 和 HSV-2 病毒抗原免疫组化染色以明确诊断。

（八）EB 病毒性肝炎

EB 病毒（Epstein-Barr virus，EBV）性肝炎临床常表现为发热、咽喉痛、淋巴结炎等流感样症状，并伴有肝脾大，血清转氨酶轻度升高，或出现轻度的一过性黄疸。外周血白细胞增多伴异型淋巴细胞出现，抗 EB 病毒 IgM 阳性。

显微镜下，EB 病毒性肝炎表现为门管区及肝窦内明显的单个核细胞浸润，浸润的淋巴细胞有异型性，这些细胞与肝细胞不接触而是在肝窦内单排排列，肝窦内皮细胞明显肿大，肝细胞损伤不明显。免疫组化染色在淋巴细胞胞浆内可检测到 EB 病毒抗原，而应用原位杂交法检测 EB 病毒 RNA 更为敏感。在 EB 病毒性肝炎，浸润的淋巴细胞既可有 B 细胞，又可有 T 细胞。EB 病毒性肝炎可以缓解，也可以进展为移植后淋巴组织异常增生。降低免疫抑制剂的用量为首选治疗方法。

（九）移植后淋巴组织增生性疾病

移植后淋巴组织增生性疾病（post-transplant lymphoproliferative disease，PTLD）代表了一组疾病，既包含恶性转化前的 B 细胞多克隆性增生，又包括恶性淋巴瘤。现已证实，PTLD 为器官移植后免疫抑制剂应用状态下并发 EB 病毒感染所致，最早可在移植后 1 个月发病。临床表现与 EB 病毒性肝炎相似，症状取决于淋巴细胞增生程度，严重者可导致急性肝功能衰竭。显微镜下，PTLD 主要表现为门管区扩大，有大量异型淋巴细胞浸润，门管区边界呈圆形，周围肝组织受压。PTLD 时增生的淋巴细胞主要为 B 细胞。肝窦内，中央静脉甚至门静脉内可见淋巴组织浸润；当疾病发展为恶性肿瘤时，邻近门管区内浸润的肿瘤细胞可相互融合，并可以发生坏死，但门管区内胆管结构相对保持完好。

已经完全进展为恶性淋巴瘤的 PTLD 预后很差。因此，尽早诊断 PTLD，减量或停用免疫抑制剂可以减缓 PTLD 进展；如果减少免疫抑制剂用量后病情仍无改善，则应给予化学治疗。

第三节　肾脏移植病理学

一、供肾携带性疾病

供肾可把多种疾病传递给受者。例如，移植过程中通过输入血制品将肝炎病毒、巨细胞病毒和人类免疫缺陷病毒（HIV）等传播给受者，偶尔供肾存在的疾病（常规检查方法不能查出）也可带给受者。尸体肾移植最易出现这种情况，因为供者无既往病史可查。

供者的肾脏疾病包括慢性和急性过程，后者通常指与濒死状态有关的疾病。最常见的为动脉粥样硬化，占所有供肾的 20% 以上（可能与未发现的糖尿病或高血压有关）。肾内血管动脉粥样硬化通常表现为小动脉透明样变性或肌纤维增生。由于环孢素和糖尿病均可引起移植肾血管透明样变性，因此诊断应排除上述疾病。移植前供肾活检以及全面的临床检查有助于鉴别。供肾动脉粥样硬化还可使移植肾合并其他病变，如缺血性 ATN、抗体介导的急性血管性排斥反应、环孢素和其他药物的肾毒性。

文献报道，部分供肾存在系膜区 IgA 沉积，其中对 7 例肾移植后 IgA 沉积者随访了

1 个月至 3 年，经免疫荧光及电镜检查证实，所有患者 IgA 沉积均明显减少或完全消失。此外，还发现 IgA 肾病患者接受 IgA 阳性供肾时，IgA 肾病易复发，这些证据提示肾脏局部和全身因素对 IgA 肾病的发生均起重要作用。

原发性肾细胞肉瘤和转移性支气管肉瘤患者作为供肾，肾移植后部分受者肿瘤广泛转移。常用的治疗方法为停用免疫抑制剂和行移植肾摘除及周围淋巴结清扫术。

供肾可以存在弥散性血管内凝血（DIC），肾活检标本上可见微血管血栓栓塞，因此可能会与急性排斥反应相混淆，供肾活检有助于鉴别肾移植后存在小的纤维蛋白栓子的原因。

老年供肾偶见动脉粥样硬化斑块栓塞，可导致原发性移植肾无功能。

二、移植肾排斥反应的病理学变化

（一）超急性排斥反应

1. 大体标本　当移植肾重建血液供应时，肉眼观察肾脏呈深红色，随心脏搏动，数分钟（甚至瞬间）后移植肾呈花纹或发绀色外观，搏动减弱或呈蠕动状，甚至搏动完全消失。移植肾高度肿胀，包膜张力高，甚至破裂，切面膨胀凸出，呈紫蓝色斑点状，皮质增宽，较多梗死灶，肾盂黏膜见出血点，但无活动性出血。这可能为动脉或毛细血管内血栓形成的结果，或者与间质出血引起的球性肾脏缺血有关。

2. 光镜　超急性排斥反应的形态学改变具有 Shwartzman 反应和重度成人型溶血性尿毒症综合征伴肾皮质坏死的早期组织学特征。早期低倍镜下肾小球肿大、充血，肾小球毛细血管袢扩张伴大量单个核细胞、中性粒细胞浸润，管周毛细血管和间质血管周围存在轻重不一的中性粒细胞和巨噬细胞浸润，后期则可见肾小球毛细血管中、间质血管内大量纤维蛋白和血小板血栓形成，甚至出现不同程度的肾小球及间质血管坏死性病变。小管-间质损害范围极广，轻者灶性小管坏死，重者则发生梗死，甚至肾皮质坏死。这些不同的组织学改变往往可见于同一肾脏中，不同区域病变程度也不一致。手术和活检或肾切除的时间不同，肾组织学改变也不一致。

3. 免疫荧光　免疫荧光组织化学染色可见 IgG 和 IgM 弥漫分布于肾小球毛细血管袢，小管周毛细血管、动脉和静脉血管内皮，纤维蛋白染色亦呈强阳性，有时可见补体沉积。

4. 超微结构　电镜观察证实肾小球毛细血管袢、动脉、小动脉内见纤维蛋白和血小板栓子及蜕变的中性粒细胞。内皮细胞病变突出，包括内皮细胞肿胀、脱落、变性甚至坏死，脏层上皮细胞足突肿胀明显、广泛融合等。

（二）急性血管性排斥反应

典型的急性血管性排斥反应在移植后数周及数月之间发生。移植后 72 h~7 d 内发生的急性排斥反应亦称加速性急性血管性排斥反应。加速性急性血管性排斥反应程度多较严重，病理改变类似超急性排斥反应（如肾小球毛细血管袢血栓形成等）。急性血管性排斥反应是血管炎的一个独特类型，可分为抗体介导和细胞介导。

1. 大体标本　肉眼观察肾脏明显肿胀，与正常肾脏相比，重量增加 50%，质坚而脆。肾皮质常有点状出血，又称蚤咬肾。切面呈斑点状，充血，色暗淡。严重病例整个皮质见广泛的黄褐色梗死区，伴出血灶，表面深紫红色、皮质增宽，静脉中也可见血栓。有时病变累及髓质，髓质锥体出血；偶尔累及移植肾肾盂、肾盏及输尿管，黏膜亦呈紫红色，故又有大红肾之称。

2. 光镜　早期或轻型急性血管性排斥反应的组织学改变以血管非特异性内皮细胞增生，伴内皮细胞肿胀、肥大和空泡变性为特征；中膜水肿，继之中性粒细胞和单核细胞向内皮下泳动。由于这些早期改变是非特异性的，因此在其初期阶段多数难以明确诊断。晚期内皮细胞与内弹力膜分离，内皮细胞亦见破溃，沿着剥脱的内弹力层，可见小的纤维蛋白和血小板栓子。绝大多数病例，由于浸润的单个核细胞聚集于内皮下，致使内皮细胞"耸立"（聚集于管腔），此种病变亦称为内皮性血管炎或内皮细胞炎症。内皮细胞炎症还可波及肾小管周围毛细血管（称管周毛细血管炎）和静脉。浸润细胞为T细胞和巨噬细胞，这些改变亦支持细胞介导的血管损害机制与急性血管性排斥反应有密切关系。

严重的急性血管性排斥反应累及血管全层。由内膜层炎症向血管腔中心扩展，并通过中膜影响外膜，引起血管腔完全或部分闭锁。中膜损害和水肿最终进展到斑片状的中膜平滑肌坏死伴纤维蛋白沉积，并见巨噬细胞和中性粒细胞浸润。此外，严重病例还可见到类似结节性动脉周围炎或韦格纳（Wegner）肉芽肿病所特有的动脉透壁性纤维素样坏死。受累血管所供应的组织呈进行性缺血状，最终移植肾丧失功能。间质出血也为严重血管损害的标志。

肾小球改变分为两种类型，一种为广泛的肾小球毛细血管内膜及内皮损害。肾小球毛细血管祥内皮细胞肿胀，充满整个毛细血管祥腔（PAS或PASM染色尤其明显）。肾小球毛细血管祥和系膜区单核细胞浸润，形成淋巴细胞性肾小球炎。严重的急性血管性排斥反应可见纤维蛋白栓子或毛细血管祥充血、肾小球囊腔中间出血、纤维蛋白和炎症细胞。另一种肾小球形态学改变为继发于入球动脉血管炎症性病变引起的肾小球缺血。肾小球毛细血管丛皱缩，祥开放欠佳，基底膜扭曲。肾小球病变最主要的特点是既无炎症细胞浸润，也无内皮细胞损害。急性血管性排斥反应患者的肾活检标本中，可同时观察到两种类型的肾小球损害，活检时间与病变类型相关。

动脉外膜可见单个核细胞浸润，浸润细胞围绕在血管周围，形成血管周围套，伴行的静脉壁也见炎症细胞浸润。淋巴细胞浸润常见于球周区域。间质浸润本身并非特异性，不能仅以此点诊断排斥反应。急性血管性排斥反应时常见炎症细胞向静脉内皮移动。静脉血栓形成引起血流减少。

动脉炎、动脉血栓形成和其他因素造成的肾脏缺血，引起急性肾小管损害，严重缺血则导致肾皮质坏死。邻近梗死的区域可见间质出血，受损的血管周围淋巴细胞浸润明显。应注意区分急性肾小管损害和急性小管或间质性排斥反应。急性肾小管损害可由多种原因引起，如各种类型的排斥反应，热缺血和冷保存所致的组织缺血等，因此，仅凭急性肾小管损害的组织学改变既不能诊断也不能排除排斥反应。外科手术后2周内行肾活检的标本中，应注意加速性或急性血管性排斥反应与非免疫因素所致的急性肾小管损害的鉴别。

急性血管性排斥反应的各种病变均与血管病变本身有直接联系，因而强调取材必须充足，以避免因取材局限延误诊断。

单纯的急性血管性排斥反应十分罕见，多数伴有不同程度的间质炎症细胞浸润。一般小管-间质炎症细胞浸润与血管病变的严重程度无明确关系。

3. 免疫荧光　急性血管性排斥反应时肾小球系膜区见片状分布，少量至中等量的IgM 和 C1q 沉积，毛细血管壁内皮下也可见阳性染色（以早期硬化或塌陷的毛细血管祥最明显）。

急性血管性排斥反应的组织学改变可以局限在大的肌性动脉的血管内皮。即使组织学改变无排斥反应证据时，大的肌性动脉、中动脉、小动脉的血管壁都可以有免疫球蛋白 IgM 和（或）补体 C3 沉积，内皮细胞抗体染色亦呈阳性（此为抗体介导损害的证据）。早期病例免疫荧光诊断血管性排斥反应的敏感性优于单纯 H-E 染色后的组织形态学观察。

血管透壁性坏死部分可见 IgM、C3 和 C1q 沉积。若仅 C3 阳性，无 IgM 和 C1q 沉积，则不支持排斥反应。IgM 染色的强度与血管性排斥反应时内皮细胞损害的严重程度无明确关系，典型的急性血管性排斥反应时 IgM 染色也可弱阳性。许多原因都可能造成血管壁 IgM 沉积，因此应注意鉴别是否存在 IgM 假阳性的原因，例如：①动脉硬化性血管病变，常伴 C1q 和 C3 沉积；②环孢素中毒所致的血管病变，也可伴 C1q 和 C3 沉积；③IgM 在沉积部位代谢等。

IgM 沉积的形态对鉴别诊断有价值。排斥反应时 IgM 可在血管内皮呈清晰的线样沉积，而动脉硬化性病变时，IgM 则以大的、团块状、球形或指状沉积为多见，此与 PAS 染色时的透明样变性一致。此外，还应仔细观察组织学改变，要了解供肾的年龄，老年供肾时要与慢性排斥反应、环孢素肾毒性损伤、高血压及糖尿病等可能存在动脉透明样变性的疾病仔细鉴别。

4. 超微结构　电镜观察发现肾小球毛细血管内皮细胞肿胀，突向管腔，致密层外见一透亮区，从而可以与其他疾病包括免疫复合物所致的疾病相鉴别。此外，光镜下所见的某些病变也可在电镜下得到证实。

（三）急性小管性排斥反应和急性间质性排斥反应

急性小管性排斥反应和急性间质性排斥反应是认识较晚的急性排斥反应类型，它们曾经被称为小管-间质性排斥反应，也有人认为它们是急性间质性肾炎的亚型或称为急性细胞性排斥反应。Croker 等提出命名为急性小管性排斥反应和急性间质性排斥反应较合适，因为无论从组织学改变特点还是从概念上二者都存在一些区别，事实上单纯的急性间质性排斥反应极为罕见。

1. 大体标本　与急性血管性排斥反应相比，由于极少导致移植肾失功能而切除，所以罕见急性小管性或间质性排斥反应的大体标本。早期肾脏充血和水肿明显，造成移植肾肿大，由于间质水肿、淋巴细胞或单个核细胞浸润，致使肾实质切面呈灰白色，有光泽，所以又称为"大白肾"。一般不发生梗死。

2. 光镜　组织学改变以弥漫性淋巴细胞侵入肾小管上皮层产生小管炎，伴间质少量淋巴细胞、浆细胞和单核细胞浸润为特点。皮质区细胞浸润较髓质常见，甚至可以局灶聚集。光镜和电镜观察证实淋巴细胞位于小管上皮细胞胞质内，PAS 染色见侵入小管上皮细胞胞浆内的细胞周围有一层空晕（可能为固定产生的假象）。

淋巴细胞侵入小管上皮细胞胞浆的过程称为"伸入运动"，组织学则称为小管炎，此为急性小管性排斥反应特征性病变，表明小管上皮细胞受损。间质性肾炎、狼疮肾炎时，也存在"小管炎"，但与排斥反应相比小管炎的数量通常较少，且间质浸润细胞多聚集在肾小球或血管外膜周围。中、重度急性小管性排斥反应时，肾小球系膜区也可见单核细胞浸润。

单纯的急性间质性排斥反应较少见，光镜改变以仅限于间质区域的单个核细胞浸润为主，无小管炎，但可见到肾小管损害的其他组织学证据。

间质嗜酸性粒细胞浸润的意义尚无一致意见，有人认为嗜酸性粒细胞浸润为不可逆性排斥反应的证据，另有学者则提出嗜酸性粒细胞浸润表示同时存在药物过敏。

（四）抗体介导性排斥反应

尽管过了几十年肾移植后移植肾的存活率有了显著提高，然而仍有相当数量的移植肾由于慢性排斥反应而丢失。越来越多的证据表明除了细胞免疫外，抗体介导性排斥反应（antibody mediated rejection，AMR）即体液性排斥反应在移植肾失功能中起到重要作用。抗体介导的体液性排斥反应不仅能引起超急性排斥反应、急性排斥反应，更重要的是与慢性排斥反应相关。一些学者提出34%的慢性排斥反应者移植肾肾小管周围毛细血管可见体液性排斥反应的标志物C4d沉积，因此提出相当部分的慢性排斥反应是由抗体介导的。

C4d是AMR的标志，体液性排斥反应的诊断标准是依靠受者循环中存在抗供者特异性抗体及特征性的组织学改变。目前认为引起体液性排斥反应的供者特异性抗体（donor specific antibody，DSA）主要是抗HLA-1类抗体。肾小管管周毛细血管C4d沉积与循环中存在的DSA相关，C4d也是一个DSA敏感的、特异的预测指标。

1. C4d阳性的AMR的组织形态学特征　典型的AMR的组织学特征包括：①肾小球炎（尤其是中性粒细胞在肾小球内浸润）；②动脉内膜炎和（或）小动脉纤维素样坏死；③肾小管周毛细血管内中性粒细胞淤积；④急性小管损伤。有人提出可见中性粒细胞性肾小球炎。然而，这些表现并非见于同一受者中，有人提出中性粒细胞浸润并不常见，有人则提出巨噬细胞在管周毛细血管及肾小球内聚集与C4d沉积相关。

肾小球炎症细胞浸润的种类与C4d沉积是否相关？有研究者认为肾小管管周毛细血管C4d阳性者肾小球中的浸润细胞为中性粒细胞，而C4d阴性者肾小球浸润细胞则主要是单核细胞。

仅仅依靠组织形态学改变不能明确急性排斥反应是否与C4d相关。Mauiyyedi等指出，不行肾组织C4d免疫组织化学染色则有25%的AMR病例漏检，其中15%诊断为急性细胞性排斥反应，10%则表现为血管性排斥反应。所以对于急排的受者应常规行C4d检查，因为C4d阳性和阴性受者的治疗方法、远期预后和转归是不相同的。

2. 抗体介导性排斥反应的诊断　除上述组织学特征和肾组织C4d免疫荧光组织化学染色外，AMR患者的临床表现包括：①移植后1~3周［最早3d，多在（15±11）d内］发生排斥反应［其发生时间与ACR无明显差别，ACR者最早6d，一般（14±10）d内］；②可在移植后晚期（数月或数年）因撤减免疫抑制剂后发生；③血清肌酐明显升高；④糖皮质激素及抗 T 细胞抗体治疗无效。实验室检查证实，AMR 患者体内抗供者特异性抗体阳性。然而，Mauiyyedi 等也提出，C4d 阳性的急性排斥反应病例循环中供者特异性抗体阳性者占 90%，而在 C4d 阴性的急性排斥反应者中仅占 20%。至于 C4d 阳性而供者特异性抗体阴性的原因，可能是受者体内的抗体系供者特异性非 HLA 抗体，也可能是供者特异性抗体滴度低于检测阈值的缘故，由此证实 C4d 免疫组织化学染色对 AMR 诊断的敏感性高于 DSA 测定。

造成 AMR 的危险因素包括 PRA 升高、再次/多次移植、女性受者（尤其是多次妊娠者），但与 HLA 配型、缺血时间、供者年龄均无关。

（五）慢性排斥反应

典型的移植肾慢性排斥反应是指移植后由免疫学因素所致的肾功能缓慢地、进行性地减退。从定义可知，慢性排斥反应的诊断为排除性的，须排除环孢素肾毒性损伤、新发性疾病、复发性肾病及移植前存在的疾病等。

慢性排斥反应是移植肾功能障碍的主要原因，也是后期移植肾丢失的主要原因，其发生率占总体移植肾失功能的 25%，占肾移植后因肾功能衰竭重返透析的 50% ~ 80%。至今慢性排斥反应的发生机制尚不清楚，主要由免疫因素所致，同时也有多种非免疫因素参与。Mauiyyedi 等报道了约 61% 的慢性排斥反应移植受者肾组织内肾小管周毛细血管 C4d 阳性；DSA 阳性者肾组织内均见 C4d 沉积，90% 的 C4d 阳性受者体内 DSA 阳性。因此，检测肾组织中 C4d 为我们提供了正在发生的体液性排斥反应的最直接的、组织原位的证据，有利于区分慢性体液性排斥反应与其他原因导致的移植肾慢性失功能。

慢性排斥反应的组织学改变由以下部分组成：肾小球病变、肾小管萎缩、间质纤维化和动脉内膜增厚，其中动脉内膜增厚所致的移植肾动脉血管病为移植肾慢性排斥反应特异性的表现。

1. 大体标本　慢性排斥反应肾脏的体积正常或偏小，表面色泽暗淡、苍白、粗糙，多呈纤维状，或有较多瘢痕，因此又称瘢痕肾。由于肾组织纤维化，肾包膜明显增厚、粘连，所以经皮肾活检取材较难，取出的组织往往色泽晦暗。

2. 光镜

（1）肾小管：肾小管萎缩是慢性排斥反应最常见的小管病变，小管基膜皱缩、增厚，上皮细胞扁平、变薄，小管外径（对侧基膜间的距离）缩小。萎缩小管的分布不均匀（与血管内膜增厚程度及间质纤维化有关）。若间质内有较多炎症细胞浸润，则萎缩的小管也可见小管炎，提示肾实质损害仍在进展。

（2）间质：间质明显纤维化，中等量的浆细胞浸润（免疫病理检查证实以 IgG 阳性的浆细胞为主），此外，还可以看到以 B 细胞和 T 细胞为主的炎症细胞聚集，呈结节状浸润（为非特异性病变）。间质纤维化分布不规则（与血供相关）。

（3）血管：移植后血管病变以动脉内膜增厚、内弹力层断裂、血管壁炎症细胞浸润为特征，内膜增厚是局部肌纤维母细胞增殖和细胞外基质蛋白沉积的结果。

细动脉和小动脉受累最为严重，叶间动脉和弓状动脉血管壁明显增厚。内膜肌纤维样增厚，类似经典的动脉粥样硬化性病变，弹力纤维染色见内弹力膜不规则分层，中膜纤维化。

目前认为血管病变不仅累及大动脉，甚至肾小管周毛细血管也显示明显的基膜层状改变（移植后毛细血管病变）。在38%的慢性移植肾肾病（CAN）患者中，肾小管周毛细血管分层达7层以上。

闭塞性动脉病变（obliterative transplant arteriopathy，OTA）为慢性排斥反应特异性的病理组织学表现，表现为动脉内膜增厚、管腔狭窄、中膜萎缩，内弹力膜分层和断裂，病变进展时内膜中可见炎症细胞（T细胞和巨噬细胞）浸润。慢性排斥反应时纤维性增厚的内膜中易见单核细胞浸润，存在泡沫细胞、成纤维细胞及核变异的内皮细胞，内弹力膜常断裂，内膜呈同心圆样增厚。免疫组化染色，血管壁常见各种免疫球蛋白和纤维蛋白沉积。其他疾病引起的血管内膜纤维化则完全相反，弹力层完整，无单核细胞浸润，无泡沫细胞及成纤维细胞增生；血管内膜呈"偏心性"增厚；免疫组化染色免疫球蛋白和纤维蛋白沉积罕见阳性。总之，慢性排斥反应的诊断应该强调临床与病理结合。当内膜存在大量炎症细胞和肌纤维母细胞时，表明早期或活动性的OTA，晚期OTA则以内膜纤维化/硬化、伴少数肿胀的肌纤维母细胞及大量细胞外基质为特征。

（4）肾小球：肾小球病变还包括肾小球毛细血管丛皱缩和塌陷。外周袢的毛细血管基底膜增厚，系膜基质增加，肾小囊囊壁增厚，最终肾小球呈球性硬化，有的小球则代偿性肥大。

肾小球系膜区增宽，细胞数多少不一。毛细血管内皮细胞肿胀、基底膜分层和内皮下腔隙增宽，致使毛细血管袢增厚。

移植后肾小球病变包括肾小球肿胀，内皮细胞和系膜细胞增殖，单个核细胞浸润，系膜基质膨胀，肾小球基底膜分层等。它们可以类似膜增生性肾小球肾炎Ⅰ型的形态学改变，也可以表现为溶血性尿毒症综合征，或介于这两者之间。约25%的肾移植受者在移植后10年内发生移植肾肾病，也有不少受者组织学改变仅表现为肾小管萎缩、间质纤维化或血管病变，而非移植肾肾病，其原因尚不清楚（表3-1）。

表3-1　移植肾肾病常见的形态学改变

移植后肾小球病	形态学改变	移植后肾小球病	形态学改变
膜增殖性肾小球肾炎（MPGN）	肾小球分叶周边袢双轨系膜区增宽和细胞增生	同时存在 MPGN 及 HUS 样病变	袢腔狭窄无电子致密物沉积免疫组化染色为非特异性改变
溶血性尿毒症综合征（HUS）样病变	内皮下电子透亮的蝶状物		

慢性排斥反应与反复发作的急性排斥反应有密切关系。系列肾活检清楚地显示血管性排斥反应从急性发展至慢性的过程。急性排斥反应后，血管内皮炎症逐渐减少，由纤维化的增生的内膜组织所取代，最终硬化。新发生的急性排斥反应再出现，并与慢性排斥反应的血管病变交织在一起。这样反复发作引起血管进行性损害和内膜增生，

最后发展为终末期动脉血管病。

同样，反复发作的急性小管性排斥反应也引起组织学病变持续进展，直至瘢痕形成。从一个小管被破坏到典型的急性小管性排斥反应，发展为剩余的肾单位（包括小动脉）毁损，逐渐萎缩，当大部分肾单位被毁坏后，血管丛萎缩，最终发展为弥漫性肾单位硬化和小动脉硬化。

值得注意的是，一些肾功能良好的受者移植肾也可出现不同程度的慢性排斥反应的形态学改变，病变的程度常与移植肾存活时间相关。慢性排斥反应时肾组织纤维化是不可逆的，为预后差的征兆。

然而，长期以来移植肾慢性排斥反应和慢性移植肾肾病一直被视为两个互为通用的名词，但两者在发病机制、病理改变、治疗反应都存在一些差别。因此，近年来许多学者认为有必要将慢性排斥反应和慢性移植肾肾病加以区分。事实上，即使罗列一些可以用于鉴别诊断的病理学特征，组织学上也难以将二者截然分开。因为光镜下诊断慢性排斥反应有赖于发现移植性动脉病变和移植性肾小球病两个特征性的病变，然而移植性动脉病变常见于较大动脉，并具灶性分布特点，穿刺活检检出率只有25%~40%，移植性肾小球病的检出率也仅为15%~30%。因此，很多病理学家提出超微结构改变有助于二者的鉴别（表3-2和表3-3）。

表3-2　慢性排斥反应与慢性移植肾肾病的比较

	慢性排斥反应	慢性移植肾肾病
发病机制	细胞免疫和（或）体液免疫介导的免疫损伤	非免疫因素造成的有效移植肾单位减少或损耗
危险因素	HLA错配，急排发生等	缺血/再灌注损伤、供肾保存、供者脑死亡状态、药物毒性、高血压等
临床表现	慢性移植肾失功能，可伴蛋白尿	同慢性排斥反应，无特异性
防治措施	严格HLA配型，合理应用免疫抑制剂，减少急性排斥反应发生	改善供肾保存，缩短冷、热缺血时间和减少缺血/再灌注损伤，控制血压、血脂
疾病终点	移植肾硬化，移植肾功能衰竭	移植肾硬化，移植肾功能衰竭

表3-3　慢性排斥反应与慢性移植肾肾病的病理改变特征

	慢性排斥反应	慢性移植肾肾病
动脉	移植动脉病变（动脉内膜增厚纤维化伴以下之一：①无弹力层分层的内膜纤维化；②内膜或中膜泡沫细胞或单核细胞；③内弹力层断裂；④新形成的中膜）	内膜纤维化或无病变
细动脉	无改变	无改变或偏心性内皮下透明变性
肾小球	移植肾小球病变（>10%外周祥双轨，或电镜下至少3个外周祥新形成基膜伴/不伴系膜插入）	非特异性的节段或球性肾小球硬化

	慢性排斥反应	慢性移植肾肾病
管周毛细血管	移植性毛细血管病变（电镜下至少3个PTC有5层或1个PTC有7层环形基膜增生）	无改变或者电镜下轻微的基膜病变
间质	单个核细胞浸润，纤维化	纤维化
小管	萎缩	萎缩

（六）其他原因引起的移植肾失功能

除急性排斥反应可以引起肾移植术后肾功能迅速减退外，还应考虑一些其他因素如急性肾小管坏死、供肾摘取过程中的缺血性损害或冷保存中的损害、药物（环孢素）损害及急性间质性肾炎等。

1. 急性肾小管损害　急性肾小管损害是移植肾活检标本中最常见的病变。它可由排斥反应引起，也可与其他因素有关。病因不同，组织形态学改变也不完全一致。急性肾小管损害的光镜改变包括：小管上皮细胞肿胀和水变性，近端小管刷状缘脱落，甚至消失，胞浆粗颗粒变性，细胞破溃，核变形、碎裂，细胞溶解等。这些退行性病变可以和小管再生如核分裂等同时存在，再生的小管上皮细胞扁平或呈低立方形，无刷状缘，小管内径增加，使得小管似乎呈扩张状。移植后立即出现的小管损害常常伴有草酸盐结晶（多为非特异性的，受多种因素影响）。

非排斥反应的炎症细胞浸润可以加重小管损害，对低氧损害最敏感的髓质直小血管段最易受损。此外，TH糖蛋白（Tamm-Horsfall protein）可以从小管进入间质，最终穿透静脉壁引起炎症反应，无TH糖蛋白参与也可引起非特异性的浸润。

免疫荧光组织化学检查无特异性的表现，常见C3沿小管基膜分布。小管损害和细胞死亡的任何过程都可能活化补体旁路途径。

2. 急性细菌性间质性肾炎　急性细菌性间质性肾炎是移植后不常见但很严重的并发症。常表现为急性细菌性肾盂肾炎。其形态学改变包括急性中性粒细胞浸润性间质性肾炎和中性粒细胞性小管炎，这些改变与自体肾的急性细菌性肾盂肾炎十分相似。应区分以下情况：①急性细菌性肾盂肾炎与排斥反应或其他原因导致的急性肾小管损害同时出现。术后1个月急性排斥反应发生率很高，感染的发生率也不低（大剂量免疫抑制剂和手术引起），因此应多加鉴别。②使用大剂量免疫抑制剂，尤其是糖皮质激素，可增加感染的可能。因此诊断时应与自体肾进行比较，若发现单个小管中性粒细胞性小管炎，要考虑到急性细菌性间质性肾炎的可能。其他原因引起的肾小管坏死也可出现肾小管或间质中性粒细胞浸润及小管上皮细胞核碎裂。免疫荧光组织化学检查对鉴别诊断无特殊作用，但可排除急性抗体介导的血管性排斥反应。

3. 急性淋巴细胞性间质性肾炎　急性淋巴细胞性间质性肾炎常见于自体肾，如药物因素或特发性，移植后小管和间质排斥反应为其一个亚型，有以下几点可有助于鉴别：①急性排斥反应时单核细胞性小管炎的百分率低；②急性排斥反应时浸润细胞以CD8$^+$的细胞毒性T细胞为主，急性淋巴细胞性间质性肾炎则约50%为CD4$^+$，剩余为单核细胞。药物过敏性间质性肾炎浸润细胞则以嗜酸性细胞为主，如无嗜酸性粒细胞浸润，其形态学改变类似急性间质性排斥反应（延迟性超敏反应）。

4. 梗阻　移植肾梗阻的病理改变与自体肾相似，但病因不同。移植后梗阻的原因众多，诊断标准与自体肾梗阻相同。急性期以集合系统扩张为特征。组织学改变无助于诊断，且肾活检有一定的危险性。值得提出的是，严重的排斥反应也可累及尿道引起梗阻。

5. 移植前损害　移植肾活检诊断必须考虑到移植前肾组织存在的各种损害，以便选择更有针对性的治疗。术前和血管吻合后立即行移植肾活检为首选方法。由于肾源紧缺，甚至一些边缘供肾也用于移植，所以移植后数周肾功能发生变化的受者有时很难判断是移植前存在的病变还是取肾引起的肾损伤，如供肾已行常规肾活检，则有助于判断病因。

有人提出移植后立即行肾活检无预测价值，然而随着供者及受者的不断变化，抗排斥反应措施的不断改进，移植肾组织学改变更为复杂，因此必须对疾病进行全面评估，包括供肾状况、自体肾脏病变类型以及取肾时肾脏所受的损害等，只有这样才能提高移植肾活检诊断的正确性。

6. 包膜下损害　钝性分离一侧腹膜外盆腔组织，将供肾置于髂血管分支、膀胱上方。钝性分离术后数周移植肾周围可以形成纤维组织壳（亦称假包膜），假包膜中无血管通路，假包膜本身不引起移植肾功能改变。自体肾皮质外层血供由肾包膜的滋养血管供应，皮质外层无血供则可引起肾皮质缺血或坏死，一般受累区域厚约一至数毫米。理论上分析，肾皮质坏死可能引起肾脏储备功能减退，但目前尚无可靠资料证实这一观点。移植肾经皮肾活检时，增厚的假包膜往往使人产生假象，觉得针已进入肾实质，致使取得的肾皮质组织较少，如果此时存在包膜下缺血性改变（尤其是肾移植术后2周行肾活检），则可能会夸大肾实质病变的程度。假包膜下肾皮质往往表现为类似急性排斥反应的缺血、坏死和炎症细胞浸润。随时间增长，假包膜下皮质则可出现与慢性排斥反应难以鉴别的间质纤维化。

7. 肾小球和肾小管萎缩　注意以下几点则可避免误诊：①活检标本中见到肾包膜则应提高警惕（实际上活检组织中极少存在肾包膜）；②包膜下缺血性病变与免疫损害无关，当肾活检标本存在淋巴细胞伸入运动（淋巴细胞浸润、淋巴细胞性小管炎等病变）和血管内膜炎症细胞浸润时，则应考虑急性排斥反应；③活检标本中所见的任何形态学改变必须与受者的肾功能相一致。如肾活检形态学改变以间质纤维化和小管萎缩为主时，则受者肾功能应呈进行性减退，若受者肾功能良好，则标本所见的病变不具代表性。再者移植肾1~2个月行肾活检者，一般不应存在慢性的萎缩性病变。

8. 灌注损伤　Spector 认为，灌注损伤肾组织学改变可出现类似超急性排斥反应的肾小球内血栓形成。理论上讲，灌注损伤了内皮细胞，引起特异性或非特异性的免疫损害。临床表现肾脏无功能，伴少尿或无尿，需行透析治疗。Spector 报道的 21 例移植受者中，9 例因灌注损伤需行移植肾切除，其余受者预后也较差。近来，由于取肾技术和保存液得到改进，尽管肾小球内仍可见到局灶节段的血栓（不一定与器官保存方法相关），但临床预后可能不差，不是全部受者都需切除移植肾。

9. 慢性移植肾失功能　慢性排斥反应的组织学改变已为大家所熟悉，本节将阐述导致移植肾慢性肾功能不全的其他疾病，包括复发性疾病、新发性疾病和移植后淋巴组织增生性疾病。

三、移植肾复发性疾病

（一）抗肾小球基底膜疾病

根据以下标准，肾移植后抗肾小球基底膜病（抗 GBM 病）复发可以分为 3 种类型：①单纯免疫荧光检查发现有抗 GBM 抗体沉积；②免疫荧光发现有抗 GBM 抗体沉积，同时有急性肾小球肾炎的组织证据；③临床上有急进性肾小球肾炎证据。

肾小球基底膜线性 IgG 沉积见于多种情况，如基底膜增厚、肾小球硬化、糖尿病和移植肾肾病，有时线性 IgG 可以和清蛋白（白蛋白）同时存在，例如，糖尿病肾病时离子化的 IgG（IgG4）和白蛋白通过非免疫性的电荷与电荷间的反应与基底膜结合，因此，仅靠 IgG 线性沉积不能诊断抗 GBM 病，在确诊之前必须排除血清蛋白非特异性线性沉积。

光镜下特征性的组织学改变为节段增生性肾小球肾炎，严重病例光镜下可见毛细血管袢坏死和（或）新月体形成。借助肾小球病变及血管内膜有无炎症细胞浸润，有无小管炎，以区分抗 GBM 病和急性排斥反应。本病临床表现较重，但只有部分受者血清抗 GBM 抗体阳性。

（二）膜性增生性肾小球肾炎

Ⅰ型和Ⅱ型膜性增生性肾小球肾炎（MPGN）均可在移植肾中复发，Ⅰ型 MPGN 复发率相对较低，但易导致终末期肾衰竭。移植肾肾病光镜下病理改变与Ⅰ型 MPGN 相似，表现为弥漫性肾小球病变，伴毛细血管袢广泛系膜插入。肾小球对这种损害的反应是合成新的基底膜或系膜基质样物质。Ⅰ型 MPGN 常伴内皮下大量免疫复合物沉积，而移植肾肾病一般无免疫复合物沉积。电镜检查有无内皮下致密物沉积能鉴别这两种病变。在慢性移植肾肾病中，内皮下间隙增宽，低电子和中等电子密度的疏松物沉积，中等电子密度物质外形不规则，渐渐与周围腔隙融合，相反，Ⅰ型 MPGN 中的免疫复合物体积较大，密度较高，边界清楚。免疫荧光观察发现内皮下和系膜区 IgG 沉积，即为特发性Ⅰ型 MPGN，IgM 沉积则见于 MPGN 和移植肾肾病，参照以上组织学标准，可降低 MPGN 诊断的假阳性率。

Ⅱ型 MPGN（亦称致密物沉积病）的复发率较Ⅰ型 MPGN 高，当存在新月体时，则其复发率和病死率明显升高。Ⅱ型 MPGN 复发是移植肾功能丧失的重要因素。光镜下复发的Ⅱ型 MPGN 的病理改变除系膜增生程度稍轻外，其余和自体肾病变相似，电镜下证实特征性的膜内高电子致密物沉积有助于诊断，要注意与基底膜增厚或皱缩混淆的其他疾病，如糖尿病肾病、慢排所致的肾小球缺血和萎缩相鉴别。

（三）局灶性节段性肾小球硬化

复发的局灶性节段性肾小球硬化（FSGS）的组织学诊断标准同自体肾 FSGS 类似，部分受者肾小球病变与慢性移植肾肾病相似，如系膜区增宽和硬化，肾小球泡沫细胞和透明变性为局灶性节段性肾小球硬化特征性的病理改变。节段性硬化为 FSGS 最初的改变，移植肾肾病则常常为球性硬化。免疫因素介导的损害可以引起移植肾 FSGS，但进行性肾单位丧失所致的血流动力学改变更可能参与 FSGS 病变的形成。

(四) 膜性肾病

移植后早期即可发生复发性膜性肾病 (MN)，其组织学改变与自体肾 MN 相似。早期表现为免疫球蛋白沉积于足突细胞裂隙膜下，电镜观察基底膜电子致密物较自体肾 MN 稀少。

(五) IgA 肾病

IgA 肾病复发率高达 50%，复发的 IgA 肾病组织学改变很轻，或仅表现为系膜病变，光镜下可见系膜增宽，免疫荧光组化染色可见系膜区 IgA 沉积，电镜观察见系膜区散在电子致密物沉积，罕见肾小球细胞增殖。

(六) 糖尿病肾病

糖尿病肾病是移植肾最易复发的系统性疾病。光镜下改变包括肾小球毛细血管基底膜增厚、系膜基质增加、动脉透明样变性。部分受者可见典型的肾小球毛细血管袢结节性硬化。免疫荧光组化染色可见 IgG 和白蛋白沿肾小球基底膜沉积，Mauer 等发现 2 年后所有移植受者均可见 IgG 和白蛋白沿肾小球毛细血管基底膜沉积。

(七) 溶血性尿毒症综合征

加速性急性血管排斥反应、急性环孢素中毒和复发性溶血性尿毒症综合征 (HUS) 在病理上均表现为血栓性微血管病，因此仅靠组织学改变很难鉴别。

(八) 其他疾病

系统性硬化、系统性红斑狼疮、淀粉样变性、副球蛋白血症、免疫管状肾病和血管炎 (包括韦格纳肉芽肿病) 均可在肾移植后复发，这些疾病复发后的肾脏病理改变与自体肾相似，因此须通过免疫荧光组化染色和电镜检查进一步确诊。

(九) 非肾小球疾病复发

其他类型的疾病包括草酸盐沉积症、胱氨酸病、痛风性肾病及法布里病，均有典型的晶体样或包涵体结构，可通过电镜证实有无典型的包涵体而确诊。

四、移植肾新发肾小球疾病

肾脏的各种疾病均可在有功能的移植肾中发生，即移植肾新发性疾病 (de novo disease)，最为常见的新发肾炎有以下 3 种类型：膜性肾病、急性血清病和抗 GBM 肾小球肾炎。

(一) 膜性肾病

膜性肾病是最重要、最常见的移植肾的新发肾炎，其形态学改变和原发性膜性肾病相似，膜性肾病复发和新生膜性肾病均可在移植后早期出现。

移植后膜性肾病的发生率为 1%~2%，新发的膜性肾病占移植后膜性肾病的 75%。最常见的免疫荧光表现为 IgG、IgM 和 C3 呈颗粒样沉积于上皮下。文献报道，多数移植肾可见排斥反应、纤维化以及血管病变的组织学改变，表明新生的膜性肾病可能是慢性排斥反应的另一种表现。常见的临床表现包括：移植术后 18~21 个月出现肾病范围的蛋白尿，约 35% 的受者移植肾功能丧失，目前尚无有效治疗方法。曾报道 1 例经大剂量糖皮质激素治疗后蛋白尿从 10 g 减至 300 mg，且移植肾功能稳定。

（二）急性血清病

急性血清病可以引起另一种类型的新发的急性增生性肾炎。急性排斥反应接受马源性抗淋巴细胞血清治疗的受者发生较多。临床表现包括皮疹、低热、尿检异常（少量红细胞及蛋白尿）。肾活检病理呈轻度急性增生性肾炎改变，伴上皮下免疫复合物沉积。使用单克隆抗 T 细胞抗体治疗排斥反应，可以避免马源性血清引起的急性血清病，然而多次使用鼠源性血清抗体也可能发生血清病，但发生率明显下降。肾移植受者病毒感染率很高，因此病毒相关肾炎的发生率也较高。

（三）抗 GBM 肾小球肾炎

新发的抗 GBM 肾炎较为罕见，由于抗 GBM 抗体非特异性与 GBM 结合，移植肾常见线性免疫复合物沉积，但这并非表明体内存在特异性抗 GBM 抗体。奥尔波特（Allport）综合征引起的终末期肾衰竭患者，肾移植后有可能发生新发的抗 GBM 疾病，这些患者缺乏 GBM 的一种成分。

五、移植后淋巴组织增生性疾病

由于使用大剂量免疫抑制剂治疗，移植受者恶性肿瘤的发生率较高，且已成为移植后最重要的并发症，Nalesnik 等报道肾移植后淋巴组织增生性疾病（PTLD）的发生率为 1%~2%，心肺移植后 PTLD 的发生率则为 4.6%。文献报道，使用环孢素的年代中，淋巴瘤的发生率从 11% 升至 28%（与常规治疗方案的患者比较），国内尚无此类报道。广泛使用大剂量免疫抑制剂如 CD3 单克隆抗体、OKT3 等发生 PTLD 的危险性也增加。偶尔移植术后早期（数周）即可发病。

肾移植受者缺乏正常的 T 细胞反应，当给予大剂量免疫抑制剂治疗，原发性或免疫抑制治疗后期的免疫抑制状态易患 EB 病毒感染，从而诱发 B 细胞异常增殖，大多数 PTLD 发生于 EB 病毒感染后。

PTLD 的临床表现轻重不一，轻者仅出现一般病毒感染的症状，重者则发展为暴发性、迅速致死的疾病。部分受者表现为单核细胞增多症样症状：发热、乏力和头颈部淋巴结肿大，25% 受者有消化道受累，包括急性穿孔、梗阻和出血，罕见移植物受累，但肾移植受者可出现移植肾功能减退，组织学改变与急性间质性排斥反应相似，其他的临床表现包括中枢神经系统和多脏器受累。年轻受者（平均年龄 23 岁）多全身受累，病程短，病死率高；年龄较大受者（平均年龄 48 岁）常表现为缓慢出现的中枢神经系统、头颈部和胃肠道受累（平均 6 年），病情相对较轻。25% 的受者撤减免疫抑制剂后肿瘤缓解，其他方法包括手术切除肿瘤以及局部化疗和放疗，部分受者使用抗病毒药阿昔洛韦和更昔洛韦治疗有效。常规光镜检查 PTLD 有时会与排斥反应的间质性肾炎混淆，以下几点可有助于鉴别，淋巴瘤细胞一般胞体及细胞核体积均较大，胞核深染、有小空泡，粗颗粒的染色质，大的突起的核仁。大部分为免疫幼稚细胞，细胞浆呈中度嗜碱性和浆细胞样改变，由于以间质病变为主，无小管炎。

PTLD 也可表现为多形性 B 细胞增生，这种病变常见于淋巴结，如在移植肾出现，有时难以与非特异性结节性浸润鉴别，但不应与间质性排斥反应混淆。免疫表型的分析证实，大多数 PTLD 为 B 细胞异常增生所致，通常 CD20 阳性（使用 L26 抗体进行石蜡切片免疫组化染色，有助于鉴别），特征性表达胞浆免疫球蛋白。T细胞淋巴瘤少见，需要冷冻切片或流式细胞仪进行表型分析。

第四节　胰腺移植病理学

一、供胰病理学检查

就严格意义上而言，所有的移植物均应该进行移植术前的病理学检查，其目的是为排除供移植器官是否存在一些预存性病变或称携带性病变、是否存在严重的灌注/保存性损伤，以及掌握其基本的组织学背景资料，为后续活检病理学诊断提供依据。胰腺移植也不例外，也应该进行这一项病理学检查，借此可以明确供胰的质量，灌注/保存性损伤是否严重以至是否可能引起术后严重的移植物功能延迟恢复甚至移植物原发性无功能，同时为后续的活检提供参考。

目前临床进行的胰腺移植绝大多数为同期胰肾联合移植，由于为来自同一供者的胰腺和肾脏两个器官，所以供者一般均经过较为严格的筛选，以保证术后移植物的功能立即恢复。在此情况下，供者胰腺病理学检查的主要目的是观察胰腺灌注/保存损伤的程度，以及针对具体移植供者获得该移植胰腺准确的组织学资料，为以后的活检提供参考。由于活检组织一般为胰腺包膜下表浅的胰腺组织，镜下可见紧邻包膜下的极少许胰腺外分泌腺泡组织以及脂肪组织缺血性坏死，少数胰腺腺泡细胞轻微肿胀，而绝大多数胰腺组织完全正常，小叶以及小叶间隔组织结构规则，胰腺组织内没有炎症细胞浸润。绝大多数胰腺实质结构完好，且部分腺泡细胞的肿胀变性属于可逆性变化，在血供恢复后这一变性立即消失，胰腺功能将得以立即恢复。但随着供移植器官的严重短缺，不可避免地会有越来越多的所谓"边缘性供者"器官作为移植器官，对于这些器官进行活检评估显得尤为重要。缺血时间较长者，可见胰腺腺泡细胞明显肿胀或脂肪变性甚至片状坏死，供者胰腺存在严重的慢性炎症者常导致胰腺与肠壁等周围组织粘连，而在器官切取过程中必然明显增加器官剥离时间，可能导致移植胰腺内的脂肪坏死；老年供者胰腺内可存在血管分支硬化；长期酗酒者以及长期胰腺内或胆道内结石者可导致胰腺存在慢性胰腺炎表现，这些供胰病变的存在有可能严重阻碍术后近期移植胰腺功能迅速恢复，而其对移植物长期存活的影响仍不十分明确，还有待深入研究。

二、移植胰腺的非特异性炎症反应

由于非移植胰腺自身原因而切除或因其他原因出现移植受者死亡后的尸检可见，存活良好的移植胰腺实质绝大部分无明显的结构改变，但是几乎所有的移植胰腺均存在胰腺周围炎以及胰腺周围脂肪组织的坏死。在术后近期，这种变化一方面可能是由于供者胰腺切取、保存，移植外科手术以及胰腺被膜血供中断等因素所致的植入性反应，同时也有可能是由于一定的免疫机制所致，尤其是见于术后较长期存活后而切除移植胰腺者。美国明尼苏达大学的早期大例数的研究发现，移植后即便无明显的临床急性排斥反应表现，而胰腺内浸润的单个核细胞数量达到（364 ± 138）个/mm^3，这一变化与轻微的炎症反应是一致的。经明尼苏达大学在移植前后对移植胰腺的免疫组织化学染色研究显示，移植前后胰腺中的胰岛细胞、腺泡细胞以及各级血管的内皮细胞上的 HLA-Ⅰ、Ⅱ类抗原表达相同，而移植术后腺泡导管上 HLA-Ⅱ类抗原表达上调。

三、移植胰腺血管栓塞

在胰腺移植术后近期尤其是术后 2 周内，血栓栓塞是导致移植胰腺术后立即失功能的主要原因。术后血栓的发生率为 12%～20%，血栓形成的原因主要包括：①胰腺血供压力低，流速缓慢，血液易于停滞；②胰腺在切取、保存过程中处于缺血状态，亦即再灌注损伤激活了凝血系统；③器官切取、移植手术的机械性损伤可以促进胰腺水肿；④糖尿病患者血小板功能亢进，血小板聚集，凝血因子水平增高；⑤急性血管性排斥反应。血栓可见于胰腺内脾静脉和脾动脉系统，动脉系统的血栓较静脉发展快，最终导致胰腺广泛的缺血性坏死。除术后近期外，存活期内发生的血栓可能是急性排斥反应的结果，由于严重的急性排斥反应形成的血管内皮炎，导致内皮损伤甚至脱落、基底膜暴露，利于纤维蛋白沉积，可以促进血栓形成。

胰肾联合移植术后发生动脉血栓栓塞，肉眼见移植胰腺呈灰红色，沿主干动脉管壁纵行剪开，可见动脉及其分支内血栓样物栓塞，镜下观察进一步证实为动脉血栓，胰腺实质呈广泛的缺血性坏死，对于胰管填塞的胰腺移植受者，也会出现胰腺局部组织的坏死，但同时胰腺组织内常伴有明显的炎症浸润以及异物巨细胞等，可以予以鉴别。

对于疑为血栓栓塞导致移植胰腺失功能而切除的胰腺，仔细的病理解剖学检查是必要的环节，在具体检查步骤上应将所有的大血管即脾动脉、脾静脉主干连续多个横断面切开观察，同时对于胰腺也应进行多个断面切开取材，以发现胰腺实质内细小血管分支的血栓、急性排斥反应所致的内膜损伤以及慢性排斥反应所致的内膜增生甚至管腔闭锁，这些均是导致胰腺栓塞、缺血损伤甚至坏死的基本原因。

四、移植胰腺排斥反应

胰腺移植无论是单纯胰腺移植、肾移植后胰腺移植还是同期胰肾联合移植，术后均可能发生不同类型的排斥反应，移植胰腺的排斥反应仍然是术后最重要的并发症之一，是导致术后移植胰腺失功能的主要原因。客观而言，由于移植胰腺排斥反应的表现缺乏特异性或表现隐匿，仅有 5%～20% 的移植受者出现较为明显的临床症状与体征，其早期诊断往往较为困难。临床表现一般有发热、白细胞陡增、移植胰腺部位肿胀以及压痛，也可以伴有腹部疼痛，其中移植胰腺的肿胀是最常见的表现，但与移植胰腺的胰腺炎难以区别，而由排斥反应引起的发热，在目前 CsA、FK506 等强效免疫抑制剂的影响下已经很少出现。因此，单纯的临床观察以及体格检查几乎无法识别移植术后的并发症，在此情况下，可以进行血糖、尿淀粉酶、血清淀粉酶、血清 C 肽水平等血生化指标检测以及影像学检查，必要时进行移植胰腺活检以最终确立诊断。

与其他的移植物一样，胰腺移植后所发生的排斥反应也主要有超急性排斥反应、急性排斥反应以及慢性排斥反应3种类型。

（一）超急性/抗体介导性排斥反应

胰腺移植中超急性排斥反应报道较少，陈实等报道1例同种异体腹腔内异位胰节段移植病例，自开放血流后，肉眼即可见移植的节段胰腺迅速肿胀、充血，呈异常的鲜红色，供脾静脉明显鼓胀，但未见扭曲与吻合口狭窄等直接造成血循环障碍的原因，血管管腔内似有条索或块状物滑动，随即动脉吻合口处远端动脉搏动消失，移植胰腺迅速转为暗红色，剪开静脉吻合口呈广泛血管内凝血，距血管开放时间仅半小时。进一步病理学检查证实为超急性排斥反应，可见小血管内广泛纤维素样血栓栓塞，胰腺间质明显出血、水肿，其原因推测与术前多次输血促进抗体形成以及过长的冷缺血时间有关。国外少数文献报道，除上述表现外，严重的、充分进展的病例还有移植胰腺内动脉以及静脉血管分支管壁呈明显的纤维素样坏死间质内广泛的中性粒细胞浸润，以及大片实质缺血性坏死。随着术前组织配型、器官保存与手术操作技术的日益完善，术后发生这种抗体介导性的超急性排斥反应的病例极少，而多数为急性以及慢性排斥反应。

（二）急性排斥反应

应用于其他移植器官诊断急性和慢性排斥反应的基本组织病理学特征，也适用于移植胰腺。以往的观点认为移植胰腺急性排斥反应主要是细胞免疫的结果，其免疫攻击的靶组织为外分泌的腺泡上皮细胞、胰腺导管上皮细胞以及血管内皮细胞，而胰岛内的B细胞并非急性排斥反应攻击的主要靶细胞，因此急性排斥反应的诊断主要依据移植胰腺实质内单个核细胞炎性浸润以及血管病变这两个主要方面。就胰腺实质的炎症细胞浸润而言，胰腺急性排斥反应或称为急性细胞性排斥反应，主要表现为胰腺外分泌部分的小灶状至弥漫性单个核细胞浸润，而较之外分泌部，在急性排斥反应时，即便通过免疫组化染色或电镜观察，在大多数情况下，胰岛B细胞在数量和形态上均保持正常。

1. 移植胰腺急性排斥反应胰腺实质组织的炎症细胞浸润病变　移植胰腺实质内炎症细胞浸润，是胰腺急性排斥反应最基本的组织学表现。这时浸润的炎症细胞绝大多数为单个核细胞，以区别于急性感染时以大量中性粒细胞浸润为主。浸润的单个核细胞中包括占主要成分的T细胞，以及占次要成分的B细胞和巨噬细胞等，而随着急性排斥反应程度的加重，譬如在严重急性排斥反应时，浸润的炎症细胞成分也会出现明显变化，除了有大量单个核细胞以外，也出现较多的中性粒细胞、嗜酸性粒细胞等，其中与其他移植器官严重的急性排斥反应相似，嗜酸性粒细胞的出现以及数量增加，常常预示着这一排斥反应程度较为严重而且临床治疗较难以逆转。

2. 移植胰腺急性排斥反应的血管病变　急性排斥反应的血管病变是诊断急性排斥反应最具特异性的组织学表现，移植胰腺也不例外，由此相对于细胞性排斥反应而称为血管性排斥反应。移植胰腺急性排斥反应时的血管病变可以表现为动脉血管分支的动脉内皮炎以及动脉血管分支全层被累及的动脉炎或血管炎两种形式。

（三）慢性排斥反应

移植胰腺慢性排斥反应的特征性病变为胰腺主干动脉的中等以及小口径分支的内

膜明显增生，这一变化是由于反复的排斥反应免疫性损伤以及高血压、脂质沉积等多种非免疫学机制的参与，导致内膜反复损伤与修复增生的结果，增生的内膜导致管腔明显狭窄甚至闭塞，因此又可称为闭塞性血管病或向心性纤维增生性动脉内膜炎。内膜增生常导致血流动力学改变，引发血栓形成，因此，在闭塞性血管内膜炎时常伴有血栓栓塞以及血栓机化。在胰腺动脉血管病的基础上，因持续缺血等因素，逐渐导致胰腺实质内出现不同程度的纤维化，同时伴有不同程度的炎症细胞浸润，其中胰腺导管因管周纤维组织增生而萎缩。早期的慢性排斥反应时胰岛通常不受影响而基本保持正常，而严重的慢性排斥反应形成胰腺广泛纤维化时，胰岛由于严重的缺血致萎缩、消失而难以辨认。早期的慢性排斥反应可见由急性排斥反应逐渐演化的过程，即在一定程度增生性血管病变以及胰腺组织纤维的同时，仍可见明显的炎症细胞浸润甚至血管内皮炎的表现。在胰管填塞式胰腺移植时，外源性填塞剂起初导致严重的胰腺炎、形成大量的炎症细胞浸润，外分泌结构显著破坏，随后出现纤维化，这时难以与急、慢性排斥反应相鉴别，而仔细寻找急性、慢性排斥反应的血管病变有利于鉴别。严重慢性排斥反应时的胰腺活检组织中，常表现为弥漫性纤维组织而难以辨认胰腺腺泡等基本结构。

五、移植胰腺胰腺炎

（一）急性胰腺炎

移植胰腺急性胰腺炎的发生率为 1% ~ 16%，其发生原因包括胰腺缺血/再灌注损伤、外科手术创伤、术后大量糖皮质激素的应用以及感染等，胰腺移植后也可以因为严重的腹腔感染而波及胰腺。急性胰腺炎时临床表现为发热、移植物局部疼痛、血淀粉酶及血糖明显升高。

肉眼观，胰腺炎早期可见胰腺轻度水肿、充血，稍后出现出血、坏死，其暗红色出血灶与灰黄色坏死灶交杂在一起，脂肪坏死最为突出，可以在胰腺周围、肠系膜等部位出现细小点状或灶状混浊的灰黄色脂肪坏死灶，如果有钙盐沉着则形成质地松脆的白垩质样小灶，与周围正常光泽油亮黄色的脂肪组织形成鲜明对比。镜下，早期仅有间质充血、水肿以及少数中性粒细胞浸润，严重者则以出血、坏死为特点，大片出血以及密集的混合性炎症细胞浸润，可导致腺泡小叶结构模糊不清。脂肪组织呈灶状坏死，产生的脂肪酸与钙结合形成局部钙化。

（二）慢性胰腺炎

持续的、反复发作的急性胰腺炎可逐渐转变为慢性胰腺炎，典型的移植胰腺慢性胰腺炎胰腺体积缩小，重量减轻，小叶结构紊乱，小叶间隔宽窄不一。胰腺常与周围脏器和组织粘连而难以剥离。镜下所见，早期胰腺间质内的炎性浸润以淋巴细胞为主，间质纤维组织轻度增生，小叶内腺泡部分受累。而晚期，由于大量纤维组织增生以及转化为瘢痕组织并累及大多数小叶腺泡，多数腺泡为纤维组织取代，多数胰岛萎缩消失。残存的胰腺导管扩张，部分导管上皮增生以及鳞状上皮化生。胰岛填塞术式的移植胰腺，由于填塞剂可形成化学性慢性胰腺炎，注射入胰管树内的化学填塞剂固化，导致各级胰管萎缩，组织内形成大量异物巨细胞，最终胰腺广泛纤维化。

六、胰腺移植后淋巴组织增生性疾病

移植后淋巴组织增生性疾病（PTLD）在胰腺移植受者中发生率为 2.2%~12%。PTLD 通常发生于移植胰腺原位，也有发生于移植胰腺以外的消化道以及中枢神经系统。移植胰腺 PTLD 组织学诊断中最关键的问题是与急性排斥反应相鉴别，这主要是因为 PTLD 与急性排斥反应两者在组织学表现上非常类似，而诊断后的治疗策略却完全相反。对于单形性 PTLD 淋巴瘤，组织学上表现为胰腺实质内大量单一的、异型性 B 细胞表型阳性的淋巴组织浸润，同时可有不规则灶状坏死。多形性 PTLD 淋巴瘤的细胞为不同分化阶段的 B 细胞，其中异型性细胞占 10%~70%。由于 EB 病毒（EBV）在 PTLD 的发病机制中发挥重要作用，绝大多数 PTLD 的肿瘤组织中均可呈 EBV 阳性。PTLD 中由于大量淋巴细胞浸润，静脉血管分支的内皮细胞也常有 B 细胞浸润，可形成与急性排斥反应类似的血管内皮炎样表现，而动脉内皮炎罕见，除非 PTLD 同时合并有以动脉内皮炎为特点的急性排斥反应。在 PTLD 与急性排斥反应的鉴别诊断上，由于 PTLD 主要为 B 细胞来源，而急性排斥反应主要的效应细胞为 T 细胞，所以，T 细胞与 B 细胞表型的免疫组织化学染色非常有利于初步的鉴别诊断，当然，动脉内皮炎等排斥反应特征性病变的观察也是重要方面。

七、移植胰腺胰岛炎与糖尿病复发

胰腺移植后胰岛炎与糖尿病复发有密切关系，尤其是在供受者之间为孪生兄弟姐妹以及 HLA 相同的亲属活体胰腺移植者。也正是由于这一原因，移植术后免疫抑制剂剂量低，使得术后糖尿病的复发率非常高，单卵孪生之间的胰腺移植后在不应用免疫抑制剂时，糖尿病的发生率为 100%。胰腺移植后糖尿病复发的病例表现为移植胰腺的胰岛炎，胰岛内不同程度的炎症细胞浸润以及由此造成胰岛 B 细胞的破坏与消失。其基本的发病机制可能是导致糖尿病的自身免疫性因素仍然存在。移植胰腺胰岛炎根据胰岛内浸润的炎症细胞数量的多少分为轻、中、重 3 个级别，轻度为每个胰岛内浸润的炎症细胞 <10 个；中度为每个胰岛内浸润的炎症细胞 11~55 个；重度为每个胰岛内浸润的炎症细胞 >55 个。免疫组织化学染色研究显示胰岛炎时胰岛内细胞 HLA-Ⅰ类抗原表达明显增加，胰岛内浸润的炎症细胞以 CD8[+] 为主。胰岛炎时损伤与消失的主要为胰岛素产生细胞，而高血糖素产生细胞则基本正常，两种细胞的比例在胰岛炎及其进展阶段明显降低，而两者比值 <1 则可以作为移植胰腺胰岛炎和复发性糖尿病的主要诊断依据之一。

八、免疫抑制剂对移植胰腺的影响

胰腺移植术后常规应用的免疫抑制药物一方面可以积极地预防和治疗排斥反应，但另一方面也会造成移植胰腺胰岛细胞的损伤，从而增加移植后糖尿病的发病危险。在最初的以大剂量糖皮质激素作为主要免疫抑制措施的年代，在肾移植受者中糖尿病的发生率高达 46% 左右。在 CsA 应用于临床器官移植后，尤其是近年来 FK506 越来越多地应用，胰腺移植中急性排斥反应的发生率明显降低，移植胰腺的长期存活率有了显著提高，但由 CsA 和 FK506 导致的糖尿病仍是限制移植受者长期存活的一个重要障碍之一。目前的动物实验以及临床胰腺移植均明确证明，CsA 和 FK506 对移植胰腺内分泌部分即胰岛也具有毒性损伤作用，进而导致移植胰腺的细胞损伤及糖尿病的复发，其中 FK506 的作用尤为显著。在移植胰腺活检组织中可以通过观察胰岛细胞形态学变化予以诊断。

胰腺移植后应用 CsA 或 FK506 者均可以表现出相似的胰岛细胞损伤的细胞学与组织学特点，但在 FK506 者中较之 CsA 者中的病变更为显著。光镜下可见，通常的胰腺穿刺活检组织内可检见 1~10 个（平均 4 个）胰岛，CsA 或 FK506 轻微毒性损伤时表现为胰岛细胞轻微肿大，细胞内可见细小空泡变性甚至明显的大空泡变性，使得整个胰岛细胞胞浆呈空亮状，这一变化尤其见于应用 FK506 者。随着毒性损伤的进一步发展，胰岛细胞出现核碎裂以及以核嗜酸性固缩为特点的凋亡，进而部分胰岛细胞消失，这些变化在应用 FK506 者较之 CsA 者更为显著。应用免疫组织化学染色可见，毒性损伤的胰岛细胞内胰岛素染色明显减弱。电镜下，可见正常的胰岛细胞内含有大量的内分泌颗粒、线粒体以及少数粗面内质网和高尔基复合体，而没有胞浆肿胀以及空泡变性。而 CsA 尤其是 FK506 毒性损伤时的胰岛细胞内可见胞浆明显肿胀以及空泡变性，细胞内分泌颗粒明显减少。结合细胞形态学与功能的研究发现，细胞内空泡变性的程度与活检前一段时间（大约 15 d）CsA 或 FK506 的血药浓度水平具有相关性。严重的空泡变性仅见于 CsA 或 FK506 血药浓度极高者。

（王　丰　陈　实　郭　晖　王盼梁）

参考文献

陈实，郭晖. 移植病理学. 北京：人民卫生出版社，2009.

第四章　免疫抑制药物

第一节　器官移植领域免疫抑制剂的发展

　　免疫抑制剂是一类具有免疫抑制作用的药物，可通过影响体液免疫和细胞免疫来抑制机体的免疫反应，临床上主要用于预防器官移植后排斥反应、治疗某些自身免疫性疾病等。免疫抑制剂的选用和方案制订是移植后患者治疗的重要内容，移植后患者（主要指同种移植）需要终身服用免疫抑制药物，以预防移植物排斥反应及连续性移植物失功事件发生，保证实体器官在移植后长期存活。器官移植领域免疫抑制剂的发展经历了3个时代。

　　1. 硫唑嘌呤时代　自1963年Joseph Murray等首次联合应用硫唑嘌呤和泼尼松抗排斥反应获得成功以后近20年时间里，硫唑嘌呤和泼尼松一直是免疫抑制治疗的两大支柱。但该二联用药方案的最大缺陷是非特异性地全面抑制骨髓造血系统，大大降低了移植受者免疫力，导致术后感染等并发症的高发生率，因此在该用药方案下的移植患者术后移植物1年存活率只有50%左右。

　　2. 环孢素A时代　1972年瑞士Jean Borel从真菌发酵产物中分离出环孢素A，发现其具有特异性抑制T淋巴细胞的作用，在应用于器官移植后使移植物存活率明显提高。自此以后环孢素A开始广泛应用于器官移植领域，并且继其之后陆续又研制出多种作用机制不尽相同的免疫抑制剂，以霉酚酸酯和咪唑立宾为代表。然而伴随环孢素A的高效免疫抑制作用的是其相关毒副作用也明显突显出来，比如肝肾毒性、毛发增多、牙龈增生等。因此，有关新型免疫抑制剂的研究仍然在继续。

　　3. 环孢素A后时代　继环孢素A之后，1984年日本一家制药公司从筑波山土壤链霉素的肉汤发酵物中分离提取出来一种大环内酯类抗生素，后正式命名为他克莫司（代号FK506），该抗生素被证明其抗T淋巴细胞活性的作用较环孢素A强30~100倍，并且可使早期急性排斥反应发生率进一步下降至10%左右。于是，该药开始广泛应用于器官移植领域。1999年年底，雷帕霉素，又名西罗莫司，是一种哺乳动物雷帕霉素靶蛋白抑制剂，因其较小的肾毒性及兼具部分抗肿瘤治疗效果，而被正式列入免疫抑制剂的名单中。除了化学免疫抑制剂的发展，从20世纪60年代开始，采用人淋巴细胞（包括胸腺细胞、淋巴母细胞、外周血T细胞）免疫动物，经提取、分离、纯化研制而成的生物免疫抑制剂也被应用于器官移植。目前代表药物有多克隆抗淋巴细胞抗体

（如抗胸腺细胞球蛋白、抗淋巴细胞球蛋白等）、单克隆抗体（如抗 CD3 单克隆抗体、抗 CD25 单克隆抗体、抗 CD20 单克隆抗体以及抗 Tac 单克隆抗体）等。

第二节　化学免疫抑制剂

一、钙调磷酸酶抑制剂

钙调磷酸酶抑制剂（calcineurin inhibitors，CNIs）是目前临床上最有效的免疫抑制药物，是现在所有器官移植免疫抑制方案的基础用药。CNIs 分为外源性蛋白质抑制剂和内源性蛋白质抑制剂，其中外源性蛋白质抑制剂主要有子囊霉素衍生物环孢素 A、他克莫司等，内源性蛋白质抑制剂主要有 FK506 结合蛋白 38 等。目前应用最多的是外源性蛋白抑制剂环孢素 A 和他克莫司。

在细胞免疫中，T 细胞活化的第一信号途径是指抗原提呈细胞（APC）将经过加工处理并与主要组织相容性复合体（MHC）分子结合共同表达在细胞膜表面的外来抗原提呈给 T 细胞识别。在这一信号途径中，钙调蛋白的活化是实现信号传导，最终导致 T 细胞转录合成细胞因子的必经通道。钙调磷酸酶（calcineurin，CN）是钙调蛋白活化的重要激酶，它是一个二聚体丝氨酸/苏氨酸磷酸化酶，在 T 细胞活化过程中将细胞膜信号传导至细胞核，刺激 IL-2 合成。它由具有催化作用的 A 亚基（CNA）和含有 4 个钙结合位点的 B 亚基（CNB）组成。CNA 上含有钙调素（calmodulin，CM）锚定位点，当钙调磷酸酶与该位点结合后，从自我抑制区释放，从而使催化位点暴露。活化的 CN 可激活 T 细胞活化因子，可使活化的 T 细胞因子（NF-AT）去磷酸化而向细胞核内转位，从而激活细胞因子转录。同时 CN 还可活化其他 T 细胞因子 NF-κB 等，促进 T 细胞活化、增殖和分化。

钙调磷酸酶抑制剂通过抑制钙调磷酸酶的活性，阻止钙调蛋白活化，阻断了 T 细胞转录合成细胞因子这一途径，进而阻断 T 细胞的活化、增殖和分化。

（一）环孢素 A

环孢素 A（cyclosporin A），简称 CsA，是由真菌-多孔木霉中分离出来的含有 11 个氨基酸的环状多肽，临床上现在使用的剂型有口服液和胶囊。它们的急性排斥反应发生率、人/肾存活率、感染发生率的差异无显著性，具有相同的有效性和安全性。其中 CsA 乳化制剂能得到更好的药物暴露线性关系，且很少受进餐和昼夜活动规律的影响。

1. 体内过程　CsA 口服后主要在小肠吸收，吸收不规则、不完全，个体差异较大。影响 CsA 吸收的因素有食物、肝功能、胆汁分泌的状况和胃肠道疾病等。口服生物利用度差别大，健康者为 5%～70%，平均约为 30%，而肾移植患者为 5%～68%，平均为 27%。首过效应可达 27%，且同服西柚汁能增加其生物利用度。CsA 吸收后达峰时间约为 3.5 h。CsA 血浆蛋白结合率很高，可达 98%。体内有效血药浓度为 50～300 ng/mL。CsA 在体内无单一代谢途径，大部分经肝脏细胞色素 P450 酶 CYP3A 代谢，在母环结构不变的基础上，发生羟基化、N-去甲基化和环化反应。同时，还存在有一类能够转运外排 CsA 的转运体，称为 P-糖蛋白（P-glycoprotein，P-gp），它可以从小肠黏膜细胞转运部分 CsA 回肠腔中，因此该外排泵是 CsA 口服后吸收率差的另一个决定因素。研究表明，CYP3A 和 P-糖蛋白的基因多态性能显著影响 CsA 的口服生物利用度，并且有研究发现，在小部分患者中可能参与了延迟吸收。CsA 的清除率存在明显差异性，为 0.38~3 L/kg，与移植器官的种类、患者年龄及给药方案有关。消除半衰期为 2.9~15.8 h。90% 以上的 CsA 经胆汁排泄，其中原形药物不足 1%，6% 经尿液排泄，其中原形药物仅 0.1%。

2. 药理作用及机制　CsA 通过与细胞内受体-环孢素 A 结合蛋白结合，抑制钙调磷酸酶活性，从而抑制辅助性 T 细胞、细胞毒性 T 细胞，以及巨噬细胞活化表达 IL-1 受体及对 IL-2 的反应性，进而实现细胞免疫抑制。具体来说，CsA 进入细胞后，在 Ca^{2+} 的协同作用下，与环孢素 A 结合蛋白结合形成复合物，该复合物再与 CNA 和 CNB 结合成异源性三聚体，然后与 Ca^{2+} 和钙调素形成具有抑制 CN 作用的五聚体，后者通过抑制 NF-AT 去磷酸化，抑制其向细胞核转位，从而抑制由 NF-AT 引发的细胞因子生成和释放，阻断 T 细胞活化。另外，CsA 还可抑制嗜碱性粒细胞和肥大细胞释放炎性介质组胺、白三烯等。

3. 临床应用及评价

（1）器官移植：已广泛用于肾、肝、胰、心、肺、皮肤、角膜及骨髓移植，减轻或防止排斥反应，以提高患者的生存率和移植器官的存活率。对肾移植疗效最好，患者一年生存率可达 97.1%，移植肾的一年存活率可达 89.5%。与皮质激素和硫唑嘌呤合用可使肝移植手术生存率明显提高。心脏移植患者应用本品可使生存率从 30% 增加到 80%。骨髓移植患者应用本品可降低移植物抗宿主反应的发生率和严重程度。

（2）自身免疫病：可适用于治疗应用其他药物无效的难治性自身免疫性疾病如类风湿性关节炎、系统性红斑狼疮、银屑病、皮肌炎等。亦有试用于胰岛素依赖性糖尿病和眼色素层炎，有良好疗效。

4. 不良反应及其处理方法

（1）肾毒性：肾毒性是 CsA 最常见的不良反应，可引起肾小管间质结构和功能的改变，导致肾间质纤维化、血管钙化、肾小球硬化等。主要表现为尿少、肾小球血栓、肾小管受阻、蛋白尿和管型尿。处理方法：监测血清肌酐（Scr）/血尿素氮（BUN）和血药浓度，调整剂量，当血药浓度高于 400 ng/mL 时会出现肾毒性。在治疗量时，本品引起的肾损害多为可逆性的，减量即可减轻，必要时停药。也可使用甘露醇等利尿剂预防。

（2）肝毒性：发生率为 5%~10%，多发生在用药 3 个月内，一般表现为无症状的血清胆红素、碱性磷酸酶活性升高，低蛋白血症，高胆红素血症，血清转氨酶升高。处理方法：监测肝酶水平，调整剂量，必要时停药。

（3）高血压、高血糖、高血脂：10%~14% 的患者可能出现高血压，一般加用降压药物或者调整降压药剂量后即可控制，少于 2% 的患者可发生血糖升高。处理方法：监测血压、血糖，调整控制饮食，必要时使用药物对症治疗。

（4）继发感染：用药期间可增加细菌或病毒感染概率，尤其是巨细胞病毒、疱疹病毒等病毒感染。处理方法：可同时加用抗病毒药。

（5）中枢神经系统紊乱：包括震颤、感觉异常、失眠、神经错乱、癫痫、运动性脊髓综合征等。处理方法：监测药物浓度，调整剂量。

（6）牙龈增生和多毛症：偶见牙龈增生和多毛症。处理方法：患者教育，严重时考虑更换 FK506。

（7）胃肠道反应：较常见的有厌食、恶心、呕吐等。处理方法：餐后给药。

（8）潜在的恶性肿瘤危险：长期使用 CsA 有引起肿瘤的报告，少数病例用药数月后出现淋巴瘤。

（9）其他：可能出现电解质紊乱、高尿酸血症等，需定期监测血清电解质。

5. 注意事项

（1）使用期间需定期监测血药浓度，结合药物疗效和不良反应评估，进行给药剂量和方案调整。

（2）注意药物相互作用问题。CsA 经肝脏细胞色素 P450 酶代谢，与其他药物合用时需注意药物间相互作用，包括饮食也可能对药物作用产生影响。如使用 CYP3A4 抑制性药物时可增加本品的血药浓度和毒性；使用 CYP3A4 诱导性药物时可降低本品的血药浓度，降低疗效；与洛伐他汀合用于心脏移植患者，有增加横纹肌溶解和急性肾衰的危险；与非甾体抗炎药合用时有引发肾衰的危险；与肾上腺皮质激素、硫唑嘌呤、环磷酰胺等免疫抑制剂合用时，可降低机体抵抗力，增加继发感染的概率；与抗结核药合用可降低本品有效浓度。

（3）本品禁用于有严重肾功能损害的患者、未控制高血压的患者、未控制感染的患者或其他任何种类的恶性肿瘤患者。本品慎用于有高尿酸血症的患者。孕妇及哺乳期患者禁用。1 岁以下患儿慎用。老年人无须调整剂量。

6. 治疗药物监测　CsA 口服吸收不完全，药动学参数个体差异大，有效治疗浓度范围窄。而且 CsA 血药浓度水平易受药物相互作用、术后时间，患者肝功能、红细胞含量、性别、年龄以及食物等众多因素的影响。当血药浓度过低时易引起排斥反应或诱发自身免疫性疾病，而当血药浓度过高时对肝、肾及中枢神经系统均有一定毒性。因此，临床上必须定期监测其血药浓度，调整给药剂量，实施个体化给药。CsA 药物监测样本为全血样本。目前国内外常用检测方法主要有 HPLC、HPLC-MS、HPCE、受体结合法、FPIA、RIA、酶联免疫吸附测定法等。

临床上 CsA 的 TDM 监测经典方案为谷浓度监测方案。由于 CsA 常规给药是一天两次，所以当 CsA 血药浓度达到稳态后，第一次给药后 12 h 且在第二次给药之前的全血浓度即服药后最低血药浓度。理论上如果此最低血药浓度能保证在治疗窗内，就不会发生排斥反应。同时现在还有关于峰浓度监测方案和 AUC 模型方案的提出，但因其复杂性，在我国都尚未普及。目前国外对 CsA 谷浓度监测的研究，提出了移植后不同时期的目标浓度（表 4-1），与国内相关研究所得出的应用 CsA 乳化制剂时的目标谷浓度（表 4-2）略有差异。

表 4-1 国外 CsA 监测目标浓度水平

移植后时间（月）	目标浓度（μg/mL）
1	1.5~2.0
2	1.5
3	1.3
4~6	1.1
7~12	0.9
>12	0.8

表 4-2 国内 CsA 监测目标浓度水平

移植后时间（月）	推荐值（μg/mL）	下限（μg/mL）	上限（μg/mL）
0~1	1.35	1.20	1.50
1~2	1.25	1.15	1.35
2~3	1.10	1.00	1.20
3~6	1.00	0.90	1.10
6~12	0.80	0.70	0.90

（二）他克莫司

他克莫司（tacrolimus），又称 FK506，是从链霉菌属中分离出的发酵产物，属 23 元大环内酯类抗生素。1989 年 Thomas Starzl 首次将 FK506 应用于器官移植并且取得了显著效果。1994 年美国 FDA 批准他克莫司用于临床肝移植，1997 年批准用于肾移植。目前临床常用有静脉制剂、口服胶囊与缓释胶囊。其中缓释胶囊作为缓释剂型，在保持与 FK506 同等免疫抑制强度的同时，具有更平稳的血药浓度，并能提高患者依从性，具有更优的药物经济学价值。

1. 体内过程　FK506 口服后在整个胃肠道均能吸收，但吸收个体差异较大，生物利用度为 5%~67%，且中等脂肪饮食可降低生物利用度，因此在不考虑胃肠道副作用的情况下，建议在进食前 1 h 或进食后 2~3 h 服用。FK506 吸收后的大部分药物连接在红细胞上，导致全血药物浓度高于血浆药物浓度，蛋白结合率约为 98.8%。口服吸收后血药浓度达峰时间为 0.5~0.8 h。FK506 大部分在肝脏中经 CYP3A 酶代谢，同时也受肠上皮细胞转运体 P-糖蛋白外排泵的影响。FK506 在体内至少生成 9 种代谢产物，其中主要代谢产物为去甲基 FK506，相对分子质量为 790 kDa。FK506 全身清除率低，血浆半衰期肝移植患者平均为 11.7 h，肾移植患者平均为 15.6 h。胆汁排泄是主要的代谢途径，只有不到 1% 的原形药物从尿液或粪便排出。肾清除率约为 2%，儿童清除率较高，因此儿童用药初始剂量应调整为成年人的 1.5~2 倍。

2. 药理作用及机制　FK506 作为钙调磷酸酶抑制剂，和 CsA 一样作用于辅助性 T 细胞，抑制 IL-2 的合成，同时还可抑制 IL-2 受体的表达，但不影响抑制性 T 细胞的活化。具体来说，FK506 与胞质中的免疫啡啉（又称 FKBP12）的特异性受体结合，形成具有生物活性的 Tac-FKBP12 复合物，该复合物作用靶点为钙离子及钙调神经蛋白。FK506 通过将钙调神经蛋白-钙调素复合物与免疫啡啉相连接，阻断钙调神经蛋白所传导的钙离子依赖信号，同时阻断钙调神经蛋白对 IL-2 启动的诱导作用。活化 T 细胞核因子（NF-AT）是 T 细胞特异性转录因子，当 TCR 被激活后，NF-AT 的活性程度可调节 IL-2 的转录水平。Tac-FKBP12 复合物通过抑制 NF-AT 亚基的功能性聚合而抑制其转录活性。与 NF-AT 相似的细胞因子基因活化的转录因子，如 IL-9、IL-10、IL-13、IFN-α、IL-2R 及 IL-7R 等，也都可以被 FK506 抑制。

3. 临床应用及评价　FK506 是肝脏及肾脏移植患者的首选免疫抑制药物。肝脏及肾脏移植后排斥反应对传统免疫抑制方案耐药者，也可选用该药。与 CsA 相比，FK506 最大的优势是肝毒性小，适用于肝功能异常的抑制患者。

4. 不良反应及其处理方法

（1）肾毒性：发生率高达 20.5%，主要表现为血清肌酐增高，肾小球滤过率下降。处理方法：监测血清肌酐（Scr）/BUN，监测血药浓度，调整剂量，必要时停药。

（2）肝毒性：发生率较低，仍需定期监测肝脏酶水平，调整剂量，必要时停药。

（3）高血压、高血糖、高血脂：高血糖是常见不良反应，发生率高达 16%，但半数以上是可逆的，通过减少用量可能使患者血糖恢复正常。FK506 对脂代谢影响较小，高脂血症和高胆固醇血症的发生率低，高血压发生率也较低。处理方法：监测血糖、血压，控制饮食，必要时对症用药。

（4）继发感染：用药期间可增加细菌或病毒感染概率，尤其是巨细胞病毒、疱疹病毒等病毒感染。处理方法：可同时加用抗病毒药。

（5）中枢神经系统紊乱：偶见焦虑、暂时性失语、癫痫、躁狂等。处理方法：监测血药浓度，调整剂量。

（6）胃肠道反应：发生率较高，包括腹泻、恶心、呕吐等。处理方法：进餐后服药，可同时预防溃疡。

（7）其他：少数患者发生瘙痒症和脱发。有引起心室肥大、室间隔增厚、心脏病变的报道。偶见白细胞减少、贫血和过敏反应。

5. 注意事项

（1）使用期间需定期监测血药浓度，结合药物疗效和不良反应评估，进行给药剂量和方案调整。

（2）FK506 经肝脏细胞色素 P450 酶代谢，与其他药物合用时需注意药物间相互作用，包括饮食也可能对药物作用产生影响。如使用 CYP3A4 抑制性药物时可增加本品的血药浓度和毒性；使用 CYP3A4 诱导性药物（如糖皮质激素）时可降低本品的血药浓度，降低疗效；摄入大量钾或服用保钾利尿药可能导致高钾血症或加重原有高钾血症；与血浆蛋白结合率高的药物如口服抗凝药、口服降糖药等合用时，使血药浓度升高；与具有潜在神经毒性的化合物如阿昔洛韦或更昔洛韦合用时，可能会增强此类药物的神经毒性。

（3）CsA 与 FK506 的合用问题：CsA 和 FK506 可产生药理上的拮抗作用。同时，FK506 和 CsA 及其代谢物 M17 在抗过敏方面也可起到协同作用。两药代谢途径一致，因此二者可能相互抑制。CsA 可抑制 FK506 的代谢，使其血药浓度升高；同时，FK506 也会使 CsA 的半衰期延长，从而导致肾毒性增加，故 CsA 不宜与 FK506 合用，患者由 CsA 转换为 FK506 时也需特别注意。

（4）孕妇、哺乳期患者、有细菌或病毒感染者及对本品或大环内酯类抗生素过敏者禁用。

（5）高血压、糖尿病、心绞痛及肾功能不良者慎用。

（6）本品注射液中含聚乙烯氢化蓖麻油，可能引起过敏反应。注射时不能使用 PVC 塑料管及注射器。

（7）还有研究发现，绿茶中含有的儿茶酚和没食子儿茶素-3-没食子酸酯可以调节 CYP3A4 的活性。同时有国外病例报道，FK506 低代谢基因型的患者饮用绿茶后对血药浓度有很大影响。因此对于低代谢基因型的患者在服用 FK506 时需密切监测血药浓度及食用食物而导致的血药浓度改变。

6. 治疗药物监测　FK506 药物监测的标准样本是 EDTA 抗凝的全血样本。其测定方法较多，有 RIA、ELSIA、微粒子酶免疫分析法、HPLC、HPLC 与酶免疫分析法联用、HPLC-MS、生物分析法等。目前峰浓度 C_0 作为 FK506 的监测指标已被临床广泛接受，尤其是肝移植患者或者一些移植后早期病情不稳定的患者，预测效果较好。目前研究最佳监测方案，确定取血时间的方法有两种，一种是 LSS 法，一种是灵敏度分析法。所谓 LSS 法就是以较少的、特定的取样次数，通过线性回归分析或线性梯形法计算得到缩减 AUC 与特定时间点的血药浓度的线性方程，再应用该方程计算出的缩减 AUC 与全程 AUC 进行相关性比较，得到相关系数和绝对预测误差。通过相关系数和绝对预测误差的大小来判断特定取样时间下的缩减 AUC 对全程 AUC 的预测程度。而灵敏度分析法是用线性拟合的方法处理观测的多点或单点药-时数据，确定药物在体内处置的房室模型，再用 PPK 程序所得到的药动学参数，用残差变量评价总体 PPK 参数的变异性，计算稳态下灵敏度最高的取血时间指数，以其作为药物监测的取样点。根据两种方法所估算出的 FK506 治疗中药物监测最佳取样时间点都是 5 h 左右。

患者移植初期，推荐的血浆 C_0 为 0.5~5 μg/L，全血 C_0 为 5~20 μg/L，后期治疗全血 C_0 降低至 12 μg/L 左右。对于初始治疗或调整原有治疗方案的制订，建议需等 FK506 达到稳态血药浓度（一般为 2 d，即 5 个半衰期）。移植后前 1~2 周，每周平均监测 3~7 次，第 3~4 周每周 2 次，第 5~6 周每周 1 次，第 7~12 周每 2 周 1 次。当患者出现肝功能改变、不良反应，或者同时使用了其他能影响 FK506 药动学的药物时，必须增加监测频率。

二、哺乳动物雷帕霉素靶蛋白抑制剂

哺乳动物雷帕霉素靶蛋白（the mammalian target of rapamycin，mTOR）抑制剂是一种大环内酯抗生素类免疫抑制剂，作用特异性强，主要针对 mTOR 靶蛋白，毒性反应轻且短暂可逆，临床上主要有雷帕霉素。

雷帕霉素（rapamycin），又称西罗莫司（sirolimus，SIR），是从吸水链霉素中分离产生的 35 元环大环内酯类抗生素。1989 年 Morris 把 SIR 作为器官移植抗排斥反应的免疫抑制剂试用，1999 年被美国 FDA 批准作为免疫维持用药用于肾移植临床，如今已广泛用于肾、肝移植术后的抗排异治疗。目前临床上应用的剂型有口服液和胶囊两种。

1. 体内过程 SIR 口服吸收迅速，片剂生物利用度为 27%，口服液生物利用度为89%，且高脂饮食可以降低生物利用度。血浆蛋白结合率为 97%，SIR 在体内的分布受到体重和体表面积影响。口服吸收后血药浓度达峰时间为 0.2 ~ 0.6 h，血浆半衰期为57 ~ 63 h。SIR 在肠和肝脏中主要经肝脏 CYP3A 酶代谢，同时肠道中 P-gp 通过外排作用降低 SIR 的生物利用度。由于难以将代谢产物分离，目前尚未充分研究清楚其代谢产物的药理学活性，但已有初步研究证明 SIR 代谢产物的免疫抑制活性约为 SRL 活性的 10%。SIR 的代谢物主要经胆汁由粪便排泄，近 2.2% 药物或其代谢物经肾由尿液排泄。SIR 口服清除率存在较大个体差异，儿童清除率要高于成年人。肾移植患者中平均口服清除率为 127 ~ 240 mL/（h·kg），半衰期为 57 ~ 63 h，与所服剂量无关。男性 SIR 口服清除率虽然比女性小，但无须调整剂量。

2. 药理作用及机制 SIR 与 FK506 和 CsA 的不同，是它作用与 T 细胞活化的后期，在 IL-2 受体的下游，SIR 与 FK506 结合于同一免疫亲和素，但所形成的复合物结合并抑制 SIR 在哺乳动物中的作用靶点 mTOR，使 mTOR 羧基末端发生磷酸化反应，失去分解活性，从而抑制 IL-2 介导的 T 淋巴细胞和 B 淋巴细胞钙依赖型和非钙依赖型信号转导通路。SIR 可以和亲脂性大环内酯素结合，但不与钙神经碱结合，因此它不能抑制早期 T 淋巴细胞的活性而直接抑制细胞因子的生成。SIR 与作用靶点 mTOR 的结合可抑制细胞周期中 G_1 期向 S 期的转化，进而导致细胞循环中止、细胞无法增殖。同时 SIR 还可上调 IL-2 基因的表达。由于 SIR 还可抑制生长因子导致的成纤维细胞、肝细胞和平滑肌细胞增生以及血管内皮细胞增殖，故对预防慢性排斥反应也有一定疗效。SIR 对细胞免疫和体液免疫的抑制作用较 CsA 强 10 倍多，抗外周血单核细胞增殖的活性较 CsA 强 100 ~ 500 倍。

SIR 抗肿瘤作用的机制：mTOR 蛋白在细胞的分裂增殖调控系统中起重要作用，PI3K/AKT/mTOR 信号途径的激活可以抑制多种刺激因素激活的细胞凋亡，促进细胞生存和分裂增殖。SIR 进入细胞后抑制 mTOR 活性，从而使细胞阻滞在 G_1 期，抑制肿瘤细胞的分裂增殖，并诱导其凋亡。

3. 临床应用及评价

（1）器官移植：预防移植后急性排斥反应的诱导和维持用药。在 CNIs 或硫唑嘌呤治疗无效或不耐受时可换用此药。SIR 与 CsA 联用可产生协同作用，比单独使用其中任何一种的效果都要好。SIR 的免疫抑制作用强度与 FK506 相似或更强，但毒副作用则比 FK506 低，基本无肾毒性，可分别与低剂量的 FK506、CsA、吗替麦考酚酯或糖皮质激素合成不同的二联免疫抑制方案。

（2）抗肿瘤治疗：20 世纪 90 年代中期，试验发现 SIR 对肿瘤细胞的增殖具有一定的抑制作用，开始应用于抗肿瘤治疗。对于存在恶性肿瘤的器官移植患者，包括移植前原发恶性肿瘤及移植后新发恶性肿瘤患者，可以起到兼顾抗排斥反应及抗肿瘤的作用。

4. 不良反应及其处理方法

（1）肾毒性：与 CsA 和 FK506 相比，SIR 最大的优点是没有肾毒性。

（2）肝毒性：主要表现为转氨酶明显升高。使用期间需监测肝脏酶水平，调整剂量，必要时停药。

（3）高血糖、高血脂：可引起高甘油三酯血症、高胆固醇血症、高血糖、转氨酶升高、乳酸脱氢酶升高。处理方法：监测血糖，控制饮食，调整剂量，必要时对症给予药物治疗。

（4）继发感染：可发生咽炎、咳嗽、哮喘、上呼吸道感染、肺纤维化等。处理方法：选择适当抗感染药物治疗。

（5）中枢神经系统紊乱：常见头痛、失眠、情绪不稳定、焦虑、精神错乱、嗜睡等，也可致心悸、晕厥、房颤、心动过速、血容量过多、心力衰竭、外周血管病变、血栓性静脉炎等。处理方法：监测血药浓度，调整剂量，必要时停药。

（6）骨髓抑制：SIR 使用期间可出现血小板减少、白细胞减少、血红蛋白降低、低钾血症、低镁血症等。处理方法：监测血小板、白细胞以及血清电解质，必要时减量或停药。

（7）胃肠道反应：常见恶心、呕吐、腹泻等，严重者可出现消化性溃疡。处理方法：进餐后服药可预防，严重时需对症治疗。

（8）其他：SIR 还可致关节疼痛、骨坏死、腿部痉挛、手足抽搐等，可有听力障碍、白内障、结膜炎等，还可见痤疮、皮疹、瘙痒、真菌性皮炎等。

5. 注意事项

（1）使用期间需定期监测血药浓度，结合药物疗效和不良反应评估，进行给药剂量和方案调整。

（2）SIR 经肝脏细胞色素 P450 酶代谢，与其他药物合用时需注意药物间相互作用，包括饮食也可能对药物作用产生影响。如使用 CYP3A4 抑制性药物时可增加本品的血药浓度和毒性；使用 CYP3A4 诱导性药物时可降低本品的血药浓度，降低疗效；与洛伐他汀合用于心脏移植患者，有可能增加横纹肌溶解和急性肾衰竭的危险性；与 FK506、CsA 合用可能加大 CNIs 引起的溶血性尿毒症、血栓性血小板减少性发绀、血栓性微血管病的发生风险。CsA 也可以升高 SIR 的血药浓度。

（3）肝移植或肺移植患者慎用；孕妇及哺乳期妇女慎用；13 岁以下儿童慎用；老年人无须调整剂量。

6. 治疗药物监测　SIR 的推荐检测样本是 EDTA 抗凝的全血样本。检测方法通常使用 MEIA 法或 HPLC 法。

SIR 的治疗方案多种多样，且单独给药的剂量与联合 CsA 或 FK506 等药物使用的剂量区别很大，维持血药浓度也各有区别。如当 SIR 与 CsA 合用时，建议 SIR 血药浓度维持在 5~15 μg/L，同时 CsA 用量亦可减少，但 CsA 浓度至少要维持在 50~150 μg/L。当 SIR 与 FK506 合用时，其血药浓度保持在 6~12 μg/L 即有降低急性排异率的作用，且毒性小。

目前认为，SIR 半衰期较长，无须每天测定血药浓度，首次测定可在服药后 4 d，第 1 个月内每周测定 1~2 次，第 2 个月每周测定 1 次，之后每个月测定 1 次。

三、抗细胞增殖类药物

此类药物主要包括嘌呤拮抗剂（如硫唑嘌呤、吗替麦考酚酸酯）、嘧啶合成抑制剂（如来氟米特）。其中，嘌呤拮抗剂主要通过抑制嘌呤核苷酸的生物合成，进一步抑制淋巴细胞的增殖、活化而发挥作用；嘧啶合成抑制剂则通过抑制二氢乳清酸脱氢酶的活性，从而影响活化淋巴细胞的嘧啶合成。

（一）硫唑嘌呤

硫唑嘌呤，简称 AZA，是 6-硫基嘌呤的咪唑衍生物，为具有免疫抑制作用的抗代谢剂，自 20 世纪 60 年代开始首次应用于器官移植。因 AZA 的巨大贡献，移植界将 1960—1980 年称为器官移植的 AZA 时代。但由于其不良反应较多且严重，现在已经不作为治疗移植排斥反应和自身免疫性疾病的首选药物。目前临床上常用 AZA 有片剂和注射剂两种剂型。

1. 体内过程 AZA 口服易吸收，生物利用度为 41%~47%，但尿毒症患者生物利用度仅有 18%，血浆蛋白结合率较低，约为 30%，口服吸收后血药浓度达峰时间为 1 h，血浆半衰期 3 h。该药在红细胞和肝脏内通过氧化和甲基化作用，主要代谢酶为硫嘌呤甲基转移酶（Thiopurine S-Methyltransferase，TPMT），该酶的活性受其遗传多态性的调控，从而导致 AZA 在人体内药效及不良反应的个体差异现象，这也是目前临床上有关 AZA 个体化给药的遗传药理学研究热点。绝大部分 AZA 在体内转化成硫嘌呤和其他代谢产物后，随尿液排出体外，24 h 尿液中排泄量为 50%~60%，48 h 内大便排出 12%，一般用药后 2~4 d 方有明显疗效。

2. 药理作用及机制 AZA 是 6-硫基嘌呤（6-MP）的咪唑衍生物，在体内经肝药酶作用首先转化为 6-MP，再进一步转化为 6-硫代次黄嘌呤核苷酸整合进入细胞内 DNA 分子中，竞争性反馈抑制嘌呤合成酶，尤其是阻止次黄嘌呤核苷酸转变为 AMP 或 GMP，另外还可产生烷基化作用阻断 SH 组群。由此通过抑制 DNA、RNA 及蛋白质的合成从而抑制淋巴细胞的增殖，即阻止抗原敏感淋巴细胞转化为免疫母细胞，产生免疫抑制作用。AZA 对 T 淋巴细胞的抑制作用较强，较小剂量即可抑制细胞免疫，抑制 B 淋巴细胞的剂量要比抑制 T 淋巴细胞的剂量大得多。

3. 临床应用及评价

（1）器官移植：预防急性排斥反应的诱导和维持用药。因为 AZA 对初次免疫反应有很强的抑制作用，但对再次反应几乎无任何作用，故其仅适用于器官移植术后排斥反应的预防，对于已经发生的排斥反应无治疗价值。

（2）自身免疫性疾病：AZA 临床上可用于治疗急慢性白血病、系统性红斑狼疮、后天性溶血性贫血、慢性类风湿性关节炎、原发性胆汁性肝硬化等。还可用于治疗甲状腺功能亢进及重症肌无力。

4. 不良反应及其处理方法

（1）肝毒性：表现为转氨酶升高、黄疸、腹水、肝硬化等。AZA 引起的肝损害发生率较高，有报道达 71.4%。用药期间需监测肝脏酶水平，调整剂量，必要时停药。

尤其对于接受大剂量药物治疗，或有肝、肾功能异常的患者，在治疗的前 3 个月内，应每半个月至一个月检查 1 次肝肾功能。

（2）血液系统：AZA 引起白细胞减少较常见，偶有贫血或血小板减少，此系统不良反应与用药剂量呈相关性。处理方法：监测白细胞、血小板，服药期间白细胞总数应保持在 $5×10^9/L$ 以上，当总数降至（3~5）$×10^9/L$ 时应将硫唑嘌呤剂量减半，当总数在 $3×10^9/L$ 以下时应立即停药；血小板减少处理方法相同。

（3）胃肠道反应：常见恶心、呕吐。处理方法：餐后给药。

5. 注意事项

（1）注意药物相互作用问题。别嘌醇对黄嘌呤氧化酶有抑制作用，可导致有生物活性的 6-硫代次黄苷酸减少为无活性的 6-硫脲，因此当别嘌醇、氧嘌呤或硫嘌呤醇与 AZA 合用时，AZA 的剂量应减至原剂量的 1/4；本药减弱华法林的抗凝作用；在使用本药治疗过程中，尽量避免与细胞生长抑制剂和骨髓抑制剂合用；与 CsA 合用时，可减少后者吸收从而降低后者血药浓度；与卡托普利合用会使白细胞减少更明显；与糖皮质激素合用治疗多发性肌炎、皮肤炎等时，能减少后者的用量和不良反应，但继发感染的发生率也会增加；使用本药化疗结束后至少间隔 3 个月，才能接种活疫苗。

（2）使用该药过量的表现有不明原因的感染、喉部溃疡、紫癜和出血等，多见于 9~14 d，多因骨髓抑制所致，应立即停药；该药尚无有效的解毒药，洗胃、透析对用药过量患者的效果不能确定；对药物过量的患者，应针对所出现的不良反应迅速地进行相应的处理。

（二）吗替麦考酚酸酯

吗替麦考酚酸酯（mycophenolate mofetil，MMF），最初是一种抗细菌和抗真菌的药物，20 世纪 60 年代后期开始作为抗肿瘤药物应用于临床。20 世纪 80 年代开始作为免疫抑制剂应用于自身免疫疾病的治疗及抑制移植后排斥反应。经国外大量多中心、双盲、随机对照临床研究后，MMF 自 1995 年起被美国 FDA 认可用于同种异体肾脏、肝脏以及心脏移植术后的抗免疫排斥治疗。目前，可供临床使用的 MMF 制剂类型有胶囊、片剂、注射液和混悬液。

1. 体内过程　MMF 口服易吸收，且吸收后迅速在酯酶作用下完全水解为活性产物霉酚酸（mycophenolic acid，MPA），故血浆中无法检测到 MMF。体内生物利用度可达 94%，食物会减慢其吸收速度，但不影响其吸收程度。MPA 血浆蛋白结合率为 97%，这种结合不受 CsA 及糖皮质激素的影响。口服吸收后达峰时间为 0.5~1 h。MPA 在肠道、肝脏和肾脏主要经尿苷二磷酸-葡萄糖醛酸转移酶（uridine diphosphate gluconosyl-transferases，UGTs）代谢为 MPA 葡萄糖苷酸（MPAG），另外还有少量代谢为 7-O-葡萄糖苷-MPA 和 MPA 酰基葡萄糖苷酸。MPAG 为无活性代谢产物，血浆蛋白结合率为 82%，可与 MPA 竞争血浆蛋白的结合，因而血浆中 MPAG 的升高会导致游离 MPA 的升高。其中 UGT1A9 和 UGT2B7 是 MPA 的主要代谢酶，此外 UGT1A7、UGT1A8、UGT1A10 也在肝外参与将 MPA 代谢为 MPAG。MPA 在体内存在肝肠循环，其代谢物通过肝内多药耐药相关蛋白 2（multidrug resistance-associated protein 2，MRP2）转运入胆汁，随胆汁排入肠道后经细菌分解为 MPA，并再次经血液循环进入肝脏，因此在用药后 4~12 h 会出现 MPA 的第二个峰值，使 MPA 的体内暴露量升高近 40%。MPA 主要经肾脏排泄，单剂 MMF 口服后，24 h 内 90% 以 MPAG 的形式自尿中排出，极少量的 MPA 排泄到粪便中。MPA 的半衰期为 11~18 h。

2. **药理作用及机制**　MMF 在体内经胃、小肠、血液、肝脏及组织中酯酶水解后，形成具有免疫抑制活性的代谢物 MPA。MMF 是通过非竞争性抑制鸟嘌呤从头合成途径的限速酶次黄嘌呤核苷酸脱氢酶的活性，阻断淋巴细胞内鸟嘌呤核苷酸的从头合成，使鸟嘌呤核苷酸耗竭，从而阻断 DNA 合成，使细胞分裂周期停留在 S 期，从而抑制 T、B 淋巴细胞的增殖反应，抑制 B 淋巴细胞抗体形成和细胞毒 T 淋巴细胞的分化。另外，MMF 还可以抑制活化的多克隆 B 淋巴细胞，减少抗体产生；抑制细胞表面黏附分子的合成，发挥抗炎作用；抑制血管平滑肌细胞和系膜细胞的增殖；抗血管增殖，对血管炎病变疗效好；选择性抑制一氧化氮合酶，诱导活性 T 淋巴细胞凋亡。

3. **临床应用及评价**

（1）器官移植：预防急性排斥反应的诱导和维持用药。临床应用一般要求术后 72 h 内服用，可用于持续性或难治性急性排斥反应的挽救性治疗，其逆转疗效优于大剂量类固醇皮质激素，但是与他克莫司相当。

（2）硫唑嘌呤和西罗莫司治疗无效或不耐受时可换此药。

4. **不良反应及其处理方法**

（1）胃肠道反应：MMF 治疗过程中，10%~26% 的患者容易出现胃肠道症状，主要表现为腹胀、腹泻、恶心、呕吐，严重的致消化道出血，大部分患者无须停药。处理方法：可减量或分成多次给药，鉴于食物会影响其吸收，所以可在饭后 2 h 服用以减少胃肠道反应。

（2）血液系统：表现为白细胞减少、血小板减少。处理方法：检测白细胞、血小板，调整剂量，一般停药后即可恢复。

（3）继发感染：MMF 治疗过程中，20% 患者易出现肺部、尿路和皮肤感染。包括病毒性肝炎、疱疹病毒及 CMV 感染以及其他各种细菌感染明显增加。对于病毒感染应加用抗病毒药物或丙种球蛋白治疗，严重者应减量或暂时停用。对于细菌感染可加用抗生素控制。

（4）代谢性疾病：高胆固醇血症、高血糖症、高钾血症、低钾血症、低磷酸盐血症的发生率不低于 10%。处理方法：监测血糖、血清电解质，控制饮食，必要时对症用药。

5. **注意事项**

（1）不应与干扰肝肠循环的药物同时使用，会降低药效，如考来烯胺。

（2）同时服用制酸剂时，MMF 吸收减少；阿昔洛韦、更昔洛韦、丙磺舒可与本品代谢产物竞争肾小管排泄，这些药物和本药合用可使二者血药浓度增加。

（3）本药主要经尿排泄，不可与抑制肾功能的药物合用，磺吡酮、丙磺舒可能干扰本药从肾小管分泌，合用时会使本药毒性增加。

（4）育龄期妇女服用 MMF 前 6 周、服药期间以及停药后 6 周内均应采取有效的避孕措施。动物实验显示，MPA 可通过乳汁分泌，因此哺乳期应慎用。

（5）本药起效时间长，一般为 3~6 个月，因此判断药物的有效性宜在服用规定剂量的 3 个月以后。

6. 治疗药物监测　MMF 口服后在酯酶作用下迅速水解为活性产物霉酚酸（MPA），鉴于 MPA 的药动学特性及在体内血药浓度个体差异大，且 MMF 的有效治疗窗与出现不良反应时的浓度范围有重叠，因此开展 MPA 的药物浓度监测在临床上也日益引起重视。

目前推荐使用 EDTA 抗凝的血浆作为 MPA 浓度监测样本。较常用的检测方法有 HPLC 法和 EMIT 法。大量研究表明，AUC 是 MPA 的 TDM 理想指标，目前有研究提出肾移植患者血浆总 MPA 的 AUC 保持在 30~60（mg·h）/L 是目标治疗窗。

临床开展 MPA 的 TDM 还需注意以下几点：①MMF 在体内需经过至少 3 种肝脏和肠道的 UGTs 代谢，因此基因多态性会影响 MMF 的代谢；②MPA 的浓度受联合用药的影响，CNIs 特别是 CsA 与 MMF 共用时能增加 MPA 的血药浓度；③用药的不同时期血浆中的 MPA 浓度具有可变性。

（三）来氟米特

来氟米特（leflunomide，LFM）为人工合成的异噁唑衍生物类抗炎及免疫抑制剂，基础及临床研究显示，LFM 可治疗多种自身免疫性疾病、免疫介导性肾病及肾移植排斥反应。

1. 体内过程　口服吸收迅速，口服后在肝脏和肠壁内迅速转化为活性代谢物 A771726，该活性代谢物主要分布在肝、肾和皮肤组织内，脑组织中含量低，体内血浆蛋白结合率为 99.3%。血药浓度达峰时间为 6~12 h，生物利用度约为 80%。A771726 在体内进一步代谢，43% 经肾代谢为葡萄糖苷酸和苯胺羧酸衍生物从尿液排泄；48% 的 A771726 经胆汁从粪便排泄。在这两个代谢途径中，用药后最初 96 h 主要从肾脏排泄，以后粪便排泄占主导地位。A771726 在体内半衰期约为 10 d。

2. 药理作用及机制　LFM 对细胞免疫和体液免疫均有抑制作用。其活性代谢产物 A771726 能抑制细胞嘧啶合成，使增生活跃的 T、B 淋巴细胞等受到抑制，抑制 IL-2 的产生，减少免疫球蛋白的产生。LFM 抑制单核细胞的黏附作用及诱导性 COX-2 通路。同时 LFM 还可抑制 NF-κB 的活性和对 NF-κB 依赖的相关基因表达，并呈浓度和时间依赖性。

3. 临床应用及评价

（1）器官移植：研究证实，LFM 在预防和治疗多种动物的实验性肾移植、小肠移植、心脏移植等器官移植后的排斥反应方面都表现出很强的抑制作用，与低剂量环孢素 A 和糖皮质激素合用优于单独使用。国外研究报道，LFM 有抗 BK 多瘤病毒的作用，肾移植术后 BK 多瘤病毒感染患者经 LFM 治疗后，可使大多数患者血液或尿液中的病毒消失或滴度显著降低；但同时也有报道称大剂量 LFM 应用于此类患者可能引起溶血及血栓性微血管病。

（2）治疗类风湿关节炎（RA）：LFM 有良好疗效，可改善 RA 患者临床症状和实验室指标，提高患者的关节功能，降低血沉（ESR）和 C 反应蛋白（CRP），对早期轻型 RA，可能是首选药物；对 ESR 和 CRP 的改善与甲氨蝶呤相近，能明显降低类风湿因子滴度。现有大量随机对照研究证明,LFM 已同甲氨蝶呤、柳氮磺吡啶一起成为一线抗类风湿的慢作用药物。

(3) 其他自身免疫病:LFM 还可以用于治疗系统性红斑狼疮,患者临床指标评分可得到改善,疾病活动程度明显降低。目前推荐 LFM 与糖皮质激素联合应用治疗进展性 IgA 肾病,特别是血管紧张素转化酶抑制剂/血管紧张素受体拮抗剂治疗无效或不能耐受的患者,可在服用血管紧张素转化酶抑制剂/血管紧张素受体拮抗剂的基础上加用 LFM 进行治疗。另外,国外研究证明,LFM 20~30 mg/d 可以替代 AZA 或甲氨蝶呤,适用于后两者疗效不佳或不能耐受的维持期抗中性粒细胞胞浆抗体相关性血管炎患者。

4. 不良反应及其处理方法

(1) 胃肠道反应:主要表现为腹泻、恶心、呕吐等,发生率 3% 左右。处理方法:为一过性反应,可减量或与餐同服。

(2) 肝毒性:主要表现为转氨酶(如丙氨酸氨基转移酶、天冬氨酸氨基转移酶)升高。处理方法:减量或停药后即可消失,服用期间定期监测转氨酶水平。

(3) 皮肤反应:常见有瘙痒、皮疹等。处理方法:可给予抗过敏药物。

(4) 其他:偶见白细胞下降、可逆性脱发等反应。

5. 注意事项

(1) 肾功能损害的患者要慎用。

(2) 孕妇、哺乳期妇女禁用,育龄期妇女在使用 LFM 时要采取可靠的避孕措施。

(3) 对于伴有明显肝脏损害、乙肝或丙肝血清标志阳性、严重免疫缺陷、骨髓发育不良或严重感染者不建议使用 LFM。另外,患者服用 LFM 期间不得接种疫苗。

四、糖皮质激素

糖皮质激素是临床上使用最早和应用最广泛的免疫抑制剂之一,这是一类具有多种生物活性的化合物,除了免疫抑制作用之外,临床上还具有强大的抗炎、抗休克等广泛的生理活性,是迄今为止最有效的抗炎免疫抑制药物。临床常用药物包括可的松、氢化可的松、泼尼松(又叫去氢可的松)、泼尼松龙(又称氢化泼尼松、去氢氢化可的松)、甲泼尼龙(又称甲基泼尼松龙、甲基氢化泼尼松、甲基去氢氢化可的松)。

1. 体内过程 口服和注射均可吸收,口服吸收速度与各药脂溶性和其在肠内浓度成正比,而注射给药吸收速度则与药物的水溶性成正比。口服生物利用度均为 80% 左右。不同糖皮质激素的蛋白结合率不同,因而影响它们的药理作用的强弱以及作用时间的长短。如泼尼松蛋白结合率为 75%,泼尼松龙蛋白结合率为 95%,甲泼尼龙蛋白结合率为 78%。糖皮质激素主要在肝内代谢,凡可影响 CYP450 酶系的药物均可影响其生物半衰期。各类糖皮质激素的半衰期为 2~3 h。由肾脏排泄(约 95%),经胆汁及粪便的排泄量极微。

2. 药理作用及机制

(1) 免疫抑制作用:目前一般认为是糖皮质激素与细胞外糖皮质激素受体(glucocorticoid receptor,GR)特异性结合形成激素-受体复合物,然后转运至细胞核内,对免疫相关的基因组序列产生特异性的作用进而发挥其免疫抑制作用。主要机制包括以下几方面：①抑制巨噬细胞吞噬和处理抗原作用；②引起淋巴细胞数量和分布的明显变化，使参与免疫过程的淋巴细胞大为减少；③抑制敏感动物的抗体反应；④阻碍一种或多种补体成分附着于细胞表面；⑤干扰和阻碍淋巴细胞的识别；⑥抑制炎症因子的产生，如抑制 IL-1、IL-2 和 IFN-γ。

（2）抗炎作用：主要机制包括抑制膜磷脂类释放花生四烯酸，减少前列腺素和白三烯的形成；增加毛细血管对儿茶酚胺的敏感性；稳定肥大细胞和溶酶体膜，减少脱颗粒和溶酶体酶的释放等。

3. 临床应用及评价

（1）器官移植：在预防和治疗免疫排斥反应中，糖皮质激素在联合用药方案中发挥重要作用，通常作为移植后急性排斥反应的首选治疗药物。同时，糖皮质激素在移植手术围手术期、排斥反应预防及急性排斥反应的激素冲击治疗中都是重要的治疗药物。此外，对于急性移植物抗宿主病，主要给予糖皮质激素（通常为甲泼尼龙），以达到预防直至症状控制的目的，随后逐渐减量。慢性移植物抗宿主病需较长期的免疫抑制治疗，联合用药治疗的目的在于提高无病生存率，通常为 CsA 单用或与糖皮质激素合用，FK506 亦可与糖皮质激素合用。

（2）急性炎症：对于感染引起的急性炎症，使用糖皮质激素可以减轻炎症症状，防止对心脑等重要器官的损害；同时对于多种结核病的急性期，早期应用抗结核药物的同时辅以短程糖皮质激素，可迅速退热、减轻炎性渗出，使积液消退，减少愈合过程中发生的纤维增生及粘连；对于急性暴发型肝炎及急性肝炎后黄疸持续、有肝内胆汁淤积者或黄疸持续、伴有转氨酶升高和高球蛋白血症的病例，可以应用糖皮质激素。

（3）自身免疫病：有证据显示，低剂量糖皮质激素在 RA 治疗中不仅有抗炎作用，对控制病情进展、改善预后亦有作用，但一般不作首选药或单独使用，仅在其他药物无效时才用；对于重症系统性红斑狼疮患者如出现肾病综合征、溶血性贫血、血小板减少症、急性脉管炎、中枢神经受累或胸、腹膜有大量渗出液等症状时，则应首选糖皮质激素；对于多发性肌炎或皮肌炎，糖皮质激素为首选药，通常用泼尼松；有自身免疫现象的慢性活动性肝炎，特别是狼疮性肝炎及慢性肝炎，证实血清中有免疫复合物或抗补体现象者，应用糖皮质激素效果显著。另外，糖皮质激素还可应用于治疗溃疡性结肠炎、特发性血小板减少性紫癜、重症肌无力等自身免疫病。

（4）其他疾病：糖皮质激素还适用于一些疾病的严重病例或经其他药物治疗无效者，如支气管哮喘重度发作、严重药物性皮炎（剥脱性皮炎、大疱性药疹等）。

4. 不良反应及其处理方法

（1）医源性肾上腺皮质功能亢进：患者表现为满月脸、水牛背、向心性肥胖等，主要是物质代谢和水盐代谢紊乱的结果。处理方法：停药后可自行缓解。

（2）肾上腺抑制：糖皮质激素可引起急性肾上腺皮质功能减退和应激时循环衰竭。处理方法：缓慢减量，每隔一天给药一次。

（3）胃肠道反应：糖皮质激素刺激胃酸、胃蛋白酶的分泌并抑制胃黏液的分泌，降低胃肠黏膜抵抗力，故而诱发和加剧胃、十二指肠溃疡。处理方法：进餐时服药以预防。

（4）高血糖、高血脂、高血压：糖皮质激素会引起糖耐量递减和蛋白质分解，同时易诱发心血管疾病。处理方法：监测血压、血糖、血脂，调整饮食，限制钠摄入，必要时使用药物对症治疗。

（5）中枢神经系统反应：通常表现为躁狂、抑郁、失眠等症状。需进行患者及家庭教育。

（6）继发感染：因免疫抑制作用，应用超生理替代治疗量的糖皮质激素会增加感染易感性、加重现有感染和诱发潜伏性感染。处理方法：可加用抗病毒药物。

（7）其他：长期用药的副作用有痤疮、多毛、儿童发育迟缓、白内障、骨质疏松、体重增加等。

5. 注意事项

（1）糖皮质激素的不良反应导致其应用需要视患者具体病情而定。

（2）大多数情况下，倾向于选择作用稍弱一点的糖皮质激素，即泼尼松和泼尼松龙，它们的安全范围更大。《英国移植学会乙型肝炎与实体器官移植指南》更推荐使用泼尼松龙，因为它本身就具备代谢活性，而泼尼松必须在肝内转化成其活性形式。但是急性排斥反应的首选冲击治疗药物是甲泼尼龙，因为其既可注射，也可口服，而且水钠潴留效应最小。

（3）糖皮质激素与强心苷和利尿药合用时应注意补钙；苯巴比妥和苯妥英钠等肝药酶诱导剂能加速糖皮质激素代谢，合用时需调整剂量。

第三节　生物免疫抑制剂

生物免疫抑制剂是指非化学类或激素类药物，在器官移植中发挥强烈的免疫抑制作用。其发展也与化学免疫抑制剂的发展过程相似，经历了从非特异性的多克隆抗体向特异性的单克隆抗体的过程。

一、多克隆抗体

多克隆抗体系由人淋巴细胞或胸腺细胞免疫马、羊和兔等动物制取分离提纯的生物制剂，具有强有力的免疫抑制活性，注射后可显著降低血液循环和淋巴器官内的淋巴细胞数量，并抑制其增生。目前常用的多克隆抗体包括抗淋巴细胞免疫球蛋白（ALG）、抗胸腺细胞免疫球蛋白（ATG）和抗淋巴细胞血清（ALS）。

1. 体内过程　目前有关多克隆抗体的药动学报道较少，一般认为其消除半衰期为2~3 d。

2. 药理作用及机制　ALG、ATG、ALS 可以与 T 淋巴细胞表面的共有抗原分子（包括 CD2、CD3、CD4、CD8、CD11a、CD18、HLA-DR 等）结合，之后通过以下 3 种途径诱发强烈而持久的 T 细胞清除作用：脾肝肺中的网状内皮细胞依赖性的吞噬作用；与胸腺内和移植物内的 T 细胞产生黏附，进而发挥清除作用。

3. 临床应用及评价

（1）器官移植：多克隆抗体用于预防排斥反应可减少糖皮质激素的用量，降低排斥反应的发生率，移植物的存活率较以往常规治疗可提高 10%~15%；用于治疗急性排斥反应，尤其是抵抗糖皮质激素的难治性排斥反应，可迅速逆转排斥反应，改善移植肾功能。其中，ALG 对肾移植患者急性排异期有效，与 AZA、泼尼松合用可提高脏器移植的成功率，骨髓移植时，供者与受体双方在术前均给予 ALG，可防止移植物抗宿主反应。ATG 用于预防和治疗器官移植后的急性排斥反应、糖皮质激素耐受的移植物抗宿主病。ALS 可逆转 80% 的经大剂量糖皮质激素治疗无效的急性排斥反应，对于以往曾用过抗 CD3 单克隆抗体治疗而不宜再用的受者，应用 ALS 类制剂也是最有价值的措施；对于移植肾功能恢复延迟而必须推迟应用 CsA 的受者，应用 ALS 直到其肾功能恢复至基本水平，可改用 CsA 长期维持。最新研究表明，多克隆抗体可改善移植物缺血再灌注损伤，降低移植物功能延迟恢复的发生率，并对心血管系统存在潜在的保护作用，比如在应用 CsA 之前，心移植患者一律预防性应用 ALS 可取得较满意的长期存活率。

（2）自身免疫性疾病：如 ALG 对肾小球肾炎、系统性红斑狼疮、类风湿关节炎、重症肌无力等自身免疫性疾病有效，对顽固性皮炎、脉管炎、原发性肝炎、交感性眼炎等也有一定疗效。ATG 亦可用于再生障碍性贫血的治疗。

4. 不良反应及其处理方法

（1）超敏反应：表现为患者在输注过程中突然出现畏寒、寒战、呼吸困难、胸闷气急等。处理方法：停止输注，及时对症治疗。

（2）血液系统反应：血小板减少和白细胞减少。处理方法：应用过程中应监测血常规，并观察患者出血的早期症状。

（3）血清病：表现为发热、皮肤红斑、丘疹、荨麻疹等。处理方法：停药并给予解热及抗组胺药物。

（4）感染：因该类制剂对机体的免疫抑制，增加了感染的机会，尤其是病毒感染，在治疗过程中应密切观察。

（5）其他不良反应：胃肠道紊乱、高血压、外周水肿、高钾血症以及心动过速等。

5. 注意事项

（1）应用多克隆抗体预防器官移植术后排斥反应和其他药合用时，应注意调整基础免疫抑制剂的用量，包括糖皮质激素和 CNIs 类药，以减少各类免疫抑制剂的不良反应，同时避免多克隆抗体治疗伴发的细胞因子释放综合征。

（2）有文献报道，ATG 与静脉注射免疫球蛋白可能存在相互作用，表现为早期肾小管损伤。

二、单克隆抗体

单克隆抗体是由经人 T 淋巴细胞致敏的小鼠分泌抗体的 B 淋巴细胞，与小鼠无分泌型骨髓瘤细胞杂交融合形成的杂交瘤细胞株，分泌产生的抗人淋巴细胞抗原成分的特异性抗体。根据其作用的靶细胞抗原功能可分为三类：抗 T 细胞受体/CD3 复合物、抗细胞因子受体、抗细胞黏附分子受体。目前临床常用有抗 CD3 单克隆抗体（莫罗单抗）、抗 CD25 单克隆抗体（巴利昔单抗）、抗 CD20 单克隆抗体（利妥昔单抗）、抗 Tac 单克隆抗体（达利珠单抗）。

1. 体内过程　现有主要药动学参数如下。

（1）巴利昔单抗：成年人静脉推注 20 mg 后，达峰时间约为 30 min，血药浓度峰值为 7~12 µg/mL，稳态分布容积为 6~12 L，清除半衰期在成年人为 7 d，儿童为 9 d。12 岁以下儿童中，药物的分布容积和清除速率约为成年人的一半。

（2）利妥昔单抗：以 375 mg/m² 体表面积剂量，每周 1 次静脉输注，连续给药 4 周，其中首次和第 4 次输注后的血药浓度峰值分别为 205.6 µg/mL 和 464.7 µg/mL；首次和第 4 次输注后的平均血浆半衰期分别为 76.3 h 和 205.8 h。其中血浆中的浓度于最后 1 次输注后的 3~6 个月仍可测到。

（3）达利珠单抗：半衰期较长，在肾移植患者中的消除半衰期约为 480 h，与人体 IgG 半衰期相仿。药物血浓度为 5~10 µg/mL 时，可达到和维持使 Tac 受体饱和的有效水平，故每 14 d 给予 1 mg/kg 剂量一次，可在移植术后 3 个月内维持有效药物水平。

2. 药理作用及机制

（1）莫罗单抗：能特异性地与人 T 淋巴细胞的抗原 CD3 结合，从而阻断 T 淋巴细胞的再生及其功能，起到免疫抑制作用，但对骨髓无影响。

（2）巴利昔单抗：能特异性地与激活的 T 淋巴细胞上的 CD25 抗原结合，从而阻断 T 淋巴细胞与 IL-2 结合，亦可阻断使 T 淋巴细胞增殖的信号，但不会造成细胞因子释放或骨髓抑制。

（3）利妥昔单抗：与 B 淋巴细胞上的 CD20 抗原结合后，启动介导 B 淋巴细胞溶解的免疫反应。B 淋巴细胞溶解的可能机制包括补体依赖的细胞毒作用和抗体依赖细胞的细胞毒作用。此外，体外研究证明，利妥昔单抗可使药物抵抗性的淋巴细胞对一些化疗药的细胞毒性敏感。

（4）达利珠单抗：可特异性地作用于 T 淋巴细胞上 IL-2 受体的亚单位或 Tac 亚单位并与之结合，抑制 IL-2 的活性，从而拮抗 IL-2 与其受体结合介导的 T 淋巴细胞激活与增殖，使移植排斥反应中的细胞免疫被抑制。

3. 临床应用及评价

（1）莫罗单抗：用于器官移植后的急性排斥反应，对肾移植的排斥反应效果较好，也适用于心脏、肝脏移植。目前大多数研究建议，在应用 2~3 次大剂量甲泼尼龙效果不佳时应尽快改用莫罗单抗，同时减量或停用 CsA，以避免由于 CsA 肾毒性及莫罗单抗治疗伴发的细胞因子释放综合征偶尔导致的急性肾小管坏死。

（2）巴利昔单抗：用于预防肾移植术后的急性器官排斥反应，常与 CsA 微乳剂及糖皮质激素为基础的免疫抑制剂联合使用。该药没有明显的毒副作用，不会增加移植患者术后感染、恶性肿瘤等疾病的发生率。

（3）利妥昔单抗：主要用于治疗非霍奇金淋巴瘤、慢性淋巴细胞白血病（与氟达拉滨和环磷酰胺联用）以及自身免疫病。

（4）达利珠单抗：用于预防肾移植术后急性器官排斥反应，可与 CsA、糖皮质激素合用于三联免疫抑制治疗方案。

4. 不良反应及其处理方法

（1）单克隆抗体引起的不良反应要明显少于多克隆抗体，但是偶可出现严重急性超敏反应，包括风疹、瘙痒、喷嚏、低血压、心动过速、心力衰竭、呼吸困难、支气管痉挛、肺水肿及呼吸衰竭等。一旦出现需立即停药。

（2）有毛细管漏出综合征以及细胞因子释放综合征的报道。

（3）偶见血小板减少和中性粒细胞减少，用药期间需监测血常规。

（4）治疗期间及治疗后 1 年内，患者继发感染的概率都会增加，这些感染是常见的、非机会致病菌感染，而且是轻微的。

（5）其他反应，如胃肠道反应、肌肉骨骼系统反应、脑水肿、癫痫发作、听力受损等也偶有报道。

5. 注意事项

（1）莫罗单抗不应用于伴有预先发热、难治性高血压以及对鼠源制品高度敏感的患者；有既往癫痫发作病史的患者也不应使用；治疗前一周内患者体重增加>3% 或 X 线影像表明液体超载征象者禁用；慎用于儿童患者，严重不良反应发生风险增加。

（2）达利珠单抗治疗的心脏移植患者，合用 CsA、MMF 及糖皮质激素，死亡率增加。

（3）巴利昔单抗开始治疗之后，如果患者的免疫抑制反应被过早停止，则可增加超敏反应的发生风险，如发生严重的不良反应则应永久停药。

（4）利妥昔单抗禁用于已知对该产品的任何成分及鼠蛋白高敏感的患者。

（5）巴利昔单抗与 FK506 合用时可能通过抑制 CYP3A4 的活性而使 FK506 的血药浓度升高。现有多个研究已经证实，IL-2 与肝细胞及小肠上皮细胞的 IL-2 受体作用可降低 CYP3A4 的表达及活性。

第四节　中药和天然药物免疫抑制剂

近年来，随着中药的发展和各种学科的交叉渗透，现代分子生物技术、信息技术等现代技术广泛用于中药生产中，中药现代化越来越适应当代社会发展需求。中药类免疫抑制剂发展很快，此类药物疗效显著、不良反应少，在器官移植和治疗自身免疫系统疾病方面发挥着举足轻重的作用。目前中药和天然药物免疫抑制剂主要有两类：苷类（如雷公藤多苷、白芍总苷等）、生物碱类（如青藤碱等）。

一、雷公藤多苷

1. 雷公藤多苷（tripterygium glycosides，TG）药理作用及机制

（1）抗炎作用：通过抑制多种炎症细胞因子 IL-1、IL-6、IL-8、TNF-α 的产生而发挥抗炎作用。

（2）免疫抑制作用：在细胞免疫方面，大剂量 TG 可使动物胸腺萎缩，治疗剂量

TG可抑制T细胞增殖反应和T细胞对刀豆素A的增殖反应。在体液免疫方面，TG明显降低小鼠脾脏中对绵羊红细胞特异的IgM和空斑形成细胞数，明显抑制小鼠脾细胞对细菌脂多糖的增殖反应，抑制作用和剂量呈正相关。

2. 临床应用及评价

（1）器官移植：常和其他免疫抑制剂合用。

（2）RA：TG抑制RA患者外周血单个核细胞体外培养生成PGE$_2$的作用，可能也是其抗炎机制之一。TG联合小剂量甲氨蝶呤可适用于治疗老年性RA。

（3）SLE：TG联合环磷酰胺治疗难治性狼疮性肾炎疗效确切。

（4）肾脏疾病：TG治疗肾炎、肾病综合征、肾小球疾病，对狼疮模型的肾小球硬化具有明确保护作用。它的优点主要体现在维持治疗中，除了不良反应小，可以长期服用外，近来还证实雷公藤内酯醇能抑制处于炎症反应中被激活的肾小管上皮细胞的抗原提呈功能，可以阻断慢性炎症的扩展，对于缓解肾组织慢性炎症变化是有益的。

（5）其他疾病：治疗重症肌无力、皮肌炎、银屑病、急性前葡萄膜炎、溃疡性结肠炎等，TG可降低子宫内膜异位症术后复发率，也是治疗过敏性紫癜的有效药物。

3. 不良反应及其处理方法　主要有皮肤过敏反应、心血管系统反应、消化系统反应、造血系统反应、生殖系统反应和肝肾不良反应，但是这些不良反应的发生率和程度显然要比化学制剂小得多；其他还可引起脱发、色素沉重、月经紊乱及精子活力降低等不良反应，一般停药后即可恢复正常。

4. 注意事项　孕妇禁服，老年患者及严重心血管病患者慎服。

二、青藤碱

1. 药理作用及机制　青藤碱是从青风藤中提出的生物碱单体，有较强的抗炎镇痛作用和免疫抑制作用。青藤碱化学结构类似吗啡，镇痛作用很强，而且似乎无明显成瘾性；青藤碱对有丝分裂原和混合淋巴细胞培养所致的淋巴细胞增殖具有明显抑制作用，同时使培养细胞上清液中IL-1、IL-6、TNF等炎症细胞因子浓度下降。

2. 临床应用及评价

（1）治疗RA、OA等各种自身免疫病及心律失常，具有免疫抑制、镇痛、镇静、抗心律失常、抗炎等药理作用。

（2）器官移植：青藤碱对有丝分裂原和混合淋巴细胞培养所致的淋巴细胞增殖具有明显抑制作用。尤其用于移植患者合并风湿病疗效较好。

3. 不良反应及其处理方法　少数患者出现皮疹或白细胞减少现象，停药后即可消失。

4. 注意事项　对本品过敏者禁用，孕妇及哺乳期妇女慎用。

第五节　器官移植领域免疫抑制剂的应用原则

器官移植术后免疫抑制剂的使用过程中，免疫抑制不足会导致器官排斥反应的发生，而过度抑制又会导致术后感染等一系列相关并发症的发生。临床实践中，有关免疫抑制剂的不合理应用主要有以下几种情况。

1. 剂量过高　最终造成患者免疫抑制过度而诱发各种感染或其他并发症甚至死亡，或者导致移植物肾病和发生肿瘤的风险。

2. 剂量过低　导致移植患者长期处于亚临床排异状态，最终导致移植器官不可逆损伤，降低移植物长期存活率，提高移植物长期丢失率。

3. 减量过快　多发生在移植物功能稳定、一般状态恢复良好的患者中。

4. 盲目调整给药方案　免疫抑制剂的给药方案个体化的调整应该是基于治疗药物监测结果，盲目调整会对移植后存活和患者预后造成严重影响。

因此，免疫抑制剂的应用总体目标是加强免疫调节并控制在最佳免疫抑制状态，使患者获得良好预后及较少不良反应。免疫抑制剂在器官移植领域的应用原则包括：①联合用药、优势互补。②治疗药物监测，根据血药浓度实时调整给药剂量。③基于药物基因组学的个体化给药方案设计。④遵循循证医学依据，避免不合理用药。

第六节　药物基因组学指导下的个体化给药

一、药物基因组学的研究内容

药物基因组学（pharmacogenomics）是在遗传药理学（pharmacogenetics）基础上形成的一门研究人类全基因组中基因影响药物反应的学科。药物基因组学是生命科学中发展迅速和备受关注的热点研究领域，是精准医学重要的组成部分，是实现个体化治疗与精准用药的理论支柱。它的主要研究内容是人类全基因组中所有基因结构、表达、功能等改变对药物反应的影响，具体来说包括药物代谢酶的基因多态性研究、药物转运体的基因多态性研究、药物作用靶点的基因多态性研究等。

二、药物代谢酶的基因多态性

根据代谢反应的特点，人体内的药物代谢酶可分为 Ⅰ 相代谢酶（包括细胞色素 P450 酶、非细胞色素 P-450 Ⅰ 相酶）和 Ⅱ 相代谢酶（如尿苷二磷酸葡萄糖醛酸转移酶、谷胱甘肽-S-转移酶、巯嘌呤甲基转移酶），它们主要分布在肝脏、血浆、小肠、肾等组织中。药物代谢酶参与内源性物质和外源性物质的代谢，许多药物代谢酶的基因多态性具有显著的功能意义，导致其对底物代谢能力发生改变，最终导致药物反应出现个体差异。

细胞色素 P450（cytochrome P450，CYP）是一个超基因家族，包含众多亚型，研究已经发现的有 21 个族，21 个亚族，共 57 个基因和 58 个假基因。CYP 基因位点的单核苷酸多态性（single nucleotide polymorphisms，SNPs）能影响其表达和活性。在 CYP 家族中，CYP1、CYP2 和 CYP3 家族参与了约 90% 的药物代谢，常见如 CYP2C9、CYP2C19、CYP2D6、CYP3A4 等。而其他亚型，如 CYP4、CYP11、CYP17、CYP19、

CYP21 等，主要负责内源性物质如脂肪酸等的代谢。CYP3A 家族的基因多态性研究是目前临床上比较热门也比较成熟的研究。比如，已知 CYP3A4 主要在肝脏中表达，目前已经确定有 41 个等位基因位点，CYP3A4 突变频率最高的是 CYP3A4 * 1B（392A→G），但中国人中这一突变位点的突变频率为 0。再如，CYP3A5 主要分布于肝脏和小肠，目前已经确定的突变位点中，突变频率最高且对功能影响最大的是 CYP3A5 * 3（6869A→G），其在中国人中的突变频率高达 70%。根据 CYP 酶的基因多态性可将人群分为慢代谢型（PM）、中代谢型（IM）、快代谢型（EM）和超快代谢型（UM），其中 PM 患者在用药过程中不良反应较明显，UM 患者在用药过程中则表现出药物疗效过低。除了 CYP3A 家族以外，其他 CYP 亚族酶的多态性研究也在日益更新，如 CYP2C19、CYP2D6 等。Ⅱ相代谢酶中的 UGTs 的基因多态性的研究也逐渐开始引起重视。UGTs 在体内以尿苷二磷酸葡萄糖醛酸（UDP-glucuronic acid，UDPGA）为糖基供体，催化包括免疫抑制剂在内的多种底物的葡萄糖醛酸结合反应，进而将内源性或外源性的物质通过胆汁或肾脏排出体外。目前已经分离纯化出 19 种 UGTs 同工酶，根据其基因序列差异分为四类：UGT1、UGT2、UGT3、UGT8。其中已有研究证明作用最重要的为 UGT1 和 UGT2。如 UGT1A9 能显著影响 MPA 的代谢，其突变型会导致酶活性降低，血药浓度升高，同时引起不良反应加重。2016 年美国临床药物基因组学应用委员会（Clinical Pharmacogenetics Implementation Consortium，CPIC）更新了 33 个药物的药物基因组学应用指南，其中涉及药物代谢酶的就有 20 多个。2015 年美国食品药品监督管理局列出的 140 种在药品说明书中提及药物基因组学生物标志物的药物，其中涉及药物代谢酶的就有 66 种药物。由此可见，根据药物代谢酶的基因型指导患者用药已经从理论转化为实践，药物基因组学的迅速发展对临床合理用药、个体化给药、提高药物疗效、减少不良反应具有重要推动意义。

三、药物转运体的基因多态性

药物转运体指存在于组织生物膜上，介导药物跨膜转运的特殊转运蛋白系统。药物转运体影响药物在体内的转运过程，而药物转运体的基因多态性通过影响药物的转运过程从而导致药物在体内的吸收、分布和消除出现个体差异。人体内的药物转运体分为外排型转运体（如三磷酸腺苷结合盒转运体）和摄入型转运体（如溶质转运蛋白家族）。

三磷酸腺苷结合盒转运体（ATP-binding cassette transponers，ABC 转运体）家族由 7 个亚族组成，共有 49 个成员，包括多药耐药蛋白（MDR）、多药耐药相关蛋白（MRP）、乳腺癌耐药蛋白（BCRP）和肝脏胆盐外排泵（BSEP）等。其中多药耐药蛋白 P-糖蛋白（P-glycoprotein，P-gp）又称 ABCB1，是一种细胞膜上的外排泵，主要分布在肝脏、肠道、肾脏等组织部位，另外血脑屏障、淋巴细胞系及心脏内小动脉、毛细血管等部位也均有分布。P-gp 主要位于细胞的绒毛面一侧，利用 ATP 水解释放的能量将作用底物从细胞内转运至细胞外，因此它在药物吸收、分布及消除中具有重要作用。ABCB1 转运的免疫抑制剂包括 CsA、FK506 和 SRL。目前已知 ABCB1 有超过 50 个 SNPs，其中有一些已经证实与肾移植受者免疫抑制剂的血药浓度相关，如 rs2032582

和 rs1045642。ABCC2 是多药耐药结合蛋白（multidrug resisitance-associated protein，MRP）亚族中最多的一类，又称 MRP2，同样起到药物外排泵的作用，其中 MPA 是其主要的转运底物，并且 CsA 是其抑制剂。ABCC2 现在也有超过 40 个 SNPs 被确定，其中突变频率较高的有 rs2273697、rs717620 和 rs3740066。但是，目前 ABC 转运体的 SNPs 检测在临床上应用于免疫抑制剂的个体化用药指导尚未有充足明确的证据，因此现阶段应用较少。

四、药物作用靶点的基因多态性

药物作用靶点的基因多态性可引起药物与作用靶点的亲和力发生改变，从而导致不同个体产生不同的药物效应。如常见的药物靶点有肾上腺素受体、阿片受体、组胺受体、血管紧张素受体、血管紧张素转化酶受体、HMG-CoA 还原酶、线粒体 DNA 等。另外，有些基因多态性并不是发生在药物代谢和药物效应的相关通路上，但对药物反应个体差异也有重要影响。如人类白细胞抗原（HLA）基因型引起的罕见不良反应。

五、常用免疫抑制剂的药物基因组学研究

（一）CsA 相关的基因多态性研究

CsA 在体内的主要代谢酶是 CYP3A5 和 CYP3A4，同时 P-gp 转运体在 CsA 的外排转运中也发挥着重要作用。现有研究发现，CYP3A5 * 1/ * 1 基因型比 CYP3A5 * 3/ * 3 基因型的 AUC 低且清除率较高；CYP3A4 * 18B 基因突变会提高中国肾移植患者 CYP3A4 酶的活性，显示 * 1/ * 1 型纯合子比 * 18B/ * 18B 突变型有更高的血药浓度。但是同时还有其他研究结果指出 CYP3A5 对 CsA 的药动学其实并没有很大影响。研究结果的不确定可能源于研究对象的种族、性别、年龄等其他不确定因素，因此，最理想的是可以针对特定的种族、性别、年龄进行分类研究，从而完善个体化给药。

有关 P-gp 基因多态性对 CsA 血药浓度及不良反应个体差异的影响也有诸多研究报道。研究发现，ABCB1 C3435T（rs 1045642）的多态性是移植患者术后 CsA 的全血谷浓度/剂量（C/D）比值的一个重要影响因素，由此可以预测术后达到理想目标浓度所需要的药物剂量。同时，相应研究发现，术后 1~3 个月 CsA 的浓度水平在基因型 ABCB1 c.2677G>T 的 GG 型中更低，说明表达 GG 基因型的患者在相同的给药剂量下其血药浓度更低。

（二）FK506 相关的基因多态性研究

FK506 在体内主要经 CYP3A4、CYP3A5 等酶代谢，现有研究主要集中在 CYP3A5 和 ABCB1 的基因多态性上。研究发现，CYP3A5 * 3（rs776746）等位基因导致 CYP3A5 酶活性缺失或下降，中国人群发生率为 65%~76%，其中 CYP3A5 * 3/ * 3 突变型纯合子约占全部人群的 50%。CYP3A5 * 3 位于内含子 3，该突变能引起 CYP3A5 mRNA 发生可变性剪切，产生一个终止密码子，致使翻译提前终止，生成一个不稳定的截短蛋白质。因此携带 CYP3A5 突变型纯合子（ * 3/ * 3）的个体不能表达有酶活性的蛋白质。在对肝移植供者的基因型研究中，得到了同样结论，即当供者基因型为 CYP3A5 * 1/ * 1 和 * 1/ * 3，则相应受者 FK506 的 C/D 值显著低于基因型为 CYP3A5 *

3/＊3 的移植供者。因此与携带 CYP3A5＊3/＊3 患者相比，携带 CYP3A5＊1/＊1 和＊1/＊3 的患者需要增加 1.5～2 倍的初始剂量。同时研究也发现，CYP3A5＊3/＊3 突变型纯合子患者出现肝功能异常、高血压、高血糖和药物肾毒性等不良反应的风险远高于 CYP3A5＊1/＊1 或＊1/＊3。目前有关 CYP3A5＊3 基因多态性的研究可解释大约 45%FK506 的个体差异。

另外，体内外 P-gp 基因多态性的研究中均证实 ABCB 外显子 26 的 C3435T 多态性与 FK506 的 C/D 值呈显著相关性。表现为 CC 野生型表达者的 C/D 值要低于（C/T）3435、（T/T）3435 突变型表达者。同时近期还有研究发现 CYP3A4 基因型对肾移植患者术后 FK506 的血药浓度个体差异也有影响。

临床上可以通过用药前药物基因组学检测和治疗过程中 TDM 的持续监测相结合的方式对患者实施个体化给药方案设计，已有相关案例报道显示了这一结合的重要性。

（三）MPA 相关的基因多态性研究

MMF 口服后在体内转化为 MPA，MPA 进一步被代谢为 MPAG，然后通过 UGT 代谢为 AcMPAG。其基因多态性研究主要集中在 UGT 和 ABCC2 上。其中 UGT1A8 和 UGT1A9 参与 MPAG 的代谢，UGT2B7 和 UGT1A8 参与 AcMPAG 的代谢。目前，有关 UGT1A9 基因多态性研究比较一致，其中 T275A、C2152T 以及-440/-331 位点的多态性与 MPA 的表达存在显著相关性，这些基因位点的突变会降低 MPA 的表达，使 AUC 和谷浓度均显著下降。另外，MPA 的代谢产物 MPAG 主要通过 MRP2 作用而排泄，MRP2 由具有多态性的 ABCC2 基因编码。现有关于 ABCC2 基因多态性的研究发现在合用 FK506 的患者中，ABCC2 基因启动区的 C-24T 位点的多态性与 MPAG 的体内清除率密切相关。虽然目前的一些研究结果尚未完全应用于临床，但也预示着对 UGT 和 AB-CC2 基因的多态性监测将来可以为临床制订 MMF 个体化给药方案提供有效参考。

（四）AZA 相关的基因多态性研究

AZA 在体内主要经 TPMT 代谢，编码 TPMT 的基因也具有多态性，目前已有 8 组等位基因得到确认，其中 TPMT＊2、TPMT＊3A、TPMT＊3C 的变异率合计占中等及以下活性人群的 80%～95%。人群中大约有 90%的野生纯合子型 TPMT＊1/＊1 表现为活性正常，10%为杂合子型 TPMT＊1/＊3 活性较低，大约 0.3%为突变纯合子型 TPMT＊3/＊3 表现为活性缺失。另外，研究证实，患者在心脏或肾移植术后接受常规剂量 AZA 治疗时，骨髓毒性与编码 TPMT 的基因突变有关，且毒性呈随剂量增高的趋势，说明了在给予患者 AZA 治疗之前，检测其 TPMT 的基因型尤为重要。目前临床上主要仍以 AZA 代谢产物的 TDM 为主指导个体化给药，未来如果可以将药物基因组学检测与 TDM 整合起来同时应用于 AZA 的治疗，不仅可以通过检出 TPMT 极低活性或酶缺失的个体并启用替代药物治疗方案，同时还可根据 AZA 代谢物浓度来监测患者用药依从性以及识别具有耐药性高风险的患者。

（张莉蓉　时程程　王智慧）

参考文献

[1] 龚非力. 医学免疫学. 4 版. 北京：科学出版社，2014.

[2] 陈实. 移植学. 北京：人民卫生出版社，2011.

[3] 李俊. 临床药理学. 北京：人民卫生出版社，2015.

[4] 陈新谦，金有豫，汤光. 新编药物学. 17版. 北京：人民卫生出版社，2011.

[5] 李金恒. 临床治疗药物监测和药物动力学研究的方法及应用. 北京：人民卫生出版社，2003.

[6] 周宏灏，张伟. 新编遗传药理学. 北京：人民军医出版社，2011.

[7] 阳国平，郭成贤. 药物基因组学与个体化治疗用药决策. 北京：人民卫生出版社，2016.

[8] 陈冰，蔡卫民. 群体药动学在免疫抑制剂合理用药中的应用. 中国药理学通报，2010（2）：159-163.

[9] KUMBALA D, ZHANG R. Essential concept of transplant immunology for clinical practice. World J Transplant, 2013, 3（4）：113-118.

[10] FARRAR CA, SNACKS SH. Mechanisms of rejection：role of complement. Curr Opin Organ Transplant, 2014, 19（1）：8-13.

[11] TRIDENTE G D. Adverse events with biomedicines. Springer-Verlag Italia, 2014.

[12] JACOBSOHN DA, VOGELSANG GB. Novel pharmacotherapeutic approaches to prevention and treatment of GVHD. Drugs, 2002, 62：879-889.

第五章　供体的选择原则、管理及器官的切取与保存

第一节　供体的选择、评估及维护

供体器官严重短缺仍是当前制约全球器官移植事业发展的主要问题。人体器官供体可分为活体供体和尸体供体两大类，后者根据死亡情况又分为脑死亡供体（donation after brain death，DBD）、心脏死亡供体（donation after cardiac death，DCD）。我国尸体供体为公民逝世后器官捐献（donation after citizen's death，DCD），分为中国一类：脑死亡器官捐献（DBD），中国二类：心死亡器官捐献（DCD），中国三类：脑-心双死亡器官捐献（donation after brain death plus cardiac death，DBCD）。虽然 DCD 供体器官比例逐年升高，但 DBD 供体器官仍是当前移植领域的最佳来源。

活体移植供体候选者在决定活体捐赠前必须接受完整的医学评估和心理学评估，按照规范的活体移植程序，最大限度地保证活体供体的利益和医疗安全，尽可能减少对活体供体身心健康和社会适应性的影响，并使活体移植受体获得良好的治疗效果。活体移植不仅关系到受者的预后，而且所有移植医师、患者家庭和社会更加关注的是供体的健康和利益。为了保护供体的安全，避免手术近期、远期并发症和死亡，必须采用完善的方案，谨慎地进行评估。活体供体必须是一个在生理、心理和精神方面完全健康的人。由于供体必须迅速平稳地从捐献手术中恢复，术前评估过程中不容许发生任何差错。因此，对活体供体的评估及围手术期的管理是非常重要的环节，必须严格进行。

对于 DBD、DCD 以及 DBCD 供体，及时、准确的评估是决定供体是否可利用的前提，决定获取器官的数量和质量。器官捐献供体过渡期医疗管理是维护捐献器官功能、争取捐献成功、获得较好移植效果的重要因素之一。良好的捐献期管理可以维持捐献器官的功能，保持器官捐献率，甚至修复受损器官的功能，将不可用于移植的边缘器官变为可移植的器官，从而进一步提高器官利用率。因此供体的评估和捐献期管理是实施公民逝世后器官捐献的重要环节，需要主管医生具有高度的责任心和丰富的专业知识。

一、脑死亡供体的评估与围手术期的管理原则

（一）脑死亡供体的判定标准

脑死亡供体是最佳的器官供体，由于器官是在有血供时从供体上取出，所以在脑死亡后、心跳未停止前且有血压的情况下，获取的器官质量最理想，移植后效果较好。脑死亡的判定是该类供体的前提，关于脑死亡判定，国际上尚无统一标准。我国目前参考脑死亡标准是 2013 年发布于《中华神经科杂志》的脑死亡判定标准与技术规范（成人质控版）和 2014 年发布于《中华儿科杂志》的脑死亡判定标准与技术规范（儿童质控版），具体标准如下。

1. 判定的先决条件

（1）昏迷原因明确。

（2）排除各种原因的可逆性昏迷。

2. 临床判定

（1）深昏迷。

（2）脑干反射消失。

（3）无自主呼吸（靠呼吸机维持，自主呼吸激发试验证实无自主呼吸）。

以上三项必须全部具备。

3. 确认试验

（1）正中神经短潜伏期体感诱发电位（short-latency somatosensory evoked potential，SLSEP）显示 N9 和（或）N13 存在，P14、N18 和 N20 消失。

（2）脑电图显示电静息。

（3）经颅多普勒超声显示颅内前循环和后循环呈振荡波、尖小收缩波或血流信号消失。

以上三项中至少两项阳性。

（4）判定时间：临床判定和确认试验结果均符合脑死亡判定标准者可首次判定为脑死亡。成年人首次判定 12 h 后，再次判定，结果仍符合脑死亡判定标准者，方能最终确认为脑死亡。29 d 至 1 岁婴儿，首次判定后 24 h 后再次复查，结果仍符合脑死亡判定标准者，方能最终确认为脑死亡。1~18 岁儿童判定时间同成人。严重颅脑损伤或心搏、呼吸骤停复苏后应至少等待 24 h 再进行脑死亡判定。

（二）脑死亡供体的评估

1. 供体的选择

（1）供体选择的原则：脑死亡判定成立前后的医疗活动处理原则不同。脑死亡之前称为"救治生命"，治疗目的和重点在于逆转受损的脑功能，以维持血压保证脑组织血流供应为首要。但确诊脑死亡后，治疗的方向转为维持并优化器官功能以满足移植的需要，称之为"救治器官"，以保证供体中枢外器官的血流灌注、氧合和功能。脑死亡后最终不可避免导致心脏停搏死亡，在此病程演变过程中，器官功能逐渐出现不同程度的受损甚至是衰竭。随着时间的推移，脑死亡机体的内环境紊乱状态及器官功能受损将显著增加。因此，对器官功能保护治疗的时间更紧迫，不能延误。

一旦脑死亡判断成立（或出现严重的不可逆脑损伤），并且供体直系亲属同意捐献器官，应进行综合评估以确定其是否适合器官捐献。必须注意供体是一个有机的整体，需要全面、系统地了解病情，查缺补漏。患者病情的评估，可以根据情况选择急性生理和慢性健康状况 Ⅱ 评分（APACHE Ⅱ）、Glasgow 昏迷评分（GCS）、创伤评分（TS）、威斯康星大学评分系统（UWS）、美国器官共享联合网络（UNOS）评估系统或其他评分系统，评估的过程是动态、连续的。

（2）供体的一般条件：捐献者身份明确，年龄一般不超过 65 周岁；无活动性 HIV 感染；无药物滥用史；或者无如下高危因素活动，如静脉注射毒品史、同性/双性恋男性、血友病/凝血机制紊乱；无恶性黑色素瘤、转移性恶性肿瘤或不可治愈的恶性肿瘤。一些早期阶段的恶性肿瘤在经过成功治疗后可考虑捐献。无活动性的、未经治疗的全身细菌、病毒或真菌感染，血流动力学和氧合状态相对稳定，捐献器官功能基本正常。

2. 捐献者的评估

（1）供体病史评估，主要包括以下内容。

1）供体的年龄、性别、体重、原发病、受伤部位等。

2）有无高血压、肾炎、糖尿病等病史。

3）导致死亡的原因。

4）有无感染、传染性疾病（见后详述）。

5）ICU 住院时间、用药情况。

6）低血压过程持续时间（<100 mmHg，<80 mmHg，<50 mmHg）。

7）心肺复苏次数和时间。

8）尿量及单位时间内多少。

9）有无用升压药物、使用升压药物的剂量及时间。

10）是否透析。

11）器官功能情况，主要肝肾功生化、凝血等指标。

（2）临床信息收集要点：供体年龄、性别、体重、身高；手术史和既往史（吸烟、吸毒、酗酒、性行为、过敏史）；导致脑死亡的损伤或发病原因；ICU 住院时间；目前的临床状况（包括生理参数，机械通气参数，合并感染及抗感染方案，心律失常、血流动力学不稳定的时间，心肺复苏次数及持续时间，低血氧饱和度的时间，血管活性药物的使用种类和剂量等）。注意创伤后的主要症状、体征及其发展变化情况，所采取的急救措施和用药情况也相当重要；尤其需要关注创伤后早期的肝、肾等器官功能的实验室检查以及腹部 X 线、B 超、CT 等检查结果，以判明创伤后实质性器官是否有损伤和损伤的程度，同时更需要重视这些检查结果的动态发展和变化速度。

（3）实验室检查：ABO 血型、HLA 配型、全血细胞计数、血电解质、血糖、动脉血气分析、尿液分析、凝血全套、病毒感染性疾病的检测（甲、乙、丙、丁、戊型肝炎病毒，EB 病毒，CMV，HIV，人类嗜 T 细胞病毒等）；病原微生物感染性疾病（细菌、真菌、分枝杆菌、寄生虫等）检查，血液、脑脊液、体腔渗出液、尿液和痰等分泌物的显微镜检测、培养及直接药敏试验等。

（4）对于捐献不同器官的供体，还需要对具体的器官功能进行相应特殊检查。

1）心脏：心功能的临床评估、心肌酶谱和肌钙蛋白的检测、心电图分析、胸部 X 线检查、超声心动图等，超过 45 岁者行心导管检查。

2）肺脏：100% 氧气吸入、呼气末正压通气（positive end expiratory pressure, PEEP）为 5 cmH$_2$O（1 cmH$_2$O＝0.098 kPa，下同），30 min 后检测氧合指数，动脉血气分析，胸部 X 线检查，支气管镜检查等。

3）肝脏：肝功能、凝血酶原时间、活化部分凝血活酶时间等。

4）肾脏：电解质、血尿素氮、血清肌酐、尿蛋白、尿沉渣等。

5）胰腺：动态血糖、血淀粉酶和脂肪酶等。

（5）感染性供体的器官应用问题。

1）真菌感染：毛霉菌可通过供体传染受体，特别是在血管吻合口处，因此供体毛霉菌感染建议禁止使用。曲霉菌感染同样可以使移植肾丢失，因此，建议感染供体肾脏应慎用。念珠菌感染供体也可以通过移植使受者感染，如果没有经过治疗，其传染给受体的机会较高，因此建议禁用。只有证实隐球菌已经被根治才可以进行器官捐献，如果捐献后发现供体有隐球菌感染，则受体要接受预防治疗。

2）细菌感染：全身活动性的细菌感染是供体捐献的禁忌证。如果供体仅显示轻度的菌血症，或提示用抗生素治疗有高治愈率，可作为供体捐献器官。难根治的脓毒血症应视为禁忌。全身性的多重耐药菌感染应视为禁忌。细菌性脑膜炎（如流脑）并不是捐献器官的禁忌证，但是供受体均应给予充分的抗感染治疗。结核感染的患者，可根据是潜伏期还是活动期，是拟捐献的器官受累还是其他器官受累而区别对待。

3）病毒感染：HIV 感染供体禁用。CMV 和 EB 病毒阳性者，术后需采取预防措施。流行性乙型脑炎供体相关报道较少，曾有乙脑供体术后受体因并发乙脑死亡，是否有相关性并没有确定，建议慎用。狂犬病毒感染供体禁止捐献。携带 HBV 或 HCV 的供体，可将病毒传播至受者，曾注射过 HBV 疫苗的受者，感染概率低，但不排除新基因型病毒感染的可能。对供体 HBV 及 HCV 感染者，具体分析如下。

A. HCV 阳性供体：在 HCV 抗体阳性受体患者被告知同意的情况下，HCV 阳性供体也可以用于移植。HCV 阴性的受体在急诊并且受体知情同意的情况下也可以考虑移植。

B. HBsAg 阳性供体：HBsAg 阳性受体知情同意后可进行移植；HBsAg 阴性受体，如果抗-HBs 抗体滴度很高，而且 HBc 阳性的情况下可以移植；HBsAg 阴性受体如果 HBsAb 滴度中等水平，可以移植，但感染的风险很高；HBsAg 阴性受体，如果抗-HBs 抗体检测阴性，只有在挽救生命的情况下才可以进行移植。

C. HBc 阳性供体：肾脏传染 HBV 的可能性很低，但也具有传染性。因此，如果受体 HBsAg 阳性，或者 HBsAg 阴性，但是抗-HBs 抗体滴度≥抗-HBc 体滴度≥抗-HBe 抗体滴度时也可以移植；HBsAg 阴性受体，无抗 HBsAg 抗体，只有在挽救生命的情况下才可以进行移植。

D. 其他：阿米巴原虫感染也可以通过供体传染至肾脏受体中，因此建议禁用。吉兰-巴雷综合征（Guillian-Barre 综合征，GBS）是常见的脊神经和周围神经的脱髓鞘疾病，又称急性特发性多神经炎或对称性多神经炎。对于患 GBS 者是否适合做供体，只要肾脏没有其他损伤，目前偏向于可以当供体。

（6）供体选择的高危因素。

1）收缩压<50 mmHg 持续超过 30 min。

2）谷丙转氨酶（ALT）>4 倍正常值，总胆红素（TB）>50 μmol/L。

3）肾功血肌酐（Scr）>177 μmol/L。

4）ICU 住院超过 7 d。

5）死亡原因：溺水、中毒，高血压脑出血。

6）基础疾病：高血压，糖尿病，肿瘤。

7）感染：感染性休克、肝炎。

8）高龄：年龄>60 岁。

具备以上因素之一的供体为高危供体，器官移植后发生移植物无功能或者移植物功能延迟恢复的风险明显增加，对于此类供体，在捐献及移植前应做好充分的预案。

（三）脑死亡供体的维护

1. 器官功能维护的目标　有研究表明，81% 的脑死亡供体出现低血压，63% 需要输血或血液成分，53% 出现尿崩症，28% 发展为弥散性血管内凝血，27% 出现心律失常，25% 发生心搏骤停，19% 出现肺水肿，11% 伴有低氧血症，11% 出现酸中毒，10% 出现癫痫发作，4% 出现低温。脑死亡后，随着时间的延长，脑死亡供体全身各系统或器官功能越来越差，需要尽早行器官摘除术。因此，了解脑死亡供体病理生理变化，最大限度地维持脑死亡供体血流动力学及内分泌功能等内环境稳定，有利于提高每例供体可供移植的器官数，改善有限供体器官的质量，降低移植后器官衰竭的发生率。

捐献器官功能维护的目的是防止甚至挽救器官功能和形态上的损伤，努力提高捐献器官的质量和数量。脑死亡后机体的最终血流动力学特征是有效循环血容量明显降低和器官组织低灌注，组织细胞缺氧是本质，其最终结果是多器官功能障碍综合征（multiple organ dysfunction syndrome，MODS）。目前多数临床实践以血压恢复正常、心率下降、尿量恢复等作为器官功能维护目标。从病理生理角度来看，达到上述的目标后，机体仍然存在器官组织缺氧，仍然有部分机体因全身炎症反应、缺血再灌注损伤以及肠道细菌和（或）毒素移位而最终发生 MODS。因此，目前维持器官功能的"4 个 100 原则"（收缩压>100 mmHg、尿量>100 mL/h、PaO_2>100 mmHg、血红蛋白>100 g/L）显然是不够充分的。器官功能复苏的目标应是纠正组织细胞缺血缺氧，改善器官的灌注和氧合，实现脑死亡后器官功能的充分维护和复苏，不仅仅要纠正血流动力学紊乱和氧代谢紊乱，还要采取积极有效措施，防止 MODS 的发生或进展。

2. 捐献前维护

（1）完善监测系统：患者进展到脑死亡阶段，病情进入终末期，实体器官功能或多或少会受损，机体内环境更为复杂和紊乱，因此器官功能维护过程中需要进行持续、严密的监测。根据临床观察及时明确主要生理功能的各种变化，进行科学的调整管理，减少和避免过度治疗，使器官功能迅速复苏到最佳状态，满足器官移植的要求。既要检测机体整体的功能状况，持续监测供体的氧合、通气、循环和体温的变化，更要重视监测各个实体器官尤其是用于进行移植的器官功能，故需要加强监测，如心电图、有创动脉血压、中心静脉压、尿量、体温、动脉血气、凝血功能等，必要时插入肺动脉导管，监测肺毛细血管楔压（pulmonary capillary wedge pressure，PCWP）、连续心输出量（continuous cardiac output，CCO）、SvO_2 等参数，以指导治疗。

（2）以维护器官功能为目的的治疗：脑死亡供体家属有捐献的意愿后，应立即从疾病的救治转向供体器官的维护，主要措施包括以下几个方面。

1）心血管功能支持和恢复氧供需平衡：脑死亡后早期出现交感神经活性增强引起"交感风暴"，此时可应用短效 β-受体拮抗剂，如艾司洛尔。短暂的"交感风暴"过后，儿茶酚胺分泌急剧减少，体、肺循环阻力下降，外周血管扩张甚至发生血管麻痹综合征。同时，脑死亡引起血管运动中枢功能严重受损等综合因素，导致以低血压为主要表现的血流动力学紊乱。血流动力学紊乱是脑死亡机体最持久的病理生理改变之一，导致全身有效循环血量明显减少，引起组织器官灌注量急剧减少和组织器官缺氧。因此，器官功能的维护首先应进行心血管功能支持治疗，目的是维持心脏有效功能，保证其他器官的有效灌注。

首先进行积极的输液复苏治疗以纠正由于限制液体、中枢性尿崩症或高血糖症引起的低血容量或低血压，维持充足的循环血量，保证有效的心输出量和器官灌注，但应重视液体负荷过重对呼吸功能的不良影响。

心血管功能的有创监测对于指导治疗十分重要，推荐：维持 CVP 6~10 mmHg，同时收缩压>100 mmHg，平均动脉压>60 mmHg，左心室射血分数>45%，混合静脉血氧饱和度为 60%~80%；对于血流动力学不稳定的脑死亡患者，应当测定心输出量；在循环稳定的状态下维持红细胞压积在 20% 以上，循环状态不稳定的情况下则尽量维持在 30% 以上。

如果在充分的液体复苏治疗后低血压仍然持续存在，则需要加用正性肌力药物。脑死亡后心血管功能支持治疗可选择多巴胺、肾上腺素或去甲肾上腺素；但应用外源性儿茶酚胺将引起心肌 ATP 的迅速耗竭，从而对移植后的心脏功能产生不利影响。尽管血管收缩药与移植物发生排斥反应之间没有直接联系，但只有在液体或输血疗法不能维持足够灌注压时才考虑使用儿茶酚胺类药物，如多巴胺，但应注意若剂量大于 10 μg/kg 则可导致供体肾出现急性肾小管坏死，心脏则出现心肌病。若经过容量复苏后仍出现低心排综合征则可使用多巴酚丁胺，滴注速度可达 15 μg/kg，外周血管阻力低时可使用肾上腺素，但去甲肾上腺素应作为最后待选药物。使用正性肌力药物或缩血管药物时应在肺动脉导管监测或经食管超声心动图监测下进行，根据监测结果及时调整滴注速度。经过液体疗法和心血管活性药物治疗后，若器官灌注压仍较低，则考虑采用激素替代疗法，如肾上腺皮质激素、甲状腺素、胰岛素等。对脑死亡供体的回顾性调查发现，接受甲泼尼龙、加压素、T_3 或左甲状腺素治疗后，能明显增加每例供体可供移植的器官数，并提高移植后器官的成活率。

临床应用小剂量血管升压素除能治疗尿崩症外，还能改善动脉血压，降低机体对外源性儿茶酚胺的需求，有利于肾脏、肝脏和心脏功能的保护。

脑死亡供体心律失常往往继发于电解质失衡、低体温、心肌缺血或医源性因素等，治疗时应当首先纠正上述因素。如纠正上述因素后仍无效，应及时应用抗心律失常药物，心动过缓首选异丙肾上腺素，其他类型的心律失常首选胺碘酮。

2）呼吸功能支持治疗：呼吸功能支持治疗的目的在于提高移植器官的氧输送。脑死亡后，多种因素都可以导致肺损伤，包括既往肺损伤、误吸、"交感风暴"、肺水肿、呼吸机相关性肺炎、院内肺部感染以及严重的全身炎症反应。目前临床上只有22%的供体捐献肺脏可用于肺移植手术。因此，呼吸治疗措施在维持氧合的同时，强调肺保护的重要性。

对于准备行肺移植的供体，在维持氧合的同时，强调肺保护策略。尽可能应用较低的 FiO_2，$6\sim8$ mL/kg 潮气量，避免呼吸损伤，同时将 PEEP 控制在 $5\sim10$ cmH$_2$O，维持 PaO_2 在75 mmHg 以上，谨慎进行输液治疗，并监测 CVP、肺动脉楔压，合理使用血管活性药物，控制呼吸道感染等。

3）神经内分泌紊乱的处理：脑死亡后因下丘脑-垂体-肾上腺轴阻断，垂体后叶储存和释放的激素（抗利尿激素、催产素），以及垂体前叶形成的生长激素、促甲状腺素和促肾上腺皮质激素持续减少甚至缺如。皮质醇和甲状腺素分泌减少可引起心肌细胞的新陈代谢障碍以及心肌收缩力下降，加重血流动力学紊乱，同时增加炎症级联反应。

建议应用标准的激素治疗：甲泼尼龙（15 mg/kg 静脉推注）、三碘甲状腺原氨酸（4 μg 静脉推注后，3 μg/h 持续输注），以及精氨酸血管升压素（1 U 静脉推注后，$0.5\sim4.0$ U/h 持续输注）。

4）抗炎和免疫调节：严重的颅脑损伤和颅内出血是导致脑死亡的最常见病因，往往从一开始就对机体造成严重影响，引起各种炎症介质过量释放和炎症细胞过量激活，可导致一种难以控制的全身瀑布式炎症反应，即全身炎症反应综合征，造成组织器官严重损伤。因此，阻断全身炎症反应综合征的发展十分重要，可预防和减轻器官功能受损。

使用清除自由基和减轻炎症反应的措施，包括乌司他丁、血必净、前列腺素 E_1、还原型谷胱甘肽或连续性肾脏替代治疗等，是供体脏器功能保护的有效手段。

甲泼尼龙通过其免疫抑制作用减少器官移植术后发生的缺血再灌注损伤和急性排斥反应，一经诊断为脑死亡直接应用甲泼尼龙。

5）纠正水电解质和酸碱失衡：脑死亡后易出现代谢性酸中毒，加重循环系统的不稳定，如发生低血压、严重心律失常（室性心律失常、室颤等），心肌收缩力进一步下降，血管活性药物的作用降低。此外，脑死亡后抗利尿激素减少甚至缺如，导致尿崩症，引起高钠血症。同时为了降低颅压而大剂量使用甘露醇、利尿剂和限制液体输入，以及高血糖反应（大量输入含糖液体、应用糖皮质激素和正性肌力药可加剧血糖升高、体温降低和胰腺微循环障碍等）引起渗透性利尿，造成循环血量减少。脑死亡早期由于血浆渗透压增高、代谢性酸中毒以及失水多于失钠等原因，极易造成高钠血症、低钙血症、低镁血症、低钾血症和低磷酸血症等电解质紊乱，晚期由于肾功能受损，可导致高钾血症。因此，及时监测和纠正内环境并保持稳定十分重要。

如不进行机体内环境的纠正治疗，约20%的脑死亡患者在6 h 之内，或50%的脑死亡患者在24 h 之内可出现心搏骤停。因此，必须保持水电解质、酸碱平衡，纠正低蛋白血症。

尿崩症导致大量液体和电解质丢失，根据尿量给予低张晶体液，同时及时监测电解质变化，相应调整补液中电解质的量；如出现高钠血症，采用等量生理盐水加5%葡萄糖液补偿尿量丧失量及每日生理需要量。

对于尿量大于5.0 mL/（kg·h），尿比重低于1.005 g/L时，应给予小剂量精氨酸血管升压素（0.5~0.6 U/h）使尿量减少，极严重的病例可间断应用1-去氨基-8-D-精氨酸加压素。

根据血糖水平调整胰岛素用量，以维持血糖在许可范围（<10 mmol/L）。

当出现以下严重的或内科方法难以纠正的内环境紊乱，可使用持续性肾脏替代治疗技术：①血清钠>160 mmol/L；②血清钾>6 mmol/L；③严重的代谢性酸中毒，血碳酸氢根（HCO_3^-）<10 mmol/L，补碱难以纠正；④少尿或无尿 [<0.5 mL/（kg·h）]，液体负荷过重；⑤急性肾损伤2期、3期。

6) 纠正凝血功能障碍：脑死亡过程中，缺血或坏死的脑组织能够释放组织凝血活酶，与被破坏的内皮细胞共同激活凝血途径。单核-巨噬细胞产生大量细胞因子，特别是TNF-α可引起组织因子的表达增加，后者与凝血因子Ⅶ结合成复合体，激活凝血因子X，导致微血栓形成。凝血系统活性增加反过来激活纤溶系统，凝血-纤溶动态平衡被打破，触发DIC的发生，多达28%的脑死亡患者发生DIC。器官微血栓形成主要见于合并DIC的供体，其危险因素包括：①严重的脑外伤，尤其是开放性颅脑损伤，损伤的脑组织释放脂肪、磷脂和凝血酶等物质，进入血液循环可以激活内源性和外源性的凝血级联反应，导致纤维蛋白的形成；②死亡前大量输血；③脑死亡前的心肺复苏病史；④合并急性坏死性胰腺炎的供体。

如果供体没有活动性出血和抗凝溶栓的禁忌证，可常规使用肝素，对防治脑死亡后DIC的发生发展有重要作用。如血栓形成，可使用尿激酶。

7) 体温调节：脑死亡后下丘脑丧失体温调节功能，可出现生理节律性体温波动消失以及变温性紊乱（中枢性高热或低体温），体温调节功能丧失未经治疗可影响器官功能。

处理可静脉输注经过加温或冰冷的液体，应用加温毯或持续冰毯降温，或保证吸入气体的加温、加湿，以维持体温正常（直肠温度>35 ℃）。

8) 体外膜肺氧合在DBD供体中的应用：体外膜肺氧合（extracorporeal membrane oxygenation，ECMO）的本质是一种改良的人工心肺机，最核心的部分是膜肺和血泵，分别起人工肺和人工心的作用。ECMO运转后，血液从静脉引出，通过膜肺吸收氧，排出二氧化碳。经过气体交换的血，在泵的推动下可回到静脉（VV通路），也可回到动脉（VA通路）。前者主要用于体外呼吸支持，后者因血泵可以代替心脏的泵血功能，既可用于体外呼吸支持，又可用于心脏支持。当患者的肺功能严重受损，对常规治疗无效时，ECMO可以承担气体交换任务，使肺处于休息状态，为患者的康复获得宝贵时间。同样患者的心功能严重受损时，血泵可以代替心脏泵血功能，维持血液循环。

体外膜肺氧合既能提供持续有效的灌注，保证供体组织器官的充分供血供氧，又能减少大量血管活性药物的应用，并在此过程中纠正内环境紊乱。在器官切除前没有热缺血损伤，减少了不可预测的心搏骤停，同时提供了充分的时间切除器官，为获得最佳质量供体器官提供良好的条件。

出现下列循环功能不稳定的 DBD 供体，可考虑应用 ECMO 进行器官功能保护：①心搏骤停、心肺复苏史（心脏按压 20 min 以上）。②MAP：成年人 <60~70 mmHg；儿童 <50~60 mmHg；婴幼儿 <40~50 mmHg。③心脏指数 <2 L/（min·m²）（>3 h）。④在血容量正常情况下使用大量血管活性药物：多巴胺 >20 μg/（kg·min）；去甲肾上腺素 >1 μg/（kg·min）（>3 h）。⑤尿量 <0.5 mL/（kg·h）。⑥血生化指标：急性肝肾功中、重度损害。⑦其他：心电图 ST-T 改变明显；难以纠正的代谢性酸中毒（>3 h）。

9）感染的防治：一些研究结果表明，感染供体的器官被移植于受体后，接受免疫抑制剂的受体会出现严重感染。大多数捐献者在 ICU 停留时间超过了 3 d，同时呼吸机使用大大增加了感染的风险。对供体的各项治疗措施，均应严格遵循无菌原则。同时，每日常规培养血、尿、痰，胸部 X 线检查及血生化检查。只有当供体的感染被彻底控制，才考虑使用该供体器官。在未发现明确感染灶及病原体的情况下，广谱、强效抗生素的使用是必需的，如发现明确感染灶及病原体应积极培养，根据药敏培养结果用药。已经产生多重耐药的供体，严格评判与取舍是保障受体安全的关键。此外，对器官毒性作用强的抗生素等药物应避免使用。

3. 捐献手术中的麻醉管理　一些研究结果表明，在无麻醉状况下，脑死亡供体在器官摘除期间血流动力学呈双向改变，即切皮后动脉血压升高，此时血浆肾上腺素、去甲肾上腺素水平明显升高，持续一段时间后下降，这将损害即将被摘除及移植后的器官功能。奥地利维也纳大学研究结果显示，5 μg/kg 芬太尼能明显抑制脑死亡器官摘除期间切皮及劈胸骨所致的动脉血压、左室射血分数及血浆肾上腺素、去甲肾上腺素水平等明显升高。故脑死亡供体器官摘除期间除加强监测，及时纠正内环境紊乱，保证重要脏器足够的血流灌注等措施外，还必须给予供体足够的镇痛药，消除器官获取期间有害的应激反应，使捐献器官的功能免遭进一步损害。

二、心死亡供体的评估与围手术期的管理原则

（一）心死亡供体的判定标准

心死亡供体又称为无心跳供体，是以人的心脏停止跳动（心脏停搏）为死亡标准的供体。如果患者及其家属在决定放弃生命支持治疗和复苏干预后，要求捐献器官，在放弃生命支持治疗后，患者心搏、呼吸停止，则可以进行器官捐献。心死亡供体的判定标准包括 Maastricht 标准分类中的 M（Ⅰ~Ⅴ类）案例。

按照 1995 年和 2003 年修订的 Maastricht 标准，心死亡器官捐献分为以下 5 大类。

1. M-Ⅰ　入院前已经宣告死亡，热缺血时间未知。属于"不可控制"类型。

2. M-Ⅱ　于医院外发生心脏停搏，急诊入院后经心肺复苏 10 min 无效，宣告死亡。属于"不可控制"类型。

3. M-Ⅲ　受到严重的不可救治性损伤，通常为毁灭性脑外伤，但还没有完全达到或完全满足脑死亡的全套医学标准；同时生前有意愿捐献器官，经患者家属主动要求或同意，在 ICU 中有计划地撤除生命支持和治疗，主要手段为终止呼吸机人工通气给

氧，使心脏缺氧而停搏及残余脑细胞彻底失活，等待死亡的发生。属于"可控"类型。

4. M-Ⅳ 脑死亡判定成立后、器官捐献手术之前所发生的非计划性、非预见性心脏停搏。

5. M-Ⅴ 住院患者的心脏停搏（2003年新增标准），主要为ICU中抢救过程中发生的非计划性、非预见性心脏停搏。

其中，M-Ⅰ、M-Ⅱ、M-Ⅲ、M-Ⅴ几乎没有争议，但它们属于不可控型心死亡供体，成功概率较小，其器官产出对医疗技术、组织结构及运作效率的依赖性极强，供体器官质量不如脑死亡供体，移植术后并发症较多，死亡率较高。

M-Ⅲ是可控型心死亡供体，供体器官质量好，移植效果好，但是所面临的主要问题是关于"抢救与放弃"之间的医学及伦理学争论，需要用具有法律效力的、权威性的医学标准、共识或指南来保证其规范化实施。

（二）心死亡供体的评估

由于心死亡供体的特点，导致心死亡供体的弃用率较脑死亡供体高，且利用器官的质量也劣于脑死亡供体。因此，对心死亡供体的评估尤为重要。

严格把握供体捐献条件。

供体初选条件：心死亡供体的基本条件与脑死亡供体一致，但是由于心死亡心脏停搏，随着时间延长导致器官热缺血损伤加重，应根据心脏停搏时间来把握供体的取舍。

（1）心搏停止>30 min：一般不主张捐献。

（2）心搏停止10~30 min：应全面评估血压、肝肾功能、尿量后再做决定。

（3）心搏停止<10 min：若生化肝肾功能基本正常，可考虑实施器官捐献。

（三）心死亡供体的维护

公民逝世后器官捐献的捐献者通常存在神经和体液调节失常，表现为捐献者血流动力学不稳定、全身器官组织灌注不足，以及水、电解质和酸碱失衡，从而使全身器官的结构和功能受到不同程度的影响。医疗干预维护目标最低应达到"四个100"的原则，即动脉收缩压、氧分压、血红蛋白和尿量分别达到100 mmHg、100 mmHg、100 g/L和100 mL/h。

1. 改善组织供氧 收缩压保持在100 mmHg以上，平均动脉压70 mmHg以上，中心静脉压维持在6~10 cmH$_2$O，同时血氧饱和度达到100%。

（1）补足循环容量：绝大多数供体存在有效容量不足的情况，出现低血压、高钠血症等表现。通过补充足够的晶体、胶体液，升高中心静脉压，保障有效循环。

（2）调整呼吸机模式及参数：绝大多数捐献者无自主呼吸，同时存在血氧分压低、肺部感染等情况，调整呼吸机模式及参数，必要时胀肺、充分吸痰、改善肺通气，可取得满意的呼吸指数。

（3）调整血管活性药物方案：多巴胺联合间羟胺可有效升高血压，必要时可加用小剂量的去甲肾上腺素。如出现尿崩，可加用垂体调节抗利尿激素分泌，改善血压。

（4）激素治疗：加用甲状腺素及小剂量甲泼尼龙，可有效调整应急反应的儿茶酚胺类激素释放，调整内环境稳定。

2. 纠正内环境紊乱　血红蛋白大于 100 g/L，白蛋白大于 35 g/L，pH 值维持在 7.35~7.45 之间。

（1）输注红细胞悬液：部分捐献者原发性失血性、感染性休克，血红蛋白相对或严重不足，及时补充红细胞悬液，改善有效血容量循环，改善组织微循环及代谢。

（2）补充白蛋白：低蛋白血症是捐献者的共有特征，表现不同程度水肿，少尿。补充白蛋白可有效改善组织胶体渗透压，减轻器官水肿，同时可利尿改善肾功能。对于补充血浆，我们持保留态度。血浆虽可起到改善胶体渗透压、减轻水肿作用，但补充了凝血物质，增加了血管微血栓形成的概率。

（3）调整酸碱平衡：低血压、少尿及低体温是酸中毒的主要表现。及时行血气分析，明确酸碱平衡紊乱，调整呼吸机参数或补充酸碱药物，有效保障生命体征及器官功能稳定。

（4）血液透析治疗：对于出现肾衰竭或体内明显肌红蛋白升高影响肝肾功能的捐献者，建议使用血液透析或血浆置换治疗，不仅可以滤除肌红蛋白，而且可以替代肾脏保持内环境稳定，同时为抢救边缘性器官争取了机会和时间。

3. 控制感染　胸片及肺部无明显感染灶，血、痰培养阴性。

（1）广谱、强效抗生素的使用：大多数捐献者在 ICU 停留时间超过了 3 d，同时呼吸机的使用大大增加了感染性的风险。在未发现明确感染灶及病原体的情况下，广谱、强效抗生素的使用是必需的，如发现明确感染灶及病原体应积极培养，根据药敏培养结果用药。已经产生多重耐药的供体，严格评判与取舍是保障受体安全的关键。

（2）预防性抗真菌治疗：对于 ICU 时间超过 7 d，G 试验阳性的捐献者，预防性抗真菌治疗是必要的。同时注意痰培养、尿培养真菌的发现。

4. 维护器官功能　维持尿量 100 mL/h，ALT 下降至小于 400 U/L，Cr 小于 173 μmol/L。

5. ECMO 的合理应用　ECMO 应用于心死亡供体围捐献期管理，可以起到以下作用。

（1）改善组织供氧：对于常规维护难以维持供血供氧时使用 ECMO 改善组织供血供氧。

（2）维护器官功能：大剂量升压药物加重器官功能损害，ECMO 替代升压药物维护器官功能。

（3）远程捐献者转运：对于捐献者循环不稳定，呼吸条件高时，ECMO 支持转运，确保供体器官安全。

（4）减少或避免热缺血损伤：公民逝世后器官捐献者心搏停止过程中器官热缺血损伤，ECMO 支持减少或避免腹腔脏器热缺血损伤。

（5）器官功能修复：心搏停止后使用 ECMO 复灌可修复捐献者器官功能损伤。

目前，我国 ECMO 支持下的 DCD 主要应用的对象是 M-Ⅲ类和Ⅳ类的 DCD 供体。在 ECMO 转流支持下行腹腔脏器原位氧合血灌注 2~4 h，期间可使用血液净化技术进行 DCD 供体内环境稳定的管理，可对损伤的器官起到"治疗"和"修复"作用。

在 ECMO 转流下进行标准的 DCD 器官切取和保存，在器官切取前行持续的氧合灌注模式从而避免再次热缺血损伤，同时可通过主动脉插管灌注冷器官保存液进行全身降温。

（四）减少 DCD 热缺血损伤的策略

（1）提前药物干预：有计划地提前使用肝素、激素、血管舒张药物、乌司他丁等药物。

（2）手术室执行撤除生命支持治疗。

（3）快速病理组织学诊断以便做出供体器官能否使用的判断。

（4）宣布死亡后使用 ECMO 进行循环再灌注。

（5）诊断脑死亡后使用 ECMO 避免低血压及心脏停搏过程中供体器官热缺血损伤。

（6）宣布死亡后利用 ECMO 进行供体器官再灌注避免供体器官获取前至冷缺血灌注期间热缺血损伤。

三、脑-心双死亡供体的评估与围捐献期的管理原则

脑-心双死亡供体是目前我国器官捐献开展最多的一类供体，是我国器官捐献过渡时期提出的一种特有的捐献方式，即虽已完全符合脑死亡标准，但鉴于对脑死亡法律支持框架缺位，现依严格程序按心脏死亡实施，在脑死亡诊断及捐献手续完善后，再撤除生命支持，待供体心搏停止 2～5 min 后再行器官获取。这样做实际上是将脑死亡供体类案例按可控型心死亡供体处理，是脑死亡后可控的心脏死亡捐献。

脑-心双死亡供体的围手术期管理是脑死亡供体与心死亡供体的结合。由于脑心双死亡供体是达到临床脑死亡的供体最终按照心死亡供体判定，因此在器官功能维护类似于脑死亡供体。但其需要在撤除生命支持后观察至供体心搏停止后 2～5 min 后可获取器官，这段时间的观察与维护同心死亡供体基本一致。

四、活体供体的选择、评估与围手术期的管理原则

（一）活体供体的选择原则和条件

1. 活体供体的选择原则

（1）对供体的危险小。

（2）供体完全知情同意。

（3）捐献完全出于自愿，没有任何胁迫。

（4）移植对受者必须是有益处的。

2. 活体供体的类型　按遗传学的规律活体供体分为以下两大类。

（1）第一类：为亲属活体供体，即与活体器官接受人有血缘关系的亲属供体。包括器官接受人直系血亲或者三代以内旁系血亲。

1）同卵双生同胞间的供体：移植物主要组织相容性抗原和次要抗原完全相同，术后不会引起排斥反应，不用免疫抑制治疗，是最理想的供体。但某些与免疫紊乱和遗传相关的疾病复发率高于非同卵双生间的移植。

2）非同卵同胞间及父母与子女间的供体：非同卵同胞间的主要组织相容性抗原HLA 单倍体有 1/4 机会完全相同，1/4 机会完全不同，1/2 机会半相同，父母子女间至

少有一单倍体相同。这类移植也可发生不同程度的排斥反应。

3）非近亲血缘关系的供体：属非直系血缘亲属，三代以内血亲关系，抗原相符合程度完全随机，免疫学优势很少，但有手术、供体器官质量等明显优势，移植效果明显好于尸体供体。

（2）第二类：为非血缘亲属活体供体。如夫妻关系，也称为情感型供体，以肾移植为例，该类供体占活体供体中的20%左右。非亲属活体供体还存在一种特殊情况，就是两个或两个以上的患者家庭成员，因为亲属血型、配型等原因不适合作为供体，互为对方家庭成员提供活体肾脏捐献，并由医疗机构实施活体移植手术，此种类型需严格掌握标准和伦理审批。

3. 活体供体还必须符合以下所有条件

（1）供体年龄大于18岁。

（2）完全自愿、无偿，且不受到任何压力、强迫和利诱。

（3）应当具有完全民事行为能力。

（4）必须完全知情，完全清楚切取一个或一部分器官后带来的风险。

（5）符合医学选择标准：原则上，若家属中有多个供体可供选择，理论上应仔细评估哪个供体的基因位点匹配得最好（如两个位点相配比一个位点相配好）。若供体匹配的位点相同的话（如双亲和同胞都有一个基因位点相配），应该选择双亲作为供体，因为考虑到如果第一次移植失败，年轻的兄弟姐妹可作为二次移植的供体。

（二）活体供体的评估

目前对活体供体的术前评估主要包括医学评估和伦理评估。

1. 活体供体医学评估 主要目的就是确保供体的适应性、安全性和长期健康存活。为了避免供体重要医疗信息的遗漏和不必要的侵袭性检查，以及合理降低医疗评估费用，供体评估应依据熟悉的、公认的、以临床证据为基础的合理程序进行，达到利益最大化和风险最小化。

（1）全身状况的医学评估：为了确认供体体内任何潜在的疾病风险，病史采集的准确性十分重要。

1）心血管病危险因素：缺血性心肌病、血栓栓塞性疾病、高血压。

2）感染性疾病史：乙肝，丙肝，获得性免疫缺陷综合征（AIDS）患者和HIV携带者及其性伴侣，人类T细胞病毒1（HTLV1）和HTLV2感染的高危人群，巨细胞病毒（CMV）等病毒感染，慢性感染性疾病如结核、梅毒，有传染病疫区长期居住病史。

3）糖尿病：包括糖尿病家族史、代谢性综合征及其他严重的代谢系统疾病。

4）恶性肿瘤病史：黑色素瘤、睾丸癌、肾细胞癌、绒毛膜癌、血液恶性肿瘤、支气管癌、乳腺癌等。

5）明确的慢性疾病病史：包括可能影响捐赠者的肾病家族史以及血尿/肾性水肿、双侧肾结石和高复发类型的肾结石。

6）吸烟和药物或酒精成瘾病史、吸毒史。

7）精神病史以及未明确诊断的神经障碍病史。

8）慢性真菌和寄生虫感染：疟疾、蠕虫以及其他地方性传染病。

9）妇产科慢性疾病病史。

（2）物理、辅助筛查：应该尽可能完整、正确地填写病例。严格完成临床检查，特别是记录心血管系统、呼吸系统和实验室及影像学检查项目。评估应当依据以下原则进行。

1）对供体的医疗鉴定过程，不应对捐赠者造成不便和心理压力。

2）评估过程应该程序化，评估的重点在于尽早鉴定出不适合捐赠的供体。

3）评估应由移植准入医院和移植专业医师完成。

4）对于鉴定中发现捐献者存在不宜捐赠的医学因素时，应当给予适当的医疗支持和建议。

2. 活体肝移植的评估　早期进行活体肝脏移植手术主要是用于儿童肝移植患者，后来逐渐发展到用于成年人肝移植。活体肝移植作为解决当前供体肝脏短缺的重要策略已逐步被大家接受。但对于志愿活体供体的健康成年人施行肝叶切除术，首先要考虑的问题是手术的安全性。必须向捐献者本人及其家属非常详细地说明手术风险，同时活体供体要做一系列详细的术前评估。

（1）捐肝者必须充分了解活体肝移植的基本情况并自愿捐献部分肝脏。为此医生在手术前必须反复向其说明下列情况：①活体肝移植的现状；②患者目前的病情以及接受活体肝移植的意义及风险；③捐肝者在捐肝过程中以及手术后可能出现的危险及对身体健康状况和日常生活的影响。

（2）供体是健康成年人（年龄18~60周岁），并达到下列要求。

1）全身主要脏器功能良好，全身无重大器质性疾病和传染病。

2）血型及组织相容性良好。

3）既往无肝病史，无长期酗酒史，肝脏储备功能良好。

4）肝脏及其主要血管、胆管形态结构正常。无明显的肝脂肪变性。

5）无神经、精神疾病史，具有完全的行为能力。

3. 活体肝移植供体的选择流程

（1）供体选择流程第一阶段。

1）自愿及身体健康。

2）年龄：18~60周岁。

3）身高、体重与受体相配。

4）了解与受体的关系亲属关系。

5）血液检查ABO血型（相合或相容）。

（2）供体选择流程第二阶段。

1）医学评估：详尽病史采集和体格检查，排除可引起手术风险的急慢性疾病，进行心电图、胸部X片、腹部B超（肝、胆、脾、胰、肾等）等检查。

2）实验室评估：血液（常规、生化、凝血功能全套、肝炎全套、病毒系列、培养）、尿液（常规培养）、痰液（培养）。

3）心理社会评估：专业的心理医生评估，排除强迫捐献和经济利益瓜葛。

（3）供体选择流程第三阶段。

1）影像学检查。

CT：测量肝脏体积。

MRI：了解肝脏是否有隐匿性肿块。

MRCP、MRCA：了解门静脉、肝动脉、肝静脉、下腔静脉解剖、胆管解剖。

2）B 超提示脂肪肝，必要时行肝穿刺活检，了解肝脏是否有脂肪变性及纤维化。

3）影像学显示不清，必要时行 ERCP，了解胆道解剖走行。

（4）供体选择流程第四阶段。

1）精神科医生评估。

2）伦理审查。

（5）供体选择流程第五阶段：外科医生、麻醉科医生及相关科室进行术前讨论，确定手术方案及注意事项。

4. 活体供肾的评估　活体供肾移植的人、肾长期存活率均明显优于尸体肾移植，这一结论已经得到了充分的证实。但是，活体供肾移植不仅关系到受者的预后，所有移植医师、患者家庭和社会更加关注的是供体的健康和利益。所以活体供肾必须首先保证供体的安全，避免手术近期和远期并发症。

活体供肾者评估的首要目的就是确保捐赠者的医疗安全性和社会适应性。供体评估应依据熟悉的、公认的、以临床证据为基础的合理程序进行。筛查的重点应放在尽早筛查出不适合捐赠的供体，达到利益最大化和风险最小化。

（1）供体年龄要求 18 周岁以上，但年龄的上限没有严格的界定。

（2）ABO 血型相同或相容是候选供体的首要条件：血型相同或相容确认后，再进行相关内科疾病的筛查、肾脏功能检查、肾脏解剖结构检查、肾血管影像学检查以及供受者淋巴细胞毒交叉配合试验和组织相容性抗原分型等。一旦发现禁忌证，即不符合捐赠条件时，则终止其他检查。国内已开展跨血型供体移植。

（3）供体肾脏功能的评估：肾功能的精确评估对于确保留给捐赠者的肾脏功能正常，以及受者移植的安全性至关重要。推荐使用核素扫描测定 GFR。目前公认，小于 40 周岁的供肾候选者的双肾 GFR 下限应不低于 1.33 mL/s（80 mL/min），40 周岁以后 GFR 平均每年下降 0.015 mL/s（0.9 mL/min）。因此，随着供体年龄的增加，供肾候选者的双肾 GFR 值也可能相应下降，如 60 周岁时的双肾 GFR 可以为 1.13 mL/s（68 mL/min）。

（4）体质量指数（BMI）：BMI 超过 35 是肾脏捐赠的绝对禁忌证，超过 30 是相对禁忌证。BMI 超过 30 的捐赠者需进行仔细的术前评估，以排除心血管、呼吸和肾脏疾病。应告知捐献者，围手术期的风险较大，远期发生肾脏疾病的可能性大，并建议捐赠前减肥，在达到理想体重后再考虑捐赠。

（5）高血压：严重高血压不适合捐赠。轻度高血压，且血压易控制可以捐献；年龄超过 50 周岁，双肾 GFR 大于 1.33 mL/s（80 mL/min）者可考虑作为候选供体。轻度高血压，但合并有微量白蛋白尿或有其他终末期器官损伤者，则不适合作为候选供体。

（6）糖尿病：糖尿病患者不能作为候选供体，糖耐量异常者为相对禁忌证。

（7）蛋白尿：推荐使用 24 h 尿蛋白定量检测，尿中蛋白含量异常不能作为候选供体。

（8）镜下血尿：反复或多次镜下血尿，又不能排除泌尿系统肿瘤、感染和慢性肾病等疾病者，不应作为候选供体。

（9）肾结石：肾结石病史不是捐赠的绝对禁忌证。既往有肾结石病史者，在确认无高钙血症、高尿酸血症或代谢性酸中毒，排除胱氨酸尿症或高草酸尿症、泌尿系感染和肾脏钙质沉着，并且得到供、受者的双方同意后，方可捐赠。如同意接受捐赠，推荐使用既往曾排出结石的一侧肾脏作为活体供肾，捐肾后应对供、受者进行长期随访。

（10）遗传性肾脏疾病：患有常染色体显性遗传性成人多囊肾、常染色体隐性遗传性肾脏疾病、先天家族遗传性出血性肾炎、先天性肾病综合征、膀胱-输尿管反流、小脑视网膜血管网状细胞瘤、家族性肾上腺脑白质营养不良等疾病者不适合作为活体供肾者。

（11）恶性肿瘤：有恶性疾病既往史的患者通常被排除在外，但在满足下列条件时可以作为供体。已经治愈的特殊类型，并确认无转移，如结肠癌（Dukes A 期，治愈超过 5 年）、宫颈原位癌及低度恶性非黑色素瘤皮肤癌等可以考虑作为供体。同意接受癌症患者捐献肾脏前必须进行包括供、受体在内的讨论，告知不能完全排除癌症转移的可能性。

（12）肾血管平滑肌脂肪瘤：双肾血管平滑肌脂肪瘤者不适合作为供肾者。对于单侧肾脏血管平滑肌脂肪瘤者，若瘤体直径在 1 cm 以下，可考虑作为供肾；若肿瘤直径在 4 cm 以上，瘤体可完整切除者，必要时也可考虑作为供肾；移植后均应采用 B 超随访。

（13）传染性疾病：供体传染病情况的医疗评估是非常重要的一个方面。患急性传染病者和患有确认可通过器官移植传播的传染病者不能捐赠器官。有肺结核病史并经全程正规治疗，不合并肾脏结核的志愿者仍然可以考虑捐献肾脏。

5. 供体的伦理学评估　活体移植最大的伦理学问题是一个健康个体完全为他人利益损失一个或一部分健康器官，因此，也就是一个家庭和个体的"风险收益比"的评估问题。只有在利益大于风险，并且捐献者及其家属完全自愿情况下成为活体供体，才是伦理学上可接受的。

（三）活体供体的围手术期管理

1. 供体的术前准备

（1）所有供体的常规准备同普通手术类似，包括血常规、肝肾功、血脂等生化检查，凝血功能，心电图，胸片，腹部超声等以排除器官切取术的手术禁忌证等。中-重度心脏、肝功能不全，病毒感染活动期，凝血功能障碍等均为手术禁忌。

（2）做好充分的术前准备，增加供体心理安全感。术前详细检查供体的各项指标并告知检测的各项指标显示其身体和器官均处于健康状态以减轻供体顾虑。实事求是地进行术前谈话与告知，手术前根据医嘱有条不紊地进行术前的各种准备。让移植成功的供体与其交谈，增加供体的安全感。

（3）供体心理准备：做好供体家属和亲友的思想工作，减轻供体的心理压力，向供体家属和亲友讲解活体移植的相关知识、活体移植的优点，充分肯定供体的捐献行为，打消供体家属的顾虑，争取供体家属和亲友的理解和支持。在各方面给予供体照顾和支持，使供体做好心理准备，缓解心理压力，充满信心地迎接手术。

2. 供体术后的管理

（1）加强术后监护，做好生活护理。由于手术后切口疼痛和卧位不适、行动不便、生活不能自理等多种因素，供体常有烦躁、紧张不安的心理，对自己体内的各种变化极为敏感，尤其关注自己切除部分肝脏后出现的任何病情变化，都会顾虑重重，恐惧不安，护理人员要多关心体贴他们，认真做好生命体征的监护和记录，及时为他们解除疼痛，给予舒适的体位，做好生活护理，使他们感觉到来自护理人员的尊重和关怀。

（2）术后 1~3 d 的发热是正常吸收热，若体温不超过 38.5 ℃可适当给予退热处理。

（3）术后胃肠道功能开始恢复需要一段时间，肾移植供体通常需要 2~3 d，肝移植供体稍长，在肠功能尚未恢复期间应当禁饮食，给予静脉营养及补液，在肛门排气后方可进食米汤、粥类等易消化的流质、半流质饮食。

（4）术后尽早开始活动，一般来说，第 1 天即可在床上活动。适当地下床走动能促进呼吸、循环和消化功能的恢复。早期做深呼吸或咳嗽动作，可以避免肺不张、肺部感染等术后肺部并发症。

（5）一般情况下，术后 7 d 即可出院，术后 1~2 个月即能恢复正常的工作。应特别注意规律生活，保持身心健康。健康饮食，避免肥胖。戒烟酒，坚持锻炼增强体质。定期随访。

（项和立　李　杨　薛武军）

第二节　供体器官的切取

一、脑死亡供体的器官切取

经诊断脑死亡后，由于存在有效的血液循环，短时间内不会出现器官损伤，取器官手术可安排在手术室内进行，手术中还可适当补充血容量以维持有效的血液循环。总之，安全有效的切取器官是其重点。

供体器官切取采用全腹大十字切口，上自剑突，下至耻骨联合，横切口位于脐上。切口各层出血点逐层止血。腹壁切开后，将所需要的器官逐一游离，最后一起冷灌洗，整块切取。游离器官的顺序是由浅至深、由易到难，大致为小肠、肾、胰、脾、肝，最后是胸腔器官。

（一）游离小肠

供移植用的小肠一般采用空肠下段和回肠上段，长度为 1 m 左右最适合。进腹腔后选择中段小肠 1 m，两端以粗线结扎作为标记，但不要立即切断，以免污染腹腔。从结扎处逐渐向肠系膜根部分离直至近根部为止。移植小肠所用的血管为肠系膜上动脉和肠系膜上静脉，因此分离系膜时要注意保护这两根血管，防止损伤。要游离出小段的肠系膜上动脉及全部的肠系膜上静脉，直至与脾静脉的交汇处。

（二）游离肾脏

提起降结肠切开其外侧的后腹膜，将结肠向中间推移，可显露出肾脂肪囊。剪开肾脂肪囊后于肾前壁在肾包膜外逐渐向肾门方向剪开粘连。前壁游离后将肾向前翻起，剪开肾上、下极及后壁的粘连。近肾下极处找出输尿管，保留足够的系膜，游离出输尿管 15 cm，并将下端剪断。肾门处即可看见肾静脉，在静脉的前方开始分离肾静脉，直至与下腔静脉的交汇处。向下拉开肾静脉，其后方组织中可触及肾动脉搏动，上、下极及后壁的粘连，近肾下极处找出输尿管，保留足够的系膜，游离出输尿管15 cm，并将下端剪断。肾门处即可看见肾静脉，在静脉的前方开始分离肾静脉，直至与下腔静脉的交汇处。向下拉开肾静脉，其后方组织中可触及肾动脉的搏动，根据搏动点找出并游离肾动脉至近腹主动脉处，距肾门 2 cm 处检查有无多支肾动脉存在。如有，则分别游离。最后，将肾动脉、静脉挑起，将后方的肾门残存组织切断。此时左肾除动静脉外完全游离。右肾游离方法与此相同。只是胰及脾位于左肾前上方，游离时应保护胰免受损伤。右肾动脉于腹腔静脉的后方穿过，游离时应挑起下腔静脉才能游离出右肾动脉至腹主动脉处。

（三）游离胰、脾及门静脉

将脾与胃的周围粘连一一结扎，待脾游离后连同胰尾轻轻提起脾，沿脾动脉上缘逐渐向胰头方向分离，结扎途中不是供应胰的动脉分支，注意保护脾动脉主干直至腹腔干。腹腔动脉的另一分支是肝总动脉，后再分为肝固有动脉和胰十二指肠动脉。胰头血供多为胰十二指肠动脉，而胰尾则多由脾动脉分支供应。因此，供移植用的胰应有脾动脉及胰十二指肠动脉同时存在，尤其是做全胰移植。多器官切取后供胰带腹腔动脉片，而供肝的动脉主支为肝固有动脉。胰腺下缘及胰后部分离也是从尾至头部方向进行，游离时也要注意保护脾静脉，直至与肠系膜上静脉的交汇处，交汇上方即为门静脉。于降部将十二指肠翻向左侧，剪开后腹膜，向左分离直至胰头部完全游离，同时也暴露出门静脉。供胰包括十二指肠中上部及胰全部。因此，十二指肠球部及降部也应完全游离。游离胰时应注意保护左肾动静脉。

（四）游离肝脏

在游离小肠及胰时已翻起十二指肠，继续分离出门静脉下端及腹腔动脉的各个分支，包括脾动脉、胰十二指肠动脉和肝固有动脉。在肝动、静脉的左侧找出胆总管，并稍加游离。将门静脉、肝固有动脉和胆总管一起挑起，切断其后方的肝十二指肠韧带，这时第二肝门即获完全游离。切断三角韧带后，将肝向左翻起，并将其后方与腹壁的粘连全部剪开，右肝分离即完成。切断肝圆韧带并向上剪开与前腹壁的粘连，再向右侧牵拉，将肝左叶的全部韧带切断，左肝也得到游离。然后沿肝上下腔静脉周围剪开横膈一周，在后方食管裂孔处将食管与肝分开，再将下腔静脉游离直至肝可以完全提起。

（五）游离心、肺

腹腔脏器游离后，做前胸部正中切口，纵向劈开胸骨，剪开胸膜及心包，再剪开横膈，于纵隔前上方分开，先游离心耳及上腔静脉，再分离升主动脉。然后是游离气管。与输尿管一样，气管周围的结缔组织也应尽量多保留一点，以防损伤供应气管的营养血管。最后才将肺与胸腔内的所有粘连完全切断。

（六）原位联合灌洗

全部所需器官完成游离后，即可做动、静脉插管，准备低温灌洗。先给供体静脉注射肝素 100 mg，待 1 min 全身肝素化后，结扎腹腔动脉下端，然后在其上方动脉前壁做切口并插入灌洗导管一根，深约 15 cm，气囊内暂不充气。在供体门静脉内插入普通导管一根，自下腔静脉末端向近心端插入粗塑料管阻断，以作为引流血液及灌洗液之用。灌洗时，以血管钳先阻断升主动脉远端，近心端插入粗针头做冷停跳液灌注，肺动脉则插入针头灌入器官保存液灌洗肺部，左心耳上剪开小口供心肺灌洗液排出。腹腔器官灌洗是经腹主动脉插管与门静脉同时开始灌入冷器官保存液，松开下腔静脉插管即可将血液及器官保存液、心脏冷停跳液全部引至手术台下。门静脉插管远端也应该剪开，放出流经小肠、胰、脾的灌注液。如使用价格昂贵的 UW 保存液时，为节约保存液的用量，除心外的 3 根灌注插管，均可首先使用 HCA 液灌洗，直至灌洗基本满意后再改用 UW 保存液继续灌洗直到满意为止。各灌注管的灌洗总量大致为心脏冷停跳液 1 000 mL，肺动脉灌洗器官保存液 2 000 mL，腹主动脉器官保存液 3 000 mL，门静脉器官保存液 3 000 mL。

（七）器官整块切取

灌洗近结束时先将肺充气膨胀，再于肺动脉上缘切断气管并将近心端缝合，然后切断主动脉及上、下腔静脉，游离肺和气管与周围及纵隔之间的粘连，整块切下心肺。腹腔器官切取则自上而下进行，先剪断供肠两端及附在胰头的十二指肠，碘酊消毒断端后，再将食管向左侧牵开，提起胸主动脉及肝上下腔静脉，在其后方紧贴脊柱向下剪开腹主动脉与脊柱的粘连直至腹腔动脉末端，切断器官与供体尚存的粘连，所需全部器官即被整块切下。将器官放入保存液中，做胆囊切除或胆囊切一小口，吸尽胆汁后用器官保存液冲洗干净，关闭胆囊，将器官低温保存。

二、心死亡/脑-心双死亡供体的器官切取

心搏停止后，供体各器官内均无血液循环，处于热缺血状态。尽管各器官对缺血的耐受性有很大的差异，但所能耐受的时间都很有限。作为供体器官，热缺血时间最好都不要超过 30 min，否则可能会出现移植术后移植器官的暂时甚至长期无功能。如采用单个器官逐一切取会造成后取器官的热缺血时间过长。因此，应该尽快降低所需器官内部温度，并灌入器官保存液，以防止微循环内凝血，提高器官对缺血的耐受性。故获取心搏停止尸体的多个器官时均采用原位灌注，整块切取法。另外，已经停止跳动的心脏是不适合作为移植用供心的，故此处只介绍腹腔多器官的原位灌注、联合切取法。

手术切口同脑死亡尸体，只是纵切口上端可同时劈开胸骨下段，以充分暴露肝脏。具体操作步骤如下。

（一）灌注插管

预先准备 Foley 导尿管一根，将气囊前方的内腔封闭，在气囊后方开一孔，当从导

尿管腔内灌入液体时可从气囊的后方小孔流出。打开腹腔后，将肠管向上方掀起，暴露出骨盆入口上方的后腹膜，于正中剪开后腹膜，钝性横向撕开，即可见偏脊柱左侧的腹主动脉和偏右侧的下腔静脉。先在腹主动脉末端带入结扎线两根，远端结扎后，将两线之间的动脉前壁剪开，并插入预先准备好的动脉灌注管，深约 15 cm，近端线将动脉壁结扎在灌注管上，气囊内注入 15~20 mL 气体，立即开始做冷灌洗。

下腔静脉插管：于下腔静脉末端采用与动脉插管相同的方法向心脏方向插入一根塑料管引出手术台下用于引流血液及灌注液。门静脉插管向上提起横结肠，在小肠系膜的右侧撕开系膜，即可见到肠系膜上静脉，朝肝门方向插入一根球囊导管后立即做肝冷灌洗。

（二）游离小肠

与脑死亡者不同，因已无血供，无法看清供应血管的走向，故游离小肠后分离肠系膜时应尽量多保留些，最好保留全部的肠系膜根部。

（三）游离肾及输尿管

将肠管推向一侧，在肝或脾下方的后腹膜可见一隆起，即是肾及肾脂肪囊所在。剪开后腹膜少许，手指插入后撕开后腹膜即可见肾背部，再将手插入肾脂肪囊内前后、上下分离肾与肾脂肪囊的粘连。分离肾上极时，肝肾韧带应剪断，以免用力过大损伤肾或造成肝、肾包膜的撕脱。双肾游离后，在腹主动脉插管时撕开的后腹膜处血管旁可见白色纵向行走的输尿管，先将后腹膜向上撕开至肾下极，再于骨盆入口处钳夹输尿管并轻轻提起，剪断后连同部分输尿管系膜一直剪至肾下极。注意输尿管分离时不能用力撕拉，否则极易将系膜撕脱而致输尿管血供差，成为肾移植术后尿漏的首要原因。

（四）游离胰、脾

提起脾，剪断脾肾、脾胃韧带，脾门与胰尾相连，沿胰上、下缘向胰头方向剪开，胰后壁也可剪至脊柱旁，胰头游离带部分十二指肠，在球部和降部下曲处分别结扎十二指肠并剪断，断端用碘酊涂抹消毒。轻轻提起切断的十二指肠及胰头部，从其右侧剪开后腹膜并向胰尾方向游离至脊柱旁。

（五）游离肝

在游离胰头时已将十二指肠切断，提起胃窦部向头侧翻起，剪开肝胃韧带，根据网膜囊口，找出肝十二指肠韧带，其中有门静脉、肝动脉及胆总管，游离至十二指肠胰头处。切断肝周所有韧带，再在肝上下腔静脉周围环形切开横膈，肝即获游离。

（六）多器官整块切取

将所需肠管与供体其他肠管及肠系膜切断，分别拉向两侧。助手将双手插入肾窝，托起双肾，带输尿管的血管钳翻向上方，术者左手握住带灌注管的腹主动脉及下腔静脉，横断插管下方的动静脉，向上翻起，紧贴脊柱向上剪开与后腹壁的粘连，直至胰头上方。再从胸腔内右心耳处剪断下腔静脉及胸主动脉，左手握住向下翻，同样紧贴脊柱向下剪开，在横膈食管裂孔处，沿食管周围剥开食管，剪开全部粘连，所需的全部器官即整块切下。

（七）胆囊及肠腔清洗

将器官置于盛有低温保存液的盆中，剪开胆囊壁，吸尽胆汁，然后以低温保存液冲洗，操作时可稍加压，以便胆管一并冲洗干净，再将胆囊切除，缝合胆囊床。也可结扎胆囊壁切口，在器官修整时再做切除。肠腔内存物及细菌也会破坏肠黏膜，故也应冲洗干净。将肠管两端结扎线剪开，从近端灌入保存液，缓缓向远端挤压，将内存物排出盆外，以免污染器官，直至排出液清亮为止。

三、活体供体的器官切取

器官短缺是限制器官移植的最主要因素。亲属活体器官移植（肾脏为主）作为家庭自救的主要方式，日益成为治疗终末期器官衰竭的一种有益补充方式。目前活体亲属移植主要包括肾移植和肝移植两种。

（一）亲属活体供肾切取

亲属活体供肾切取按照手术方式的不同分为开放活体供肾切取术（open live donor nephrectomy，ODN）、腹腔镜活体供肾切取术（laparoscopic live donor nephrectomy，LDN）和手辅助腹腔镜活体供肾切取术（hand-assited laparoscopic live donor nephrectomy，HALDN）3 种术式。

1. 开放活体供肾切取术 ODN 为传统术式，优点是术式简便，不需要复杂器械，外科医生都较熟悉；安全可靠，出血等并发症发生率低且易于处理；手术时间短，热缺血时间短，供肾质量好；腹膜后入路减少了腹腔内脏器并发症的发生。但是它同时存在一定的缺点，手术需切除部分 12 肋；手术切口较长，通常为 15~20 cm；术后切口疼痛和患者恢复时间较长；切口影响形体美观等。为了保证活体供肾者的安全和使供体的生活质量受到最小的影响，通常把两者中最好的一侧肾脏留给供体。选取供肾的原则为：血管变异少的一侧；集合系统有变异的一侧；肾功能相对较差的一侧；术者熟悉和习惯的一侧。术中分离肾脏应非常仔细，尽量避免供肾损伤。同时应尽量保留供肾的动脉和静脉的长度以利于移植肾血管吻合。在阻断肾蒂后，尽量减少热缺血时间。

（1）左侧供肾切取。

1）采用右侧卧位，术前留置尿管，抬高腰桥使腰部充分伸展。常用经腰第 11 肋间切口或切除第 12 肋骨切口。

2）游离肾脏切开皮肤、皮下组织、逐层切开侧腹壁肌肉后，将腹膜返折向前推移即可见到肾脂肪囊。锐性游离肾脂肪囊，按下极、外侧、腹侧、背侧、上极、内侧顺序完成。游离至肾下极时应特别注意，以避免损伤输尿管及输尿管营养血管。直视下剪开肾脂肪囊至肾脏表面，对贯穿肾包膜的小血管用电凝止血。

3）游离输尿管在腰大肌表面及肾下极内侧寻找输尿管，多为乳白色条索状，表面有血管网并可观察到输尿管蠕动。游离输尿管约 10 cm，注意保护输尿管系膜。

4）游离肾动静脉沿输尿管向上分离至肾盂。肾脏的血管走行是静脉在前，动脉在后，在肾门内侧即可显露左肾静脉。左肾静脉游离足够长度，分别结扎切断左肾上腺静脉和精索静脉。肾静脉的后缘常存在腰升静脉，亦应予结扎切断。肾动脉位于肾静脉后上方，牵开肾静脉后或将肾脏向前翻转即可触到肾动脉。切断结扎由肾上腺动脉分离出全段肾动脉直至腹主动脉起点处。游离肾蒂血管时，肾门淋巴管应妥善结扎或电灼切断。肾蒂的解剖完成后应达到只剩下动脉、静脉和输尿管与身体相连的程度。

5）手术移植组准备后，静脉注射肝素 50 mg、呋塞米 20 mg，使肾脏内血液处于抗凝、肾脏处于泌尿状态。在髂血管交叉水平切断输尿管，远端妥善结扎，近端开放。在肾动脉起点处钳夹切断，如为多支肾动脉，应分别予以结扎切断。静脉可用 De Bakey 钳钳夹，尽量靠近内侧切断以利于吻合，切下的肾脏立即交灌注组冲洗灌注。

6）即刻用 0~4 ℃ 器官保存液进行灌注，灌注压力约 100 cmH$_2$O，灌注液应呈线状注入，表明肾动脉通畅。一般灌注 300~400 mL 保存液供肾即均匀地变成苍白，过分增加肾灌注量可引起供肾损伤。

7）肾床处理：仔细检查肾床，充分止血。牢固结扎或缝扎肾血管残端。留置负压引流。

（2）右侧供肾切取。

1）多采用左侧卧位经腰部切口，经腹正中切口，有利于肾静脉起始段的暴露。

2）游离肾血管经腹手术时应在游离肾脏前将肾门血管游离完全。于肾周筋膜外小心分离下腔静脉，可以用纱布条提起下腔静脉，在肾静脉与下腔静脉交接处小心游离直至显露完全。将游离后的肾静脉牵向头侧，在其下后方根据局部的搏动或从肾动脉跨过下腔静脉表面处可轻易找到右肾动脉，从远端或从起点逐步仔细游离。

3）游离右输尿管：与左侧相同游离肾脏。

4）游离肾脏与取左肾相似，肾脏游离也应按下极、外侧、腹侧、背侧、上极、内侧顺序进行锐性游离。注意保护输尿管营养血管。离断肾静脉时可在右肾静脉下腔静脉开口处夹一把心耳钳，将部分下腔静脉壁连同肾静脉一并切下，以保证肾静脉有足够长度以利于移植吻合。然后以血管吻合线连续缝合下腔静脉切口。如为多支肾静脉，可分别切断。

5）肾脏切除肾蒂处理及肾脏灌注均同左侧。

2. 腹腔镜活体供肾切取术　LDN 是近年来发展起来的一项微创外科技术，它与传统的开放式活体供肾摘除术相比，具有创伤小、术中出血少、术后疼痛轻、供体恢复快、住院时间短等优点，而供者围手术期并发症的发生率与开放摘取供肾无明显差异。但 LDN 受供肾热缺血时间限制，要求术者有丰富的活体取肾经验并熟练掌握腹腔镜手术技术，需要有一段较长的学习过程。LDN 的手术步骤大致如下：①斜卧位，置入腔镜，建立人工气腹。②暴露肾脏腹侧，显露游离肾动静脉。③游离输尿管和肾脏。④切断输尿管；做下腹部取肾切口。⑤切断肾动脉、肾静脉。⑥取出肾脏，尽快冷灌注。⑦缝合切口。

3. 手辅助腹腔镜活体供肾切取术　与完全腹腔镜技术相比，HALDN 有其独特的优势，可以发挥手的触觉作用，尤其便于术中寻找动脉；手指协助显露手术部位具有其他操作器械无可比拟的灵活性；术中用手指做钝性分离安全性更高；术中出血，可马上用手指压迫止血，并可方便地显露出血部位，有利于快速止血；对于处理粘连较重的部位，手指协助暴露、分离和止血的优势更为突出。手辅助腹腔镜可以降低手术并发症的发生率，并能够节省手术时间。因此，不少术者将其应用于活体供肾切取术。随着微创技术的发展，LDN/HALDN 将被越来越多的供体和移植医师所接受。

（二）亲属活体供肝切取

1989 年 7 月澳大利亚医生 Strong 施行了世界首例亲属活体肝部分移植术，起初应用于儿童肝移植。随着技术逐渐成熟，也为了解决供体器官严重短缺的局面，逐渐发展到用于成年人的肝移植。近 20 多年时间里，这一技术迅猛发展，成为肝移植领域中的有效治疗方法，远期生存率与尸体肝全肝移植术相似。活体肝部分移植术早期采用肝左叶或肝左外叶作为供肝。1996 年 5 月，香港大学玛丽医院成功采用活体肝右叶完成成人间肝移植。此后美国、西欧和日本等地的移植中心陆续开展并逐步确立右叶供肝移植为成年人–成年人间活体肝部分移植的主要术式。下面以右半肝的切取为例进行介绍。

右肋缘下斜切口向上延至剑突，入腹后进一步检查肝脏质地，以及有无包块及脂肪肝等情况，怀疑时可取供肝活检。术中超声检查肝血管的结构，特别是肝右静脉和肝中静脉的关系以及肝左肝中静脉共干汇入下腔静脉主干处的解剖。决定肝切取量后，在肝表面沿切除线做标记。

1. 不含肝中静脉的右半肝切取

（1）第一肝门的解剖：切除胆囊，胆囊管插管，行胆道造影以了解胆道情况。从肝门的右侧开始解剖，向上牵拉胆囊管，由胆总管远端向近端解剖其后壁，解剖右肝管。右肝动脉往往位于胆总管后方，仔细分离它们之间的纤维组织，向下分离直至肝固有动脉起始处。于肝右动脉的后方同法分离出门静脉右支，离断门静脉右支至尾状叶的属支。根据胆道造影结果，距离肝总管 2~3 mm 处离断右肝管。

（2）右肝周围韧带的游离及第三肝门的解剖：离断肝镰状韧带至肝静脉汇入肝上下腔静脉处，解剖肝右静脉与肝左静脉之间的薄层纤维组织。然后离断右侧冠状韧带和三角韧带，而保留左侧肝周韧带。将右叶轻轻向左上方抬起，横结肠及十二指肠向下牵拉，由下而上解剖下腔静脉与肝右叶之间的韧带和肝短静脉，直至肝右静脉。肝短静脉或肝右下静脉直径大于 0.5 cm 时，应给予保留并重建。充分游离肝右静脉。

（3）肝实质的离断：自肝右静脉的左侧，通过下腔静脉前方，从门静脉分叉内侧穿过一根宽约 1.5 cm 的橡皮条，以备在断离下腔静脉前方的肝组织时向前轻提肝脏，防止损伤下腔静脉，同时上抬肝脏提供良好的暴露。在切肝时使用全频超声乳化吸引刀（CUSA），可在不阻断入肝血流情况下按肝切除线切除肝脏。先用电刀沿预切线切开肝包膜，再以 CUSA 边切割、边吸引，使肝内结构骨骼化。助手用双极电凝凝固肝断面的出血点，并用剥离剪轻压一侧肝断面，以暴露手术视野。肝切面直径 5 mm 以上的管道应保留。在离断肝实质的过程中，如果发现较大的汇流入肝中静脉的属支，可用大钛夹钳将供肝侧暂时控制后切断，留待在修肝台上整形。如果直径超过 0.5 cm 时，通常要进行重建，重建时常用的间置血管种类有大隐静脉、用新鲜的尸肝或经血管保存液保存的尸肝血管、肠系膜血管等。当有需要重建的肝中静脉属支时，首先在修肝台上将间置血管缝合于需要重建的 V 和Ⅷ段静脉。有时需要重建 1 支静脉，有时需要同时重建 2 支。

2. 含肝中静脉的右半肝切取　右半肝切除时，肝中静脉所辖的右前叶部分静脉回流障碍，导致不同程度的淤血。淤血会导致移植物的功能性体积减小，是否进行重建应综合考虑肝静脉系统的解剖、术前受者状态和估计的移植物体积等情况。肝右叶周围韧带的游离、第一肝门及第三肝门的解剖同不含肝中静脉右半肝的切除术。肝实质的离断：一旦沿切除线切除时遇到肝 V 段静脉，沿肝 V 段静脉进行解剖至与肝 IVb 段静脉汇入处，然后离断肝 IVb 段静脉，保留肝中静脉于移植物中。沿肝中静脉走行分离肝实质，遇到 IVa 段静脉切断，必要时予以重建。其余部分同不含肝中静脉右半肝的切除。

3. 灌注技术　首先准备好以下物品：无菌冰块和 4 ℃ 保存的 UW 液 2 000~3 000 mL，无菌盆内放入冰块和适量生理盐水，然后覆盖 2 层无菌塑料袋，向塑料袋内放入 1 000 mL 左右 4 ℃ 生理盐水。准备好 UW 液灌注系统，排好空气以备用。应完全排尽所有空气以防移植物空气栓塞和灌注不良。将供肝放入盆内，于门静脉入口用 6~0 Prolene 线做 8 字缝合但不打结，导管插入门静脉内后提紧缝线，充分灌注。如果门静脉有 2 个单独开口，应准备 2 套灌注系统。用 5~10 mL UW 液灌注胆道，不进行肝动脉的灌注，以防肝动脉内膜的损害导致术后动脉血栓形成。测量各血管和胆管的直径及称重后，取出第 1 层塑料袋丢弃，将供肝置于新鲜 4 ℃ UW 液的塑料袋内送至受者手术间备用。

四、自体移植相关器官的切取

自体移植指供、受者为同一个体，移植后不引起排斥反应。若将移植物移到原来的解剖位置，称为原位移植；若移植到另一部位，则称异位移植。目前应用较为成熟的包括自体肝和肾移植。自体肝移植的主要步骤包括：构造肝脏三维图形，直观显示病变部位的分布，甚至计算出病变部位占整个肝脏的比例；全分离（切取全肝）或者半分离（肝脏仍有部分血管与人体相连）肝脏；切除病变部位；再将剩余的肝移植回人体。手术操作相对复杂。自体肾移植的肾脏切取和亲属活体肾脏的切取技术类似，可采取开放式或者腹腔镜技术。

（田晓辉　薛武军）

第三节　器官的保存与运输

器官保存（organ preservation）是指使供移植用的器官在离体无血供状态下保持活力的措施。器官移植必须移植活的器官，因此，供移植用的器官，从切离供体体内之时起直到其主要血管与受者血管接通期间，始终保持着完整的解剖结构和活性是移植成功的一个前提。目前临床常用的器官保存方法是静态低温保存和低温机械灌注保存。器官运输（organ transport）是器官捐献和移植改革中的重要部分，有效的器官运输可以缩短器官的冷却血时间，提高器官的利用率，并减少器官移植的相关并发症。2016 年 5 月 6 日，国家卫生和计划生育委员会、公安部、交通运输部、中国民用航空局、中国铁路总公司、中国红十字会总会等联合印发了《关于建立人体捐献器官转运绿色通道的通知》（以下简称《通知》），决定建立人体捐献器官转运绿色通道。《通知》

明确了各方职责，目的是确保捐献人体器官转运流程的通畅，将因器官转运环节对器官移植患者的质量安全影响降低到最低程度。

一、器官保存原则

器官保存的原则是低温、避免细胞肿胀、预防生化损伤。尽管低温和冷缺血保存可以延缓细胞的死亡，但这一过程一开始就造成器官的损害，产生一系列组织形态、生理和超微结构的改变，包括细胞水肿、细胞间隙水肿、细胞内酸化、再灌注损伤、钙超载、血管内皮损伤和能量缺乏。器官离体后，氧供的停止可以引发由超氧离子、自由基和一氧化氮的分子以及一系列前凋亡事件介导的细胞与组织的降解，造成细胞水肿、组织能量缺乏、细胞结构破坏、血管腔隙和组织间隙的平衡作用以及组织对酸中毒的缓冲作用消失，使离体待移植的器官失去正常的生理功能。

二、器官保存方法

目前公认器官获取后理想的保存方式应满足以下条件：①能逆转器官在供体死亡时和进行器官获取期间经受的持续性损伤。②提供活力检测途径。③延长安全保存时间。④改善移植物功能质量。1967 年 Belzer 等发明了一种带有脉冲泵的仪器，利用冻存的携氧的血浆，在低温（6~10 ℃）、低压条件下能灌注和保存肾脏 72 h。两年后，Collins 提出了器官静态低温保存方法，该方法简便、经济，并能保存器官达到 30 h，使得机器灌注技术研究的热度骤降。随着肾移植技术的不断成熟，器官移植疗效得到了稳步的提升，使得越来越多的终末期器官衰竭患者愿意接受器官移植手术以提高生存率、改善生存质量。器官短缺成为制约器官移植发展的首要原因。日益严峻的供需矛盾迫使移植专家不断扩大供体器官来源，包括 DCD 供体、老龄供体等边缘性供体越来越多地被使用。边缘性供体器官被认为会带来更高的原发性移植物无功能（primary graft nonfunction，PNF）和移植物功能延迟恢复（delayed graft function，DGF）的发生率。边缘性供体的广泛使用对保存技术提出了新的要求，传统的静态低温保存技术已无法满足临床的需要，低温机械灌注技术再次回到了移植专家的视野。

1. 传统静态低温保存　器官移植的先驱 Carrel 在 20 世纪初的开创性研究表明，离体的器官可以用含氧无血溶液进行灌洗保存，此发现促使科学家研究低温灌洗器官保存。传统静态低温保存适用范围广、简便、经济。一般情况下，器官温度下降至 0~10 ℃时，器官代谢率减至 5%~10%，故低温保存可抑制器官损伤，而保存液的构成能减轻细胞水肿。但采用静态低温保存会使器官经历热缺血、冷缺血、手术植入期间的复温和再灌注的连续过程，在此期间含氧血流停止，氧气、辅助因子和营养物质供给终止，而代谢废物开始堆积，ATP 耗竭导致电解质跨细胞梯度丧失，游离钙的内流，磷脂酶类活化，最终造成细胞的肿胀和溶解。随着供体器官选择标准的放宽，低温保存法的保存极限也不断受到挑战，器官保存时间仍以小时计算。近年来灌注保存尤其是低温机器灌注保存越来越受到重视。

2. 低温机器灌注保存　肾脏体外机器灌注技术是指应用离心泵或滚轴泵持续给离体肾脏灌注肾脏保存液的技术。器官获取后，通过肾动脉将肾脏与灌注器连接，保持管道系统的密封。灌注液的循环由一个灌注泵提供连续或者脉冲式动力驱动。持续的灌注能给肾脏提供含氧或者不含氧的营养物质，同时清除缺血过程中的有毒代谢产物和自由基，从而提高肾脏的保存质量及延长保存时间。根据工作温度的不同，机器灌注可分为低温机器灌注和常温机器灌注两种技术。因我国肾脏低温机器灌注应用最为广泛，本部分着重介绍肾脏低温机器灌注。

（1）低温机械灌注的优点：①低温机器灌注保存可以降低离体器官代谢水平，从而减少组织对氧气和 ATP 的消耗。②灌注泵可以使保存液在器官血管中不断循环，可以为组织提供营养成分，而且可以不断带走组织中产生的氧自由基和其他有毒的代谢产物，减轻器官的冷缺血损伤。③机器灌注可以减轻血管痉挛。④机器灌注可以检测灌注流量和阻力指数等指标，可以为评估供肾质量提供重要依据。⑤应用机器灌注还便于在机器灌注液中加入一些有助于改善器官质量的药物，减轻器官的缺血损伤，促进组织修复。⑥机器灌注可以保留冷缺血过程中，器官血管中的血流动力学刺激，对移植后器官血管生理功能的恢复有重要意义。⑦能更加彻底地清除血小板、粒细胞、单核细胞等血液残存成分并疏通微小血管，改善微循环等作用。

（2）机器灌注在边缘供体（expanded criteria donor，ECD）器官保存中的应用：近年来，由于供体短缺矛盾日益突出，所以越来越多的边缘供体器官被临床采用。这些边缘供体器官的质量较差，很容易受到冷缺血损伤的影响，术后 PNF 和 DGF 发生率很高；并且由于 DGF 同急性排斥密切相关，会降低长期的移植物存活率。多项研究表明，在这些边缘供体器官保存中应用机器灌注保存，与单纯冷保存相比，可以显著降低术后 PNF 和 DGF 的发生率，改善长期的移植物存活率。

（3）低温机器灌注改善供体器官质量的机制：低温机器灌注可以改善离体器官冷保存的效果，已被多项临床试验所证实，然而其具体机制还未完全阐明。其可能的机制包括脉冲式的机器灌注可以促进血管内皮细胞表达血管保护性的基因，如 Kruppel 样因子 2（KLF2），它可以通过抑制前炎症因子释放，抑制先天性免疫系统活化，从而保护血管内皮细胞。此外，KLF2 也可以促进内皮细胞分泌一氧化氮（NO）等血管扩张因子和血管内皮细胞抗血栓形成因子的表达，减少微循环血栓的形成。

（4）低温机器灌注和静态冷保存比较：有许多研究比较了低温机器灌注和静态冷保存的疗效。早期的研究表明，两种方法保存供体器官，移植后 DGF 和移植物长期存活率无显著性差异。但是值得注意的是，这些研究多数是回顾性的研究，并没有对可能的混淆因素进行校正。2003 年，Wight 报道了一项系统性回顾分析研究，结果表明应用低温机器灌注保存与静态冷保存相比，可以降低术后 20% 的 DGF 发生率。Schold 等分析了美国器官共享联合网络（UNOS）中登记的数据，结果显示机器灌注的使用降低了术后 DGF 的发生率，并促进了 ECD 的应用，然而该研究并没有显示低温机器灌注提高长期移植物存活率的效果。Matsuoka 报道，机器灌注有助于降低术后 DGF 发生率，减少住院总体费用，具有更佳的经济效应比。Moers 报道了一项前瞻性多中心随机对照研究，比较机器灌注和静态冷保存的疗效。该研究纳入 336 对连续的脑死亡供肾，其中一侧肾脏用机器灌注保存，另一侧肾脏应用静态冷保存，对患者追踪随访 1 年以上。结果显示，与静态冷保存相比，低温机器灌注可以显著降低术后 DGF 的风险，DGF 发生率分别为 26.5% 和 20.8%。在术后 1 年的移植肾存活率方面，低温机器灌注也优于静态冷保存，前者为 94%，而后者为 90%。

（5）目前常用的低温灌注器：低温机械灌注技术在肾移植中的应用已经日渐成熟，目前市面上已有多款商业化的肾脏灌注器。包括在欧洲广泛应用的 Life Port 肾灌注器（Organ Recovery System 公司，芝加哥和布鲁塞尔），美国的 RM3 肾灌注器（Waters Medical System 公司，美国伯明翰），以及荷兰 Kidney Assist 肾灌注器（Organ Assist 公司，荷兰格罗宁根）。Life Port 肾灌注器是便携式无监控系统的机械灌注系统，应用 KPS-1 保存液灌注一个肾脏。RM3 肾灌注器则是非便携式，能在监控模式下同时灌注两个肾脏。

（6）Life Port 肾灌注器：是我国应用最为广泛的便携式简单监控系统的机械灌注机器，适用于我国公民逝世后器官捐献（China donation after citizen's death，CDCD）供肾的体外灌注和保存，尤其是需要长时间运输、心脏死亡器官捐献（DCD）、高龄、高血压和糖尿病史、有心肺复苏和低血压过程、肾功损害、缺血时间长等边缘性供肾及获取过程中灌注不良等 DGF 高危因素捐献者的供肾。对于 Life Port 肾灌注器简单介绍如下。①灌注液：即机械灌注液 KPS-1，又叫 UW-G。它是目前公认的规范而标准的肾脏机械灌注液，很多灌注液都从它发展而来，包括 UW 液。KPS-1 相比 UW 液多加了葡萄糖、甘露醇、核糖及 HEPES 缓冲液，但少了大量棉子糖及乳糖酸盐、硫酸盐，用腺嘌呤代替了 UW 液中的腺苷。与 UW 液一样，KPS-1 亦以 5% 羟乙基淀粉作为胶体，用别嘌醇及谷胱甘肽减少脏器损伤，用磷酸盐抑制组织酸化，但其含有与 UW 液不同浓度的钠盐和钾盐。②灌注压力：对于来源于不同供体的肾脏，Life Port 的推荐灌注压力有一定区别，正常情况下 Life Port 的灌注压力为 30~35 mmHg，对于高血压脑出血、心肺复苏史、急性肾损伤的供体可以提高灌注压力，采用灌注压为 35~40 mmHg。研究表明在高血压供体的供肾，提高灌注压力后阻力通常有不同程度的降低，流量有不同程度的升高；儿童供肾体外机械灌注经验有限，对于供体年龄>5 岁、体重>15 kg、供肾长径>6 cm，考虑单肾移植者，可采用 Life Port 灌注，方法类似成人，推荐灌注压力为 25~30 mmHg，避免高灌注损伤；对于供体年龄<5 岁、体重<15 kg、供肾长径<6 cm，采用整块双供肾移植者，利用腹主动脉作为双肾灌注的共同通道进行体外机械灌注，Life Port 的推荐灌注压力为 20~30 mmHg，可以分别阻断单侧肾动脉观察另一侧肾脏机械灌注的参数。③灌注参数：一般认为阻力指数<0.3 mmHg/（mL·min），灌注流量>100 mL/min，肾脏质量良好；阻力指数<0.4 mmHg/（mL·min），灌注流量>80 mL/min，可用于移植；阻力指数在 0.4~0.6 mmHg/（mL·min）之间，灌注流量在 50~80 mL/min，需结合临床资料综合判断，来确定供肾质量，决定是否移植；阻力指数>0.6 mmHg/（mL·min），灌注流量<50 mL/min，建议舍弃供肾，但需结合捐献者临床及器官获取和灌注情况。

三、器官保存液的组分和保存时间

1. 威斯康星大学（UW）保存液　UW 保存液（University of Wisconsin solution）是美国威斯康星大学 Belzer 及其小组人员研制的一种新型保存液，其主要成分包括：

①渗透压由无代谢活性的惰性成分来维持，如乳糖酸和木棉糖。②加入了一种胶体成分，羟乙基淀粉（HES）。③加入氧自由基清除剂，如谷胱甘肽、别嘌醇等。应用 UW 液对器官进行冷保存，获得了良好的近期和远期疗效。动物实验表明，UW 液最长可以有效保存肾脏 72 h。然而 UW 液也存在一些缺点，如 UW 液具有较高的黏滞度，会延长灌注的时间；UW 液中钾离子浓度较高，容易导致血管收缩等。尽管存在以上不足，UW 液仍然是目前国际上应用最广的器官保存液。

2. 组氨酸-色氨酸-酮戊二酸（HTK）保存液　1980 年，德国的 Bretschneider 开发了 HTK 液，HTK 液原来是用于心脏手术中的心肌保存液，但后来研究表明其对腹部实体器官保存也有良好的疗效。HTK 液的成分特点是，应用组氨酸作为缓冲剂，用色氨酸作为细胞膜稳定剂，用酮戊二酸作为无氧代谢时使用的能量物质。HTK 液与 UW 液相比，黏滞度较低，可以改善微循环灌注效果；在器官灌注时应用 HTK 液所需的灌注压较低，但所需的容量较大。欧洲在 20 世纪 90 年代进行过一项多中心的随机前瞻性对照研究，比较 HTK 液和 UW 液的近期和远期疗效；结果发现两组术后移植肾功能恢复延迟（DGF）发生率无显著差异，术后 3 年的移植肾存活率也相当。其他一些研究也表明，在冷缺血时间不超过 24 h 的情况下，这两种器官保存液的疗效是相当的。然而，最近一项多中心回顾性研究中，Stewart 等分析了美国 UNOS 的数据，比较在尸体肾移植中 HTK 液和 UW 液的疗效，结果显示 HTK 液保存供肾，会增加 20% 移植肾失功的风险。同一小组的研究也表明，在肝脏和胰腺灌注和保存中应用 UW 液的疗效优于 HTK 液。在药物经济学方面，同等容积的 HTK 液要比 UW 液便宜，但是应用 HTK 灌注需要更多的容量。一项单中心研究表明，应用 HTK 液总体成本要低于 UW 液，虽然应用 HTK 液的总容量要多于 UW 液。

3. Celsior 保存液　1994 年，Celsior 成功开发了 Celsior 保存液，这种保存液最早应用于心脏移植，它的特点是综合了 UW 液的高渗性疗效（乳糖酸盐和甘露醇）和 HTK 液的缓冲能力（组氨酸）。在心脏移植中，Celsior 保存液取得了良好的疗效，并逐渐扩展到应用于腹部实体器官保存。一些欧洲的移植中心比较了 Celsior 液和 UW 液的疗效，结果显示两种保存液灌注的器官，移植后 DGF 发生率和移植肾存活率是相近的。

4. 高渗枸橼酸盐嘌呤液（HC-A 保存液）　自 1979 年 12 月应用于肾脏移植以来，已在我国广泛使用。其组分为枸橼酸钾、枸橼酸钠、硫酸镁、甘露醇、6-氨基腺嘌呤磷酸盐、注射用水。它是由我国第二军医大学长征医院自主研发的肾脏保存液。国内的许多移植中心比较了 HC-A 保存液和 UW 液的疗效，结果提示两种保存液在移植后 DGF 发生率和移植肾的急性排斥反应发生率接近，但 HC-A 保存液价格明显低于 UW 液。本保存液可保存人离体肾 24 h，动物离体肾 72 h。

四、器官转运

2010 年，卫生部在研究国际标准和相关政策基础上，根据我国国情，制定了《中国人体器官分配与共享基本原则和肝脏与肾脏移植核心政策》（卫医管发〔2010〕113 号）。并据此研发了中国人体器官分配与共享系统，负责将捐献器官按公平、公正、公开原则分配，已于 2011 年 3 月试运行，目前包括全国范围内所有器官获取组织（169

家器官移植医院、心脏死亡捐献器官移植资质及试点医院）。2012 年 7 月，为进一步规范人体器官获取与分配工作，卫生部与红十字会总会共同起草《中国人体器官获取与分配管理办法（试行）》（征求意见稿），在征求各方意见后提交卫生部人体器官移植技术临床应用委员会讨论制定。2013 年 8 月 21 日，国家卫生和计划生育委员会公布《人体捐献器官获取与分配管理规定（试行）》，从 2013 年 9 月 1 日起，捐献器官必须通过器官分配系统进行分配，以技术手段最大限度排除人为干预，确保器官捐献移植透明、公正、可溯源。该规定出台也意味着器官移植中最为关键的环节——器官的获取与分配在我国将有明确法规可依。这一系列的政策、条例出台颁布，使得器官运输也要适应这一主流。各移植医院和器官获取组织（Organ Procurement Organization，OPO）要建立并遵循一套行为指南，以确保器官获取与移植手术在同一医疗机构的同一手术区域进行时，正确的器官能够被移植到正确的受者体内。经过全国人大代表陈静瑜，原卫生部副部长、中国人体器官捐献与移植委员会主任黄洁夫等的多年申请提议，2016 年 5 月 6 日，国家卫生和计划生育委员会、公安部、交通运输部、中国民用航空局、中国铁路总公司、中国红十字会总会联合印发《关于建立人体捐献器官转运绿色通道的通知》（以下简称《通知》），决定建立人体捐献器官转运绿色通道。人体捐献器官转运绿色通道是指人体器官获取组织获取人体捐献器官后，为缩短器官运输时间，在保障安全的前提下采取的快速、有序的人体捐献器官转运措施。主要包括优先通过收费公路收费站、优先办理登机、协调承运人体捐献器官的航班优先起飞等一系列快速通关的措施，《通知》为此明确了包括卫生计生部门、公安部门、交通部门、民航部门、铁路部门、红十字会等在内的职责所在和多方参与的协调机制。

（一）交接、确认

器官在离开捐献者手术室，到达潜在受者手术室后，开始进行器官移植手术前，要分别由器官获取团队或移植团队中的一名工作人员进行核对，以确保正确的器官准备移植给正确的受者，并将这一确认结果记录在案。

（二）运输器材

用于器官保存与运输的外部容器只能采用一次性使用的装运箱、冷藏箱或机械灌注保存装置。一次性使用的装运箱或冷藏箱要达到以下标准：①一次性使用的装运箱不能重复使用。只有当冷藏箱被妥善清洁、消毒，同时前次使用的所有标签被完全清除后，才能够复用。②一次性使用装运箱内要有一个绝热容器，容器壁达到 5 cm 厚度；或使用等效的耐热性容器；或一次性使用的装运箱或冷藏箱本体能达到等效要求。③绝热容器或冷藏箱内部要采用一个密闭的塑料衬垫包住冷却物质。这一衬垫必须要妥善固定同时防漏。④容器内或冷藏箱内应当含有足够的冷却物质以在正常的运输条件下保护器官。⑤一次性使用装运箱的材料要采用塑料瓦楞或波纹纸板，同时应涂有防水物质，装运箱或冷藏箱要求至少能够提供 90 kg 以上的爆破强度。

（三）机械灌注保存装置（Life Port 肾灌注器）的使用规范

当采用机械灌注保存装置运输器官的时候，盛有器官的容器必须标明器官的类型和血型。运输前，确保冰块和电源充足，机器设计时可确保电池运行 24 h。当电池和冰块只能维持 2 h 时，机器会发出警报。在运输时，固定好机器，再次检查机器外盖是否盖密。在运输过程中保持推车的稳定，保持机器垂直放置在推车上，防止泄漏或漏气。如果是用汽车运输，汽车安全带可以固定机器。航空运输开始之前，应确保运程中电量、冰量充足。勿把仪器连接于商用飞机内的外部电源，飞行中仪器勿连接数据传导设备。在运送到移植点前，肾脏一直都在机器内灌注。在这段时间内，需要做以下操作。①准备无菌环境和冷藏条件：肾脏需在无菌低温（4 ℃左右）条件下储存。②监测肾脏：压力、流速、脉管阻力和温度可反映肾脏在灌注过程中的情况。③检测灌注：在无菌状态下灌注肾脏，通过针孔检测灌注气体、电解质、相关物质的水平。④准备备用电源和冰块：在更换电池时可以插上电源保证机器的正常运行。储冰盒的冰块融化，机器温度上升时，可用备用冰块。到移植医院后，机器被放在手推车上推进移植手术室内。按照医院的流程将机器移进手术室安放在无菌台上，无菌台安放位置要方便移出肾脏和充电。一旦供肾被移出机器，就可以关闭机器电源，运送回始发地。在机械灌注保存装置复用之前，必须将上次使用的所有标识全部清除干净。

（四）器官运输前、后的信息确认

每一个 OPO 或器官获取医疗机构必须建立并执行一个行为指南，来进行器官、血管、组织配型材料和血液包装标签信息准确性的验证。这一验证必须要由进行包装、标记和记录人员以外的员工来进行。验证的时间为器官、血管、组织配型材料或血液离开发出机构前。接受器官的移植医疗机构在器官到达后也要进行相同的准确性认证，要由移植团队的人员完成此次认证并将确认结果记录在案。

最终未能使用的器官、血管或组织配型材料，由最终接收的医疗机构负责销毁并汇报至人体器官捐献管理中心。

附件 1　各有关部门人体捐献器官转运绿色通道 24 h 应急电话

附件 2　移植中心器官接收确认书模板

附件 3　人体器官运输专用标志

（丁晨光　薛武军）

参考文献

［1］中华医学会器官移植分会．中国心脏死亡器官捐献工作指南．2 版．中华器官移植杂志，2011，32（12）：756-758.

［2］国家卫生和计划生育委员会脑损伤质控评价中心．脑死亡判定标准与技术规范（成人质控版）．中华移植杂志（电子版），2015，9（1）：13-17.

［3］GABREL M. DANOVITCH. Handbook of kidney transplantation. 4th edition. Lippncott Willams & Wilkins，2003.

［4］夏穗生，陈中华，曾凡军，等．临床移植医学．杭州：浙江科学技术出版社，1999.

［5］高振利，石炳毅，等．现代活体肾移植．北京：人民卫生出版社，2008.

［6］黄洁夫，严律南，沈中阳，等．中国肝移植手册．Philadelphia：Lippincott Williams &Wilkins，2007.

［7］ ZHANG L, ZENG L, GAO X, et al. Transformation of organ donation in China. Transpl Int. , 2015, 28 （4）: 410-415.

［8］ DOMINGUEZ-GIL B, DURANTEAU J, MATEOS A, et al. Uncontrolled donation after circulatory death: European practices and recommendations for the development and optimization of an effective programme. Transpl Int. , 2016, 29 （8）: 842-859.

［9］ NYBERG SL, MATAS AJ, ROGERS M, et al. Donor Scoring System for Cadaveric Renal Transplantation. American Journal of Transplantation, 2001, 1 （2）: 162-170.

［10］ HEILMAN RL, MATHUR A, SMITH ML, et al. Increasing the Utilization of Kidneys from Unconventional and Higher Risk Deceased Donors. Am J Transplant, 2016, 16 （11）: 3086-3092.

［11］ PERICO NC, DARIO, SAYEGH, et al. Delayed graft function in kidney transplantation. The Lancet, 2004, 364 （13）: 1814-1827.

［12］ RANDHAWA P. Role of donor kidney biopsies in renal transplantation. Transplantation, 2001, 71 （10）: 1361-1365.

［13］ REMUZZI G GJ, RUGGENENTI P, BEATINI M, et al. Early experience with dual kidney transplantation in adults using expanded donor criteria. Double Kidney Transplant Group （DKG）. J Am Soc Nephrol, 1999, 10 （12）: 2591-2598.

［14］ JOCHMANS I, O'CALLAGHAN JM, PIRENNE J, et al. Hypothermic machine perfusion of kidneys retrieved from standard and high-risk donors. Transpl Int. , 2015, 28 （6）: 665-676.

［15］ YAO L, ZHOU H, WANG Y, et al. Hypothermic Machine Perfusion in DCD Kidney Transplantation: A Single Center Experience. Urol Int. , 2016, 96 （2）: 148-151.

附件1　各有关部门人体捐献器官转运绿色通道24 h应急电话

单位	具体负责部门	24 h应急联系电话
国家卫生健康委员会	中国器官移植发展基金会	400-6686-836
交通运输部	交通运输部路网监测与应急处置中心	010-65292200
中国民用航空局	民航局运行监控中心	010-64012907
中国红十字会总会	中国人体器官捐献管理中心	010-65236997
铁路总公司	铁路总公司运输局	12306

附件2 移植中心器官接收确认书模板

接收单位：××××医院

联系电话：×××××××　　　　通信邮箱：××××@××.com

器官移植中心负责人：×××

联系电话：×××××××　　　　通信邮箱：××××@×××.com

兹证明××××××××医院于201×年×月×日×时×分接受××××医院通过中国人体器官分配与共享计算机系统进行器官匹配后所分配的1个×型血某器官（××××），用于本中心等待名单上的移植等待者××××（××××××××，××证，××××××××××××），并申明保证以下：

1. 遵守国务院第491号令《人体器官移植条例》及其他相关法律法规，严格遵守国家器官分配政策。

2. 如因特殊原因，上述器官（段）最终未能用于上述器官移植等待者时，将立即通知器官获取组织，双方依据相关规定，进行器官再分配或做合适处理。

3. 移植术后72 h内将接受者移除等待名单，并在双方协定的时间内向器官获取组织反馈接收者病史资料及术后恢复情况。

××××医院（签章）

（中心负责人/主治医生签名或单位盖章）

××××医院

联系人：×××

联系电话：××××××××××

通信邮箱：××××@××.com

附件3　人体器官运输专用标志

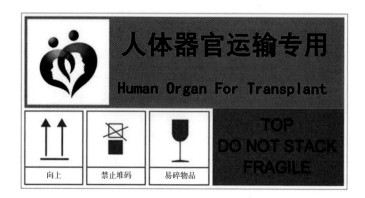

第六章 影像学在器官移植中的应用

第一节 X线在器官移植中的应用

一、X线在肝移植中的应用

肝移植指经手术切取健康肝来取代不可逆性功能衰竭肝脏以治愈终末期肝病的有效手段。随着新的免疫抑制剂和长效保存液的应用，以及为解决供肝短缺和儿童肝移植而出现的活体部分肝移植，我国临床肝移植获得了巨大进展。肝脏内管道系统复杂，包括肝动脉、门静脉、肝静脉三套血管系统和胆管系统，准确详尽评估对肝移植术前适应证的评判、手术方案的制订及降低术后并发症至关重要。影像学是肝移植围手术期评估的重要检查手段，特别是随着近年来高端影像设备及先进应用软件的迅猛发展，影像学在器官移植临床中发挥的辅助作用也不断提高。影像学检查手段主要包括X线、超声、CT、MRI和核医学。X线是最基本的影像学检查方法，虽然提供信息有限，但由于其廉价、快捷的优势在肝移植围手术期评估中仍有重要地位。

（一）X线对肝移植术前的评估

1. X线对肝移植供体术前的评估　尸体供肝，通常不做特别检查。如有腹部受伤，需评估肝脏有无挫伤。亲属或自愿供肝者，放射影像学检查是必需的。为排除肺部感染或占位性病变及腹部结石等病变，常进行常规X线胸部和腹部平片检查。在术前取供肝或修整供肝时，进行胆道造影，可了解供肝左右肝管汇合部解剖关系，决定供肝分离的适合与否，还能在手术后有胆道并发症时起到对比、分析的作用。

2. X线对肝移植受体术前的评估

（1）普通X线：肝受体的术前常规X线检查可确定有无肺内感染、腹部结石，并可确定儿童的骨龄。

（2）X线造影：X线造影是评估胆道系统的常用影像检查手段。在儿童肝移植患者中，先天性胆道闭锁是最常见的原因，胆道造影能清楚显示胆管树的形态和变异、狭窄或闭锁部位，为制订手术方案提供详细的解剖依据。肝内胆管结石患者行肝移植术的适应证需要依据胆道造影结果。终末期胆汁性失代偿性肝硬变和肝功能衰竭者；伴胆管炎反复发作的胆汁性代偿性肝硬变或非肝硬变患者，当存在肝内胆管结石散在分布于双侧肝内胆管且难以经肝切除术、胆总管空肠吻合术及胆道镜取石术得到清除时；以及怀疑硬化性胆管炎者，以往多行经皮肝穿刺胆道造影诊断（图 6-1），但目前随着 CT 胆道造影剂 MRCP 的开展，这一有创检查手段已不作为首选。

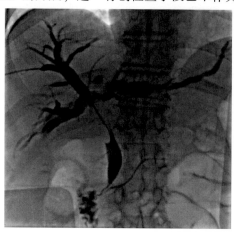

图 6-1　硬化性胆管炎肝移植受体术前胆道造影。经皮肝穿胆道造影清晰显示肝内外胆管扩张、走行及管腔内充盈缺损，并可一站式行置管术

（3）DSA：DSA 可显示肝动脉、门静脉、下腔静脉和肝静脉解剖变异及管腔通畅情况；一个详尽的血管网图可以使外科医生更容易地制订手术方案并能降低术后供者及受者发生并发症的概率。DSA 对肝癌肝内转移和小肝癌诊断的敏感性和特异性高于其他检查。选择性肝动脉造影时肝癌表现为肿瘤不均匀的结节状或团块状染色和肿瘤血管粗细长短不一的包球状（图 6-2）。DSA 常在怀疑有门静脉系统病变时使用，如门静脉海绵状变性或门静脉腔内血栓形成者。此类患者需行间接门静脉造影或直接门静脉造影，了解门静脉闭塞部位及侧支血管开放情况。对于怀疑有下腔静脉病变的患者，如 Budd-Chiari 综合征，需行下腔静脉造影，同时检查肝静脉通畅情况。

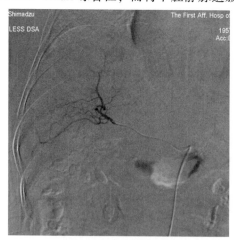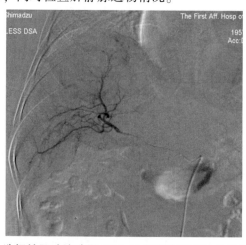

图 6-2　肝细胞肝癌移植受体术前 DSA 评估。选择性肝动脉造影 DSA 图像能清晰显示患者的肝动脉解剖及肿瘤供血动脉，延迟摄影显示肿瘤抱球征

（二）X 线对肝移植术后的评估

1. X 线对肝移植术后血管并发症的评估　DSA 是诊断肝移植术后肝动脉并发症的金标准，它能够明确显示出狭窄或闭塞的部位、程度、侧支循环的状况。间接门静脉造影可一定程度反映门静脉通畅情况，直接门静脉造影可清晰显示狭窄及充盈缺损，还可以测定狭窄两端压力。DSA 也是显示肝静脉、下腔静脉解剖及其病变的金标准，可以清晰、准确地显示狭窄、闭塞的部位和程度，而且可结合介入技术及时进行治疗。但该检查是有创的检查方法，尤其对于刚进行过复杂手术的患者往往是不适宜的，故一般不宜作为首选检查方法。

2. X 线对肝移植术后胆道并发症的评估　原位肝移植是治疗终末期肝病最有效的技术手段，胆管并发症是术后最常见、最棘手的问题之一。T 管造影具有操作简单的优点，可以随时了解胆管吻合口通畅情况、肝内外胆管变化情况，诊断胆管并发症，确定拔管时间（图 6-3）。肝移植术后 T 管造影是诊断胆管并发症最直接、最可靠的金标准，简便易行、准确可靠，比 B 超、MRCP、ERCP、CT 等诊断方法有更高的灵敏度、特异性和使用价值，对患者的预后和进一步的治疗工作有着十分重要的意义。

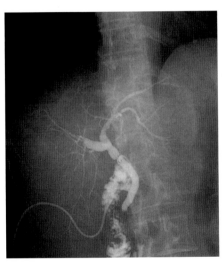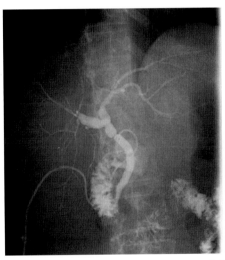

图 6-3　肝移植术后 T 管造影。经留置 T 管 X 线造影清晰显示胆管吻合口通畅，肝内外胆管显影良好

T 管造影能发现的胆管并发症包括早期胆汁淤积症、胆管吻合口胆瘘、胆管吻合口狭窄、胆管内结石胆泥形成、肝外胆管吻合后过长等。移植术后的胆道狭窄根据病变部位不同，可分为吻合口狭窄和非吻合口狭窄。非吻合口狭窄胆管狭窄从肝门区胆管开始，逐渐向肝内胆管蔓延，肝门区胆管结合部为狭窄高发部位；合并肝动脉狭窄者胆管狭窄的发生多在肝移植术后 1 年内，肝内胆管狭窄并扩张常见，胆管壁僵直呈串珠样改变；不合并肝动脉狭窄者，免疫性损伤为胆管狭窄的主要致病因素。肝内胆管以弥漫性狭窄为常见征象；当患者合并慢性排斥反应时，肝内胆管树可见局限性或弥漫性消失表现。吻合口狭窄胆总管狭窄部位以上肝内、外胆管扩张为主要表现，肝门区及肝内胆管狭窄均少见，早期狭窄与手术技术有关，晚期狭窄与局部缺血、纤维瘢

痕形成等因素有关。对于吻合口狭窄患者的治疗，可利用内窥镜逆行性胆胰管造影术、胆汁外引流或球囊扩张，必要时植入胆道内支架，疗效均较好。若效果不佳，最后可行胆肠吻合术。非吻合口狭窄患者，可先行介入治疗，疗效一般较差，部分需要再次肝移植。X线胆管造影可根据胆管扩张的部位和形态判断是哪种类型的胆管狭窄，对选择合适的治疗方案至关重要。

3. X线对肝移植术后其他并发症的评估 肝移植患者由于原有的基础肝脏疾病，导致全身营养状况差，加之手术的创伤，移植后大剂量糖皮质激素、各种免疫抑制剂的广泛应用，导致患者机体免疫功能明显受到抑制，容易引起真菌感染和双重感染。呼吸系统与外界直接交通，最容易遭受环境中微生物的侵袭。肺部感染是肝移植术后最常见的肝外并发症。移植术后早期出现胸腔积液是正常表现。X线平片是评估肺部炎症和疗效观察的最基本手段，还能观察术后胸腔积液的变化情况（图6-4）。床旁胸部X线检查更适于刚经历过大手术活动不便的患者，是肝移植术后早期的常规监护手段，对其呼吸系统并发症的诊断和治疗有重要价值。

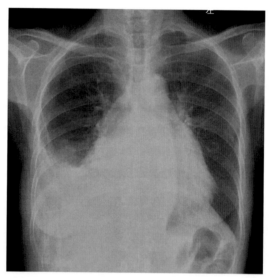

图6-4 肝移植术后胸部平片。胸部平片显示右侧胸腔积液，心包积液

4. X线在肝移植术后并发症治疗中的应用 DSA不只是肝移植术前、术后评估的方法，也是用于治疗肝移植术后血管及胆道并发症的手段。经皮腔内血管成形术，即在X线引导下采用导管技术进行血管狭窄或闭塞性病变扩张或再通。经皮腔内血管成形术主要包括球囊血管成形术、激光血管成形术、高频电流消除血管阻塞以及粥样斑块切割导管法等。肝移植术后血管并发症主要包括肝动脉血栓、肝动脉狭窄、假性动脉瘤、肝静脉流出道梗阻等。DSA引导下的针对性微创治疗，包括肝动脉支架植入术、经皮肝动脉球囊成形术、肝动脉局部溶栓术；肝移植术后早期肝动脉缺血是引起胆道并发症的重要原因，早期成功的肝动脉介入治疗有助于减少胆道并发症、改善患者的预后。门静脉并发症较少见，主要包括门静脉狭窄和门静脉血栓形成；介入治疗手段包括经颈静脉肝内和经皮经肝穿刺门静脉行门静脉溶栓治疗、门静脉球囊扩张及内支

架植入术。肝脏移植术后下腔静脉并发症首选介入治疗，包括经皮球囊扩张成形术及置入支架。胆道狭窄的介入手段主要为经皮肝穿刺球囊扩张术，对多次扩张仍狭窄者，可经十二指肠镜球囊扩张，并永久放置金属支架。肝移植术后肝静脉流出道梗阻是移植技术导致的凶险性并发症，介入方法无法纠正，再次移植手术治疗是必需的。

二、X线在肾移植中的应用

肾移植是目前治疗终末期肾病的一种重要方法，随着肾移植外科技术的不断发展，全球肾移植例数不断增加，影像学检查在术前筛选和术后监测的作用与日俱增，主要检查手段包括X线、超声、CT、MRI和核医学。X线是最基本的影像学检查方法，包括普通平片、尿路造影和数字减影血管造影（DSA），在肾移植术前及术后评估具有一定的应用价值。

（一）X线对肾移植术前的评估

1.X线对肾移植供体术前的评估

（1）普通X线：肾供体的术前常规X线检查包括胸部平片和腹部平片检查，可初步筛查胸部有无感染、占位性病变，腹部有无阳性结石。

（2）X线造影检查：X线造影是评估泌尿系的常用影像学检查手段。对于肾移植供体，X线造影常用尿路造影和DSA检查，分别用以检查尿路情况、肾动脉及静脉情况。尿路造影主要观察肾盏、肾盂、输尿管及膀胱的内腔情况。包括静脉肾盂造影及逆行肾盂造影，两种检查方法引入对比剂的途径不同，用以显示不同的结构。静脉肾盂造影不仅可用以显示尿路系统肾盏、肾盂、输尿管、膀胱，还可显示肾实质，肾实质多于静脉注入对比剂1 min后显影，肾盏多于注入对比剂2~3 min开始显影，15~30 min显影最佳，肾盂最佳显影时间是注入对比剂后15~30 min，输尿管在注入对比剂25~30 min后显影（图6-5）。逆行肾盂造影可显示肾盏、肾盂、输尿管、膀胱，但不可显示肾实质。DSA检查是将导管置入腹主动脉或肾动脉内，并注射对比剂，可显示肾动脉、肾实质和肾静脉，是术前供体肾血管评价的金标准，能够准确显示肾动脉细小分支，了解肾动脉变异、分支情况。正常肾动脉管径由粗变细，边缘光滑，无局限性狭窄、粗细不均等表现。肾动脉的起始多来自腹主动脉，也有少数起自腹主动脉分支；肾动脉的支数变异多在1~4根之间。术前准确了解肾动脉解剖可减少手术危险性及对肾脏的损害。DSA也可准确判断肾动脉有无狭窄和肾实质占位性病变，对供肾的处理具有指导意义。由于DSA是有创性检查，费用高，存在一定风险，且对肾静脉数量及属支走向的检出敏感率较低，近些年来，随着CT和MRI技术的不断发展，对于肾移植患者DSA检查已逐渐被取代。

2.X线对肾移植受体术前的评估

（1）普通X线：肾移植受体的术前常规X线检查包括胸部平片和腹部平片检查，可初步筛查胸部有无感染、占位性病变，腹部有无阳性结石。

（2）X线造影检查：由于肾移植受体一般肾功能严重受损甚至完全丧失，静脉尿路造影、逆行肾盂造影及DSA在肾移植受体术前检查中无应用价值。

（二）X线对肾移植术后的评估

1.X线对肾移植术后血管并发症的评估　肾移植术后血管并发症主要包括移植肾

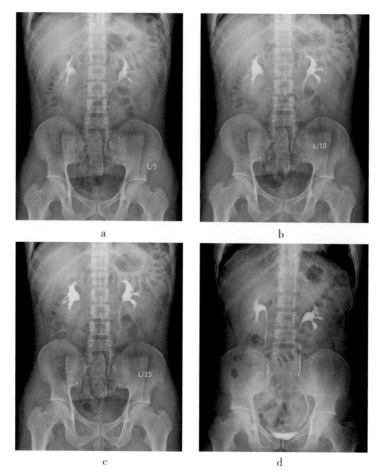

图 6-5　肾移植供体术前静脉肾盂造影。图 a~d 分别为静脉注入对比剂 5 min、10 min、15 min 及 25 min 后摄片，静脉肾盂造影显示无异常

血管狭窄、动静脉瘘。移植肾的肾动脉狭窄发生率为 1%~10%，常发生于肾移植术后 6 个月左右，临床表现主要是顽固性血压升高和移植肾区血管杂音，引起肾脏灌注减少、肾功能受损，最终可致移植肾功能完全丧失，早期诊断十分重要。DSA 是移植肾血管并发症的诊断金标准，可明确移植肾动脉狭窄或闭塞的部位、程度，也可动态观察移植肾动静脉瘘情况。但该检查是有创的检查方法，尤其不适用于刚进行过复杂手术的患者，故一般不宜作为首选检查方法，临床常选用 CT 检查进行诊断。

2. X 线对肾移植术后输尿管并发症的评估　肾移植术后输尿管并发症包括尿瘘、输尿管梗阻及输尿管反流等。肾移植术后输尿管梗阻发生率为 2.4%~16.6%，常见原因是吻合口狭窄、输尿管结石、凝血块堵塞等。静脉肾盂造影可显示输尿管梗阻以及尿瘘情况。逆行肾盂造影可动态显示输尿管反流情况。

3. X 线肾移植术后胸部并发症的评估　由于肾移植患者机体创伤，抵抗力下降，以及长期服用免疫抑制剂等，极易并发肺部感染，是造成肾移植受者死亡的主要原因之一，其致病菌有肺炎球菌、真菌、结核杆菌、金黄色葡萄球菌及病毒等，肾移植患者肺部感染在胸部平片上可有多种表现。X 线平片是评估肺部炎症和疗效观察的最基本手段，还能观察术后胸腔积液的变化情况（图 6-6）。床旁胸部 X 线检查更适于术后活动不便患者，是肾移植术后常规监护手段，对呼吸系统并发症的诊断和疗效评估具有重要的应用价值。不同致病菌引起的肺部感染在胸部平片上可有多种表现，肺炎链球菌多引起大叶性肺炎，X 线表现为一个肺叶或肺段的实变，金黄色葡萄球菌感染的 X 线多表现有空洞和液平，真菌感染的 X 线多表现为双肺散在多发粟粒样、结节样高密度影。

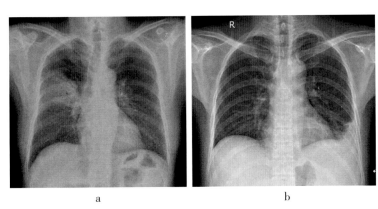

图 6-6　肾移植术后胸部平片。图 a 显示右上肺大叶性肺炎；图 b 显示左侧胸腔积液

4. X 线在肾移植术后并发症治疗中的应用　DSA 不只是肾移植手术前后评估的方法，也是用于治疗肾移植术后血管并发症的重要手段。经皮腔内血管成形术是在 X 线引导下采用导管技术进行血管狭窄或闭塞性病变扩张或再通，其创伤性小、治疗效果显著，是移植肾动脉狭窄的首选治疗方法。移植肾动脉狭窄的球囊扩张成形术及支架留置术可以有效恢复移植肾动脉血流，并发症少，出现再次狭窄可以重复治疗，从而保留移植肾，避免二次手术。肾移植术后假性动脉瘤是较少见的并发症，X 线引导下的介入腔内治疗亦可作为肾移植术后假性动脉瘤治疗手段。

（岳松伟　柴亚茹）

第二节　超声在器官移植中的应用

一、超声在肝脏移植中的应用

（一）超声检查在肝移植术前的应用价值

肝移植术前超声检查的目的重点在于排除有无绝对禁忌证及相对禁忌证。

超声检查可以从以下几个方面对肝移植受体术前进行评估，以帮助术前制订详细的手术方案。

1. 肝实质　判断肝内有无占位性病变及其性质，病灶大小、数目及部位，病灶对肝脏血管、胆管等有无侵犯等。

2. 肝动脉 重点了解肝动脉起源有无变异、恶性肿瘤是否侵犯肝动脉及侵犯的范围。

3. 肝静脉 重点观察肝静脉引流区域、汇入下腔静脉的方式及有无副右肝静脉及其管径。了解恶性肿瘤是否侵犯肝静脉及下腔静脉,有无肝静脉及下腔静脉癌栓。

4. 门静脉 重点了解门静脉分支及其供血区域,对肝硬化患者,重点观察门静脉主干及其分支有无血栓、癌栓,有无恶性肿瘤直接侵犯,侧支循环血管开放部位、程度以及门静脉血流动力学状况。门静脉栓子形成虽然不是原位肝脏移植的绝对禁忌证,但当门静脉栓子形成后会产生丰富的门体侧支循环回流,术前需明确,否则将会对肝脏移植和移植物存活的技术成功不利,并影响到移植肝脏的植入。

5. 肝内外胆管 胆道系统有无发育变异及其对肝移植手术方式可能产生的影响,胆管有无扩张及引起胆管扩张的病因,恶性肿瘤是否侵犯胆管及其部位、范围和肝外胆管的长度等。显示胆道系统以 MRCP 为金标准。

6. 肝外组织、器官 对肝脏良性病变患者,只需重点检查上腹部;而对肝脏恶性肿瘤患者,检查则应扩大到全腹部甚至全身,以评估有无肝外侵犯及其他部位的转移。

(二)超声检查在肝移植术中的应用价值

术中的影像学手段主要是术中超声。术中超声由于采用高频超声因而具有较高的频率能发现术前可能难以显示的门静脉栓子,且可无创地反映移植肝的血流动力学状态,因此在肝脏移植手术中,它可以帮助外科医生了解手术血管的情况,发现并及时处理手术中可能出现的问题,所以它在肝移植的手术中发挥着很重要的作用。

术中超声在全肝移植术中的作用主要表现在以下几个方面。

(1)在术前检查若发现受体不同程度的血管并发症,术中可进一步评价。比如门静脉栓子,于病肝切除前可利用术中超声明确门静脉栓子的部位及范围,为外科医生提供准确的信息。

(2)手术中血管吻合完成之后,利用术中多普勒超声观察吻合的血管,测量吻合血管的管径,测量血流参数,如血流速度、阻力指数等。

(3)对于存在大量分流的患者,术中在多普勒超声的监测下结扎分流静脉,对照结扎前后的门静脉血流速度,估计有效血流量。

(4)模拟关腹后行肝静脉、肝动脉、门静脉的多普勒超声检查:观察流速及频谱形态的变化。

肝脏血管的通畅是肝移植手术成功的标志之一。肝移植的血管重建后,在吻合口近端可以显示肝动脉、门静脉及肝静脉的彩色血流信号,并获取频谱。

正常的肝动脉频谱显示动脉的阻力指数(RI)介于 0.5~0.8 之间,且平均流速不低于 25 cm/s。如果肝动脉频谱近端阻力指数降低,频谱形态圆钝,则表明肝内动脉血流减少,提示吻合口狭窄。有文献报道,由于肝外肝动脉的扭曲,导致吻合口处血栓形成,术中超声显示肝内动脉彩色血流信号消失,取栓后肝动脉血流信号恢复,肝动脉血流频谱正常。

正常门静脉平均流速(45.11±16.15)cm/s,术中超声可以直接通过血流频谱获得门静脉的血流速度,以判断肝脏的血供情况。通常造成门静脉血流量减少的原因有:①门静脉血流量通过侧支分流至腔静脉系统,术中超声能直接观察到暂时阻断侧支血管后的门静脉血流变化,并确认是否需要结扎侧支血管,结扎后再次行术中超声检查,门静脉血流明显增加。一般情况下,结扎后门静脉血流速度能较结扎前增加 20% ~ 30%。②门静脉血栓形成,术中超声能显示血栓部位及长度,为取栓提供依据。③吻合口狭窄,术中超声能显示吻合口管径,并通过彩色多普勒显示门静脉血流信号,狭窄处呈花色血流信号,频谱多普勒获取吻合处及吻合口近端的血流速度,吻合口处流速明显增加,吻合口近端流速明显降低则提示吻合口狭窄。④肝脏流出道梗阻,其超声表现为下腔静脉肝后段明显变细,其直径不足 0.3 mm,血流速度加快达 200 cm/s 以上。

正常肝静脉的频谱形态为双相或者三相波,如果术中超声探测到的肝静脉频谱为平直的单相波,需注意排除有无肝静脉流出道部分梗阻,部分病例同时可发现肝静脉流速小于 10 cm/s,门静脉流速降低或者出现离肝血流。

(三)超声检查在肝移植术后的应用价值

超声作为一种无创、便捷的检查手段,在肝脏移植术后发挥了很大作用。其中普通灰阶超声主要用于评价肝脏实质的改变及了解肝脏周围的情况,彩色多普勒超声主要用于了解血管及血流情况,超声造影检查可以显示肝脏实质的灌注情况,增强对血管的显像等,增强超声医生的诊断信心。

肝移植受体术后并发症超声的检查方法与正常肝脏检查方法无异,虽然肝脏的扫查可以采取剑突下途径、肋缘下途径、经右肋间途径、经上腹部途径,但由于受手术后引流管、切口及敷料的影响,肋缘下扫查较为困难,通常多采用肋间途径进行检查。同时由于术后早期患者常不能配合呼吸,部分患者术后仍在使用呼吸机,使得检查更为困难。因此,肝移植术后的早期检查最好由经验丰富者操作。

1. 肝移植术后超声观察的内容

(1)肝动脉:重点了解肝动脉吻合口及肝动脉分支通常情况,以判断有无吻合口狭窄,有无肝动脉栓塞;多普勒超声还可以了解肝动脉的血流情况参数,如收缩期峰值血流速度、舒张期血流速度、阻力指数、搏动指数、加速时间等。

(2)肝静脉及下腔静脉:重点了解下腔静脉、肝静脉及其属支是否通畅,评估肝静脉引流区域是否有淤血;多普勒超声还可以了解肝静脉及下腔静脉的血流情况,包括血流是否通畅、血流方向、血流速度、血流相性等。CT 及 MRI 重点观察肝静脉及其属支强化程度,以评估肝静脉引流是否通畅,如果发现肝静脉异常,同时观察相应引流区肝实质回声或密度或信号有无异常。

(3)门静脉:重点了解有无门静脉栓塞,吻合口狭窄,侧支循环血管开放与术前比较;多普勒超声可以了解门静脉的血流情况,包括门静脉血流方向、血流速度、血流量评估等,发现门静脉异常时应评估肝实质血流灌注情况。

(4)胆道:重点了解胆道系统常见并发症,包括胆汁漏、胆道梗阻、胆汁瘤、胆泥与结石、黏液囊肿、胆管炎、胆道出血、胆管扭曲等,尸体肝移植术后胆道系统并发症相对多见,其中胆汁漏和胆道梗阻是最为常见的两类胆道并发症。对胆道系统的显示,可以用超声来筛查,MRI 有较高的准确性。

（5）肝实质：术后早期，重点了解肝实质回声或密度有无异常，以评价有无肝脏缺血、淤血；对恶性肿瘤患者，术后随访中应重点观察有无肿瘤复发、局部侵犯及远处转移。

（6）肝内淋巴淤滞：肝移植手术后，肝内淋巴循环动力异常、淋巴回流障碍，致肝内淋巴淤滞。

（7）肝外组织：器官、腹腔及腹膜后淋巴结增生等。

（8）肝周积液：腹腔积血、腹腔积液及腹腔脓肿等。

超声造影多在灰阶超声和多普勒超声不能明确诊断时采用，可增加对肝脏血管的通畅情况和肝脏实质的灌注情况了解。目前使用的造影剂为Sonovue，采用肘正中静脉团注。剂量通常为1.2~2.4 mL，需要注意的是，由于术后早期患者的血液循环处于高动力循环状态，在应急到达肝脏的时间会有一定的提前。对于不同的目的观察的重点有所差异，对于血管通畅情况的观察要兼顾肝门部血管吻合区域和肝内情况；对于肝脏的灌注情况的观察扫查范围需要覆盖整个肝脏。

超声检查时间：可在术中即进行检查，术后当天进行检查，每日进行1~2次检查，以尽可能获得充分的资料并及时了解移植肝的血流情况，1~2周后逐渐延长检查间隔，也有报道建议在术后第1天、4天、7天、3个月及1年时复查。具体的检查时间应根据患者的临床表现及实验室资料决定。

2. 肝移植术后正常肝动脉走行及阻力指数　肝移植术后正常肝动脉的走行与门静脉一致，位于门静脉的左前方。肝动脉的超声检查应从肝门部开始，再检查右肝动脉及左肝动脉，如果行肝动脉搭桥术，还应检查肝动脉在腹腔干或者主动脉处的吻合口情况。在灰阶图像上有时可以观察到肝动脉的搏动；在彩色多普勒图像上，肝动脉位于门静脉的左前方，色彩较门静脉明亮，管径较门静脉细；频谱多普勒可探及特征性搏动性动脉频谱，收缩期上升陡直，加速时间<80 ms，RI 0.5~0.7；超声造影时正常肝动脉先于门静脉显影，管径均匀，走行平滑，且可见其在肝内的分支。增强CT及MRI可在动脉期清晰显示肝动脉及肝内分支。病例1：原位肝移植后正常的肝动脉（图6-7）。

肝移植术后的肝动脉阻力指数（RI）介于0.5~0.7之间，但在术后早期有可能超过这个范围。肝动脉阻力指数和最大流速可以受到肝动脉的吻合口形式不同而有所差异。肝移植术后早期还可出现一过性肝动脉阻力指数增高，可能与肝动脉的痉挛有关，这种情况下可以通过使用硝苯地平来缓解动脉的痉挛，或者通过观察，一般72 h后肝动脉阻力指数会自行下降。因此，原位肝移植术后动脉阻力指数的范围可以较大，对于超出常规正常范围的患者了解肝动脉吻合方式（行肝动脉-肝动脉端端吻合及肝动脉-腹主动脉端侧吻合口的肝动脉频谱，后者肝动脉的阻力指数相对高），还需密切动态观察。病例2：肝移植术后早期的肝动脉阻力指数可超出正常的范围（图6-8）。病例3：患经典原位肝移植术后第1天复查超声（图6-9）。

尽管随着彩色多普勒仪器的不断发展，仪器的分辨能力越来越高，但由于少数病例肝动脉细小，常规多普勒超声仍然难以显示血流信号，此时可以用超声造影来显示肝动脉管腔的通畅性。超声造影是借助造影剂来显示肝动脉管腔，由于超声造影剂是

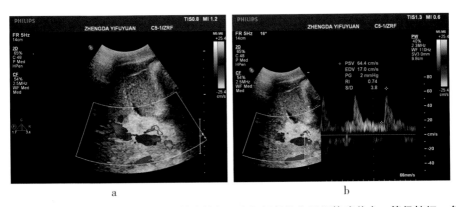

图 6-7　a. 彩色多普勒显示肝动脉与门静脉伴行，在肝门部位位于门静脉前方，管径较细，色彩较
　　　　明亮；b. 频谱多普勒肝门部及肝内肝动脉频谱，加速时间小于 0.08 s，阻力指数为 0.5~
　　　　0.7

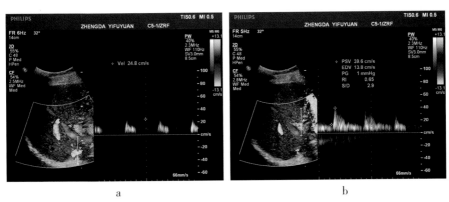

图 6-8　a. 肝移植术后 10 h，患者一般情况可，AST、ALT 未见明显增高，肝动脉频谱示阻力指数
　　　　等于 1；b. 第 2 天复查彩超，肝动脉频谱示阻力指数为 0.76

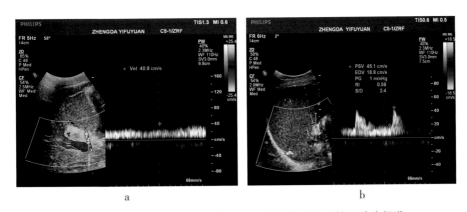

图 6-9　a. 肝门部门静脉频谱；b. 肝门部门静脉处的肝动脉频谱

极好的血池显示剂，可以非常敏感地显示全身大中血管的管腔，如移植的肝动脉。所
以尽管目前用超声造影来显示移植肝动脉的研究还不多，但已有的研究显示超声造影

对没有栓塞的肝动脉显示敏感性为98%~100%。超声造影剂目前使用的是Sonovue，根据使用的仪器及造影剂推入的部位来决定使用剂量，通常对于肝动脉的显示0.3~0.5 mL已经足够。虽然超声造影剂对肝动脉的通畅性评估的敏感性及特异性均非常高，但是被肠道气体遮盖的部分如肝固有动脉起始及肝总动脉仍然难以显示。

3. 肝移植术后肝动脉并发症　肝动脉并发症包括肝动脉栓塞，肝动脉狭窄及肝动脉假性动脉瘤等，以及继发性的肝实质梗死、肝脓肿及多种胆道并发症如胆道缺血、胆道狭窄、胆道梗阻、胆汁瘤等。肝动脉并发症是肝移植术后最严重的并发症之一，发生率为5%~15%，肝动脉并发症是影响移植受体功能的主要原因之一，病死率高达20%~60%，临床表现多种多样，常表现为血清转氨酶突然升高，其他表现有胆汁流出量减少、胆汁性状变化、凝血酶原时间持续延长、胆红素水平升高等。因此，加强术后早期检查与诊断，尤其是应用床旁彩色多普勒超声筛查是十分重要的。

（1）肝动脉栓塞：肝动脉栓塞（hepatic artery thrombosis，HAT）是肝移植后最严重的血管并发症，多发生在术后早期尤其是术后前6周，主要发病诱因包括吻合口技术水平、先前发生肝动脉狭窄、吻合血管过长、血管内膜损伤、移植物排斥等。文献报道其发病率为2.5%~6.8%，但是死亡率高达20%~50%，并常需要再次移植。肝动脉栓塞的表现根据发生时间的不同而有所差别，较早的肝动脉栓塞发生后在术后1周内超声表现为肝动脉走行区不能探及肝动脉血流，同时实验室检查ALT、AST及血胆红素明显升高，这类患者一般通过手术取栓；较晚的肝动脉栓塞发生在1周以后，超声表现除不能显示正常的肝动脉以外，还可见胆道并发症、肝脏梗死、肝脓肿形成等继发征象，这类患者的预后通常不佳。因此，彩色多普勒及频谱多普勒都显示肝动脉内无血流信号，要高度怀疑肝动脉栓塞。有学者曾描述过HAT形成综合征表现：首先是舒张期血流消失，然后收缩期流速降低，最后血流信号全消失。但须注意排除假阳性结果，如仪器血流不够敏感或仪器调节不当，检查方法不正确、早期一过性动脉痉挛、移植动脉太细小等，必要时可采用超声造影帮助诊断。文献报道，超声诊断肝动脉栓塞的敏感性及特异性分别为54%~92%及64%~88%，近年来随着仪器分辨能力的提高、检查者经验的不断积累，常规多普勒超声对肝动脉血流的显示率明显提高，假阳性明显降低，但是仍然有个别病例的肝动脉血流无法显示。Hom BK对72例肝脏移植术的检查结果显示，常规多普勒超声对肝动脉血流的显示率为436/444次，仅8例未显现血流，8例中2例为肝动脉栓塞且均被DSA及手术证实并实施了二次肝移植，6例为假阳性。目前，文献认为超声造影显示肝动脉的能力则为98%~100%，HAT超声造影的直接表现是肝动脉在造影后动脉期不显影，并可能出现继发改变，如胆道扩张及管壁缺血、胆管瘤、肝脏梗死、肝脏脓肿等。除此之外，超声造影能够明显缩短肝动脉检查所需时间，减少DSA的检查。

病例4：患者背驮式肝移植术后第1天常规超声检查未探及肝动脉。随即行超声造影检查，诊断为肝动脉栓塞。急诊手术证实为肝动脉吻合口处血栓形成，取栓术后肝动脉血流恢复，肝实质及胆道未出现缺乏动脉血供导致的并发症（图6-10）。

彩色多普勒超声是肝脏移植术后筛查肝动脉栓塞最常用的方法，也非常有效，既往彩超诊断肝动脉栓塞的敏感性及特异性分别为54%~92%及64%~88%，近年来随着

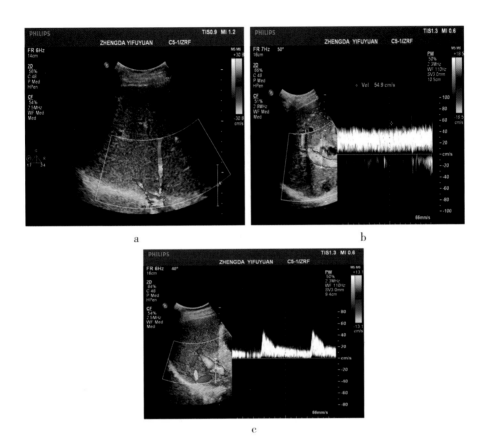

图 6-10　a. 彩色多普勒显示有肝静脉血流通畅；b. 频谱多普勒显示肝门部门静脉血流
通畅；c. 肝动脉取栓术后，肝动脉清晰显示，探及正常肝动脉频谱

仪器分辨能力的提高、检查者检验的不断积累，常规多普勒超声对肝动脉血流的显示率进一步提高，达到90%以上。因此，一旦彩超无法探及肝动脉血流，要高度怀疑肝动脉栓塞。进一步证实的方法包括血管造影、增强CT及MRI，近年来开始用于临床的超声造影也被认为有很高的准确性。移植肝肝动脉栓塞一旦确诊，需立即治疗，包括取栓手术、肝动脉重建等，部分患者需要二次肝脏移植。

病例5：患者经典肝移植术后第18天，超声检查提示肝动脉栓塞、局部肝实质梗死伴腹腔血肿（图6-11）。

移植肝肝动脉栓塞的直接后果之一就是移植肝肝实质梗死，由于肝脏具有肝动脉及门静脉双重血供，当肝动脉栓塞、门静脉通畅时，发现的肝脏实质梗死通常形态不规则。虽然彩色多普勒仪器已经不断发展，分辨能力也越来越高。但是二维超声及多普勒超声对于梗死的诊断仍然无能为力，通常二维超声仅能显示肝脏实质的局限性不均匀甚至无任何异常表现。超声造影则可借助造影剂来显示肝实质的微循环及灌注情况，因而清晰勾勒出肝脏梗死的部位及范围。

（2）肝动脉狭窄：肝动脉狭窄是肝移植术后最常见的血管并发症，文献报道其发病率为1.48%~6.2%。多数发生在术后早期，但也可在术后数年才发生。多数发生在

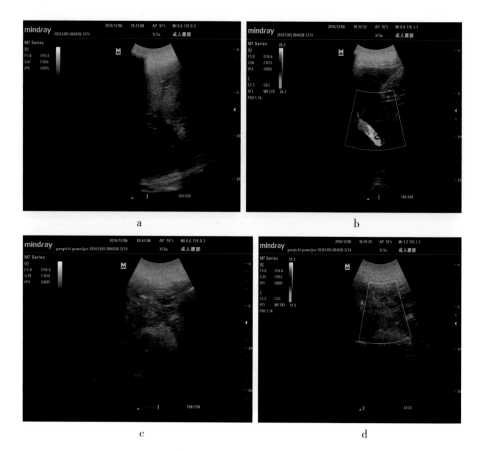

图6-11　a. 二维超声显示移植肝实质回声欠均匀；b. 彩色多普勒图像显示门静脉血流
　　　　通畅，其周边未见肝动脉信号显示；c. 二维超声下腹腔可及不规则不均质回声
　　　　区；d. 彩色多普勒图像显示腹腔内不规则不均质回声区未见明显血流信号

吻合口处，由于吻合口缺血、内膜的损伤、钳夹伤、冷冻保存损伤及排斥等多种原因所致。严重的狭窄将导致与肝动脉栓塞一样的结果如胆道缺血、移植物失去功能或肝衰竭。多普勒超声发现肝内动脉小慢波（Tardus Parvus）改变即 RI 小于 0.5，加速时间大于 0.08 s 可高度提示肝动脉狭窄，由于肠道气体遮盖及移植肝动脉的迂曲，超声通常难以直接显示狭窄部位。超声造影则可更好地显示肝动脉主干及可能的狭窄部位或者显示肝动脉周围的侧支循环，但也有学者研究了小慢波及超声造影对肝动脉狭窄的诊断价值，认为小慢波是一个筛查 HAS 的极好指标，超声造影对 HAS 诊断价值有限基本等同于彩超。肝动脉狭窄的治疗可采用多种方法，包括观察、手术、支架、腔内血管成形等，支架术后局部血流显示较为困难，此时肝动脉的多普勒波形及支架后肝动脉的观察非常重要，通常应该看到恢复到正常的波形：锐利的上升波、正常的血流速度及正常的阻力指数。移植后肝动脉吻合口狭窄的 CTA 或 MRA 显示肝动脉吻合口局限性狭窄。

　　病例 6：患者，男，原发疾病为肝硬化合并肝癌，术式为经典原位肝移植术。术后3 个月出现黄疸，复查超声（图 6-12）。

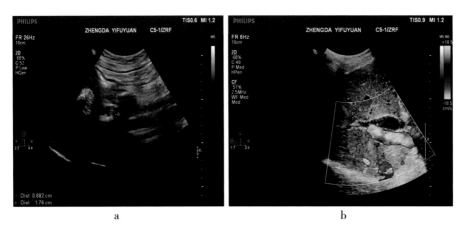

图 6-12　a. 二维超声显示肝门部胆管内呈稍强回声的胆泥及结石；b. 彩色多普勒
　　　　显示肝门部胆管增宽

　　超声检查发现肝内及肝外胆管扩张，提示肝动脉远端狭窄。移植肝肝动脉狭窄的临床表现多种多样，常有胆管并发症、移植物失去功能等，是一个慢性过程。当频谱多普勒超声显示肝内动脉加速时间延长、阻力指数降低等，要考虑肝动脉狭窄的诊断，进一步的检查包括超声造影、增强 CT、MRI 血管成像及血管造影。超声发现胆道并发症时，也需要排除肝动脉狭窄的可能。严重的肝动脉狭窄需要行经皮腔内球囊扩张成形术，以避免继发并发症致移植物失去功能。

　　（3）肝动脉扭曲：较常见，通常不引起移植物功能异常，如果扭曲严重则依然可能引起扭曲远端血供下降或缺血，此时需要相应处理，超声造影对扭曲的肝动脉显示较二维超声及多普勒超声更加明确。

　　（4）肝动脉假性动脉瘤：文献报道发生率为 0.3%～1.2%，通常发现在吻合口，可伴真菌感染，偶尔会发生在肝内或介入治疗后。肝内的假性动脉瘤破裂可形成肝动脉门静脉瘘或肝动脉胆管瘘并继发门静脉高压、胆血症、休克或死亡，后果严重，死亡率可达 70%。因此一旦发生常常需要立即介入治疗或外科干预，包括手术切除及血管重建、再次移植、影像引导下瘤体内凝血酶注射等。超声检查者用二维超声发现肝动脉走行区域出现无回声团块，用彩色多普勒血流及频谱多普勒了解团块性质，彩色多普勒显示无回声团块内杂乱血流信号，而频谱多普勒则在团块内探及紊乱的动脉血流频谱，肝内可出现小慢波改变。需要鉴别的征象包括血肿、胆漏、门静脉瘤、十二指肠憩室、胰腺假性囊肿等。超声造影有助于了解肝动脉主干及吻合口情况。

　　4. 肝移植术后门静脉并发症　门静脉并发症包括门静脉栓塞（portal vein thrombosis，PVT）、门静脉狭窄及门静脉瘤，门静脉栓塞及门静脉狭窄的发生率为 1%～2%，门静脉瘤极少见。由于肝移植术后门静脉的正常血供是维持移植物存活的必备条件，故术后对门静脉的监测是非常重要的。术后一旦移植肝出现 PVT 或严重的门静脉狭窄，可发生原发性移植肝无功能、内脏出血、胆漏、腹水、脾大等，需进行手术或介入治疗，包括血栓切除术、重新吻合或再次移植。引起门静脉栓塞的可能原因有术前门静脉病变或门静脉手术历史、门静脉吻合时成角、血管过长、高凝状态、门静脉血流速度减慢或淤滞、术后大量腹水长期使用利尿剂等。

（1）正常门静脉：肝移植术后正常门静脉的声像图表现为管径均匀，管腔内无异常回声充填，血液充盈好，血流单向向肝，频谱较平直，一般流速不低于 20 cm/s。在供肝与受体门静脉管径相差较大时，吻合口处常可见门静脉相对狭窄。

（2）门静脉栓塞：门静脉栓塞的超声表现如下。二维超声表现为门静脉管径可正常或增粗，门静脉主干或分支内看见部分或全部等回声或弱回声充填。多普勒超声显示部分栓塞时局部血流束变窄，流速加快；完全栓塞时局部无血流信号，栓塞管腔周围有时可见侧支循环形成，肝动脉增粗流速加快。有研究表明门静脉血流双向是 PVT 即将形成的信号，完全性的门静脉栓塞在造影后门静脉管腔内无造影剂充填。

病例7：患者经典原位肝移植术后第2天超声检查（图6-13）。

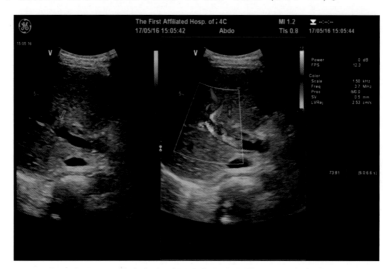

图6-13　二维图像显示门静脉右支可及稍弱回声充填，彩色多普勒示血流充盈缺损

肝移植术后门静脉血栓可以出现在门静脉的任何部位，通常以门静脉主干较为常见，但是也可只出现在分支部分，如本例患者仅在门静脉左支内发现血栓。因此对于肝移植术后门静脉的观察除了主干以外，对于右侧及左侧分支应该尽可能观察，避免遗漏。对于门静脉分支内部分小范围的血栓，需要密切观察了解其是否继续发展，同时采取适当的溶栓治疗。超声造影可以有效地判断门静脉血栓的大小、范围，同时排除癌栓的可能。因为血栓在注射造影剂后是负显影或者不显影，而癌栓因存在肿瘤动脉供血则会出现动脉期不同程度的增强。鉴别栓子的不同性质对于临床是非常重要的。门静脉血栓在 CT、MR 增强扫描表现为门脉管腔内软组织密度或信号充盈缺损。发现门静脉栓塞时应评估血管腔阻塞的程度，肝实质血流灌注有无异常，有无肝实质坏死等。

（3）门静脉狭窄：超声可在吻合口处常见较强回声的环，局部的血流也常出现紊乱。目前较认可的门静脉狭窄超声诊断标准是：局部狭窄达到 2.5 mm，狭窄处血流混叠且流速增高，狭窄处流速大于 150 cm/s 或与狭窄前比例大于 4 : 1，并可出现门静脉高压综合征如脾脏增大、腹水、侧支循环形成。超声造影对门静脉并发症诊断作用主要是帮助部分困难患者清楚显示门静脉管腔。门静脉狭窄的治疗手段包括经皮球囊扩张及支架安置。

病例8：患者原位肝移植后13个月，常规超声复查，患者肝功能正常，临床表现无特殊（图6-14）。

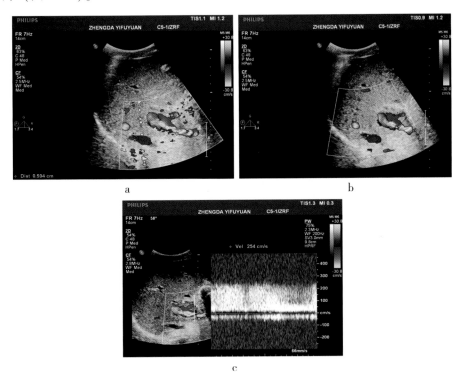

图6-14　a. 二维超声显示门静脉吻合口，门静脉吻合口内径5.9cm，远端局部膨大内径约1.3cm；b. 彩色多普勒显示吻合口及其远端管腔内花色血流；c. 频谱多普勒显示门静脉血流明显增快

由于供受体门静脉管径不匹配非常常见，所以肝移植术后门静脉吻合口相对狭窄常见，通常不引起门静脉血流动力学紊乱，无肝功能异常。因此，在肝移植术后超声检查过程中发现门静脉狭窄后要从上述几个方面进行判断，必要时还需要结合临床表现及实验室检查资料来综合判断。有些情况下，当门静脉狭窄程度较重或门静脉吻合口存在扭曲时，二维超声对于管径的判断显得比较困难，如本例患者在二维超声时显示管腔几乎闭塞。超声造影可以较好地显示吻合口处的管径，帮助判断狭窄的程度及范围；可以采用的方法包括二维超声造影及三维超声造影，可以采用的技术包括低机械指数实时造影、爆破后再观察、微血管成像等。对于诊断明确且有临床症状的门静脉狭窄患者应积极治疗，治疗手段包括经皮球囊扩张及支架管安置等。

（4）门静脉瘤：门静脉瘤是非常少见的，通常与先天血管异常或门静脉高压有关。超声的表现是膨胀的门静脉呈瘤样。

5. 肝移植术后肝静脉及下腔静脉并发症

（1）正常肝静脉、下腔静脉：肝静脉和下腔静脉是移植肝脏的流出道，任何原因引起的部分或完全梗阻将可能导致移植物回流不畅及肝功能损害甚至失去功能，因此术后流出道的观察也很重要。需观察的结构除了肝静脉外，更需注意肝静脉汇入下腔静脉处血流状况。对于下腔静脉的观察，依据肝移植的手术方式不同而有不同的观察重点，下腔静脉的情况根据术式的不同而有所区别，经典原位肝移植术后，下腔静脉有肝上和肝下两处吻合口；而背驮式肝移植术后只有肝上腔静脉一处吻合口，有时能探及旷置的供体的下腔静脉，由于是盲端，内有时可见血栓形成。

在灰阶图像上，肝静脉管壁薄，管腔内无回声；彩色多普勒声像图上，肝静脉管腔内充满离肝血流信号；由于肝静脉受呼吸及心动周期的影响较大，频谱多普勒显示肝静脉频谱为三相或者双相。

病例9：患者原位肝移植后正常肝静脉（图6-15）。

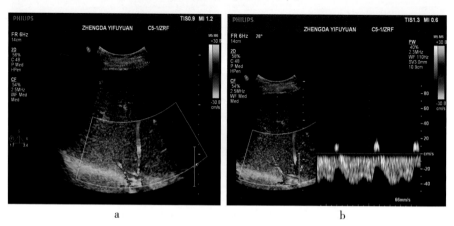

a   b

图6-15   a. 二维超声图像可显示肝静脉管壁薄，腔内无回声，左肝静脉与中肝静脉共干，与右肝静脉一起汇入下腔静脉；b. 彩色多普勒显示第二肝门处的肝静脉

原位肝移植分为经典式原位肝移植及背驮式原位肝移植，两者对下腔静脉及肝静脉的处理方式不同，术后的观察既有相同之处，也有不同之处。经典式原位肝移植指的是切除病肝及肝后下腔静脉，再在原位植入新肝，需要吻合肝上及肝下下腔静脉。背驮式原位肝移植指的是在切除病肝时保留了下腔静脉，用供肝的肝上下腔静脉与受体的肝静脉做吻合，供肝的肝下下腔静脉缝闭，通常要根据受体肝静脉情况进行肝静脉共同开口重建，然后再与供体的下腔静脉吻合。需特别注意避免吻合口被压迫与扭曲。因此对尸体肝移植术后流出道的观察，首先应明白术式，然后重点观察。用二维超声来观察结构，用频谱多普勒分析血流动力学特点。正常的肝静脉频谱由于受到心脏收缩及舒张时心房不同压力的影响，表现为三相波或双相波，但是也有部分患者移植表现为单向频谱；血流速度的正常值争议较大，为10~70 cm/s，可能与研究病历不同、不同人体肝静脉的左中右支大小差异本身较大、检查的方法无法统一、所用的仪器条件及调节也不一样、患者移植术后检查的时机不一致等多种因素有关。具体观察时，综合分析三支肝静脉，动态了解每支肝静脉血流动力学的改变可能更有价值。移植后下腔静脉的检查部位多采用右侧肋间隙或腋中线肋间隙超声，在采用多普勒检查时要注意角度。正常的下腔静脉也可能受到心脏缩舒时压力的影响，表现为三相波或

两相波或单向频谱；血流速度的正常值争议较大，由于超声声束多数情况下与下腔静脉长轴垂直，所以流速测值变化很大，动态观察更有价值。

（2）下腔静脉及肝静脉栓塞：肝静脉和下腔静脉栓塞的发病率低于1%，IVC栓塞的原因尚不甚清楚，根据栓塞的水平可表现出躯干水肿或肝静脉流出道阻塞症状，需长期抗凝治疗，外科修复较为困难，经皮球囊血管成形术或支架支撑可迅速改善患者症状。超声表现：下腔静脉栓塞时二维超声表现为下腔静脉某一段内可见部分或全部等回声或弱回声充填，原段下腔静脉管径正常或增粗。依据是否累及第二肝门，可见肝静脉增粗或正常；多普勒超声显示部分栓塞时局部血流束变窄，流速加快，完全栓塞时局部无血流信号，栓塞管腔周围有时可见侧支循环形成。

（3）下腔静脉及肝静脉狭窄：下腔静脉狭窄通常发生在吻合口处，出现狭窄的时间多在术后1个月之内，多为手术所致，也与术后腹腔压力过高、术前手术史引起腹膜后组织纤维化、术后肝脏体积较大、血肿形成、癌肿复发等因素有关。二维超声能显示明显的管腔狭窄，多普勒能显示狭窄后的射流，狭窄远端的频谱波动性减弱或消失。对于肝静脉狭窄的超声诊断多有争论，有文献认为表现为二维超声看见明显的狭窄，或狭窄处与狭窄前的速度比为（3~4）∶1，远心端血流频谱平直、流速减慢甚至反向；有研究认为肝静脉失去相性对诊断狭窄并发症有98.4%的阴性预测值；也有文献认为超声对诊断肝静脉狭窄缺乏准确性，需结合肝静脉及下腔静脉压力或临床症状（腹水、肝大、下肢肿胀等）来共同判断。

6. 肝移植术后胆管并发症　胆管吻合一直是原位肝移植的技术难点，尽管在过去的数十年里手术技术、药物应用、患者管理、诊断方法都有了长足进步，但是胆管并发症仍然是导致移植物失去功能及影响手术后死亡率的一个主要原因。胆管并发症的发生率一直波动为10%~30%，个别器官移植中心可达47%。

肝移植术后的胆管并发症包括胆漏、胆道狭窄、T管问题及Oddi括约肌功能失调、胆汁铸型综合征、胆道出血、胆汁瘤、肝脓肿、胆结石、黏液囊肿以及胆管扭曲等，其中胆汁漏、胆管狭窄及T管问题是最常见的并发症。胆道的吻合通常有胆管-胆管端端吻合及胆管-肠道的Roux-en-Y吻合两种方式，总体说来60%~70%的胆管并发症发生在术后1个月内。胆总管端端吻合并发症可发生在术后任何时间，约半数胆道并发症与T管有关，如T管出口处胆漏及T管支架梗阻，多半可以通过非手术治疗得到缓解；Roux-en-Y吻合后的胆管并发症往往发生在术后1个月内，并发症不会与T管有关，与胆管梗阻形成的黏液囊肿及Oddi括约肌功能失调有关。研究表明，该类吻合术后胆漏和胆管狭窄也似乎更少见，但是一旦发生并发症，需要再次手术，且处理起来更加困难，有更高的发病率及病死率。

胆管并发症发生的原因包括肝动脉栓塞、缺血时间过长、ABO血型不合、巨细胞病毒（CMV）感染、交叉配型阳性、排斥反应及原发性硬化性胆管炎等。临床表现多种多样，发热、黄疸、胆汁经引流管或伤口流出是较晚的临床表现，早期表现无特异性。早期实验室检查也不特异。因此术后影像学手段就显得非常重要了，如超声及T管造影等。

超声是肝移植术后胆管并发症筛查的最常用及最有效的影像学手段。二维超声可以了解肝内外胆管扩张情况，多普勒超声可以了解肝动脉情况以排除肝动脉栓塞，新近发展起来的超声造影则可了解胆管壁灌注情况。

肝移植术后正常的肝内胆管不扩张，肝外胆管则因有无行胆肠吻合及是否安置T管而表现不同。受术后伤口及敷料影响，肝移植术后早期胆管的检查往往比较容易显示右肝内胆管及肝门部胆管，左肝内胆管及肝外胆管尤其是肝外胆管下段常难以显示。肝移植术后正常胆管表现与未移植的胆管一样，具体表现为：肝内胆管不扩张，肝外胆管不增粗，胆管壁光滑清晰，管腔内为无回声，胆囊区域没有胆囊也无其他囊性结构。行胆肠吻合的部分患者可在肝内胆管发现少许气体回声，但这种比例远低于非移植患者行胆肠吻合术后气体出现的比例，原因不详。虽然超声检查多数胆管并发症有较高的敏感性及特异性，但是移植术后超声检查阴性不表明没有胆管并发症。

（1）胆汁漏及胆脂瘤：胆汁漏以T管漏最为常见，胆管胆漏常继发于胆管缺血坏死，胆漏可在肝内或肝外查见液性团块或暗区，超声发现容易但是定性困难，超声定位穿刺或超声引导下穿刺可明确积液的性质。

胆汁漏是肝移植术后最常见的胆管并发症，发生率高达3%～23%，发生在肝外胆管者主要发生在胆管吻合口、T管出口处、拔出T管时沿T管窦道外漏或者减体积肝移植的断面漏，发生在肝内者也称胆汁湖或胆汁瘤，该表现是肝内胆管毁损或肝脏活检穿刺的针道所致，其中发生在肝外胆管更常见。虽然胆汁漏非常常见，超声诊断却不尽如人意。通常表现为肝周间隙局限性积液，积液的性质无法确定，有时胆汁漏范围较小或者肠腔胀气明显时有可能无阳性发现。

（2）胆管狭窄及扩张：胆管狭窄常因术后瘢痕形成或胆管缺血所致，超声表现为肝内外胆管均匀或不均匀扩张，程度可从轻到重或者不扩张，管壁回声增强或正常，管壁不均匀增厚或未见明显异常。若为吻合口性胆管梗阻，胆管的扩张可能是胆管自身的病变，也可能是继发于肝动脉栓塞或门静脉栓塞，故一旦发现胆管扩张，需积极寻找原因，这对治疗是有意义的。

病例10：患者背驮式原位肝移植术后第20天超声检查出现肝内胆管扩张，提示肝内外胆管扩张，吻合口狭窄（图6-16）。

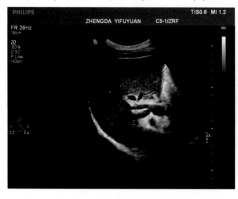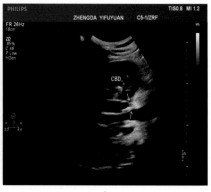

图6-16　a. 二维超声显示右肝内胆管明显扩张；b. 二维超声显示肝外胆管上段增粗，下段显示明显变细，提示吻合口有狭窄

胆管梗阻是肝移植术后另一类常见的并发症，分别为吻合口梗阻和非吻合口梗阻，以后者更多见。吻合口梗阻的原因为手术后瘢痕或缺血引起吻合口狭窄所致；非吻合口梗阻的原因包括：供肝在冷缺血的第一时间是否进行了及时有效的肝内胆管冲洗、肝动脉血栓形成、副肝动脉丢失、供受体 ABO 血型不合、CMV 感染、慢性排斥反应及原发病（如硬化性胆管炎）复发。

（3）胆汁淤滞、铸型及结石：胆汁淤滞为胆汁浓缩变稠或胶原组织在坏死胆管壁聚集，主要发生在肝总管和大的肝内胆管，超声表现为胆管腔内透声差，可见点状、絮状或团块的等回声或强回声，有时与管壁分界不清楚，超声造影有助于鉴别管壁及胆汁瘀积性改变。胆管结石则是在胆道内发现回声团，可以伴或不伴声影。

7. 肝移植术后肝脏周围并发症　肝周积液：包括腹水、胆漏、血肿、脓肿以及淋巴液。可在肝周各间隙出现，如右肝上间隙、右肝下前间隙、右肝下后间隙、左肝周围间隙等。超声表现在上述部位出现暗区，内有时可见细弱光点或分隔。积液较多时，可在超声引导下穿刺；积液较少时，可自行吸收。超声对肝周围积液十分敏感，并且可以根据积液的特点进行一定的鉴别，积血和脓肿时可见较多细弱点状回声；血肿出现在术后早期，常累及肝裸区，新鲜血肿可以表现为均匀的稍强回声，类似实性的团块，但内部无血流信号；胆漏可表现为无回声区域，多伴发较强烈的腹膜刺激征及体征。

我国于 1977 年在上海瑞金医院开展了国内首例肝脏移植。20 世纪 80 年代，随着新一代免疫抑制药物的应用、体外静脉流转技术的问世、UW 保存液的使用，以及麻醉、外科手术、影像技术和术后监护水平的提高，肝脏移植获得快速发展，移植后生存率稳步提高，术后 1 年存活率已高达 90%，5 年存活率在 80% 以上，进入了临床应用的新时期，成为治疗终末期各种肝脏疾病的有效方法。近 20 年来我国肝移植蓬勃发展，手术、围手术期处理和临床疗效已接近国际先进水平，进入临床应用实践，规模已居世界前列。而超声作为一种影像技术，尤其多普勒超声在血管及血流动力学方面的优越性，在肝移植术前受体的评估、术中血管分离和重建及术后疗效的检测中有着重要的意义，在肝移植的临床评估中具有不可替代的独特应用价值。

二、超声检查在肾脏移植术后的应用

移植肾动脉狭窄（transplanted renal artery stenosis，TRAS）是肾移植术后较常见的严重血管并发症，发生率为 2.7%~23.0%，是导致受者顽固性高血压、尿量减少及移植肾功能不全的重要因素。TRAS 可发生于术后任何时段，但常见于术后 3 个月至术后 2 年。多数患者除高血压外无明显临床表现，直至移植肾功能减退才发现，错过最佳治疗时机。因此，探讨一种准确、简便的筛选诊断 TRAS 的方法成为临床迫切需要。超声检查 TRAS 具有很高的敏感性，可作为临床拟诊为 TRAS 的筛选方法。超声造影是近年来兴起的一种评价血流灌注的新方法，在肾脏尤其是肾实质血流灌注方面的研究逐渐开展起来。

（一）彩色多普勒超声在移植肾动脉狭窄中的应用

TRAS 是肾移植术后较为严重的血管并发症，是导致移植肾功能障碍的重要因素之一。常与供肾动脉粥样硬化、血管损伤、动脉吻合技术、血栓形成以及排斥反应等因素有关。其临床表现无特异性，主要表现为进行性的难治性高血压，有或无移植肾功能减退，部分患者可无任何临床症状，仅在例行复查中发现。该病进展迅速，如未及时治疗，最终可导致移植肾功能丧失。因此早期发现和治疗 TRAS 对于改善移植肾功能，提高移植肾存活率至关重要。目前，DSA 仍是诊断 TRAS 的金标准。但是由于其操作复杂、创伤大、风险高，且需应用大量造影剂，可加重移植肾功能损害，不适合用于移植后受者的常规监测。此外，随着 CTA 及 MRA 技术的飞速发展，其诊断血管疾病的准确性大幅提高，但 CTA 同样需要造影剂，且 MRA 假阳性较高。彩色多普勒超声检查价格低廉、无创伤、简单方便，可多次重复检查，便于动态观察移植肾血流情况，能够观察移植肾血管的解剖结构细节，不但可以作为肾动脉狭窄的重要筛查手段，而且可以为确定狭窄动脉具体节段及狭窄程度提供一定参考。

1. 彩色血流信号的改变　　TRAS 的声像图表现为狭窄段及近狭窄段下游呈现流速加快的混杂血流信号，彩色血流信号可以提示高速血流段肾动脉；而显示不规则窄带样血流或未能显示彩色血流时，也可提示狭窄或闭塞。

2. 血流动力学参数　　由于患者肥胖及肠管气体干扰等，二维彩色多普勒对肾动脉的显示常欠满意，所以目前主要通过应用血流动力学参数诊断 TRAS，血流动力学参数根据获得途径可分为直接指标和间接指标。

（1）直接指标：目前常见的直接指标包括收缩期峰值血流速度（PSV）、肾动脉与髂动脉 PSV 比值（RIR）和峰值流速后比（主肾动脉与叶间动脉 PSV 比值）。

移植肾动脉 PSV 升高及其远端湍流被认为是诊断移植肾动脉狭窄最可靠的指标之一，但移植肾动脉 PSV 阈值分布范围较大（1.0~3.5 m/s）。相关文献报道，当诊断阈值为肾动脉 PSV>2.5 m/s 时，敏感性和特异性较高，且肾动脉 PSV <1.0 m/s 时基本可排除肾动脉主干狭窄。Siskind 等研究提示，肾动脉 PSV>2.0 m/s，肾动脉与髂动脉峰值流速比>2.0，诊断 TRAS 的敏感度为 100%，但特异度仅 67%。实际上，由于移植肾动脉与髂血管吻合方式的不同，肾动脉 PSV 及肾动脉与髂动脉 PSV 比值 RIR 变异较大，难以确定 TRAS 的具体诊断阈值。

（2）间接指标：目前常见的间接指标为狭窄下游的肾内段动脉或叶间动脉的血流参数，包括收缩早期加速时间（AT）、收缩早期加速度（AC）和 RI。

作为诊断移植肾动脉狭窄的间接指标，AT 只有在动脉狭窄程度>80% 时才具有较高敏感度。而 RI 受患者的年龄、心率及血管顺应性影响。同时，近心端动脉如髂动脉或胸、腹主动脉狭窄，也会导致肾内动脉 RI 降低。因此，肾内动脉 RI 预测肾动脉狭窄的敏感性和特异性均较低，其诊断价值有限。

以单项指标作为诊断 TRAS 的依据，易造成漏诊或误诊。有学者提出 TRAS 诊断的新标准如下。①主要条件：移植肾肾动脉 PSV≥2.5 m/s，RIR≥2.0，峰值流速后比≥7.5，叶间动脉 RI<0.50。②基本条件：移植肾肾动脉 PSV ≥1.8 m/s，RIR ≥1.6，峰值流速后比≥6.0，叶间动脉 RI<0.55；诊断 TRAS 时应至少符合 1 个主要条件和另 2 个基本条件。

（二）超声造影在移植肾动脉狭窄中的表现

目前常用的超声造影剂为以声诺维（Sonovue）为代表的第二代超声造影剂，其以惰性气体六氟化硫为微泡内含物，特点是在血循环中持续时间长，适用于低机械指数的实时造影成像。其作为血池示踪剂已经具备了 CT 和 MRI 造影剂无法比拟的优势，其微泡直径在 $2\sim10~\mu m$，和血细胞相仿，能在任何有血细胞通过的地方出现；微泡不会被血细胞吞噬，不会黏附于血管壁，也不会弥散到组织间隙，是目前最理想的一种血池示踪剂。造影剂不存在放射性污染，亦无肝肾毒性作用，因此几乎适用于所有人群，可以反复多次进行，不会影响机体正常的生理功能。目前尚未见不良反应的报道，在临床实践中具有优良的安全性和耐受性。

造影剂经外周静脉注射后，肝脏的增强可分为动脉相、门脉相和实质相。由于肾脏的血循环量为心输出量的 20%，肾血流灌注的状况能反映肾功能的状态，血流很快经肾动脉到达肾实质。因此，肾脏增强的时相性不明显，灰阶超声表现为造影剂注射后 $10\sim15~s$ 肾中央区大动脉增强，几秒后肾皮质即快速弥漫性增强。由于肾锥体内血流量少，在高机械指数造影时，肾髓质增强不明显。低机械指数造影则随着肾皮质的增强，肾髓质较缓慢增强，$30\sim40~s$ 后回声强度几乎与皮质相等。若造影剂为团注，随血中造影剂浓度的下降，肾脏的增强效应较肝脏及脾脏消退快，增强持续时间不超过 3 min。彩色多普勒超声显示，造影剂注射后 $10\sim30~s$，肾内彩色血流信号明显增强，血流信号可达肾包膜下。由于造影剂微泡的平均直径小于红细胞，且外膜薄而柔软，稳定性好，对人体安全，能够通过肺循环，不会弥散入组织间隙，可以作为示踪剂评价组织微血管的灌注。超声造影技术的发展实现了无创性的肾脏实质二维显影，肾实质毛细血管丰富，有利于定量测定肾的血流灌注情况。

超声造影评估移植肾动脉狭窄的灌注特征：近年来由于超声多普勒技术的改进及广泛普及应用，目前对于肾动脉狭窄的超声诊断手段较多采用超声多普勒技术，但该技术难以区别严重的肾动脉狭窄和闭塞，特别是孤立的分支动脉狭窄；且由于深部声能的衰减及角度调节的限制，对于叶间动脉也难以探测。超声造影技术通过经外周静脉团注造影剂，在相应的造影技术条件下，可以实时显示肾实质的血流灌注过程，并为每侧肾计算时间-强度曲线下的面积。对于明显的肾动脉狭窄，肾实质的达峰时间延迟和峰值强度降低，狭窄侧的整体增强强度降低。

王健等对 10 只实验兔进行递进性钳夹左肾动脉主干的研究，结果表明，超声造影增强模式对筛查肾动脉狭窄有一定临床价值；超声造影定量分析有助于评价不同程度肾动脉狭窄时的肾血流灌注情况。张艳等对 8 例彩色多普勒发现的移植肾肾动脉狭窄并经数字减影血管造影确诊的患者行超声造影定量分析，结果发现狭窄组移植肾皮质增强程度弱于正常组，增强时间和达峰时间大于正常组，曲线上升斜率、峰值强度、曲线下面积小于正常组，表明超声造影定量分析移植肾的血流灌注是诊断移植肾动脉狭窄的有效手段。Frederic 等发现肾移植术后，相对轻度肾灌注改变的患者而言，肾动脉狭窄的患者其达峰时间显著延迟、造影剂充盈斜率显著降低，造影增强率降低、50%造影剂清除斜率降低。认为通过肾皮质造影时间-强度曲线，能为临床评估移植肾 TRAS 肾动脉的狭窄程度诊断提供一种新方法。

虽然彩色多普勒超声对 TRAS 的诊断仍存在一些不足之处，但综合应用各种超声检查对于 TRAS 的初步筛查仍有很大的临床应用价值。另外，临床疑似 TRAS 的患者行超声造影检查，使诊断的成功率得以提高。随着临床应用的逐渐增多，超声造影在 TRAS 诊断中的应用必将拥有更加广阔的前景。

三、超声心动图在心脏移植术后的应用

随着医疗技术水平的不断发展，心脏移植作为终末期心力衰竭患者延长寿命的有效治疗方案，逐渐地被人们接受。然而由于心脏移植术后排斥反应的发生，大大降低了受体患者的 5 年生存率。超声心动图检查用途广泛，能显示心脏移植的形态、结构及功能的改变，在术后随访中发挥着重要作用。

（一）左室收缩功能

心脏移植术后正常的左室收缩功能对受体患者早期症状的缓解及预后有重要的影响。急性排斥反应早期，左室收缩功能常不会受到影响，然而左室短轴缩短率的降低能预测冠状动脉增殖性心脏病的发生。移植术后晚期，左室收缩功能下降可能受冠状动脉增殖性心脏病的影响，且与预后不良相关。

（二）左室舒张功能

左室舒张功能异常在移植术后早期较为常见，原因可能有受体围手术期缺血、再灌注损伤、高血压、免疫抑制剂的副作用等，一般在数天或数周内恢复，但也有部分患者一直存在。左室舒张功能评价参数有：二尖瓣血流频谱、组织多普勒二尖瓣环频谱、等容舒张间期、心肌做功指数即 Tei 指数（Tei index）、应变及应变率。

（三）心肌性能指数

心肌性能指数（myocardial performance index，MPI）是左室收缩和舒张参数相结合获得的一个综合指标［MPI＝（IVRT＋ICT）/LVET，IVRT 为等容舒张时间，ICT 为等容收缩时间，LVET 为左室射血时间］，其能评价左室整体性能。急性排斥反应发生时，左室舒张功能减低可伴有轻微的左室收缩功能异常，这种微小的变化可能体现在收缩时间间隔的改变上。同时，研究证实 MPI 能敏感反映受体发生急性排斥时心功能的改变。

（四）左室心肌质量

移植术后，室壁厚度和左室心肌质量会明显地增加，这一变化可以通过超声心动图检查来随访监测。左室肥厚的原因可能有：反复的排斥，高血压，免疫抑制治疗，慢性心动过速和神经抑制。它的发展主要与环孢素应用的剂量和血压水平有关。值得注意的是，严重的左室肥厚预示着移植受体在 1 年内死亡的可能。

（五）心脏瓣膜

三尖瓣反流在移植术后较为常见，其病因是多因素的。移植术后早期发生的三尖瓣反流，可能与肺动脉压、血管阻力的增高，受体的心房结构和功能以及瓣膜附属装置有关。大部分病例中，三尖瓣反流可在移植术后 1 个月内发生，并不伴有肺动脉高压。任何原因引起的三尖瓣反流持续存在均可能增加受体右心衰竭、肾功能受损、死亡率增加的风险。

（六）右室功能

移植术后三尖瓣反流的发生率较高，因此术后评价受体的右室收缩功能非常必要。多数患者的右室扩大及其相关的血流动力学改变在移植术后 1 周左右可得到改善，但

右心衰竭仍被认为是患者移植术后死亡及右室扩大的原因。当右室收缩功能正常时，脉冲组织多普勒可通过测量三尖瓣环组织速度，检测到大多数患者轻微的右室功能异常。

（七）心包积液

移植术后早期常发生中大量的心包积液，可能是心脏的供体与受体不匹配、急性排斥反应或某些免疫抑制剂等原因导致的。因此移植术后，超声心动图应密切监测，以避免心包填塞的发生。

（八）急性排斥反应

移植心脏急性排斥反应病理学变化从弥漫性淋巴细胞、单核细胞浸润到心肌水肿、变性、坏死、出血和间质纤维化，导致心肌质量增加，室壁增厚，心室顺应性及收缩性下降。因此，左室收缩或舒张功能、室壁厚度、密度变化、局部或整体室壁运动异常和心包积液等超声参数可综合评价急性排斥反应。

（九）心脏移植血管病变

移植术后逐渐发生的心脏移植血管病变是长期随访导致受体患者死亡的主要原因，因而该病的诊断十分重要。血管内超声可非常敏感且特异地观察到整个血管壁全层的改变，可计算内膜横截面面积及内膜指数来反映血管壁的变化，进而预测心肌梗死、冠状动脉血管病变的发生，但血管内超声也是一种有创的方法且它不能观察所有血管的改变。报道显示，超声心动图能准确辨认移植受体发生的风险，并有利于监测移植血管病变。正常超声心动图代表患者病情稳定，并可使其他有创检查推迟，超声心动图的预测值与血管造影剂、血管内超声相当。

四、超声对肺移植术后并发症的应用

受损肺脏的肺泡和间质充气、含水量的改变所产生的一些超声影像及伪影，使肺超声检查成为可能。肺移植术后可发生急性排斥反应、术后感染及支气管并发症。这一系列并发症引起胸腔积液、肺气肿、肺实变、肺不张、急性肺水肿时，超声可对其进行快速诊断。

（一）肺炎

肺炎常见超声典型征象为不同范围、不同程度、边缘不规则或呈锯齿状的低回声区，肺组织回声不均一，可见支气管充气征或动态支气管充气征，提示为不同程度的实变，彩色或能量多普勒在实变区可见肺血流。

（二）胸腔积液

超声已经广泛用于胸腔积液的诊断，且有较高的敏感性及特异性。超声检查可以对积液量进行评估，有助于积液性质的判断，并可确定穿刺部位。因此，肺移植术后利用超声检查胸腔积液已成为常规。

（三）气胸

由于仰卧位时胸腔内的游离气体主要分布于逆重力方向的前部和下部，所以床旁胸片并不能很好地早期识别。发生气胸时的第一超声征象是肺"滑动征"消失，M 型超声表现为"沙滩征"消失，代之以缺乏运动特征的水平线的叠加，称为"平流层征"。由于气体位于胸膜腔内，超声波被气体反射而无法到达肺组织，所以气胸时不会显示任何 B 线，仅存在 A 线。然而，超声的作用不止于此。肺点是超声诊断气胸的特殊征象：胸膜腔内无气体存在的部分在二维超声下表现为肺滑动征，M 型超声表现为沙滩征，游离气体占据的区域二维超声表现为肺滑动征消失，M 型超声表现为平流层征，这两种征象的交界点称为肺点。肺点用于诊断气胸的特异度为 100%，敏感度为 66%，对床旁胸片阴性的前胸部气胸诊断敏感度为 79%。由于严重的气胸导致全肺压缩时没有肺点的存在，所以发现肺点有助于定性判断大量或少量气胸，但是超声在气胸量及肺压缩程度的定量判断中作用有限。

（四）肺实变、肺不张

肺实变的主要超声表现为不同程度和范围的肺组织征或碎片征，其内可见支气管充气征，局部 B 线增多，有时可伴胸腔积液，大范围的肺实变区可出现肺滑动征消失。但是目前肺部超声在肺实变中的应用价值仍仅限于辅助诊断。超声检查低估肺实变的原因主要包括：支气管内广泛残留的气体带来大面积的支气管充气征，气体干扰了实变区的观察。此外，当实变区分布在肺野内中带时，经胸壁超声扫查则会造成漏诊。肺不张分为压迫性和阻塞性两大类。压迫性肺不张肺叶压缩呈实性低回声，常漂浮在无回声区内，可见动态变化的支气管充气征。阻塞性肺不张病灶回声似肝脏，管腔内可见分泌物充填，表现为支气管充液征，无支气管充气征。

（五）急性肺水肿

各种原因导致的肺内组织液生成和回流平衡失调，液体积聚在肺间质内形成间质性肺水肿，积聚在肺泡内形成肺泡性肺水肿。由于肺间质和肺泡内液体量增加，使得肺组织气液比例发生变化，在超声声像图上形成了特征性的 B 线。纵断面扫查时，间质性肺水肿表现为两肋之间不少于 3 条的相互间隔约 7 mm 的 B7 线，与 X 线上的 kerley's B 线相对应，提示增厚的小叶间隔；而肺泡性肺水肿则表现为两肋之间不少于 3 条的相互间隔约 3 mm 的 B3 线，与 CT 上产生的毛玻璃影相对应。

（六）呼吸衰竭

急性肺部超声方案（BLUE-protocol）可用于急性呼吸衰竭患者病因的鉴别诊断。BLUE-protocol 可用于鉴别诊断六类最为常见的急性疾病：心源性肺水肿、慢性阻塞性肺疾病、哮喘、肺栓塞、气胸、肺炎。

肺部超声无放射损伤危险、简便、无创、实时动态观察，可在床旁开展。不但可以准确诊断多种肺部疾病，而且对气胸、肺水肿、肺实变和胸腔积液等方面的诊断比胸部 X 线具有更高的准确性和敏感性，在一些先进的新生儿重症监护室已替代 X 线成为肺部疾病的首选检查手段。但仍无法避免地存在一定局限性，无法对肺过度充气、肺气肿和肺大泡做出诊断；缺乏肺的整体观；胸壁软组织过厚、皮下气肿、大的胸壁敷料等均会干扰超声图像的获得，难以提供病灶分叶、分段的准确定位信息。

肺部超声具有费用低、无辐射、操作简便、重复性强、可在床旁进行的优势，尤其适用于不宜转运和搬动的危重症患者，在多种常见肺部疾病的临床诊断和随访监测中具有重要作用，可作为 X 线和 CT 检查的有益补充，具有很好的应用前景。

（宋　毅）

第三节　CT 在器官移植中的应用

一、CT 在肝移植中的应用

随着肝移植技术的逐步提高和成熟，越来越多的晚期肝病患者要求接受肝脏移植手术，熟悉肝脏的解剖结构，特别是血管解剖，是肝移植手术成功的关键因素之一。因器官移植的特殊性和安全性要求，供受体的术前术后结构和功能评价尤为重要。随着多层螺旋 CT 成像技术的发展和不断完善，因其无创、方便和高效性，已成为术前、术中、术后评价肝脏的可靠手段，并起到越来越重要的作用。

（一）CT 对肝移植术前的评估

由于基础疾病的影响及肝脏血管解剖变异的普遍存在，术前全面了解肝移植供受体的肝脏基础病变及血管情况对手术方案的制订是非常重要的，肝脏的影像学评估是活体肝移植术前评估的核心环节。多层面 CT 横断面扫描+血管重建技术是肝移植术前评估简单有效的方法。

CT 不仅能清晰显示包括肝动脉、门静脉和肝静脉的解剖结构，提供直观的三维立体肝脏图像，而且能准确计算出左右半肝乃至指定区域的肝体积大小，以便预先制订出周密的手术方案，最大程度减少手术的盲目性，将并发症降至最低。

多层螺旋 CT 图像后处理包括三期血管重建（图 6-17）和肝体积测量。肝血管图像重组方法有最大密度投影和容积再现，可获得三维立体血管图像。多层螺旋 CT 图像后处理需剔除肝血管以外组织，并尽可能去除不同时相的血管。对于肝移植受体，有 4 种血管病变情况需要在术前引起术者重视，即肝动脉狭窄、肝动脉分支细小、脾动脉瘤和肝动脉变异，其中以肝动脉变异最为常见及重要；对于存在肝动脉变异的肝移植受体，术前术者如能了解肝移植受体的肝动脉走行、管径等情况，对于手术的成功进行是个良好的保证。CT 应用其三维重建技术，能够清晰显示血管的走行与变异，同时能够测量相关血管管径，使供受者的动脉口径基本吻合，保证术后肝脏的血供。研究发现残肝容积（remnant liver volume）是术后肝衰的重要因素，移植肝过小会导致受体原发性肝功不良或失去功能概率增加；过大导致移植肝灌注不良，肝脏血管栓塞，腹腔关闭困难及呼吸受压。而多层螺旋 CT 可以测量肝脏体积，测量方法有手工法、自动法和肝边界半自动识别面积累加法。肝体积测量需选用包括整个肝脏、肝中静脉显示清晰的肝静脉期图像。多层螺旋 CT 模拟手术切面，以肝中静脉为界，向左或向右约 1 cm 处画线测量包括肝中静脉的右半肝体积和不包括肝中静脉的右半肝体积。通过术前多层螺旋 CT 测量肝体积，可知全肝的体积及拟切取肝脏的体积，使移植肝与受体腹腔吻合，降低并发症的发生率。

随着多层螺旋 CT 硬件的发展和后处理技术的不断创新，CT 血管造影可全面、立体显示肝脏体积、肝动脉正常解剖和变异情况，有助于外科医生明确术中血管吻合方式，在术前制订较好的手术方案，保证术后肝脏的供血正常，提高肝移植手术的成功率。

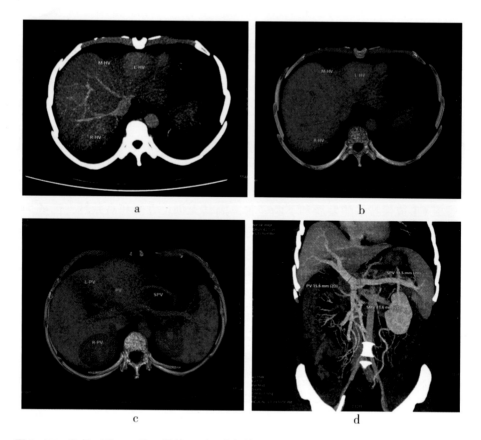

图 6-17　患者，男，55 岁，慢性乙型肝炎急性肝衰竭，行肝脏移植术前检查。图 a 与 b
为肝静脉期图像，图 c 与 d 为门脉期图像，图 a 与 d 为最大密度投影图像，图
b 与 c 为容积再现图像；图 a 与 b 显示肝左静脉（L-HV）、肝中静脉（M-
HV）、肝左静脉（R-HV），图 c 与 d 显示肝门脉右支（R-PV）、肝门脉左支
（L-PV）、门静脉（PV）、脾经脉（SPV）、肠系膜上静脉（SMV），图 d 并显
示三支主干血管的管腔直径，直径分别为 15.6 mm、11.5 mm 和 11.6 mm

（二）CT 对肝移植术中的评估

血管重建是活体肝移植的关键点和难点。供、受体动脉的血管长度、大小、管径
不一。CT 仿真器官移植手术过程中，则可以根据供受体血管的大小、管径，选择最合
适的吻合方式。如活体肝移植供、受体动脉发生变异，则将大大增加其吻合难度。通
过仿真手术，则可以根据变异类型，规划血管吻合方式，最后选择最佳吻合方式。如
对于原位肝移植，如果条件允许，应该在手术结束后立即了解各管道通畅情况、血管
内血流通畅程度。而部分肝移植，首先是确定术中供肝的切线，确保供受者肝脏的比
例及其内部的血管；其次由于部分肝移植的吻合血管尤其是肝动脉都较细，可在肝移
植结束尚未关腹前了解各管道，尤其是肝动脉通畅情况。

医学影像分析和辅助风险分析系统进行肝脏及其内部管道、病灶的三维重建，很
方便地对三维图像进行动态演示，通过各个角度旋转观察肿瘤内部、周围血管的毗邻

关系，为手术提供准确、直观的空间信息。可视化的肝脏图像信息可以让术者在术前进行虚拟手术切除，以了解按照虚拟切除后哪些肝组织可能有缺血或淤血的风险。为了避免肝脏过多的切除，在保证切缘安全的基础上最大程度地保留功能性肝组织，通过预后风险分析，适时调整手术方案的设计，从而获得最理想的方案，指导实际手术。然而，因为肝脏表面没有明显的标志来反映肝内血管的解剖分布，这在一定程度上影响了应用术前虚拟切除及预后风险分析制订的手术方案在实际切除中的结果，目前术中切除策略主要是依靠术中超声和术者的经验与能力。

（三）CT 对肝移植术后的评估

肝移植术后血管并发症常导致移植肝功能丧失和患者生存率下降。肝动脉血栓（HAT）是肝移植术后最严重的并发症，常常在术后 10 d 之内发生。术后早期，每日行彩色多普勒超声检查了解移植肝血流情况，如肝动脉血流显示不清，则需腹部增强 CT 检查加以确诊。此外，上腹部增强 CT 还能发现肝移植术后肝动脉狭窄（HAS）、假性动脉瘤（HAP），尽管此类并发症较少见，但不能忽视，肝脏血供不足或动脉瘤破裂，常导致移植后肝脏衰竭。静脉并发症更为少见，主要包括门静脉狭窄（PVS）、门静脉血栓形成（PVT）、门静脉海绵状变性、肝静脉流出道梗阻（HVOO）、下腔静脉血栓形成（IVCT）或下腔静脉狭窄（IVCS），上腹部 CT 造影可清晰显示不同时期血管狭窄及充盈缺损情况，此外，还能了解门静脉闭塞部位及侧支血管开放情况。CT 的高时间分辨率、空间分辨率，不仅能快速地显示血管情况，同时能清晰显示肝脏与毗邻器官的关系。

CT 不仅能进行解剖学显示，同时能进行功能评估。CT 灌注成像已被证明是评价肝脏灌注的可靠方法，而有效灌注血流是影响肝功能的重要因素。CT 灌注成像可根据造影剂灌注的不同时相成像特点，通过软件计算得出一系列的血流灌注参数，能较客观地反映肝脏内的血流灌注状态从而评估肝功能。随着肝功能受损的程度加重，CT 灌注成像的肝动脉灌注增加，门静脉灌注减少，肝动脉血流占全肝血流的比例明显升高，可对移植术后远期的肝功能预后做出评判。供肝切取术前，对循环稳定的供体进行 CT 扫描成像，获得原始的灌注参数，结合术后的检测数据，可以更为全面地对供肝的质量进行评估。

术后肝功能再生的监测是评估预后的一个重要指标。常规应用 CT 肝脏体积、功能的测量，评估肝脏的再生情况；供肝体积增加越大，说明其功能越差。

总之，目前 CT 在肝移植中的应用仍较为广泛，能够高效、快速地发现围手术期肝移植存在的问题，辅助外科医生顺利完成手术，减少术中风险及术后并发症的发生。

二、CT 在肾移植中的应用

肾脏移植是终末期肾病的主要治疗方法，目前终末期肾病的发病率逐年升高。近年来传统的脑死亡供肾已满足不了临床需求，活体供肾是解决目前供体短缺的唯一途径。除对活体供肾者的生理功能进行综合评价外，利用各种影像学手段准确评估活体供肾的血管解剖关系，制订科学的手术方案是手术成功的关键。目前进行术前血管评估的主要方法包括血管造影、彩色多普勒超声、核磁共振血管成像及 CT 血管造影成像。随着多层螺旋 CT 成像技术的发展和不断完善，因其无创、方便和高效性，成为目前肾移植中评估供肾血管的最佳技术。

（一）CT 对肾移植术前的评估

目前，终末期肾病患者的主要治疗手段是活体肾移植技术，而肾移植手术成功的关键在于术前筛选合适的供体。肾移植活体供体术前需要评估肾动脉（双支动脉或多支动脉供血、肾门前分支等）、肾静脉（双支静脉、左肾静脉走行异常等）、集合系统（重复畸形、尿路梗阻等）、肾实质（有无结石、肿瘤等）及周围软组织情况等，主要是为了排除供肾畸形和基础病变，以及了解供肾血管的解剖结构和毗邻关系，对手术治疗方案的制订及实施具有极其重要的意义。所以肾移植前的影像学检查变得必不可少。

随着多层螺旋 CT（MSCT）以及 CT 血管造影（CTA）的发展，CTA 检查通过 CT 平扫及动脉期、静脉期、排泄期三期扫描，容积再现技术（VRT）、最大密度投影（MIP）、多层面重建（MPR）及曲面重组（CPR）等图像后处理方法可以客观评价肾移植供体的动静脉及肾盂、输尿管情况，已经成为术前评估肾移植供体解剖结构的首选检查方法。

肾移植术前发现肾动脉变异（副肾动脉及肾门前分支），对于肾移植手术至关重要，有副肾动脉的肾脏相对于正常动脉的移植肾需要更高的手术技能，容易延长移植肾的缺血时间，增加急性排斥反应及血管并发症，术中切断副肾动脉将容易导致移植肾的肾段梗死；而如肾门前分支距离肾动脉开口小于 1.5 cm，即肾动脉过早分支，将极大增加肾动脉吻合难度，早期发现能提示临床做好充分的术前准备。肾脏 CTA 检查发现肾动脉变异结果与术中结果符合率较高。

（二）CT 对肾移植术中的评估

通过对各大移植中心的临床数据比较发现，通过 CTA 了解肾血管的变异情况，制订血管处理预案，能够显著地提高肾血管处理效率和安全性，降低误操作的概率。在腹腔镜下行肾移植供体取肾术前常规行 CTA 能够为临床手术医师提供详细和完整的肾血管信息，特别是在肾脏血管出现变异的情况时更具有指导意义。这对于保证供受体安全、保证供肾质量、提高手术效率具有十分重要的意义。

（三）CT 对肾移植术后的评估

肾移植术后的并发症会严重影响临床治疗效果，可导致移植肾的功能丧失，严重者会导致患者死亡，CT 扫描可以直观、清晰地显示移植肾的某些外科并发症（图 6-18）进而指导临床及时处理，提高患者的预后，增加患者的存活率。肾移植术后常见的外科并发症包括移植术后血肿、肾周积液、输尿管梗阻、移植肾动脉狭窄及动脉瘤等，多由于超急性、急性、慢性排斥反应所致。虽然超声已广泛用于移植肾的监测，但由于技术上的一些因素如肠道积气、骨质结构等的影响，准确识别受到一定的限制。CT 视野范围较大，且显示积液与周围组织的毗邻关系优于超声，所以能够为移植肾某些外科并发症的处理提供有价值的影像学依据。

排斥反应是目前导致移植肾功能丧失的主要原因，可分为超急性、加速性、急性和慢性排斥反应四种类型。急性排斥反应为最常见的类型，发生率为 40%~80%，一般

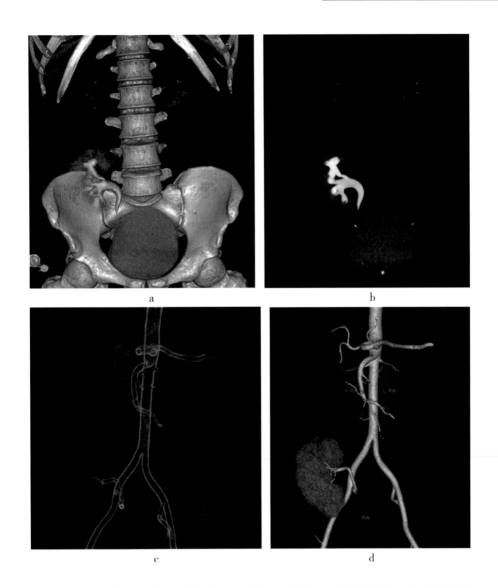

图6-18　患者，男，36岁，双肾衰竭，行肾移植术后检查，原双肾萎缩，右侧髂窝处见
　　　　移植肾影。a.CTU 容积再现图像；b.CTU 最大密度投影图像；c.CTA 最大密
　　　　度投影图像；d.CTA 容积再现图像。a 与 b. 移植肾功能良好，移植输尿管通
　　　　过膀胱前壁汇入膀胱内。c 与 d. 原双肾动脉纤细，移植肾动脉来源于右侧髂内
　　　　动脉，吻合口处未见狭窄、扩张

发生在术后 1 周~2 个月内。CT 增强动脉期可以得到仅肾皮质增强而髓质尚未强化的
影像。此时，肾脏皮髓质分界清晰，通过动脉期扫描即可对皮髓质清晰度及其交界处
的情况进行观察，并且可以通过增强后多期扫描来评价肾脏灌注及其功能。许多研究
表明，肾脏皮髓质分界消失是急性移植肾功能失常的标志。肾移植血管并发症包括移
植肾的动静脉栓塞，移植肾动脉狭窄及动静脉瘘等。多层螺旋 CT 血管成像（MSCTA）

可以多方位显示移植后肾血管形态，了解有无狭窄、闭塞、扩张，是一项无创性且比较经济的检查方法。

总之，CT 扫描对移植肾的某些外科并发症具有较好的诊断及鉴别诊断价值，可明确移植肾及肾周有无病变，进一步确定病变的范围，为临床提供有价值的依据，提高临床治愈率。

三、CT 在心肺移植中的应用

心肺移植是治疗各种病因引起的终末期心肺功能衰竭最有效的方法，由于其在手术技术以及术后管理方面的特殊难度，移植后患者 3 个月内病死率较高，长期存活率也不甚理想。多层螺旋 CT 扫描可以得到各向同性的容积数据，根据需要进行三维重建，清晰显示心肺系统的正常和病理解剖关系，为心肺移植手术的评估发挥重要的作用。由于心肺移植的手术病例及文献较少，本文不再赘述。

第四节　MRI 在器官移植中的应用

一、MRI 在肝移植中的应用

本文旨在讨论计算机断层扫描和磁共振成像（magnetic resonance imaging，MRI）在肝移植术前、术后的主要应用，尤其是在腹部方面。

随着 MRI 功能成像序列、快速扫描技术、胆道成像技术、肝胆系统特异性对比剂的进一步发展和完善，在肝移植术前，MRI 可明确供受体肝实质情况、肝脏疾病的性质，肝动脉、门静脉、肝内外胆管有无变异，肝静脉、门静脉及下腔静脉有无栓子，供受体肝脏体积等情况，因可同时获得肝脏形态、实质、血管、胆道以及肝外上腹部情况，被称为肝移植术前的"一站式"检查（图 6-19），主要包括以下成像序列：①自旋回波序列；②反转恢复脉冲序列；③三维容积内插快速扰相梯度回波动态增强（包含肝动脉期、门静脉期、肝实质期等），并通过图像后处理显示肝动脉、门静脉、肝静脉和下腔静脉系统；④磁共振胰胆管造影（magnetic resonance cholangiopancreatography，MRCP）及胆道增强成像显示胆道系统。与肝移植中较广泛应用的多期增强 CT 相比，MRI 无 X 线辐射，且对比剂剂量小从而毒副作用小，具有更为广阔的应用前景。肝移植术后，目前 MRI 的主要作用则在于评估血管、胆管、肝实质的并发症及肝再生等。

（一）术前 MRI 影像

1. 受体术前 MRI 影像　受体术前成像有两个主要目的：①排除禁忌证，包括复杂的病症（如门静脉广泛癌栓形成）、肝癌以外的肝和肝外恶性肿瘤，以及根据 Barcelona 临床肝癌分期分类为中级至晚期的原发性肝癌（HCC）；②评估肝脏血液流入和流出道的通畅程度和解剖变异，制订术前计划。

首先，MRI 对于肝移植术前受体肝实质内 HCC 病灶的评估非常重要。典型的 HCC 影像诊断并不困难，但肝硬化背景下直径 < 2 cm 的早期小 HCC 表现常不典型，定性诊

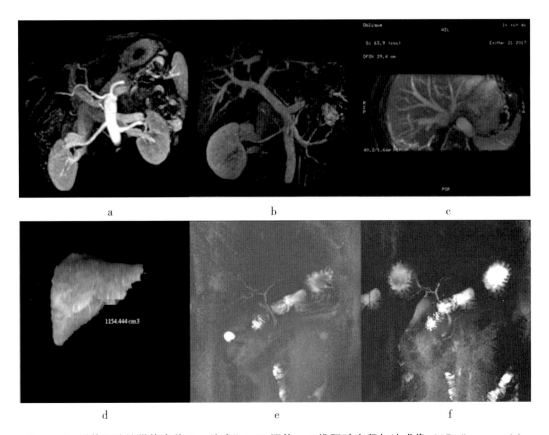

图6-19　活体肝移植供体术前"一站式"MRI评估。三维肝脏容积加速成像（3D-liver acquisition with volume acceleration，3D-LAVA）薄层动态增强动脉期及门静脉期图像经重建后清晰显示患者的肝动脉（a）、门静脉（b）及肝静脉（c）主干及分支。利用门静脉期图像经半自动法可计算全肝体积（d）。胆道系统的厚层2D MRCP（e）、薄层3D MRCP图像经重建后（f）示正常左右肝内胆管和肝外胆管

断困难，而MRI以其多序列、多参数成像的功能，结合细胞外间隙及肝胆特异性对比剂动态增强扫描、弥散加权成像（diffusion weighted imaging，DWI）等技术，使MRI在肝硬化背景下小HCC的诊断、鉴别诊断及分期方面较其他影像检查方法具有更高的敏感性及特异性。HCC常表现为T1WI低信号，T2WI脂肪抑制序列为稍高信号，信号均匀或不均匀，肿瘤出血或脂肪变性在T1WI表现为高信号，假包膜在T1WI上表现为肿瘤周围的环状低信号影。静脉注射含钆对比剂行多期增强扫描时，巨块型或结节型HCC多数表现典型，呈"快进快出"表现。动脉期，早期出现明显的斑片状、结节状强化，部分可见供血动脉；门静脉期和（或）平衡期，肿瘤多呈相对的低信号，中央液化坏死区不强化。肿瘤假包膜一般在门静脉期或平衡期出现延迟强化。弥漫型HCC多血供不丰富，延迟期呈相对低信号。应用肝细胞特异性对比剂如钆塞酸二钠（Gd-EOB-DTPA）行多期增强扫描，动脉期及门静脉期肿瘤的强化表现与钆喷酸葡胺（Gd-DTPA）增强所见相同，在延迟的肝特异性期成像上，由于HCC细胞转运此对比剂的功能受损而表现为相对低信号，因而能更敏感地检出较小HCC。约90%的HCC可在肝

特异性期呈相对低信号。钆塞酸二钠增强 MRI 已证实较多期增强 CT、Gd-DTPA 增强 MRI 在诊断 HCC 方面更有效，尤其是对于小于 2 cm 的 HCC。钆塞酸二钠增强 MRI 较超顺磁性氧化铁（super-paramagnetic iron oxide，SPIO）在诊断 HCC 方面也具有更高的敏感性。此外，钆塞酸二钠增强 MRI 还可以反映 HCC 的分化程度，分化程度高的 HCC，肿瘤保留了部分肝细胞的功能，可摄取一定量的对比剂，因而在肝特异性期表现为等或高信号，反之分化差者则无强化而呈低信号改变。

其次，MRI 可在 LT 术前系统评估受体肝动脉、门静脉和肝静脉，主要包括静脉栓子形成、肝动脉的解剖变异：①磁共振常规成像结合 DWI、MRI 动态增强扫描技术，可以准确鉴别受体门静脉血栓与癌栓：门静脉癌栓多数与肝内癌灶毗邻，T1WI 呈低信号、T2WI 呈稍高信号，与肝内 HCC 病灶同步强化，DWI 多呈高信号，部分病灶生长迅速致局部血管膨胀性改变；而门静脉血栓少与肝内癌灶毗邻，病灶无强化，可表现为 T1WI 等、低或高信号，部分病例可见周围管壁轨道状强化、常无血管形态改变。②使用三维动态增强 MR 血管造影（three-dimensional dynamic contrast-enhanced MR angiography，3D-CE-MRA），静脉注射对比剂后，单次屏气冠状位扫描，可获取动脉相和静脉相，原始数据经最大强度投影和多平面重建处理，能够多角度显示肝脏血管系统主支和许多细小属支的细微解剖结构；也可以同时进行三维容积式内插屏气检查（3D volumetric interpolated breath-hold examination，3D-VIBE），经图像重建后，一次性评估受体肝实质及血管情况。

此外，通过 MRI 检查还可以全面评价肝外上腹部器官、腹膜、肠系膜、网膜、韧带的状态，以及肿瘤患者腹腔有无转移、腹水、腹腔淋巴结肿大等异常情况。

2. 供体术前 MRI 成像 供肝术前影像学检查的目的是发现捐献的禁忌证。最常见的是肝实质的一些相关问题，如弥漫性肝病、残肝或移植物体积不足，以及肝脏局灶性病变（focal liver lesions，FLLs）。相关的血管或胆道解剖变异是不太常见的排除原因，尽管预期会增加手术的复杂性。

供体中 FLLs 较常见（高达约 18%）。囊肿、血管瘤或良性实性病变（如局灶性结节性增生）通常不是捐献的障碍，但也需对每位患者病变的大小、位置进行仔细的评估，以评估其是否可能导致手术困难或使残肝或移植物体积减小。存在恶性病变者则不能作为 LDLT 的供体。肝脏 FLLs 的 MRI 信号强度是对其自身不同组织学及细胞学特征的反映，是诊断 FLLs 的关键。除了常规 T1WI 和 T2WI，DWI、灌注加权成像、弹性成像等 MRI 新技术在鉴别 FLLs 方面也很有价值。

供体中的弥漫性肝脏疾病具有潜在的风险，因为移植物必须在受体中支持足够的肝功能。其中，肝脏脂肪变性是最常见的（高达 25% 的供体），对供体安全性、肝移植的结果影响很大，与原发性移植物功能障碍、移植物存活率差等并发症相关。肝移植中供肝脂肪变性的可接受限值为 30%，但在临床实践中经常更加保守（如 10%）。在许多肝移植中心，评估肝脏脂肪变性程度的金标准仍然是"肝活检"。但是穿刺活检容易出现抽样误差，是导致供体并发症的潜在原因，这也促使了大量生化、体格测量和影像学等无创性定量方法研究的兴起，尤其是使用 US、CT 和 MRI 的方法。MRI 被认为是肝脏脂肪的非侵入性检测和定量优越的成像方法。目前用于脂肪肝评估的 MRI 序列主要有同反相位、氢质子磁共振波谱（¹H-MR spectroscopy，¹H-MRS）和水脂分离技术，如m-DIXON（modified-DIXON）。MRS 是一种无创检测活体组织内化学成分的技术，目前已证实其检测肝内脂肪含量与肝脂肪变的组织学分期高度一致；缺点在于其只能测量体素块内的脂肪含量，不能用于评价整个肝脏的脂肪含量。m-DIXON 技术通过直接在脂肪分数图上放置感兴趣区（ROI）（图 6-20），可测量任意 ROI 内组织的脂肪含量，尤其多回波 m-DIXON 技术测量结果与病理高度相关，且患者扫描时只需一次屏气，其较 MRS 更有希望成为穿刺活检的替代方法用于脂肪定量。

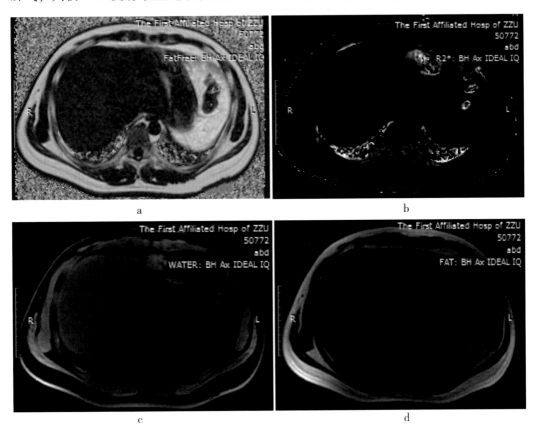

图 6-20　活体肝移植供体术前行 MRI m-DIXON 技术测定肝脏脂肪含量，一次屏气得四组图像。
　　　　　a. 脂肪比图；b. R2* 图；c. 水相图；d. 脂相图，测得脂肪分数为 14.04%、轻度脂肪肝，与病理结果一致

　　使用专用软件对供体肝脏进行体积测量在估算整个肝脏、残肝和移植物的体积方面具有重要意义，可影响手术计划（例如，如果供体左叶/全肝体积>30%，则可进行右半肝切除术），并评估体积是否足以防止小肝综合征。放射科医生应与外科医生一起进行体积测量，根据计划的肝切除术切线来计算体积。采用增强 CT 或增强 MR 进行肝体积测量准确性并无明显差异。测量可以采用逐层描绘的手动法，也可以在确定一些关键层面和径线或算法识别后再行手动校正的半自动法测量，或根据肝脏的影像学信息完全采用自动算法进行自动测量，自动、半自动法可以大大缩短测量时间，提高效率。

供体的一些血管和胆道解剖变异可影响手术计划，甚至增加手术困难，应被识别并正确报告。经典型肝动脉、肝静脉和门静脉解剖的比率仅约为 35%；血管变异中动脉和静脉各占 40%，门静脉变异约占 20%。最常见的动脉变异是副右肝或左肝动脉，最常见的静脉变异是右下肝静脉。有学者采用 CE-MRA 与真实稳态进动快速成像（true-FISP）相结合的方法对 LDLT 供体进行术前血管评估，结果证实其对动脉变异的显示与术中所见的一致性为 91%，门静脉与肝静脉变异的显示则与术中所见完全一致，且 FISP 有利于门静脉分支的显示。Streitparth 等采用 MRA 对 LDLT 供体进行术前血管评估，显示 MRA 对肝动脉、门静脉及肝静脉解剖变异的诊断与术中所见均有很高的一致性（≥91%）。

临床中常用的 MR 胆道评估方法为基于胆道内水分子信号进行成像的 MRCP。MRCP 为无创性检查手段，重建后的图像可多角度、多方位观察，更加立体、直观地显示肝内外胆道系统。术前及时发现供体肝内、外胆道的变异有助于拟订恰当的手术方案、减少手术风险和避免术后并发症，这对供体尤为重要。相当多的研究已证实 MRCP 对胆管解剖显示的准确性与术中胆道成像具有很高的一致性。目前该技术已在肝移植领域中广泛使用。常用的有两种不同的技术，分别是基于容积快速自旋回波（FSE）和 2D 单次激发 FSE（SS-FSE）序列的 3D 和 2D MRCP。3D MRCP 在患者自由呼吸时采集，产生大量薄层图像，具有较高的信噪比和空间分辨率，可进行多平面重建和容积重建，可观察细微情况，缺点是耗时较长。2D MRCP 采集时间较短，在几个短暂屏气回合内采集，产生数层厚层图像，减少了呼吸运动对图像质量的影响，缺点是只能观察胆道全貌，而对细节显示不佳。近年来，利用具有胆道排泄功能的 MRI 对比剂也可进行增强磁共振胆道成像（contrast-enhanced MR cholangiography，CE-MRC）。目前具有胆道排泄功能的对比剂包括锰福地吡三钠（泰乐影）、钆贝葡胺（莫迪司）和钆塞酸二钠（普美显）。Yeh 等将泰乐影 CE-MRC 对胆道的显示情况与 CT 胆道造影和常规 MRCP 进行比较，证明对于主胆管显示三者评分无明显差异，但二级和三级胆管显示泰乐影 CE-MRC 评分与常规 MRCP 类似，且均明显低于 CT 胆管造影。Lim 等将莫迪司 CE-MRC 对胆道显示情况与常规 MRCP 进行比较，发现其图像质量评分高于 MRCP，但胆道显示评分却低于 MRCP。Lee 等将普美显 CE-MRC 对胆道显示情况与莫迪司 CE-MRC 进行比较，发现二者效果类似。Xie 等研究中将普美显 CE-MRC 与常规 MRCP 进行比较，也得到类似的结果。由于 CE-MRC 需要使用对比剂，增加了检查的复杂性和费用，对胆管的显示情况却与常规 MRCP 类似，故在临床中未得到推广。然而 CE-MRC 均只需单次屏气检查，需要患者呼吸配合的时间短，对于长期呼吸配合不良而使常规 MRCP 图像质量不佳的患者，推荐进行 CE-MRC 检查。

（二）术后 MRI 影像

术后影像学检查旨在识别并发症，特别是那些需要治疗以避免移植物功能丧失的患者。

肝移植后的正常表现不应被误诊为并发症，因为它们既没有临床表现，并且在肝移植后几周内会消失。肝移植术后早期 T2WI 常可见到门静脉周围高信号，可持续数周。门静脉周围异常高信号与移植手术阻断淋巴正常引流而导致淋巴水肿有关。肝移植术后早期肝门门静脉可有暂时狭窄，可能与周围水肿有关。供体门静脉管径与受体门静脉不相等，这也是肝移植术后较常见的表现。

并发症分为早期或晚期，取决于是否出现在肝移植后 3 个月之前或之后。总体而言，血管和胆道的并发症是最常见的，成年人患病率分别为 9.0% 和 11% ~ 30%。移植后的复发性疾病（如 HCC，移植物硬化和原发性硬化性胆管炎）与肝移植前相比表现类似，此处不再赘述。

1. 肝动脉并发症 主要的肝动脉并发症包括肝动脉血栓形成（hepatic artery thrombosis，HAT）、肝动脉狭窄（hepatic artery stenosis，HAS）和肝动脉假性动脉瘤（hepatic artery pseudo aneurism，HAP）。

HAT 是最常见的血管并发症（成年肝移植患者的 3% ~ 10%），也是术后早期移植物衰竭和死亡的主要原因。在外科手术牺牲了肝外胆管周围的动脉网络之后（如胃十二指肠动脉和胆道周围血管丛的分支之间的互连），动脉是胆管的唯一血液供应。因此，HAT 可导致胆道缺血和肝坏死，而这又导致胆汁漏出、败血症和移植物衰竭。HAT 可以在肝移植早期（1 ~ 2 个月内）或晚期发生，早期 HAT 更严重。这种情况通常与技术因素（例如，较细的供体或儿童受体血管）或非手术因素（例如，移植物延长的冷缺血时间或排斥反应）相关；应及时检测到，必要时需进行血栓切除术、溶栓或再次移植。通常 US 在评估肝动脉血流情况时是首选的检查；在有疑问的病例，增强 US 可显示动脉中血流的缺失，而无须进一步进行 CTA 检查。在复杂和（或）不明确的情况下，需要进行 CTA 检查，可显示血管（通常在吻合部位）充盈缺损，以及伴随的肝实质梗死、胆道缺血或感染。MRA 与 CTA 的结果具有良好的相关性，但 MRA 因检查时间长及需屏气配合，在重症患者中实用性较差，这导致了其一定的临床使用受限。

HAS 是肝动脉相关（2% ~ 10% 的患者）的第二常见的并发症。它与钳夹损伤或其他与 HAT 相似的危险因素有关，这也解释了为什么狭窄容易发生在吻合口处。HAS 通常发生在早期并发症中，临床表现从轻度异常的肝功能到严重的移植物功能障碍。由于可能造成肝缺血进展、胆道缺血伴狭窄、败血症和移植物衰竭，HAS 应通过球囊血管成形术和（或）支架治疗。MRA 图像经三维重建后，可用于评估血管狭窄的部位和严重程度，可用于临床高度怀疑而超声不能明确诊断的患者中，因为后者可能漏诊低度狭窄。

HAP 是在吻合部位（通常在血管成形术后）或肝内分支（穿刺活检或胆道介入术后）发生的，较罕见，主要是由真菌引起的或医源性并发症。尽管无症状，在大多数情况下，HAP 应给予治疗，因为有向腹膜腔、胆管或胃肠道破裂的风险。手术切除、栓塞等是主要的治疗选择。在 CE-MRA，可看到 HAP 内对比剂进入从而得到证实。

2. 门静脉并发症 门静脉并发症是罕见的（1% ~ 2% 的患者），与技术问题（如供体和受体门静脉口径的差异）、高凝状态、之前手术或血栓形成的病史相关。慢性时，其症状与门静脉高压、移植物功能障碍相关；急性时则可能转化为暴发性肝衰竭。并发症包括门静脉血栓形成（portal vein thrombosis，PVT）和门静脉狭窄（portal vein stenosis，PVS）。

PVT 通常表现为早期并发症。MRI 平扫即可显示 PVT，表现为门静脉流空信号消失，在 T1WI 呈低信号，也可表现为高或等信号，T2WI 呈高信号，增强后各期无强化，门静脉期可以更好地显示血管内充盈缺损的程度和范围（图 6-21）。目前已证实在检测 PVT 时 MRA 和 DSA 准确性无明显差异，可取代 DSA 成为门静脉系统非侵袭性影像评估标准。长期的、慢性血栓形成可能发展为门静脉海绵样变性、肝动脉壁肥厚和肝门部增粗增多的薄壁静脉丛（图 6-22）。

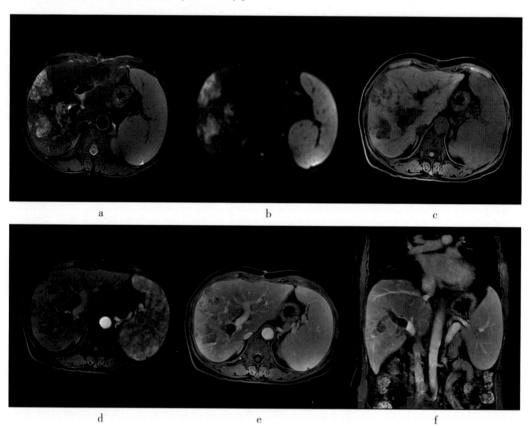

图 6-21　患者，女，44 岁，因肝硬化伴 HCC 行原位肝移植术后 5 月余，门静脉血栓形成。压脂 T2WI（a）示门静脉右支内片状短 T2 信号影，DWI（b）上呈低信号，压脂 T1WI（c）呈低信号，动脉期（d）未见明显强化，门静脉期轴位（e）及冠状位（f）呈相对低信号的充盈缺损

PVS 是典型的晚期并发症。在形成门静脉高压的病例，需要进行血管成形术和支架置入术。在 MRI 增强门静脉期图像上易于识别，一般认为肝移植术后门静脉直径至少应>3.5 mm。

可包括在此亚组中的另一并发症是肝动静脉瘘，通常发生在术后早期肝穿刺活检后，可自愈。MRI 表现为动脉期门静脉主干或主支早显，可出现一过性肝实质灌注异常。在血流动力学改变明显的患者建议用超选择性经导管栓塞阻断瘘口。

3. 静脉并发症　涉及下腔静脉和肝静脉的并发症并不常见（发生在 1%~4% 的患者）。儿童患者、LDLT、使用背驮式技术和再移植是主要诱因。包括血栓形成或狭窄，

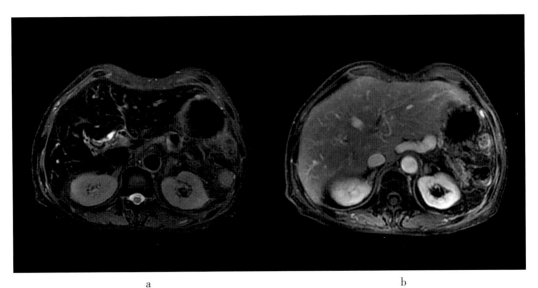

a   b

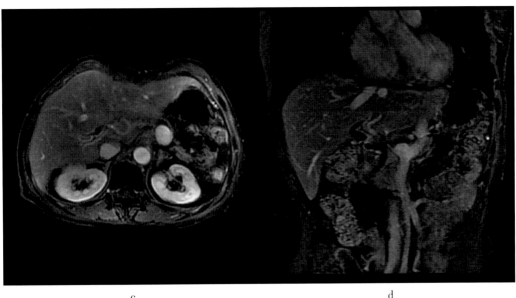

c   d

图6-22 患者，女，55岁，原位肝移植术后33月余，门静脉海绵样变性。压脂T2WI（a）示门静脉流空信号消失，其走行区呈片状高信号，其内可见较细迂曲血管影呈流空信号，增强后门静脉期轴位（b、c）、冠状位（d）示门静脉走行区结构紊乱，正常结构消失，代之以多条迂曲扩张的侧支血管

根据静脉阻塞的程度，临床表现从下肢水肿到Budd-Chiari综合征；狭窄通常在LDLT中为晚期并发症，并且多累及吻合口。狭窄选择的治疗是支架置入术或血管成形术。MRI的矢状位和冠状位成像，可用于更好地显示血栓形成的程度或狭窄程度，此外还可发现肝脏受累（从花斑样灌注到Budd-Chiari综合征）和门静脉高压（如曲张的静脉丛）。

4. 胆道并发症　尽管发病率逐渐降低，但胆管并发症（biliary complications，BCs）仍然很常见（占总人数的 5%~32%），是移植物功能障碍/丧失的主要原因。这可通过以下几点解释：第一，一些 LT 技术本身是"并发症"的诱因，如胆肠吻合术易于发生胆管炎，而 LDLT 则更易发生手术切面胆漏。第二，胆管仅有动脉供血，其血供取决于肝动脉是否通畅，在 HAT 或 HAS 的情况下胆管容易发生缺血性胆管炎。第三，胆管对各种移植相关的低灌注或与免疫相关的病原敏感。因此，BCs 是其他并发症（特别是 HAT 和 HAS）几乎都有的合并症，并且可以反过来引起进一步的病变（如脓肿或败血症）。大多数 BCs 发生在 LT 的 6 个月内，通常作为 HAT 的早期并发症，以及吻合口狭窄、结石和 Oddi 括约肌功能障碍的晚期并发症。根据类型和严重程度，BCs 可通过 ERCP 或 PTC、球囊扩张、支架置入、手术修复或甚至在移植物功能障碍的情况下再移植来治疗。

胆漏是最常见的早期胆道并发症，发生于 T 管插入部位或胆道吻合术后。少见情况下，HAT 患者（高达 89% 的病例）或其他各种疾病也可引起，从坏死性的胆管（非吻合口漏）扩散发生渗漏。手术切面是 LTDT 供体和受体中最常见的胆汁渗漏部位。在患者的肝内或肝外部位，或 LDLT 患者手术切面，MRI 看到游离液体或液体局限性聚集呈长 T1 长 T2 信号，加上相应的临床症状，需怀疑胆漏。然而，这只是胆漏的间接征象，与腹水无法区分。即使使用 T2 加权 MRCP，直接证明胆漏也是困难的。近年来，有学者提出使用肝脏特异性对比剂的 T1 加权 MRC 有望解决这一难题。在静脉给药后，肝特异性对比剂被排泄到胆道，经 T1WI 成像后，可直观显示胆漏患者中对比剂在患者胆道外的聚集、渗漏的具体位点。然而，其缺陷是，对于肝功能差、胆红素明显升高的患者，胆道排泄对比剂的功能可明显延迟或受损，因此有学者建议对总胆红素等于或小于 5 mg/dL 的患者才推荐使用这一方法。由于低敏感性（50%）和相对较低的特异性（79%），这一技术目前在诊断胆漏方面尚没有常规使用。

非吻合口狭窄可以与 HAT 相关在 LT 后早期出现，对于肝动脉通畅的患者可以在 LT 后期出现。US 是排除非吻合口狭窄患者胆道扩张和 HAT 的首选工具，但 MRCP 是评估术后早期和晚期狭窄数目、部位和程度的最佳无创性工具。狭窄部位表现为胆管局部明显变细或信号缺失，主要累及胆管汇合处和供体胆总管。上游胆道扩张可能不如预期那么明显，可能与移植物相关因素减少了胆管顺应性有关。

13%~19% 的患者可发生吻合口狭窄（图 6-23）。MRCP 上，狭窄表现为胆总管较短的、局限性胆管信号的缺失，位于供体和受体胆囊管残端之间，上游胆管扩张。值得注意的是，对于常规的 T2WI MRCP，胆管阻塞性和非阻塞性扩张之间的区别可能很困难，因为这种技术不能提供功能信息，而使用肝胆特异性对比剂增强 MRC 来观察是否存在对比剂流入十二指肠，则可从胆道功能上准确评估胆总管狭窄的程度。

在胆道狭窄中，最麻烦的是缺血型胆道病变（ischemic-type biliary lesions，ITBL），其为非吻合性肝内或肝外胆管狭窄和扩张。在 MRCP 和 CE-MRC 上，大多数 ITBL 显示长段的狭窄，多涉及左右肝管和分叉部，这是 OLT 后胆道缺血性损伤的常见发病部位。ITBL 的另一个 MRI 特征是肝外胆管的壁增厚，其可能与胆汁淤积、结石或铸型形成有关。实际上，MRCP 上病变明显的患者通常已经是疾病晚期，伴随严重不可逆的病理改

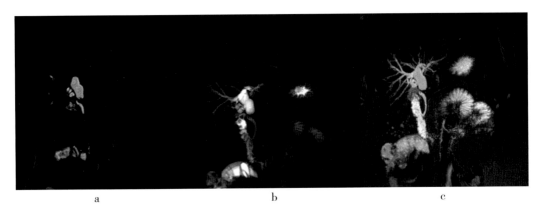

图6-23 患者，男，30岁，因布加综合征、肝硬化行原位肝移植术后5月余，阻塞性黄疸。冠状位薄层 3D MRCP（a）原始图像及其重建图像（c）、2D MRCP 厚层投影图像（b）示胆管吻合口处狭窄，呈局限性信号缺失

变。最近，有学者提出 DWI 可以灵敏地检测 ITBL 的早期胆管损伤，而此时 MRCP 可无形态异常。在这项研究中，ITBL 患者胆管在 DWI 上呈高信号的发生率（82.9%，29/35）明显高于对照组（5.0%，1/20），可能的机制是由于胆管周围的血管丛血供障碍而引起的炎性水肿。

胆泥、铸型和结石通常是非吻合口狭窄或吻合口狭窄的合并表现，是胆道上皮坏死或胆汁淤滞的结果。典型的位于较大的肝内胆管或狭窄上方的胆总管。在 MRCP 上，胆泥和结石表现为明显的充盈缺损，周围由薄环状高信号的胆汁包绕；其中结石发生在 LT 的后期，呈圆形、边缘光滑。铸型则更隐蔽，可以在胆管内广泛形成，在 MRCP 上呈稍低信号；最典型的表现是 T1WI、T2WI 上呈中等信号，增强之后门脉周围出现炎症样强化。

5. 移植肝排斥反应　急性排斥反应常发生在术后 4 d~2 周。主要病理表现为汇管区水肿，伴汇管区和终末肝小静脉的内膜炎；慢性排斥反应一般发生在移植后 60 d 或数年后，特征性病理表现为胆管减少或消失，闭塞性血管病变。临床表现及影像学表现均缺乏特异性。MRI 上可表现为门静脉主干及分支周围的袖套状长 T1、长 T2 信号影，肝门周围亦可见液体积聚，MRCP 可显示肝内胆管僵直、变细。

6. 脓肿　脓肿多是由于 HAT 或 HAS 患者肝内局限性液体积聚（积液、血肿或胆汁瘤）或实质性梗死发生感染而形成的。在 MRI 上，它们表现为含有液体的信号混杂区，边缘模糊，在更典型的情况下具有病灶内气体和环状强化。

7. 恶性病变　鉴于共存的危险因素和免疫抑制治疗，与正常人群相比，肝移植患者发生恶性肿瘤的风险较高。后期发生的最常见的肿瘤是皮肤癌和移植后淋巴组织增生性疾病（post-transplantation lymphoproliferative disorder，PTLD）。PTLD 通常发生在移植后 1 年内，大部分病例是由 EBV 感染引起的 B 淋巴细胞增殖。PTLD 最常见于结外，表现为边界不清的肝外软组织肿块，呈稍长 T1 稍长 T2 信号，包绕肝门部的肝动脉、门静脉和胆总管。其他常见的累及部位是肠、肝、肾和肾上腺。MRI 在其诊断、指导活检和监测治疗效果方面可发挥较大的作用。

二、MRI 在肾移植中的应用

MRI 已被越来越多地用于肾移植术前及术后的影像学评估，因为相比螺旋 CT 和数字减影血管造影技术（digital subtraction angiography，DSA），MRI 有以下优点：①MRI 检查没有电离辐射，而这对育龄期的女性供体来讲是非常重要的；②MRI 检查使用的对比剂（基于钆的螯合物）不具有肾毒性，过敏反应极少见。然而，MRI 成像也存在局限性，如对于结石的显示；如果要对潜在的肾移植供体进行尿路结石筛查，则需要进行其他检查，从而增加术前检查的费用。此外，MR 成像的空间分辨率低于螺旋 CT 和 DSA，因此小的副肾动脉和静脉可能会被漏诊。

（一）肾移植供体评估

全面的术前 MRI 检查有助于移植外科医生判断选择哪个肾脏来捐献并指导手术。一般来说，因为左侧肾静脉比右侧长，所以左肾在供体肾切除术中是优选的，与受体更容易吻合。然而如果存在左肾解剖异常，手术的复杂性可能会明显增加以至于选择右肾。

1. 肾的位置　肾脏的位置对于供体肾切除术有一定影响。首先需要确保两个肾脏都存在，并在正常的腹膜后位置。活体肾移植供体使用盆腔异位肾和马蹄形肾脏很少见，因为这些肾脏往往有复杂的、异常的血管和集合系统。

2. 肾实质　供体肾脏必须排除实性和复杂的囊性肾肿块，尽管已经有供体肾含良性肿瘤（如血管平滑肌脂肪瘤）的肾移植的相关报道，但应尽可能避免。此外，仔细评估对侧肾脏是非常重要的，因为供体在手术后会有孤立的肾脏。如果肾移植供体剩余的肾脏中发现肿瘤，则必须进行部分肾切除术以保持肾功能；如果肾部分切除术不可行必须进行肾切除术，则捐献者将变成无肾脏，需要透析或肾移植。

供受体肾体积测量也是必要的，大致对称且具有足够的尺寸可以确保供体和受体保留足够的功能性肾组织用于存活。

3. 动脉解剖　对于潜在的肾移植供体，需要确定供应每个肾脏的肾动脉的数量，评估过早分支动脉（距离腹主动脉<2 cm 的肾动脉分支为过早分支），并评估是否存在肾动脉狭窄。

一般而言，移植外科医生希望在受体中进行单个动脉吻合，因为多个肾动脉的存在会增加供体肾脏热缺血时间并增加手术的复杂性。在大多数患者中，单一的肾动脉在第一腰椎椎体水平附近从腹主动脉两侧发出。在 32% 的患者中多发性肾动脉发生于单侧（图 6-24），12% 的患者多发性肾动脉发生于双侧。在手术前发现小的副肾动脉很重要，当这些动脉很小时，可以结扎而不会对切除的供体肾脏或受体造成明显的伤害。其中，在手术前发现供应肾脏下极的副肾动脉尤其重要，因为它为肾盂和近端输尿管提供血液供应，如果在手术中意外结扎或受伤，输尿管缺血可能导致输尿管吻合术失败。

过早分支动脉是另一个重要的因素。从腹主动脉起始 2 cm 内分支的肾动脉会对手术造成影响，因为肾切除时需要至少 2 cm 的动脉以结扎缝合，所以从手术技术上讲其等同于双支肾动脉，不利于缩短缺血时间。

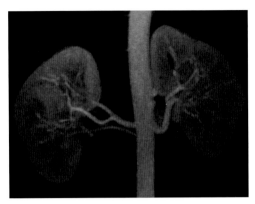

图 6-24　患者，女，30 岁，肾移植供体。增强 MRA 冠状
位重建图显示左肾一根肾动脉、右肾两根肾动脉
供血，最终术中病理证实

此外，还必须评估肾动脉内在的疾病，如动脉粥样硬化斑块或纤维肌性发育不良性狭窄。有必要仔细评估两个肾脏的肾动脉，不仅要避免切除肾动脉狭窄的肾脏，而且要避免给供体留下一个由狭窄的肾动脉供血的肾脏。目前已经证实 MR 血管造影可以准确检测和分级肾动脉狭窄。

4. 静脉解剖　手术前识别异常的肾静脉非常重要，因为它们会使供体肾切除和移植过程复杂化。常见的左侧肾静脉异常包括绕主动脉左肾静脉和主动脉后左肾静脉，发生率分别约为 6.3% 和 3.7%。外科医生手术前也需确定腹膜后静脉，包括腰静脉（约 75% 的人群直接进入左肾静脉的后部）和性腺静脉（引流到左肾静脉的下方）。

大约 85% 的人群双侧只有一支右肾静脉。当发生多支右肾静脉时，手术复杂性增加，导致供体的风险增加，并且向受体移植更困难。一般来说，右侧肾静脉与左侧相比较短，这使得在 MR 成像时更难以识别。如果肾静脉长度不够，静脉吻合可能会受到影响，需要使用静脉移植物。因此，对于右肾捐献的患者，MR 静脉造影时需测量右肾静脉的长度。

5. 集合系统　磁共振尿路造影（MR urography，MRU）可用于评估先天性集合系统异常、肾积水和泌尿系统内的充盈缺损（结石或肿瘤）。最常见的先天性集合系统异常是重复肾盂输尿管畸形（图 6-25），而这需要双输尿管吻合术，因此通常应该尽量避免。肾积水的存在不是肾脏捐献的绝对禁忌证，取决于其原因，例如，如果发现肾盂输尿管中的移行细胞癌继发于肾盂，患者将不具备捐献的资格；若肾积水继发于增大的子宫（如肌瘤）对远端输尿管的外源性压迫，且肾脏有良好的功能，并不一定是肾脏捐献的禁忌证。

（二）肾移植受体评估

MRI 可用于评估肾移植受体，因为它可以准确评估移植肾的血管、实质、集合系统以及周围的软组织，同时不使用肾毒性对比剂。尽管 MRI 有助于排除移植物功能障碍的手术或解剖学原因，但诊断功能障碍的内在原因（如排斥或急性肾小管坏死）则有赖于肾活检。

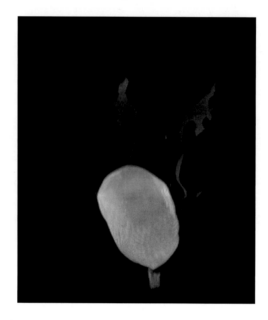

图 6-25　MRU 冠状位重建图显示左肾肾盂输尿管重复畸形、上部肾盂输尿管扩张积水

1. 肾实质　与在非移植正常肾脏中观察到的增强模式类似，在移植肾中也应观察到肾皮质、髓质和增强后的排泄相。

移植物功能障碍，多见于急性肾小管坏死、排斥反应或血管损伤等，需进行肾活检以明确原因。现已表明，可以通过 MR 成像判断移植物功能障碍的内在病因。在常规 T1WI 上，正常肾皮髓质分界清晰，此征象的消失，多见于排斥反应或急性肾小管坏死，然而肾皮髓质分界清晰并不能排除排斥反应的存在。近年来，MRI 功能成像在肾移植术后肾实质评估方面应用越来越多。有研究显示肾移植术后短期内，扩散加权成像（diffusion weighted imaging，DWI）可作为判断移植肾扩散和微循环影响的可靠方法，该方法有望在临床中应用于无创性监测移植肾功能紊乱。较新的 MR 技术，弥散张量成像（diffusion tensor imaging，DTI）显示髓质分数各向异性和表观扩散系数与功能受损的肾移植物的肾功能具有良好的相关性。此外，在肾移植受体中，血氧水平依赖的功能磁共振成像（blood oxygen level-dependent magnetic resonance imaging，BOLD-MRI）可显示肾移植受体的急性排斥反应中髓质氧合水平明显较低。这些技术有望作为有用的无创性工具来帮助区分术后早期急性肾小管坏死和急性排斥反应。

移植肾有时可表现为局灶性的异常信号，如肾梗死，一般表现为延伸至肾包膜下的楔形低灌注区，T1 和 T2 加权图像上皮质髓质分界消失，T1 上呈均匀的低信号，T2 上呈高信号，可能是在供肾切除时损伤了小的副肾动脉造成的，或主肾动脉的一个分支血栓形成等。

2. 肾血管　在移植时，供体肾动脉通常与受体的髂外或髂总动脉吻合。移植后最常见的动脉并发症是动脉吻合口狭窄，发生在 1%~12% 的患者中，可能继发于手术技术、移植时血管局部损伤、受体或供体的动脉粥样硬化性疾病等。一些报道发现磁共振血管成像（magnetic resonance angiography，MRA）与金标准 DSA 相关性良好；而另一些报道指出，与彩色多普勒超声和 DSA 相比，MRA 可能对诊断动脉吻合口狭窄价值有限，因为其假阳性率高达 75%。因此，当动脉吻合点在 MRI 上出现狭窄，需仔细评估磁共振血管造影的原始图像，以确保是真正的狭窄，而不是在吻合口附近的、继发于手术夹的伪影。有时，供体动脉不是狭窄的，而是冗长的，导致肾动脉扭结，易被混淆为狭窄。

移植肾动脉或静脉可能发生血栓，可能是移植后急性肾功能衰竭的原因。肾动脉血栓形成表现为移植肾低灌注、肾动脉显示不清。肾静脉血栓形成通常表现为移植肾体积增大，肾脏强化延迟，肾静脉内可见充盈缺损。

3. 集合系统　移植肾肾积水可能导致移植失败，发生率为 2%～10%。最常见的是输尿管膀胱吻合口狭窄，可以通过手术治疗。偶尔，输尿管缺血可引起输尿管狭窄，导致肾积水。

4. 肾外并发症　MRI 可以判断移植肾周围组织中的积液性质，这些可能来源于血管、尿路或淋巴管。术后血肿多表现为短 T1 长 T2 信号，可以保守治疗，当很大时可能需要手术引流。在 T2 加权图像上，尿性囊肿通常是高信号的，并与集合系统沟通。因此，增强的排泄期对于鉴别肾周积液和集合系统之间的关系至关重要。淋巴囊肿是肾移植常见的并发症，大约有 4% 的病例可见。它们是由术中淋巴管损伤引起的，通常在 T2 加权像上呈高信号，不与泌尿系统沟通。如果体积足够大，任何积液都会压迫移植肾并导致局部缺血。另外，任何积液都可能继发感染，导致脓肿。在这种情况下，MRI 增强图像上积液壁可能变厚并可能强化，提示感染。

三、MRI 在心脏移植中的应用

终末期心脏病的唯一治疗方法是心脏移植。作为一种无创的检查方法，MRI 的多参数、多序列、多方位扫描，可以检测和评估心脏急慢性移植排斥反应、局部心肌功能、区域心肌灌注、冠状动脉、心肌活性等，为临床提供极其重要的随访参数指标。MRI 是目前评价心功能的金标准，其识别存活心肌和瘢痕组织的能力可优于传统的正电子发射断层；此外，MRI 电影可观察供受体心脏舒缩活动，还可以像超声心动图一样任意选择层面观察各个节段的室壁运动，这样不仅克服了 CT 检查单纯的只能横轴位扫描的缺点，而且避免了 CT 扫描时 X 线的辐射，因此非常适宜心脏移植患者。

（高雪梅　赵香田）

第五节　介入放射学在器官移植中的应用

一、介入放射学在肝移植并发症中的应用

（一）肝动脉并发症的介入治疗

肝动脉相关并发症是肝移植失败及受体死亡的主要因素之一，愈来愈得到临床的重视，其发生率约占肝移植术后所有血管并发症的 60%，包括肝动脉狭窄、肝动脉血栓形成和假性动脉瘤形成，其中肝动脉血栓形成是其主要的并发症。

1. 肝动脉狭窄的介入治疗　肝移植手术受者 HAS 的发生率为 12%，发生部位常见于动脉吻合口处，其原因可能为动脉内膜增生、动脉留置过长造成扭转，或是手术吻合技术不良。

HAS 的临床表现有：胆管非吻合口狭窄的形成、胆泥或胆管内皮腐蚀形成的坏死组织、隐匿性的移植肝功能减退。明显肝动脉狭窄者行胆管造影时发现有 60% 的患者存在变异，术后诊断的中位期是 100 d。

在对有临床症状的肝动脉狭窄做出诊断以后，行介入血管成形术是恰当的治疗方法。多项研究已表明该术式安全性高、创伤小、疗效持久，但是介入术前肝功能已发生明显变化的患者大多数最终都需要再次移植。如果经皮腔内血管成形术后肝动脉再次狭窄，可考虑再次扩张，以保证其长期通畅。如单纯球囊扩张血管成形术效果不佳或复发时，应考虑行经皮肝动脉内支架置入术治疗。遗憾的是，有关肝移植术后 HAS 行内支架治疗的相关研究相对较少，尚缺乏大量病例的长期随访。

2. 肝动脉血栓形成的介入治疗　HAT 是肝移植术后常见且严重的并发症，临床发生率为 3%～10%，是术后移植肝原发性无功能的主要原因。与成年人相比，肝动脉血栓形成在肝移植患儿中更为常见，其中儿童患者肝动脉直径较小可能是重要原因之一。早期 HAT 大多发生于术后 1 个月内，结局往往是灾难性的。HAT 不仅可导致胆道缺血、胆道狭窄及胆漏等难治性胆道并发症的发生率增加，还可致感染、多发肝脓肿、急性肝坏死、肝功能衰竭等缺血相关性肝脏并发症的发生，如处理不当容易导致移植物功能丧失及患者死亡，再移植率也较高。

肝移植术后发生 HAT 的主要原因有外科因素及非外科因素，常见有：① 吻合技术不当；②动脉吻合类型；③ 肝动脉变异或细小、血管扭曲，受者血管条件差，供受体吻合血管不匹配；④血管再灌注损伤、血流动力学紊乱；⑤急性排斥反应导致肝动脉血流阻力指数增加；⑥ 移植肝流出道阻塞导致肝动脉血流阻力大；⑦冷缺血时间过长；⑧巨细胞病毒感染；⑨凝血功能障碍。

肝动脉狭窄能加速肝动脉血栓的形成，一般而言，肝动脉直径小于 3 mm 时移植后 HAT 的发生率明显升高，因此术者应选择管径相对大的血管进行吻合以降低移植后肝动脉血栓形成的概率。相对于肝动脉间直接端端吻合而言，肝动脉与主动脉吻合很少见到 HAT。如果移植物动脉内血流速度低于 400 mL/min 时，HAT 的发生率是流速

400 mL/min 以上者的 5 倍。需要注意的是，在肝动脉没有明显狭窄的情况下也可形成血栓。缺血再灌注损伤、凝血功能障碍促使内皮细胞释放促凝血酶原激酶；排斥反应引起血管内皮细胞受损，进而激活凝血系统；巨细胞病毒感染对血管内皮细胞的损伤；术后抗凝不充分等因素均可促使肝动脉血栓形成。

HAT 发生 6 h 后，移植肝及胆道系统易发生不可逆的损伤，因此对于肝移植术后肝动脉血栓形成，最重要的是做到早发现、早治疗。为争取这"黄金 6 h"，术后 2 周内每天进行超声检查，监测肝脏的血流情况，对常规超声提示可疑的病例可利用超声造影加以证实，或可行肝动脉 CTA、MRA 或选择性腹腔动脉造影以明确诊断。根据术后患者发生肝动脉血栓的不同原因选择合适的治疗方法，即个体化治疗更为恰当。

HAT 的临床表现并不特异，可有多种表现形式，包括肝功能异常、阻塞性黄疸、菌血症、慢性胆漏、肝坏死、肝脓肿、肝衰竭等，有时易与排斥反应相混淆。部分患者可隐匿发作，仅表现反复发热和转氨酶的升高。晚期肝动脉血栓形成部分患者可无症状，可能与侧支循环的建立有一定关系。需要注意的是，移植术后 2 周内肝动脉血栓形成诱发肝衰竭的概率更高，需严密监测。

肝动脉血栓形成的极早期常常缺乏明显的症状、体征和异常的实验室指标，因此，利用超声检查进行常规筛检是极其重要的。筛检能够在早期发现还没有明显临床症状的病例，一旦出现肝动脉阻塞的明显临床表现和异常的实验室指标，再行治疗可能已错过最佳的治疗时机，使移植物功能丧失率和受者病死率升高。

从随诊观察到紧急再次移植，治疗肝动脉血栓的方法大都是依据血栓形成的生理学原理做出的选择。如果出现明显肝损伤，则介入治疗比较合适。传统的手术治疗方法是手术取栓和吻合口修补术。虽然这种方法挽救移植体的成功率为 20%~40%，但是暂时的再灌注会使患者的状况要好于再次移植的患者。主动脉-肝动脉移植术后手术取栓的患者中，无症状患者的存活率是 82%，而有症状患者的存活率仅有 40%。

介入治疗包括局部溶栓、球囊扩张成形以及内支架置入。遗憾的是，相关报道病例数较少，缺乏可信的治疗策略结果。介入溶栓治疗的风险是易造成腹腔出血和动脉吻合口出血，血管再通率有限。

3. 肝动脉假性动脉瘤的介入治疗　肝移植术后肝动脉假性动脉瘤并不常见，发生率为 1%~2%。假性动脉瘤一旦破裂，预后较差，病死率高。

按发生部位肝假性动脉瘤可分为肝内型和肝外型，前者主要是继发于经皮经肝活检或介入治疗，后者则主要继发于局部感染、胆漏、受者的肝动脉栓塞化疗后受损及手术操作相关。

肝外假性动脉瘤破裂会导致腹腔内出血、消化道出血或胆道出血。发生急性出血会导致低血压，甚至死亡，因此，发现假性动脉瘤至关重要。大多数的假性动脉瘤都是在常规超声检查中偶然发现的。在超声检查中，动脉多普勒血流评价表现为明显增大的圆形至卵圆形的低回声区。假性动脉瘤分层的边界或周围可以看见数量不等的血栓。增强 CT 和 MRI 也能发现假性动脉瘤。

肝动脉假性动脉瘤的临床表现比较隐秘，稳定期一般无任何症状。但是，文献报道肝动脉假性动脉瘤特别是发生于肝动脉主干的假性动脉瘤破裂后预后很差。因此，一旦发现，无论是否存在临床表现，都应积极治疗。

文献报道，移植术后肝动脉假性动脉瘤外科手术患者病死率高达 60% ~ 100%。介入栓塞及覆膜支架的使用为肝移植术后假性动脉瘤提供了微创、安全、有效的治疗方案，目前已成为首选方案。高海军等报道一组 3 例肝外假性动脉瘤，2 例发生动脉瘤破裂急诊行介入治疗，1 例置入覆膜支架，1 例行栓塞治疗，术后患者因多脏器衰竭而死亡；1 例患者为随访过程中发现，行覆膜支架置入，恢复良好。

肝外假性动脉瘤多发生于吻合口部位。对于吻合口部位发生的假性动脉瘤，介入治疗时间亦是个值得讨论的问题。文献报道，对于肝移植术后肝动脉狭窄患者，进行血管内支架治疗的时间多在术后 10 d 以上。

介入治疗方法如下。① 覆膜内支架治疗：首先将 8F 导引管插至腹腔干动脉开口，进行多角度造影明确肝动脉走行情况、动脉瘤开口部位及切线位。测量瘤口直径及肝动脉直径后，在同轴微导管配合下将微导丝通过载瘤肝动脉段并留置于肝右动脉分支远端。然后沿导丝于动脉瘤段肝动脉置入球囊扩张式冠状动脉覆膜支架。造影复查以肝动脉血流通畅、原假性动脉瘤消失为治疗成功标准。② 动脉瘤载瘤动脉介入栓塞治疗：首先以 4F 造影导管置于腹腔动脉开口。造影明确肝动脉走行情况及动脉瘤开口部位后，同轴微导管超选至载瘤动脉动脉瘤开口的远端，以微弹簧圈栓塞动脉瘤开口的远端及近端。造影复查以动脉瘤消失为成功标准。

虽然肝动脉栓塞治疗假性动脉瘤操作简单、成功率高，但是需要注意的是栓塞肝动脉主干会造成胆道坏死、肝脓肿、败血症等相关并发症，目前此术式主要适用于肝内型假性动脉瘤的治疗。对于肝外型假性动脉瘤，尤其是发生于主干者，行覆膜支架置入更为适宜。

（二）门静脉并发症的介入治疗

相对于肝移植术后肝动脉和胆道相关并发症而言，门静脉并发症较少，主要包括门静脉狭窄和门静脉血栓形成。尽管移植术后门静脉相关并发症发生率相对较低，但是仍可导致受体肝功能障碍，甚至出现暴发型肝功能衰竭乃至死亡。由于门静脉管径较粗大，缝合技术相对简单，门静脉吻合口狭窄发生率较低，约为 3%；门静脉血栓形成发生率较门静脉狭窄低，为 1% ~ 2%。对于接受减体积肝移植或亲属活体供肝移植的儿童患者来说，由于供者和受者门静脉直径的差异及使用移植血管等原因，门静脉狭窄的并发症相对于成年人要高，高达 19%。

肝移植术后门静脉狭窄和血栓的形成有很多因素，包括吻合技术不良、供受体门静脉管径不匹配、移植前存在门静脉血栓形成、门静脉发育异常、移植前脾切除及大的门腔分流，供者移植体的解剖关系导致门静脉扭转、张力过高或余留过长等因素。此外，移植手术过程中应用分流管行静脉分流术会损伤静脉血管内皮导致门静脉闭塞，一些患者血液高凝状态也可能导致血栓形成。需要注意的是，为防止门静脉血栓形成行血管移植的患者静脉闭塞的风险更高。

移植术后门静脉相关并发症的临床表现缺乏特异性。门静脉狭窄最常见的临床表现为门静脉高压症状和体征，如食道胃底静脉曲张、腹水，脾大、曲张静脉出血，伴或不伴血小板减少症等。但在部分病例中，由于侧支静脉的形成，门静脉压力降低，患者可无任何临床症状，或只表现为肝功能非特异性受损，多通过常规的多普勒超声等影像学检查发现。门静脉血栓形成患者的临床表现则根据血栓形成的时间不同而不同。在 1 个月内形成血栓会引发肝功能的问题，程度由无症状的肝酶含量升高到肝衰竭不等。如果在移植术后很长的时间才出现血栓形成，临床表现由门静脉高压的后遗症决定，包括曲张的静脉出血、腹水和肝性脑病。

门静脉相关并发症的影像学检查主要包括多普勒超声、CT、MRI、数字减影血管造影（DSA）等。多普勒超声检查经济、无创，是最常用的筛查方法。彩色多普勒超声对门静脉血栓有较高的敏感性和特异性，可以显示门脉内血流情况并可直接探测门脉内血栓回声，但易受体位、肠道气体、操作医师熟练程度等多种因素影响。此外由于门静脉管径不匹配使吻合口狭窄和涡流的产生会使多普勒超声很难对门静脉狭窄直接做出诊断。CT 门静脉重建成像及 MRI 血管成像可直观地显示门静脉狭窄的部位、程度及范围，为门静脉并发症的治疗提供依据。

并非所有存在门静脉狭窄的患者都会表现出临床症状，一般而言狭窄程度>50%时临床上才会出现相关症状，>80%时可能会出现门静脉高压系列症状、肝功能衰竭等。但由于狭窄后扩张的存在，临床上通常难以得到其准确的狭窄程度。因此，门静脉狭窄两端压力差成为相对客观的指标，当门静脉狭窄段的近、远端压力差>5 mmHg 时，即可认为存在门静脉狭窄，并应进行治疗。

门静脉并发症的治疗方法包括外科手术门静脉重建、二次肝移植、经皮经肝或经颈内静脉途径的球囊扩张成形术或支架植入术。由于移植后肝门周围纤维化增加了手术的难度，所以外科手术风险较大，并发症发生率高。目前，介入治疗肝移植术后门静脉并发症已被广泛接受，逐渐成为治疗门静脉狭窄的首选方式。

1991 年球囊扩张成形术首次被用于治疗肝移植术后门静脉狭窄，此后经皮经肝穿刺门静脉扩张成形术逐渐被广泛应用，手术成功率已达到 60%~100%。单纯球囊扩张成形术门静脉再狭窄的发生率为 50%，支架置入可提高其长期通畅率。植入支架时，如不可避免地将支架远端释放到门静脉左支或右支时，我们认为应选择较门静脉分支直径小一些的支架，这样就可以避免门静脉左右支的血流只通过支架网眼进行沟通。对于儿童患者尽量采用球囊扩张成形术，主要是因为支架的直径相对固定，随着儿童不断地生长，支架可能逐渐地比门静脉直径小。

门静脉血栓形成可通过溶栓、支架植入、机械破碎等多种方式联合治疗。河南省肝移植中心 2 例患者均采用支架植入配合 24 h 持续溶栓治疗，术后口服华法林进行抗凝治疗，随访 4.5 个月和 10 个月，支架开通良好，无门静脉继发血栓形成。需要注意的是，门静脉内血栓形成时间越长，介入溶栓效果越差。对于存在门静脉局限性狭窄的病例，可以考虑局部置入支架治疗，以保证门静脉血流的通畅。少数病例需外科处理，甚至行二次肝移植。

经皮经肝介入治疗的并发症常见的有腹腔内出血、胆道损伤、穿刺部位疼痛等。河南省肝移植中心 1 例患者介入治疗术后出现失血性休克，急诊外科手术行膈肌表面修补术，术中可见膈肌表面血管丰富，并可见搏动性出血的破裂小动脉，进行缝扎处理，出血停止。造成这一并发症的原因是肝移植术后膈血管与肝脏表面侧支循环血管丰富，进行肝脏穿刺时容易出现膈表面血管的损伤，同时由于术后抗凝药物低分子肝素等的使用而出现的凝血功能障碍，也可能导致出血症状的发生。手术结束时常规堵塞穿刺道，监测血红蛋白变化，术后第 2 天给予低分子肝素抗凝治疗，这已成为郑州大学第一附属医院肝移植科肝移植术后门静脉狭窄介入治疗的常规。总之，虽然门静脉支架植入能有效地解除肝移植术后门静脉的狭窄，且支架中长期通畅率较高，但介入治疗同时存在一些并发症，需要谨慎对待。

移植术后出现急性门静脉血栓形成伴肝功能障碍情况非常严重，通常需要治疗。治疗方法有取栓术、静脉分流术、再次移植或经皮介入治疗。经皮介入治疗方法包括局部纤维蛋白溶解疗法或球囊扩张术和支架置入术后行机械取栓。目前已经有采用这项手术方式至少 5 例成功的报道，并且远期显著持久性的时间从 1~54 个月不等。虽然这个结果很鼓舞人心，但应该注意的是，在使重建的门静脉再通时，经皮介入技术不是一律都成功的，而且还会有出血和再次形成血栓的风险。

作为一种选择途径，TIPS 术并局部溶栓疗法可以治疗移植术后早期门静脉血栓的形成。这种治疗方法对防止门静脉高压可能是一种极好的方法。但是在增加肝脏血流灌注上并不是一种有效的方法，因为门静脉血流会有一部分分流入全身循环中。

门静脉狭窄的介入治疗见图 6-26 和图 6-27。

所有患者行局部麻醉，透视下定位于右腋中线肋膈角下两个肋间或剑突下右肋缘旁，用 22 G 千叶针穿刺肝内门静脉右支或左支，边退针边注入对比剂，门静脉显影后，引入 0.46 mm（0.018 英寸）导丝，退出千叶针，沿导丝引入 5 F 套管针进入门静脉，交换进入 0.89 mm（0.035 英寸）超滑导丝，撤出套管针。引入 5-7 F 导管鞘，经导管鞘在导丝的引导下将 5F 造影导管送至门静脉主干，经造影明确门静脉狭窄的部位、程度及范围，并行胃冠状静脉造影，如门静脉狭窄程度<75%，检测门静脉狭窄远端及近端的压力。予以普通肝素 2 000~3 000 U。交换引入超硬导丝，沿硬导丝引入球囊导管扩张门静脉狭窄段，撤出球囊引入支架输送器，透视下定位后释放支架。成功后测门静脉远端、支架内及门静脉近端压力。引入造影导管行胃冠状静脉造影，如仍曲张严重或者影响门静脉血流者行弹簧圈栓塞治疗。拔导管鞘后沿肝脏穿刺道由吸收性明胶海绵条或钢圈栓塞。术后第 2 天皮下注射低分子肝素 0.4~0.6 mL，每 12 h 一次，连用 3 d，长期口服阿司匹林。合并门静脉血栓的患者口服华法林，调整剂量至国际标准化比值（INR）维持在 2~3，持续 3~6 个月。

（三）胆管并发症的介入治疗

肝移植术后胆管并发症发生率高，后果严重，是影响受体生存期及导致移植肝脏失功能的重要原因之一，被肝移植先驱 Roy Calne 称为"阿喀琉斯之踵"。胆管并发症的防治是提高患者远期疗效及存活率的关键，不容忽视。

1. 胆漏　胆漏是肝移植术后常见并发症之一，发生率为 14%~27%，是引起术后患者死亡及再次肝移植的主要原因之一。其发生的原因主要有缺血-再灌注损伤、胆道吻合不良、术中对胆道血管的破坏、T 管的应用、术后肝动脉血栓形成、急性排斥反应、受体的全身情况及局部因素等。

缺血再灌注损伤、术中的胆管血液供应的直接破坏、术后肝动脉血栓形成等因素

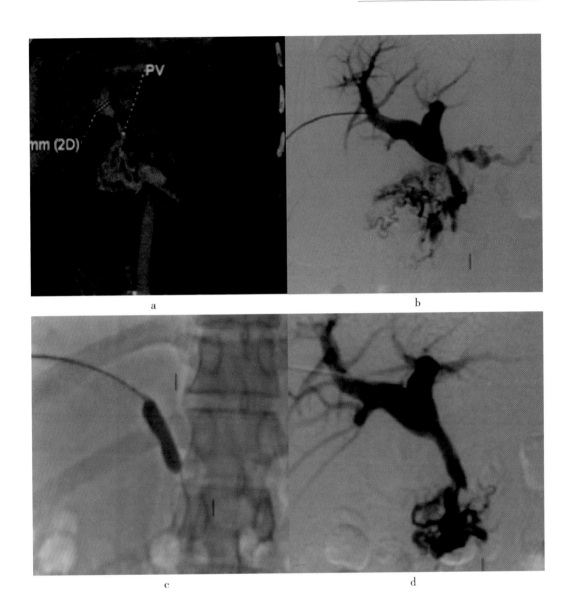

图 6-26 患者，男，48 岁，肝移植术后 7 个月出现顽固性腹水。a. 门静脉三维成像显示主干显著狭窄，且远端闭塞，周围大量侧支静脉形成；b. 经皮穿刺门静脉 DSA 成像，与术前 CTA 一致；c. 球囊扩张；d. 扩张后造影显示狭窄段解除，周围侧支明显减少。术后患者腹水明显缓解

均可引起胆管上皮细胞及胆管血管丛微循环的损害进而导致胆管坏死、胆漏。因此，有学者认为肝移植术后发生胆漏的根本原因在于胆管血供的破坏。

此外，T 管的应用也是发生胆漏的常见原因之一，可能与 T 管对胆管壁的压迫、逆行胆道感染等因素有一定关系。一项前瞻性随机实验显示，不留置 T 管的胆管重建方式术后胆管相关并发症的发生率明显下降，其中胆漏的发生率甚至降低至 2.2%，而留置 T 管组则为 10%。对于 T 管置入引起的胆漏，术后常规行经 T 管胆管造影即可诊断。

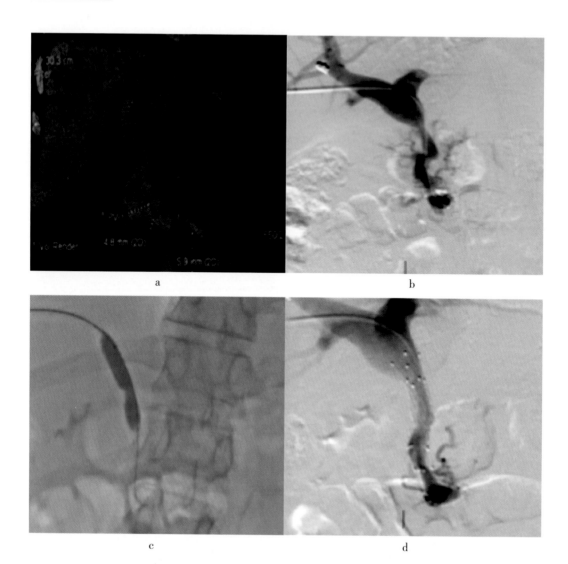

图 6-27　与图 6-26 为同一患者，初次介入术后 3 个月腹水症状复发。a. 门静脉三维成像显示主干显著狭窄，且远端闭塞，周围大量侧支静脉形成；b. 经皮穿刺门静脉 DSA 成像，与术前 CTA 一致；c. 球囊扩张；d. 置入支架造影显示狭窄段解除，周围侧支明显减少。术后腹水完全消退，1 年后复查彩超支架通畅

初步的治疗方法就是开放 T 管进行重力引流，这样可以治愈 60% 的患者。如果这种治疗方法不成功，可以行内镜下括约肌切开术进行治疗。

　　胆漏发生时患者常有腹痛、胆汁性腹膜炎体征及全身中毒症状，T 管引流减少，腹腔引流量增多且颜色呈胆汁样，部分患者可出现胸腔积液、呼吸困难甚至败血症表现。

　　移植术后早期发生的较小的吻合口胆漏，多可自愈或经充分引流后愈合。保守治疗或充分引流后仍未愈合者，可逆行性放置支架，但仍有占相当比率的患者需要行外科修补术。经皮经肝胆管引流术或逆行性支架置入术可尝试用于治疗胆漏，但是如果不及时迅速地封堵漏口，还是要行修补术的。

2. 胆管梗阻　有 10%~20% 原位肝移植患者术后会出现一定程度的胆管梗阻，最常见的是胆管吻合口狭窄，此外还包括非吻合口狭窄、胆囊管黏液囊肿、Oddi 括约肌功能障碍、胆结石或坏死组织导致的胆管狭窄。

移植术后胆管梗阻临床表现并不特异，尤其当移植患者有潜在的发热原，肝功能指标升高和白细胞升高时。应用超声、CT、MRI 等非侵袭性检查手段又很难发现潜在的梗阻，因为有相当一部分患者没有胆管扩张。因此，对疑有发生胆管梗阻的患者应尽早行胆道造影加以确诊。对于置入 T 管的患者，可直接经 T 管造影；对于行胆总管对口吻合术未放 T 管的患者，可行内镜逆行性胆管造影术或经皮肝穿刺胆道造影术；对于行胆总管空肠吻合术的患者来说，需要行经皮肝穿刺胆道造影术进行确诊。

如果胆总管对口吻合术后早期发现狭窄，只能说明吻合口水肿和（或）炎症反应。这种情况下，经内镜将支架置入狭窄的胆管内一段较短的时间（2~6 周）就能治愈。如果经内镜插入套管失败，可行经肝内-肝外胆管引流管置入术。然而，如果狭窄持续存在或复发，行胆总管空肠吻合术进行手术修补通常是最有效且持久的解决方法。肝内-外胆管引流管置入 4~6 周后，经皮经肝胆管扩张术作为一种手术重建术式是一种很有效的治疗方法，术后 2 年通畅率是 73%，6 年通畅率是 66%。

坏死物生成可能致胆管吻合时放置的 T 管闭塞，最终导致患者胆管梗阻。对此，通常可采用介入放射学技术矫正 T 管。与非免疫抑制的患者相比较，器官移植患者的管道愈合非常慢，单纯的导管复位是行不通的。如果找不到 T 管复位的入路，有必要采用经肝或逆行的方法保证胆汁充分引流。

由于可供选择的治疗药物有限，所以可采用支架置入术来治疗那些对行球囊扩张术效果不佳的非吻合口狭窄的患者。虽然支架置入的短期效果很令人满意，但是支架也是结石和坏死物形成的根源。这类患者胆管内放置支架的长期耐用性还没有详细的评定，所以只能是在包括延长导管引流在内的其他外科手术方法都不可行的时候才可以考虑放置支架。

值得注意的是，有 5%~20% 原发性硬化性胆管炎的患者接受肝移植术后会形成肝内胆管反复狭窄，因此对于原发性硬化性胆管炎患者来说，再次移植是外科唯一的选择。

此外，供者胆囊管残端形成黏液囊肿被公认为是移植术后胆管梗阻的原因之一。虽然经皮穿刺抽吸囊肿黏液可以暂时缓解梗阻，但最终都需要行外科手术修补术彻底解决梗阻的问题。

行胆总管对口吻合术患者的 Oddi 括约肌功能障碍也会妨碍胆汁的流动。尽管 Oddi 括约肌功能障碍的病因还没明确，但是已经能确定有这种情况出现。可以通过内镜引导下括约肌切开术治疗。有时也能遇到由胆结石、胆泥和坏死组织引起的胆管梗阻。所有胆管梗阻的患者都能发现结石，但是组织坏死却只是移植器官冷藏时间过长、排斥反应或肝动脉血供不足引起的。鉴于此，可以采用经皮经肝或内镜逆行技术来处理胆结石或组织坏死，包括利用活检钳和球囊清除坏死组织。

二、介入放射学在肾移植并发症中的应用

肾移植术后并发症可分为血管相关并发症和非血管并发症，两者发生率分别为3%～15%和2%～10%。前者主要包括移植肾动脉狭窄、动静脉瘘、肾内或肾外假性动脉瘤、移植肾血栓形成；后者则主要有输尿管梗阻、尿漏、肾周积液等。

（一）移植肾动脉狭窄的介入治疗

移植肾动脉狭窄（transplanted renal artery stenosis，TRAS）是肾移植术后常见的严重并发症之一，文献报道其发生率差异甚大。其主要表现为血肌酐水平的快速升高，伴或不伴顽固性高血压，严重者可导致肾功能衰竭，药物治疗效果不佳。

肾移植术后早期发生TRAS的主要原因有吻合不良、供受体血管管径不匹配、术中操作对血管的损伤、缺血再灌注产生的内膜损伤、移植肾动脉较长发生扭转成角等。其中外科手术技术是早期TRAS发生的主要原因，术者对供受体血管的修剪、缝合操作不当及供受体间血管管径不匹配导致其更易发生在端-端吻合处；端-侧吻合时，移植肾动脉与髂外动脉间的夹角较小，层流血液流经此处时变为湍流，血管内皮细胞易受损、脱落，内膜增殖、肥厚，同样可造成TRAS的发生。总的说来，端-侧吻合TRAS的发生率是端-端吻合者的1/3。此外，当移植肾动脉预留过长或移植物位置不当时，动脉可发生扭转成角，血流动力学发生改变，促进TRAS的发生。

中晚期TRAS发生的主要原因则是吻合口部位动脉粥样硬化、内膜增生、巨细胞病毒感染、免疫介导的血管损伤等。吻合口部位动脉粥样硬化发生的确切原因尚不清楚，有学者认为可能与损伤因子作用下移植肾动脉内皮细胞脱落、脂质沉积有关。移植术后患者处于免疫抑制状态，原本受体隐性感染或来自供体的巨细胞病毒再激活，侵袭血管，进而造成TRAS的发生。研究证实肾移植术后发生巨细胞病毒感染患者的TRAS发生概率是阴性患者的3倍。此外，虽然有学者发现TRAS与急性排斥反应呈正相关，但人组织相容性抗原配型完全相同者术后仍会发生移植肾动脉狭窄，因此免疫反应可能不是TRAS的主要原因。

TRAS的诊断方法主要有卡托普利试验、放射性核素检查、多普勒超声、超声造影、CT血管成像、磁共振血管成像、数字减影血管造影等。卡托普利试验，即卡托普利外周静脉血浆肾素活性测定，受多种因素影响，敏感性及特异性均较差。虽然选择性地在下腔静脉、吻合口近远端分别采集标本进行测定能够提高该试验的特异度，但存在诸多缺点，如昂贵、有创、耗时等。与卡托普利试验一样，放射性核素检查的敏感度、特异度有限，目前已不用于TRAS的诊断。多普勒超声诊断TRAS的敏感性极强，尤其是彩色多普勒血流显像技术的出现，是TRAS的首先筛查及随访方法。但不同文献报道的多普勒超声诊断TRAS的准确率差异显著，可能与检查者熟练程度、患者体格肥胖、髂动脉迂曲等因素有关。声学造影使用的微气泡造影剂可显著增强二维图像的细微分辨率及对比分辨率，可清晰显示移植肾动脉局部结构，弥补了常规彩超的局限。CTA检查方便、快捷、安全，可任意角度进行目标血管重建，准确显示靶血管的走行、形态、硬化斑块、移植肾及毗邻解剖关系，是临床最常用的诊断方法之一。由于CTA检查需使用碘对比剂，不可避免地存在造影剂相关肾功能损害的风险，所以对

已有明显肾功能损害的移植肾患者应慎重使用并严密观察。MRA 检查使用的对比剂不会引起造影剂肾病，同时具有不错的敏感度及特异度，也是临床常用的诊断方法。DSA检查可清晰显示狭窄发生的部位及程度，是诊断 TRAS 的金标准，但 DSA 检查属有创检查，通常作为介入治疗过程中的一个步骤，极少单独用于诊断 TRAS。

　　介入治疗以其微创、重复性强、安全、有效等优点，已成为 TRAS 临床最常采用的治疗方式，文献报道其技术成功已接近 100%，临床成功率为 65.5%~94%。单纯经皮血管腔内成形术（PTA）治疗后移植肾动脉再狭窄率较高，目前多用于未成年 TRAS 患者的治疗。成年 TRAS 患者更倾向于置入支架以保证其长期通畅率（图 6-28），其具体

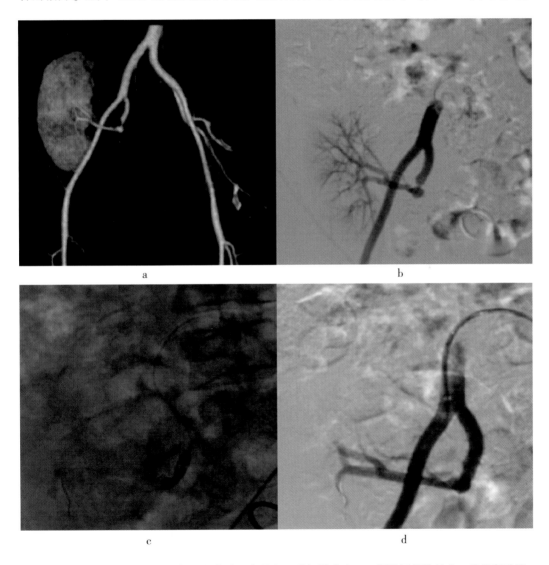

图 6-28　患者，女，40 岁，肾移植术后 3 个月血压进行性升高，口服降压药物效差，移植肾动脉狭窄。a. 术前 CTA 显示移植肾动脉吻合口处严重狭窄；b. 术中 DSA 成像显示与 CTA 一致；c. 置入球扩式支架；d. 置入支架后造影显示狭窄段解除，血流通畅

操作步骤如下：①通常选对侧股动脉入路，置入 5 F 血管鞘；②经鞘引入 5 F Cobra 导管及 0.035 inch 导丝，两者配合下插管至同侧髂动脉，多角度高压造影显示狭窄部位、长度及程度；③交换引入 7 F 翻山鞘至同侧髂动脉，经鞘引入 0.018 inch 或 0.014 inch 导丝，在 Cobra 导管辅助下越过狭窄段至远端肾内分支动脉；④沿导丝引入合适尺寸的支架，再次经鞘管造影以便准确定位支架位置是否合适，释放支架；⑤再次造影确认支架内有无残余狭窄、肾实质显影情况，并注意观察有无出血、支架内有无急性血栓形成等。

根据 TRAS 狭窄类型、长度、程度等相关指标选择适宜类型的内支架是保证手术成功及远期通畅的重要因素之一。球扩式支架定位准确、释放过程中不易偏移，支架释放与球囊扩张一次完成，主要用于短段狭窄或移植肾动脉成角较小者。自膨式支架柔顺性相对较好，对于长段狭窄或移植肾动脉成角较大者可选用该类型支架。对于发生体位性高血压的 TRAS 患者，因移植肾周围缺乏正常肾周组织的支撑保护，移植肾动脉及吻合口易受体位影响，自膨式支架更为适宜。

近年来已有药涂支架（drug-eluting stent，DES）应用于 TRAS 治疗方面的报道，与单纯 PTA 治疗相比，其再狭窄率较低。Biederman 等人的一项研究报道认为，DES 及裸支架（bare-metal stent，BMS）通畅率均明显高于单纯 PTA，但对于吻合口远端狭窄患者而言，DES 再狭窄率明显低于 BMS。

围手术期及术后标准血小板治疗亦是保证支架长期通畅的重要因素。河南省肝移植中心的经验是术前 3~5 d 即开始口服阿司匹林（100 mg/d）及氯吡格雷（75 mg/d）联合进行抗血小板治疗；术中根据患者体重进行充分肝素化；术后前 3 d 给予低分子肝素（4 000 IU，q12 h，H）抗凝治疗，同时继续口服阿司匹林及氯吡格雷。通常抗血小板治疗时间需持续至少 3 个月，之后根据患者复查情况选择停用其中一种抗血小板药物。有条件的中心可于术前进行血栓弹力图检查，了解患者是否存在阿司匹林或氯吡格雷抵抗以指导用药。

（二）移植肾动脉假性动脉瘤的介入治疗

移植肾动脉假性动脉瘤是肾移植术后比较少见的并发症之一，依据发生部位可分为肾内型及肾外型。肾内型假性动脉瘤多为医源性操作所致，常见于移植肾穿刺活检后；肾外型假性动脉瘤多发生于吻合口处，发生率虽不足 1%，但存在移植肾失功能、假性动脉瘤破裂出血的风险，甚至危及患者生命。

移植肾动脉假性动脉瘤发生的原因有吻合技术不良（非动脉壁全层缝合、吻合口张力大、吻合口渗漏）、术中对肾动脉外膜或内膜损伤、移植肾周感染（尤其是真菌感染）、患者有代谢综合征基础疾病等。

移植肾动脉假性动脉瘤患者临床表现并不特异，主要与占位效应有关：压迫肾动脉致移植肾灌注不足，激活肾素-血管紧张素-醛固酮系统，从而引起肾性高血压；压迫输尿管可引起尿量减少、肾盂积水等症状；压迫移植肾局部可引起疼痛不适等。此外，合并感染者可出现发热症状，破裂出血者可出现移植肾周疼痛、失血性休克等相关临床表现。移植肾区闻及血管杂音或触及搏动性包块是体格检查中最具特征性和诊断价值的体征。

移植肾动脉假性动脉瘤的诊断有赖于影像学检查。超声是最为经济的非侵袭性影像检查手段，是筛查及随访的首选。超声下移植肾动脉假性动脉瘤的直接征象是动脉壁的连续性中断，并可见动脉性血流频谱。超声造影的图像特征为破损血管与充满均匀分布造影剂的瘤腔有通道相连。CT 及 MR 血管成像技术可清晰显示靶血管全貌，便于准确获取假性动脉瘤相关信息，如载瘤动脉管径、有无狭窄、发生部位等。DSA 是诊断移植肾假性动脉瘤的金标准，但该检查有创，且瘤周组织显影欠佳，多于介入治疗中使用。

文献报道的移植肾假性动脉瘤手术指征并不统一，包括肾性高血压、瘤体大于 2 cm、有破裂风险、血肌酐升高及高危患者。假性动脉瘤自愈可能性较小，加之移植术后患者处于免疫抑制状态，易进行性增大、破裂，因此部分学者主张无论假性动脉瘤有无破裂、有无症状，一经发现确诊，均应积极治疗。

移植肾假性动脉瘤的治疗方法主要有假性动脉瘤及移植肾切除术、假性动脉瘤切除及破口修补或血管移植术、介入治疗。外科手术由于受到患者状态、术区组织粘连程度、载瘤动脉壁有无水肿、肾周有无感染等因素影响，术中风险较大，对术者要求相对较高。介入治疗风险相对较低、创伤小，方法多，可选择性高，已逐渐成为移植肾动脉瘤的一线治疗方法。其治疗方法包括载瘤动脉栓塞术、覆膜支架隔绝术、瘤腔栓塞术、瘤腔内凝血酶注入术及多项技术联合应用。载瘤动脉栓塞术适用于供血动脉为非主要血管或移植肾有丰富侧支循环形成者，否则一旦栓塞后移植肾将会缺血坏死而失功能。覆膜支架隔绝术适用于发生在动脉主干的假性动脉瘤，对于移植肾动脉与髂外动脉端侧吻合后发生的吻合口处假性动脉瘤可尝试置入"对吻"覆膜支架治疗。术后 1 个月移植肾与周围组织粘连密切，假性动脉瘤壁因周围纤维组织支撑，可尝试栓塞瘤腔治疗。栓塞材料包括普通弹簧圈、塔形弹簧圈、电解可脱式弹簧圈等。应根据瘤腔、瘤颈大小不同选择适宜的种类，必要时甚至可应用裸支架辅助栓塞。瘤腔内注射凝血酶也是治疗假性动脉瘤的常用方法之一，但在肾移植术后假性动脉瘤的治疗中应用相对较少，可能原因是快速流动的血流会将凝血酶带入远端血管而诱发急性血栓形成进而导致移植缺血、坏死，因此应用时需要阻断近端血流，同时应在彩超监测下操作。

根据假性动脉瘤发生部位、形态、数量、大小、载瘤动脉走行等情况选择适宜的介入治疗方案是手术成功的保证。但无论采用何种方法均应以最大限度保全移植肾功能为前提。

（三）移植肾血栓形成的介入治疗

移植肾血栓形成，无论是动脉血栓还是静脉血栓，都是术后少见且严重的并发症，常常导致移植肾丢失。不同文献报道移植肾血栓形成的发生率差异较大，总的来说，动脉血栓形成的发生率为 0.2%~7.5%，静脉血栓形成的发生率为 0.1%~8.2%。早期因技术原因发生率较高。

多种危险因素可致移植肾血栓形成，从供体方面来讲主要有年龄>60 岁或<6 岁、冷缺血时间>24 h、肾血管动脉粥样硬化；受体方面则有年龄<5~6 岁或>50 岁、覆膜透析、糖尿病、受体血管动脉粥样硬化、既往血栓史、围手术期血流动力学不稳定、外科手术技术因素、未服用阿司匹林、移植肾功能延迟恢复。

移植肾血栓形成患者的临床表现并不特异，主要是术后突发少尿或无尿，血肌酐、尿素氮水平增高。移植肾动脉血栓形成患者可出现发热及肾移植区疼痛等不适；移植肾静脉血栓形成患者偶有血尿等。移植肾血栓形成的诊断有赖于影像学检查，如彩超、CT 血管成像、MRI 血管成像、DSA 等。

移植肾动脉血栓形成常发生于术后平均 3.6 d 内，患者预后往往不佳。其原因主要是一旦发生动脉血栓形成，移植肾将会迅速缺血、梗死，即便是外科手术切开取栓，大多仍难以逆转。钱晓军等人对 13 例急性动脉血栓形成患者进行动脉内溶栓治疗，其中 9 例肾功能恢复正常，3 例失败，1 例血管通畅后肾功能未见明显恢复，对这后 4 例进行活检后发现存在急性排斥反应，可能是介入治疗失败的原因。尽管溶栓过程中可能存在出血风险，但至少为肾移植术后动脉血栓形成的治疗提供了可供选择的方法。

肾静脉血栓形成常发生于移植术后 2 周内，一旦发生，结局往往是灾难性的。尽管目前有借助介入方法插管溶栓的相关文献报道，但基于外科手术可以迅速清除血栓且溶栓存在出血风险这一原因，临床上更多的是进行外科手术切开取栓治疗。

及时发现、迅速诊断、尽早干预是移植肾血栓形成治疗成功的关键。现有的文献资料较少涉及最佳治疗时间窗的问题，Harraz 等人认为在 2 h 内进行干预成功率较高。虽然目前更多的是采用切开取栓的方法治疗移植肾血栓形成，但随着技术的不断进步，介入或许将在治疗移植肾血栓形成方面发挥更大作用。

（四）肾移植术后输尿管狭窄的介入治疗

输尿管狭窄是肾移植术后常见的并发症之一，发生率为 1%~10%，绝大多数发生于术后 1 年内。发生原因主要包括手术技术不良、输尿管缺血或扭曲、周围纤维化及排斥反应。此外，多瘤病毒感染也是不可忽略的致病因素之一，当发生病毒尿症时，多瘤病毒可使输尿管产生炎症或形成溃疡，进而导致输尿管狭窄。

正常情况下输尿管上 1/3 段血供由肾动脉分支供应，中 1/3 段由腹主动脉、髂总动脉、精索内动脉或卵巢动脉、子宫动脉的分支供应，下 1/3 段由膀胱动脉分支供应。上述动脉分支进入输尿管筋膜层后广泛交通形成动脉网，而后散布各层。但肾移植术后输尿管的血液供应仅来自肾动脉，借助筋膜层的动脉吻合网向远端供血，当术中损伤输尿管外膜时，距离肾门越远，缺血程度越重，越容易发生损伤，这是移植术后输尿管易发生并发症的解剖基础。临床中超过 80% 的狭窄部位多位于输尿管膀胱吻合口处印证了这一观点。

需要注意的是肾移植术后输尿管已失去神经支配，输尿管梗阻早期多无明显临床症状，因此诊断较为困难。术后患者出现尿量减少、无尿、血肌酐升高、体重增加，在排除排斥反应后应考虑移植肾输尿管狭窄。彩超经济、简便，可作为诊断输尿管梗阻及术后定期随访复查的首选方法。磁共振尿路成像（MRU）诊断输尿管梗阻的准确率已达 100%。CT 尿路成像（CTU）同 MRU 一样，可经后期图像三维重建直观显示狭窄程度、部位、长度，有助于手术方案的选择。经皮肾穿刺尿路造影同样可确诊移植肾输尿管梗阻，但属有创方法，临床上极少用来诊断。

自 1978 年首次报道经皮穿刺治疗移植肾输尿管梗阻以来，因其创伤小、简单、有效，已逐渐成为移植肾术后尿路梗阻的首选治疗方法。其操作方法如下：①操作前先行 Dynamic CT 扫描确定穿刺入路、方向及进针深度，或可在彩超引导下进行，进针点一般多位于右侧髂前上棘内侧，靶点多选择上、中组肾盏，穿刺针为 21G Chiba 针；②穿刺肾盏成功后，退出针芯后将会有尿液溢出，透视下注入造影剂使肾盏、肾盂显影，经穿刺针引入 0.018 inch 铂金导丝至肾盂内，退出穿刺针，沿导丝引入同轴套管至肾盂内；③退出内层套管，进一步造影显示病变位置、程度，送入 0.035 inch 亲水膜导丝，并交换引入 5 F KMP 导管，导丝导管配合尝试通过狭窄或闭塞段进入膀胱，而后沿导丝送入 COOK 内外引流管，或植入 8 F 双 J 管。如置管时阻力较大，可应用 6~8 mm 球囊进行预扩张后再行置入。如导丝始终无法通过闭塞段，可留置外引流管。

输尿管梗阻发生时间与程度、肾功能、术者经验等是治疗成功的影响因素。Gil-Sousa D 等人研究认为，短段（<1.5 cm）及早期梗阻（移植术后 3 个月以内）成功率较高。单纯球囊扩张术后再狭窄率约为 50%，目前学者多主张球囊扩张术后留置支架管或引流管。

三、介入放射学在肺移植并发症中的应用

肺移植是终末期肺病唯一有效的治疗方法。据统计，我国每年至少有 1 万例呼吸衰竭患者，但施行肺移植手术者仅有 200 例左右，移植率远低于欧美国家。

尽管随着围手术期管理及手术技术的进步，肺移植患者生存期有了明显提高，但目前其中位生存期仅有 5.3 年左右。肺移植术后受者的主要死亡原因为严重闭塞性细支气管炎、急性排斥反应、感染、原发性移植物功能丧失等。而气道相关并发症则是影响肺移植术后的主要因素之一，主要包括吻合口狭窄、坏死和开裂，肉芽组织增生，支气管软化，吻合口瘘及感染等。早期肺移植术后气道相关并发症发生率较高，为 60%~80%，但随着外科手术及供肺保存技术的提高、免疫抑制剂的使用等，肺移植术后气道并发症发生率已大幅下降，为 10%~15%，其相关死亡率已降至 2%~3%。

缺血是肺移植术后发生气管相关并发症的主要原因之一，其解剖学基础如下：支气管动脉是气管、支气管的营养血管，其管径细小，提供的血运有限，且吻合口易愈合不良，因此肺移植术中多将其完全切断而不加修复。虽然术后支气管动脉会发生重建，但这个过程大约需要 4 周，期间气管及支气管的血供主要来自受体肺动脉侧支反流。此外，有学者认为围手术期细菌定植、术后前 3 个月发生感染、年龄>54 岁、右路吻合等是气管相关并发症的危险因素。亦有报道则认为反复感染、双肺移植、术后细菌定植、术后气管插管>3 d 是其危险因素。

术后发生吻合口狭窄、软化的患者可出现活动后气急、痰液黏稠不易咳出，患侧肺听诊可闻及干湿啰音，血气分析呈低氧血症，其诊断有赖于支气管镜及高分辨率 CT。多层螺旋 CT 仿真支气管镜技术可直接显示气管、支气管的形态、狭窄部位及程度，有着较高的敏感度及特异度，其准确率高达 98%。

早期支气管吻合口狭窄经反复球囊扩张后多可治愈。术后出现气管软化或顽固性狭窄的患者则需要置入气管支架以保持气道的长期通畅，主要分为硅酮支架及自膨式金属支架。因移植肺为去神经支配，其咳嗽反射受损，故受体患者通常难以清除气道

分泌物。硅酮支架加重了痰液等在支架内的积聚，逐渐形成痰栓并堵塞气道，可导致患者反复发生支气管炎或肺炎。此外，硅酮支架易发生移位、径向支撑力有限。自膨式金属支架并非没有缺点：Gianturco 支架因其严重并发症发生率较高已被临床淘汰；Palmaz 支架不适宜大气道狭窄或气管软化，且有报道认为该款支架断裂率高达 40%；Wallstent 支架不易取出等。自膨式镍钛合金支架是第一款不仅便于放置而且易于取出的金属支架，可用于治疗肺移植后气管狭窄或软化、同时存在狭窄和软化、吻合口开裂等，但同样存在肉芽组织增生、移位、断裂及痰栓堵塞气道等缺点。遗憾的是，目前尚没有有关肺移植术后气管并发症放置哪种支架更为合适的对照研究。

四、介入放射学在心脏移植并发症中的应用

心脏移植是治疗各种原因引起的终末期心脏病的有效治疗措施。虽然目前报道的心脏移植术后 10 年生存率已达 70%，且技术已相对成熟，但因手术难度大、环节多、患者病情危重、供体少等多种因素限制了其在临床中的应用。目前有关介入放射学在心脏移植并发症中应用的文献报道较少，本文不再赘述。

（丁鹏旭　刘　超）

参考文献

[1] 中华医学会器官移植学分会. 中国肝癌肝移植临床实践指南（2014 版）. 中华消化外科杂志，2014，13（7）：497-501.

[2] TULLIO PIARDI, MARTIN LHUAIRE, ONORINA BRUNO, et al. Vascular complications following liver transplantation：a literature review of advances in 2015. World J Hepatol，2016，8（1）：36-57.

[3] 高海军，陈光，王浩，等. 栓塞和支架治疗肝移植术后肝动脉假性动脉瘤. 中华肝胆外科杂志，2014，20（1）：29-31.

[4] 李名安，吴春，罗骏阳，等. 经皮介入治疗在肝移植术后胆道并发症中的应用探讨. 中华器官移植杂志，2017，38（3）：165-171.

[5] NGO AT, MARKAR SR, DE LIJSTER MS, et al. A systematic review of outcomes following percutaneous transluminal angioplasty and stenting in the treatment of transplant renal artery stenosis. Cardiovasc Intervent Radiol，2015，38（6）：1573-1588.

[6] 刘燕娜，苗芸. 移植肾动脉狭窄的病因与发病机制. 中华器官移植杂志，2016，37（1）：56-58.

[7] 王旭珍，薛武军，丁小明，等. 彩色多普勒超声诊断移植肾动脉狭窄的临床应用价值. 中华器官移植杂志，2016，37（9）：537-540.

[8] 李艳艳，牟玲，于文娟，等. 肝移植中全肝体积的 CT 和磁共振影像学测量准确性的荟萃分析. 中华器官移植杂志，2015，36（2）：97-101.

[9] 杨磊，鞠卫强，孙灿辉，等. CT 灌注成像评估心脏死亡捐献供肝质量的临床研究. 中华普通外科学文献，2016，10（3）：183-187.

［10］曾志贵，朱志军，孙丽莹，等 . 儿童肝移植术后早期肝动脉血栓形成的诊断与治疗 . 中华器官移植杂志，2015，36（4）：197-200.

［11］张亚博 . CT 血管造影活体供肾术前检查的意义 . 当代医学，2017，23（6）：34-36.

［12］XIE SS，LIU CH，YU ZC，et al. One-stop-shop preoperative evaluation for living liver donors with gadoxetic acid disodium-enhanced magnetic resonance imaging：efficiency and additional benefit . Clin Transplant，2015，29（12）：1164-1172.

［13］车海杰，李笑莹，桑桂凤，等 . 腔内腹膜支架治疗移植肾动脉吻合口假性动脉瘤 . 介入放射学，2015，24（1）：1004-1007.

［14］周静文，陈德基，何明基，等 . 电解可脱式弹簧圈瘤腔栓塞术治疗移植肾吻合口假性动脉瘤 . 介入放射学杂志，2016，25（1）：19-23.

第七章　器官移植患者的营养支持

第一节　移植患者营养支持治疗总论

各类终末期病变常导致不同程度的营养不良和代谢紊乱，营养不良不仅增加患者移植术后感染率、并发症发生率和死亡率，而且延长了患者住院或滞留 ICU 的时间，增加医疗费用。因此，营养支持在器官移植患者中的作用越来越受到重视。近年来，人们已认识到器官移植患者的营养支持关系到移植器官的功能、移植患者的存活及并发症的发生等。接受器官移植的患者，既有一般应激患者共同的代谢特征，又有移植患者营养需求的特殊性，临床上可根据移植的时间将器官移植患者营养支持分为移植前期、围手术期和手术后期。在各个时期，应根据患者具体情况进行合理的代谢和营养支持。术前应对患者进行全面的营养状况评价，并在围手术期给予合理的营养支持或治疗，以改善患者预后。

一、器官移植患者的营养风险筛查和评估

（一）营养风险筛查

营养风险（nutritional risk）的概念，是基于机体本身的营养状态，结合因临床疾病的代谢性、应激等因素所造成营养功能障碍的风险所共同定义的。目前应用最广泛的营养风险筛查工具是 NRS—2002。NRS—2002 是 2002 年欧洲学者提出的，能够动态地评估患者有无营养风险，并且易用、实用。该方法基于 128 个临床随机对照研究，从 4 个方面的问题来评定住院患者是否处于营养风险及程度如何，是否需要进行营养支持以及预后如何。这 4 个问题是：①原发疾病对营养状态影响的严重程度。②近期内（1~3 个月）体重的变化。③近 1 周饮食摄入量的变化。④体质指数（身高、体重）。通过床旁问诊和简便人体测量即可评定。同时将年龄作为营养风险因素之一，70 岁以上判定营养风险程度为 1 分。欧洲营养不良风险筛查方法 NRS—2002 的目的是筛查住院患者是否存在营养不良及监测营养不良发展的风险。

营养风险筛查方法如下。

第一步：首次营养监测，具体方法见表 7-1。

表 7-1 首次营养监测方法

	是	否
1. BMI<20.5		
2. 患者在过去 3 个月有体重下降吗？		
3. 患者在过去 1 周内有摄食减少吗？		
4. 患者有严重疾病吗？（如 ICU 治疗）		

第二步：最终筛查。

NRS—2002 总评分计算方法（表 7-2）为三项评分相加，即疾病严重程度评分+营养状态受损评分+年龄评分。

NRS 对疾病严重程度的定义如下。

1 分：慢性疾病患者因出现并发症而住院治疗。患者虚弱但不需卧床。蛋白质需要量略有增加，但可以通过口服补充来弥补。

2 分：患者需要卧床，如腹部大手术后，蛋白质需要量相应增加，但大多数人仍可以通过人工营养得到恢复。

3 分：患者在监护病房中靠机械通气支持，蛋白质需要量增加而且不能被人工营养支持所弥补，但是通过人工营养可以使蛋白质分解和氮丢失明显减少。

表 7-2 NRS—2002 总评分计算方法

营养状态受损评分		
没有	0 分	正常营养状态
轻度	1 分	3 个月内体重丢失>5%或食物摄入比正常需要量低 25%~50%
中度	2 分	一般情况差或 2 个月内体重丢失>5%，或食物摄入比正常需要量低 50%~75%
重度	3 分	BMI<18.5 且一般情况差，或 1 个月内体重丢失>5%（或 3 个月体重下降 15%），或者前 1 周食物摄入比正常需要量低 75%~100%

疾病的严重程度评分		
没有	0 分	正常营养需要量
轻度	1 分	需要量轻度提高：髋关节骨折，慢性疾病有急性并发症者（肝硬化*，COPD*，血液透析，糖尿病，一般肿瘤患者）
中度	2 分	需要量中度增加：腹部大手术*，脑卒中*，重度肺炎，血液恶性肿瘤
重度	3 分	需要量明显增加：颅脑损伤*，骨髓移植，APACHE 评分>10 的 ICU 患者

年龄超过 70 岁者总分加 1，即年龄调整后总分值

总分≥3 分：患者处于营养风险，开始制订营养治疗计划

总分<3 分：每周复查营养风险筛查

* 表示经过循证医学验证的疾病。

应用：对于所有 NRS 评分≥3 分的患者应设定营养支持计划。

（二）营养状况评估

营养评估（nutritional assessment）是通过膳食调查、人体测量、临床检查、实验室检查及多项综合营养评价方法等手段，判定人体营养状况，确定营养不良的类型及程度，估计营养不良后果的危险性，并监测营养治疗的疗效。

器官移植患者的营养评价方法与非移植患者相同，但由于脏器衰竭会影响很多常用的客观分析方法，因此移植患者的营养评价相对较为困难，况且现有的各种评价方法均存在一定的局限性，从而使得器官移植患者的营养评价十分困难。因此，对于移植患者的营养状况评价，我们提倡应该结合多项营养评价指标综合分析，以提高营养状况评价的准确性、敏感性和特异性。

1. 膳食调查　膳食调查所得到的数据信息可用于个体化分析，对患者进行营养素需要量的确立和整体营养的评估。调查内容有饮食习惯（包括地域特点、餐次、食物禁忌、软烂、口味、烹制方法）、饮食结构、食物频率、膳食摄入量（包括每日三餐及加餐的食物品种和摄入量）及计算出每天能量和所需要各种营养素的摄入量，以及各种营养素之间的相互比例关系等。通常采用记录法、回忆法和化学分析法（除外昏迷、智力障碍者）。

2. 人体测量　人体测量数据可以较好地反映营养状况，通过人体测量可对患者营养状态进行一定程度的评价。人体测量的内容主要包括身高（长）、体重、围度、皮褶厚度、握力等。

（1）身高（长）测量：测量方法有直接测量法和间接测量法。

间接测量法适用于不能站立者，如临床上危重症患者（昏迷、类风湿关节炎等）。可采用下列两种方式。①上臂距：上臂向外侧伸出与身体成90°，测量一侧至另一侧最长指间距离。因上臂距与成熟期身高有关，年龄对上臂影响较少，可作为个体因年龄身高变化的评价指标；②身体各部累积长度：用软尺测定腿、足跟、骨盆、脊柱和头颅的长度，各部分长度之和为身高估计值。

（2）体重（body weight，BW）：体重的评定指标有以下几项。

1）标准体重：标准体重也称理想体重，我国常用标准体重公式如下。

Broca 改良公式：标准体重（kg）＝身高（cm）－105

平田公式：标准体重（kg）＝［身高（cm）－100］×0.9

2）体重比。

A. 实际体重与标准体重比：主要反映肌蛋白消耗的情况。

实际体重与标准体重比（%）＝（实际体重－标准体重）÷标准体重×100%

评价标准：体重比介于±10%为营养正常；介于 10%～20%为超重；大于 20%为肥胖；介于－（10%～20%）为消瘦；小于－20%为严重消瘦。

B. 实际体重与平时体重比：可提示能量营养状况的改变。

实际体重与平时体重比（%）＝实际体重÷平时体重×100%

评价标准：测量值介于 85%～95%为轻度能量营养不良，75%～85%为中度能量营养不良，小于 75%为严重能量营养不良。

3）体重改变：由于身高与体重的个体变异较大，故采用体重改变作为评价指标更合理。其公式如下。

体重改变（%）＝［平时体重（kg）－实际体重（kg）］/平时体重（kg）×100%

评价时应将体重变化的幅度与速度结合起来考虑。

评价标准：见表7-3。

表7-3　体重改变的评价标准

时间	中度体重丧失	重度体重丧失
1周	1%～2%	>2%
1个月	5%	>5%
3个月	7.5%	>7.5%
6个月	10%	>10%

（3）体质指数（body mass index，BMI）：BMI是目前最常用的体重/身高指数，是评价肥胖和消瘦的良好指标，其计算公式如下。

$$BMI＝体重（kg）/［身高（m）］^2$$

评价标准：BMI的评价标准有多种，除世界各国广泛采用的WHO成年人标准外，我国也发布了针对我国成年人的标准（表7-4）。

表7-4　成年人BMI评定标准

WHO成人标准		中国成人标准	
等级	BMI值	等级	BMI值
营养不良	<18.5	重度蛋白质-能量营养不良	<16.0
正常	18.5～24.9	中度蛋白质-能量营养不良	16.0～16.9
超重	25.0～29.9	轻度蛋白质-能量营养不良	17.0～18.4
一级肥胖	30.0～34.9	正常	18.5～23.9
二级肥胖	35.0～39.9	超重	≥24.0
三级肥胖	≥40.0	肥胖	≥28.0

18岁以下青少年BMI的参考值如下。

11～13岁：BMI<15.0时存在蛋白质-能量营养不良，<13.0为重度营养不良。

14～17岁：BMI<16.5时存在蛋白质-能量营养不良，<14.5为重度营养不良。

（4）围度：围度测量包括上臂围、胸围、腰围、臀围等。

1）上臂围（mid-arm circumference，MAC）。

正常值：我国男性上臂围平均为27.5 cm，女性为25.8 cm。

评价标准：测量值>正常值的90%为营养正常，80%～90%为轻度营养不良，60%～80%为中度营养不良，<60%为严重营养不良。

2）胸围（bust circumference）：胸围是胸廓的最大围度，可以表示胸廓大小和肌肉发育状况，是评价人体宽度和厚度具有代表性的指标，在一定程度上反映身体形态和呼吸器官的发育状况，也是评价幼儿生长发育水平的重要指标。

3）腰围（waist circumference，WC）：腰围在一定程度上反映腹部皮下脂肪厚度和营养状态，是间接反映人体脂肪分布状态的指标。成年人腰围可反映腹部脂肪分布情况，在肥胖儿童青少年中，表现向心性肥胖的较少，男孩和女孩在成长和性成熟阶段可出现不同的脂肪堆积形式，其腰围是否能作为向心性肥胖的评价指标尚未得到证实。

4）臀围（hipline）：臀围的大小，不仅可以反映出人的体型特点，同时，保持臀围和腰围的适当比例关系，对成年人体质和健康及其寿命有着重要意义。

5）腰臀比（waist to hip ratio，WHR）：计算公式如下。

$$腰臀比＝腰围（cm）÷臀围（cm）$$

正常值：标准的腰臀比为男性小于 0.8，女性小于 0.7。

评价标准：根据美国运动医学学会 1997 年推荐的标准，男性 WHR>0.95 和女性 WHR>0.86 具有心血管疾病危险性。我国建议男性>0.9、女性>0.8 称为中央性（或内脏型、腹内型）肥胖。

（5）皮褶厚度：皮褶厚度的测量包括肱三头肌部、肱二头肌部、肩胛下角、髂前上部、髋部和腹部皮褶厚度。

三头肌皮褶厚度是最常用的评价脂肪贮备及消耗的良好指标。我国目前尚无群体调查理想值，但可作为患者治疗前后自身对比参考值。

（6）握力：握力是反映肌肉总体力量的一个指标。握力评价的是受试者肌肉静力的最大力量状况，主要反映前臂和手部肌肉的力量，因其与其他肌群的力量有关，测量握力，也可反映患者上肢肌力情况，间接体现机体营养状况的变化。适用于患者肌力和营养状态变化的评价。连续监测，以评估患者骨骼肌肌力恢复情况。

（7）身体组分分析：身体组分测定是判断营养状态的金标准，脂肪代表机体能量的储存。生物电阻抗分析（bioelectrical impedance analysis，BIA）是一个简单、非侵入性和经济的方法，可测量机体瘦体组织和脂肪储存。然而，该方法最大的不足是当患者存在腹水、水肿时瘦体组织的测量值受影响。双能 X 线吸收法（dual energy X-ray absorptiometry，DEXA）无创，放射性少，测量精确，能分析体脂、无脂软组织、身体骨矿物质含量等，不足之处是测量结果同样受体液潴留的影响。研究发现 BIA 对脂肪及无脂肪组分的测量与 DEXA 的测量值相关性良好。

3. 临床检查　临床检查是通过病史采集及体格检查来发现是否存在营养不良的。

（1）病史采集。

1）膳食史，包括有无厌食、食物禁忌、吸收不良、消化障碍及能量与营养素摄入量等。

2）已存在的病理与营养素影响因子，包括传染病、内分泌疾病、慢性疾病（如肝硬化、肺病及肾功能衰竭等）。

3）用药史及治疗手段，包括代谢药物、类固醇、免疫抑制剂、放疗与化疗、利尿剂、泻药等。

4）对食物的过敏及不耐受性等。

（2）体格检查：体格检查的重点在于发现下述情况，判定其程度并与其他疾病鉴别：①肌肉萎缩；②肝大；③水肿或腹水；④皮肤改变；⑤毛发脱落；⑥维生素缺乏体征；⑦必需脂肪酸缺乏体征；⑧常量和微量元素缺乏体征；⑨恶病质等。WHO 专家委员会建议特别注意下列 13 个方面，即头发、面色、眼、唇、舌、齿、龈、面（水肿）、皮肤、指甲、心血管系统、消化系统和神经系统等。

（3）实验室检查：实验室检查可提供客观的营养评价结果，并且可确定存在哪一种营养素的缺乏或过量，以指导临床营养治疗。

1）血浆蛋白：血浆蛋白水平可反映机体蛋白质营养状况。常用的指标包括白蛋白、前白蛋白、转铁蛋白、视黄醇结合蛋白和纤维结合蛋白。

A. 白蛋白（albumin）：在应激状态下，血清白蛋白的水平降低，如这种低水平维持 1 周以上，可表示有急性营养缺乏。白蛋白能有效预测手术风险程度，它只反映疾病的严重程度，而不是营养不良的程度。白蛋白的合成受很多因素的影响，在甲状腺功能减退、血浆皮质醇水平过高、出现肝实质性病变及生理上的应激状态下，白蛋白的合成速率下降。白蛋白的半衰期为 18～20 d。

评价标准：35～50 g/L 为正常，28～34 g/L 为轻度不足，21～27 g/L 为中度不足，<21 g/L 为重度不足。

B. 前白蛋白（prealbumin，PA）：前白蛋白转化速率较快使得它能更加及时地反映营养状况和能量状况。在临床上常作为评价蛋白-能量营养不良和反映近期膳食摄入状况的敏感指标。

评价标准：0.2～0.4 g/L 为正常，0.16～0.20 g/L 为轻度不足，0.10～0.15 g/L 为中度不足，<0.10 g/L 为重度不足。

C. 转铁蛋白（transferrin，TFN）：增多见于缺铁性贫血、急性肝炎、急性炎症、口服避孕药、妊娠后期。减少见于肾病综合征、肝硬化、恶性肿瘤、溶血性贫血、营养不良时。

评价标准：2.0～4.0 g/L 为正常，1.5～2.0 g/L 为轻度不足，1.0～1.5 g/L 为中度不足，<1.0 g/L 为重度不足。

D. 视黄醇结合蛋白（retinol binding protein，RBP）：RBP 可特异地反映机体的营养状态，是一项诊断早期营养不良的敏感指标。RBP 与血清总胆红素、白蛋白、凝血酶原时间相关，故较前白蛋白有更高的敏感性。在肝脏、肾脏疾病的早期诊断和疗效观察中有重要临床意义。正常值为 40～70 mg/L。

E. 纤维结合蛋白（fibronectin，FN）：FN 在饥饿时降低，恢复营养支持后可逐渐升高。血浆纤维结合蛋白含量持续降低多见于比较严重的疾病，如多器官功能衰竭，严重营养不良，广泛创伤、烧伤、手术及脓毒血症时，严重感染，重症肝炎，失代偿期肝硬化，肝癌转移等。作为肝功能评价指标，升高多见于急性肝炎、早期和代偿性肝硬化等。

2）免疫功能：细胞免疫功能在人体抗感染中起重要作用。蛋白质能量营养不良常伴有细胞免疫功能损害，这将增加患者术后感染率和死亡率。通常采用总淋巴细胞计数和皮肤迟发性超敏反应来评定细胞免疫功能。

A. 总淋巴细胞数目（total lymphocyte count，TLC）：TLC 是评定细胞免疫功能的简易方法。但一些原发性疾病，如心功能衰竭、尿毒症、霍奇金病及使用免疫抑制剂肾上腺皮质激素等，均可使 TLC 降低，且 TLC 与预后相关性较差，因此 TLC 并非作为营养评定指数的可靠指标。临床上应结合其他指标作为参考评价。

评价标准：$(2.5 \sim 3.0) \times 10^9/L$ 为正常，$(1.5 \sim 1.8) \times 10^9/L$ 为轻度营养不良，$(0.9 \sim 1.5) \times 10^9/L$ 为中度营养不良，低于 $0.9 \times 10^9/L$ 为重度营养不良。

B. 皮肤迟发性超敏反应（skin delayed hypersensitivity，SDH）：自从发现营养不良的患者有 SDH 反应异常，并可于接受营养治疗后恢复，SDH 即作为营养状况，特别是细胞免疫功能判定的重要指标。常用抗原包括链激酶/链道酶（streptokinase-streptodornase，SK-SD）、流行性腮腺炎（mumps）病毒素、白色念珠菌（candida）提取液、植物血凝素（PHA）和结核菌素试验。将抗原于前臂表面皮内注射，待 $24 \sim 48$ h 后测量接种处硬结直径。

评价标准：直径大于 5 mm 为正常。直径小于 5 mm 时，表示细胞免疫功能不良，至少有重度蛋白质营养不良。

3）维生素、微量元素：维生素、微量元素是维持人体正常代谢和生理功能不可缺少的营养素。三大营养素成分的正常代谢及某些生化反应和生理功能的进行均需有维生素和微量元素的参与。处于应激状态（手术、烧伤、脓毒血症等）的危重患者，对维生素和微量元素的需要量显著增加。多种地方病及疑难病的发生发展均与维生素和微量元素失衡有关。因此，维生素和微量元素在临床医疗救治及营养评价中受到越来越多的关注。

4）氮平衡：氮平衡（nitrogen balance，NB）可反映摄入氮能否满足体内需要及体内蛋白质合成与分解代谢情况，有助于营养治疗效果判断，是评价蛋白质营养状况的常用指标。其计算公式如下。

$$B = I - (U + F + S)$$

其中，B 表示氮平衡；I 表示摄入氮；U 表示尿氮；F 表示粪氮；S 表示皮肤等氮损失。

一般认为成年人每日经肾脏排出非尿素氮 2 g，粪氮丢失约 1 g，皮肤丢失氮约 0.5 g，故上式可写作：

氮平衡（g/d）= 蛋白质摄入量（g/d）÷6.25-（尿中尿素氮+3.5）

创伤和某些严重疾病发生时，尿中尿素氮和非尿素氮的排出量明显改变，此时应测尿总氮排出量，再计算氮平衡。

氮平衡（g/d）= 蛋白质摄入量（g/d）÷6.25-（尿总氮+1.5）

当患者出现消化吸收功能紊乱时应分别检测尿总氮和粪氮，再计算氮平衡。

氮平衡（g/d）= 蛋白质摄入量（g/d）÷6.25-尿总氮（g/d）-粪肥氮（g/d）

评价标准：氮平衡为摄入氮和排出氮相等，提示人体代谢平衡；正氮平衡为摄入氮多于排出氮，适于生长期儿童；负氮平衡为摄入氮少于排出氮，通常提示饥饿或消耗性疾病。

5）肌酐/身高指数：肌酐是肌肉组织中肌酸的代谢产物，因此肌酐的排出水平与肌肉组织密切相关。常用指标是肌酐/身高指数（creatinine height index，CHI），即尿肌酐（Ucr）含量与其身高的比值。

评价标准：CHI>90%为正常，80%~90%表示机体组织轻度缺乏，60%~80%表示中度缺乏，<60%表示重度缺乏。

6）3-甲基组氨酸：组氨酸参加肌肉蛋白的代谢后，甲基化形成3-甲基组氨酸（3-methylhistidine，3-MH）。尿中3-MH的含量可作为肌肉蛋白分解释放的标志及评定营养代谢的参数，严重营养不良尿中3-甲基组氨酸的排泄量降低，营养改善后，可恢复正常。尿3-MH正常值为男性（5.2±1.2）µmol/（kg·24 h），女性（4.0±1.3）µmol/（kg·24 h）。

4. 综合评价　目前，多数学者主张采用综合性营养评定方法，以提高营养评价的灵敏性和特异性。

（1）主观全面评定（subjective global assessment，SGA）：SGA是Detsky在1987年首先提出的，是依据病史和体格检查的一种主观评估方法。其特点是以详细的病史与临床检查为基础，省略人体测量和生化检查。其理论基础是，身体组成改变与进食改变、消化吸收功能的改变、肌肉的消耗、身体功能及活动能力的改变等相关联。在重度营养不良时，SGA与人体组成评定方法（body composition assessment）有较好的相关性。SGA的主要内容及评定标准见表7-5。

表7-5　SGA的主要内容及评定标准

指标	标准		
	A级	B级	C级
1. 近期（2周）体重改变	无/升高	减少<5%	减少>5%
2. 饮食改变	无	减少	不进食/低热量饮食
3. 胃肠道症状（持续2周）	无/食欲不减	轻微恶心、呕吐	严重恶心、呕吐
4. 活动能力改变	无/减退	能下床走动	卧床
5. 应激反应	无/低度	中度	高度
6. 肌肉消耗	无	轻度	重度
7. 三头肌皮脂厚度	正常	轻度减少	重度减少
8. 踝部水肿	无	轻度	重度

评价标准：上述8项中，至少5项属于C级者为重度营养不良；上述8项中，至少5项属于B级者为中度营养不良。

（2）微型营养评定（mini nutritional assessment，MNA）：微型营养评定的评价内容如下。①人体测量（anthropometry）：包括身高、体重及体重丧失；②整体评定（global assessment）：包括生活类型、医疗及疾病状况（如消化功能状况等）；③膳食问卷（dietary questionnaire）：食欲、食物数量、餐次、营养素摄入量、有无摄食障碍等；④主观评定（subjective assessment）：对健康及营养状况的自我监测等。根据上述各项评分标准计分并相加。详见表7-6。

表 7-6　微型营养评定问卷

条目

人体测量

1. 体质指数（BMI），kg/m²
   - 0 = BMI<19
   - 1 = 19≤BMI<21
   - 2 = 21≤BMI<23
   - 3 = BMI≥23

2. 上臂围（MAC），cm
   - 0.0 = MAC<21
   - 0.5 = 21≥MAC≤22
   - 1.0 = MAC>22

3. 小腿围（CC），cm
   - 0 = CC<31
   - 1 = CC≥31

4. 过去 3 个月内体重丢失
   - 0 = ≥3 kg
   - 1 = 不知道
   - 2 = 1~3 kg
   - 3 = 没有

整体评定

5. 独立生活
   - 0 = 否
   - 1 = 是

6. 每天吃 3 种药以上
   - 0 = 否
   - 1 = 是

7. 压力或急性疾病
   - 0 = 否
   - 1 = 是

8. 活动度
   - 0 = 卧床或长期坐着
   - 1 = 不能出门
   - 2 = 可以出门

9. 神经心理问题
   - 0 = 严重痴呆/抑郁症
   - 1 = 轻度痴呆
   - 2 = 无

10. 压力分数
   - 0 = 否
   - 1 = 是

膳食评定

11. 每天吃几份饭
   - 0 = 1
   - 1 = 2
   - 2 = 3

12. 每天是否摄入下列食物：奶、蛋、肉（鱼畜肉或禽肉）
   - 0.0 = 0~1 种
   - 0.5 = 2 种
   - 1.0 = 3 种

13. 每天吃两次水果或蔬菜
   - 0 = 否
   - 1 = 是

14. 食欲丧失
   - 0 = 重度
   - 1 = 中度
   - 2 = 无丧失

15. 每天饮水量，杯
   - 0.0 = <3
   - 0.5 = 3~5
   - 1.0 = >5

16. 喂养方式
   - 0 = 无法独立进食
   - 1 = 独立进食稍有困难
   - 2 = 完全独立进食

主观评定

17. 自我评定营养状况
   - 0 = 重度营养不良
   - 1 = 中度营养不良或不能确定
   - 2 = 没有营养不良

18. 健康状况与同龄人相比
   - 0.0 = 不好
   - 0.5 = 不知道
   - 1.0 = 一样好
   - 2.0 = 更好

总得分（30）= _____

评定标准：MNA≥24，表示营养状况良好；17≤MNA≤23.5，表示存在发生营养不良的危险；MNA<17，表示有确定的营养不良。该方法与传统的人体营养评定方法及人体组成评定方法有良好的线性相关性。

（3）预后营养指数（prognostic nutritional index，PNI）：该指数是对4种营养状态评定参数与外科患者预后的相关性分析（由Mullen等于1980年提出）。可以预期手术后并发症的发生率与死亡率。其计算公式如下。

PNI（%）＝158－16.6×ALB（g/L）－0.78×TSF（mm）－0.20×TFN（mg/L）－5.80×DCH

其中：ALB为血清白蛋白，TSF为三头肌皮褶厚度，TFN为血清转铁蛋白，DCH表示迟发性超敏皮肤反应试验（硬结直径>5 mm者，DCH=2；<5 mm者，DCH=1；无反应者，DCH=0）。

评定标准：PNI<30%，表示发生术后并发症及死亡的可能性均很小；30%~40%，表示存在轻度手术危险性；40%~50%，表示存在中度手术危险性；≥50%，表示发生术后并发症及死亡的可能性均较大。

（4）营养危险指数（nutritional risk index，NRI）：是对外科患者术前三种营养评定参数的结果计算术后营养危险指数（由Sato于1982年提出），其计算公式如下。

NRI＝10.7×ALB+0.0039×TLC+0.11×Zn-0.044×Age

其中，ALB表示血清白蛋白，TLC表示淋巴细胞计数，Zn表示血清锌水平，Age表示年龄。

评定标准：NRI>60，表示危险性低；NRI≤55，表示存在高危险性。

（5）营养评定指数（nutritional assessment index，NAI）：该指数是对食管癌患者进行营养状况评定的综合指数（由Masato Iwasa等于1983年提出），其计算公式如下。

NAI＝2.64×AMC+0.60×PA+3.76×RBP+0.017×PPD-53.80

其中，AMC表示上臂肌围（cm），PA表示血清前白蛋白（mg%），PPD表示用纯化蛋白质衍生物进行延迟超敏皮肤试验（硬结直径>5 mm者，PPD=2；<5 mm者，PPD=1；无反应者，PPD=0）。

评定标准：NAI≥60，表示营养状况良好；40≤NAI<60，表示营养状况中等；NAI<40，表示营养不良。

（6）腹部创伤指数（abdominal trauma index，ATI）：采用ATI较PNI对预计腹部手术后的并发症发生率有更高的特异性。ATI的计算是将接受手术的器官分为5种危险因素，又将损伤的严重性分为5级，两者相乘为某器官的得分，所有得分之和为ATI（表7-7）。

表7-7 ATI的计分与计算公式

危险因素	器官	损伤分级	损伤严重性
1	膀胱、小血管、骨骼	1	最轻
2	小肠、胃、子宫	2	轻度
3	脾、肾、肝外胆管	3	中度

危险因素	器官	损伤分级	损伤严重性
4	肝、大肠、大血管	4	重度
5	十二指肠、胰	5	最重
器官 1 器官 2 ↓ 器官 n	危险因素×损伤分级=计分 1 危险因素×损伤分级=计分 2 ↓ 危险因素×损伤分级=计分 n		
ATI 总分=计分 1+计分 2+…+计分 n			

评定标准：ATI>25，则表示术后并发症的发生率较高。

（7）住院患者预后指数（hospital prognostic index，HPI）：HPI 对死亡率的预测可达 71%，灵敏度达 74%，特异性为 66%，但目前还未在临床普遍应用，其计算公式如下。

$$HPI=0.92×ALB（g/L）-1.00×DCH-1.44×SEP+0.98×DX-1.09$$

其中，DCH 值在有 1 种或多种阳性反应取 1，所有均呈阳性时取 2；SEP 为脓毒血症，有取 1，无取 2；DX 为癌症诊断，有取 1，无取 2。

评定标准：HPI=1，表示有 75% 的生存率；HPI=0，表示有 50% 的生存概率；HPI=-2，表示仅有 10% 的生存概率。

5. 营养不良的诊断标准　见表 7-8。

表 7-8　营养不良的诊断标准

测量指标	正常范围	营养不良		
		轻度	中度	重度
体重（理想正常值的%）	>90	80~90	60~79	<60
体质指数	18.5~23	17~18.4	16~16.9	<16
三头肌皮褶厚度（正常值的%）	>90	80~90	60~80	<60
上臂肌围（正常值的%）	>90	80~90	60~79	<60
肌酐身高指数（正常值的%）	>95	85~94	70~84	<70
白蛋白（g/L）	>30	25~30	20~24.9	<20
转铁蛋白（g/L）	2.0~4.0	1.5~2.0	1.0~1.5	<1.0
前白蛋白（g/L）	>0.20	0.16~0.20	0.10~0.15	<0.10
总淋巴细胞计数（×10⁹/L）	>2.5	1.5~1.8	0.9~1.5	<0.9
氮平衡（g/d）	±1	-10~-5	-15~-10	<-15

二、器官移植患者的营养支持途径及制剂选择

（一）医院膳食

医院膳食（hospital patient diet）包括医院常规膳食（regular hospital diet）和治疗膳食（therapeutic diet）。医院常规膳食也称医院基本膳食，按其质地分为以下 4 种形式：普通膳食（regular diet）、软食（soft diet）、半流质膳食（semi-liquid diet）和流质膳食（liquid diet）。其他几类膳食都是以基本膳食为基础制定的。

1. 常规膳食

（1）普通膳食：普通膳食也称普食，与正常健康人平时所用的膳食相同。能量及各种营养素必须供应充足，膳食结构应符合平衡膳食的原则。在医院里，一般食用普食的人数最多，是应用范围最广的医院膳食，占住院患者膳食的 50%～65%。

1）适用范围：主要适用于在治疗上无特殊膳食要求又不需要任何膳食限制、消化功能正常、体温正常或接近正常，无咀嚼功能障碍，无特殊膳食要求，不需限制任何营养素的患者及疾病恢复期的患者。

2）配膳原则。

A. 膳食构成：与正常人饮食基本相同。各种营养素要齐全，数量要充足，比例要恰当。在计划食谱时要注意食物品种应多样化，烹调方法要合理，做到色、香、味、形俱全，以增进食欲。

B. 体积要求：食物应保持适当体积，使患者有饱腹感。

C. 能量分配要求：应将能量适当地分配于三餐中。一般能量分配比例为早餐 25%～30%，午餐 40%，晚餐 30%～35%。如有患者需要加餐可将三餐分为四餐或五餐，其中多余的餐次其热能由主餐供给。

D. 能量与营养素要求。

a. 能量：根据 BEE、SDAF、体力活动与疾病消耗计算每日所需能量。住院患者活动较少，每日供能量一般为 9.61～10.88 MJ（2 200～2 600 kcal），应用时应根据个体差异（如年龄、身高等）适当调整。住院患者每日氮和能量大致损失情况见表 7-9。

表 7-9 每日氮损失及蛋白质和能量消耗

疾病	氮（g）	蛋白质（g）	能量（kcal）
一般内科性疾病（无发热）	7～12	45～75	1 500～2 000
手术后（无并发症）	12～20	75～125	2 000～3 000
高分解代谢（如严重烧伤）	16～48	100～300	3 500～5 000

b. 蛋白质：应占总能量的 12%～14%，每日供给量为 70～90 g，其中动物蛋白质需达总蛋白质供给量的 30%，包括动物蛋白和豆类蛋白在内的优质蛋白应占总蛋白质供给量的 40%以上。

c. 脂肪：全天脂肪供给量应占总能量的 20%～25%，不宜超过 30%。全天膳食脂肪总量应控制在 60～70 g 以内（包括主、副食及烹调用油）。

d. 碳水化合物：应占总能量的 55%～65%，每日供给量为 350～450 g。

e. 维生素：维生素的供给量可参考 DRIs。

f. 矿物质：全天膳食中钙的摄入量为 800 mg，磷为钙的 1.0~1.5 倍。患者吃普食时钾、钠、镁等一般不宜发生缺乏，供给量可参照 DRIs。

g. 水：每日水的供给量应根据患者个体情况及病情而定，每天需水 2 100~4 000 mL，以保证水分出入量平衡为原则。

h. 膳食纤维：如无消化系统疾病，膳食纤维供给量可同健康人。

3）食物宜忌。

A. 宜用食物：各种食物均可食用，与正常人饮食基本相同。

B. 忌（少）用食物。

a. 刺激性食物及有强烈辛辣刺激的调味品，如辣椒、大蒜、芥末、胡椒、咖喱等不宜使用。

b. 不易消化的食物、过分坚硬的食物以及易产气的食物，如油炸食物、动物油脂、干豆类等应尽量少用。

（2）软食：软食是比普食更容易消化的饮食，特点是质地软、少渣、易咀嚼，是由半流质向普食过渡或是从普食向半流质过渡的中间膳食。

1）适用范围：软食适用于轻度发热、消化道有疾病、牙齿咀嚼不便而不能进食大块食物的患者，以及老年人及 3~4 岁小儿。也可用于肛门、结肠及直肠术后恢复期患者，以及痢疾、急性肠炎等恢复期患者等。

2）配膳原则。

A. 膳食结构：软食也应符合平衡膳食的原则，各类营养素应该满足患者的需求。通常软食每日提供的总能量为 2 200~2 400 kcal，蛋白质为 70~80 g，主食不限量。其他营养素按正常需要量供给。

B. 食物要求：软食应细软、易咀嚼、易消化，限制含膳食纤维和动物肌纤维多的食物，如选用应切碎、煮烂后食用。

C. 维生素和矿物质要求：软食中的蔬菜及肉类均需切碎、煮烂，易导致维生素和矿物质丧失，应多补充菜汁、果汁等，以保证足够的维生素和矿物质摄入。

3）食物宜忌。

A. 宜用食物。

a. 主食类：米饭、面条的制作应比普食更加软而烂。馒头、包子、饺子、馄饨等亦可食用，但做馅用的蔬菜应选择含粗纤维少的。

b. 副食类：肉类应选择细、嫩的瘦肉，如瘦的猪肉、羊肉等，多选用鸡肉、鱼肉、虾肉、肝等，可以切成小块后焖烂。如果做肉丝应选用鸡脯肉、里脊肉等，也可以制成肉丸、肉饼。对幼儿和眼科疾病患者最好不用整块、刺多的鱼。蛋类不宜用油煎、炸，其他烹调方法均可选用，如炒鸡蛋、蒸蛋羹、煮蛋等。蔬菜类应选用嫩菜叶，切成小段后进行烹调，可多用含粗纤维少的蔬菜及水果，如南瓜、冬瓜、菜花、土豆和胡萝卜以及香蕉、橘子、苹果、梨、桃等，可煮烂或制成菜泥、水果羹；水果应去皮生食，或制成水果羹食用。豆制品如豆腐、豆浆、粉皮、粉丝、豆腐乳等可以食用。

B. 忌（少）用食物。

a. 不宜食用煎炸食品、过于油腻的食品，如煎鸡蛋。

b. 不宜食用凉拌菜、含粗纤维多的蔬菜，如芹菜、韭菜、豆芽菜、竹笋、榨菜、生萝卜、葱头、辣椒、青豆、荸荠等。

c. 不宜食用硬果类食物如花生仁、核桃、杏仁、榛子等，但制成花生酱、杏仁酪、核桃酪后可食用。

d. 不宜食用整粒的豆类、糙米、硬米饭。

e. 忌用刺激性的调味品，如辣椒粉、芥末、胡椒粉、咖喱等。

（3）半流质膳食：半流质膳食是介于软食与流质膳食之间，外观呈半流体状态，比软食更易于咀嚼和消化的膳食。故宜采用限量、多餐次的进餐形式。

1）适用范围：半流质膳食适用于发热较高、身体软弱、有腹泻、消化不良等消化道疾病的患者，口腔疾病患者，耳鼻喉术后患者，以及身体虚弱者。

2）配膳原则。

A. 能量要求：能量供给应适宜，术后早期或虚弱、高热的患者不宜给予过高的能量，应用半流质膳食时，全天供给的总能量一般为 1 500~1 800 kcal。

B. 食物性状：呈半流体状态，易咀嚼吞咽，含膳食纤维很少，易消化吸收。

C. 餐次要求：半流质膳食含水量较多，因此应增加餐次，以保证在减轻消化道负担的同时，满足患者能量及营养素的需求。通常每隔 2~3 h 一餐，每日 5~6 餐。主食定量，一般全天不超过 300 g，注意品种多样化以增进食欲。

另外，对伤寒、痢疾等不能给予含纤维多及容易引起胀气的食物的患者，应配制少渣半流质膳食，此时需严格限制含膳食纤维多的蔬菜、水果。

3）食物宜忌。

A. 宜用食物。

a. 主食：可食用大米粥、小米粥、面条、面片、馄饨、面包、蛋糕、饼干、小笼包子、小花卷、藕粉等。

b. 副食：肉类可选用瘦嫩的猪肉，也可制成肉泥、肉丸等。鸡肉可制成鸡丝、鸡泥，还可选用虾仁、软烧鱼块、汆鱼丸、碎肝片等。蛋类除油煎炸之外，各种烹调方法均可以选用，如蒸鸡蛋、煮鸡蛋、炒鸡蛋等。乳类及其制品，如牛奶、奶酪等都可选用。豆类宜制成豆浆、豆腐脑、豆腐、豆腐干、腐乳等食用。水果及蔬菜宜制成果冻、果汁、菜汁等再食用，也可选用少量的碎嫩菜叶加于汤面或粥中。

B. 忌（少）用食物。

a. 不宜用蒸米饭、蒸饺、煎饼等硬而不易消化的食物。

b. 不宜用豆类、大量肉类、大块蔬菜以及油炸食品，如熏鱼、炸丸子等。

c. 忌用浓烈、有刺激性调味品。

（4）流质膳食：流质膳食是极易消化、含渣很少、呈流体状态或在口腔内能融化为液体的膳食。流质膳食是不平衡膳食，不宜长期食用。医院常用流质膳食一般分 5 种形式，即普通流质、浓流质、清流质、冷流质和不胀气流质（忌甜流质）。与其他几类膳食不同，流质膳食是一种不平衡膳食，只能短期食用，长期食用会导致营养不良。

1）适用范围：流质膳食多适用于高热、急性传染病患者，肠道手术术前准备以及术后患者，极度衰弱、无力咀嚼者。清流质和不胀气流质可用于由肠外营养向全流质或半流质膳食过渡。清流质也可用于急性腹泻和严重衰弱患者恢复肠内营养的最初阶段。浓流质适用于口腔、面部、颈部术后。冷流质可用于喉咽部术后的最初 1~2 d。

2）配膳原则。

A. 膳食结构：流质膳食属于不平衡膳食，其所含有的营养素不均衡，能量供给不足，平均每日仅 800 kcal 左右，最多能达到 1 600 kcal。其中浓流质能量最高，清流质最低，常作为过渡期膳食短期应用。有时为了增加膳食中的能量，在病情允许的情况下，可给予少量芝麻油、奶油、黄油和花生油等易消化的脂肪。

B. 膳食性状：流质膳食所选用的食物均为流体状态，或进入口腔后即融化成液体，易吞咽，易消化，咸、甜应适宜，以增进食欲。

C. 餐次要求：每餐液体量以 200~250 mL 为宜，少食多餐，每日 6~7 餐。

3）食物宜忌。

A. 宜用食物。

a. 流质：可选用各种肉汤、蛋花汤、蒸蛋羹、牛乳、牛乳冲鸡蛋、麦乳精、米汤、奶酪、杏仁豆腐、酸奶、藕粉、蔬菜汁、水果汁、豆浆、豆腐脑、去壳过箩赤豆或绿豆汤等。如果患者需要高能量，应选用浓缩食品，如奶粉、鸡蓉汤等，或进行特别制备。

b. 清流质：是一种不含产气食物及残渣最少、较流质膳食更为清淡的液体食物，可选用过箩猪肉汤、过箩牛肉汤、过箩米汤、排骨汤、过滤蔬菜汤、过滤果汁、果汁胶冻、稀藕粉、淡茶等。

c. 浓流质：宜选用无渣较浓稠食物，其多以吸管吸吮，如较稠的藕粉、鸡蛋薄面糊、牛乳冲麦乳精、牛乳、可可乳等。

d. 冷流质：一般选用冷牛乳、冷米汤、冷豆浆、冷蛋羹、冷藕粉、冰淇淋、冰砖、冰棍、甜果汁、冷的果汁胶冻等。

e. 不胀气流质：应忌用蔗糖、牛乳、豆浆等产气食品，其他同流质。

B. 忌（少）用食物：一切非流质的固体食物、含膳食纤维多的食物以及过于油腻、厚味的食物均不宜选用。

2. 治疗膳食　治疗膳食也称成分调整膳食（modified diet）。在调整某种营养素摄入量时，要考虑各营养素间的关系，切忌平衡失调。另外，膳食的制备应符合患者的消化、吸收和耐受能力，并照顾患者的饮食习惯，注意食物的色、香、味、形和品种的多样化。治疗膳食的种类很多，现将临床常用的归纳如下。

（1）高能量膳食。

1）适用对象：代谢亢进者，如甲状腺功能亢进症、癌症、严重烧伤和创伤、高热、消瘦或体重不足者、营养不良、吸收障碍综合征者；体力消耗增加者，如运动员、重体力劳动者等。

2）配膳原则。

A. 增加主食量：高能量膳食主要通过增加主食量、调整膳食内容来增加能量供给。增加摄入量应循序渐进，少量多餐，避免造成胃肠功能紊乱。除三次正餐外，可分别在上午、下午或晚上加 2~3 餐点心，视病情和患者的喜好选择点心的品种。

B. 根据病情调整供给量：病情不同对能量的需要量也不同。如成年烧伤患者每日约需 4 000 kcal 能量，远高于正常人的 RNI。一般患者以每日增加 300 kcal 左右为宜。

C. 平衡膳食：为保证能量充足，膳食应有足量的碳水化合物、蛋白质和适量的脂肪，同时也需要相应增加矿物质和维生素的供给，尤其是提高与能量代谢密切相关的 B 族维生素的供给量。由于膳食中蛋白质的供给量增加，易出现负钙平衡，故应及时补充钙。为防止血清脂质升高，在设计膳食内容时应尽可能降低饱和脂肪酸、胆固醇和精制糖的摄入量。

3）注意事项：肥胖症、糖尿病、尿毒症患者不宜食用。应注意患者血脂和体重的变化。

4）食物选择。

A. 宜用食物：各类食物均可食用，加餐以面包、馒头、蛋糕、牛乳、藕粉、马蹄粉等含能量高的碳水化合物类食物为佳。

B. 忌（少）用食物：无特殊禁忌，只需注意应选择高能量食物代替一部分低能量食物。

（2）低能量膳食。

1）适用对象：需减轻体重的患者，如单纯性肥胖；需减少机体代谢负担而控制病情的患者，如糖尿病、高血压、高脂血症、冠心病等。

2）配膳原则：低能量治疗膳食的配膳原则最主要是限制能量供给，而其他营养素应满足机体的需要。能量供给要适当地逐步减少，以利于机体动用脂肪、消耗储存的体脂，并减少不良反应。

A. 减少膳食总能量：根据医嘱规定计算总能量后设计膳食，成年患者每日能量摄入量比平日减少 500~1 000 kcal，减少量根据患者情况而定，但每日总能量摄入量不应低于 1 000 kcal，以防体脂动员过快，引起酮症酸中毒。

B. 蛋白质应充足：由于限制总能量，膳食中蛋白质供能的比例则相应提高，至少占总能量的 15%~20%，保证蛋白质供给不少于 1 g/（kg·d），而且优质蛋白质应占 50% 以上。

C. 碳水化合物和脂肪供给量应减少：减少总能量的同时又要保证蛋白质的摄入量，就必须相应减少膳食中碳水化合物和脂肪的供给量。碳水化合物占总能量的 50%~60%，应尽量减少精制糖的供给。膳食脂肪一般应占总能量的 20%~30%，胆固醇的摄入量应控制在 300 mg/d 以下。

D. 食盐适当减少：患者体重减轻后可能会出现水钠潴留，所以应适当减少食盐的摄入量，一般不超过 5 g/d。

E. 矿物质和维生素充足：由于进食量减少，易出现矿物质（如铁、钙）、维生素（如维生素 B_1）供给的不足，必要时可用制剂进行补充。

F. 膳食纤维适当增加：膳食可多采用富含膳食纤维的蔬菜和低糖的水果，必要时可选用琼脂类食品，以增加患者的饱腹感。

3）注意事项：采用低能量膳食的患者，活动量不宜减少，否则难以达到预期效果。减肥的患者应同时增加运动量，并注意饮食与心理平衡，防止出现神经性厌食症。由于主食量的减少易引起膳食其他营养素的不足，故应注意及时补充，必要时可服用维生素和矿物质制剂。低能量膳食不适用于妊娠肥胖者。

4）食物的选择。

A. 宜用食物：谷类、水产、瘦肉、禽类、蛋、乳（脱脂乳）、豆类及豆制品、蔬菜、水果和低脂肪富含蛋白质的食物等，但应限量选用。宜多选择粗粮、豆制品、蔬菜和低糖的水果等，尤其是叶菜类。烹调方法宜用蒸、煮、拌、炖等无油的做法。各种菜肴应清淡可口。

B. 忌（少）用食物：肥腻的食物和甜食，如肥肉、动物油脂（猪油、牛油、奶油等）、花生、糖果、甜点心、白糖、红糖、蜂蜜等。烹调方法忌用油煎、油炸等多油的做法。

（3）高蛋白质膳食：是指蛋白质含量高于正常人的膳食。因疾病（感染、创伤或其他原因）导致机体蛋白质消耗增加，或机体处于康复期需要更多的蛋白质用于组织的再生、修复时，需在原有膳食的基础上额外增加蛋白质的供给量。为了使蛋白质更好地被机体利用，通常需要同时适当增加能量的摄入量，以防止蛋白质的分解供能。

1）适用对象：明显消瘦、营养不良、烧伤、创伤、手术前后、肾病综合征患者，慢性消耗性疾病患者，如结核病、恶性肿瘤、贫血、溃疡性结肠炎等疾病，或其他消化系统炎症的恢复期。此外，孕妇、乳母和生长发育期儿童也需要高蛋白膳食。

2）配膳原则：高蛋白质膳食一般不需单独制作，在原来膳食的基础上添加富含蛋白质的食物即可。如在午餐和晚餐中增加一个全荤菜（如炒猪肝、炒牛肉），或者在正餐外加餐，以增加高蛋白质食物的摄入量。

A. 能量：每日供给能量达 3 000 kcal 左右。

B. 蛋白质：每日供给量可达 1.5~2.0 g/kg。

C. 碳水化合物和脂肪：碳水化合物宜适当增加，以保证蛋白质的充分利用，每日 400~500 g 为宜。脂肪适量，以防血脂升高，一般每日 60~80 g。

D. 矿物质：高蛋白质膳食会增加尿钙排出，长期摄入，易出现负钙平衡。故膳食中应增加钙的供给量，如选用富含钙的乳类和豆类食品。

E. 维生素：长期的高蛋白质膳食，维生素 A 的需要量也随之增多，且营养不良者一般肝脏中维生素 A 储存量也下降，故应及时补充。与能量代谢关系密切的 B 族维生素供给量应充足，贫血患者还应注意补充富含维生素 C、维生素 K、维生素 B_{12}、叶酸、铁、铜等的食物。

F. 增加摄入量应循序渐进，并根据病情及时调整。视病情需要，也可与其他治疗膳食连续使用，如高能量高蛋白质膳食。推荐的膳食中的热氮比 100~200 kcal：1 g，平均为 150 kcal：1 g，以利于减少蛋白质分解供能而消耗，防止负氮平衡。

3）注意事项：肝性脑病或肝性脑病前期、急/慢性肾功能不全、急性肾炎、尿毒症患者不宜采用。

4）食物的选择：可多选用含蛋白质高的食物，如瘦肉、鱼类、动物内脏、蛋类、乳类、豆类，以及富含碳水化合物的食物，如谷类、薯类、山药、荸荠、藕等，并选择新鲜蔬菜和水果。

（4）低蛋白质膳食：蛋白质和氨基酸在肝脏分解产生的含氮代谢产物需经肾脏排出体外。肝、肾等代谢器官功能下降时，出现排泄障碍，代谢废物在体内堆积会损害机体，应限制膳食中蛋白质的含量，采用低蛋白质膳食。

1）适用对象：急性肾炎、急/慢性肾功能不全、慢性肾功能衰竭、尿毒症、肝性脑病或肝性脑病前期患者。

2）配膳原则：蛋白质的摄入量根据维持机体接近正常生理功能的需要为原则供给，减少含氮化合物在体内积聚，其他营养素的供给应尽量满足机体需要。

A. 蛋白质：每日蛋白质摄入量一般不超过40 g，应尽量选择富含优质蛋白质的食物，如蛋、乳、瘦肉类等。限制蛋白质供给量应根据病情随时调整。病情好转后需逐渐增加摄入量，否则不利于疾病康复，这对生长发育期的患儿尤为重要。

B. 能量：能量供给充足才能节省蛋白质的消耗，减少机体组织的分解。可采用含蛋白质较低的食物作为主食，如麦淀粉、马铃薯、甜薯、芋头等代替部分主食以减少非优质蛋白质的摄入。能量供给量根据病情决定。经口摄食量不足时可通过静脉补充。

C. 矿物质和维生素：供给充足的蔬菜和水果，以满足机体对矿物质和维生素的需要。另外，矿物质的供给应根据病种和病情进行调整，有水肿的患者，除膳食要限制蛋白质外，还应限制钠的供给。

D. 合适的烹调方法：使用低蛋白质膳食的患者往往食欲较差。另外，由于患者病情和患病心理的影响，使患者食欲普遍较差，故应注意烹调的色、香、味、形和食物的多样化，以促进食欲。

3）注意事项：正在进行血液或腹膜透析的患者不需要严格限制蛋白质摄入量。急性肾炎、急/慢性肾功能衰竭、肝性脑病等的膳食治疗原则请参见本书的有关章节。

4）食物的选择。

A. 宜用食物：蔬菜类、水果类、食糖、植物油，以及麦淀粉、藕粉、马铃薯、芋头等低蛋白质的淀粉类食物。谷类食物含蛋白质6%~11%，且为非优质蛋白质，根据蛋白质的摄入量标准应适当限量食用。

B. 忌（少）用食物：含蛋白质丰富的食物，如豆类、干果类，蛋、乳、肉类等。但为了适当供给优质蛋白质，可在蛋白质限量的范围内，适当选用蛋、乳、肉类等。

（5）限钠（盐）的膳食：限钠膳食系指限制膳食中钠的含量，以减轻由于水、电解质代谢紊乱而出现的水、钠潴留。钠是细胞外的主要阳离子，参与调节机体水、电解质平衡，酸碱平衡，渗透压和神经肌肉的兴奋性。肝、肾、心等病变或使用某些药物（如肾上腺皮质激素）会引起机体水、钠平衡失调，出现水、钠潴留或丢失过多。限钠摄入是纠正水、钠潴留的一项重要治疗措施。食盐是钠的主要来源，每克食盐含钠400 mg，故限钠实际上是以限制食盐为主。

钠的正常需要量仍未确定。据估计健康人安全的最低摄入量为500 mg/d。临床上限钠膳食一般分为以下3种。①低盐膳食：全日供钠2 000 mg左右。每日烹调用盐限制在2~4 g或酱油10~20 mL。忌用一切咸食，如咸蛋、咸肉、咸鱼、酱菜、面酱、腊肠等。②无盐膳食：全日供钠1 000 mg左右。烹调时不加食盐或酱油，可用糖醋等调味。忌用一切咸食（同低盐膳食）。③低钠膳食：全日供钠不超过 500 mg。除无盐膳食的要求外，忌用含钠高的食物，如油菜、蕹菜、芹菜等含钠 100 mg/100 g 以上的蔬菜及松花蛋、豆腐干、猪肾等。

1）适用对象：心功能不全、急慢性肾炎、肝硬化腹水、高血压、水肿、先兆子痫等患者。

2）配膳原则。

A. 根据病情变化及时调整钠盐限量：如肝硬化腹水患者，开始时可用无盐或低钠膳食，然后逐渐改为低盐膳食，待腹水消失后，可恢复正常饮食。对有高血压或水肿的肾小球肾炎、肾病综合征、妊娠子痫的患者，使用利尿剂时用低盐膳食，不使用利尿剂而水肿严重者，用无盐或低钠膳食。不伴高血压或水肿及排尿钠增多者不宜限制钠摄入量。最好是根据 24 h 尿钠排出量、血钠和血压等指标确定是否需限钠及限钠程度。

B. 根据食量合理选择食物：有时为了增加患者食欲或改善营养状况，对食量少者可适当放宽食物选择范围。

C. 改变烹调方法以减少膳食含钠量并增进食欲：食盐是最重要的调味剂，限钠（盐）膳食比较乏味，因此，应合理烹调以提高患者食欲。一些含钠高的食物，如芹菜、菜心、豆腐干等，可用水煮或浸泡去汤方法减少其含钠量，用酵母代替食碱或发酵粉制作馒头也可减少其含钠量，这样节省下来的钠量可用食盐或酱油补充调味。此外，也可采用番茄汁、芝麻酱、糖醋等调味。烹调时注意色、香、味、形，尽量引起食欲。必要时可适当选用市售的低钠盐或无盐酱油，这类调味剂是以氯化钾代替氯化钠，因此，高血钾患者不宜食用。

3）注意事项：对某些年纪大、贮钠能力迟缓、心肌梗死、回肠切除术后、黏液性水肿和重型甲状腺功能低下合并腹泻的患者，限钠应慎重，最好是根据血钠、血压和尿钠排出量等临床指标来确定是否限钠以及限制程度。

4）食物的选择。

A. 宜用食物：不加盐或酱油制作的谷类、畜肉、禽类、鱼类和豆类食品、乳类（低钠膳食不宜过多），以及蔬菜和水果（低钠膳食不宜用含钠量大于 100 mg/100 g 的蔬果）。

B. 忌（少）用食物：各种盐或酱油制作或腌制的食品、盐制调味品。

（6）限脂肪膳食：限脂肪膳食即减少膳食中脂肪的供给量，又称低脂膳食或少油膳食。

1）适用对象：Ⅰ型高脂蛋白血症，在摄入含脂肪膳食后一定时间内，对血脂（如乳糜微粒和三酰甘油）清除能力降低，患者的血浆样品冷藏过夜后，血样上部出现一层明显的油状物。摄入高脂膳食后会出现腹痛，皮下脂肪明显增多，多见于胆囊、胆管、胰腺疾病患者，如急慢性胰腺炎、胆囊炎、胆结石；脂肪消化吸收不良，表现为脂肪泻（脂肪痢）的患者，如肠黏膜疾患，胃切除和短肠综合征等所致的脂肪泻；肥胖症。

2）配膳原则。

A. 减少膳食中脂肪的含量：根据我国实际情况，建议将脂肪限量程度分为以下 3 种。

a. 严格限制脂肪膳食：膳食脂肪供能占总能量的 10% 以下，脂肪总量（包括食物所含脂肪和烹调油）每日不超过 20 g，必要时采用完全不含脂肪的纯碳水化合物膳食。

b. 中度限制脂肪膳食：膳食中脂肪占总能量的 20% 以下，饮食中各种类型的脂肪总量每日不超过 40 g。

c. 轻度限制脂肪膳食：膳食脂肪供能不超过总能量的 25%，脂肪总量每日 50 g 以下。

B. 其他营养素：其他营养素供给应均衡。可适当增加豆类及豆制品、新鲜蔬菜和水果的摄入量。由于限制脂肪易导致多种营养素的缺乏，包括必需脂肪酸、脂溶性维生素，以及易与脂肪酸共价结合随粪便排出的矿物质，如钙、铁、铜、锌、镁等，所以，应注意在膳食中及时补充这些营养素。

C. 选择合适的烹调方法：为了达到限制脂肪的膳食要求，除选择含脂肪少的食物外，还应减少烹调用油。禁用油煎、炸或爆炒食物，可选择蒸、煮、炖、煲、熬、烩、烘等。

3）注意事项：脂溶性维生素的吸收和转运有赖于脂肪的参与，严格限制膳食脂肪可造成脂溶性维生素缺乏，因此，必要时可补充能溶于水的脂溶性维生素制剂。由于中链三酰甘油不会在血中堆积，可允许使用，详见中链三酰甘油膳食。胆囊炎和胆结石患者，尚需限制胆固醇。

4）食物的选择。

A. 宜用食物：根据病情、脂肪限制程度选择各种食物。包括谷类、不用油煎炸的瘦肉类、禽类、鱼类、脱脂乳制品、蛋类、豆类、薯类、各种蔬菜和水果。

B. 忌（少）用食物：含脂肪高的食物，如肥肉、全脂乳及其制品、花生、芝麻、松子、核桃、蛋黄、油酥点心及各种油煎炸的食品等。脂肪含量大于 20 g/100 g 的食物忌用，15~20 g/100 g 的食物少用。

（7）少渣膳食：亦称低纤维膳食（fiber restricted diet），是一种膳食纤维（植物性食物）和结缔组织（动物性食物）含量极少、易于消化的膳食。目的是尽量减少膳食纤维对胃肠道的刺激和梗阻，减慢肠蠕动，减少粪便量。

1）适用对象：消化道狭窄并有梗阻危险的患者，如食管或肠管狭窄、食管静脉曲张；肠憩室病，各种急、慢性肠炎，痢疾，伤寒，肠道肿瘤，肠道手术前后，痔瘘患者等；全流质膳食之后，软食或普食之间的过渡膳食。

2）配膳原则。

A. 限制膳食中纤维的含量：尽量少用富含膳食纤维的食物，如蔬菜、水果、粗粮、整粒豆、硬果，以及含结缔组织多的动物跟腱、老的肌肉。选用的食物应细软、渣少、便于咀嚼和吞咽，如肉类应选用嫩的瘦肉部分，蔬菜选用嫩叶、花果部分，瓜类应去皮，果类用果汁。

B. 脂肪含量不宜过多：腹泻患者对脂肪的消化吸收能力减弱，易致脂肪泻，故应控制膳食脂肪量。

C. 烹调方法：将食物切碎煮烂，做成泥状，忌用油炸、油煎的烹调方法。禁用烈性刺激性调味品。

D. 少量多餐，注意营养素的平衡：由于食物选择的限制，膳食营养难以平衡，而且限制蔬菜和水果，易引起维生素 C 和部分矿物质的缺乏，有些果汁含较多的有机酸，易刺激肠道蠕动。必要时可补充维生素和矿物质制剂。

3）注意事项：长期缺乏膳食纤维，易导致便秘、痔疮、肠憩室及结肠肿瘤病等的发生，也易导致高脂血症、动脉粥样硬化和糖尿病等，故少渣膳食不宜长期食用，待病情好转应及时调整。

4）食物的选择。

A. 宜用食物：精细米面制作的粥、烂饭、面包、软面条、饼干；切碎制成软烂的嫩肉、动物内脏、鸡、鱼等；豆浆、豆腐脑；乳类、蛋类；菜水、菜汁，去皮制软的瓜类、番茄、胡萝卜、马铃薯等。

B. 忌（少）用食物：各种粗粮、老的玉米，整粒豆、硬果，富含膳食纤维的蔬菜、水果，油炸、油腻的食品，辣椒、胡椒、咖喱等浓烈刺激性调味品。

（二）肠内营养

肠内营养（enteral nutrition，EN）是临床营养支持（clinical nutrition support）的重要手段之一，指对于消化功能障碍而不能耐受正常饮食的患者，经胃肠道供给只需化学性消化或不需消化的、由中小分子营养素组成的流质营养制剂的治疗方法。

根据供给方式，可将肠内营养分为口服营养和管饲营养。

管饲营养中根据供给次数可分为一次性注入、间歇性注入和连续性注入；根据动力方式又可分为推注、重力滴注和泵输入。采用推注法或重力滴注法进行营养支持时，患者应采取半卧位，尤其是老年、体弱、痴呆及昏迷的患者，以免发生误吸或反流。肠内营养液的浓度、输入速度和输入量必须由低到高逐渐增加，直至能够满足需要，以免引起不良反应。

自 20 世纪 50 年代以来，肠内营养有了显著的进展。目前在发达国家，肠内营养的应用率已占全部营养支持的 80% 左右。在国内，肠内营养支持治疗也已日渐受到关注。肠内营养支持适应范围广，方法简便，且能使消化道保持适当负荷，维持消化道功能，避免肠道黏膜失用性萎缩对全身免疫及营养代谢功能造成的损害。原则上，只要患者胃肠道功能存在，就应该首先考虑肠内营养，对于胃肠道功能受损者，可以采用特殊制剂，以维持或改善患者的营养状态。

1. 肠内营养的实施方法　肠内营养进入消化道的途径有经口服、鼻胃、鼻十二指肠、鼻空肠和胃造口、空肠造口置管等多种，具体视胃肠道的病理情况、预计应用管饲的时间和最适合患者的途径而定（图 7-1）。

（1）经鼻置管肠内营养：肠内营养的途径选择需根据患者原发病病程、估计肠内营养需要持续的时间以及喂养管的应用习惯来实施。鼻胃管适用于短期的肠内营养支持（<6 周），胃造口术和空肠造口术适用于更长期的肠内营养支持的患者。

1）适应证：应用鼻胃管和鼻肠管的适应证包括因神经或精神障碍所致的昏迷、吞咽或咀嚼困难、食管疾病而不能正常进食的患者，大面积烧伤患者，某些胃肠道疾病，

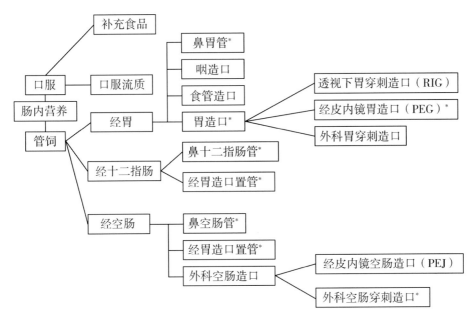

图 7-1　肠内营养的途径（＊表示优先选择的途径）

如短肠和低位小流量肠瘘，稳定期胰腺炎以及接受化、放疗的肿瘤患者也可以考虑使用。另外，此种方法亦可用于由全肠外营养过渡到肠外联合肠内营养，以及由肠内营养过渡到自主口服进食时。

2）禁忌证：严重的胃肠功能障碍、胃底静脉曲张和活动性的消化道出血是鼻饲的禁忌证。当胃排空障碍时（常见于术后患者）或易引起胃食管反流时，可通过直接插管至十二指肠或空肠喂饲而降低恶心、呕吐和急性胃扩张的风险。这种方法需要借助透视或内镜，将鼻饲管置入小肠（鼻十二指肠管、鼻空肠管）。

（2）经皮穿刺内镜胃/空肠造瘘术（PEG/PEJ）肠内营养：当鼻饲营养超过 6 周时，应考虑经皮穿刺内镜胃造瘘术（PEG）或经皮穿刺内镜空肠造瘘术（PEJ）。这两项技术已在临床开展使用。

1）经皮穿刺内镜胃造瘘术（PEG）。

A. 适应证：当需要较长时间接受肠内营养（>6 周），或不能耐受喂养管对鼻咽部刺激的，且胃肠功能存在的患者是 PEG 最常见的指征。放置 PEG 时谨慎选择患者是关键。建议 PEG 喂养时应考虑到患者年龄和机体功能状态，预后极差的患者应避免侵入性及费用昂贵的操作，并选择其他替代喂养方案。试验性短期放置鼻胃管对这类患者更合适，待患者病情稳定或维持稳定状态时可再考虑经 PEG 喂养。

B. 禁忌证：绝对禁忌证是所有肠内营养的反指征，如口咽喉部有梗阻而不能行内镜者、临终患者。相对禁忌证是大量腹水、腹膜透析、严重门脉高压、重度肥胖、严重肝大、既往手术或感染所致的解剖变异等。

2）经皮穿刺内镜空肠造瘘术（PEJ）：在已做胃切除、胃排空障碍，以及误吸危险性较大的患者中，宜采用 PEJ。但空肠穿刺喂养管的管腔较细而易发生阻塞，在喂养时应注意保持管道的通畅。

（3）外科手术置管的肠内营养途径——胃造瘘术和空肠穿刺造瘘术：大量的实验室和临床研究显示术后胃肠道蠕动的消失主要累及胃和结肠，而小肠的蠕动和消化功能则在腹部手术后数小时就基本恢复。

当不能经皮穿刺内镜置管时，就需要通过外科手术进行置管，这种情况多见于由肿瘤引起的消化道梗阻而不能做内镜者，目前大多数的胃造口术和空肠造口术都是在上消化道大手术同时进行的。对于那些上消化道大手术（如食管切除术、胃切除术、Whipple手术）术后的患者，目前较适宜的方法是采用空肠穿刺造口术。

2. 肠内营养制剂　按照氮的来源，可将肠内营养制剂分为非要素制剂（non-elemental diet）、要素制剂（elemental diet）及组件制剂（modular diet）三大类。

（1）非要素制剂：以未加工蛋白（intact protein）或水解蛋白（hydrolyzed protein）为氮源。其中以未加工蛋白为氮源的包括混合奶和匀浆制剂。以水解蛋白为氮源的非要素制剂也称半要素膳（semi-elemental diet）。非要素制剂的渗透压接近等渗（300～450 mOsm/L），口感较好，适合口服，亦可管饲。具有使用方便、耐受性强等优点。适用于胃肠道功能较好的患者。

（2）要素制剂：要素制剂是一种营养素齐全、不需消化或稍加消化即可吸收的少渣营养剂。一般以氨基酸（或游离氨基酸与短肽）为氮源，以葡萄糖、蔗糖或糊精为碳水化合物来源，以植物油（如玉米油、红花油等）、MCT为脂肪来源，并含有多种维生素和矿物质，故又称化学组成明确制剂。

（3）组件制剂：营养素组件（nutrient module），也称不完全营养制剂，是以某种或某类营养素为主的肠内营养制剂。它可对完全制剂进行补充或强化，以弥补完全制剂在适应个体差异方面欠缺灵活的不足；亦可采用两种或两种以上的组件制剂构成组件配方，以适合患者的特殊需要。组件制剂主要包括蛋白质组件、肽类组件、脂肪酸组件、糖组件、多糖组件、膳食纤维组件、维生素组件和矿物质组件，各种组件的来源与要素制剂类似（蛋白质组件还可选用蛋白水解物）。组件制剂与要素制剂的本质区别在于组件制剂不属于均衡膳食。

3. 肠内营养的应用

（1）肠内营养的适应证：肠内营养的可行性主要取决于小肠是否具有一定的吸收功能，肠内营养的主要适应证如下。

1）不能经口进食、摄食不足或有摄食禁忌者。

2）胃肠道疾病：多数原发性胃肠道疾病患者应用肠内营养制剂可以改善营养状况。肠内营养制剂中各类营养素搭配合理，易消化吸收，此外还有改变肠道菌群、无渣、无乳糖以及对肠道和胰腺外分泌刺激较轻等优点。

3）胃肠道外疾病的营养支持。

（2）肠内营养的禁忌证：只要肠道有功能，就可以实施肠内营养支持。肠内营养的绝对禁忌证是肠道梗阻。

（3）肠内营养并发症的预防及处理：肠内营养的并发症主要有胃肠道并发症、代谢并发症、感染并发症和置管并发症等。

1）胃肠道并发症：胃肠道并发症是肠内营养最常见的并发症，主要表现为腹泻、恶心、呕吐。

A. 腹泻。

a. 营养制剂选择不当：营养制剂中脂肪含量相差较大，低脂肪营养液脂肪提供能量仅占 0.9%~2%，高脂肪营养液脂肪提供能量达 9%~31%，前者仅供给必需脂肪酸，而后者除提供必需脂肪酸外，还提供能量。对于脂肪吸收不良的患者，高脂肪较易引起腹泻，因此，在选用肠内营养制剂时应熟悉各品种的营养素的质和量及渗透压，对某种产品不耐受者，可选用另一种产品。

b. 营养液高渗且滴速过快：要素制剂大多是高渗的，按标准配制时渗透压均在 300 mOsm/L 以上，高渗营养液进入肠腔后，肠黏膜吸收水分障碍，反向肠腔内分泌水分而引起腹泻，如水样便。预防办法为第 1 天滴注半量营养液，并稀释至等渗，开始输注速度控制在 40~50 mL/h，24 h 后再逐渐增量达到需要量。若使用各种改善措施后仍无效，可改为肠外营养。

c. 营养液温度过低：营养液温度应维持在 40 ℃ 左右，当低于室温时易发生腹泻，尤其是体弱的老年人。一般应在体外复温到室温下再输注入肠。从冰箱取出的配制营养液一定要复温到室温才可输入。复温可使用小型电热杯、热水袋或暖水瓶加热。应用肠内营养输液泵时，应在输液器近导管口端夹上保温夹，可保持进入体内的液体温度在 38 ℃ 左右。

d. 严重营养不良、低蛋白血症：尤其血浆白蛋白低于 30 g/L 时，因肠黏膜萎缩可导致腹泻，此种情况应从低浓度、小剂量开始逐步使患者适应，有的需 1~2 周才可达到完全肠内营养的需要。

e. 乳糖酶缺乏：由于年龄的增长或某些药物（如抗生素）的应用，体内乳糖酶的分泌减少、活性降低，使营养液中大量未水解的乳糖进入肠腔，造成肠腔内渗透压骤然增高而引起腹泻。目前商品用肠内营养制剂中乳糖含量均极低，使用这类营养制剂时一般不会出现腹泻。

f. 医院内发生菌群失调：危重患者长期应用抗生素可引起肠炎腹泻，此时如应用肠内营养会加重腹泻程度，因此应针对病因处理，或改用肠外营养，待全身情况稳定再开始应用肠内营养。此外，营养液受到细菌污染及某些药物治疗（如肿瘤化疗或放射治疗）均可引起腹泻，也应引起注意。

g. 胰腺疾病、胃部手术、肠道梗阻、回肠切除或广泛性肠炎的患者：肠道内可能缺乏足够的脂肪酶，易发生脂肪吸收不良，饲入的肠内营养液如脂肪过高可发生腹泻。此种情况可选择低脂肪含量的制剂使患者逐步适应。

B. 恶心、呕吐。要素制剂中的氨基酸和短肽多有异味，即使增加调味剂仍有 10%~20% 患者会引起恶心或呕吐。预防办法如下。①若滴速过快、胃内有潴留，则应减慢速度，降低渗透压；②对症处理，如给予止吐剂等。

总之，肠内营养引起腹泻、恶心、呕吐、腹痛等消化道反应时，应考虑多种可能因素，并采取措施使患者顺利适应肠内营养。

2）代谢并发症：由于营养液配方很难适应所有个体，危重、年老、意识障碍的患者可能发生代谢并发症。最常见的症状是脱水和高血糖,但发生率明显低于肠外营养,而且只要肠道有部分功能,症状的处理亦较容易。预防及治疗代谢并发症的关键是认真监测,及时纠正。

A. 水和电解质平衡紊乱。

a. 脱水:水补充不足可出现高渗性脱水。

b. 高血钾:营养液含钾过高,患者肾功能障碍,钾排出减少,出现高钾血症。

c. 低血钾:应用利尿剂、胃肠液丢失未额外补钾而发生低钾血症。

d. 低血钠:营养液钠含量低,长期未补充钠盐、大量出汗或腹泻,可发生低钠血症。

e. 铜、镁、钙等矿物质缺乏:多由长期应用肠内营养、营养液选择不当及补充不及时等所致。

B. 高血糖:营养液渗透压高可引起高血糖,其发生率可达 10%~30%。此时应该减慢营养液输注速度或降低浓度,可应用胰岛素使血糖接近正常。如以上情况未予纠正,则发生较严重的高血糖性高渗性非酮症脱水,甚至继续恶化导致昏迷。此时机体胰岛素储备足以防止酮症,但不足以控制血糖。升高的血糖引起渗透性利尿,继而发生脱水。一旦发生此种情况,需要输入大量水分及适量胰岛素纠正。若既往无高血糖的患者,或血糖控制较稳定的患者,在已适应某种营养液和输入量后突发高血糖,则可能是由于过快和(或)过量输入营养物所致,此时应仔细检查输注速度和输注量。如既往血糖正常患者发生高血糖,则有可能发生全身感染。

C. 维生素缺乏:营养制剂配方中维生素 K 一般含量较低或缺乏,肠内营养时间长则易发生维生素 K 缺乏,致凝血酶原时间延长。生物素缺乏可引起皮炎、肌痛、厌食等。

D. 必需脂肪酸缺乏:长期应用含脂肪少的营养液易发生必需脂肪酸缺乏。

E. 肝酶谱异常:某些患者应用要素制剂可能发生转氨酶升高,引起肝脏酶谱异常改变。

3)感染并发症。

A. 营养液被污染:营养液配制过程中未严格执行无菌操作可能造成污染,营养液配制后保存不当(如在室温下放置时间过长,长时间阳光照射,储液器封口不严等),可致细菌繁殖,导致细菌随输入途径进入体内。一般情况下营养液应现用现配,如未用完可在室温下密封、避光保存 12 h。未开封的营养液如需长期保存,应放入 4 ℃冰箱中,在保质期内使用。

B. 滴注容器或管道污染:要求配液用容器严格进行灭菌处理,输液管道应是无菌管道系统,每日更换一次,并定期进行细菌培养监测。

C. 吸入性肺炎:易出现吸入性肺炎的主要是幼儿和老年人、呼吸困难者、吞咽反应迟钝以及昏迷患者。对这些患者实行肠内营养时应严格监护,预防吸入性肺炎。肠内营养支持患者发生吸入性肺炎主要原因在于胃排空不良,胃潴留物过多导致胃液连同胃内营养液呃逆反流,引起误吸。因此,防止胃内容物潴留及反流是预防吸入性肺炎的基础,可采取以下措施预防:

a. 滴注营养液时始终使床头抬高 30°~45°。

b. 高渗营养液易在胃内潴留，开始时应稀释营养液，逐渐加量至全量，或输注速度从 40 mL/h 逐渐增加到足量（80~100 mL/h）以满足机体需要。不要同时增加滴速和浓度，应逐步调整。

c. 及时检查及调整鼻饲管管端位置。鼻胃管置入体内后，有时可因咳嗽、呃逆等反应而卷曲，管端可反入食管，从而导致呕吐。应在置管后及营养支持期间经常检查并确定管端位置是否合适，尽量使鼻饲管管端通过幽门进入十二指肠或空肠上端，高危患者应采取经胃或空肠造口置管，减少营养液在胃内潴留，降低吸入性肺炎发生率。

d. 经常检查潴留情况，如果胃潴留液超过每小时输入量的 1.5 倍应暂停输入，待其降 4 h 检查一次胃潴留情况。对于消化道功能稳定的患者，如发现胃潴留物多于 200 mL（鼻胃管喂饲）或 100 mL（胃造口管喂饲），应密切观察，必要时可暂停喂养，对症处理。

一旦发现患者发生误吸时应立即采取以下措施：①立即停止营养液滴注，吸尽胃内容物；②立即行气管内吸引，尽可能吸出液体及误吸食物；③鼓励并帮助患者咳嗽，咳出误吸液体；④应用肠内营养并同时进食的患者，较大颗粒状食物被误吸时应尽早行支气管镜检查，清除食物颗粒；⑤静脉输入白蛋白减轻肺水肿；⑥血气异常时，行人工呼吸；⑦应用抗生素防治肺部感染。

4）置管并发症。

A. 经鼻置管：经鼻置管长期放置后可引起鼻翼部糜烂、咽喉部溃疡、声音嘶哑、鼻窦炎、中耳炎等并发症，必须注意护理，对需长期置管者，应改做胃或空肠造口。

B. 胃造口：主要为胃与腹前壁固定不严密致胃内容物漏出，造成腹腔内感染，造口处出血。应查明原因并使用药物止血，若无效则需再次手术以止血。

C. 空肠造口：主要为造口管周围渗漏、梗阻，前者主要由于技术疏漏使造口周围固定不严密而致，后者则因肠道异常蠕动所致。

（4）肠内营养的监测：肠内营养的并发症发生率虽然较低，但仍有与肠外营养相似的并发症，因此在进行肠内营养时，对管饲营养的患者必须在代谢与营养两方面严密监测，使并发症减少到最低限度。为了防止监测项目的遗漏，应建立一套基本的管理制度及监测项目，以保证肠内营养的顺利实施。主要监测内容包括：

1）监测肠内营养制剂的浓度和滴注速度。

2）监测鼻饲管位置。在喂养以前，必须确定管端的位置。胃内喂养以吸出胃内容物证实。如胃内无内容物或管端在十二指肠或空肠，则依靠 X 线片证实。

3）胃内喂养时，床头要抬高 30°或 45°。每次输注的肠内营养液悬挂时间不得超过 8 h。

4）胃内喂养开始时，每隔 2~4 h 检查胃残留物的体积，其量不应大于前 1 h 输注量的 1.5 倍。当肠内营养液浓度与体积可满足患者营养需要并能耐受时，每日检查胃残留物 1 次，其量不应大于 150 mL，如残留物过多，应降低滴速或停止输注数小时。

5）每日更换鼻饲管，消毒肠内营养支持所用容器。

6）间歇输注时，每次喂养后应以 30~50 mL 温水冲洗鼻饲管。

7）开始管喂的前 5 d，应每日记录能量及蛋白质（氮）摄入量。肠内营养液输注恒定后，可每周记录 1 次。

8）记录 24 h 液体出入量，肠内营养液与额外摄入的液体应分开记录。

另外，应根据各指标的变化特点，结合临床用药情况，定期检查血钠、钾、钙、磷、镁、总蛋白、白蛋白、运铁蛋白、胆红素、三酰甘油、胆固醇、血（尿）糖、尿素氮以及肝酶谱、凝血酶原时间等生化指标；定期检测并记录体重、氮平衡、液体出入量，以及营养指标（肌酐/身高指数、皮褶厚度、臂肌围等）、免疫指标。还应密切观察患者对管饲的反应，及时发现可能出现的并发症，及时记录并发症并给予相应的处理。

（三）肠外营养

肠外营养（parenteral nutrition，PN）是指无法经胃肠道摄取营养或摄取营养物不能满足自身代谢需要的患者，通过肠道外通路（即静脉途径）输注包括氨基酸、脂肪、碳水化合物、维生素及矿物质在内的营养素，提供能量，纠正或预防营养不良，改善营养状态，并使胃肠道得到充分休息的营养治疗方法。

1. 肠外营养的分类　根据患者营养需要的满足程度，可将肠外营养分为完全肠外营养（total parenteral nutrition，TPN）和部分肠外营养（partial parenteral nutrition，PPN）。前者是指患者需要的所有营养物质都由静脉途径输入；后者则只是部分输入，其余部分营养物质可能通过经肠途径（口服或管饲）补充。

根据置管方式还可将肠外营养分为中心静脉营养（central parenteral nutrition，CPN）和周围静脉营养（peripheral parenteral nutrition，PPN）两种。中心静脉营养即CPN，多由上腔静脉穿刺置管。接受 TPN 的胎儿和婴儿应能够生长发育，成年人可以生存并恢复正常的营养状态。采用肠外营养支持时应根据患者实际情况调整配方，不足与过量都达不到理想效果。周围静脉营养多由外周静脉穿刺置管，是在患者肠内营养摄入不足情况下应用，患者可以经肠道摄取一定量的营养物质，不足部分由静脉途径补充。其优点是对机体全身代谢的影响较小，并发症也少。

用于肠外营养输注的静脉置管途径分为中心静脉置管途径和周围静脉置管途径。中心静脉营养是指导管末端位于中心静脉，通常在上腔静脉与右心房交汇处。周围静脉营养是指导管位于周围静脉，通常在前臂。

（1）中心静脉营养：中心静脉营养适用于预计肠外营养治疗需 2 周以上的患者。由于选择管径较粗、血流较快的上/下腔静脉作为营养输注途径，故可使用高渗溶液（>900 mOsm/L）和高浓度营养液。

经腔静脉置管输液不受输入液体浓度和速度的限制，而且能在 24 h 内持续不断地输注液体，这就能最大限度地依据机体的需要，较大幅度地调整输液量、输入液体的浓度和输液速度，保证机体需要，还能减少患者遭受反复周围静脉穿刺的痛苦，避免表浅静脉栓塞、炎症等并发症。

（2）周围静脉营养：周围静脉营养疗程一般在 15 d 以内，主要是改善患者手术前后的营养状况，纠正营养不良。由于采用外周静脉穿刺，操作比中心静脉营养方便，并可在普通病房内实施，但所用营养液的渗透压应小于 900 mOsm/L（以 600 mOsm/L

以下为宜），以避免对静脉造成损害。同时，渗透压低于 CPN 的 PPN 营养液含有相对较少的能量和营养素，故对于需要限制液体量的患者而言，PPN 可能无法满足其营养需要。

鉴于 CPN 和 PPN 的局限性，近年来临床上开始使用一种新的肠外营养支持途径，即经周围静脉穿刺中心静脉导管（peripherally inserted central venous catheters，PICC）。这种方法操作比较简单，并发症少，且适用于长期肠外营养。PICC 多采用肘部静脉（如正中静脉、头静脉、贵要静脉）。导管多使用单腔或双腔的硅橡胶管、PUR 管。

2. 肠外营养制剂　肠外营养制剂没有统一的配方，但必须含有全部人体所需的营养物质。应根据患者的年龄、性别、体重或体表面积及病情需要等制备。肠外营养制剂的组成成分包括蛋白质（氨基酸）、脂肪、糖类、多种维生素、多种微量元素、电解质和水等，均系中小分子营养素。提供足够的水分（1 kcal/1 mL），能量 30~35 kcal/（kg·d），以维持患者的营养需要。

肠外营养制剂的基本要求包括无菌、无毒、无热原；适宜的 pH 值和渗透压；良好的相容性、稳定性、无菌无热源包装等。

（1）营养液成分。

1）葡萄糖溶液：一般每日提供糖 200~250 g，最多不超过 300 g，占总能量的 60%~70%。

2）脂肪乳剂：临床上应用的有 10%、20% 和 30% 的脂肪乳剂，一般提供总能量的 30%~50%，成年人每天用量为 1~2 g/kg。对于脂肪代谢紊乱、动脉硬化、肝硬化、血小板减少等患者应慎用。输注脂肪乳时需注意调节输注速度，输入太快可能出现急性反应，如发热、畏寒、心悸、呕吐等。通常 10% 溶液在最初 15~30 min 内的输入速度不要超过 1 mL/min，半小时后可逐渐加快。MCT/LCT 是在 LCT 中添加了 MCT 的脂肪乳剂，与 LCT 相比具有氧化快速完全、很少引起脂肪浸润、对肝功/胰岛素刺激小等特点，目前在临床应用较多。

3）氨基酸溶液：补充氨基酸必须注意氨基酸的成分与总含氮量。其需要量一般为 6~8 g/m² 或 0.15~0.2 g/（kg·d）。对于肾功能衰竭患者提倡必需氨基酸疗法（EAA 疗法），应选用高比例的必需氨基酸溶液，使尿素氮水平下降。对于肝功能不全的患者，由于患者血中芳香族氨基酸（苯丙氨酸、酪氨酸、色氨酸）水平上升，进入大脑后可引起肝性脑病，所以应选择 BCAA 为主的氨基酸溶液。在某些特殊情况下，应注意条件必需氨基酸的补充，如谷氨酰胺。

4）水与电解质：在正常情况下，成年人每天需水 30 mL/kg，儿童 30~120 mL/kg，婴儿 100~150 mL/kg。电解质的补给量不是固定不变的，因患者的病情、病程不同而有相应的变化，需根据血清及 24 h 尿中的电解质检查结果予以调整用量。常用的肠外营养的电解质溶液有 10% 氯化钠、10% 氯化钾、10% 葡萄糖酸钙、25% 硫酸镁及有机磷制剂等。

5）维生素与微量元素：肠外营养一般只能提供生理需要量，有特殊营养需求的患者（如烧伤、肠瘘等）需要额外补充，否则可出现神经系统与心血管系统的损害和维生素缺乏症。维生素 D 在肠外营养中是个例外。研究发现，应用肠外营养的患者可出现骨质软化症伴高钙血症，停止补充维生素 D 后可使症状缓解，提示长期的含维生素 D 的肠外营养制剂可使代谢性骨病加重。因此，建议家庭肠外营养者不必补充维生素 D，鼓励患者多晒太阳，产生内源性维生素 D。肠外营养时，由于制剂制备精纯，长期使用可导致微量元素的缺乏，必须引起重视，注意补充。目前，国内已有水溶性维生素、脂溶性维生素和微量元素等静脉用制剂。

（2）营养液配方：肠外营养的临床实施中，最主要的是掌握好营养液的用量。用量不足则效果不明显，用量过大则致副作用发生。根据病情，可按下列程序制定当天营养液用量。①确定当天拟补充的总能量、总氮量及总入水量。②根据总能量和入水量，确定葡萄糖液的浓度及量。若加用脂肪乳剂，通常占能量的 30% 左右。③选用合适的氨基酸液，根据总氮需要量，确定其用量。④加入适量电解质溶液、复合维生素及微量元素，前者需按病情而定，后二者则常规给予每天正常需要量。临床常用肠外营养液配方组成总结见表 7-10。

一般而言，肠外营养液中不主张加入其他药物，如抗生素、止血剂、强心剂等，这些药物应由另外的静脉途径输入。但有时病情需要限制入水量，或其余静脉途径很难维持，不得将各种药物加入肠外营养制剂中一并输入。近来有报道关于各种药物对肠外营养制剂的配伍禁忌，提出了初步结果，但尚不成熟，应尽量避免混合使用。

表 7-10　肠外营养常规剂量

	氮（g）	糖（g）	脂肪（g）	能量（kcal）	钠（mmol）	钾（mmol）
周围	8~10	200~250	50~70	1 300~1 700	80	50
标准	10~14	250~300	50~100	1 500~2 200	100	60~80
中度应激	12~16	250~300	50~100	1 500~2 200	100~120	75~100
重度应激	12~18	250~300	50~100	1 500~2 200	100~120	80~100
肾衰[a]	6~12	250~300	50~70	1 500~1 900	个体化	个体化
肝衰[b]	4~10	200~250	25~60	1 200~1 700	80	40~60
感染[c]	10~16	150~250	50~70	1 300~1 900	100	60~100
重度营养不良[d]	8~16	150~250	50~80	1 200~1 800	50~70	80~100
心衰	10~12	150~250	50~70	1 200~1 700	50~70	80~100
多脏器衰竭[e]	10~14	150~300	50~80	1 200~2 000	100~120	60~100
糖尿病	10~14	200~250	50~70	1 300~1 700	100	80
脂肪不耐受	10~14	300~400	0~20	1 500~1 600	100	80
短肠	7~14	200~350	20~100	1 000~2 400	50~250	50
周围	5	8	10~12	基础量	基础量	2 500~3 000
标准	5	8	12~16	基础量	基础量	2 250~3 000
中度应激	5	10	10~20	基础量	基础量	2 500~3 000

续表

	钙 （mmol）	镁 （mmol）	磷 （mmol）	微量元素	维生素	容量（mL）
重度应激	6	10	10～20	基础量+锌，硒	基础量+ 维生素 B_1	2 500～3 500
肾衰[a]	6	个体化	个体化	个体化	增加剂量	个体化
肝衰[b]	6	个体化	10～16	个体化	基础量	2 000～3 000
感染[c]	5	6～8	10～20	个体化	增加剂量+ 维生素 B_1	2 500～3 000
重度营养不良[d]	6	10～16	20～40	基础量+锌，硒，铜	增加剂量	2 000～2 500
心衰	6	10～12	15～25	基础量+锌，硒	基础量+ 维生素 B_1	2 000～2 250
多脏器衰竭[c]	6	6～8	10～20	个体化+锌，硒	基础量+ 维生素 B_1	2 000～3 500
糖尿病	6	8～10	15～40	基础量	基础量	2 500～3 000
脂肪不耐受	6	8～10	10～20	基础量	基础量	2 500～3 000
短肠	9	10	10	基础量+锌，铜	增加剂量	1 500～2 500

注：a. 肾功能衰竭推荐配方；b. 肝功能衰竭推荐配方；c. 推荐用含谷氨酰胺的氨基酸溶液或添加谷氨酰胺；d. 强烈推荐用含谷氨酰胺的氨基酸溶液或添加谷氨酰胺；能量、氮和电解质可根据患者需要和（或）额外损失量补充；必要时添加胰岛素；维生素基本量：水乐维他+维他利匹特各1支；微量元素基本量：安达美1支；锌、铜、硒：必要时补充；维生素 B_1：根据实际情况补充10～200 mg/d。

3. 肠外营养的应用

（1）肠外营养的适应证：肠外营养的基本适应证是胃肠道功能障碍或衰竭的患者。凡患者存在营养不良，或估计1周以上无法正常饮食者，都有肠外营养治疗的指征。凡是需要营养支持，但又不能或不宜接受肠内营养支持的患者均为肠外营养支持的适应证。

1）消化系统疾病：胃肠需要充分休息或消化吸收障碍时，需肠外营养支持。

A. 消化道瘘：尤其是高位小肠瘘。

B. 炎症性肠病：包括溃疡性结肠炎与克罗恩病等。

C. 短肠综合征。

D. 中、重症急性胰腺炎。

E. 胃肠道梗阻。

F. 严重营养不良伴胃肠功能障碍者。

G. 其他：一些疾病可影响小肠的运动与吸收功能，如长期顽固性的恶心呕吐、严重腹泻、小肠黏膜萎缩、放射性肠炎、炎性粘连性肠梗阻、胃肠活动减弱、食管贲门失弛缓症等。

2）大面积烧伤：严重复合伤、破伤风、大范围的手术等患者处于强烈的应激状态，代谢旺盛，同时消化功能受到抑制，不能经胃肠道补充足够营养素。与分解代谢有关的氮、钾、磷等从渗出液中大量流失。应激状况下，儿茶酚胺、胰高血糖素、生长激素与糖皮质激素等分泌增加，蛋白质及脂肪分解、糖异生活跃，水钠潴留。及时给予肠外营养可减少继发感染、低蛋白血症、多脏器损害等并发症。

3）严重感染与脓毒血症：持续高热与食欲减退使能量需求与代谢率明显增加，而营养摄入则明显不足。临床上可见患者因负氮平衡和代谢亢进而日趋消瘦，并出现低蛋白血症，进而导致免疫功能降低，抗感染能力下降。此类患者应注意尽早给予肠外营养支持治疗。

4）术前准备：手术后的死亡率与营养不良状况密切相关，对于营养不良、需进行大的胸腹部手术的患者，应给予肠外营养支持，建议术前营养支持 7~10 d；对于存在感染并发症倾向的骨科与颅内手术等患者也提倡加强营养支持，有效地维持患者的营养状况，防止病情进一步恶化，降低手术治疗的死亡率。

5）急性肾功能衰竭：尿毒症时，蛋白分解增加并易合并感染。透析时营养物质在体外丢失，诸多因素均可促使患者迅速出现明显的营养障碍，从而使已损伤的肾功能更不易恢复。在严格控制体液总量、钠盐与钾盐含量等条件下给予肠外营养，有助于缩短病程，减少并发症。

6）妊娠剧吐与神经性厌食：早孕反应所致的严重恶心、妊娠剧吐超过 5~7 d 时，应给予肠外营养支持，以保护孕妇及胎儿。神经性厌食可以引起严重营养不良，特别是消化道分泌受抑制所引起的营养不良难以纠正，应用肠外营养支持。

7）神志不清，肺内吸入高度危险倾向，腹膜炎，肿瘤化疗或放疗引起的胃肠道反应等短期内不能由肠内获得营养的患者。

8）家庭肠外营养支持：家庭肠外营养支持指征虽然在原则上与住院患者基本相同，但仍有一些特殊的适应证。对于病情稳定，能起床活动和基本生活自理，可以出院继续治疗，但有不能通过胃肠道吸收或不能充分吸收营养物质可以满足机体营养需要的患者，均适合做肠外营养。如短肠综合征，晚期肿瘤，炎性肠道疾病，放射性肠炎及丧失吞咽功能、其他原因所致的肠梗阻等患者。

（2）肠外营养的禁忌证：经过多年的临床实践，对肠外营养的应用范围及并发症的发生和处理进行了广泛的研究，认为目前阶段应用肠外营养的禁忌证有严重循环、呼吸功能衰竭，严重水、电解质平衡紊乱，肝、肾功能衰竭等。

下列情况应慎用肠外营养：

1）无明确治疗目的或已确定为不可治愈而盲目延长治疗者，如广泛转移的晚期恶性肿瘤伴恶病质的患者，生活质量差、任何治疗方法均无明显改善作用，此时肠外营养也无明显益处，反而会增加患者生理和经济的负担。

2）胃肠道功能正常或有肠内营养适应证者。对接受肠外营养支持的患者，应注意观察胃肠道功能的恢复情况，及时由肠外营养过渡到肠内营养。

3）患者一般情况良好、预计需要肠外营养时间少于 5 d 者。

4）原发病需立即进行急诊手术者。

5）预计发生肠外营养并发症的危险性大于其可能带来的益处者。

6）心血管功能紊乱或严重代谢紊乱尚未控制或处于纠正期间。

7）脑死亡或临终或不可逆昏迷。

（3）肠外营养的并发症：对肠外营养并发症的认识和防治，直接关系着其实施的安全性。根据其性质和发生的原因可归纳为四大类。大多数并发症是可以预防和治疗的。

1）置管并发症：这类并发症均与中心静脉导管的置入技术及护理有关。常见有气胸、血胸、血肿，损伤胸导管、动脉、神经以及空气栓塞等。此外，护理不当也可造成导管脱出、折断等并发症，借助 X 线检查可确定深静脉导管放置部位，若能严格按照操作规程和熟练掌握操作技术，这些并发症是可以预防的。出现静脉血栓可用尿激酶或链激酶等做纤溶处理。在每升肠外营养制剂中加 3 000 U 肝素可减少血栓形成机会。

2）感染并发症：在导管置入、营养液配制、输入过程中极易发生感染。导管性脓毒血症是肠外营养常见的严重并发症。营养液是良好的培养基，可使细菌迅速繁殖，导致脓毒血症，因此每一步骤必须严格按无菌操作技术规定进行。在中心静脉营养治疗过程中突然出现寒战、高热，而无法用其他病因来解释时，则应考虑导管性脓毒血症。应立即拔除旧导管，做导管头及血细菌培养（包括真菌培养），同时辅以周围静脉营养。必要时应根据药物敏感试验配合抗生素治疗。导管性败血症的预防措施包括：①置管过程的严格无菌技术；②在超净工作台内配制营养液；③采用全封闭式输液系统；④定期消毒穿刺点皮肤并更换敷料等。

3）代谢并发症：这类并发症多与对病情动态监测不够、治疗方案选择不当或未及时纠正有关。可通过加强监测并及时调整治疗方案，予以预防。

A. 液体量超负荷：液体量过多可致心肺功能不堪负荷而出现衰竭症状。对老年人、心肺功能与肾功能不全者，应特别注意控制液体输入量与输液速度。

B. 糖代谢紊乱：常表现为低血糖反应、高血糖反应、高渗性非酮性昏迷。

长期肠外营养治疗的患者，如突然停止输液，或感染控制后组织对胰岛素敏感度突然增加，导致反应性低血糖症。低血糖反应是由于持续输入高渗葡萄糖，刺激胰岛细胞增加胰岛素分泌，使血中有较高的胰岛素水平。若突然停用含糖溶液，有可能导致血糖急性下降，发生低血糖反应，甚至低血糖性昏迷，严重者危及生命。因此，肠外营养时切忌突然换用无糖溶液。为安全起见，可在高糖液体输完后，以等渗糖溶液维持数小时过渡，再改用无糖溶液，以免诱发低血糖。

高血糖反应系指在开始应用肠外营养时，输入的葡萄糖总量过多或速度过快，致单位时间内摄入的糖量过多，超出机体耐受的限度。特别是患者有糖尿病、隐性糖尿病或感染等情况时，易导致高血糖的发生。因此，应控制糖的输入速度，开始阶段应控制在 $0.5\,g/(kg\cdot h)$ 以内，并监测血糖和尿糖，以后逐步增加到 $1\sim1.2\,g/(kg\cdot h)$。对需要葡萄糖量较大、有隐性或明显糖尿病的患者，适当补充外源性胰岛素可减少高血糖反应的发生。

高渗性非酮性昏迷常因高血糖未及时发现并控制，导致大量利尿、脱水，以致昏迷。此症因患者糖代谢正常，血中无过量酮体存在，一旦发生，立即给予大量低渗盐水以纠正高渗环境，同时加用适量胰岛素以降低血糖即可。治疗即要积极及时，又要防止过量输入低渗盐水，以免造成脑水肿。

对于应用肠外营养支持的患者，应每日测定尿糖 2~4 次，每周测定血糖 2~3 次，以便及时发现血糖异常，及早处理。

C. 肝脏损害：长期肠外营养可致肝功能损害，一般表现为转氨酶和碱性磷酸酶升高。肠外营养影响肝功能的因素较复杂，多数与营养液中的某些成分有关，如过量的葡萄糖输入、高剂量脂肪的应用、长期大量地应用氨基酸制剂等。营养液用量越大，肝功能异常的发生机会就越多，其中尤其是葡萄糖的用量。目前尚无有效的预防措施。处理主要是尽量去除或纠正诱因，积极进行护肝等治疗。近年来，富含支链氨基酸的氨基酸溶液和富含中链三酰甘油的脂肪乳剂的应用，不但使氨基酸对肝脏的损害得到控制，而且还能促使肝功能恢复，改变了以往肝病患者不能输入含氮营养素的局面。

D. 酸碱平衡失调：高糖溶液的 pH 值为 3.5~5.5，大量输入时可影响血液 pH 值。氨基酸溶液中某些氨基酸（如精氨酸、组氨酸、赖氨酸及胱氨酸）的碱基代谢后可产生氢离子，导致高氯性酸中毒。特别是伴有腹泻的患者，更易产生代谢性酸中毒。少数伴有先天性代谢障碍的患者，在输入果糖、山梨醇后可出现乳酸性酸中毒。与成年人相比，婴幼儿在快速输入大量糖溶液与水解蛋白时，因不能耐受高渗性溶液而更容易出现代谢性酸中毒。一旦发生此并发症，应及时消除原因、对症治疗。关于代谢性碱中毒，除肾功能衰竭患者，在肠外营养中较少出现。

E. 电解质紊乱：电解质紊乱在肠外营养时较易发生，最常见的是低钾、低镁及低磷。其中要特别注意的是磷的补充，长期肠外营养治疗的患者，大量磷、钾、镁从细胞外进入细胞内，导致低磷、低钾、低镁血症。尤其是有肠外瘘的患者，更应注意补充。由于各种电解质的补充量没有固定的标准，唯一的办法是定期监测其血液浓度，根据患者具体情况及时调整补充。

F. 代谢性骨病：长期肠外营养病例中可出现骨质软化症、骨质疏松症、纤维性骨炎、佝偻病等。

4）肠道并发症：主要是肠道黏膜萎缩。关于肠外营养对肠道黏膜屏障功能的影响，目前正日益受到临床医生的重视。较长时期的肠外营养，特别是不能经口摄食者，容易产生胆囊结石及肠道黏膜的萎缩。后者又容易导致肠道内细菌移位，发生内源性感染性并发症。有资料提示，补充谷氨酰胺可预防肠道黏膜的萎缩，保护肠道的屏障功能。预防此并发症的唯一措施就是尽早恢复肠道营养，促使萎缩的黏膜增生，保持肠道正常功能。

（4）肠外营养的监测：对肠外营养支持治疗者进行全面的监测至关重要。应根据临床和实验室监测结果，评估和判断患者每日需要量、各种管道器件及疗效有关的指标，以减少或避免营养支持相关并发症，提高营养支持安全性和疗效。

1）临床观察。

A. 每天测体温、血压、脉搏、体重，记录 24 h 液体出入量。观察生命体征是否平稳，若生命体征不平稳，则以积极纠正为先；若体温异常升高，提示有感染可能，应积极查找病因，对因治疗。

B. 观察神志改变，有无水、钠潴留或脱水，有无黄疸、胃潴留，黄疸多见于长期肠外营养所致胆汁淤积性肝病；水肿和脱水反映体液平衡情况，有助于判断营养支持的补液量是否充足或过量。根据体液平衡状况做出相应调整。

2）导管监测：导管皮肤出口处有无红肿感染，导管接头有无裂损，导管是否扭曲或脱出。胸部 X 线监测导管是否置入正确部位。导管插入部位应每天做局部皮肤严格消毒处理，发现导管引起感染，应将导管头剪下，送细菌、霉菌培养。

3）实验室监测。

A. 血生化测定：开始肠外营养的前 3 d，应每天测血糖、电解质（钾、钠、氯、钙、磷）。稳定后每周测 2 次。如代谢状况不稳定应增加检测次数。高血糖患者每天测 3~4 次血糖（指末法）或尿糖（试纸法）。

B. 肝肾功能：每周测 1~2 次血胆红素、转氨酶、尿素氮及肌酐。

C. 随访血常规、血浆白蛋白、凝血酶原时间等。

D. 血气分析：开始时每天测一次，稳定后在必要时监测。

E. 氮平衡：监测每日尿氮排出量，计算氮平衡。

4）营养评价：包括体重、上臂围、肱三头肌皮褶厚度、肌酐/身高指数、血浆白蛋白浓度、血清运铁蛋白浓度、免疫功能试验（血白细胞计数、皮肤超敏反应）等，每周测一次。

（四）营养支持方式的选择原则

临床营养支持包括肠内营养和肠外营养两种途径，具体的支持方式可以分为：膳食、口服营养补充（oral nutritional supplements，ONS）、全肠内营养（total enteral nutrition，TEN）、部分肠外营养（partial parenteral nutrition，PPN）、全肠外营养（total parenteral nutrition，TPN）。

营养不良的规范治疗应该遵循五阶梯治疗原则（图 7-2）：首先选择营养教育，然后依次向上晋级选择口服营养补充、全肠内营养、部分肠外营养和全肠外营养。参照 ESPEN 指南建议，当下一阶梯不能满足 60% 目标能量需求 3~5 d 时，应该选择上一阶梯。

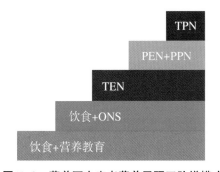

图 7-2　营养不良患者营养干预五阶梯模式

对营养不良患者实施营养治疗时，起始给予能量（非目标需要量）一般按照 20~25 kcal/（kg·d）（此处体重为非肥胖患者的实际体重，下同）计算。营养不良程度越重、持续时间越长，起始给予能量越低，如 10~15 kcal/（kg·d），以防止再喂养综合征。患者的目标需要量应该根据患者的年龄、活动、营养不良严重程度、应激状况等调整为个体化能量需求，见表 7-11。蛋白质目标需要量一般可按 1~1.2 g/（kg·d）计算，严重营养不良者可按 1.2~2 g/（kg·d）给予。如果条件具备，用代谢仪间接测热法检测患者的实际能量消耗可能更为准确。营养不良治疗的基本要求是满足 90% 液体目标需求、≥70%（70%~90%）能量目标需求、100% 蛋白质目标需求及 100% 微量营养素目标需求的营养不良治疗四达标。

表 7-11　能量需求的校正系数

	因素	校正量
年龄	≥70 岁	-10%
营养不良程度	中度	+5%
	重度	+10%
活动情况	自由活动	+30%
应激	发热>37 ℃，每 1 ℃	+10%
	未控制的重度疼痛	+10%
	（疼痛评分≥7 分）	
	小手术	+0~10%
	长骨骨折	+15%~30%
	恶性肿瘤	+10%~30%
	腹膜炎/脓毒症	+10%~30%
	严重感染/多发创伤	+20%~40%
	多器官功能衰竭综合征	+20%~40%
	烧伤	+20%~200%

1. 第一阶梯：饮食+营养教育　饮食+营养教育是所有营养不良患者（不能经口摄食的患者除外）首选的治疗方法，是一项经济、实用而且有效的措施，是所有营养不良治疗的基础。轻度营养不良患者使用第一阶梯治疗即可能完全治愈。营养教育包括营养咨询、饮食指导及饮食调整。

2. 第二阶梯：饮食+ONS　2006 年 ESPEN 指南将 ONS 的英文全称统一为"oral nutritional supplements"，并定义为"Supplementary oral intake of dietary food for special medical purposes in addition to the normal food，除了正常食物以外，补充性经口摄入特殊医学用途（配方）食品"。顾名思义，口服营养补充是以特殊医学用途（配方）食品经口服途径摄入，补充日常饮食的不足。研究发现，每天通过 ONS 提供的能量大于 400~600 kcal 才能更好地发挥 ONS 的作用。

如果饮食+营养教育不能达到目标需要量，则应该选择饮食+ONS。ONS 的效果已经得到大量研究证实，研究证实：ONS 可以缩短住院时间、节约医疗费用，减少 30 d 再次入院风险。

3. 第三阶梯：TEN　TEN 特指在完全没有进食条件下，所有的营养素完全由肠内营养制剂提供。在饮食+ONS 不能满足目标需要量或者一些完全不能饮食的条件下如食管癌完全梗阻、吞咽障碍、严重胃瘫，TEN 是理想选择。营养不良条件下 TEN 实施，多数需要管饲，常用的喂养途径有鼻胃管、鼻肠管、胃造瘘、空肠造瘘。在食管完全梗阻的条件下，优先选择胃、肠造瘘。TEN 的输注方法有连续输注及周期输注两种，夜间的周期性输注法更加适合临床应用，因为白天患者多数需要接受各种各样的检查及操作，不能够完全、长期卧床接受 TEN。

4. 第四阶梯：PEN+PPN　在 TEN 不能满足目标需要量的条件下，应该选择 PEN+PPN，或者说在肠内营养的基础上补充性增加肠外营养。尽管完全饮食或完全肠内营养是理想的方法，但是在临床实际工作中 PEN+PPN 是更现实的选择。因为厌食、早饱、肿瘤相关性胃肠病、治疗不良反应等使患者不想吃、吃不下、吃不多、消化不了，此时的 PPN 或补充性肠外营养就显得特别重要。PEN 与 PPN 两者提供的能量比例没有一个固定值，主要取决于肠内营养的耐受情况，肠内营养耐受越好，需要 PPN 提供的能量就越少，反之则越多。不同能量密度的工业化多腔袋小容量肠外营养制剂为临床 PPN 的实施提供了极大的便利。

5. 第五阶梯：TPN　在肠道完全不能使用的情况下，TPN 是维持患者生存的唯一营养来源。自从 1968 年 Dudrick SJ 及 Wilmore DW 等发表 TPN 可以维持动物及婴儿正常生长发育的著名论著以来，TPN 得到了长足的发展，从 TPN 的路径、管道、制剂、配方、实施及护理等全方位取得了巨大进步，成为临床上治疗肠道功能丧失患者的唯一依靠。

上述各阶段之间的过渡期不能一概而论，必须根据患者的病情和耐受程度而定，一般肠外营养与肠内营养之间的过渡期为 3~5 d，行肠内营养支持时可同时经口摄入流食，但由肠内营养完全过渡到普食/治疗饮食至少需要 1 周的时间，且应避免暴饮暴食或食用油腻等不易消化的食物、刺激性食物等，否则可加重病情或使病情复发。

第二节　常见器官移植的营养支持治疗

一、肝脏移植营养支持治疗

（一）肝移植的代谢特点

1. 肝衰竭期的代谢改变

（1）蛋白质代谢异常：即使在肝硬化早期，患者蛋白质分解亦增加。蛋白质缺乏加速了肝功能不全的进展。氨基酸代谢出现异常，亮氨酸氧化增加，酪氨酸和半胱氨酸在慢性肝病中成为必需氨基酸。在肝病代偿期，补充蛋白能促进正氮平衡而不至于导致肝性脑病，每日可补充 1.8 g/kg 的蛋白质。慢性肝病患者应该给予适量蛋白质，肝性脑病患者应做其他治疗，然后再考虑限制蛋白摄入量。肝衰竭期患者肌肉消耗严重，因芳香族氨基酸代谢障碍，患者血浆支链氨基酸明显下降，而芳香族氨基酸显著升高，导致血支链氨基酸与芳香族氨基酸比例失衡。给患者输注高支低芳氨基酸或无芳香族氨基酸注射液可纠正患者血浆中支/芳比例。

因肝性脑病时血氨和脑内氨含量都上升，故认为此病与氨中毒有关。血氨生成过多有外源性和内源性之分。外源性指食物蛋白和含胺药物等及消化管出血后残留在肠内血液分解所产生的氨，内源性指氮质血症时，血蓄积尿素弥散到肠腔，再转变为氨进入血液。肝病时，肝脏将氨转化成尿素能力下降，造成血氨升高。脑细胞对氨非常敏感，氨可干扰脑能量代谢。脑组织在去氨过程中要消耗某些辅酶，ATP 和大量酮戊二酸和苯醋酸不易通过血脑屏障，所以脑辅酶不易从血液循环中获得补充。因此，肝硬化氨中毒是肝性脑病的重要病因。

（2）脂代谢异常：肝脏利用必需脂肪酸合成多不饱和脂肪酸，肝功能障碍时不饱和脂肪酸缺乏。在终末期肝病患者，血浆必需脂肪酸（亚油酸和 γ-亚麻酸）和长链多不饱和脂肪酸缺乏，其程度与营养不良的严重度及肝病严重度相关。患者表现为皮下脂肪丢失及肌肉消耗。

（3）糖代谢异常：肝功能衰竭时，胰岛素和胰高血糖素在肝脏内灭活过程降低，这两种激素血浓度升高。因胰高血糖素升高时，血糖水平明显增高，而组织对胰岛素敏感性下降，导致胰岛素和胰高血糖素比例降低。此变化在肝功能衰竭时体内分解代谢占主要作用。肝功能衰竭时糖原异生的作用增强，尿素生成也加速。此时，肝维持糖原异生能力超过尿素生成能力，结果是血组胺升高。肝衰竭期患者的胰岛素抵抗伴随高胰岛素血症及高胰高血糖素血症，其对糖耐受下降，超过 1/3 患者发展为糖尿病。终末期肝病患者肝糖原储存下降，在禁食状态下，糖异生增加，脂肪氧化增高，蛋白质分解增加，脂肪成为主要的能量来源。

2. 肝移植后的代谢特点　肝移植术后 1~3 d 称为应激分解期。在这个时期，机体内糖类、脂肪、蛋白质等代谢均发生改变。这种代谢变化由 3 个因素决定，一是患者原有的终末期肝病，二是肝移植后机体处于严重应激状态，三是移植肝的功能尚未完全恢复。肝糖原在术后很快被消耗，而肝内糖原异生作用尚没有恢复，容易出现低血糖现象。因肝脏对胰岛素灭活作用低下，同时机体处于应激状态，血儿茶酚胺、胰高血糖素等水平增高，若此时给予大量葡萄糖，会出现高血糖和胰岛素抵抗现象。在蛋白质代谢方面，肝脏合成蛋白质功能尚未恢复正常，特别白蛋白合成减少，而机体蛋白质氧化分解增强，肌肉组织大量分解产热供能，并产生氨等代谢产物，而肝脏对氨处理能力没有完全恢复，使氨等有毒物质在体内堆积。另外，肝脏对芳香族氨基酸代谢能力不全，使血浆芳香族氨基酸水平明显高于支链氨基酸，血氨升高及血浆氨基酸比例失衡易诱发肝性脑病。此外，肝脏的三酰甘油合成增加，而脂蛋白合成障碍，使脂肪运出肝脏受阻，容易出现肝脂肪浸润。

肝移植 3 d 后开始进入代谢合成期，此期各种分解激素水平减低，胰岛素抵抗现象被清除，移植肝功能开始全面恢复，机体对葡萄糖、氨基酸和脂肪乳剂的利用增加。

（二）肝移植前营养状况评估

1. 病史及进食情况　必须采集完整的病史及进食情况，特别注意其厌食程度、饭后饱胀感、食欲改变及是否腹泻及体重变化情况。因终末期肝病患者出现腹水及水肿，其体重改变不能准确反映营养状态。

2. 主观综合估测（subjective global assessment，SGA）　一般的营养估测基于体重、身高、营养史、病史、治疗史及体检时的改变，由此将患者归于营养良好、轻度营养不良和严重营养不良，对终末期肝病患者 SGA 是一个很好的营养估测方法。

3. 人体测量　临床最常用的营养测量参数是体重、肱三头肌皮褶厚度和臂肌围，终末期肝病时的体液潴留会增加体重，影响上臂肌围及皮褶厚度，然而仍不失为一个估计皮下脂肪及肌肉的存储情况的好方法。在儿童患者，身高比体重更为可靠地反映营养状况，而肱三头肌皮褶厚度及臂肌围的变化，较之身高变化更早发生。身体组分测定是判断营养状态的金标准，脂肪代表机体能量的储存，对肝硬化患者是一个理想的营养判定指标。

4. 生化和免疫学参数　终末期肝病患者的生化紊乱在营养不良估测中的意义较为复杂，内脏蛋白的减少主要与肝病的严重性相关而非单纯营养不良所致，血浆白蛋白减少主要原因为肝脏合成减少而非营养不良的标志，肝衰时依据免疫功能对营养状态进行评估亦不可信，肝病本身可导致淋巴细胞减少、皮肤迟发过敏反应异常和补体浓度降低。

（三）肝移植患者的营养支持

1. 肝移植前患者的营养支持

（1）营养需要量：处于代偿期患者，总能量需要为 30~35 kcal/（kg·d）。对于失代偿期患者，应采用间接测热法测定患者的实际能量消耗值。对于终末期肝病的儿童，应按照 1.3~1.5 倍理想体重提供能量。非蛋白热量的 60%~70% 由碳水化合物供给，30%~40% 由脂肪供给。无论代偿期或失代偿期肝病患者，蛋白质摄入量为 1.0~2.0 g/kg。当出现肝性脑病时应将蛋白质减少至 0.5 g/（kg·d），然后逐步加至 1.0 g/（kg·d）；适当提高支链氨基酸供给量。在终末期肝病的儿童，蛋白质的摄入量应按照 2.5~3.0 g/kg 理想体重供给，即使发生了肝性脑病，蛋白摄入也不必过多限制，原因是分解代谢亢进和生长发育需要蛋白质。脂肪应占总能量的 30%~35%；糖类占总能量 50%~55%。维生素和矿物质按照正常每日需要量供给。门静脉高压、低蛋白血症引起腹水和水肿时应限制钠盐摄入，氯化钠 2~3 g/d。一般不需要严格限制入水量，除非存在严重的低钠血症。

（2）供给途径：肝移植患者术前营养支持应首选经口饮食，如果经口无法获得足够的营养物质，则需要通过鼻饲进行肠内营养支持，一般可以通过放置细而柔软的鼻胃或鼻肠管进行。无出血的食管静脉曲张并非是放置鼻胃或鼻肠管的禁忌证，活动性出血的食管静脉曲张患者则禁忌放置鼻胃或鼻肠管。如需要长期营养支持的患者，可采用 PEG 或 PEJ 方式进行喂养，但对于大量腹水的肝硬化患者，则不宜行 PEG 或 PEJ，以避免并发症的发生。如果移植前患者存在胃肠道功能障碍、明显吸收不良或严重的营养障碍，则需要进行肠外营养支持。肠外营养适合大多数等待肝移植的终末期肝病的患者，肠外营养时应摄入足够的热量和蛋白质，但应避免长时间接受全肠外营养支持，因为其存在损害肝功能的潜在危险。对于存在吸入性肺炎危险患者、肝性脑病患者和明显衰竭的患者，肠外营养作用要优于肠内营养支持。肝硬化、门静脉高压患者因食管-胃底静脉曲张，应予软质食物，避免带刺、坚硬食物，以防血管破裂出血。

2. 肝移植后患者的营养支持

（1）术后早期营养治疗：在肝移植术后 1~3 d 的应激分解期，移植肝正在"复灌"，机体处于应激状态，各种促分解激素分泌增加，对葡萄糖、脂肪乳剂的利用和耐量均减少。特别是术后 6 h，移植肝细胞线粒体的氧化功能正在恢复，对葡萄糖的利用力有限，故只能输注少量葡萄糖（<100 g/d）以供应能量。再适当输入含支链氨基酸较多的平衡氨基酸、白蛋白、血浆和乳酸钠林格溶液，并注意补充钾、钠、钙、镁离子，以保护水、电解质平衡和维护机体内环境稳定。另外，肝移植术后早期患者肠道功能不可能迅速恢复，此时也应考虑给予肠外营养。值得注意的是，处在应激分解期的肝移植患者，毫无疑问存在能量供应不足和负氮平衡问题，机体需要消耗自身脂肪和肌肉组织来补充部分能量，即便如此，此时也应避免过度喂养，防止增加肝脏负担和导致代谢不良反应。一般来说，每天应给患者提供能量 15~30 kcal/kg，能源物质以葡萄糖和脂肪乳剂双能源系统为佳，其中葡萄糖供热 70%，脂肪乳剂供热 30%，氮的补充量应达 0.2 g/kg。上述各种营养素的供给应逐步增加。

在肝移植后 3~4 d，患者胃肠道功能开始恢复，此时应减少肠外营养应用量，逐步开始辅以肠内营养，最后过渡到经口饮食。目前常用的肠内营养制剂所含热量、氮量、矿物质、维生素均能满足人体需要，肠内营养开始时不足的能量和营养素可通过肠外途径补充。肝移植患者肠内营养支持有如下优点：①促进肠蠕动，以便早日恢复经口进食；②增进门静脉系统含营养成分的血流，无疑有利于移植肝的功能恢复；③促进胃肠激素的释放，有利于消化液的分泌和消化吸收；④保持肠黏膜屏障功能，减少细菌易位。需要指出的是，肠内营养需要肠道有一定的功能，特别是肝移植术后早期，很难完全不用肠外营养治疗。在提供肠内营养的同时，由于进食营养远远不够维持体内所需，仍需给予肠外营养补充。临床上多数情况下，则采取肠内营养加肠外营养相结合的营养治疗方案，但只要肠道有功能，肠内营养则是更全面、安全、经济的营养治疗。术前就存在严重营养不良或消化道功能不全及各种原因不能进行肠内营养时可采用肠外营养，但应加强临床监测，尽量缩短肠外营养时间以避免肠绒毛膜萎缩、肠管细菌易位、胆汁淤积等症状。如术后出现并发症则应及时调整营养方案以满足机体代谢改变并保护受累脏器，如大量糖皮质激素治疗排异反应时会引起机体蛋白质分解亢进，应增加蛋白质供给；出现肝功能不全时应限制蛋白质、钾、钠及水摄入；严重腹胀、腹泻、消化道溃疡或腹腔出血时应选择肠外营养。

（2）术后长期营养治疗：术后长期营养治疗目的是预防与营养相关远期并发症发生，如肥胖、高脂血症、高血压、糖尿病、骨质软化症等。通常能量为 30~35 kcal/（kg·d），蛋白质 1.0~1.2 g/（kg·d），糖类占总能量 55%~60%，脂肪占 30%。同时，注意补充各种维生素及矿物质。

儿童肝移植术前术后均应适当增加能量及蛋白质供给，可为 110%~150% RDA，以纠正负氮平衡，满足机体生长发育需要。

（四）肝移植期营养支持治疗食物宜忌

1. 饮食原则

（1）少量多餐，低盐饮食。

（2）适量蛋白质：多食用优质蛋白质，以鱼、禽、蛋类为主，少用黄豆、花生，避免食用豆制品。

（3）严格控制糖的摄取，少吃甜食；选择复合主食，如米饭、馒头、面包等。

（4）选择细软易消化、少纤维、少刺激食物；禁用煎炸、油炸、坚硬生冷等食物。

（5）多食用新鲜蔬菜，若血糖控制较理想、平稳，可进食少量水果（约 200 g）。

（6）多选用利尿食品：冬瓜、鲫鱼、墨鱼等可长期食用。

（7）忌用提高免疫的食物和保健品，如白木耳、黑木耳、蜂王浆、人参等。

（8）注意补钙：可以食用奶类食品。

2. 宜用食物

（1）乳类及其制品、鱼肉等富含优质蛋白食物。

（2）新鲜蔬菜、水果等富含维生素和矿物质食物。

（3）饮食宜清淡，菜肴加工宜采用蒸、煮、炖、煨等方式，使食物易于吸收。

（4）主食选择面包、馒头、花卷、包子等发酵面食。

（5）术后早期可管饲要素饮食，以减轻移植肝脏负担。

3. 忌用或少用食物

（1）忌食动物油脂、油炸食物。

（2）不可暴饮暴食，一次大量摄取食物易加重肝脏负担。

（3）少用辛辣刺激性食物。

（4）绝对禁酒。

（五）肝移植供体的代谢及营养

一些临床和实验证据表明，供体的营养状况影响移植后肝脏的功能，在器官转运过程中肝脏缺氧的保存液中肝糖原储存开始减少，其 ATP 产生减少，ATP 的耗竭破坏了细胞电解质稳态，导致肝细胞水肿，肝窦上皮细胞对转运期间的缺血性损伤及移植后再灌注损伤更为敏感，因此，为了保证体外肝细胞 ATP 合成，需强调供体术前的进食。在实验研究中，接受葡萄糖静脉注射的小鼠肝供体较禁食小鼠肝脏 ATP 产生增加，并在冷储存期维持高浓度腺苷达 8 h。在临床试验中，肝切取过程中经门脉注入葡萄糖和胰岛素能显著提高供肝糖原浓度及利用率，术后转氨酶峰值减低。除此以外，糖原储存量增加使肝移植术后胆汁排泄更为通畅，肝移植坏死减轻。尽管实验室及临床研究数据有限，从理论上说，在术前 24~48 h 补充 200~400 g 葡萄糖及按照 1∶（10~20）比例补充一定量应该能有利于供肝的糖原储存。

供肝的一个重要的营养状态是肝的脂肪浸润，中度至重度脂肪肝往往导致移植后早期肝功能不全，供体体重>100 kg，其供肝肝细胞损害更为明显，原则上这些肝不宜作为供肝。

二、肾脏移植营养支持治疗

（一） 肾移植的代谢特点

1. 肾衰竭期的代谢特点

（1）蛋白质代谢：对蛋白质摄入限制常引起蛋白质缺乏，出血及蛋白尿又增加蛋白质丢失，出现负氮平衡、低蛋白血症、贫血等；同时必需氨基酸及组氨酸、酪氨酸含量下降，而非必需氨基酸含量升高，造成血浆氨基酸比例失衡，影响蛋白质合成并加重氮质血症，使肾功能进一步受损。

（2）糖类代谢：70%左右的患者常出现糖耐量降低，胰岛素、胰高血糖素、生长激素水平均升高，糖类代谢紊乱。

（3）脂肪代谢：血胰高血糖素、生长激素等激素水平升高可促使脂肪动员，血浆非酯化脂肪酸含量升高，并进入肝脏合成三酰甘油，再以脂蛋白的形式分泌入血；同时水解血浆三酰甘油脂蛋白脂酶活性下降，从而使血三酰甘油升高，造成高脂血症。

（4）水电解质代谢：可出现水钠潴留、低钠血症、高钾血症、高镁血症、低钾血症、低钙高磷血症及代谢性酸中毒等水电解质代谢紊乱。

进行透析治疗时，营养物质丢失增加，特别是蛋白质、水溶性维生素、钠和钾等矿物质及铁、铜、锌和硒等微量元素。

2. 肾移植后的代谢特点

（1）移植肾功能恢复：肾脏移植术后，移植肾在恢复血液循环后，即开始产生尿液，同时肾脏各种生理功能开始逐渐恢复，能量需求因实施手术而有所增加，蛋白质、脂类及糖类代谢逐步得到调整。

（2）多尿期：部分患者在术后 24~48 h 内可出现多尿现象，每小时可达 500~1 000 mL，易引起脱水、低钠血症及低钾血症等。

（3）少尿期：还有部分患者出现少尿或无尿现象，可持续数天到 1 个月，是移植肾早期无功能表现。出现少尿或无尿期时，临床多采用血液透析治疗，以等待移植肾功能恢复，此时代谢变化与移植前透析时相似。

（4）排斥反应：肾脏移植术后多有排斥反应发生，主要有急性排斥反应、慢性排斥反应、超急性排斥反应，其中以急性排斥反应最常见。排斥反应使移植肾功能受到损害，机体出现蛋白质丢失，代谢产物堆积。

（二）肾移植前营养状态的评估

可以用来评价肾功能衰竭患者营养状态的方法有许多，包括主观指标和客观指标。主观指标主要采用主观全面评定（SGA），客观指标包括人体测量、氮平衡状况、血清白蛋白水平及免疫学参数等。由于肾功能衰竭时机体代谢发生严重紊乱，加上移植前的持续透析治疗等，使得许多营养评价指标的准确性受到一定限制，任何一种单一的评价指标或方法均无法完全概括或准确反映机体的营养状态，常需要综合多种营养指标以提高其敏感性和特异性。

测定 24 h 尿素氮将反映内脏蛋白储存情况。对肾移植前骨病评价非常重要，因术后所用糖皮质激素和 CsA 对骨代谢均有负性作用。肾移植前若有甲状腺功能亢进，术后很容易出现高钙血症和低磷血症。

（三）肾移植前、后患者的营养支持治疗

1. **肾移植前患者的营养支持**　移植前适宜的营养治疗将改善蛋白质和能量摄入，可明显减少术后感染、促进伤口愈合、保持骨结构完整。肾移植前患者以经口进食为主，少食多餐。对于胃肠功能不全、营养状况极差患者也可采用肠内营养和肠外营养治疗。

营养供给如下。

（1）能量：应供给充足的能量，以 1 800~2 000 kcal/d 为宜。

（2）蛋白质：应供给高生物价、低蛋白饮食，蛋白质 30 g/d，以乳类、蛋类、鱼类、瘦肉类为主。

（3）脂肪：应适量供给脂肪，占总能量的 35%，且增加不饱和脂肪酸供给量，减少胆固醇摄入。

（4）糖类：糖类是主要的能量来源，要供给足够的糖类，应占总能量的 60%。

（5）其他：应根据临床检验结果及时补充各种维生素和矿物质。少尿及无尿时应控制水及钾的摄入量，使用利尿剂时应注意钾的补充；高血压及水肿时应限制钠的摄入。

（6）若患者使用透析治疗，应适当提高能量、蛋白质的供给，总能量在 35 kcal/（kg·d）以上，蛋白质 1.0 g/（kg·d）。

2. **肾移植后患者的营养支持**　合适营养治疗将有助于患者术后恢复，对肾移植预后起重要作用。营养治疗在肾移植后早期和远期因药物治疗不同及受者机体状况不同而有所差异。

（1）肾移植后早期营养治疗：肾脏移植术后早期营养支持的目的是提供足够的营养，以满足患者的个体需求，促进伤口愈合，防止并发症，以及减少药物不良反应。营养支持的方式首选经口进食。通常情况下，术后 24 h 患者即可进食流质饮食，待肠蠕动恢复正常后即可进食固体食物。由于进食量有限，不足的部分应予以口服营养补充。管饲营养和肠外营养在肾移植患者中很少应用，仅在肠道功能持久不恢复或出现严重并发症时才使用。

1）蛋白质和能量：适宜能量供给可减低术后早期蛋白质分解代谢增加。根据成年人肾移植饮食推荐标准，术后早期适宜能量摄入量应为 30~35 kcal/（kg·d）才能维持正氮平衡。有文献报道，蛋白摄入<1.4 g/（kg·d）显然不够，蛋白摄入 3 g/（kg·d）才能阻止机体蛋白丢失。现普遍认为术后早期，在大剂量皮质激素［>0.5mg/（kg·d）］情况下，蛋白摄入量应在 1.3~2.0 g/（kg·d）较合适。

2）碳水化合物：适宜糖类摄入量是指其占总能量的 50%左右。糖皮质激素治疗常会引起糖类代谢异常，包括糖耐量异常和相对胰岛素抵抗。除此之外，还引起满月脸、向心性肥胖等 Cushing 征特征。文献报道，肾移植术后早期供给低糖类、高蛋白饮食将减轻皮质激素所致 Cushing 征特征，所谓低碳水化合物是指其占总能量的 13%，然而并不是对所有移植患者均适用，可能适用于大剂量皮质激素治疗期间。

3）脂肪：虽高脂血症是肾移植后期的常见并发症，但因术后早期大剂量糖皮质激素应用，体内蛋白分解代谢增加，故早期不宜限制脂肪摄入。适宜脂肪摄入量应大于总能量的30%。

4）液体和电解质：肾移植术后早期体液和电解质随肾功能变化而改变。对于肾移植术后移植肾功能延迟恢复而需要透析患者，钠、钾、磷及水摄入应限制。相反，对于移植后多尿期患者则需要大量补充氯化钠以保持血管内容物。肾移植术后早期低磷血症较常见，肾小管功能不全丢失、甲状旁腺激素增高、磷结合剂应用、相对1, 25(OH)$_2$D$_3$缺乏及大剂量糖皮质激素应用等均与之有关。治疗措施主要是供给高磷饮食，高蛋白饮食富含磷，故摄入高蛋白饮食即等于增加磷摄入。使用CsA患者常伴有低镁血症，总镁和离子镁均降低，而CsA中毒时，低镁血症更常见，故对于使用CsA患者，应定期检测血镁浓度，如有降低应予以补充。

5）叶酸和维生素B$_{12}$：肾移植术后早期常伴有叶酸缺乏，主要原因有摄入减少，移植前从透析液丢失，长期硫唑嘌呤使用影响小肠黏膜对叶酸吸收及硫唑嘌呤本身对叶酸代谢干扰等。适当补充叶酸可预防巨幼红细胞贫血。维生素B$_{12}$在肾移植术后早期正常，无须补充。

（2）肾移植远期营养治疗：移植后远期营养治疗主要目的是保持良好营养状态，降低高脂血症、肥胖、高血压发生率，维持血糖正常，预防和治疗骨病。肾移植远期患者主要经口进食，如果普通饮食不能满足机体需要量的话，可以进行口服营养补充。

1）能量和蛋白质：能量根据标准体重，简单计算方法为标准体重＝身高（cm）－105。体重低于标准体重10%~20%时，每天按35~45 kcal/kg提供能量；体重等于标准体重时，通常每天按30 kcal左右提供能量；体重大于或等于标准体重10%时，则应限制能量摄入，通常每天按25 kcal/kg左右提供能量。蛋白质摄入可按每天1.3~1.5 g/kg体重计算。

2）碳水化合物：糖皮质激素长期治疗易导致高血糖，文献报道CsA也能引起糖代谢紊乱，术后高血糖发病率升高。有研究表明，术后高血糖会降低患者和移植肾存活率，同时增加术后感染概率。

3）脂肪和胆固醇：移植后期常伴有高脂血症，发生率约为60%，是发生心血管疾病的危险因素。糖皮质激素和CsA使用、移植肾功能不全、蛋白尿、高脂饮食、肥胖及利尿剂和β-受体阻滞剂使用均是导致高脂血症的病因。饮食控制是治疗高脂血症的关键。已有试验表明，低胆固醇饮食能降低肾移植术后血胆固醇水平。近年来研究也观察到给予富含n-3多不饱和脂肪酸鱼油饮食对降低血脂，降低心血管疾病发病率有益。n-3多不饱和脂肪酸主要抑制肝脏VLDL-C合成和分泌，但对其在肾移植术后高脂血症作用研究较少，尚需长期、大宗病例观察。

4）钠和钾：肾移植术后导致高血压并非单一因素，慢性排斥、移植肾动脉狭窄、肥胖、饮食因素（高钠、高脂肪）及免疫抑制剂使用等均是导致高血压的原因，如CsA能引起钠潴留。国外试验严格限钠摄入（9 mEq/d）后能降低术后CsA所致高血压（平均动脉压下降）的发生率。肾移植后期出现高钾血症主要与CsA、血管紧张素转换酶抑制剂应用等有关。肾移植后期饮食是否限制钾盐摄入，应根据定期检测血生化指标结果而定。

5）钙、磷和维生素 D：虽肾移植能纠正甲状旁腺激素、钙、磷及维生素 D 代谢异常，但肾移植后因糖皮质激素及其他免疫抑制剂持续治疗仍可加重骨病，降低小肠钙转运，加速钙排泄。口服钙剂对部分患者有效，可增加内源性 1, 25（OH）$_2$D$_3$ 产生，但 CsA 可阻止钙负荷后内源性 1, 25（OH）$_2$D$_3$ 分泌。据文献报道，低钠饮食结合氢氯噻嗪治疗可改善胃肠对钙吸收及减少尿钙排泄。但高钙摄入又会增加肾脏钙结石形成，故成年人肾移植受者推荐钙摄入剂量为每天 800～1 500 mg。磷供给应根据临床检验结果，高磷血症应限制饮食中磷的摄入量。

6）铁、叶酸和维生素 B$_{12}$：肾移植后贫血系多因素所致，移植肾功能不全使促红素分泌减少、铁缺乏及失血等均可导致贫血。移植后慢性肾衰竭患者因促红素恢复，从而造成相对铁储存过低，术后适量补充铁很有必要。移植后期叶酸缺乏常见，适量补充叶酸也有必要；但术后很少缺乏维生素 B$_{12}$。术后发生巨幼红细胞贫血可能与叶酸和维生素 B$_{12}$ 缺乏无关，现认为主要与应用硫唑嘌呤治疗有关。

7）维生素 A 和锌：维生素 A 和视黄醇结合蛋白在肾移植前后均增加，但并不引起明显中毒，从而不提倡补充维生素 A。尿毒症时因锌代谢异常，常导致锌缺乏，肾移植术后锌仍缺乏，故可考虑适量补锌。

（四）肾移植期营养支持治疗食物宜忌

1. 限制钠盐摄入　除给予流质饮食 1～2 d 外，均需要供给低盐饮食，每天供给食盐 3～4 g，或酱油 20 mL。因 90% 的患者在术前有高血压病史，且已引起左心肥厚，甚至肾功能衰竭等。术后大部分患者因疾病和免疫抑制剂应用等原因都有不同程度的高血压，有些可用药物控制，少数用药难以控制。此外，少数患者因低蛋白质症等出现水肿，故建议在术后半年恢复期内，给予低盐饮食，以利于高血压降低，特殊情况例外。长期饮食含钠量需要根据有无水肿、高血压及尿量而定。若有水肿，或高血压，或尿量少，应继续低盐饮食；若无上述情况，饮食则应偏淡，全天食盐 6～8 g。因小剂量免疫抑制剂有轻度水钠潴留作用，普通饮食每天为 6～8 g，腹泻时给予高钠饮食，防止低钠血症。

2. 严格限制单糖和双糖及其制品，最好不用　水果每天 150～200 g，通常以不超过 250 g 为宜。在使用泼尼松时，多食用水果易使血糖升高。半夜如有饥饿，可在睡前吃些水果。此外，在长期使用免疫抑制剂情况下，多食单糖或双糖及其制品，容易诱发药物性糖尿病。

3. 限制豆制品　术后 3～6 个月内，忌用豆类及其制品和含蛋白质高制品。之后可根据病情给予豆类及其制品等。详见长期饮食治疗有关内容。

4. 限制胆固醇　因免疫抑制剂可引起高脂血症，可致动脉硬化。故饮食宜清淡，防止油腻，不要食用油煎、油炸食品，且限制含胆固醇高食物摄入，如动物内脏、蛋黄、猪蹄、软体鱼、乌贼鱼等。同时需增加含食物纤维高食品供给，如燕麦片等。

5. 忌用提高免疫功能食物　忌用提高免疫功能食物及保健品，如白木耳、黑木耳、香菇、红枣、蜂王浆及人参等。患者在使用各种保健品时应谨慎，以免降低环孢霉素 A 免疫抑制作用。

6. 注意补钙　免疫抑制剂可抑制肠钙吸收，并增加排出，长期使用可导致骨质疏松，进而产生骨质软化。患者常出现骨和关节疼痛、腰痛、腰酸、小腿抽筋、手足抽搐等。除补充牛奶外，还要多食用其他含钙丰富食物，如牛奶制品、鱼罐头、小虾皮、浓汁骨头汤及绿叶蔬菜等。钙食物来源以奶制品为最好，不但含钙高，且吸收率也高。维生素 D 能促进钙吸收，皮肤中存在 7-脱氢胆固醇，在阳光紫外线照射下，形成维生素 D_2，然后再转化为维生素 D_3。故增加户外活动，多晒太阳，可促进维生素 D 合成。

7. 选择复合糖类食物　采用高蛋白饮食的同时，必须吃含糖丰富的食品，如米饭、面条、馒头、面包、藕粉等。如食欲不佳，只吃富含蛋白质食品而不吃主食，则摄入蛋白质在体内不能发挥蛋白质主要作用，而转变为能量而被消耗，对健康有害无益。故在食用动物性食品，如鸡、鸭、鱼、肉、蛋时，必须同时食用米饭、面条、馒头、面包、藕粉等，使所食蛋白质能发挥主要作用。同时应该供给平衡饮食。此外，患者食欲减退时，不要太勉强，通常可吃八九成饱，也可少食多餐。

8. 防止体重过重　防止后期体重增长过快，通常在术后 1~2 个月时增加较快。消瘦者如术后体重增长大于标准体重 10% 时，主食需适当控制，蛋白质适当减少，以防短期内体重增加过快，影响体内环孢霉素 A 浓度，而增加环孢霉素 A 用量。术后体重最好能维持在低于标准体重 5% 范围内。

9. 注意饮食卫生　因免疫抑制剂使用，机体免疫功能低下，故选择食品一定要新鲜、质量好，忌用腐败变质食品。烹调食物时，要切成小块，烧熟煮透，避免外熟里生，尽量不要吃外卖碎肉。若要用剁碎肉，一定要现剁现吃，尤其在炎热夏季或免疫抑制剂用量增加，或用冲击剂量时，更应注意。此外，容器、碗要消毒，防止免疫功能低下时引起胃肠感染，而致腹胀、呕吐和腹泻等。

三、小肠移植营养支持治疗

（一）小肠移植的代谢特点

1. 小肠衰竭期的代谢改变　肠功能衰竭是指肠功能障碍导致患者确实丧失了或即将丧失营养自主性。肠功能衰竭的病因可分为两类：一类为肠道解剖学上缺失，即因为各种原因所致小肠广泛切除术后导致的无小肠或超短肠综合征。这些原因包括先天性小肠闭锁、肠扭转所致小肠广泛坏死、坏死性小肠结肠炎、创伤、肠系膜血管或门静脉系统血栓形成或缺血、克罗恩病反复手术所致小肠广泛切除，尤其是超短肠患者（成年人<50 cm，儿童<25 cm）。另一类是肠道虽然存在，但由于先天或后天原因引起小肠严重的动力或吸收功能障碍而导致肠功能丧失。

肠功能衰竭患者大部分存在严重营养不良。其严重程度取决于 4 个方面的因素：①切除肠管的范围和部位；②是否保留回盲瓣；③残留肠管及其他消化器官的功能状态；④剩余小肠、结肠的代偿适应能力。蛋白质、糖类、脂肪和大多数水溶性维生素、微量元素的吸收，与小肠切除的部位有着密切关系。当部分或全部结肠同时被切除时，回盲瓣的缺失将导致小肠内容物的停留时间缩短，造成残余小肠内的细菌繁殖，胆盐分解，从而减少了脂肪和脂溶性维生素的吸收。因此，若能保留回盲瓣，即使残留的小肠段较短，患者也常能耐受。小肠切除术后，残留肠的功能对于患者的生存和健康质量至关重要。有资料表明，剩余肠腔内的营养物质，对小肠的适应性变化起着重要作用。这对于小肠移植患者术前营养情况以及生存都具有重要的影响。

2. 小肠移植后的代谢特点　小肠移植的最终目的是使受体接受一段功能良好的小肠以维持机体的营养状态和代谢平衡。然而移植肠术后普遍存在功能低下的问题，其主要表现有肠消化吸收和肠黏膜屏障功能障碍继而促发肠道细菌、内毒素易位和肠道促炎因子大量释放入血，导致全身炎性反应综合征，甚至多器官功能衰竭。小肠移植术后早期理想的营养支持除了在移植肠功能恢复以前提供受体维持生命所需的营养以外，还应满足移植肠本身结构和功能代偿的需要，最大限度地促进受体康复。因此，如何维持移植肠道形态、结构完整，尽早恢复移植肠道对营养物质的吸收功能已成为小肠移植的焦点。

由于小肠黏膜对移植过程中的缺血—再灌注十分敏感，移植小肠黏膜绒毛上皮及固有层破坏，造成黏膜溃疡和出血，再灌注后氧自由基等可引起细胞膜的脂质过氧化损害，进一步影响移植肠的吸收功能。此外，移植手术操作本身也可造成小肠功能障碍，包括淋巴管切断和去神经可引起小肠绒毛结构的适应性改变，影响溶液和电解质的吸收，还可影响小肠对膳食中脂肪和脂溶性维生素的吸收。渗透性腹泻可造成钠、钾等电解质的丢失；肠管的切断和吻合以及消化道连续性中断均可影响肠道的动力恢复。移植物的排斥反应也可加重小肠功能的损害，造成脂类物质吸收障碍，降低对单糖的吸收能力。小肠黏膜细胞及外部神经纤维受损也可改变肠道分泌，引起移植肠梗阻。

(1) 水和电解质：实验表明，在排斥反应得到控制后，移植小肠对水和电解质的吸收较其他营养物质明显减少，表现为水、钠离子吸收减少和氯离子分泌的增多。其可能原因是去除外在性神经支配解除了自主神经系统对隐窝区上皮细胞的控制，引起水、钠分泌增加，从而减少了水、钠的净吸收。

(2) 碳水化合物：移植小肠黏膜上皮细胞在糖类吸收功能上具有代偿作用，移植早期小肠对糖类的吸收下降，原因可能是移植肠去神经和小肠黏膜的缺血再灌注损伤。但是通过一定时间的代偿可接近于正常的单糖吸收功能，至于术后晚期单糖吸收的下降则可能是由于肠腔内细菌过度生长的结果。

(3) 蛋白质：小肠移植术后的患者经口摄食多能维持正常的血清白蛋白水平，机体各种蛋白酶的分泌亦无明显改变，移植早期氨基酸吸收能力下降可能与移植肠去神经和肠缺血再灌注损伤有关，1 个月左右大多可恢复，提示移植小肠具有正常的蛋白质消化和吸收功能。

(4) 脂类：虽然移植造成的淋巴管回流障碍，对移植小肠吸收脂类有较大影响，但移植小肠可通过改变脂肪酸的吸收方式和淋巴管再生进行代偿，保持一定的吸收能力，由于回肠在胆盐肝肠循环中的重要作用，所以回肠移植更有利于脂类的吸收。

(二) 小肠移植前营养状态的评估

移植术前需对患者的营养状况做一综合的评价。患者在小肠移植术前长期接受 PN 治疗，各种营养素不经肠道吸收，出现营养不良的概率较高。营养状况受损主要表现为体重较轻、体脂及内脏蛋白储备低；造瘘口高排出量及经常发生的腹泻也可加重营养不良，引起体液及电解质失衡、新陈代谢改变。PN 所致并发症又可进一步加重患者营养缺乏。小肠吸收障碍、PN 使用受限使患者微量营养素缺乏，主要表现为 B 族维生素及矿物质不足；还可能出现超微量营养素，如硒、锌、铜、铬、锰等的缺乏。目前营养评价统一标准尚未制定，临床可结合某些客观及主观参数对患者营养状况做一全面评估：包括病史、各项人体测量指标、体格及实验室检查结果等。明确液体、能量及蛋白质需要量，鉴定电解质、超微量元素及维生素缺乏程度，根据结果将患者归为营养良好、轻度或中度及重度营养不良等几类。中、重度营养不良患者是接受小肠移植的高危人群，需要采取积极有效的营养干预措施纠正营养不良，以提高移植成功率。

（三）小肠移植患者的营养支持

在小肠移植围手术期，患者需经历术前肠功能衰竭、术后移植肠功能恢复、手术创伤对全身和重要器官功能影响、手术并发症、感染、排斥反应，以及抗排斥和抗感染药物对生理功能的影响等复杂的病理生理变化。因此，在此期间的营养支持的目的首先是维持患者术前和术后的营养状态，以帮助患者平稳地度过机体受到严重影响的围手术期；其次是促进移植肠的功能恢复，维护移植肠黏膜屏障功能，减少细菌移位的发生，尽快摆脱 TPN 支持，并通过移植肠摄取营养物质以维持生存，最终口服正常饮食。

1. 小肠移植前患者的营养支持　实践表明，术前良好的营养状况，能提高小肠移植术后疗效。对于患者而言，术前营养支持的目的是：①补充足够的热量和各种营养素，全面纠正营养不良状况；②保护和改善肝肾功能；③纠正贫血和低蛋白血症，改善凝血功能；④纠正水电解质失衡，控制腹水。在营养补充方式上，因患者经口无法摄取足够的营养，常采用中心静脉置管给予 PN 支持。一般按 30~35 kcal/（kg·d）补充热量，蛋白质为 1.0~1.2 g/（kg·d）；脂肪占总热量的 30%~35%；糖占总热量的 50%~55%；水 1 000~1 500 mL/d；氯化钠 2~3 g/d；钙 800~1 200 mg/d，并补充维生素及微量元素。同时每天口服肠内营养素 500 mL，少食多餐。

2. 小肠移植后患者的营养支持　移植术后，患者的生命体征平稳，便开始行 PN 支持。小肠移植手术时通常都会放置鼻胃/鼻空肠营养管，或者是胃肠造瘘管。当患者胃肠功能恢复及黏膜缺血再灌注损伤克服后就可以开始经管滴入要素饮食。目前采用的一般原则是：只要胃肠功能允许，应尽早行 EN。患者术后营养支持分三阶段，第一阶段：术后早期使用 TPN；第二阶段：术后第 2~3 天肠道功能逐渐恢复，开始进食少量流质，逐渐由 TPN→PN+EN→EN+口服饮食；第三阶段：正常饮食。

(1) 全肠外营养支持阶段：移植术后即开始使用 TPN，总热量为 40~45 kcal/（kg·d），蛋白质为 1.2~1.5 g/（kg·d），糖类占总热量的 50%~55%，脂肪占总热量的 30%~35%，糖、脂热量比约为 2:1，并补充维生素及微量元素，每天给予充足的 Gln 制剂，并注意维持水电解质平衡。在随后的一段时间内也需应用肠外营养支持，当肠内营养能够满足 50%以上能量及氮量等营养素需求时，可考虑逐步减少全肠外直到全部停用肠外营养。肠外营养阶段应考虑补充谷氨酰胺，以维持和改善移植肠功能。

(2) 肠内营养阶段：肠道功能逐渐恢复，开始进食少量流质，逐渐由 TPN→PN+EN，进而逐渐减少 PN 的供给，总热量依然维持在 40~45 kcal/（kg·d）水平，观察患者移植肠吸收情况，结合实验室检查结果，逐步过渡至 EN+口服饮食。术后以 5~10 mL/h

较低速率注入葡萄糖溶液（如5%GS），可以保持营养管开放一直到EN开始。最佳的营养液组成应该是低渗透压（防止高渗性腹泻）、小分子肽（可以获得最大的氮吸收及利用），以及低脂或中链三酰甘油（允许直接吸收）。肠内营养应从低剂量、低浓度和低输注速度开始，并以每天5~10 mL的增量缓慢增加，如果患者出现难以耐受的腹痛、腹胀及造瘘口排出量较多则应减慢速率或暂时停止管饲。

（3）经口饮食阶段：根据患者肠道消化吸收功能的逐渐增强，可以逐渐减少EN比例，加大口服饮食比例，最终达到完全由正常饮食提供营养。开始进食低渗透压、低脂肪、低乳糖的饮食，根据胃肠道耐受情况逐渐增加进食量和膳食的种类。

（四）小肠移植期营养支持治疗食物宜忌

禁食刺激性食物，禁食酸、硬、热，以及辛辣食品如酒、辣椒等刺激性食物。

开始食物饮食时，可选用易消化吸收食品，如酸奶、豆浆、豆腐脑、藕粉、杏仁茶、面糊、细烂面条、粥、菜泥、果子冻等。

（刘艳华　卢先明　闫　鑫）

参考文献

［1］焦广宇，蒋卓勤．临床营养学．北京：人民卫生出版社，2016.

［2］蔡威．临床营养学．上海：复旦大学出版社，2012.

［3］顾景范，杜寿玢，郭长江．现代临床营养学．北京：科学出版社，2009.

［4］顾景范，邵继智．临床营养学．上海：上海科学技术出版社，1990.

［5］吴国豪．实用临床营养学．上海：复旦大学出版社，2006.

［6］蔡威，译．临床营养基础．上海：复旦大学出版社，2002.

［7］石汉平，许红霞，李苏宜，等．营养不良的五阶梯治疗．肿瘤代谢与营养，2015，2（1）：29-33.

第八章　器官移植心理问题与健康教育

第一节　器官移植心理问题

　　器官移植被称为 20 世纪医学领域最伟大的成就之一，也被誉为 21 世纪的"医学之巅"。虽然器官移植生物医学方面的研究已取得了长足进步，但是随着生物医学模式向生物—心理—社会医学模式转化，移植患者出现的抑郁、焦虑、情绪障碍、心理排斥反应、心理社会功能障碍、躯体化障碍等心理问题应引起重视并及时处理。

　　移植器官的存活固然重要，但移植术后患者的生活质量和整个身心健康同样重要。器官移植开展的初期，由于对心理疾病的忌讳，并未有多少人注意到器官移植术后患者出现的心理问题。随着器官移植研究进展的不断深入，发现心理因素也会影响器官移植的成败，器官移植术后的心理健康恢复直接关系到患者的预后和生活质量。器官移植术后患者心理健康将会成为评价器官移植成败的重要指标之一。

一、移植患者术前心理状态

　　移植患者都是身临绝境、需要移植他人器官才能存活的患者，他们对器官移植的基本知识、医疗技术及移植的生命质量、生活前景等缺乏客观认识。因此，既有绝处逢生的希望，又有对手术的严重焦虑、恐惧心理。这一时期的患者期望拥有大量的医学知识去应对疾病，而医生往往忽视心理疏导和精神安慰，常使患者被大量突如其来的信息和知识搞得不知所措，加重患者的心理负担，影响治疗的顺利进行。

　　由于器官来源不足，许多移植患者要等几周甚至更长时间。在此期间患者做着生与死的准备，希望与失望交替出现，新生的希望随时可能被健康状况的恶化或等待时间的延长所磨灭，患者会产生抑郁、焦虑和暴躁情绪。随着时间的推移，患者对死亡的恐惧感逐渐增强，自我控制力减弱，有时会因害怕在夜里突然死去而变得过分警觉，以致不能入眠，这就更增加了他们对医疗措施的不信任和不合作行为。随着身体的日益衰弱，患者的依赖性逐渐增强，甚至失去自我控制，尤其听到病友突然死亡或移植器官排斥反应而失败的消息时，会产生无限的恐惧和不安。

　　长期身体和心理的重负，较贵的手术费用，常常会使患者出现精神或行为上的问题。当患者被告知需要进行器官移植手术时，会产生新的焦虑源，常合并自主神经亢进的症状，如恶心、呼吸急促、胸闷、出冷汗、心悸等。更大的心理压力可能导致患者恐惧治疗或拒绝治疗，不能按医嘱服药，不能按医嘱调配饮食，违反医嘱限制的生活行为，甚至出院。长期肝病或肾病患者可能出现器质性脑病症状。如因毒性代谢物蓄积、贫血、高血压、内分泌问题、心血管问题或长期透析使电解质紊乱，容易出现注意力不集中、意识知觉障碍、谵妄状态或癫痫等。对有配偶的患者来说，其配偶常因忙于做准备工作，照看子女，对患者感情投入有限，而使患者产生内疚、怨恨和绝望心理。

因此，应重视对等待期患者的教育，并有计划、有目的、系统地进行教育活动，为其提供相关信息及有关手术、预后等方面的知识。术前医护人员给予患者心理支持，向患者介绍手术过程，减少面临手术的焦虑，能让其较顺利地度过等待器官移植的日子，教会其自我护理，精神舒缓方法，改善患者的心理状态，帮助他们应对突发事件，从而确保患者顺利接受移植。患者家人足够的心理支持、合理的生活安排和早期的财务评估，可使患者无后顾之忧，安心面对身体问题。抗焦虑抑郁药物可视情况使用，一般原则是起始剂量小，缓慢增加。

二、移植术后心理变化

所有患者在移植早期阶段均有欣慰感和再生感，但随着进一步治疗及并发症的发生又会变得沮丧、焦虑、抑郁。通常认为"过度"的适应性障碍可能是导致心理疾病发生的关键所在，主要表现为过高或者过低地评估手术后的生活状态，过度担心相关并发症的出现，过度紧张病情的变化，过于乐观对待术后的手术效果等。

由于每个接受移植的受体性别、年龄、文化背景、家庭经济状况、社会家庭角色以及宗教信仰和接受器官供体的不同，会导致不同的心理反应，反应轻重也会有差别。焦虑和抑郁是器官移植后重要的心理反应。抑郁是无助并失去信心的呈现，焦虑是对生命失控感的防御。器官移植后患者普遍存在自我评价低、自我感觉不良、乏力及精力下降、活动减慢，对今后感到苦恼、感到前途无望等抑郁症表现，甚至会出现自杀行为。

不同性别、年龄、文化程度的移植患者术后焦虑抑郁症状的严重程度不同。中年人出现焦虑抑郁症状率高，可能因为中年人承担家庭和社会多种角色，心理压力较重，极易发生心理冲突和应激的缘故。临床工作中常发现学历愈高者焦虑程度愈重。例如，大学生作为接受高等教育的一类特殊人群，拥有认知能力强、心理可塑性大、求生欲望强烈等特点，但同时因为心态不够成熟，对未来的心理期待值较高，所以在接受器官移植等重大手术时，心理负担较重，反而容易出现心理疾病。

器官移植术后受体的整个心理反应过程可视为新脏器合并为身体一部分的一个同化过程，可分为3个阶段，即异体化阶段、部分一体化阶段、完全一体化阶段。异体化阶段多见于器官移植术后的初期，患者对移植器官有异物感，从主观心理上感觉机能不协调，觉得新器官是个异物难以被接受，有疏远感和分离感。部分一体化阶段的患者逐渐习惯其新生脏器后，异体印象逐渐消退，减少了过分关怀和关注。完全一体化阶段时，新脏器已被统一在身体的自我内部意象里，受体自然地接受新器官为身体的一部分，除非被问及或者检查，否则不会主动提及。如果移植术后受体一直把移植器官作为一个外来的部分，则表明受体的心理整合过程可能存在问题。受体觉得一个不属于自己的器官移入自己的体内，自身的完整统一性遭到破坏，产生心理排斥。不能将二者从心理上得到合一，产生焦虑、抑郁、负罪感，甚至有自杀行为。

此外，几乎所有移植的患者对疾病复发、移植器官失功、死亡均有强烈的恐惧感，表情麻木、紧张，部分患者想参加工作但因各种原因不能重返工作岗位而情绪低落。由于疾病，社会活动空间缩小，患者自感社会价值降低或丧失，时常感到自卑、沮丧，甚至继而产生一种被社会遗弃的感觉。大部分患者易受刺激、脾气暴躁，有压抑感和负罪感。有的本来有美满的家庭，生病后由于经济困难、爱人的不理解而失去家庭，或造成家庭不和，这些情况常使患者感到苦恼和有负罪感，损伤患者的自尊心，以致情绪低落，终日闷闷不乐。

三、移植术后心理的影响因素

影响器官移植术后心理的因素有多种，主要包括：①经济问题。较高的手术费和较贵的免疫抑制治疗使得许多患者及其家属承受极大的心理负担，求生的本能和现实的压迫让原本就脆弱的患者面临严峻的心理挑战。②婚姻状况。研究显示肾移植术后，患者的婚姻状况普遍较正常人群差，并且性生活和睡眠质量都处于低迷状态。心理学提示当人长期处于负面情绪困扰时，会利用回避等心理防御手段来对抗抑郁情绪，这种心理环境的适应性防御会疏远周围人。③失业。调查显示，术后抑郁和术后失业率呈正相关，缓解抑郁对术后复工有明显的作用。④疼痛。目前提出了"整体疼痛"的概念，接诊医生应从整体观去缓解患者的症状。⑤年龄。年龄不是造成抑郁的关键因素，而创伤后应激适应障碍、个体差异和整体心理素质才是影响心理疾病发生的主要因素。

四、移植术后心理问题的防治

由于移植术后患者的生存和生活质量与患者的心理状态密切相关，因此对患者进行适当的心理干预和治疗显得尤为重要。焦虑和抑郁是移植患者术后重要的心理反应，患者术后入 ICU 病房，如同进入一个陌生的环境，医护人员应提前主动简明地做好环境介绍，说明严格探视制度是预防患者交叉感染的保护措施。可在房间内安装直拨电话、电视，让其在接受精心治疗的同时能有适当的休闲，获得外界信息，随时与患者家人保持联系，获得心理上的支持，有效地消除患者的紧张心理与孤独感。对于焦虑和抑郁状态明显的患者，应进行积极的沟通与交流，针对不同性别、年龄、文化程度的患者产生心理问题的原因给予不同的处理方案。

医护人员应加强与患者及其家属的沟通，取得患者的信任。积极了解患者的家庭经济状况，减少不必要的开支，帮助其寻求更多的社会支持。良好的社会支持可以引导人们对自身及其所处环境产生积极的情绪体验。国内外许多研究都肯定了社会支持能有效地缓解移植术后患者的心理压力，提高患者的生活质量，增加患者对术后治疗的依从性。郑州大学第一附属医院定期举办的"肾友会"和"肝友会"，请移植术后患者进行联谊活动，对患者进行健康教育、回访服务，积极诱导患者的健康心理，帮助患者顺利进行角色的转化，这对提高远期疗效具有积极意义。在移植术后的治疗及随访过程中，要重视对患者心理状态的评估，如果发现有明显的异常情况，应及时请专业的心理医师进行有针对性的心理辅导治疗。

五、移植术后精神症状的药物治疗

器官移植术后患者由于躯体应激、精神压力，或一些必要药物的使用，可能会导致能量供应不足（脑供血不足、脑缺氧等）、水电解质紊乱、应激反应、神经递质改变等，进而影响了脑功能，出现各种精神症状。

1. 器官移植术后常见的精神症状　主要包括：①焦虑，表现为顾虑重重、紧张恐惧，以致搓手顿足，似有大祸临头，惶惶不可终日。伴有自主神经功能紊乱如心慌、胸闷、多汗等。②抑郁，表现为表情忧愁、唉声叹气、心境苦闷，觉得自己前途灰暗，严重时悲观绝望，甚至出现自杀观念及行为，常伴有思维迟缓、动作减少及某些生理功能的抑制，如食欲减退、闭经等。③躁狂，如情感活动明显增高，表现为不同程度的病态喜悦，自我感觉良好，有与环境不相符的过分的愉快、欢乐，甚至夸大妄想等。④或者出现错觉、幻觉或妄想等精神病性症状。

2. 器官移植术后精神症状的治疗

（1）病因治疗：积极治疗原发躯体疾病。

（2）支持疗法：包括能量供给、维持水电解质平衡、维生素的补充以及心理和社会的支持治疗。

（3）药物对症治疗。

1）抗焦虑药物：苯二氮䓬类药物，如艾司唑仑、阿普唑仑、氯硝西泮、地西泮等，可以早中晚小剂量使用。如伴有失眠症状，晚上酌情加量。需要注意的是苯二氮䓬类药物有成瘾性，不建议长期使用。非苯二氮䓬类药物，代表药物有唑吡坦、右佐匹克隆、佐匹克隆、扎来普隆等，具有起效更快、副作用更小等临床特点。

2）抗抑郁药物：常用的新型抗抑郁药物有选择性5-羟色胺再摄取抑制剂（SSRI）（氟西汀、帕罗西汀、舍曲林、氟伏沙明、西酞普兰等）及去甲肾上腺素和5-羟色胺双重抑制剂（SNRI）（文拉法辛、度洛西汀等）。双重抑制剂抗抑郁效果较好，但是由于对去甲肾上腺素有抑制作用，故高血压患者慎用。

3）心境稳定剂：患者如出现躁狂症状，临床常选用丙戊酸盐、碳酸锂等药物对症治疗。

4）抗精神病药物：患者出现错觉、幻觉、妄想等症状，可选用抗精神病药物进行治疗。临床常用的新型抗精神病药物有利培酮、阿立哌唑、喹硫平、奥氮平、舒必利、氨磺必利等。

总之，器官移植术后伴发精神障碍的药物治疗，要结合患者的临床症状进行合理选择。首先剂量要小；其次充分考虑药物的副作用和禁忌证，选用同类药品中副作用较少者；最后待精神症状缓解后即应停药。

六、医务人员常见的心理问题与调适

1. 紧张感　在器官移植工作中，由于患者及其家属常常对病情的关注和术后预期

过高，致使医生感到高度的紧张。器官移植是一项复杂的工作，牵涉社会、心理和生物不同的层面，生存的焦虑不单是活下来，还要活得有质量、有品质。器官移植不但要耗费大量的资源，同时仍然要面临死亡的焦虑，这样的紧张感也一样会传递给实施治疗的医生。过度的紧张感会成为实施治疗的障碍，术前的沟通很重要，需要患者及其家属认真评估自己的家庭经济情况、合理看待延长生命的意义、付出的代价和得到的结果，以及对结果的不确定性是否做好了充分的准备等。如果他们做好了充分的接纳准备，能够为自己的选择自我负责，医护人员的紧张感也会不同程度地得到缓解。

2. 压迫感　即患者病情出现变化，对病情发展难以掌控带来的压迫感。人体是一个复杂的器官，作为人类，我们往往是自信的，"人定胜天"给了我们挑战一切的勇气，我们总想获取对周围一切事物的掌控感。可是当我们的能力匹配不上事物的复杂性时，便会滋生出压抑、焦虑与无力感。接纳自己此时此刻的无力感，抗拒只能让它持续而纠缠，允许它的存在，才能轻装前行。

3. 挫败感　即患者术后的预期结果未达到而带来的挫败感。手术失败的挫败感，一定是尽力而为却无力成就的结果。也许是能力所限，抑或是患者本身的特殊性，都可能是手术不成功的绊脚石。而之所以有挫败感，也可能是和全能感有关。我们幻想这些绊脚石是不存在的，幻想我们是可以的，必须成功的，当真相呈现时，我们不愿看到它们，便产生了挫败感。接纳真实的自己，从幻想到现实，接受个人的能力有限，是缓解挫败感，重新起航，开启另一段生命旅程的良好心理态度。

4. 劳累感　工作压力大，事情繁忙，生活琐事多等，常常会使人感到劳累。身心健康是工作与职业发展的根本保证，为了一个目标无论是利他或是自我实现，都需要做到身心平衡。很多时候为了目标，我们不断舍弃和挤压生活中能够滋养身心的时间和事情，消耗身心的事情越来越多，滋养身心的事情越来越少，终有一天会耗尽我们的生命力，无力感、疲劳感就会随之而来，甚至产生抑郁情绪。找到滋养自己的事情，不断加入生命之河，拓宽生命能量流动的路径，生命的满足感、幸福感才能畅而不蠹。

七、器官捐献协调员常见的心理问题与调适

没有器官捐献协调员也就没有器官移植，协调员架起了器官捐献的桥梁。我国受"身体发肤，受之父母""落叶归根"等传统文化的影响较深，致使器官捐献工作开展较为困难。协调员的心理需要持续地调整和保护，才能全身心投入工作中。

1. 坚定的价值取向　作为一名器官捐献协调员，首先需要与器官移植工作相匹配的人生观、世界观、价值观。有人认为器官移植是救死扶伤，延续生命的一项伟大的事业，也有人认为器官移植实际上是反生物进化的一种暴力治疗措施。如果协调员没有坚定的信念支撑，就无力传递器官移植中的理念，而信念最终决定行为，是否捐献器官，其实是信念的较量。

2. 适当的共情能力　协调员在和患者家属沟通过程中，要站在患者家属的立场思考问题，设身处地体验患者家属的处境，倾听他们的感受，帮助他们排忧解难，从心理学上来说，这叫"共情"。但是，共情要适度，协调员要做到能从家属投射的负面情绪中抽离出来，而不是持续模拟患者家属的心理活动和不幸遭遇，沉浸在自己虚构的

情绪中而左右为难。协调员要时刻提醒自己，把"共情"控制在合理的限度之内，这对于保持积极乐观的健康心态至关重要。

3. 正确认识与消除压力　当你认为处理事情所需的能力超越你拥有的能力时，你便感到有压力。器官捐献协调工作是一个复杂艰难的过程，当捐献工作还没有开始或者完结时，协调员是没有资格说自己的能力不够的。事情从来都没有给人压力，压力是一个主观的、没有足够支持的判断而引发的结果，即压力总是人们强加给自己的。长期生活在压力下的人会引起各种疾病，如神经衰弱、失眠、脾气暴躁等，同时也会导致人际关系紧张、工作及学习效率低下等，严重影响生活、学习和工作。协调员要学会合理安排工作任务、合理宣泄等，通过做深呼吸、慢运动缓释压等方式缓解压力。医院也可以通过定期组织协调员间的相互交流，相互倾诉，探讨工作经验及教训，达到排解压力的效果。

协调工作是一个充满压力与挑战的长期工作，因此协调员在做好本职工作的同时，要学会缓解压力，调节情绪，培养自信心，保持乐观心态。此外，必要时医院可以为协调员提供心理医生，定期进行心理重建等。

八、总结

器官移植在医学史上具有划时代的意义，是全人类的福音。随着现代医学模式的转变，医学的主要目标不单单是挽救人的生命，更要关注人的生活质量。人是生物、心理、社会的有机统一整体，生理器官的缺损与重新组合必定会给器官接受者带来心理及精神方面的问题。患者的身心需要有一个自我调适的过程，这就需要调动所有可利用的社会支持系统给予帮助，使其顺利度过调适期，接受异己的器官，提高术后的生活质量。

第二节　器官移植健康教育

一、器官移植健康教育的意义

（一）健康教育对器官移植受者的帮助

器官移植受者术前常面临如下问题：病程长、病情复杂、面对手术的焦虑与恐惧；免疫力低下，易因感染或病情进展等丧失移植机会；术后早期面临急性排斥反应、感染、应激导致的精神异常等风险；术后长期应用免疫抑制剂可能导致高血压、糖尿病等代谢并发症；感染及慢性排斥等问题需要器官移植受者终身警惕。因健康教育相关知识缺乏而导致器官移植受者在等待移植期间或术后死亡的例子并不罕见。因此，健康教育对患者的顺利康复具有重要意义。

健康教育不仅是移植受者顺利度过围手术期的关键因素，更是受者在术后拥有健康体魄的重要保证。

（二）健康教育对移植事业的推动作用

器官移植受者及其家属在接受健康教育后，手术成功率提高，患者术后生活质量提高，也就意味着器官移植技术社会影响力的提高，进而被社会所了解。同时，意味着会有更多的人去关注和支持器官移植事业，也会有更多的人愿意参与器官捐献，进而推动器官移植事业的进步。

二、器官移植健康教育的方式

（一）语言教育法

语言教育法是通过面对面的口头语言进行直接教育的方法，是临床上最常使用的方法。主要是通过讲课、谈话、讨论、咨询、鼓励、宣泄等形式。

许多移植中心已经建立多学科健康教育团队，如药剂师负责药物教育、营养专家负责营养教育、运动治疗专家负责形体训练、器官移植协调员确保健康教育的持续以及对教育过程中存在的问题进行及时沟通。

教育计划应当根据受者及其家庭情况而定，且可以提供多人的专题教育会议。每个人的精神状态、身体状态、学习的准备情况以及学习方式不同，接收信息的途径也不相同，所以在进行专题教育会议时可使用多种感官途径教育。教育计划中应用的感官学习途径越多，成功的可能性越大。教育者在施教过程中应从多方面刺激受者感官，比如，定期举办"肝友会"和"肾友会"；教育者在讲课时应用幻灯片，对概念进行举例说明；鼓励受者参加讨论，多提问和咨询，主动参与而不是被动接受；鼓励受者做笔记等。

（二）文字教育法

文字教育法是以文字或图片为工具，将疾病知识制作成报纸、宣传卡片或宣传手册等，通过简明、形象、生动的文字描述使人们易于接受和掌握，从而达到健康教育目的的一种方法。

文字教育法的优点在于便于保存和查阅，可以广泛传播，作用时间较持久。编制器官移植患者健康教育手册，介绍器官移植的相关知识，以简明扼要的语言阐述各类器官移植的概述、适应证、禁忌证、供体的选择、受体的选择、手术方式、主要护理问题、护理目标、术前和术后护理措施、免疫抑制剂的应用、并发症的观察及护理和生活指导等方面的内容。

（三）形象化教育法

形象化教育法是以各种形式的艺术造型直接作用于人的视觉器官，配合生动的文字说明及口头解释，通过人的视觉、听觉传达至人脑的教育方法，如标本模型等。

多数要进行器官移植的受者对移植相关知识并不了解，尤其是文化水平相对较低的受者更需要相应的教育策略以保证其移植术后的依从性。通过形象化教育法可以使患者更加直观地认识疾病，更能配合治疗。例如，术前可做相关模型讲解手术方式和大致流程，帮助受者了解器官移植的相关知识；可制作形象化卡片，这种图片可以粘贴在药瓶上，帮助受者正确服药。

（四）视听教育法

视听教育法是利用现代化的视听系统（声、光、电）来进行的健康教育形式。主要包括录音、投影、幻灯片、电视、电影等。

一般状况好的移植术后受者应积极参加教育活动，通过这些活动使其他需要移植的或移植术后的受者与之见面，相互沟通交流。这不仅可以让患者了解器官移植的相关知识，更能提高自我护理的自信心。

三、器官移植健康教育的实施

对器官移植患者健康教育的主要内容如下：

（一）器官移植术前健康教育

（1）向受者耐心解释疾病的相关知识、器官移植的效果、国内外器官移植所取得的成就，让受者了解国内外器官移植受者的存活情况以及进行器官移植的必要性。讲述移植中心雄厚的技术力量、先进的设备及为手术所做的充分准备，以确保受者对手术风险等问题能够充分理解与合作，增强受者手术成功的信心。使受者及其家属在完全自愿、有心理准备的状态下接受器官移植手术。

（2）主管医生向患者家属详细讲解提高手术适应能力的措施、术中和术后可能出现的问题及治疗费用等，使受者积极配合术前检查，如血液系统、呼吸系统、心血管系统等方面相关检查。根据受者的文化程度，选择健康教育形式，向受者发放《器官移植健康教育手册》，提供全面、详细的相关知识和信息。讲解并示范术前准备及术后配合相关内容，并在讲述、问答、示范的基础上，指导受者进行实践，如训练有效咳嗽、咳痰、吹气球、床上大小便等。

（3）向受者简单介绍手术过程，告知受者手术结束后需进入 ICU 病房进行监测和治疗，并介绍进入 ICU 后监测和治疗的相关事宜。同时应让受者明白在这段非常时期他们可以从哪些途径得到医疗和社会的支持，减轻受者对 ICU 的恐惧心理。

（4）指导受者术前饮食，以优质蛋白、高热量、高维生素、易消化的低脂饮食为原则。

（5）讲解免疫抑制剂的应用及注意事项，以及药物的不良反应。

（二）器官移植术后健康教育

要让患者了解、理解并配合以下诊疗与护理措施。

1. 住院期间健康教育（以肝移植为例）

（1）术后隔离：术后应在隔离保护病房严格隔离，病房应光线充足，通风良好，每日消毒 2~3 次。注意个人卫生，防止感染。限制探视及陪护人数，进入病房者佩戴口罩、帽子，穿隔离衣，禁止感冒发热等人员入内。

（2）监测指标：术后第一天，持续监测血压、心率、呼吸频率、氧饱和度及中心静脉压，平稳后改为每小时测一次。第二天改为每 2 h 一次，视情况也可改为每 4~6 h 测一次。如有异常及时处理。严格记录每日出入水量。监测血常规、生化、血凝、炎症等指标。

（3）术后镇痛：疼痛会使受者出现烦躁不安、血压升高、呼吸增快、氧耗增加，适度的镇痛对受者是有益的。但同时也要注意镇痛药物使用过量带来的危险和肝功能损害。

（4）体位：术后平卧，生命体征稳定后取斜坡卧位（床头抬高 30°，3 d 后可抬高

45°），无不适可早期下床活动，以减少腹胀、肠粘连的发生，必要时还可给予灌肠。受者要知晓留置各种引流管的意义，固定引流管的方法及每日更换引流袋的意义。翻身活动时，注意预防导管滑脱、扭曲、打折或牵拉；经常挤压引流管，防止血块堵塞；引流袋应低于切口水平，以免引流液倒流，引起逆行感染。受者能自主观察伤口敷料情况，有利于及时发现有无出血倾向，保持切口敷料清洁干燥。保持床单清洁干燥，保持口腔及肛门会阴清洁，预防感染。

（5）卧床期间必要的翻身、拍背、按摩可预防压疮发生。受者深呼吸，协助其拍背、咳痰或进行吹气球训练，可预防坠积性肺炎的发生。

（6）胃肠减压可及时引流出胃肠道内积液积气，避免肠胀气。胃肠功能恢复前禁食，术后待肛门排气、拔除胃管后可逐渐进流食、半流食、软食。术后 3 d 避免进甜食，以防肠胀气。术后早进食，促进肠蠕动，利于康复。术后给予高蛋白、高维生素和低脂饮食。

（7）受者服用免疫抑制药物要按照医护人员的指导进行，掌握好服药时间、剂量、大致的作用机制及可能出现的副作用，避免机械地用药。服药时保证看服到口，如有呕吐后要补服，否则会因呕吐致药物吸收不足，而引起排斥反应。一般来说，免疫抑制剂需终身服用，病情稳定后剂量逐渐减少至只服一定的维持量，不可随意服用其他药物。

（8）移植受者主动反映自身的主观感受，如有感觉不适、发热寒战、胸部紧缩感、咳嗽和呼吸困难加重等，立即如实汇报，不可隐瞒，以便及时给予处理。

（9）移植受者要保持平常心，培养乐观、宽容、豁达的性格，避免因情绪波动影响身心健康，从而降低抵抗力或降低依从性引起疾病。指导患者家属在生活及心理上关心受者，给予心理支持。病友之间加强联系，互相支持，提高受者的社会适应能力。

2. 出院指导（以肝移植为例）

（1）出院后自备家用体温表、血压计、量杯、磅秤，必要时备血糖仪。居住环境要清洁，保持空气清新、流通，有条件者每天进行空气消毒。家中的用具、餐具、日用品要注意消毒。

（2）注意个人卫生，预防感染，注意增减衣服和自我保健，避免与有感染的人接触，不要接触猫、狗等宠物。尤其在流感季节，避免去人群密集的公共场所。保持居室内空气清新，预防上呼吸道感染发生。一旦出现上呼吸道感染症状，如果只有低热，多饮水，多吃蔬菜、水果，多休息，即可缓解。也可以根据器官移植医生的意见，选用板蓝根、双黄连等中成药物，或者加服少量感冒药。如果高热不退伴有咳嗽，必须及时到医院就诊。

（3）加强口腔护理，每日餐后盐水漱口，戒烟、酒，以及辛辣、油腻、生冷、霉变食物。饮食以低脂、高蛋白、高维生素为宜，避免油腻、油炸食品及任何形式的暴饮暴食，注意营养均衡。应少吃甜食，因为免疫抑制药本身就可能诱发糖尿病。糖尿病不仅对心血管系统有影响，而且会影响移植脏器的功能，增加排斥的概率。某些免疫抑制剂的使用也会抑制钙质吸收，增加排出，因此需要注意补钙。激素会使身体内钠潴留，引起水潴留和血压升高，所以应该适当限制食盐的摄入量。多吃水果、绿色蔬菜；避免进食对胃肠道刺激性食物和饮料，如咖啡、茶等；少食高嘌呤食物，如海鲜、动物内脏等。不吃或少吃罐头制品，严禁服用灵芝、人参、蜂王浆、冬虫夏草之类补品，以免诱发排斥反应。合理饮食，控制体重，少食多餐。

（4）带管出院受者，妥善固定管道，并学会做好管道周围皮肤的护理。每周更换引流袋2次，到当地医院更换敷料或指导受者及其家属使用一次性无菌敷料，注意不要污染，以防逆行感染。

（5）注意劳逸结合，生活要有规律，保持良好的情绪。适当进行体育锻炼，保证充足的休息和睡眠，保持心情愉快，舒畅。早期可参加一些轻微的劳动，但切不可劳累过度。可适当进行户外活动，如打太极拳、种花、钓鱼、做一些轻便的家务活。注意移植器官的保护，防止受到挤压和损伤。术后4~6个月后可以重返工作岗位，但应注意工作时间和强度，避免疲劳过度。每天工作时间不超过8 h，保证充足的睡眠。按时服用免疫抑制药物，如需出差，请携带充足的药物。出院后，应该尽快建立稳定、快捷、可靠的药品购买渠道，保证药品质量。无论何时，至少要保证两周储备剂量的药物。一定要按时、按量遵医嘱服药，不可擅自停药、减药。服用激素类药物的受者易激怒，家属应体贴、关心、理解受者，做好心理护理。免疫抑制剂的常见副作用还有胃肠道不适、震颤、头痛、手足感觉异常、失眠、关节痛和痤疮。出现这些症状，不必紧张，至医院检测血药浓度和生化指标，移植医生会根据病情和检测结果调整免疫抑制药的剂量。

（6）提高自我病情监控的技能。认识排斥的症状，如无法解释的低热、疲倦、轻微的右上腹部疼痛、皮肤巩膜黄染、咳嗽、咽痛、少尿、尿路不适感、腹泻、尿色呈深黄色或橙色、陶土色大便。出现以上症状要尽快到有器官移植资质的医院诊治，最好到原实施器官移植手术的医院进一步诊治。

（7）出院后每周监测生化指标及药物浓度一次，1个月后2周复查一次，3个月后每个月复查一次，6个月至1年每3个月复查一次，1年以后根据情况每半年复查一次。

（曹素霞　王　迪　段小飞　严鹏飞）

参考文献

［1］马辛，赵旭东．医学心理学．北京：人民卫生出版社，2015.

［2］刘永锋，郑树森．器官移植学．北京：人民卫生出版社，2014.

［3］田丽娟，於晓芳，朱小洁，等．基于文献分析的中国民众器官捐献意愿及影响因素研究．卫生软科学，2018，32（3）：50-53.

［4］马洁葵，罗少颜，陆燕弟．肝移植围手术期患者家属的健康教育需求调查．中华现代护理杂志，2015，21（33）：3978-3980.

［5］罗艳丽，谷波，鲁建春．器官移植护理手册．北京：科学出版社，2011.

［6］LINDA OHLER，SANDRA A. CUPPLES. 移植护理核心教程．北京：人民军医出版社，2010.

［7］王丽芹，李丽，孙帅．外科病人健康教育指导．2版．北京：人民军医出版社，

2015.

［8］庄雅丽，张雪美．不同护理健康教育方式对不同文化程度和年龄患者的效果评价．齐鲁护理杂志，2015，21（6）：35-36.

［9］滕沙，尚雅彬，林晓鸿，等．成人肝移植受者服药依从性的研究进展．护理研究，2016，30（1）：260-264.

［10］张莉，王云霞，李静，等．智能手机应用程序在鼻科住院患者健康教育中的应用．中华护理杂志，2016，51（10）：1243-1244.

［11］于颖．器官捐献肝移植护理标准化体系的构建．中国护理管理，2018，18（z1）：60-62.

第九章 移植术后随访诊治系统与样本库数据库的建立

器官移植术后需要常规使用免疫抑制剂药物来预防排斥反应。规范化的随访诊治系统可及时发现病情变化并调整免疫抑制剂用量，以保证移植器官功能的可持续性检测和药物的正确使用。在对器官移植术后患者的随访过程中不仅可以及时检测其并发症的发生（如感染、肿瘤复发等），也可以预防移植器官发生免疫排斥。因此，规范的随访诊治系统可以保证药物的正确使用、移植器官功能的监测和并发症的预防。

第一节 目的和要求

一、目的

器官移植术后的随访诊治系统，是一个针对各类器官移植专科疾病特点而制作的特殊数据管理系统，旨在协助医护人员及时了解器官移植受者的病情变化，使其根据随访信息反馈给受者以康复指导。通过定期或不定期预约受者复查或采用各种通信方式进行科学的随访诊疗，既能改善移植术后受者的预后，也能提高远期疗效和生存质量。

随访样本数据库是器官移植术后随访诊疗系统的重要组成部分，旨在收集样本相关基础数据和诊断信息的同时，用基因组学、蛋白组学等基础研究诠释并解决医学科学领域的相关问题。

规范化的器官移植术后随访诊治系统不仅能够有效地提高移植术后受者的生活质量和终末期接受器官移植患者的满意度，还能减轻社会与患者的负担并有利于临床开展教学和科研工作。

二、要求

规范化的器官移植术后随访诊治系统需要专科医师、数据质控专员、移植受者三方参与。因此，在整个随访过程中，要以质控专员上报的根据随访时间定期准时安排移植受者规律复查的数据为基础，以移植受者良好的依从性为框架，以专科医师客观准确地评估移植受者生理和心理等指标继而做出调整为最终目的。

数据库建立的宗旨是确保资料收集的完整性和正确性。因此要求数据质控专员本着认真负责的精神，采取科学合理的方法，及时准确地将临床数据资料录入系统，并采用适当的标准操作规程保证数据库的保密性。

样本库的建立应以"统筹规划、共建共享"为原则，遵循《中国医药生物技术协会生物样本库标准（试行）》和伦理规范，建立信息资源和利益共享机制，建成资料完整、规范化、标准化、信息化的综合生物样本库，从而为临床研究提供高质量的样本和数据，为临床转化医学研究提供平台支撑。

第二节　随访内容及方法

一、随访内容

随访对象分为移植供者和移植受者。

1. 移植供者需记录

（1）供体来源。

1）公民逝世后器官捐献。

2）活体供体。

（2）是否为多供体供者。

（3）中国心脏死亡器官捐献标准。

1）中国一类（C-Ⅰ）。

2）中国二类（C-Ⅱ）。

3）中国三类（C-Ⅲ）。

（4）Maastricht（马氏）标准。

1）马氏一类（M-Ⅰ）。

2）马氏二类（M-Ⅱ）。

3）马氏三类（M-Ⅲ）。

4）马氏四类（M-Ⅳ）。

5）马氏五类（M-Ⅴ）。

（5）是否使用体外膜肺氧合（ECMO）。

（6）个人基本信息：包括姓名、性别、年龄、出生日期、身高、体重、家庭住址、联系电话、证件类型及号码、ABO与Rh血型、器官捐献同意书，并记录供体死亡原因。

（7）既往病史。

（8）捐献前检查（血清学检查、影像学检查）。

（9）捐献过程中的各项数据，如移植物类型是否活体、移植物是否劈离式、供者的手术日期与切取地点和切取医生、移植物的重量、手术时长等。

（10）移植物灌注液类型，如UW液、HTK液、Collin液、Euro-collins液、Ringer's lactate液等。

（11）活体供体的生存状态。

（12）移植物活检信息。

（13）特殊情况的供者数据补充。

2. 移植受者需记录

（1）移植术基本资料，如手术医院、手术医生、主管医生及其他补充说明。

（2）个人基本信息：包括姓名、性别、年龄、出生日期、身高、体重、家庭住址、工作单位、联系电话、证件类型及号码。

（3）既往史：如呼吸系统疾病、心脑血管疾病、高血压、糖尿病、既往手术史等。

（4）确定性诊断：包括病理学、病因学及是否合并肿瘤等。

（5）术前临床指征：以肝移植为例可分为进行性高胆红素血症、顽固性腹水、体液潴留、静脉曲张出血史、自发性细菌性腹膜炎病史、肝性脑病病史、成长障碍、肿瘤清除、复发性胆管炎等。

（6）术前评分：如 Child-Pugh 评分、Meld 评分、心力衰竭 ABCD 分期等。

（7）术前血清学及影像学检查。

（8）系统功能评估：如心血管系统、呼吸系统等。

（9）配型：如 ABO 血型、Rh 血型、HLA、PRA（群体反应性抗体）等。

（10）移植受者的特殊情况补充。

（11）手术数据：如手术日期、手术体位、手术时间、术中失血与输血量、术中并发症、麻醉记录、器官联合移植等。

（12）术后数据：包括术后受体血清学检查状态、术后 ICU 监护、术后呼吸支持、术后插管情况、术后恢复饮食时间、ICU 逗留时间、术后早期并发症（如腹腔内出血、伤口感染、泌尿系统感染、肺部感染、腹腔内积液/脓肿、胸腔积液、肺水肿、导管脓毒血症、肾衰竭、机会性感染、微生物检测、抗生素敏感试验等）、术后输血、移出物病理学描述、免疫诱导（如静脉+口服环孢素 A，仅口服环孢素 A、硫唑嘌呤、激素、FK506、OKT3、ATG/ALG、吗替麦考酚酯、巴利昔单抗、达利珠单抗及其他免疫诱导）、免疫维持（如环孢素 A、环孢霉素 A、硫唑嘌呤、激素、FK506、吗替麦考酚酯及其他免疫维持）、出院日期、术后晚期并发症（如环孢素 A 毒性、FK506 毒性、血栓形成、慢性排斥、机会性感染、移植后淋巴组织增生性疾病、移植物抗宿主反应等其他晚期并发症）、术后移植物活检等。

（13）急性排斥反应。

（14）生存状态。

（15）受体生存状态的调查，包括移植物最后的随访日期、移植物最后随访状态、移植物最后随访功能、受体最后生存状况及死亡原因。

二、随访方法

1. 参与人员　医疗机构参与器官移植工作的医疗人员，随访管理人员及数据库质控人员。

2. 移植后随访管理体系

（1）移植术后，由随访管理人员登记患者基本信息登记卡（表 9-1）。

（2）根据登记的所有移植术后患者信息、移植术后随访时间表（表9-2），提前3 d通过电话、短信等形式通知移植患者，告知随访时间。

（3）移植患者入院随访可通过门诊和住院两种形式。随访患者可根据检查列表（表9-3）完善相应检查，领取结果后前往临床医生处评估并制订下一步治疗方案。待复查完毕后至随访负责人员处填写随访登记表（表9-4）；后者根据患者情况，在填写登记表同时提前告知下次复查时间，并将登记表汇总后交至数据库质控人员，以方便质控人员录入数据系统。具体流程可参照图9-1。

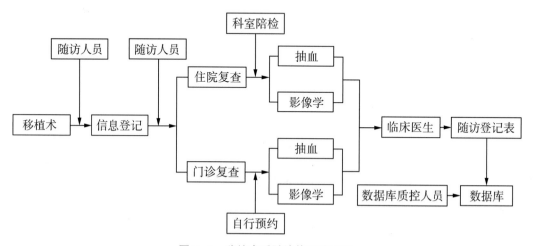

图9-1　移植术后随访体系流程图

表9-1　肝移植患者基本信息登记卡（以郑州大学第一附属医院肝移植中心为例）

肝移植患者基本信息登记卡		
姓名：	性别：	年龄：
身份证号码：	住院号：	家庭住址：
联系方式（2个）：	/	
原发病：		
手术方式：		
手术日期：		
出院日期：		
备注：		

表9-2　移植术后随访时间表（以郑州大学第一附属医院肝移植中心随访频率为例）

移植术后随访时间表	
术后时间	频率（/次）
1个月	1周
2~3个月	2周

续表

移植术后随访时间表	
术后时间	频率（/次）
3~6 个月	1 月
7~12 个月	2 月
2~3 年	3 月
4~5 年	4 月
6~10 年	6 个月
患者如遇不适，随时住院就诊。再次复查时间随当时情况而定。	

通常在移植后 3 个月内，由于各种并发症的发生率高，因此：

第 1 个随访月需要 1 周随访一次。

第 2~3 个随访月，每 2 周随访一次。

第 3~6 个随访月，则每个月随访一次。

第 7~12 个随访月，每 2 个月随访一次。

第 2 年至第 3 个随访年，每 3 个月随访一次。

第 4~5 个随访年，每 4 个月随访一次。

第 6~10 个随访年，每 6 个月随访一次。

注：患者如遇不适，随时住院就诊。再次复查时间随当时情况而定。

表 9-3　随访项目一览表

评估项目	周期	评估项目	周期
肝功能	每次	尿微量蛋白	1 年
血凝试验	每次	随机尿蛋白/肌酐	1 年
血常规	每次	眼底镜	1 年
肾功能	每次	泌尿系统超声检查	1 年
GFR	每次	骨密度检查	1 年
FK506 浓度	每次	心电图	必要时
环孢素浓度	每次	2, 5-羟基维生素 D	必要时
雷帕霉素浓度	每次	钙摄入量	必要时
电解质	每次	24 h 尿钙	必要时
肿瘤标志物（肿瘤患者）	每次	自免肝全套	必要时
肿瘤标志物（非肿瘤患者）	每次	甲状腺/甲状旁腺功能	必要时
空腹血糖	每次	激素水平	必要时

续表

评估项目	周期	评估项目	周期
糖化血红蛋白	每次	免疫学检查	必要时
血脂检测	每次	椎体影像学检查	必要时
血压监测	每次	穿刺活检	必要时
超声检查	每次	上腹部/胸部 CT	必要时
乙肝五项	6个月	冠脉 CT 造影	必要时
乙肝病毒 DNA 定量	6个月	MR、MRCP、ERCP	必要时
乙肝病毒耐药检测	6个月	超声造影	必要时
丙肝病毒 RNA 定量	6个月		
颈部血管超声	6个月		

表9-4 随访登记表（以郑州大学第一附属医院肝移植中心为例）

复查日期（年月日）						
浓度	他克莫司（普乐可复）(ng/mL)					
	他克莫司（国产）(ng/mL)					
	环孢素（ng/mL）					
	西罗莫司（ng/mL）					
服药量	他克莫司（普通/缓释）	早（mg）				
		晚（mg）				
	西罗莫司	中午（mg）				
	环孢素	早（mg）				
		晚（mg）				
	吗替麦考酚酯	早（mg）				
		晚（mg）				
	五酯软胶囊	早（mg）				
		晚（mg）				
血常规	白细胞（10^9/L）					
	中性粒细胞（%）					
	红细胞（10^{12}/L）					
	血红蛋白（g/L）					
	血小板（10^9/L）					

	复查日期（年月日）					
肝功能	谷丙转氨酶（U/L）					
	谷草转氨酶（U/L）					
	总胆红素（μmol/L）					
	直接胆红素（μmol/L）					
	谷氨酰转肽酶（U/L）					
	碱性磷酸酶（U/L）					
	总蛋白（g/L）					
	白蛋白（g/L）					
	总胆固醇（mmol/L）					
	三酰甘油（mmol/L）					
肾功能	肌酐（μmol/L）					
	尿素（μmol/L）					
	尿酸（μmol/L）					
病毒	乙肝病毒复制					
	丙肝病毒复制					
	乙肝抗体浓度					
常规	甲胎蛋白（ng/mL）					
	血糖（mmol/L）					
	血压（mmHg）					
影像	彩超					
	CT扫描					
	下次复查建议日期					

第三节　标本的采集、保存及样本库建立

一、标本采集审查

在收集供受体临床资料和采集相关标本前，应向科学技术管理委员会和伦理委员会提交相应方案。科学技术管理委员会和伦理委员会审议通过后，建立工作程序，签发书面意见，开展标本的收集。

二、知情同意

知情同意指的是捐赠者获取足够的信息，能够自主决定是否向信息采集者捐赠个人样本和信息，以及是否同意这些样本和信息用于科学研究。所有涉及人的临床样本和信息均需要与患者签订知情同意书。捐赠者有权撤回知情同意，并要求销毁相关样本和信息。

三、标本的收集

血液样本用真空采血管（抗凝管和促凝管）采集。将抗凝管或促凝管放入离心机中离心，促凝管经离心后分为血清和血凝块，抗凝管离心后分为上层血浆、中层白膜层和下层红细胞。按照需要将血清或血浆每管 200~500 μL 放置在液氮或者−80 ℃冰箱保存。

组织标本应尽量减少组织缺血时间，在离体 30 min 内取材。若作为新鲜标本保存，每块组织大小一般在 1 cm³ 以内，质量尽量保证在 250 mg 以上。先将组织放入冻存管中，用标记笔做好标记（或者贴上条码标签），直接放入液氮内超低温冷冻保存。若用于制造石蜡标本，则每块 1 cm³ 组织先置于 10% 甲醛溶液中固定，然后进行石蜡包埋，可以常温保存。

穿刺活检组织受手术影响较小，是非常珍贵的临床样本。可以在保证病理诊断的条件下，将剩余标本置于冻存管中液氮保存，或者置于 10% 甲醛溶液中固定，然后石蜡包埋。

尿液标本离心后取上清液分装后冻存在−80 ℃冰箱内，但需要注意，长期保存或者反复冻融常常造成尿液成分降解。

粪便标本易于采集，一般用于肠道微生物组学和胃肠道上皮脱落细胞基因组学研究。如果用于核酸和其他生物大分子研究无须离心，转移至无菌管中分装，−80 ℃冰箱保存即可。

四、标本的保存

处理好的标本按照要求存放至相应冰箱中，同时需要记录样本保存的位置和状态，保存的样本应该定期检查和核对。

五、样本的清理与销毁

对于没有利用价值或者捐赠者要求销毁的样本进行清理和销毁，可以节约储存空间及能源，减少保存成本。销毁的样本应作为医疗废弃物，严格依照相关制度和法律进行销毁。同时样本管理系统应做好相关记录。

（郭文治　阎　冰　张笑丹　史晓奕　胡亚东）

参考文献

[1] 郑树森. 肝移植. 2 版. 北京：人民卫生出版社，2012.
[2] 刘永锋，郑树森. 器官移植学. 北京：人民卫生出版社，2014.

第二篇

器官移植学各论

第十章 肾脏移植

肾脏移植已成为治疗各类终末期肾病（end-stage renal disease，ESRD）最有效的方法。在肾移植领域中积累的组织配型、器官保存、手术方法、抗排斥反应等方面的经验推动了器官移植的基础和临床研究，开创了 21 世纪移植医学的新局面。

第一节 概　述

一、肾移植历史与现状

（一）国际肾移植的发展

1902 年，Ullmann 和 Decastello 成功地完成了同种动物肾移植。1954 年，在美国波士顿的布里格姆妇女医院，约瑟夫·默里（Joseph Murry）医生实施了世界第 1 例成功的肾移植，开辟了器官移植新纪元，也为其他器官（如肝、胰和心脏等）的移植奠定了基础。20 世纪 60 年代中期，Hamburger 和 Dausset 开展了供受者间的组织配型，显著降低了超急性排斥的发生率，加上硫唑嘌呤在临床应用上的推广，肾移植手术逐渐得以广泛应用。20 世纪 90 年代以后，随着新的免疫抑制剂的研发和应用，患者及移植肾存活率均明显提高。经过 1 个多世纪的探索和发展，目前肾移植已在世界各地成功开展并普及，已成为治疗各类终末期肾病最有效的手段。

（二）国内肾移植的发展

我国于 20 世纪 50 年代开展了肾移植动物实验，1960 年吴阶平院士率先施行第 1 例人体肾移植，20 世纪 70 年代肾移植在全国正式展开。到 20 世纪 70 年代末，肾移植作为治疗慢性肾衰竭的有效方法在我国大城市逐步推广。在 1972 年 12 月，广州中山医学院首次开展我国活体亲属供肾移植。20 世纪 90 年代，随着外科技术的进步和新型免疫抑制剂的应用，肾脏移植进入了飞跃发展时期。目前，我国每年肾移植数量在 6 000～7 000 例次，总数仅次于美国。尤其是 2015 年以来，随着器官捐献工作的不断深入，公民逝世后器官捐献供肾比例进一步增加。

（三）肾移植关注重点

近 20 余年来，随着移植免疫学认识的不断深入、组织配型与肾脏保存方法的不断改进、强有力免疫抑制剂的临床应用、移植医师临床经验的不断积累，肾移植短期存活率明显提高，超急性排斥反应罕见，急性排斥反应明显减少，但在肾移植各种环节仍存在多种因素影响肾移植的长期存活。为保证肾移植效果，研究者的关注环节涵盖肾移植整个流程，特别是关注免疫抑制剂和生物制剂等药物的疗效和不良反应，积极开展免疫移植剂的个体化应用研究，预防和改善术后并发症。

1. 移植手术方法　目前，肾移植手术已标准化，即移植于髂窝部，将供肾动脉与受者髂内（外）动脉端端（侧）吻合，移植肾静脉与受者髂外或髂总静脉端侧吻合，输尿管直接包埋于膀胱。供肾种植分 3 个步骤：①移植部位的选择与暴露；②移植肾血管重建；③尿路重建。而活体供体的手术方式，确保供体的安全是目前最重要的原则，不能为追求新技术应用而选择自己不熟悉的手术方式。有研究者比较了开放、手辅助腹腔镜和单纯腹腔镜 3 种取肾手术方式，开放取肾术的各种并发症均显著低于腹腔镜手术方式。也有研究者认为，经腹开放手术方式已无必要，而经腹膜后开放和腹腔镜的选择，应根据术前影像学检查、供者经济情况、术者熟练程度综合考虑。目前广泛接受的观点认为，腹腔镜供肾摘取术比传统开放手术具有明显的优越性，但在某些情况下，开放手术仍不能完全被取代。腹腔镜手术有创伤少、术后恢复快、供者心理影响较小的优点，但对手术技巧要求高。开放性手术仍然具备手术时间短、费用低、热缺血时间短、安全性较高的优点，尤其在有肾血管解剖变异时。此外，目前有报道，小切口供肾摘取术使开放手术的手术切口大幅度减小，与腹腔镜手术相差已不大。因此，开放性手术仍有一定的适应证，在供肾为双支或多支副肾动脉时，分离和切取优势更为明显。

2. 免疫抑制剂的应用　免疫抑制药物的每一个新进展都推动了肾移植的发展。通过 20 多年来研究的经验积累，人们认为最佳的免疫抑制剂至少应达到 3 个目标。①选择性：即药物只抑制 T 细胞和（或）B 细胞的同种免疫反应；②协同性：即治疗方案中的每种药物以超附加的模式发挥作用；③特异性：即诱导受者特异性地对移植物耐受。但是，当前临床应用的免疫抑制剂只是部分地满足这些目标。常用的免疫抑制剂为环孢素 A、霉酚酸酯、他克莫司等化学免疫抑制剂、生物制剂类免疫抑制剂等。

3. 并发症的预防　目前外科手术技术不断提高，并且新型高效的免疫抑制剂也在广泛应用，使得肾移植术后并发症大为减少。但与一般外科手术相比，肾移植受者由于存在不同程度的器官功能受损和代谢紊乱，并长期使用免疫抑制剂，所以肾移植术后并发症仍较多。目前，肾移植并发症按时间划分可分为早期并发症、中远期并发症；按系统划分可分为心血管系统并发症（如血管并发症等）、泌尿系统并发症（如尿路并发症）等。其中轻者可影响患者的生活质量和移植肾的功能，重者可威胁患者的生命。因此，如何预防并发症的发生成为人们关注的重点，国内外专家也都开展了相应的研究。

二、展望

（一）免疫低反应性与免疫耐受的建立

免疫耐受是指机体对某种特定抗原不产生应答，而对其他抗原仍能发生正常应答的状态。移植免疫耐受是指在减量或停止使用免疫抑制剂情况下，宿主免疫系统不对移植物产生排斥。移植排斥反应严重影响移植物存活，临床常规使用免疫抑制剂防治移植排斥反应，但长期使用免疫抑制剂会产生多种药物毒副作用，包括继发感染和肿瘤等。因此，诱导受者产生对移植物的免疫耐受是器官移植追求的目标，也是当今移植免疫学领域最具挑战的热点之一。

（二）异种器官移植

异种器官移植是用手术的方法将某一种属个体的器官或组织移植到另一种属个体的某一部位。科学家在动物身体上培育出新的器官，这些器官覆盖在人类干细胞培育环境中，发育的新器官可被人类身体所接受，只要人体接受这些"异种器官移植"不引起超急性排斥反应等免疫系统反应，这将成为源源不断的人体移植器官来源，从而有效解决人体移植器官严重短缺的现状。但同时，异种器官移植于人体，会存在跨物种病毒感染的隐患等问题。利用人体胚胎干细胞克隆出与受者相同的肾脏是最理想的解决方案，目前学者们正在探索如何在体外模拟肾脏胚胎发育过程，期望探明人类胚胎干细胞体外诱导分化的内外干预因素及其作用机制，从而为肾脏体外克隆提供理论依据。

（三）其他

免疫抑制剂的合理应用和个体化治疗，晚期移植物失功的预防以及肾移植在临床、基础、伦理和法律等方面的研究，还有更细致的工作需要做。

目前我国在肾移植临床应用上仍存在诸多障碍，如何正确使用移植手术方法、减轻免疫抑制剂的不良反应、减少移植术后并发症的发生等成为肾移植的主要问题。随着异种器官移植、干细胞和组织工程学等领域研究的深入，肾移植技术发展正面临新的发展契机。潜在的新方法不仅可以解决供肾短缺，还可以提高肾移植的长期存活率。相信随着技术发展，我国肾移植在数量和质量上定会有长足进步。

第二节　肾脏的应用解剖及组织结构

肾移植有关供体获取、移植部位、血管吻合方法和输尿管处理等术式已基本标准化。熟悉肾脏的大体形态、血管、输尿管血液供应及髂血管等有关移植的应用解剖，有助于顺利切取供体，对暴露髂血管和选择适当的血管吻合方式，缩短血管吻合时间，减少缺血时间、淋巴囊肿和尿瘘等具有重要意义。

一、肾脏的大体形态

肾是实质性脏器，位于腹膜后，左右各一，形似蚕豆，其表面光滑，质柔软，新鲜时呈红褐色。肾分内外侧两缘，前后两面及上下两端。肾内侧缘中部四边形的凹陷为肾门，是肾的血管、神经、淋巴管及肾盂出入之门户。由肾门伸入肾实质的凹陷为肾窦，由肾血管、肾小盏、肾大盏、肾盂和脂肪所占据。肾门是肾窦的开口，肾窦是肾门的延续。肾的前面凸向前外侧，后面紧贴腹后壁，上端宽而薄，下端窄而厚。成年人肾脏长约 10 cm（8~14 cm）（随人的身高有所浮动），宽约 5 cm（5~7 cm），厚约 4 cm（3~5 cm），重 120~150 g。

（一）肾的位置与毗邻

1. 肾的位置　肾位于脊柱两侧，腹膜后间隙内，属腹膜外位器官。肾的高度，左肾上端平第 11 胸椎体下缘，下端平第 2 腰椎体下缘；右肾上端平第 12 胸椎体上缘，下端平第 3 腰椎体上缘。因受肝的影响，右肾较左肾低 1 ~ 2 cm。两肾上端相距较近，下端相距较远（呈外八字分布）。肾门约在第 1 腰椎椎体平面，相当于第 9 肋软骨前端高度，在正中线外侧约 5 cm。在腰背部，肾门的体表投影点在竖脊肌外侧缘与第 12 肋的夹角处，称肾区。肾感染、结石等泌尿系统疾病患者触压或叩击该处可引起疼痛。

2. 肾的毗邻　肾上腺位于两肾的上方，两者虽共为肾筋膜包绕，但其间被疏松的结缔组织所分隔。故肾上腺位于肾纤维膜之外，肾下垂时肾上腺可不随肾下降。左肾前上部与胃底后面相邻，中部与胰尾和脾血管相接触，下部邻接空肠和结肠左曲。右肾前上部与肝相邻，下部与结肠右曲相接触，内侧缘邻接十二指肠降部。两肾后面上 1/3 与膈相邻，下部自内侧向外侧与腰大肌、腰方肌及腹横肌相毗邻。

（二）肾的结构

观察肾的冠状切面，肾实质可分为表层的肾皮质和深层的肾髓质。肾皮质厚 1 ~ 1.5 cm，新鲜标本为红褐色，富含血管并可见许多红色点状细小颗粒，由肾小体与肾小管组成。肾髓质色淡红，约占肾实质厚度的 2/3。可见 15 ~ 20 个圆锥形、底朝皮质、尖向肾窦、光泽致密，有许多颜色较深、放射状条纹的肾锥体，肾锥体的条纹由肾直小管和血管平行排列形成。2 ~ 3 个肾锥体尖端合并成肾乳头，并突入肾小盏，肾乳头顶端有许多小孔称乳头孔，肾产生的终尿就是经乳头孔流入肾小盏内，伸入肾锥体之间的皮质称肾柱。肾小盏呈漏斗形，共有 7 ~ 8 个，其边缘包绕肾乳头，承接排出的尿液。在肾窦内，2 ~ 3 个肾小盏合成肾大盏，再有 2 ~ 3 个肾大盏汇合形成一个肾盂。

（三）肾的被膜

肾皮质表面包被有由平滑肌纤维和结缔组织构成的肌织膜，它与肾实质紧密粘连，不可分离，进入肾窦，并覆于肾乳头以外的窦壁上。除肌织膜外，通常将肾脏的被膜分为三层：由内向外依次为纤维囊、脂肪囊和肾筋膜。

二、肾脏的血液供应

（一）概述

人的每个肾约重 150 g，两肾共约 300 g，以人的体重为 60 kg 计算，肾占体重的 0.5%，但两肾的血流量大约为 1 200 mL/min，占心输出量的 22%。以单位质量计，肾的血流量是脑的 7 倍，冠状动脉的 5 倍。肾循环的高灌注量有双重的功能，其一是为肾组织提供氧和营养物质，其二是形成尿液。

（二）肾脏血管的组成

肾动脉由腹主动脉垂直分出，经肾门进入肾，其分支形成叶间动脉、弓形动脉、小叶间动脉，再分支成入球小动脉。入球小动脉进入肾小体后分支形成肾小球毛细血管网，肾小球毛细血管网汇集成出球小动脉后离开肾小体。出球小动脉离开肾小体后再次分支，形成毛细血管网，包绕于肾小管和集合管的周围，然后再汇合成静脉，经小叶间静脉、弓形静脉、叶间静脉，汇成肾静脉。肾静脉从肾门出肾，汇入下腔静脉。

（三）肾血流量的调节

肾血流量对于肾脏发挥滤过功能很重要，而且肾脏纤维化的基础就是肾脏血流灌注减少。肾血流量受自身调节及神经、体液因素的调节。由于肾血流灌注以肾皮质部最高，所以肾血流量的调节主要是对皮质血流量的调节。

1. 肾血流量自身调节　肾血流量自身调节机制对于肾小球滤过功能稳态的维持有重要意义，所谓的肾血流的自我调节是指当动脉血压在 80～180 mmHg 范围内波动时，肾小球毛细血管血压可保持相对稳定，从而使肾小球滤过功能保持稳态。但是当动脉血压低于 80 mmHg 时肾小球毛细血管血压就会下降，肾小球的滤过功能减退。

2. 肾血流的神经、体液调节

（1）神经调节：肾交感神经活动加强时，其末梢释放的去甲肾上腺素作用于小动脉血管平滑肌的 α 肾上腺素能受体，引起血管收缩，从而使肾血流量减少。反之当交感神经活动抑制时，肾血流量增加。

（2）体液调节。

1）血管紧张素 II（Ang II）：肾素-血管紧张素-醛固酮系统是调节肾脏活动的一个重要体液系统，在血液循环中，Ang II 作为一种缩血管物质，可产生强烈的缩血管作用，使外周阻力增大，动脉血压升高。在肾脏局部 Ang II 可使肾脏小动脉血管平滑肌收缩，因而使肾血流量降低。出球小动脉对 Ang II 的敏感性较入球小动脉高，低浓度的 Ang II 就可使出球小动脉收缩；而在入球小动脉，Ang II 可使血管平滑肌生成前列环素（PGI_2）和 NO，这些物质能减弱 Ang II 的缩血管作用。

2）缓激肽：在肾脏内也存在激肽释放酶-激肽系统。缓激肽可使肾脏的小动脉舒张，也能促进肾脏内 NO 和前列腺素的生成，导致肾血流量增加。肾素-血管紧张素系统和激肽释放酶-激肽系统在功能上互相制约，互相协调，两者之间又存在密切的联系。血管紧张素转换酶是使 Ang I 转化成 Ang II 的酶，同时也是使缓激肽降解的酶。临床上应用的血管紧张素转换酶抑制剂，即 ACEI 类药物在减少 Ang II 生成的同时也可以减少缓激肽的降解，从而发挥其降压作用。

3）一氧化氮（NO）：NO 是由血管内皮细胞合成和释放的一种舒血管物质，在肾脏入球小动脉血管内皮生成的 NO 可使入球小动脉舒张，从而使肾血流量增加。

4）内皮素（ET）：ET 是由血管内皮细胞合成和释放的一族肽类物质，是已知的最强烈的缩血管物质之一。在肾脏中起作用的 ET 是 ET-1，它的主要作用是使小动脉收缩，血管阻力升高，故肾血流量减少。

5）前列腺素：前列腺素的作用主要是对抗交感神经和血管紧张素的缩血管效应。

三、肾移植相关血管

（一）肾动脉

肾动脉通常呈直角起自腹主动脉两侧，一般在 L_1～L_2 之间的椎间盘平面起始，伴随其前方的肾静脉及后方的肾盂进入肾门。右肾动脉跨过后面的下腔静脉向后下走行进入右肾，左肾动脉在右肾动脉下发出，走行相对平直而后向后上进入左肾。

肾动脉主干到肾门附近分为前、后两干，即肾动脉的第一级分支。经肾门入肾，在肾内再分为肾段动脉，即肾动脉的第二级分支，前干分为 4 个肾段动脉，上段、上前段、下前段、下段。上段和下段为肾上、下极前后面供血，上前段、下前段为肾前面其他部位供血，来自后干的后段为肾后面大部分供血。肾段动脉在肾窦内走向肾实质，然后在肾实质内延续为叶间动脉。叶间动脉为肾动脉的第三级分支，走行于肾柱内，达肾皮质时，形成 90° 转折，延续为弓形动脉，其走行平行于肾表面。小叶间动脉起自弓形动脉，在皮质内呈垂直方向走行（图 10-1）。

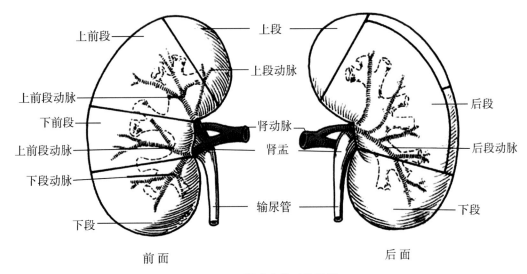

图 10-1　肾动脉的正常解剖

凡不经肾门入肾的肾动脉，不论起源如何，支数多少，均称为副肾动脉。由于副肾动脉的分支与肾动脉的分支之间在肾内无吻合，故肾移植取肾时，要注意对副肾动脉的保护，并将其与受体的血管吻合，以保证其所供应区域肾的血供。

副肾动脉是最常见的肾血管变异，1/3 的人会出现副肾动脉，30% 出现在一侧肾，10% 出现在两侧肾。副肾动脉通常在 $T_{11} \sim L_4$ 水平源于腹主动脉或髂动脉发出，极少数情况下，发自胸主动脉下部、腰动脉或肠系膜动脉，副肾动脉又可分为副肾门动脉和副上、下极动脉。副肾门动脉进入肾门，与主肾动脉直径相当；而上、下极动脉进入肾的上极或下极，直径比较细小，出现率约为 28.7%。肾门前动脉分支，也称过早分支（early branch），也是供体肾切除前必须确认的另一常见肾动脉变异，其指在肾动脉的第一支分支位于其开口 1.5 cm 内（图 10-2）。

（二）肾静脉

肾静脉在肾内存在广泛的吻合，在肾门的内侧多有 2~4 个属支，属支的大部分与动脉分支伴行，最后以接近直角汇入下腔静脉。左肾静脉横经腹后壁，位于脾静脉及胰体的后方，末端位于肠系膜上动脉起点的下方，经腹主动脉前方注入下腔静脉边缘。右肾静脉位于十二指肠降部的后方，有时经胰头右侧的后面，向内侧汇入下腔静脉右缘。单支肾静脉注入下腔静脉的平面在第 12 胸椎中部至第 2 腰椎下部之间，右侧以第 1 腰椎中部、左侧以第 1 腰椎上部最多。左侧肾静脉的位置和注入下腔静脉的平面多数

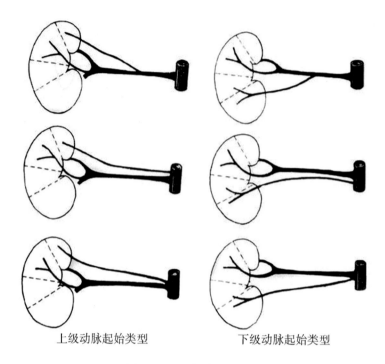

上级动脉起始类型　　　　　　下级动脉起始类型

图 10-2　副肾动脉的类型

较右侧高。

肾静脉的变异多见于左侧，主要有两种：一种是左肾静脉环，发生率为 2.4%，左肾静脉由上、下支围成，形成肾静脉环，环中有左性腺动脉或肾动脉；一种是主动脉后左肾静脉，发生率为 2.9%，多数有 2 支左肾静脉，1 支位于主动脉前，1 支位于主动脉后。副肾动脉的发生率虽然较高，但多没有伴行的副肾静脉，只有 5.5% 伴行有副肾静脉。副肾静脉存在时，多见于肾上极，自肾上极穿出后注入肾静脉。

（三）髂内动脉

髂内动脉为一短干，长约 4 cm，于骶髂关节前方由髂总动脉分出后，斜向内下进入盆腔。其前外侧有输尿管越过，后方邻近腰骶干，髂内静脉和闭孔神经行于其内侧。主干行至坐骨大孔上缘处一般分为前、后两干，前干分支多至脏器，后干分支多至盆壁。

多数的髂内动脉长度适中，其外径与肾动脉的外径相近，故在肾移植中常选择其与肾动脉做端端吻合。

（四）髂外动脉

髂外动脉的位置恒定，管径较粗。有的髂外动脉起始部的前方有输尿管跨过，其外侧在男性有睾丸动、静脉及生殖股神经与之伴行，至其末端的前方有输精管越过；在女性，髂外动脉起始部的前方有卵巢动、静脉越过，其末端的前上方有子宫圆韧带斜向越过。髂外动脉近腹股沟韧带处发出腹壁下动脉和旋髂深动脉，后者向外上方贴髂窝走行，分布于髂肌和髂骨等。髂总动脉及髂外动脉的投影：自脐左下方 2 cm 处至髂前上棘与耻骨联合连线的中点间的连线，此线的上 1/3 段为髂总动脉的投影；下 2/3 段为髂外动脉的投影。上、中 1/3 交界处即为髂内动脉的起点。

髂内动脉与髂外动脉间的夹角可分为 3 种情况：①夹角小于 15°，占 12.2%，这种类型的髂内动脉起点较高亦较长，在肾移植过程中易于分离和利用；②动脉间夹角在 15°~45° 范围内，占 80.6%，肾移植时利用髂内动脉亦无困难；③动脉间夹角大于 45°，甚至达到 80°~90°，占 7.2%，髂内动脉短而粗，位置深，又较固定，肾移植时分离及利用较困难。

（五）髂外静脉

髂外静脉的位置较恒定，管径较粗，在肾移植时适宜于做肾静脉-髂外静脉端侧吻合，吻合部位应避开髂外静脉瓣膜，以免破坏瓣膜，影响血流。

（六）髂内静脉

髂内静脉的属支多，且常有变异，位置也较深，肾移植时利用困难。

异常肾血管的发生率很高，在肾移植手术中，手术者必须充分估计供肾血管畸形的可能性。遇到供肾有血管畸形，可采用相应的血管外科手术进行搭桥吻合，避免供肾的浪费。

（七）输尿管的血液供应

输尿管的行程长，动脉来源多。上 1/3 输尿管由肾动脉分支供应，中 1/3 由腹主动脉、髂总动脉、精索内动脉或子宫动脉供应，下 1/3 由膀胱下动脉供应。这些分支到达输尿管后，分布在筋膜层并上下沟通，形成动脉网，然后再散布到其他各层。输尿管静脉是随着动脉回流的。静脉通过黏膜下层回到筋膜层后由肾、髂、精索、子宫、膀胱静脉等回流（图 10-3）。

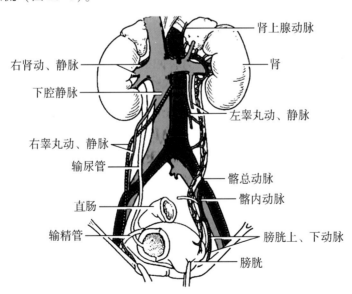

图 10-3　输尿管的动脉血供

由于输尿管以上血供特点，在切取供肾时应注意：①保护好肾门周围脂肪组织和包绕输尿管的结缔组织，对输尿管的血供有重要意义；②由于输尿管中下段血供来自腹主动脉或髂总动脉，供肾不能承担血供渠道，故输尿管截取段不宜过长。

第三节　肾脏的生理功能

一、尿液的生成

正常成年人两侧肾脏血流量每分钟 1 000~1 200 mL，其中血浆流量每分钟 600~700 mL。单位时间内肾小球滤过的血浆量称为肾小球滤过率，正常成年人每分钟（120±15）mL。两侧肾脏每日从肾小球滤过的血浆总量为 150~180 L，所滤过的这部分血浆称为原尿。原尿流经肾小管及集合管，约 99% 被重吸收。因此排出体外的尿液——终尿仅有 1 500~1 800 mL。机体在代谢过程中所产生的代谢产物，如尿素、肌酸、尿酸以及一些酸性物质由肾小球滤过后通过肾小管排出体外。除了由肾小球滤过外，肾小管尚可直接分泌某些代谢产物，如肌酐、氢离子、钾离子等，以排出体外。但在排泄分泌的同时尚有重吸收过程。如对葡萄糖、小分子蛋白质、氨基酸以及碳酸氢根能全部重吸收。

二、调节酸碱平衡

人体在消化食物过程中及体内糖、脂肪、蛋白质代谢产物所产生大量酸性物质和少量碱性物质释放入血液，然后排出体外。其中以酸性物质为主要排泄物。酸性物质分挥发性酸和非挥发性酸，前者指碳酸，后者包括硫酸、磷酸、乳酸、丙酮酸等。肾脏调节酸碱平衡反应缓慢，但能充分调节血浆 pH 的变化，它的途径是通过以下方式完成的：①通过肾小管细胞对 $NaHCO_3$ 的重吸收，保留和维持体内必需的碱储备。②肾小管细胞可制造 NH_3，并不断扩散入肾小管腔内，与管腔内的强酸盐负离子（Cl^-、SO_4^{-2} 等）结合成 NH_4Cl 或（NH_4）$_2SO_4$ 等铵盐随尿排出体外。③肾小管所分泌的 H^+，可与滤液中 Na_2HPO_4 所离解的 Na^+ 进行交换，而使 $NaHPO_4$ 转变成 NaH_2PO_4 而排出体外，使尿液酸化。

三、肾脏内分泌功能

肾脏能产生某些激素类的生理活性物质，主要有肾素、缓激肽、前列腺素、促红细胞生成素 1，25-二羟基维生素 D_3 等。

（一）肾素

肾素 95% 以上来自肾小球旁器，后者是肾素合成、储存、释放场所。另有 2%~5% 肾素来自致密斑、间质细胞和出球小动脉内皮细胞。它是一种蛋白水解酶，相对分子质量为 42 000，可使肝脏产生的血管紧张素原的链肽水解，形成血管紧张素 Ⅰ，再在肺组织转换酶作用下，转化为血管紧张素 Ⅱ，经氨基肽酶水解，继续转化为血管紧张素 Ⅲ。血管紧张素 Ⅲ 亦可由血管紧张素 Ⅰ 经脱氨基酶、肺转换酶的作用而生成。肾素-血管紧张素系统的效应主要是调节循环血量、血压及水、电解质的平衡。肾素的分泌受交感神经、压力感受器和体内钠量的调节。肾小球旁器具有 α、β_2 肾上腺素能受体。交感神经兴奋，末梢释放儿茶酚胺，通过 β_2 受体，激活腺苷酸环化酶，产生 cAMP，促使肾素分泌。肾小球旁器本身具有压力感受器，可感受肾小球小动脉内压力和血容量的变化；当全身有效循环血量减少，肾内灌注压降低，入球小动脉压力下降，则可刺激肾小球旁器的压力感受器，促使肾素分泌。致密斑则为肾内钠感受器，体钠量减少时，流经致密斑的钠通量减少，亦可刺激肾素分泌。关于致密斑钠通量对肾素分泌的影响，有不同看法，有人认为决定肾素分泌的不是致密斑钠通量，而是通过致密斑进入细胞内的钠量，如呋塞米，可抑制肾小管对钠的重吸收，流经致密斑的钠通量增加；但呋塞米可抑制钠进入细胞内，使细胞内钠量减少，促进肾素分泌。此外，肾素分泌尚可受血管紧张素、醛固酮和抗利尿激素水平的反馈调节。高血钙、高血镁、低血钾等亦可刺激肾素的分泌。

（二）缓激肽释放酶——激肽系统

缓激肽是多肽类组织激素。它是由激肽释放酶作用于血浆 α_2 球蛋白（激肽原）而生成的。激肽释放酶 90% 来自近端小管细胞。肾脏中亦存在激肽酶，可使激肽失活，因此，激肽是一种起局部作用的组织激素。其主要作用：①对抗血管紧张素及交感神经兴奋，使小动脉扩张。②抑制抗利尿激素（ADH）对远端肾小管的作用，促进水、钠排泄，从而能使血压降低。肾脏激肽释放酶的产生、分泌受细胞外液量、体钠量、醛固酮、肾血流量等因素调节，其中醛固酮最为主要，它可促进激肽分泌。低血钾可抑制醛固酮分泌而减少激肽释放酶，高血钾则反之。

（三）前列腺素

前列腺素（PG）是由 20 个碳原子组成的不饱和脂肪酸，称为前列腺烷酸，有一个环戊烷及两条脂肪酸，据其结构的不同，PG 有 A、E、F、H 等多种。PG 最终经肺、肝、肾皮质内 PG 分解酶（15-PGDH）灭活。PG 合成是由 PG 前体即花生四烯酸（在肾间质细胞内脂肪颗粒中），在 PG 合成酶作用下生成 PG。PG 经环氧化酶及血栓素 A_2 合成催化下可转变成 TXA_2。PG 具有很强的扩血管效应，对血压和体液调节起重要作用，亦可刺激环磷酸腺苷的形成，对抗 ADH，引起利钠排水，使动脉压下降。各种 PG 的生理效应有一定差异；PGF_2 对血管舒张及利尿作用最强，PGA_2 与 PGE2 相似，$PGF_{1\alpha}$ 具缩血管作用，PGI_2（又称前列腺环素）与 TXA_2 是相互对抗的物质。肾内 PG 分泌受许多因素影响，缓激肽可直接刺激肾髓质乳头间质胺、血管紧张素，亦可促进 PG 分泌。PG 因具利钠排水、扩血管作用，在肾脏降压机制中占有关键性地位。临床上已有应用 PGA_2、PGE_2 治疗顽固性高血压，肾脏许多疾病如巴特综合征、溶血性尿毒症综合征、肾功能衰竭、肾病综合征等，与肾内激肽—前列腺素系统失调有关。

（四）促红细胞生成素

促红细胞生成素（EPO）是一种调节红细胞生成的多肽类激素，相对分子质量60 000 左右，90%由肾脏产生，约 10%在肝、脾等产生。肾脏毛细血管丛，肾小球旁器、肾皮质、髓质均能产生促红细胞因子作用于促红细胞生成素原的产物，它是一种糖蛋白，定向与红系祖细胞的特殊受体相结合，加速骨髓幼红细胞成熟、释放，并促使骨髓网织红细胞进入循环，使红细胞生成增加。目前已通过遗传学工程技术可重组人红细胞生成素（recombinant human erythopoietin，r-Hu EPO），其作用与EPO相同，可使慢性肾衰贫血逆转。EPO的合成与分泌主要受组织氧的供求比例来调节，减少氧供或增加组织需氧量，可激活肾脏腺苷酸环化酶，生成cAMP，使非活性蛋白激酶活化而促进EPO的分泌。EPO可通过反馈机制抑制EPO生成，保持机体红细胞维持在正常水平。由于肾脏有EPO的生成与调节的双重作用，一旦肾脏EPO分泌功能异常，将导致红细胞生成的异常。

（五）1，25-二羟基维生素 D_3

体内生成或摄入的维生素 D_3 需经肝内25-羟化酶的催化，形成25-羟基维生素 D_3，后者再经肾小管上皮细胞内线粒体中 1α-羟化酶的作用而形成具有高度生物活性的1，25-二羟基维生素 D_3。其主要生理作用：①促进肠道对钙、磷的吸收。1，25-二羟基维生素 D_3 可经血液转运至小肠黏膜上皮细胞的胞浆内与受体蛋白结合，进入细胞核，促进DNA转录mRNA，促使细胞合成钙结合蛋白，1分子钙结合蛋白可结合4分子钙离子，促进钙离子浓集、转运。磷在肠道的吸收是沿肠黏膜对 Ca^{2+} 转运后所形成的电化学梯度进行弥散的。②促进骨中钙、磷吸收及骨盐沉积。1，25-二羟基维生素 D_3 可促进破骨细胞的活动，增强甲状旁腺素对破骨细胞敏感性，促进骨溶解；它又可促进软骨细胞的成熟与钙化，形成浓集钙质颗粒软骨细胞，促进新骨的钙化，使骨质不断更新。1，25-二羟基维生素 D_3 受血钙、血磷的调节，并受甲状旁腺素和降钙素的控制。低血钙、低血磷可促进1，25-二羟基维生素 D_3 生成，反之则减少。甲状旁腺素可激活肾脏 1α-羟化酶，促进1，25-二羟基维生素 D_3 生成，降钙素则抑制 1α-羟化酶，使1，25-二羟基维生素 D_3 生成减少。当血钙降低，甲状旁腺素分泌增加。1α-羟化酶活性增强，促进1，25-二羟基维生素 D_3 生成，使血钙升高；反之则血钙降低，从而维持了血钙相对恒定。1，25-二羟基维生素 D_3 的生成还受自身反馈的调节。许多疾病可影响1，25-二羟基维生素 D_3 生成，如慢性肾脏疾病，因肾器质性损害，1α-羟化酶生成障碍，使得1，25-二羟基维生素 D_3 生成减少，可诱发肾性佝偻病、骨营养不良及骨质疏松症。

第四节　肾移植的适应证与禁忌证

随着肾移植技术的不断成熟，器官移植医师在术后抗排斥治疗与并发症防治等方面积累了丰富的经验，受者人/肾近期存活率明显提高。做好肾移植受者的评估与选择对于提高人/肾远期存活率至关重要，应综合考虑受者肾脏原发疾病、年龄、合并症等因素，使得肾移植取得理想的效果。

一、受者肾脏原发疾病评估

在中国，终末期肾病（end stage renal disease，ESRD）患者最常见的肾脏疾病是肾小球肾炎，其次是糖尿病肾病、间质性肾炎、多囊性肾病、反流性肾病和肾血管疾病。占据肾脏原发疾病首位的在美国是糖尿病肾病，在英国是肾小球肾炎，我国肾移植受者占据肾脏原发疾病首位的亦为肾小球肾炎。

（一）肾小球肾炎

各种常见类型的肾小球肾炎在肾移植术后的复发都已经有描述。尽管有些类型肾小球肾炎术后复发率较高，但是近期移植物失功的发生率较低。从总体上看，原发肾小球疾病复发并不构成肾移植禁忌证，但对一些特殊类型的肾小球肾炎仍值得重视。

1. 局灶节段性肾小球硬化　成人局灶节段性肾小球硬化（focal segmental glomerulosclerosis，FSGS）的复发率为 10%~15%，在 <5 岁儿童复发率高达 50%。原发病为肾炎在 3 年内进展至终末期肾病的患者以及原发肾炎显示系膜扩张的患者，复发率为 80%~100%。当第 1 个移植肾因为 FSGS 失功时，第 2 个移植肾 FSGS 复发可能性是 75%~85%。FSGS 复发后导致 40%~50% 的移植肾失功。

2. 膜性肾病　膜性肾病术后 3 年的复发率为 29%，复发后 5 年和 10 年的移植物失功率分别为 38% 和 52%。

3. 膜增殖性肾小球肾炎　膜增殖性肾小球肾炎（membranoproliferative glomerulonephritis，MPGN）Ⅰ 型复发率为 20%~30%，复发后的失功率为 6%。MPGN Ⅱ 型是一种少见的肾小球肾炎类型，多数报道的样本量小，其复发率为 70%~100%，复发通常发生在移植后的前几个月。复发后移植肾失功率为 12%。

4. IgA 肾病　IgA 肾病是最常见的肾小球肾炎类型，也是移植肾复发性肾小球肾炎最常见的类型，术后复发率高达 53%。与其他类型肾小球肾炎比较，IgA 肾病复发预后较好，复发后 2 年移植物存活率为 91%。

5. Henoch-Schonlein 肾炎　Henoch-Schonlein 肾炎主要发生于儿童，复发率为 35%，移植后 5 年因复发致移植物失功的比例为 11%。

6. 抗肾小球基底膜肾炎　约 25% 的 Goodpasture 综合征患者术后临床复发。术后 5 年的移植物存活率为 44%。如果术前透析 6~12 个月以上，可将术后的复发率降至 5% 以下，一般建议等待抗肾小球基底膜抗体从血液中消失后再行肾移植术。

（二）遗传性肾病

1. 多囊性肾病　多囊性肾病与其他类型的肾脏原发疾病相比，移植后的人/肾存活率无显著差异。目前的一般方案是将多囊肾留在原位，除非原肾引起腹部不适、持续感染、反复性出血或巨型增大。将有问题的多囊肾选择性切除，移植后需要切除原肾的受者占 7%。当巨大的多囊肾占据双侧髂窝使肾移植手术无空间进行时，一般在移植术前将其中的一个巨大的多囊肾切除，以便为新的移植肾腾出空间。

2. Alport 综合征　Alport 综合征患者肾脏的肾小球基底膜缺乏 Goodpasture 抗原。部分患者肾移植术后发生新月体肾小球肾炎，外周血中出现抗肾小球基底膜抗体，可能是对供者肾脏的 Goodpasture 抗原致敏所致。但是术后新月体性肾小球肾炎的复发率极低，尽管有些病例中存在沿肾小球基底膜的抗体沉积，考虑到术后新月体肾小球肾炎的低复发率，Alport 综合征不是肾移植禁忌证。

（三）代谢性疾病

1. 糖尿病　在美国，糖尿病肾病是 ESRD 的最常见原因。随着我国人民生活水平的提高，糖尿病发病率也有上升的趋势。糖尿病患者移植术后病死率显著高于非糖尿病患者。尽管移植受者存活率明显降低，但是在计算移植肾存活率时，如果排除受者带功能死亡的影响，糖尿病 ESRD 患者移植肾存活率仍然良好。

血管并发症是糖尿病患者的常见并发症。当血管并发症进展至难以有效治疗或引起器官功能不可逆性损害时，是肾移植禁忌证。糖尿病肾病的组织学复发很常见，但是导致移植肾功能衰竭则要相当长时间。Hariharan 报道 14 例糖尿病患者的移植肾糖尿病肾小球硬化症，平均发生在肾移植后 97 个月。

2. 高草酸尿症　高草酸尿症是一种少见的常染色体隐性遗传病。其特点是草酸盐和羟乙酸盐合成增加，令复发的尿路结石、肾钙化以及组织中草酸盐广泛沉积，导致严重骨病和血管疾病。早期报道肾移植疗效较差，主要因为合并严重的血管疾病和移植物中早期草酸盐沉积。预防草酸盐在移植肾中的沉积可以改善移植肾的预后，这些措施包括延长术前透析时间、术后有效利尿及使用吡哆醇、磷酸和镁制剂等药物。最佳治疗措施是肝肾联合移植或在肾病进展终末期之前行肝移植术。

3. 胱氨酸肾病　胱氨酸肾病是由肾小管细胞内在溶酶体转运缺陷所致。新的移植肾能恢复正常的转运功能，解除胱氨酸聚积。考虑到疾病进展可以导致儿童发育迟缓，多器官损害包括视力损害、甲状腺功能低下、肌病和痴呆等，宜尽早行肾移植术。术后仍然会发生胱氨酸堆积，但一般对移植肾功能无明显影响。

4. Fabry 病　Fabry 病是半乳糖苷酶缺陷导致的罕见先天性异常。临床特点是反复发作性肢体疼痛、发热、皮疹、血管提前老化和肾功能衰竭。Fabry 病肾移植患者病死率与其他肾疾病患者相同，肢体疼痛在术后仍会继续。

5. 淀粉样变性　肾脏淀粉样变性患者移植肾 5 年存活率低于肾小球肾炎患者（55% vs. 63%）。一段时间后淀粉样变性会在移植肾中复发，但是移植后 10 年内不会发生因复发导致的移植肾失功。

6. 痛风　痛风性肾病患者可以取得平均的移植肾存活率。痛风治疗应用别嘌呤醇或硫唑嘌呤，同时使用可以导致严重的骨髓抑制，术后一般不使用硫唑嘌呤。

7. 卟啉病　慢性肾功能衰竭是急性卟啉病的一个少见并发症，有少量病例报告证实肾脏移植可以治疗卟啉病引起的 ESRD。

（四）梗阻性肾病

梗阻性肾病是儿童肾移植的常见原因之一。梗阻性肾病患者可以取得与下尿路正常受者相同的移植肾存活率。将移植肾输尿管植入受者自身的膀胱或植入肠道代替膀胱都可以取得良好的效果。

（五）系统性疾病

1. 系统性红斑狼疮　系统性红斑狼疮（systemic lupus erythematosus，SLE）患者的肾移植术已经取得了丰富的经验。狼疮性肾炎肾移植术后的复发率很低。SLE 患者的人/肾存活率与其他肾脏疾病无明显差异。SLE 是肾移植的一个合适的适应证已经得到了广泛的认同，主要的争论在于 SLE 血清学阳性的患者是否应该立即行肾移植术。

2. 血管炎　经常合并肾功能衰竭的 3 种血管炎是：结节性多动脉炎、显微型多动脉炎和韦格内肉芽肿病。资料显示，肾移植后人/肾存活率与其他疾病无显著差异，也没有观察到因疾病复发导致的移植肾失功。检测抗中性粒细胞胞浆抗体（antineutrophil

cytoplasmic antibodies，ANCA）是监测疾病活动性的一个标志，通常建议在疾病无活动性时再行肾移植术。但是有些病例即使行维持性的血液透析，疾病活动性仍会继续。目前最新的观点是，术后的免疫抑制剂可以阻止原发病再燃，ANCA（＋）活动性患者并不是肾移植禁忌证。

3. 溶血性尿毒综合征　溶血性尿毒综合征（hemolytic uremic syndrome，HUS）占儿童透析患者的5%，占成年人透析患者的0.2%。流行型主要见于儿童，多发生于产细胞毒细菌感染所致的胃肠炎之后。散发型见于成人和儿童。考虑到该病患者主要为儿童，行肾移植术是优先的选择。但术后有复发的可能，文献报道的复发率为10%～45%。资料显示复发的危险因素有年龄较大、使用钙神经素抑制剂（CNI）、使用活体供肾和透析时间短。如果复发导致移植肾失功，再次移植不应该使用活体供肾，免疫抑制剂也应该避免使用CNI类药物。

二、受者年龄

肾移植的成功率与受者的年龄密切相关，以16～45岁受者术后的发病率及病死率最低。随着肾移植技术的提高，受者年龄限制已逐渐放宽。儿童肾移植有其特殊优势，移植可促进受者生长，摆脱血液透析且具有明显心理学优势。老年患者肾移植并没有明确年龄限制，老年患者筛选的关键问题是心血管疾病程度，如果仔细评估显示没有严重心血管疾病或心功能障碍，老年患者可接受肾移植并可以取得良好效果。

三、肾移植的适应证

一般而言，如果患者符合以下条件，可以考虑进行肾移植：①年龄12～65岁为宜，高龄患者如果心、肺和主要脏器功能正常，血压平稳、精神状态良好，也可以考虑移植；②慢性肾炎终末期或者其他肾脏疾病导致的不可逆的肾功能衰竭；③经过血液透析或者腹膜透析后，体内无潜在的感染灶，一般情况好，能耐受肾移植手术者；④无活动性消化道溃疡、肿瘤、活动性肝炎和结核，无精神、神经系统病史。

符合以上条件者，可以去器官移植中心就诊，做进一步的全面评估，并且等待肾移植。

四、肾移植的禁忌证

凡是出现以下情况者不适合肾移植，或者在移植前要做特殊准备：①转移性恶性肿瘤；②慢性呼吸功能衰竭；③严重心血管疾病；④泌尿系统严重的先天性畸形；⑤精神病和精神状态不稳定者；⑥肝功能明显异常者；⑦活动性感染，如活动性肺结核、肝炎等；⑧淋巴毒试验或者PRA强阳性者。

总之，当患者出现终末期肾病后，一定要到具有相应资质的医院就诊，完善各方面的检查，进行全面的评价。如果符合条件，则进入等待移植者名单。

第五节 组织配型

供、受者之间的组织不相容性是激活免疫系统引起移植物排斥，导致移植物丢失的重要原因。组织学配型是鉴定供者与受者 HLA 抗原，以便寻求最佳的组织配型进行器官移植，削弱供、受者之间的免疫屏障。随着肾移植手术的不断开展，对肾移植长期存活的要求也越来越迫切。国内外的临床研究资料表明，HLA 配型在改善肾移植效果方面起着重要作用。HLA 配型对移植物长期存活的影响已有很多报道，匹配较好的尸体肾移植与匹配较差的尸体肾移植相比，10 年成活率要高 20%，20 年成活率要高 25% 以上。这表明良好的组织学配型可明显影响肾移植的效果。

与临床上输血原则相同，供受者 ABO 血型要相容。O 型血可供给任何血型受者，AB 血型受者除可接受同型或 O 型供肾外，也可接受 A 型或 B 型供肾，A 型或 B 型受者可接受同型或 O 型供肾。血型相同比相容要好。

1. HLA 抗原分型测定 人类 HLA 系统存在于第 6 对染色体短臂上一狭小区域内，分为 HLA-Ⅰ类抗原（A、B、C）和 HLA-Ⅱ类抗原（DR、DP、DQ）。不同位点的抗原所起的作用不同，根据肾移植的大量统计学调查而估计，HLA 抗原在移植中的重要性为 DR>B>A>C。由于遗传连锁的缘故，在近亲供受者选择中，HLA-A 和 B 抗原相同，意味着 D 和 DR 抗原相同，故血缘关系供肾 HLA-A、B 配对，要显著地优于无血缘关系相配者。HLA-A、B 抗原对于非血缘尸体供肾肾脏移植的意义在于，根据目前已知紧密连锁的 HLA-A、B、C 及 D 具有明显连锁不平衡的特点，在选择 HLA-A、B 相同的供者时，意味着其紧密连锁的 HLA-D 抗原也可能相同，估计非血缘供肾中，HLA-A、B 抗原一致者约 10% 的 HLA-D 等位基因一致。一般认为供受者之间 4 个 HLA-A、B 位点的抗原都相配者，肾移植效果较好，但这样的机会非常少，且常常能检测到的抗原是通过严重连锁不平衡作用产生的表型。也有人认为，如果在供受者之间存在一个严重连锁不平衡的单倍体（HLA-A1、B8；A3、137；A2、B12）相配，肾移植也有较好的效果。即依照 HLA 相匹配原则也可找到一个紧密连锁系统相配者，这在移植排斥反应中必然起着重要作用。许多作者认为，HLA-B 抗原比 A 抗原相配更重要，可能在 HLA-B 位点的附近存在着一个或多个与移植有关的抗原系统，这些系统的等位基因与 HLA-B 位点基因组成连锁不平衡。对再次移植和已产生了抗 HLA 抗体的患者来说，选择 4 个或 3 个 HLA-A、B 抗原相配的供者，更具有临床意义。

自 DR 抗原检测技术引入组织配型的工作后，已有许多报道支持 HLA-DR 抗原在肾移植效果中的重要性。特别是在非血缘关系的肾移植中尤其强调 HLA-DR 位点的精确配型。许多临床研究证明理想的配型可以提高移植器官存活率 10%~30%。HLA-DR 抗原早期用血清学方法测定，现已有不少文章报道，聚合酶链式反应-序列特异性引物（PCR-SSP）技术测定 HLA-DR 抗原比血清学方法更为准确，尤其特别易于纯合子配型。HLA-A、B、C 和 DR 抗原系统在肾移植的排斥反应中起着极为重要的作用。

2. 交叉试验 引起移植物排斥反应重要的因素之一是受者血清中存在淋巴细胞毒

性抗体。Terasaki（1967）和 Patel（1969）首次报道，供者的淋巴细胞与受者的血清交叉反应阳性时，超过 80% 的受者发生超急性排斥反应。自此发现以来，HLA 交叉反应成为移植前必不可少的一项试验，这项试验的目的是检测受者血清中是否含有经预致敏而产生的抗供者 HLA-抗体。若在受者的血清中检测到抗供者 HLA-Ⅰ（A、B、C）类抗体，是器官移植的绝对禁忌证。但交叉反应阳性结果除了由常规的 HLA-A、B、C-抗体引起外，还可以由其他抗体引起：如受者血清中存在抗-HLA-DR 抗体时，也可呈阳性，特别是在细胞悬液中含有较多 B 细胞（如脾脏标本）时更为明显。这种抗 B 细胞 DR 抗体对移植物可能有保护作用。经同种免疫预致敏过的个体（如输血或肾移植曾发生排异），他们的血清中都可能预存 T 及 B 淋巴细胞的特异性抗体，故常规交叉配型试验应该包括测定 T 和 B 淋巴细胞抗体。另一抗体则为"冷抗体"，其在 10～15 ℃ 发生反应，具有自身免疫抗体的特征，但其对交叉反应阳性程度的影响相对较小。由于目前还不能对每一类特异性抗体做特异性交叉反应试验，而只能检测群体反应性抗体（PRA）的水平，故交叉反应试验阳性者，并不能作为移植的禁忌证，以免使一些等待移植的患者失去移植的机会。只有患者对同种异体的刺激（如输血、器官移植）有很强的免疫反应性且与移植肾相配的可能性很小时，才视为禁忌。由于部分患者在移植前已通过输血等非特异性免疫致敏，出现交叉反应阳性者很少，此时相应地将 HLA 相容性尺度放宽。但究竟 PRA 达到何种水平才是接受肾移植的禁忌证，文献报道不尽相同，一般认为 PRA>40% 的移植等待者，应引起重视，对于高 PRA 受者必须经过治疗（如血浆交换、免疫吸附或服用免疫抑制剂等）后再行移植，可获得较好的移植效果。同样，良好的 HLA 配型也可改善高 PRA 受者的肾移植效果。

第六节　肾移植手术技术

肾移植手术可以显著地改善尿毒症患者的生存质量。由于尿毒症患者通常伴有不同程度的并发症，如心血管并发症、糖尿病等，术前必须仔细评估。细致的手术操作，严格的止血，迅速的血管吻合、熟练处理各种可能存在的解剖变异及人为损伤，是减少外科并发症和移植肾功能延迟恢复（delayed graft function，DGF）的关键。

一、受者的准备

受者术前应充分透析，一般在手术前 1 天透析 1 次，或手术前 1 天、前 2 天各透析 1 次。为减少对凝血功能的影响，一般在手术当日不宜做透析治疗。应再次确认患者的凝血功能正常，血红蛋白水平在允许的范围和移植部位髂血管的通畅。如果患者曾行股静脉插管透析，可能的并发症包括髂外静脉血栓形成或完全闭塞。应据患者的致敏状态确定移植手术中使用的诱导治疗药物。在麻醉开始前行右颈内静脉插管，测量中心静脉压。

二、供肾的修整

首先辨认是否存在解剖变异或取肾损伤，最常见的变异是多支肾动脉。先将整块切取的双肾分开，左肾静脉在汇入下腔静脉处切断，剖开腹主动脉，两侧的肾动脉带主动脉片。将肾周脂肪切除，游离出肾动脉。不进入肾脏的分支予以切断和结扎。存在多支肾动脉时，将其保留在同一主动脉片上。如果分支已经切断，为保证输尿管血供，靠近肾下极的分支一般保留并重建。分支靠近肾上极时，如果估计供血范围小于10%，可以结扎；其他情况下，应尽量保留，以保证足够的肾单位。游离肾静脉，肾上腺静脉和生殖腺静脉予以结扎切断。部分左肾静脉接受腰静脉、奇静脉和半奇静脉的汇入，都予以结扎切断。游离肾血管时，不可太靠近肾门。对于所谓的"三金角"区（左肾位于肾下极与结扎的性腺静脉之间，右肾位于肾下极与右肾静脉和下腔静脉汇合之间），应避免分离，以免影响输尿管的血供。可以常规采用下腔静脉延长右肾静脉，右肾静脉延长可以缩短术中的血管吻合时间。修整时应将受损或变异的肾动脉重建，双支肾动脉距离较近时可将其保留在同一主动脉片上；距离较远时可将主动脉片缩小，或将其分离作为两个独立的主动脉片；2支或3支管径近似的肾动脉可行侧侧吻合；2支肾动脉管径差异较大时，可将管径细的动脉与较粗的动脉做端侧吻合。

三、肾脏移植手术

（一）手术部位和切口的选择

由于右侧髂血管较浅，左侧髂外静脉位置较深，对于首次肾移植患者，一般均首选右侧髂窝。二次肾移植的受者选择第1次手术的对侧。三次肾移植的受者选择经腹腔的正中切口，移植肾安放于盲肠后。异常肥胖的患者，一般采用沿腹股沟韧带上2cm的弧形切口，需切断肌肉，但容易暴露出髂外血管，血管吻合较方便。对于普通患者，可采用下腹部"L"形切口，因为没有切断腹壁肌肉，所以出血少，解剖容易，创伤较小，术后疼痛减轻，恢复快（图10-4）。

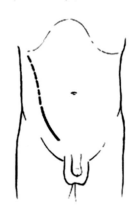

图10-4　肾移植手术切口

（二）手术部位的显露

依次切开皮肤、皮下筋膜，腹壁浅动静脉予以结扎。肥胖受者为避免术后的脂肪液化和切口裂开，应避免用电刀切开脂肪组织。切开腹外斜肌腱膜，在腹内斜肌肌纤维内侧将其腱膜提起并切开，此时已切开腹直肌前鞘，将两层腱膜提起向外翻，显露腹直肌外侧缘和腹壁下动静脉，将后者切断结扎。切开弓状线头侧的腹直肌后鞘，将腹膜及其内容物向内侧推开，即可显露髂血管。精索予以保留，子宫圆韧带可切断结扎。置入三叶拉钩，显露手术部位。

（三）血管吻合

先游离髂外静脉，将髂外静脉表面的结缔组织分束仔细结扎，游离足够长度的髂外静脉，以便于阻断和吻合。如果受者髂外动脉管径正常，首选髂外动脉作为吻合部位，操作简单。带腹主动脉的吻合方式不会引起吻合口的狭窄，髂外动脉做最低程度的游离。如果受者低血压或者髂外动脉管径较细，而髂内动脉管径正常，可选择髂内动脉作为吻合部位，行端端吻合（图10-5）。

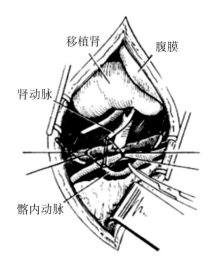

图10-5 肾移植血管吻合

准备好供吻合的髂血管后，用两把血管阻断钳（"哈巴狗"钳）阻断髂外静脉，将髂外静脉剪去一块与肾静脉开口大小相同的血管壁，用肝素盐水冲洗血管腔。从冰盒中取出供肾，并在冷"夹克"中放入碎冰，辨认好肾动静脉和输尿管方向后，一般采用两定点方式（上、下及其中一侧或两侧）将肾静脉和髂外静脉用5-0或6-0滑线做连续缝合。缝合结束前向血管腔内注入肝素盐水，排出血块和空气，并观察有无渗漏。选用髂外动脉作为肾动脉吻合部位时，髂外动脉用血管阻断钳阻断，剪去一块血管壁，修整肾动脉的腹主动脉片，使两者大小相似，采用四定点方式，吻合方法与静脉吻合相同。先采用髂内动脉做吻合时，将肾动脉用"哈巴狗"钳阻断，一般采用四定点后的间断缝合。缝合结束后，松开髂内动脉或髂外动脉阻断钳，观察有无漏血，如有漏血可予以间断缝合。仅有渗血时，用热盐水纱布压迫即可止血。

剪除冷夹克，开放移植肾血流，观察肾脏颜色和搏动情况。无特殊情况时，移植肾颜色红润，搏动好，输尿管立刻有尿液排出。如果移植肾张力差，有散在瘀斑。首先观察移植肾动脉有无痉挛，多数情况下可见到肾动脉主干痉挛，可用2%利多卡因或罂粟碱做肾门周围封闭，并用热盐水纱布包裹肾脏，有助于动脉痉挛的缓解。如果肾动脉无明显痉挛，可能是肾内的动脉痉挛所致，处理方法与肾动脉主干相同，需要与移植肾的包膜撕裂相鉴别。由于取肾时的暴力损伤，表现为开放血流后移植肾张力差，表面有瘀斑，肾动脉主干表面有淤血（为外膜断裂，血液进入外膜下所致），如果出血严重，难以止血，应再次阻断血流，切除移植肾用冷保存液再次灌注肾脏，切除外膜撕裂肾段肾动脉后重新吻合。

肾移植术的血管吻合时间属于热缺血时间，一般称为二次热缺血时间（second warm ischemic time）。加快血管吻合速度，可以缩短二次热缺血时间；吻合过程中应注意移植肾的降温，如果冰屑融化，应及时补充。遇到血管吻合困难或需要吻合多支动脉，可在静脉吻合结束前再用冷保存液灌注移植肾一次。术后急性肾小管坏死（acute renal tubule necrosis，ATN）的发生率与血流开放前移植肾的温度有关。文献报道，发生 ATN 者，移植肾吻合结束时的温度显著高于未发生 ATN 的移植肾（19.7 ℃±5.1 ℃ vs. 14.9 ℃±3.6 ℃）。

（四）尿路重建

尿路重建技术主要有两大类，即膀胱外法（extravesical technique of ureteroneocystotomy）和膀胱内法（intravesical extravesical technique of ureteroneocystotomy）。常用的膀胱外法是 Lich-Gregoir 法，膀胱内法一般指 Politano-Leadbetter 法。

Lich-Gregoir 法的具体操作：膀胱注水约 200 mL，推开膀胱外腹膜返折和脂肪组织，显露同侧膀胱前侧壁，用组织钳提起膀胱向头侧牵引，电刀切开膀胱壁浆肌层约 3 cm，用血管钳钝性分离至黏膜膨出，在远端黏膜开口约 1 cm；将输尿管通过精索或圆韧带下方，牵至膀胱壁切口处，切除多余的输尿管，远端仔细止血，剖开输尿管后壁，将输尿管与膀胱黏膜开口吻合，一般采用 5-0 可吸收线做连续或间断缝合。间断缝合膀胱壁浆肌层，包埋输尿管 1.5~3 cm，形成抗反流机制。Lich-Gregoir 法是目前最常用的方法。

Politano-Leadbetter 法的具体操作：切开膀胱前壁，在膀胱侧壁近底部处的浆肌层上切一小口。用血管钳斜行穿入膀胱壁至黏膜下层，再将血管钳向下向内引伸，同时加以扩张使成为一黏膜下隧道，长 3~4 cm。在原输尿管开口处上方处切开膀胱黏膜，将输尿管通过黏膜下隧道，拖入膀胱内，剪去多余的输尿管，以 5-0 可吸收线间断缝合输尿管末端和膀胱黏膜，使其形成半乳头样外翻。用细丝线缝合膀胱外侧壁的戳口，并固定附近的输尿管壁，膀胱前壁切口分层缝合。目前 Politano-Leadbetter 法很少应用。

其他常用的膀胱外式法平行切口法（parallel incision extravesical ureteroneocystostomy），其具体的操作是在膀胱外侧壁做两个平行的小切口，两个切口间做黏膜下隧道；远端切口切开黏膜，使输尿管通过黏膜下隧道与远端切口的黏膜吻合，缝合远端的浆肌层切口即完成再植。

常规放置输尿管支架管（双 J 管）可以减少泌尿系并发症。双 J 管相关的并发症主要包括：双 J 管导致梗阻、拔除时断裂、向近端移位和结石形成。如果双 J 管留置时间超过 30 d，尿路感染并发症显著增加，一般建议术后 1 个月拔除双 J 管。

（五）关闭切口

在关闭切口前，应仔细检查有无活动性出血，移植肾动脉、静脉有无扭曲，移植肾位置是否恰当。术中彻底止血非常重要，因移植肾肾周血肿而再次手术探查时，有

53.7%的病例找不到出血部位，如无特殊，放置引流管，逐层关闭切口，术后的引流液可能较多，达 200~300 mL/d，应采用封闭式的引流管，在每天引流量<20mL 时即可拔除引流管。

四、供肾异常的手术处理

可能存在的供肾异常包括：肾血管异常（多支肾动脉，多支肾静脉和双下腔静脉）、供肾实质损伤（切割伤）、输尿管畸形（双输尿管）、输尿管内结石、输尿管长度缺损，重复肾畸形、多囊肾和马蹄肾等。

（一）多支肾动脉的处理

肾血管的异常应争取在修肾时处理，尽量减少手术中的血管吻合次数，缩短二次热缺血时间。手术中多支肾动脉有以下多种处理方法。

（1）将多支肾动脉带腹主动脉片与髂外动脉吻合。

（2）如果两支肾动脉在腹主动脉片上距离过大，可切除部分腹主动脉壁再缝合，缩短两者距离，缩短术中的吻合时间，减轻对髂外动脉的损伤；或将两个腹主动脉片分别与髂外动脉吻合。

（3）如果极支动脉已失去腹主动脉片，可将其与腹壁下动脉吻合。

（4）两支肾动脉直径相似时，可合并为一支，再与髂外动脉吻合。

（5）如果主支较粗而极支较细，可将极支端侧吻合于主支。

（6）主支与髂内动脉端端吻合，极支带腹主动脉，与髂外动脉端侧吻合。

多支肾动脉的供肾与单支肾动脉的供肾比较，术后高血压、ATN、急性排斥反应、血清肌酐水平、早期血管并发症、泌尿系统并发症、人肾存活率等方面均无显著差异；唯一有差异的是多支肾动脉的移植肾晚期肾动脉狭窄发生率较高。

（二）多支肾静脉的处理

肾静脉的变异较肾动脉少。当存在多支进肾静脉时，主支直径>1 cm，可结扎其余分支，肾脏内存在静脉之间的吻合，不会造成梗塞。如果两支静脉直径相似，可带腔静脉片与髂外静脉吻合；或在延长肾静脉时，将 2 支肾静脉开口于延长的腔静脉内。

（三）供肾实质损伤的处理

供肾实质损伤主要为肾脏获取时的意外刀割伤或剪伤，在修缮时采用 6-0 无损伤血管缝线，或 4-0 可吸收缝线间断缝合伤口，肾表面垫供肾脂肪组织，后打结以免缝线切割伤。肾移植术中血流开放后，注意修补处渗血情况，如渗血较多，压迫效果差，可采用生物胶喷涂及止血绫包裹止血。弓形裂口较大时，应考虑用不吸收的血管缝线，以免缝线被过早吸收后裂口再次裂开。

（四）双输尿管的处理

2 条输尿管可分别与膀胱吻合，或远端合并成一个开口后与膀胱吻合。Haferkamp 等报道 19 例双输尿管肾移植，9 例分别吻合，10 例合并后吻合，两组输尿管并发症无差异。

（五）输尿管过短的处理

1. 输尿管稍短，膀胱容量和膀胱壁伸缩性正常　可行膀胱腰大肌悬吊术，将膀胱壁悬吊于腰大肌，使输尿管膀胱吻合口没有张力。或做膀胱 Boari 瓣与输尿管吻合。

2. 输尿管长度缺损　受者少尿或无尿时，可将肾移植输尿管与受者输尿管做端端吻合；受者尿量正常时，可行供肾输尿管与受者输尿管的端侧吻合。输尿管内须置入 6 F 双 J 管，采用 4-0 可吸收线，间断缝合。自体输尿管结扎后的风险是如果受者原肾尿量较多，引起原肾积水感染，有造成脓肾的风险。Gallentine 等报道了 278 例肾移植受者结扎自体输尿管的后果，多数受者为无尿或少尿，但有 3 例受者尿量正常。随访 1~140 个月，6 例（2.2%）受者在术后 7~82 个月因为胁腹部疼痛而需要行原肾切除术，其发病原因分别为：多囊肾 3 例，原因不明 2 例，糖尿病肾病 1 例，无一例发生感染。由此可见，在无尿或少尿的情况下，自体输尿管可以安全地结扎，仅有少部分患者需要行晚期的自体肾切除术，且多数见于多囊肾患者。Lapointe 等报道，166 例儿童肾移植术中的输尿管端端吻合，泌尿系统并发症的发生率为 8.4%。输尿管端端吻合，在儿童肾移植中是一项安全有效的技术，可能得益于供肾输尿管短而远端血供较好。

3. 供肾为马蹄肾的处理　若供肾峡部较宽厚且合并复杂血管畸形，可考虑将整个马蹄肾作为一个整体进行移植，以避免术后峡部残端出血或动静脉瘘形成。约 70% 的马蹄肾有多支肾动脉畸形，可将其重建成血管盘或分别与受者的多支动脉吻合。约 30% 的马蹄肾有肾盂输尿管连接部狭窄而致尿路梗阻；肾盂较大、输尿管与肾盂成角、有明显输尿管狭窄者需要整形术。因供肾输尿管为离体的游离输尿管，如行狭窄段输尿管切除加肾盂成形术，可能会损伤输尿管远端血供导致输尿管缺血坏死，可考虑将狭窄段输尿管纵切横缝，将狭窄段输尿管纵向切开后，再将其远端正常的输尿管组织缝至肾盂。马蹄肾的输尿管较正常输尿管短，必要时可将供肾输尿管与受者输尿管行端侧吻合。

第七节　肾移植围手术期处理

一、术前准备

（一）受者系统性评估

由于慢性肾功能衰竭患者合并症的发生率较高，术前仔细评估至关重要。首先要排除冠心病和活动性的细菌或结核杆菌感染，其他包括胃肠道、肝脏疾病、肿瘤等评估。当存在或怀疑下尿道异常时，也应做尿流动力学相应的检查。

（二）肾移植术前准备

1. 透析　透析种类对移植肾预后没有明显影响。早期有报道透析时间长的患者移植肾存活时间优于透析时间短的患者，但以后的研究证实术前透析时间对移植肾存活无明显影响。抢先肾移植（preemptive kidney transplantation）指肾移植术前未经透析治疗。抢先肾移植没有明显缺点，受者健康状况一般良好，避免了透析后所发生的各种并发症。目前认为只要有可能，应该鼓励抢先肾移植。

2. 输血　早期报道术前输血可以改善移植肾存活，但随着环孢素 A 的应用，输血的效果越来越不明显。由于使用促红细胞生成素可以替代输血以维持一定的血红蛋白水平，且输血易导致患者致敏从而增加匹配合适供肾的困难，等待供肾期间应该尽量避免输血。

3. 肾移植术前其他手术

（1）肾切除术：多囊肾通常在成功的肾移植后明显萎缩。在巨大多囊肾、反复感染或出血时，一般需要切除多囊肾。多囊肾体积巨大时，切除其中一个即可为新肾让出足够空间。术前常规多囊肾切除对移植肾预后没有影响。其他肾切除指征包括持续感染，通常由结石、肾积水或其他泌尿系统疾病所致。

（2）下尿路手术：下尿路异常不是肾移植禁忌证。膀胱镜和尿动力学检查可以确定膀胱小梁形成和瘢痕程度、膀胱容量和排空能力，根据检查结果再决定是否需要采取矫正手术或其他手术。膀胱输尿管反流是肾移植患者最常见的下尿路异常，一般不需要手术治疗，但它使患者在肾移植术后更易发生菌尿和自身肾脏感染。

（3）脾切除：在应用环孢素 A 以前的年代，脾脏切除术对移植物存活有益。在使用环孢素 A 以后，脾切除患者的病死率增加。在目前的免疫抑制方案下，一般不做脾切除术。但在 ABO 血型不相容肾移植中，脾切除术仍是常用的办法。

（三）肾移植术前一般准备工作

术前常规检查包括血常规、血生化、凝血功能、配血试验、各种病原学检查、心电图和胸片。高龄、合并糖尿病受者术前应行心脏 CTA 和大血管 CTA 检查，以充分评估冠脉情况和受体吻合血管条件。确定行肾移植手术时，重度贫血患者术前应该输注洗涤红细胞，使血红蛋白水平维持在 10 g/L 左右。术前应使血钾水平降至 5 mmol/L 以下。为避免容量不足导致术后少尿，术前透析结束时体重一般在干体重基础上再加 0.5 ~ 1 kg。

二、肾移植术中麻醉

自 1954 年 Murry 首次运用肾移植的方法治疗终末期肾脏疾病以来，其手术方式及麻醉方法均已比较成熟。

（一）麻醉前评估和准备

1. 麻醉前评估　肾移植术受者绝大多数为慢性肾功能衰竭患者，病情复杂，内环境不稳定，存在严重贫血，高血压，低蛋白血症及水、电解质和酸碱平衡紊乱，凝血功能障碍，严重水肿等许多复杂情况，并可累及全身各个系统，给麻醉和手术带来了一定的困难。为了麻醉及手术的安全，麻醉医师对病情应有足够的认识，对手术和麻醉中可能出现的问题要有充分的估计，制定防治措施，力求消除一切不利因素，尽可能使患者处于最佳状态。

2. 麻醉前准备

（1）充分透析：一般情况下，手术当日应透析 1 次，使患者电解质紊乱、心脏容量负荷有所改善，以利于麻醉实施和术中管理。

（2）禁食：肾功能衰竭患者胃排空时间延长（300 ~ 700 min），且消化系统存在如食管炎、胃炎、十二指肠炎以及肝炎、消化道出血等问题，因此慢性肾功能衰竭患者肾移植前禁食时间应不少于 6 h。

(3) 纠正严重贫血：肾功能衰竭患者血红蛋白较低，术前可应用叶酸、多种维生素及促红细胞生成素改善贫血，尽量使血红蛋白升至 70 g/L 以上。

(4) 控制高血压和改善心功能：慢性肾功能衰竭并高血压患者术前 2 周应进行抗高血压基础治疗，同时严格限盐限水，充分血液透析。心功能不全失代偿患者手术危险大，术前应积极治疗，减轻心脏前后负荷（如限制水盐摄入、利尿、应用血管扩张药），改善心功能。

(5) 麻醉前用药：抗胆碱能药物宜选用东莨菪碱，慎用阿托品；镇静药应选用安定或咪达唑仑，慎用巴比妥类药；镇痛药物可选用阿片类药物，但应避免对呼吸抑制。

(二) 麻醉选择

1. 麻醉药物的选择　麻醉药物的选择原则：不经肾排泄或少量经肾排泄；对肾脏没有直接毒性；体内代谢产物对肾无毒性作用；不减少肾血流量和降低滤过率。

(1) 吸入麻醉药：体内无机氟可引起肾小管损害，导致多尿性肾衰竭，尿浓缩能力下降及进展性氮质血症，血浆无机氟浓度在 50 μmol/L 以内，对肾功能影响很小。可选用异氟烷、恩氟烷、氟烷或氧化亚氮，禁用肾毒性强的甲氧氟烷。

(2) 静脉麻醉药：首选异丙酚和芬太尼，也可用硫喷妥钠、氯胺酮、依托咪酯、舒芬太尼、氟哌利多等。但要注意血清蛋白结合率高的静脉麻醉药（如硫喷妥钠）静脉注射时应适当减量并缓慢注射。

(3) 肌肉松弛药：肌肉松弛药的血清蛋白结合率不高，因而蛋白结合率在肾衰竭患者中的改变不会明显影响肌松药作用，但影响肌松药的药代动力学，因此肌松药作用时间可能延长。首选阿曲库铵、顺式阿曲库铵、罗库溴铵或维库溴铵，慎用琥珀胆碱。禁用全部经肾排泄的加拉碘铵和氨酰胆碱。

(4) 局麻药：可用利多卡因、罗哌卡因或布比卡因，均不宜加肾上腺素，以防导致恶性高血压意外。另外，还要避免局麻药过量所致的毒性反应。

2. 麻醉方法的选择

(1) 全身麻醉：国外特别是欧美国家一般都选择全身麻醉。因为全身麻醉能确保呼吸道通畅、供氧充分，能满足各种手术条件，麻醉效果确切，比较安全。但麻醉方法较复杂，对麻醉机、监测设施要求较高，生理干扰相对较大。

(2) 椎管内麻醉：目前是国内肾移植术的另一主要麻醉方法。连续硬膜外麻醉肌肉松弛，麻醉用药品种较少，对机体生理干扰相对较小。特别适合慢性肾功能衰竭并心衰受者。硬膜外麻醉术后肺部并发症较全身麻醉少，麻醉费用低。能提供较满意的术后镇痛，同时对改善或维持移植肾功能起到重要作用。但不能确保麻醉效果，遇病情突变或麻醉效果欠佳，麻醉管理较为被动，宜立即改为气管插管静吸复合麻醉。有凝血功能障碍或伴有严重贫血、低血容量或肾衰竭未经透析治疗的急症肾移植术患者均不宜选用椎管内麻醉。

(三) 麻醉实施

1. 全身麻醉

(1) 全麻诱导：采用快速静脉诱导。气管插管时要求平均动脉压不低于 13.3 kPa

（100 mmHg），不高于基础血压 20%；无呛咳、无躁动；脉搏血氧饱和度不低于 95%；呼气末二氧化碳分压在正常范围内。为了减轻气管插管时的应激反应，除常规麻醉诱导用药外，可通过喉麻管注入 1% 地卡因 1~2 mL 行气管表面麻醉。避免血压下降的方法有：纠正术前低血容量（诱导前输液等），使中心静脉压维持在正常范围内；诱导药如硫喷妥钠、异丙酚、咪达唑仑、芬太尼等，给药速度不宜太快，用药剂量不宜过大。

（2）全麻维持：包括麻醉的深度、肌肉松弛度、呼吸和循环指标的控制、与手术步骤的配合等，必须有机地结合在一起考虑，并进行综合处理。目前，全麻维持一般多采用异氟烷（吸入浓度为 0.5%~2%）、一氧化二氮、芬太尼等。肌松药采用阿曲库铵或维库溴铵。血压的维持与术中髂内外动脉的分离、髂总血管的阻断、移植肾与受体血管的吻合和开放有关。一般阻断髂总动脉血管后外周循环阻力增加，心脏后负荷加重，心肌耗氧增加；另外，如阻断髂总静脉可减少静脉回流，反射性引起交感神经兴奋而引起心率加快、血压升高。因此，肾血管的阻断前宜适当加深麻醉以抵消因髂总血管的阻断引起的病理生理改变；另外，植入肾血管开放后外周循环阻力骤然减小，血压下降。还应密切注意移植肾血管开放后血液渗漏情况。因此，移植肾血管开放前宜加快输液和减浅麻醉以防因移植肾血管开放后引起的血流动力学改变。有学者推荐，在移植肾血流复通前，使收缩压达 18.7 kPa（130 mmHg），必要时用多巴胺 [2~5 μg/（kg·min）] 升压，中心静脉压保持在 1.54~1.74 kPa（11.5~13.05 mmHg）。但有时移植肾血流恢复后，供肾肾素释放，可引起血压升高。对术中出现严重高血压者，可使用硝普钠控制性降压。

2. 连续硬膜外麻醉

（1）穿刺点：多采用两点穿刺，上管穿刺点选择 T_{11} 或 T_{12} 和 L_1 间隙，向头侧置管；下管穿刺点选择 $L_{2~3}$ 或 $L_{3~4}$ 间隙，向尾侧置管。

（2）麻醉平面：手术部位包括皮肤切口、髂窝部血管分离和吻合、盆腔部操作、供肾输尿管与受体膀胱吻合。因此，麻醉范围应覆盖下腹部和盆腔。上限 T_{10} 以上，不超过 T_6，下限至 S_5。

（3）局麻药浓度：上管麻醉平面需满足肌松，局麻药需用较高浓度，如利多卡因为 1.5%~2%、丁卡因为 0.2%~0.3%、布比卡因为 0.75%、罗哌卡因为 0.75%。但均不应加肾上腺素，因局麻药内加肾上腺素可使肾血流量减少 25%，还可使血压升高。下管麻醉平面不需满足肌松，只需满足镇痛，宜用较低浓度。两管结合应用可减少局麻药用量，降低局麻药中毒发生率。术中若患者过度紧张不安，可适量使用安定、咪达唑仑或氟芬合剂（氟哌利多 5 mg+芬太尼 0.1 mg），但此时要注意面罩吸氧，以防缺氧对肾的损害。

（四）术中管理

术中管理应注意下述几点。

（1）机械通气宜轻度过度通气，使二氧化碳分压（$PaCO_2$）维持在 4.3~4.7 kPa。

（2）术中血压宜维持在较高水平，特别是在血管吻合完毕开放血流前，不宜低于术前血压的 85%，必要时可静脉滴注多巴胺，以使移植肾有足够的滤过压。

（3）补液时应注意晶体液与胶体液的比例。晶体液常用平衡盐溶液，失血过多时需输新鲜血液。避免过多补液，注意通过密切监测中心静脉压来加强术中输液的控制。

（4）移植肾循环建立后，应重新记录尿量，如尿量偏少或无尿，可静脉注射呋塞米、甘露醇或钙通道阻滞药维拉帕米。

（5）监测血清钾，如遇高血钾时应立即处理，可给予葡萄糖酸钙或碱性药物，后者还有助于移植肾的功能改善。

（6）移植肾血管吻合开放前，依次给予甲基强的松龙 6~8 mg/kg 静脉注射、呋塞米 100 mg 缓慢静脉滴注，以及生物制剂 ATG-F 等静脉滴注。若血压偏低时，给少量多巴胺静脉滴注，必要时可追加，使血压维持在较术前血压略高的水平。

（7）术中若出现代谢性酸血症时，可输入 5% 碳酸氢钠予以纠正。

（8）麻醉中常规监测血压、心电图、脉氧饱和度、中心静脉压、呼气末二氧化碳浓度、血气分析和电解质测定等。

三、免疫抑制药物的应用

免疫抑制疗法是肾脏移植成败的关键因素。理想的免疫抑制治疗应达到高效、低毒、安全、方便和经济的要求。

（一）联合用药，优势互补

CsA 的问世显著降低了器官移植后的急性排斥反应和感染发生率，提高了移植物的存活率。目前国内外最常用的方案是以钙调神经素抑制剂（calcineurin inhibitor，CNI）为基础的三联免疫抑制方案，即 CsA 或他克莫司（tacrolimus，TAC）+辅助药物之一，如硫唑嘌呤（azathioprine，AZA）、吗替麦考酚酯（mycophenolate mofetil，MMF，骁悉）、西罗莫司（sirolimus，SRL）或咪唑立宾（mizoribine，MRZ）+糖皮质激素。联合用药的目的是最大限度抑制排斥反应，尽可能减少药物毒副作用，优势互补。

由于 CsA 和 TAC 具有相似的免疫抑制作用，但药物副反应不同，因此可根据患者的不同情况在两者间相互转换。

应当由 CsA 转换为 TAC 的情况：①CsA 无法控制的难治性排斥反应；②发生肝损害，既往感染过 HBV 的患者，或（和）肝功能不全（包括各型慢性肝炎）；③难以控制的高血压和高脂血症；④严重的多毛症或齿龈增生；⑤发生慢性移植物功能不全，可试用 TAC 替代 CsA。

应当由 TAC 转换为 CsA 的情况：①发生移植后糖耐量异常或移植后新发糖尿病。②有 TAC 相关末梢神经损害表现和（或）并发症。近年来，以 TAC 为基础的治疗方案由于具有相对较小的肾毒性和更强的免疫抑制作用，已在全球范围内得到逐步推广。

随着新型免疫抑制剂不断出现，三联用药方案也在不断变化。除上述组合外，Watson 等认为，当病理证实 CNI 导致患者出现肾损害时，可使用 SRI+MMF+激素三联组合方案，其主要目的是发挥每一种药物的免疫抑制功效，同时降低各自毒副作用。此外，尚有报道采用撤除激素或 CNI 的两联方案，其优点是避免糖尿病等激素并发症或 CNI 肾毒性引起的慢性移植物功能不全，缺点是部分免疫抑制不足的患者可能发生急、慢性排斥反应。诱导治疗现已广泛应用于免疫高危患者中，诱导治疗期间通常是四联用药。

总之，联合用药原则是免疫抑制剂应用中的普遍共识，事实证明无论采用何种联合方式，均较单一用药有无可比拟的优势。

（二）个体化用药原则

理想的个体化用药应以实时计算患者药物代谢动力学曲线下面积的结果为依据。临床个体化用药是根据患者病情变化来调整治疗方案，医生通过分析包括血药浓度在内的检查结果，决定患者药物治疗方案中联合用药的组合和具体剂量。例如，当患者服用较低剂量药物便可得到较高血药浓度时，应考虑是否存在其他代谢因素影响药物代谢和排出且所测得数据中是否含有其他非免疫抑制活性物质，此时应适当调整 CNI 剂量，同时增加细胞毒类药物剂量以防止发生因 CNI 减量造成的免疫抑制不足。

影响个体化治疗方案制订的因素有多种。首先为自然因素，主要包括体重、体表面积、年龄、性别、手术时限及饮食习惯等，其中体重和体液容积与药物分布与浓度之间关系密切。个体化治疗剂量应依据药物时量曲线和表观分布容积来确定，但由于计算和影响因素复杂且不易校正，不能检测实际组织中药物分布浓度等原因，临床工作中多采用药物血浆或全血浓度来替代。血药浓度可受多种因素影响，主要包括肝脏各种药物代谢酶的功能、消化系统吸收和排泄功能、其他药物对肝药酶的药物间相互作用，尤其是合并有肝胆系统疾病及其他系统并存疾病等病理状态。Opalz 等总结了数万例移植术后患者的免疫抑制剂应用情况后提出，监测药物浓度的结果应相对而言，过高和过低的血药浓度均不再具有参考价值，此时应分析患者的具体情况而采取个体化治疗方案。

个体化治疗方案是理想的临床治疗方法，但因个体差异变化悬殊，在实际中不易统一和掌控。近来有学者提出应根据患者免疫状态决定免疫抑制剂的应用，然而目前尚未找到能够完全反映患者免疫抑制状况或免疫水平的明确标志，因此该观点虽然合理却仍难以应用。总之，目前临床上制订个体化治疗方案仍然比较概念化，需根据患者实际应用效果和临床检测结果来决定。

（三）避免和减轻药物毒副作用

药物的毒副作用是器官移植术后各种并发症发生的主要原因之一。在两联用药时代中，由于激素和细胞毒性药物剂量大、减量慢，其毒副作用非常明显，有些甚至危及生命，如全消化道严重的应激性溃疡可造成广泛出血而死亡。激素敏感或携带骨质疏松基因的患者极易发生骨质疏松，甚至股骨头坏死。细胞毒性药物导致的重度骨髓抑制和肝损害目前已少见，这是因为 CsA 与前两类药物的联合应用大大降低了激素和细胞毒性药物的使用剂量。

CNI 主要针对 T 淋巴细胞发挥免疫抑制作用。低剂量 CNI 可减轻对非特异性免疫的抑制，使严重细菌性感染明显减少，但对 T 细胞功能的抑制也可导致病毒感染增加。因此，CNI 在增加移植肾存活率的同时，也可增加各种病毒感染，这也是 CNI 类药物的明确副作用之一，需增加针对病毒感染的预防性治疗。长期应用 CNI 类药物所致的肾毒性是影响移植肾长期存活的重要因素之一。Morales 总结了肾移植后随访 10 年的组织学资料，结果发现所有使用 CNI 的患者均出现了肾毒性组织学表现。因此 Webster 等提出早期足量使用 CNI，1 年后减量或转换的方案，以新型免疫抑制剂 SRL 替代 CNI 类药物，尤其在病理证实存在 CNI 肾毒性时，转换方法包括全部停用或部分停用 CNI。然而多数学者仍主张使用以低剂量 CNI 为基础药物的三联方案，尤其是在术后半年内。

在长期存活病例中，肿瘤发病率有上升趋势，而 SRL 在肿瘤免疫中的独特机制，为其作为免疫抑制剂的新成员提供了更为广阔的应用空间。现在部分移植后肿瘤的患者，已经采用以 SRL 为主的免疫抑制方案。胡小鹏等分析比较了移植后肿瘤患者转换 SRL 与否的肿瘤复发情况，结果显示两组间差异有统计学意义。

综上所述，肾移植患者需要终生伴随免疫抑制剂，因此合理应用免疫抑制剂是器官移植的关键所在。随病情变化不断调整免疫抑制剂治疗方案如同一门艺术，需要不断监测、调整和更新观念。器官移植医师需严格掌握治疗原则，加强对患者的随访，发生情况即及时治疗、及时调整，达到最大限度提高人、肾存活率，降低毒副作用的目的。

四、肾移植术后早期处理

（一）恢复室评价

患者手术被送回监护病房后，给予常规处理：监测体温、脉搏、呼吸和血压；行心脏和肺部听诊、腹部触诊，了解心肺和腹部情况；抽血检测电解质、肾功能和血常规，必要时复查凝血功能；记录出入水量，检测引流量和尿量；监测中心静脉压（CVP）。术后监护的初期应当特别注意血压、血容量、血浆渗透压与尿量的变化。肾移植术后的尿量与血压、血容量、血浆渗透压关系密切。患者术后回到监护室，应尽快将上述指标调整到正常范围。受低血压和肾动脉痉挛等因素影响，移植肾泌尿延迟，但一般均可在术后 4 h 内逐渐增多。

1. 血压　肾移植术后对血压的要求是收缩压>130 mmHg 或平均动脉压>100 mmHg，此时移植肾灌注良好。如果患者术前有高血压，应注意术前一天停用长效降压药物。如果患者术前为低血压，应及早给予升压药物。如果术后 CVP 和渗透压正常而血压低，应尽早应用升压药物，可静脉泵入多巴胺，患者容易耐受。在术中开放动脉血流及术后明显低血压时，予肌苷 2 g 静脉注射，对保护肾小管、预防急性肾小管坏死可能有益。若收缩压>180 mmHg，易发生吻合口漏血和脑血管意外，可给予硝苯地平或卡托普利，无效时可静脉泵入硝普钠或酚妥拉明。

2. 血容量　术后 CVP 维持在 8~15 cmH_2O 较理想。如果中心静脉压太低，特别是血浆渗透压也低，可能出现无尿或少尿。此时在心功能允许范围内，应适当加快速度补充晶体液和胶体液，如给予静脉滴注 20%白蛋白 50~100 mL。如果补液试验过程中心率明显加快而仍然无尿，可能是容量足够但心功能差，要暂时控制补液，给予多巴酚丁胺等正性肌力药物，或与多巴胺合用，血压升高后再给予利尿剂。如果患者术前容量偏多，术中又由于某种原因输液、输血过多，导致术后容量负荷过重，此时应严格控制液体，预防急性左心衰竭的发生。如果尿量多，用呋塞米加强利尿，CVP 能较快回到安全范围。如果出现突发性呼吸困难、焦躁不安、咳粉红色泡沫样痰、两肺满布啰音、心率加快等急性左心衰竭和急性肺水肿症状，应积极而迅速地抢救。如果药物治疗难以奏效，应尽快考虑机械方法排除液体，如单纯超滤等。

3. 血浆渗透压　术后应注意避免出现低渗情况，在监护室可常规每天用 10~20 g 白蛋白。对于多囊肾的患者，应增加白蛋白的用量，以提高血浆胶体渗透压。对于术后早期血压、血容量、血浆渗透压都正常，但尿量少或无尿的患者，可能是血管痉挛引起，可以采用普鲁卡因 0.5~0.8 g、氨茶碱 0.5 g 和前列腺素 E_1 20 μg 等药物静脉持续泵入。

（二）血流动力学评估

术后血流动力学评估的目的是保证移植肾有足够的血流灌注。改善移植肾灌注的主要途径有提高心输出量、提高血压和维持充足的血管内容量。查看患者术前心脏检查的射血分数（EF）可初步了解心泵功能。尿毒症患者心动功能障碍很常见，EF>40%即可维持移植肾足够的血流灌注。维持平均动脉压在 100 mmHg 以上。血容量的评估并不容易，肾移植后一般采用 CVP、体重和皮肤黏膜干燥程度综合评价患者的容量情况。一定程度上讲，连续监测的体重和皮肤黏膜情况可以提供更有价值的信息。若少尿和 CVP 偏低，可快速输注 5% 葡萄糖，静脉注射呋塞米 100 mg，尿量增加满意说明血容量不足。上述措施无效，CVP 正常，表明肾功能欠佳，应分析原因。患者术后第 1 天平卧休息，第 2 天应在床上活动，第 3 天起床活动并测量体重，连续监测体重可准确判断容量变化。

（三）静脉液体替代

术后早期强调充分水化，应按量出为入的原则补充葡萄糖液和晶体溶液。一般尿量在 200~500 mL/h 时，可以按林格氏液与 5% 葡萄糖液比例为 2:1 输入；尿量>500 mL/h，比例可改为 3:1。每天补充 10% 氯化钾 40~100 mL，可预防低钾血症。当排尿量<500 mL/h 时，给予与尿量相等的补液量；尿量>500 mL/h 时，补液量控制在排尿量的 80%。多尿期也可以按循环补液表一次输入各种液体，可以简化程序，提高效率。

（四）尿量

1. 无尿和少尿　如果患者术后尿量<30 mL/h，首先考虑血容量不足，其原因可能是术前透析过度脱水、术中渗血较多而又未能及时补足。待容量补足后再予以利尿剂，尿量即可明显增加。若经以上处理后尿量仍不增加，则应进一步查找少尿或无尿的原因。在此期间应注意以下几点：①输液速度不宜过快，输液量不宜过多。②保持出入平衡，准确记录 24 h 出入液量，防止心功能衰竭、急性肺水肿的发生。

2. 多尿　多数肾移植患者术后早期会出现多尿期，一般在术后 1~3 d，尿量可达 500~1 500 mL/h。5~7 d 后尿量开始逐渐减少到正常范围，肾功能也迅速恢复正常。出现多尿期的原因可能有：①移植肾的缺血-再灌注损伤，导致肾小管吸收功能下降，原尿浓缩不足，尿生成增多。②蓄积于体内的尿素氮等代谢产物大量排出并随之产生渗透性利尿作用。③术中使用利尿药物。在多尿期，排出的尿液内含有高浓度的钠离子（98~127 mmol/L）和钾离子（12~29 mmol/L），氯离子含量则较少（40~110 mmol/L）。此期如处理不当，容易引起低血钾、低血钠和严重脱水等并发症。有些患者的尿量特别多（>800 mL/h），按循环输液表快速补液，都很难维持液体平衡，CVP 也难以维持在 8 cmH_2O 以上，可同时给予胶体溶液，如白蛋白等。

（五）围手术期抗凝和术后透析

肾移植围手术期不需要常规抗凝治疗。对于糖尿病血管硬化患者、冠心病患者或其他有高凝状态的患者应行抗凝治疗。术后早期可采用低分子肝素钙皮下注射，以后改用波立维（75 mg/d）或阿司匹林（50~100 mg/d）口服。术后因各种原因无尿的患者需采用透析治疗过渡，一般采用血液透析。为避免加重手术创面的渗血，一般术后第1天尽量避免透析。透析时可采用无肝素或低剂量肝素透析。有腹膜透析管的患者也可以采用腹膜透析，但是容易造成腹水从手术切口溢出，影响切口的愈合。

五、肾移植术后的随访

接受肾脏移植的患者需终身服用免疫抑制药物，其服用的剂量和种类必须随移植后的不同阶段和状况进行及时调整，以预防排斥反应。此外，由于患者免疫低下而引起的其他相关疾病也需要随时加以诊疗，才能进一步提高移植肾存活率和患者生存质量。因此，加强和坚持肾脏移植患者的长期随访非常重要。

（一）随访间隔与主要方式

随访次数视术后时间长短而定，原则上是先密后疏逐渐拉长，早期随访要相对频繁。一般情况下，术后0~1个月每周随访1~3次，1~3个月每周随访1次，4~6个月每2~3周随访1次，7~12个月每3~4周随访1次，13~24个月每个月或每2个月随访1次，3~5年每2~3个月随访1次，5年以上每个季度随访1次，最低应每年进行1~2次随访。对病情不稳定的患者，要酌情增加随访密度。

随访方式可采用门诊、书信、电话、网上沟通和视频等方法，最常用的方式是门诊随访，可直接进行医患双方沟通，了解患者情况，指导用药和提出注意事项。

随访医院应掌握患者或其家属的联系信息，包括电话、通信住址和电子邮箱，以便能随时与患者保持联系，特别是重点提醒督促一些依从性差的患者按时随访。患者应及时建立和保持与医院或主治医师的联系方式，确保病情变化时能取得及时的治疗指导。

（二）肾移植术后不同阶段随访内容

移植术后6个月内早期患者随访的主要目的是及时发现和处理急性排斥反应及监测感染情况。由于患者移植早期免疫抑制剂用量相对较大，因此需要加强对药物的监测，及时调整药物剂量，避免免疫过度或免疫不足情况发生。一般检查项目有血常规、尿常规、血生化、各种药物浓度监测和相应影像学检查。生化检查内容包括定期的肝功能、肾功能、血糖、血脂，其中血脂除总胆固醇和三酰甘油外，还包括高密度脂蛋白胆固醇和低密度脂蛋白胆固醇，以及电解质和相应的血药浓度监测等。影像学检查包括胸片、移植肾脏彩色多普勒等。对患者的特殊检查项目包括淋巴细胞亚群（CD3、CD4、CD8）、B细胞、NK细胞计数，群体反应性抗体的检查等。

移植术后1~4年患者随访的重点内容是观察移植肾功能和药物副作用，及时处理并发症。各种新型免疫抑制剂的不断问世，为医生和患者带来了更多的选择。选择免疫抑制剂时需坚持因人而异和扬长避短，针对患者具体情况，采取个体化诊疗。同时加强对药物不良反应的关注，特别是药物的肝、肾毒副作用，尽量选用肝、肾毒性较低的药物。

移植5年以上的患者随访的重点是控制患者的高血压、高血脂、高血糖、高尿酸血症及早期发现肿瘤。需增加影像学检查，如肺部胸片或 CT 平扫、腹部和泌尿系统 B 超，并进行肿瘤标志物检查，如癌胚抗原、甲胎蛋白等特殊项目检查。应根据性别不同进行相应的跟踪检查，女性需进行乳腺和妇科方面体检，男性需进行前列腺癌特异性抗原检测。

（三）将防治影响长期存活的疾病作为随访重点

及时防治肾移植患者因免疫能力下降和药物毒副作用累积而引发的严重并发症，是患者及移植肾长期存活的重要保障，也是随访的重中之重。

1. 心血管疾病　是肾移植后带功死亡的主要原因，此类患者随访的重点是控制血脂和血压水平，对有缺血性心脏疾病的患者适当应用血管紧张素转换酶抑制剂、β 受体阻滞剂可能有助于改善心肌重构，减少心肌梗死的发生。

2. 高血压症　患者血压应控制在 140/85 mmHg 以下，如患者能够耐受，还应将血压降至更低。对伴有糖尿病或其他相关疾病（脑卒中、心肌梗死）的患者，目标血压应控制在 130/80 mmHg 以下；对合并心力衰竭的患者，目标血压应控制在 120/80 mmHg 左右。

3. 高脂血症　主要以总胆固醇与低密度脂蛋白胆固醇为判断基础。对无动脉粥样硬化疾病，也无冠心病危险因素者：总胆固醇<5.72 mmol/L，低密度脂蛋白胆固醇<3.64 mmol/L；对无动脉粥样硬化疾病，但有冠心病危险因素者：总胆固醇<5.20 mmol/L；对有动脉粥样硬化疾病者：总胆固醇<4.68 mmol/L，低密度脂蛋白胆固醇<2.60 mmol/L。对患者进行饮食和运动方面的指导及采用降脂药物进行干预治疗。

4. 高糖血症　应将血糖控制在接近正常水平，尤其应控制好餐后血糖，尽可能使血糖降至正常或接近正常；还应控制好血压，纠正血脂紊乱。对于移植后糖尿病患者，在安全的前提下，可适当减少糖皮质类固醇的剂量甚至停用；采用他克莫司治疗的移植后糖尿病患者，如果血糖控制困难，可考虑将他克莫司切换为环孢素或西罗莫司。

5. 高尿酸血症　需对患者进行饮食指导和必要的药物治疗。由于抗代谢药物都有不同程度的骨髓抑制，所以随访中应注意定期复查血常规和血尿酸，根据结果适当调整药物剂量，部分患者可能要长期服用低剂量 CNI 药物才能保持血尿酸相对稳定。

6. 移植后肿瘤　移植后肿瘤以泌尿系肿瘤为多，占移植后肿瘤的 70%~80%。尤其是有服用马兜铃药物史患者，是泌尿系肿瘤的高发人群。对泌尿系肿瘤可采用有抗肿瘤作用的药物如西罗莫司治疗。在随诊中也可发现其他肿瘤，因此应每年进行 1~2 次全面体检，包括肺部 CT 平扫、腹部和泌尿系统 B 超和肿瘤标志物筛查，力争早发现、早治疗。

（四）加强肾移植患者随访自觉性教育

对于接受肾脏移植的患者，坚持定期随访是其移植肾脏长期存活的基本保障。但许多患者常常忽视随访，其原因如下。①认为肾移植后就一劳永逸，容易马虎大意，不经常去医院就诊；②依靠自我感觉自行停药或减药；③道听途说照搬别人的所谓经验，听病友的建议不听医生的建议等。因此，要针对患者不同心态加强随访自觉性教育。对刚接受移植手术的住院患者，应要求患者及时主动反映病情变化，严格遵守服药时间和剂量；对刚出院患者，要督促患者定期进行相关检查和随访，有病情变化及时与自己的随访医师联系，以便得到及时诊治；对移植时间较长的患者，应重点提醒，经常督促患者定期做相关检查和及早发现与移植相关的疾病。

第八节　移植术后常见疾病的诊断与治疗

一、原发性移植物无功能和移植物功能延迟恢复

（一）原发性移植肾无功能

原发性移植肾无功能是指肾移植术后肾功能从未恢复，需要进行透析治疗，通常情况下需要将移植肾切除。原发性移植肾无功能的危险因素包括供者年龄较大、供者有高血压病史、供者血清肌酐水平升高、器官缺血时间过长等。

原发性移植肾无功能是器官移植后短期内发生的严重并发症，目前诊断上缺乏成熟的监测指标，所以加强对供者肾脏的筛选是预防其发生的有效措施。

（二）移植物功能延迟恢复

移植物功能延迟恢复（delayed graft function，DGF）是肾移植术后早期最常见的并发症之一。

（1）DGF 的发生是多因素共同作用的结果，常见原因为急性肾小管坏死；排斥反应；缺血再灌注损伤（I/R）；药物毒性；移植肾热缺血和冷缺血时间延长；供肾质量和受者的功能状态差；手术并发症；感染等。

（2）DGF 的诊断主要根据临床表现、实验室检查、影像学资料初步诊断，最终需要移植肾穿刺病理活检来明确病因。

1）临床表现：主要表现为术后的少尿或无尿，排除继发性原因如排斥反应、外科并发症等，一般在数天至数周，少数患者可达数月。

2）实验室检查：主要是血清肌酐下降缓慢或先降后升的"V"形变化。

3）影像学检查：超声提示移植肾肿胀、肾皮髓质界面模糊、髓质椎体明显低回声和阻力指数增高等。CT、MRI 等对 DGF 的诊断也有一定的指导意义。

4）移植肾穿刺病理活检：诊断 DGF 的金标准。因为绝大多数的 DGF 原因为急性肾小管坏死（ATN），病理表现为肾小管上皮细胞刷状缘消失，细胞核消失；较为严重的可见肾小管上皮细胞明显的水样变性，形成空泡，细胞核完全消失。

（3）针对 DGF 发生的常见因素，应采取相应的措施进行预防：①严格掌握供体标准，避免供体合并基础肾脏疾病以及其他可致肾脏损伤的疾病如高血压、糖尿病；应避免高龄供肾。②严格掌握手术适应证，调节受者的功能状态至最佳，控制感染，改善心功能，必要时行血液透析。合并病毒性肝炎者术前应控制病毒复制，保护肝功能。③严格配型，特别是 HLA-I 抗原匹配尤其重要，不但可降低各型排斥反应的发生率，也有利于移植肾长期存活。应选择合适类型及剂量的免疫抑制剂。④缩短缺血时间：I/R 是 DGF 发生的基础，其严重程度取决于缺血时间。缩短各个环节的缺血时间是减轻移植肾 I/R 损伤的根本措施。⑤术中规范细致操作可减少外科并发症的发生。⑥术中

麻醉不充分，低血容量和手术中使用大量甲强龙及对血管壁的牵拉等均可造成低血压，使移植肾灌注减少导致肾小管缺血坏死。开放血流时和术后 3 d 内最好维持血压高于基础压 10~20 mmHg，以保证移植肾有效灌注量。⑦选用肾毒性小的药物。免疫抑制剂 FK506 因其肾毒性小和对细胞免疫及体液免疫的抑制作用可代替环孢素。抗感染时应避免使用氨基糖苷类、头孢菌素类等抗生素和经肾排泄的药物。术后早期尿量<50 mL/h，或最初 24 h 尿量少于 1 L，或 1 周内尿量骤然减半以上甚至无尿，应考虑 DGF 的诊断。此时应密切观察病情变化，进行血肌酐监测、彩色多普勒超声、CsA 血药浓度和肾穿刺活检等检查明确诊断，迅速采取相应措施，围绕肾移植围手术期间可能发生 DGF 的各个环节进行综合防治。

二、移植术后原发病的复发及防治

肾移植术后 10%~20% 的患者存在原有肾病复发。各种肾脏病的明确诊断依赖于病理活检。

局灶节段性肾小球硬化（FSGS）患者肾移植后复发率为 15%~50%。第 1 次移植后因 FSGS 复发而失功的患者第 2 次移植后复发率可达 80%。FSGS 复发的典型临床表现为术后 1 个月左右出现蛋白尿，少数患者（特别是儿童）可于肾移植数天后即发生。

膜性肾病的复发率为 3%~10%，发生较早（平均为肾移植后 10 个月左右），进展也较快，而且病理表现上与原有肾病表现相似。复发膜性肾病的典型临床表现为肾病范围的蛋白尿，移植肾失功率为 30% 左右。

IgA 肾病术后复发率为 30%~60%。以往认为 IgA 肾病复发后进展较缓慢，预后较好。但近来研究表明，复发的 IgA 肾病也可表现为进展迅速的系膜增生性肾小球肾炎，甚至表现为新月体性肾炎，引起移植肾失功。

膜增生性肾小球肾炎Ⅰ型（MPGN-Ⅰ）在移植后复发率为 15%~30%，其中有 1/3 引起移植肾失功。复发 MPGN-Ⅰ 常见临床表现为重度蛋白尿和镜下血尿。部分复发患者可伴有冷球蛋白血症、低补体血症和类风湿因子阳性等肾外表现，但肾外表现在复发患者中发生率低于原发患者。光镜下 MPGN-Ⅰ 表现与移植后肾病相似（基底膜双轨，系膜插入等），而电镜下 MPGN-Ⅰ 有基底膜电子致密物沉积，移植后肾病则没有。膜增生性肾小球肾炎Ⅱ型（MPGN-Ⅱ）在移植后复发率高达 80%，其中 60% 左右表现为蛋白尿及移植肾功能逐渐恶化。

总体而言，对于原发肾病复发的治疗缺乏有效的治疗方案，可采用包括调整免疫抑制剂方案、抗凝治疗、使用 ACEI 或 ARB 等，部分病理类型如 FSGS 可采用血浆置换治疗。

三、移植术后常见并发症及处理

（一）肾移植术后常见的外科并发症

1. 肾移植术后出血　临床表现为移植肾区局部肿胀、疼痛，甚至局部隆起，触痛明显。肾周引流短时间内突然增多且颜色新鲜。严重者脸色苍白、脉搏细速、血压下降甚至出现休克。彩色多普勒超声发现肾周血肿或积血，并可见血肿区域内有血流信号，可以帮助确立诊断。治疗上应保持引流通畅，预防感染。血肿大或积血多、引流不畅或有持续出血倾向者，应积极手术探查。

2. **移植肾静脉或者动脉破裂** 一般发生在术后1~3周。患者在突然增加腹压或者有肾周感染情况下突发移植肾区剧烈疼痛，并向腰背部或直肠、肛门方向放射。移植肾区局部隆起、触痛明显、隆起进行性增大，局部穿刺可见新鲜血液。患者自觉出冷汗、烦躁不安，脉搏细速，血压下降。B超检查可见移植肾周大量积液，有时可发现正在出血的动脉或者静脉。一旦明确诊断，立即急诊手术探查，行血管修补，偶有挽救移植肾的可能。对严重出血往往需切除移植肾，以挽救患者生命。对感染所致的血管破裂一般需将移植肾切除。

3. **移植肾动脉血栓形成** 比较少见，发生率为1%~2%。临床表现较为急迫或者严重。表现为突然无尿或者少尿，尤其是恢复利尿后突然出现无尿，移植肾区疼痛，移植肾缩小，质地变软，有压痛。B超示肾动脉血流减弱或者消失，肾动脉造影示肾动脉阻塞。临床上一旦怀疑肾动脉主干血栓即应尽快手术探查，行动脉取栓挽救移植肾。肾动脉栓塞晚期，移植肾多已呈紫褐色，肾功能无恢复可能，移植肾应予以切除。

4. **移植肾静脉血栓形成** 临床表现较为急迫，表现为突发移植肾区疼痛，无尿或者血尿，移植肾肿大、压痛，可伴有同侧下肢肿胀。B超示血管阻力指数升高，肾静脉内血栓形成。行选择性肾静脉造影，可发现静脉栓塞部位和程度。早期诊断，并及时手术探查或者溶栓与抗凝治疗，少数移植肾可存活，但大多数移植肾由于长时间淤血而需手术切除。

5. **移植肾动脉狭窄** 是肾移植术后常见的血管并发症。临床一般表现为术后高血压，肾功能逐渐减退。移植肾区可听到收缩期血管杂音。B超提示吻合口血流速度加快。CT造影（CTA）或者移植肾动脉造影可明确诊断。可通过放射介入球囊扩张或支架植入试行治疗。

6. **移植肾破裂** 移植肾自发破裂是肾移植术后早期的严重并发症之一，以术后1周内多见。临床主要表现为突发的移植肾区局部疼痛、肿胀和隆起，局部压痛明显，伴有少尿、血尿和血压下降，严重者出现休克。局部穿刺抽出新鲜血液，B超检查可发现移植肾周围有大量积液。一旦确诊，立即手术控制破裂口出血或者切除移植肾。

7. **肾移植术后尿漏** 肾移植术后尿漏是肾移植术后发生的严重并发症之一，多见于输尿管膀胱吻合处，也见于肾盂输尿管交界处。临床主要表现为发热、少尿或突然无尿、局部疼痛、皮肤水肿和压痛，有时切口有尿液溢出，引流管可引出大量尿液或局部出现逐步增大的肿块。

应依据尿漏发生原因及部位、是否有尿液引流到体外、是否有尿性囊肿或腹膜内尿漏来决定治疗方案。术后早期的尿漏多数来自输尿管膀胱吻合口处。可重新留置尿管，加强引流，多数尿漏可以自愈。如无好转趋势则需手术探查，根据探查情况决定手术方式。如果仅仅是输尿管和膀胱吻合处漏尿或输尿管远端坏死，重新吻合即可。但如果输尿管坏死段较长，可与膀胱瓣相吻合，也可获得较满意疗效。如果移植输尿管已全程坏死，可考虑应用自体输尿管与移植肾输尿管或肾盂吻合，自体肾脏一般不必切除，可仅行近端输尿管结扎而不必切除自体肾。在此手术不论何种术式一般均需留置输尿管支架管，必要时还要留置肾造瘘管。

8. 尿路梗阻　为进行性少尿或者突然无尿，伴移植肾区胀痛，可有发热。很多原因都可引起尿路梗阻，如前面提到的尿漏、尿性囊肿和淋巴囊肿的压迫、输尿管内血块堵塞等均可造成输尿管梗阻。尿路梗阻可以发生在术后任何时间。早期梗阻可以依据血肌酐进行性升高和影像学证据来诊断，肾盏以及肾盂系统扩张可经 B 超及 CT 证实，同位素肾图可以了解移植肾功能，MRI 水成像检查有助于确定梗阻部位。必须注意与排斥反应进行鉴别诊断。治疗依据梗阻程度选择保守观察或者手术治疗。

9. 肾移植术后尿路感染　主要表现为尿频、尿急、尿痛，尿常规示白细胞升高。根据尿培养药敏结果应用敏感抗生素，予以抗感染治疗，并完善泌尿系 B 超等影像学检查，明确病因。肾移植术后早期的 D-J 管亦会增加尿路感染机会，必要时可拔除 D-J 管。所有泌尿系感染在对症治疗的同时一定要去除病因。

10. 膀胱输尿管反流　表现同尿路感染，排尿性膀胱尿道造影可确诊。移植肾功能受影响及反复尿路感染者，必要时手术治疗。

11. 泌尿系出血　主要表现为术后肉眼血尿，出血较重者可引起血压改变。临床处理方法：轻度肉眼血尿者，保持排尿通畅多可自愈。出血较重者，可用三腔尿管持续膀胱冲洗，避免膀胱内形成血凝块。必要时需手术清除血凝块或手术止血。

12. 移植肾泌尿系结石　主要表现为泌尿系梗阻症状，个别患者感到移植肾区疼痛。移植肾结石可以原先存在于供肾内，也可在肾移植术后发生，输尿管结石均来源于移植肾。有资料显示，肾移植患者肾结石发病率为 0.2%～1.7%。移植肾发生结石时，受者常常伴有甲状旁腺功能亢进和高钙血症，其他易发因素包括梗阻性尿路病变、反复发生的尿路感染、尿钙过高、尿草酸盐过高、碱性尿、酸性尿、有内支架及不可吸收缝线等。随着腔内泌尿外科的发展，目前已经很少需要开放手术治疗移植肾结石。体外震波碎石虽可行，但不宜反复进行，因为高能量震波对移植肾脏影响目前尚不清楚。内腔镜取石是一种可取的方法，由于移植肾位置比较靠浅表，经皮途径比较容易，另外也可考虑输尿管镜处理输尿管和肾脏结石。

13. 手术切口及肾周感染　浅部感染表现为红肿、疼痛、压痛。皮下积血或脓肿形成时有波动感。肾周深部感染表现为切口处皮肤水肿、压痛，伴有发热，局部引流增多，为混浊或脓性液体。病情发展可引起严重的脓毒血症。B 超或者 CT 检查可帮助深部脓肿的检出。一旦明确诊断，应根据药敏试验选择敏感抗生素进行治疗，手术或者行肾周脓肿穿刺充分引流。

14. 移植术后淋巴漏　主要表现为术后引流管内引出大量淡黄色液体，或移植肾区出现进行性逐渐增大的囊性包块。B 超检查可见圆形孤立的液性暗区。可压迫邻近器官引起相应症状。一般情况下，小的淋巴囊肿的淋巴漏出量不会很多，只要引流通畅，不至于发生感染，随着创面的愈合和加强引流，淋巴漏会自行消失。大的经久不愈的囊肿可考虑囊肿穿刺注入硬化剂或手术探查、切开引流，也可从腹膜上开窗进行内引流。

（二）肾移植术后常见的内科并发症

1. 肾移植术后高血压（post-transplantation hypertension，PTHT）　PTHT 是肾移植

术后很常见的内科并发症，其治疗包括针对病因的治疗、降压药物的使用以及移植肾功能的维护。有针对性的病因治疗可以治愈 PTHT，如对移植肾动脉狭窄者，采用经皮腔内血管成形术（PTA）或外科手术，对原位肾导致的 PTHT 经药物治疗血压仍不能控制时，可采取双侧原位肾切除术。应用降压药治疗的基本原则，治疗后血压应控制在 <135/85 mmHg，目前临床常用药物如下。

（1）钙通道阻滞剂（CCB）：是最常用的降压药，大多数移植中心作为首选降压药。注意部分 CCB 可使环孢素或他克莫司血药浓度增加 30%~50%。

（2）利尿剂：可作为容量因素导致高血压的一线治疗药物，也常作为联合降压方案的一线药。

（3）血管紧张素转换酶抑制剂（ACEI）和血管紧张素受体拮抗剂（ARB）：对肾小球高滤过和肾单位不足引起的高血压能有效降低血压，改善肾血流动力学，能够延缓慢性移植肾肾病的进展。应用 ACEI 或 ARB 制剂前应排除移植肾动脉狭窄，并从小剂量开始。

2. 代谢性疾病

（1）移植后糖尿病（post-transplantation diabetes mellitus，PTDM）：PTDM 和糖耐量降低（IGT）的定义和诊断可以根据美国糖尿病学会（ADA）制定的标准。其治疗包括免疫抑制剂方案的调整，适当减少皮质激素用量甚至停用。应用 FK506 治疗的 PTDM 患者，可考虑将 FK506 换成 CsA 或雷帕霉素，但注意任何皮质激素的减量或免疫抑制剂的切换都可能增加排斥反应的风险。治疗包括非药物治疗，胰岛素和口服降糖药控制血糖等。单一药物控制不佳时可以考虑联合用药。

（2）其他代谢性疾病：甲状旁腺功能亢进症表现为高钙血症，常发生于移植后的第 1 周，也可延迟至移植后数月或更长时间出现，短暂高钙血症通常在肾移植后 1 年内缓解，大多数情况下高钙血症和低磷血症无并发症，自行缓解率高，持续高钙血症或血钙无法降至 3.1 mmol/L 以下，可考虑甲状旁腺大部切除。高尿酸血症和痛风是移植后的常见并发症，可以使用碱化尿液和促进尿酸排泄的药物，别嘌呤醇和硫唑嘌呤应尽量避免同时应用，若必须合用，应减少剂量，并密切监测血白细胞数量。高脂血症在治疗上首先是去除病因，改变生活方式，仍不能改善的需要应用药物治疗。

3. 新发肾病　新发肾病的产生与移植肾缺血、排异损伤、免疫抑制剂的毒副作用、病毒感染等多种因素有关。肾移植术后的新发肾病需与原有肾病复发及慢性移植肾病相区别。与原有肾病复发相比，新发肾病往往发生较晚，进展较慢。新发肾病在许多情况下难以与慢性移植肾病区别开，FSGS、膜性肾病等移植后新发肾病有时就是慢性移植肾病的表现形式。肾移植后常见的新发肾病有 FSGS、膜性肾病、MPGN-Ⅰ、HUS 等。肾移植术后新发新月体性肾炎少见，多发生于 Alport 综合征患者。曾有报道认为抗淋巴细胞球蛋白中存在的抗受者 GBM 抗体可能引发移植肾新月体性肾炎。根据不同病理类型，可以采用改变免疫抑制剂方案，此外，环磷酰胺、血浆置换、激素及潘生丁等药物和技术手段联合治疗移植后新发肾炎有一定疗效。

4. 移植后肿瘤　移植后并发肿瘤的类别不仅与患者的年龄、性别、术前所患疾病的种类以及病程有关，而且与术后免疫抑制剂的类型、时间、某些病原体（特别是 EB

病毒）、乙肝病毒（HBV）感染等密切相关。移植后恶性肿瘤的发生率与普通人群相比明显升高。

常见类别如下。

（1）移植后淋巴组织增生性紊乱疾病（PTLD）：PTLD临床表现复杂多样，可以发生在淋巴结，也可以是淋巴结外，有两种临床类型，一种在移植后早期（<90 d）发生，通常表现为EBV感染的广泛性损害；另一种表现为长期的免疫抑制剂应用，可以在移植后存在数年，通常局限在单个器官。PTLD的治疗包括部分或全部撤除免疫抑制剂，但大多数以移植肾失功为代价。其他治疗包括应用干扰素、外科切除、放化疗，以及有EBV感染证据的进行抗病毒治疗。

（2）其他肿瘤：泌尿系肿瘤包括肾盂癌、膀胱癌。国外文献报道约占移植术后恶性肿瘤的$20\%\sim60\%$，与国内报道相似。在临床随访中，除移植肾、膀胱外，自体肾也可出现移行细胞癌，临床表现以血尿多见。对于泌尿系肿瘤，在诊断明确后应尽早切除肿瘤，并辅以化疗，同时减少免疫抑制剂剂量。皮肤、口唇部肿瘤主要为鳞状细胞癌（SCC）、基底细胞癌（BCC）、黑素瘤与混合癌。约有37%的移植患者死于肿瘤，病死率较高的肿瘤有肝癌、脑部肿瘤、头颈部肿瘤及白血病等。累及内脏的Kaposi肉瘤病死率也非常高。

5. 血液系统并发症

（1）肾移植后红细胞增多症：肾移植后红细胞增多症（post transplantation erythrocytosis，PTE）发生率为$10\%\sim15\%$。多发生在术后$1\sim2$年内，男性多于女性，绝大多数发生于移植肾功能良好的患者，肾功能减退后PTE可自发消失。临床症状包括面赤、头痛、乏力、嗜睡、高血压等。临床上因PTE引起严重血栓性疾病的情况较少见。ACEI类药物治疗PTE有效。此外，由于吸烟、应用利尿剂等也是诱发PTE的因素，应劝其戒烟，并尽量减少利尿剂应用。

（2）肾移植后白细胞与血小板减少症：肾移植后白细胞和血小板减少症多由于服用硫唑嘌呤、骁悉等免疫抑制剂引起骨髓抑制所致。治疗包括减少甚至停用上述药物，并给予维生素B_4、叶酸等药物治疗。少数患者可出现急性再生障碍样表现。

6. 骨骼系统　常见并发症包括骨软化、骨质疏松和骨坏死。其中骨质疏松较为常见，而股骨头坏死为肾移植术后较为严重的并发症之一，与肾移植术后长期服用激素有关，因此对于高危患者有必要减少激素的用量甚或停用，同时补充钙剂和维生素D的治疗。当髋臼软骨明显破坏和股骨头萎陷时，需行全髋关节成形术。

7. 肾移植术后皮肤疾病　可分为增生性和感染性两类，其中增生性疾病又可分为良性和恶性两类。恶性增生性皮肤病已在移植后肿瘤一节中叙述，良性增生性疾病包括痤疮、多毛症等。感染性皮肤疾病在这些患者中也相当常见，可表现为疖、痈、脓疱、局部脓肿、丹毒、蜂窝织炎等。和细菌感染一样，皮肤真菌感染较常人更为常见和严重，可由各种类型的真菌引起。病毒感染性皮肤病常见的有单纯疱疹、带状疱疹、疣等。皮肤疾病的治疗可按照皮肤病常规处理，若皮肤病病因与抗排斥药物相关，必要时可减少或停用该药物。

（三）移植术后感染与防治

肾移植受体术后终身服用免疫抑制剂，容易发生感染。常见的病原体和条件病原体包括细菌、真菌、病毒、原虫、寄生虫等。临床表现可以不典型，有时与严重程度不相符，易造成延误诊断导致治疗不及时。

1. 呼吸道感染　肺部感染是肾移植受体术后最常见的内科并发症之一，病原体除一般常见的细菌外，流感病毒也较为常见。但临床应特别注意巨细胞病毒（CMV）、卡氏肺孢子虫、结核菌等特异性感染。CMV 感染以术后 2~4 个月为发病高峰，临床表现多样，轻者无症状，重者可致死。常见的临床表现有发热，热型不规则，可以高热，伴有多汗、消瘦。累及肺部有咳嗽，多为干咳，呼吸困难，较早出现低氧血症，X 线或 CT 表现为间质性肺炎。治疗应减少甚至停用免疫抑制剂，加强支持治疗。需尽早使用抗病毒治疗，同时可以静脉滴注大剂量丙种球蛋白，治疗以挽救生命为主要目的。已有研究表明，在肾移植术后常规进行抗病毒预防治疗能显著减少 CMV 肺炎的发生。卡氏肺孢子虫肺炎发病隐匿，进展快，易导致重症肺炎，治疗应早期使用磺胺类药物。在术后早期预防性使用磺胺类药物，能使术后发生卡氏肺孢子虫肺炎机会大大减少。肺结核病总体发病率不高，但易发生播散性结核和肺外结核，注意利福平类药物可导致环孢素等钙调神经素免疫抑制剂血药浓度显著下降，需要根据浓度进行药物调整。肺部真菌机会性感染发生也较多，应使用敏感的抗真菌药物，注意抗真菌药物可使环孢素等钙调神经素免疫抑制剂血药浓度显著上升。

2. 尿路感染　肾移植术后，由于患者免疫功能受抑制，同时移植肾输尿管膀胱抗逆流效果差，易发生尿路感染，以革兰氏阴性杆菌最为常见，可先行经验性用药，后根据细菌药敏结果选用抗生素。

3. 其他感染　包括中枢神经系统感染、消化道感染等。中枢神经系统感染时症状体征不一定典型，可有发热、头痛等表现，如无禁忌应行腰穿检查，CT 检查也有帮助。消化道感染以口腔或食道念珠菌感染常见。此外，使用广谱抗生素可导致假膜性肠炎，治疗可用万古霉素等。病毒性肝炎、带状疱疹、单纯疱疹等病毒感染也较为常见。EB 病毒与淋巴细胞增生性疾病或肝炎相关，人型多瘤病毒与多瘤病毒性肾炎输尿管狭窄、梗阻或脑白质病变有关，乳头状病毒与皮肤疣、角化病甚至皮肤癌有关。治疗除适当调整免疫抑制剂外，可采取针对病毒的特异性药物治疗。

第九节　肾移植研究热点与展望

在肾脏移植 60 多年的发展历程中，国内外肾移植取得了许多突破性进展，但仍然存在诸多领域有待肾移植同道们深入探究的问题。

一、免疫耐受及免疫耐受机制研究

器官移植与移植免疫学界最令人鼓舞的成果就是，主动诱导免疫耐受已从动物实验研究转向临床实际应用，从供受者 ABO 血型相容到 ABO 血型不相容的肾移植，从供受者人类白细胞抗原（HLA）匹配扩大到不匹配的肾移植等方面，均取得了突破性的进展。近年来，国内以王毅为代表的专家开展了 ABO 血型不相容肾移植手术，通过早期脱敏、减少血液中的 B 细胞、血浆置换及新型免疫抑制方案等方法降低了 ABO 血型不相容肾移植受者术后早期移植物失功能与早期排斥反应的发生率，明显提高了移植物的存活能力。而国外以 Leventhal 为代表的研究者开展了 HLA 不匹配的肾移植临床研究，他们通过联合供者干细胞输注的方法来诱导受者特异性免疫耐受，并研发了一种新的致耐受性的骨髓细胞群 CD8$^+$αβ/γδT 细胞受体（TCR）-促进植入细胞（facilitating cells，FC）来增强 HLA 错配的供者造血干细胞的植入而不引起移植物抗宿主病（GVHD）。

二、体外膜肺氧合（ECMO）技术在供体器官体内保存中的应用

ECMO 既能提供持续和有效的灌注，保证了供体组织器官的充分供血供氧，又能减少大量血管活性药物的应用，并在此过程中纠正内环境紊乱，在器官切除前没有热缺血损伤，减少了不可预测的心搏骤停，同时提供了充分的时间切除器官，为最佳供体的获得提供良好的条件。目前 ECMO 已经在扩展标准供体（ECD）供肾和供肝移植中成功应用，取得了很好的临床效果。

三、低温机械灌注技术在供体器官体外保存中的应用

日益严峻的器官短缺迫使移植专家不断扩大供体器官来源。由于边缘性供体器官移植的 PNF 和移植肾功能恢复延迟（DGF）风险较高，低温机械灌注技术再次受到了移植专家的重视，在我国广泛应用的是 LifePort 肾灌注器。通过加强维护和评估工作，DCD 肾移植疗效将会进一步改善和提高。

肾脏移植经历了半个多世纪的发展，成功挽救了成千上万人的性命，近几年药物的靶向递送和纳米材料等技术创新加速了新型免疫抑制药物的研发；ECMO 的应用有效地扩展了 ECD 器官的应用范围。器官移植供体短缺和移植排斥反应在未来很长一段时间依旧是制约肾移植发展的关键因素，将免疫学、干细胞和基因工程领域飞速发展的成果应用到器官移植领域，将为这些问题提供新的解决途径和视野。

（丰贵文　王志刚　杨　翰）

参考文献

[1] 夏穗生，陈中华，曾凡军，等．临床移植医学．杭州：浙江科学技术出版社，1999.

[2] 高振利，石炳毅，等．现代活体肾移植．北京：人民卫生出版社，2008.

[3] 龚非力．医学免疫学．3 版．北京：科学出版社，2012.

[4] DAVID HAMILTON. A history of organ transplantation. The university of Pittsburgh press，2012.

[5] 刘永锋，郑树森．器官移植学．北京：人民卫生出版社，2014.

[6] 陈孝平．外科学．2 版．北京：人民卫生出版社，2010.

[7] 中华医学会器官移植分会．中国心脏死亡器官捐献工作指南．2 版．中华器官移植

杂志，2011，32（12）：756-758.

［8］ RANDHAWA P. Role of donor kidney biopsies in renal transplantation. Transplantation，2001，71（10）：1361-1365.

［9］ REMUZZI G GJ，RUGGENENTI P，BEATINI M，et al. Early experience with dual kidney transplantation in adults using expanded donor criteria. Double Kidney Transplant Group（DKG）. J Am Soc Nephrol，1999，10（12）：2591-2598.

［10］ YAO L，ZHOU H，WANG Y，et al. Hypothermic Machine Perfusion in DCD Kidney Transplantation：A Single Center Experience. Urol Int，2016，96（2）：148-151.

第十一章　肝移植

第一节　概　述

一、肝移植历史与现状

1955 年，肝移植的概念在医学文献中被首次提出，从此许多学者开始了肝脏移植的动物实验研究。1956 年，美国加州大学的 Jack Cannon 教授提出肝移植的最初设想，并对狗进行了原位肝移植。Jack Cannon 从实验中观察到，与不切除原位肝脏的异位肝移植相比，切除原位肝脏可以延长移植肝的存活时间。但是，由于当时肝移植手术技术不够完善，也不能克服免疫排斥，移植不能确保成功。1959 年和 1960 年，Moore 和 Starzl 分别报道了狗肝移植成功的实验研究结果。

1963 年 3 月 1 日，Starzl 施行了第 1 例人肝移植术，患者为一名先天性胆管闭锁的 3 岁儿童。由于术中凝血障碍导致无法控制的出血，患者术中死亡。在此后的 4 年里，Starzl 等人一共进行了 7 例人肝移植术。由于受体术前一般情况较差、供肝保存技术还不成熟、没有强有力的免疫抑制剂、感染防治及手术操作技术不过硬等因素的限制，这 7 名患者中存活时间最长的只有 23 d。1967 年 7 月 23 日，Starzl 为一名 1 岁半的肝脏肿瘤患者做了肝移植手术，这一次获得了成功。受者平安度过了术后的危险期，顺利康复出院，成为世界上第 1 例成功接受肝移植的人。虽然最后因肿瘤复发去世，但是术后存活 400 余天。

在英国，Calne 于 1967 年开始进行肝移植的研究，并于 1979 年首先将环孢素应用于人类肝移植的免疫抑制治疗。在 20 世纪六七十年代，由于肝移植术后存活率低，肝移植一直处于临床研究阶段，没有成为一种广泛应用于临床的治疗方法。环孢素的问世，彻底改变了肝脏移植徘徊不前的局面，成为肝移植史上一个重要的里程碑。

1980 年，将环孢素和糖皮质激素联合应用于临床，患者生存率有较大的提高。随着术后存活率的提高，肝移植不再仅仅是一项临床研究工作，而成为一种可接受的终末期肝病的治疗方法，至 1984 年已形成了一整套较为成熟的技术程序。1987 年，威斯康星大学发明了 UW（University of Wisconsin）器官保存液，使肝脏冷缺血时间可以延长至 24 h，这样使远距离运输供肝成为可能，使外科医生有充分的时间准备患者，同时也使供肝的保存质量显著提高，大大减少了如原发性移植物无功能（primary nonfunction，PNF）等由供肝保存不善所致的并发症发生。此外，供肝保存时间的延长，使诸如减体积性肝移植、劈离式肝移植和活供体肝移植等新技术也得到了发展。1989 年新型免疫抑制剂 FK506 应用于临床，使一些不能耐受环孢素治疗的患者有了另一种强有力的免疫抑制剂。肝移植患者起初是以应用环孢素为主的免疫抑制方案，随后是以 FK506 为基础的免疫抑制方案，患者的生存逐步得到改善。

中国的肝移植开始于 20 世纪 70 年代，武汉同济医院率先开展了国内的狗肝脏移植动物实验。第 1 例临床肝移植于 1977 年由上海瑞金医院完成。但由于当时各方面条件的限制，肝移植的疗效很差，以至于 20 世纪 80 年代中后期我国肝移植处于停滞状态。进入 20 世纪 90 年代初期，在欧美国家肝移植技术日趋成熟的大背景下，我国一大批中青年学者自国外学习归来，他们组建肝移植团队，总结前人的经验教训并借鉴国外的最新研究成果，掀起了我国临床肝移植的第 2 次高潮。在老、中、青三代专家共同努力下，自 20 世纪末以来我国肝移植得到迅速发展和普及。2017 年世界卫生组织全球器官捐献与移植调研结果显示，我国 2017 年肝移植数量达 4 641 例，在全球数据上报国家中排第 2 位，仅次于美国。肝脏移植技术和临床疗效已接近国际水平，同时我国的儿童肝移植、活体肝移植、劈离式肝移植及多器官联合移植等高新技术在一些大型移植中心也逐渐开展并成熟，逐步形成了一批年例数超过 100 例的大型肝移植中心，涌现出一大批优秀的中青年学科带头人，他们已成为我国临床肝移植发展的主力军。

由于外科操作技术的提高、外科新技术的应用、移植免疫机制认识的提高、新型免疫抑制剂的应用和 UW 液的研制成功与临床应用，使供肝保存时间延长和保存质量提高、患者感染得到有效预防和控制，同时严格掌握了受体的适应证，最终使得肝移植的术后存活率明显提高。在许多国家，肝移植已经成为终末期肝病的一项常规治疗方法。

二、肝移植进展及展望

（一）手术技术及免疫抑制剂

目前肝移植手术方式仍以经典原位及背驮式肝移植为主，除此之外，劈离式肝移植、减体积肝移植、活体部分肝移植、辅助肝移植及肝肾、肝心、肝胰、肝小肠移植等多器官联合移植等术式在我国均已开展。特别是劈离式及活体部分肝移植有效缓解了日益突出的供肝缺乏问题。目前活体肝移植的技术已经较为成熟，并成为儿童肝移植最主要的手术方式。为了减少对活体肝脏供体的损伤，一些大的移植中心已经率先开展腹腔镜供肝摘取术。随着医学技术的进步，既往认为是肝移植的禁忌证的疾病，也逐步可行肝移植手术。如合并重度肺动脉高压的患者，可以通过体外膜氧合（ECMO），顺利完成肝移植。

目前，普遍采用的免疫抑制方案是以钙调神经磷酸酶抑制剂为主的联合免疫抑制方案。免疫抑制治疗的进步使得关注的重点从急、慢性免疫排异的防治转移到免疫抑制剂的远期副作用上。已有学者探索完全停用免疫抑制剂的可能性。停用免疫抑制剂还只处于尝试阶段，有一定的风险，更现实稳妥的方法是降低免疫抑制剂的剂量，维持最低有效剂量。

（二）打破供肝短缺的瓶颈

供肝短缺是当前世界肝移植领域所面临的共同难题。2010 年，卫生部和红十字总会共同推进中国公民逝世后器官捐献工作，有力地促进中国器官移植事业健康有序发展。随着近几年来器官捐献的发展，捐献人数逐年增多，目前国内供肝短缺问题得到较好的改善。近年来，边缘供肝（marginal donor）的使用也成为扩大供肝来源的方法。广义的边缘供肝，是指在肝移植术后存在原发性移植肝无功能或功能低下，以及迟发性移植物失活风险的供肝。边缘供肝可分为两类：一类为存有移植肝功能不良的高风险的供肝，如脂肪变性、老年供肝、劈裂供肝或缺血时间延长等；另一类为有疾病传播的高风险的供肝，如乙肝病毒（hepatitis B virus，HBV）阳性、丙肝病毒（hepatitis C virus，HCV）阳性、恶性肿瘤、感染或死亡原因不明等。随着中国公民逝世后器官捐献的发展及器官捐献数量的增多，边缘供肝的利用也在逐步增多。边缘供肝的应用势必增加肝移植术后并发症，包括原发性移植物无功能（PNF）、早期肝功能不全（early allograft dysfunction，EAD）、排斥反应、血管或胆道并发症及 HBV 复发等。研究边缘供肝的危险因素及其预防策略有助于临床肝移植的健康发展。而如何判定供肝质量、改善肝移植的预后将是今后研究的方向。

（三）合理分配

除了积极扩大供者来源外，建立有效的移植前病情评估体系，对供者器官进行合理的统一分配对于实现供者器官的合理应用也十分重要。如器官共享联合网络（united network for organ sharing，UNOS）根据患者终末期肝病模型（model for end-stage liver disease，MELD）评分、年龄、等待时间、血型、是否有肝癌及肝癌分期等综合因素进行排序，提高供肝的分配公平性和时效性。目前，中国已建立中国人体器官分配与共享系统（China Organ Transplantation Response System，COTRS）。COTRS 将严格遵循器官分配政策，实行自动化器官匹配，以患者病情的紧急程度和供受者器官匹配的程度等国际公认医学需要指标对患者进行排序，通过技术手段最大限度地排除和监控人为因素的干扰。

（四）进一步改善肝移植长期预后

肝移植在半个世纪的发展中已经取得了相当大的成就，对于人类健康事业的贡献与日俱增。特别是近年来，中国的肝移植发展迅猛，不仅在数量上仅次于美国，而且疗效也接近国际水平。但仍旧面临着诸多挑战，如边缘供肝应用、肝癌肝移植、原发病复发、长期服用药物带来的代谢性疾病及慢性排斥等，相信以后在移植工作者的共同努力下，肝移植一定会给晚期肝病患者带来更大的福音！

第二节　肝脏应用解剖及组织结构

熟悉肝脏解剖，特别是肝脏血管的变异，对肝移植医生来说是十分重要的。近年来，由于劈离式肝移植的发展，需要将供肝分成两半，右半肝给成人受体，左半肝或左外叶给儿童受体。在进行供肝分离时，就要求外科医生必须对肝脏解剖有充分的认识。此外，活体供肝移植的发展也要求肝移植医生对肝脏的解剖更加熟悉。

一、肝脏的形态、大小、位置与毗邻

肝脏是人体最大的实质性脏器，也是最大的消化腺。我国成年人肝脏重量约占体重的 2%，男性为 1 200~1 500 g，女性为 1 100~1 300 g。肝脏在胎儿和新生儿时期相对较大，约占体重的 5%。肝脏呈不规则楔形，右端宽厚，左端扁薄。一般情况下，肝脏左右径×上下径×前后径约为 25 cm×15 cm×6 cm。肝脏的血液供应十分丰富，正常的活体肝脏呈红褐色。肝脏质地柔软，表面光滑。

肝脏大部分位于右季肋区和腹上区，小部分位于左季肋区。肝脏的绝大部分被肋、肋间结构及膈掩盖，仅左、右肋弓间，剑突下的部分直接与腹前壁相贴。当腹上区和右季肋区遭受到暴力冲击或肋骨骨折时，肝脏可能损伤而破裂。

肝脏体表投影为：肝上界位于右锁骨中线与第 5 肋间相交处，左侧至左第 6 肋软骨与正中线相交处左侧 5 cm。后面相当于第 6 至第 12 肋骨，前面相当于第 6 至第 9 肋骨。肝下界与肝前缘一致，右侧位于右肋弓下缘，中间部分位于右第 9 肋与左第 8 肋前缘连线，即剑突下约 3 cm，左侧被肋弓掩盖。因此，正常成年人肝脏除在剑突下可触及肝下缘外，一般无法在肋缘下触及。但 3 岁以下的健康幼儿，由于腹腔容积较小，而肝脏体积相对较大，肝前缘常低于右肋弓下 1.5~2.0 cm，到 7 岁以后在右肋弓下不能触及；若能触及时，应考虑为病理性肝大。对于腹壁松软的瘦长体型的成年人，于深吸气时可在肋弓下缘触及肝下缘。

肝脏有两面（上面、下面），四缘（前缘、后缘、左缘、右缘），三个切迹（脐切迹、胆囊切迹及右切迹）。肝的膈面与横膈相连，右半部与右肋膈隐窝、右肺底相邻，左半部与心包、心脏及左肺底的小部分相邻，在左肝膈面可见一处心压迹。肝的脏面胆囊窝容纳胆囊，右侧与横结肠、十二指肠、右肾和右侧肾上腺相邻，左外叶后面近左纵沟处与食管、胃相邻，表面均有相应压迹。肝右叶后面裸区有下腔静脉沟，下腔静脉肝后段走行于此。肝的膈面和前面分别通过冠状韧带、镰状韧带、肝圆韧带及左、右三角韧带，使其与膈肌和前腹壁固定，肝的脏面有肝胃韧带和肝十二指肠韧带。从肝脏的脏面看，有肝方叶和肝尾叶。肝方叶前缘为肝脏的下缘，其左缘为肝圆韧带，后缘为第一肝门，右缘为胆囊窝。肝尾叶位于肝脏后方，其左缘为静脉韧带，右缘为下腔静脉窝，下缘为第一肝门。

肝的下面有 "H" 形三条沟（左纵沟、右纵沟、横沟），以此将肝脏分为四个叶。左纵沟的左侧为左叶（左外叶），右纵沟的右侧为右叶（右前及右后叶），横沟以前为方叶（左内叶），横沟以后为尾叶。左纵沟位于肝下面，可分前后两部，前部称肝圆韧带裂，内有肝圆韧带通过。左纵沟的后部为静脉韧带裂，内有静脉韧带通过。右纵沟较为宽阔，其前半部容纳胆囊，为胆囊窝。后半部内有下腔静脉通过，即为下腔静脉沟。横沟即为肝门（第一肝门），有肝管、门静脉和肝固有动脉出入。

Glisson 鞘内包括肝动脉、门静脉和胆管，经肝脏面的第一肝门出入肝脏，此三者无论在肝内还是肝门附近，都在一起走行。Couinaud 根据肝内门静脉干的分布范围，将肝脏分为八段（图 11-1）。

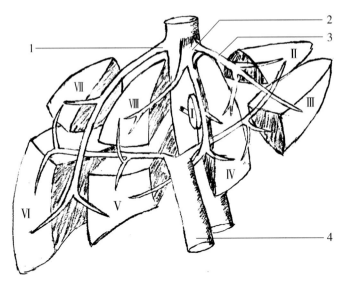

图 11-1　Couinaud 肝脏分段法

Ⅰ段为尾状叶，Ⅱ段为左外叶上段，Ⅲ段为左外叶下段，Ⅳ段为左内叶，Ⅴ段
为右前叶下段，Ⅵ段为右后叶下段，Ⅶ段为右后叶上段，Ⅷ段为右前叶上段。
1. 右肝静脉　2. 中肝静脉　3. 左肝静脉　4. 门静脉

二、肝门和肝蒂

　　肝有两个门：第一肝门，有肝管、肝固有动脉、门静脉、淋巴管和神经出入；肝
膈面顶部腔静脉沟的上端，由肝左、中、右静脉注入下腔静脉处，称为第二肝门；在
腔静脉沟的下端，接收右半肝面的静脉及尾叶的一些小静脉，统称为肝小静脉，此处
亦称为第三肝门。

　　肝蒂为出入第一肝门的肝管、肝固有动脉、门静脉、淋巴管和神经的总称，它们
行走在肝十二指肠韧带内。肝蒂内的结构可被提于拇指和示指之间，在肝手术中可利
用此法以达到暂时止血的目的。肝蒂的主要结构是肝动脉、门静脉和肝管。在肝门处，
由前向后结构排列为肝管（duct）、肝动脉（artery）、门静脉（vein）——DAV 排列。
三者分叉点，肝管最高，其次为门静脉，最低者为肝动脉。

三、肝的韧带

　　肝脏被腹膜皱褶形成的肝周韧带固定在上腹部，包括肝圆韧带、镰状韧带、冠状
韧带和左右三角韧带等。

　　肝圆韧带是脐静脉闭锁后形成的纤维索，自脐移行至脐切迹，经镰状韧带游离缘
的两层腹膜之间到达门静脉左干的囊部与静脉韧带相连。静脉韧带为左门静脉和左肝
静脉之间闭锁后的静脉导管。

　　镰状韧带将肝脏的膈面分为"右大左小"的两部分，是左叶间裂在肝脏表面的标
志。韧带下端与脐切迹和静脉韧带相连，上端向后上方延伸与冠状韧带相移行。右冠

状韧带的前后两叶之间有较大的间隙为裸区，左冠状韧带两叶之间距离很近。左右冠状韧带的前后叶向外侧延伸，分别汇合成左、右三角韧带，这两条韧带比较坚韧，尤其是左三角韧带比较宽厚，其内往往有血管和胆管，肝脏切除时应予以妥善缝扎。在右冠状韧带的中央部分为第二肝门，即左、中、右肝静脉的下腔静脉入口处。在游离肝脏时，要注意不能贴膈肌太近，以防损伤膈肌导致气胸。在离断右冠状韧带内侧时，要注意保护肝右静脉根部和下腔静脉，在离断左冠状韧带时，注意不要损伤肝左静脉。

肝胃韧带位于肝门和胃小弯之间，薄而柔软，疏松多孔。韧带内有胃左动脉、胃右动脉、胃冠状静脉、幽门静脉、迷走神经胃支和胃上淋巴结。有时胃左动脉发出一支动脉供应左半肝（即为副肝左动脉或迷走肝左动脉）也通过此韧带的左上部入肝。

肝十二指肠韧带由肝门至十二指肠上部，其左上方连至肝胃韧带（两者合称小网膜），右缘游离，构成网膜孔的前缘。其中含有胆总管（在右侧）、肝动脉（在胆总管的左侧）、门静脉（在上述两者的后方），此外还有肝淋巴结、淋巴管和肝神经丛。这些结构及变异具有重要的临床意义。在肝手术时，应特别注意。

四、膈下间隙

膈下间隙上方为膈肌，下方为横结肠及其系膜。此间隙可分为肝上和肝下两个间隙。肝上间隙可被镰状韧带分为左肝上和右肝上间隙。肝下间隙位于肝与横结肠及其系膜之间，被肝圆韧带分为左肝下和右肝下间隙。左肝下间隙又被小网膜分成左肝下前和左肝下后间隙。左肝下后间隙即为网膜囊。右肝下间隙即为肝肾隐窝。膈下脓肿好发于右肝上及肝肾隐窝。

五、肝动脉

一般而言，肝的血液供应，约有 1/4 来自肝动脉。肝的动脉血带来氧气、激素和营养物质提供肝的营养和代谢。

在胚胎期，肝脏有 3 条动脉供血，分别来源于胃左动脉、腹腔动脉和肠系膜上动脉，这 3 条动脉分别供应肝脏的不同部位。出生后，一般保留一条动脉，大部分为起源于腹腔动脉的动脉，由其分出左、右肝动脉供应左、右半肝。偶尔也可见起源于胃左动脉的副肝左动脉或起源于肠系膜上动脉的副肝右动脉。也有 2 条动脉并存的情况，如起源于腹腔动脉和起源于胃左动脉（25.5%），起源于腹腔动脉和起源于肠系膜上动脉（10%），而起源于胃左动脉和起源于肠系膜上动脉的 2 条动脉同时存在的情况比较少见。此外，还有 5% 的人像胚胎期一样，3 条动脉同时存在。

（一）肝总动脉

肝总动脉起自腹腔干（腹腔动脉），在腹膜后沿胰的上缘向右至十二指肠上部的上方，分为肝固有动脉和胃十二指肠动脉。肝固有动脉在肝十二指肠韧带内与胆总管、门静脉共同上行，最后分为肝左动脉和肝右动脉入肝。肝总动脉的直径为 0.5~0.9 cm。典型肝总动脉起自腹腔干约为 92%，少见起自肠系膜上动脉等。

（二）肝左动脉

肝左动脉长约 4 cm，直径为 0.25~0.35 cm，多数行于胆道左侧、门静脉的前方，入肝后发出左内叶动脉、左外叶动脉及尾叶的左半部。左外叶动脉再分为上、下段动脉。

（三）肝右动脉

肝右动脉长为 3.4~4.5 cm，直径为 0.3~0.4 cm。肝右动脉多数经肝总管后方进入胆囊三角，少见经肝总管的前方进入胆囊三角。在三角内常与胆囊管接近，或平行一段距离，因此胆囊手术时，应注意防止伤及。肝右动脉进入肝门，发出小支供应尾叶右半部。在右切迹内分出右前叶动脉和右后叶动脉，再分为上、下段动脉。

（四）肝中动脉

当左内叶（即方叶）动脉起自肝门外时，此动脉又称为肝中动脉，它可起自肝左动脉、肝右动脉、肝固有动脉或肝总动脉，出现率约50%。

（五）迷走肝动脉、副肝动脉、代替肝动脉

迷走肝动脉是指发起异常的动脉，有迷走肝左动脉、迷走肝右动脉。迷走肝左动脉常见发自胃左动脉，迷走肝右动脉发自肠系膜上动脉。

副肝动脉为有两支以上肝动脉进入左半肝或右半肝，其中有起自肝固有动脉以外的附加支，则此支被称为副肝动脉。代替肝动脉为发自腹腔干的肝左或肝右动脉没有分支分布到达肝内，另有迷走肝左或肝右动脉来替代，这种动脉称为代替肝动脉。

肝动脉的变异，是由于胚胎时期肝有三条动脉供血，分别为胃左动脉、腹腔干和肠系膜上动脉。出生后一般保留一条动脉（腹腔干），由此分出肝左、右动脉入肝。偶尔也可仍有胃左动脉或肠系膜上动脉如胚胎期一样的同时存在的肝动脉变异。

肝动脉呈节段性分布，各叶、段肝动脉之间没有重要的循环，肝动脉的侧支循环主要借助于肝外、肝门区及肝包膜下的动脉循环。肝动脉结扎愈近肝门，侧支循环途径愈少，代替功能也愈差。

结扎不同部位的肝动脉后果不一。肝总动脉结扎可以不引起肝坏死（有胃小弯、胃大弯的动脉弓及胰十二指肠动脉弓的侧支循环）。在肝固有动脉起始部，胃十二指肠动脉与胃右动脉发起点之间结扎，尚保持胃右动脉的侧支循环（胃小弯动脉弓），亦常无不良影响。如肝固有动脉远侧，胃右动脉发起的远侧结扎，则侧支循环被切断而引起严重肝坏死。因肝左、右动脉之间侧支循环贫乏，有一支被阻断之后，则所供应的一叶而失去血供，除非有迷走肝动脉（副肝动脉）供血，则分布区不受影响。Michels详细地研究了肝动脉各种循环途径，提出结扎肝动脉后可能的侧支循环途径共有26条，即经过迷走肝左右动脉有10条，经腹腔干分支的有6条，经腹腔干以外的有10条。

肝移植外科医生还必须熟悉肝动脉的变异情况，因为这在供肝获取和血管吻合过程中都十分重要。

解剖学资料表明，大约有30.5%的肝脏存在着肝动脉变异。从总体上看，在肝动脉正常和变异的情况下，术后动脉并发症的发生率没有明显差异。但是如果需要行多处肝动脉吻合或需要将供体肝动脉与受体腹主动脉吻合，术后动脉并发症的发生率明显升高。

行活体肝移植时，术前对供体行肝动脉造影检查是必要的。如果左肝动脉直径小

于 2 mm、肝左外叶有双动脉血供或供体本身存在血管疾病，一般不能作为供体。如果从左肝动脉发出一支较粗的分支供应右半肝，也不应作为供体。

六、肝静脉

肝静脉分肝左静脉、肝中静脉和肝右静脉。根据我国的资料，肝左、中、右静脉分别开口进入下腔静脉者占 56.3%，肝中静脉与肝左静脉形成共干后进入下腔静脉者占 40.6%，而同时有 4 个开口于下腔静脉者占 3.15%，其中一开口为左后上缘静脉。肝静脉的特点是没有静脉瓣，壁薄，且因被固定在肝实质内，若不注意被撕破出血，可能发生空气栓塞。

肝动脉和门静脉血入肝至肝小叶，由肝血窦内的血液经过物质交换后，汇入肝小叶内的中央静脉，再汇入小叶下静脉。汇集后形成三个大干，即肝左、肝中及肝右静脉，经第二肝门注入下腔静脉。

（一）肝右静脉

肝右静脉是肝静脉中最长的一条，位于右叶间裂内，它主要收集来自肝右后叶（Ⅵ段，Ⅶ段）的血液，也回收部分肝右前叶（Ⅴ段、Ⅷ段）的血液。肝右静脉的分支类型、粗细和分布范围变化较大，与肝中静脉和右后侧肝静脉大小的关系密切。

（二）肝中静脉

肝中静脉位于正中裂内，接受来自左内叶和右前叶的血液。有时，肝中静脉也接受来自右后叶下段的部分血液回流，所以，在劈离式肝移植时，将供肝切成两半，应该将肝中静脉保留给右半肝，以防止右肝淤血和右肝切面出血。

（三）肝左静脉

肝左静脉本身不在肝左叶间裂内，而是与之成锐角交叉，在裂内的部分只是它的一个分支，它接受来自左外叶（Ⅱ段和Ⅲ段）的血流以及左内叶（Ⅳ段）的部分血流。

此外，还有直接开口于下腔静脉左前壁和右前壁的肝短静脉，一般有 4~8 条，最少为 3 条，最多可达 31 条。开口于左前壁的肝短静脉主要接收来自左尾叶的静脉回流，开口于右前壁的肝短静脉主要接收来自右尾叶（尾状突）和肝右后叶脏面的静脉回流，此组的肝短静脉中，经常有 1~2 条比较粗大的静脉，其口径可达 1.5 cm，称右后侧肝静脉，它紧贴肝脏面浅表，向内上方靠近门静脉支后方走行，开口于下腔静脉远端右前壁。

肝静脉之间有明显吻合，肝大静脉与肝小静脉之间也存在许多吻合，在手术中仍要尽量不伤及肝大静脉。

七、门静脉

门静脉带来胃肠道吸收的营养物质，占肝血供的 3/4。它由肠系膜下静脉、脾静脉、肠系膜上静脉汇合而成，回收来自腹腔脏器的血液（图 11-2）。门静脉内没有瓣膜。成年人的门静脉长约 8 cm。在肝十二指肠韧带处，门静脉位于肝动脉和胆总管后方。在肝十二指肠韧带游离缘，一般没有门静脉的属支。在十二指肠第一部后方，有来自胃、胰、十二指肠的静脉直接注入门静脉。在第一肝门的位置，门静脉分为细长的左干和粗短的右干，门静脉左干和右干分别发出 1~3 条小静脉至尾状叶的左右段，有部分患者的右前叶门静脉直接从门静脉主干发出，或来自门静脉左干的横部。

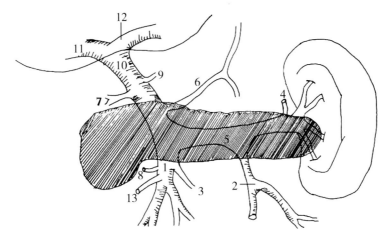

图 11-2　门静脉系统

1. 肠系膜上静脉　2. 肠系膜下静脉　3. 胃网膜右静脉　4. 胃短静脉

5. 脾静脉　6. 冠状静脉　7. 胃十二指肠上静脉　8. 胃十二指肠下静脉

9. 副胰静脉　10. 门静脉　11. 门静脉右干　12. 门静脉左干　13. 中结肠静脉

门静脉左支是门静脉主干向左的分支。其分出后，向左横行于肝横沟内，至左纵沟转向前行于脐静脉窝内，末端成盲端，并与肝圆韧带相接。一般可为横部、角部、矢状部和囊部。横部长为 2~4 cm，主要分支到尾状叶左半部及左内叶；角部成 90° ~130°，发出左外叶上段支及一些左后上缘支、左内叶支；矢状部长为 1~2 cm，分出左内叶门静脉及中间支；囊部为膨大的末端，与肝圆韧带相连，可发出左外叶下段支。

门静脉右支（the right portal vein）为门静脉主干向右的分支。其分出后，走向肝横沟右侧沿右切迹行进入肝。一般长为 1~3 cm，平均长为 1.05 cm，而且其变异较大。末端常分两支：一为右前叶门静脉，粗大且短，分支到前叶上部、前叶下部及胆囊旁静脉；另一是右后叶门静脉，分布于右后上、下部，部分还有中间支。门静脉右支还分出一些细小分支到尾叶的右半部。

门静脉尾叶支分为左、右两组，分别发自左、右干。左侧组起自门静脉左干横部的远侧发出，很少横部中部发出，因此横部中部被认为是手术中进行游离的安全区。

门静脉有七个属支：脾静脉、肠系膜上静脉、肠系膜下静脉、胃冠状静脉、胃右静脉、胆囊静脉及附脐静脉。肠系膜下静脉多见汇入脾静脉，占 46%，汇入脾静脉与肠系膜上静脉交界处为 15%，汇入肠系膜上静脉为 38%。胃冠状静脉 60% 汇入门静脉，6% 汇入门脾静脉角，39% 汇入脾静脉。

门静脉系统静脉内无瓣膜，两端均为毛细血管，因而构成独立的循环系统。它与体循环之间有四处主要交通支，即胃冠状静脉与食管静脉丛吻合，通过奇静脉注入上腔静脉；肠系膜下静脉与直肠静脉丛吻合，经阴部内静脉注入下腔静脉；附脐静脉与腹壁上、下静脉吻合，然后分别流入上、下腔静脉；腹膜后肠系膜静脉的分支与下腔静脉分支吻合，进入下腔静脉。以上吻合支在正常情况下很细小，血流量很少，但在门静脉高压时，吻合支扩大，易引起破裂出血，因此在肝硬化手术时，容易造成难以处理的出血。

肝内门静脉之间有吻合，但这些吻合支细小与局限，代偿功能不大，因此门静脉支阻塞时，可导致该区内的肝组织坏死。

八、胆管系统

胆管，起自肝内毛细胆管，止于胆胰壶腹。分为肝内和肝外两部分。

肝内部分，相邻肝细胞间的微细管道称为毛细胆管，其末端通向小叶周围，连至小叶间胆管，再汇集成肝段胆管、肝叶胆管及左、右肝管。

肝外部分，包括左肝管、右肝管、肝总管、胆囊管和胆总管，胆汁最后与胰液一起经十二指肠大乳头排入十二指肠。

（一）左肝管

左肝管由左外叶和左内叶胆管汇合而成。左外叶胆管是由左外上段、左外下段胆管汇合组成。肝左管主要引流左半肝的胆汁（包括尾叶左半）。肝左管长度约为 1.5 cm。

（二）右肝管

右肝管由右前叶和右后叶胆管汇合而成。右前、右后分别由上、下段胆管汇合而成。右肝管还接受尾叶右半的小胆管。右肝管主要引流右半肝的胆汁，主干长约 1 cm。

在少数情况下，右前叶和右后叶胆管不在肝内汇合，而在肝外与肝总管、胆囊管或胆总管汇合，称为副肝管或副胆囊管。此外，在胆囊床上可存在 1~3 支胆囊下肝管；或行走在三角韧带、镰状韧带或冠状韧带内的迷走肝管。

胆囊下肝管多数注入右前叶胆管，也可注入右后叶胆管或肝左管。在胆囊切除，剥离胆囊时，胆囊下肝管可被损伤，如不加以结扎可引起术后胆漏。

（三）肝总管、胆囊管、胆总管

肝总管长 2.4~3.6 cm，胆囊管长 1.6~2.8 cm，胆总管长 5.6~6.6 cm。胆囊颈和胆囊管的内壁黏膜形成螺旋襞，常被胆石嵌顿而引起急性胆囊炎的发作。

胆囊管可有两条，胆囊管可与肝总管的前方或后方相交叉，胆囊管可以很短或很长。胆囊管的变异很多，故当胆囊切除，结扎胆囊管时，必须看清胆囊管与肝总管的交界处后再行结扎。

胆总管根据其行程可分为四段：十二指肠上段在肝十二指肠韧带内；十二指肠后段位于十二指肠第一段的后方；胰腺段埋在胰头内，有薄层胰腺组织所覆盖；十二指肠壁内段穿入十二指肠壁内，与胰管合并后，开口于十二指肠大乳头。胆总管内径约为 0.5 cm，出口的口径约为 0.2 cm，周围有肝胰壶腹括约肌环绕，胆总管结石常常嵌顿于此。

（四）肝胆三角

肝胆三角即胆囊三角，由肝下面、肝总管及胆囊管三者围成。在三角内有胆囊淋巴结、胆囊动脉、肝右动脉及门静脉右干。三角内 66% 为单支胆囊动脉，34% 为双支胆囊动脉。92% 肝右动脉起源于肝固有动脉，从肝总管的后方进入三角内。12% 有副肝管。当胆囊切除术时，剪开肝十二指肠韧带，显示肝胆三角后，应先在三角内寻找胆囊动脉。结扎胆囊动脉时应靠近胆囊，不能贴近肝面，以免损伤肝右动脉。如遇意外出血，应立即将手指插入网膜孔，压迫肝固有动脉止血。当胆囊炎症局部粘连或充血水肿，以致局部模糊不清时，浅面有胆囊淋巴结，可作为寻找胆囊动脉的参考。

肝外胆道的血液供应，常见型为肝固有动脉小支供应肝管及肝总管，胆总管上部由肝固有动脉及胆囊动脉的分支供血，胆总管的下部来自胰十二指肠后上动脉供血。各小支之间的吻合并不十分充分，所以如伤及胰十二指肠上动脉时，则胆总管的下部可能发生坏死，因此手术中对胆总管的管壁应避免广泛剥离，以免影响管壁的血供。

胆总管前面可能存在动脉，上部前面可有肝右动脉或异常胆囊动脉。胆总管的下部可有胰十二指肠后上动脉或胃十二指肠动脉经过。根据上述情况，当肝胆手术切开肝十二指肠韧带时，必须注意上述动脉存在的可能。

九、下腔静脉

下腔静脉起自第 4~5 腰椎间的右侧，由左、右髂总静脉汇合而成，沿腹主动脉的右侧上行至膈，经肝的腔静脉孔到达胸腔，于第 7 胸椎高度汇入右心房，长约 25 cm，直径为 3 cm。

下腔静脉位于肝脏后方的腔静脉窝内，有许多来自肝右叶和尾叶的肝短静脉直接进入下腔静脉，有些肝短静脉直径较粗。在下腔静脉后方，下腔静脉与右膈肌脚和右肾上腺在一起，右肾上腺有一些很短的静脉直接进入下腔静脉。膈静脉直接汇入下腔静脉。

下腔静脉在腹后壁向右上斜行，右侧为右肾上腺、右肾、输尿管及腰大肌，左侧为腹主动脉，前方为小肠系膜、十二指肠降部、胰、肠系膜上动脉及门静脉，后方为右腰动脉及右肾动脉。

下腔静脉的属支：壁支有膈下静脉、腰静脉，脏支有肝静脉、肾静脉、肾上腺静脉及性腺静脉。

（一）膈下静脉

膈下静脉一对，与膈下动脉伴行。左膈下静脉常注入肝左静脉。在供肝修整手术时必须注意这些静脉。

（二）腰静脉

腰静脉共四对，上下腰静脉之间有纵支相连，称为腰升静脉。左腰升静脉向上续于半奇静脉，右腰升静脉向上续于奇静脉。左、右腰升静脉向下连于左、右髂总静脉。

（三）肝静脉

肝静脉有左、中、右三条肝大静脉及数支肝小静脉，收集来自肝动脉和门静脉的全部静脉血，在腔静脉沟内注入下腔静脉。

（四）肾静脉

肾静脉从肾门开始，由 3~5 支集合而成。左肾静脉较长。肾静脉位于肾动脉的前面，是水平向内行，注入下腔静脉。导引肾和肾上腺的血液回流入后腔静脉的血管。经肾的腹侧面向内后方延伸，右侧的在右肾上腺背侧、左侧的绕左肾上腺的后端并入后腔静脉。途中有肾上腺静脉汇入。

（五）肾上腺静脉

肾上腺静脉由数小支在肾上腺门处合为一干，左肾上腺静脉注入左肾静脉，右肾上腺静脉一般直接注入下腔静脉。

（六）性腺静脉

性腺静脉，男性为睾丸静脉，女性为卵巢静脉。右侧性腺静脉平第 2 腰椎水平以锐角直接注入下腔静脉。左侧性腺静脉不直接注入下腔静脉，而以直角注入左肾静脉。

（七）肝上下腔静脉

肝的腔静脉沟的一段下腔静脉称为肝上下腔静脉，长 1~2 cm。在游离肝上部，分离镰状韧带和冠状韧带，打开腹膜返折，然后翻转肝左叶，将肝上下腔静脉暴露出来，可以通过下腔静脉后方绕过此阻断带。肝下下腔静脉可以在肾静脉上方加以控制。

第三节　肝脏生理及功能评价

肝脏是体内新陈代谢的中心站。据估计，在肝脏中发生的化学反应有 500 种以上。实验证明，动物在完全摘除肝脏后即使给予相应的治疗，最多也只能生存 50 多个小时。这说明肝脏是维持生命活动的一个必不可少的重要器官。肝脏的血流量极为丰富，约占心输出量的 1/4。每分钟进入肝脏的血流量为 1 000~1 200 mL。肝脏的主要功能是进行糖的分解、储存糖原；参与蛋白质、脂肪、维生素、激素的代谢；解毒；吞噬、防御机能；制造凝血因子；调节血容量及水电解质平衡；产生热量等。在胚胎期，肝脏还有造血功能。

一、分泌胆汁

肝细胞能够持续产生及分泌胆汁，每日分泌量为 600~1 000 mL。在非消化期，胆汁经胆管进入胆囊储存及浓缩。在消化期，肝内胆汁合并胆囊内胆汁进入十二指肠。胆汁中的胆盐、胆固醇和卵磷脂可以乳化脂肪，利于脂肪的消化。其中胆盐可以与脂肪酸、甘油一酯等结合，形成水溶性复合物，促进脂肪消化产物的吸收，并能促进脂溶性维生素 A、维生素 D、维生素 E、维生素 K 的吸收，并且促进脂肪在肠黏膜细胞中的再酯化作用。肠中的结合胆盐在参与脂肪的消化和吸收后，约有 95% 在回肠末端被重新吸收，经门静脉回到肝，再混合成胆汁排至肠腔，进行胆盐的肠肝循环。胆汁中的胆红素是胆汁的主要色素，它是血红素的代谢产物，临床上常见的肝性黄疸就是肝细胞对胆红素的转化功能受损，使血中胆红素浓度增高所致。

二、物质代谢

肝脏参与的物质代谢包括合成代谢、分解代谢和能量代谢。食物消化后经小肠黏膜吸收的营养物质由门静脉到达肝脏。

（一）糖代谢

单糖在肝内转化为肝糖原而储存，肝脏也能将蛋白质和脂肪转化为糖原。肝糖原调节并维持血糖浓度稳定，当血糖浓度降低时，肝糖原分解为葡萄糖后释放入血。肝功能受损时血糖浓度容易波动。

（二）蛋白质代谢

氨基酸在肝内经过合成、脱氨和转氨 3 个过程后，重新合成人体所需蛋白质，如白蛋白等。肝脏将氨基酸脱氨代谢产生的氨合成尿素，经肾脏排出体外。肝功能受损时血浆白蛋白减少和血氨升高。当肝细胞破裂，血中转氨酶升高。

（三）脂肪代谢

脂肪进入肝脏后，一部分转化为体脂而储存。正常情况下肝脏维持血中各种脂质在一定浓度比例，肝脏是体内合成脂肪酸、胆固醇和磷脂的主要器官，其中卵磷脂是合成脂蛋白的主要原料，后者参与脂肪的运输。当肝功能受损时，脂肪堆在肝内蓄积形成"脂肪肝"。多余的胆固醇随胆汁排出体外，当胆盐和卵磷脂比例失调，易产生胆固醇结石。

（四）维生素代谢

肝脏含有绝大部分的维生素 A，合成视黄醇结合蛋白并运输视黄醇。同时，肝脏也是 B 族维生素、维生素 C、维生素 D、维生素 E、维生素 K、烟酸、叶酸等多种维生素储存和代谢的主要场所。

（五）激素代谢

肝脏对一些激素如雌激素和抗利尿激素具有灭活作用，使正常机体血液中激素保持一定浓度水平。当肝脏功能灭活能力减退，体内雌激素增多，引起蜘蛛痣、肝掌、男性乳房发育、女性月经不调等。抗利尿激素增多促进体内水钠潴留，导致水肿及促进腹水形成。

三、凝血功能

肝脏可以合成凝血过程中的关键蛋白，如纤维蛋白原，也可以产生凝血因子 Ⅱ、Ⅶ、Ⅸ 和 Ⅹ。其中维生素 K 在凝血酶原和凝血因子Ⅶ、Ⅸ、Ⅹ的合成中起重要作用。肝脏也能够合成具有抗凝作用的抗凝血酶Ⅲ和纤溶酶原。因此，肝功能受损时可引起凝血时间延长及发生出血倾向。此外，肝内含有铁、铜、维生素 B_{12}、叶酸等造血因子，间接参与造血。

四、生物转化与解毒功能

肝脏能对体内产生的生物活性物质、代谢产物以及外界进入机体的药物、毒物等各种物质，通过氧化、还原、水解和结合反应，使活性或毒性改变（主要是降低），增加水溶性而易于排出，这些统称为肝的生物转化功能。虽然某些组织如肠黏膜、肾脏等也有部分生物转化功能，但肝是人体内进行生物转化的最主要器官。肝脏主要通过其含有的各种酶系，如加单氧酶系、偶氮还原酶系和水解酶系等实现对各类物质的代谢转化。许多物质如药物也可诱导酶系的活性，增强代谢，称为酶的诱导。在各种肝病的晚期，不仅肝对激素的灭活功能减退，使血中的激素浓度异常增高，而且与结合蛋白及白蛋白的结合也受干扰，造成各种异常症状及某些生理功能紊乱。如醛固酮和抗利尿激素的灭活障碍，可引起体内水钠潴留。由于肝所处的特殊解剖位置，从消化道吸收来的药物及有害物质经门静脉首先到达肝，从其他途径吸收来的外来物则通过全身循环进入肝，经过肝的生物转化作用，变成极性高、活性低的产物排出体外。但也有些药物或毒素对肝有直接毒性作用，或者经生物转化成为毒性更大的物质，造成各种急性肝损伤或致癌。

门静脉收集腹腔流入的静脉血，肝脏通过单核-巨噬细胞系统吞噬，或通过生物转化（包括氧化、还原、结合、水解、脱氢等方式）将血中有害物质及微生物抗原性物质转化或清除，变成无毒或毒性较小的物质随尿液或胆汁排出体外。解毒功能减弱会导致毒性物质在体内蓄积。例如，在肝细胞对胆红素的提取、结合和排泄过程中，其中任何步骤出现障碍，均可使血中胆红素增高，引起黄疸。

五、防御及免疫功能

肝与局部黏膜免疫和全身免疫都有密切关系。肝实质细胞可产生补体成分，形成和分泌胆汁免疫球蛋白 IgA。肝细胞膜具有半乳糖基的受体，可清除循环内的某些糖蛋白。肝血窦壁库普弗（Kupffer）细胞具有吞噬和调节免疫应答等功能。细菌、抗原抗体复合物及色素等颗粒性异物进入肝脏后，由网状内皮细胞吞噬系统中 Kupffer 细胞吞噬消化，或者经过处理后呈递给其他免疫细胞进一步清除。

六、调节循环血量

在胎儿出生前，肝脏含有大量的造血干细胞，是一个造血器官。自胚胎第 5~6 周起，肝脏出现造血功能，至第 5 个月时达到顶峰，以后逐渐减退，出生后此种功能被骨髓所代替。但当造血需要增加过高而骨髓又不能满足造血时，肝又会恢复造血功能。正常情况下，肝内静脉窦储存一定量的血液。在急性失血时，肝内静脉窦输出大量的血液以补偿周围循环缺血量，维持循环血量的平衡。

第四节　肝移植适应证与禁忌证

肝移植的最终目的是延长终末期肝病患者的生命，但随着肝移植疗效的提高及生活水平的逐步提高，改善由肝病造成的生活质量严重下降，如严重嗜睡、难以控制的瘙痒、严重代谢性骨病（易发生骨折）、反复发作细菌性胆管炎等疾病，也成为肝移植的适应证（表 11-1）。

表 11-1　肝移植的适应证

分类	病因
肝衰竭	感染性疾病、药物及毒性肝损伤、循环障碍等
肝硬化	肝炎后、酒精性、血吸虫性、药物性、自身免疫性、隐源性肝硬化等
胆汁淤积性疾病	原发性硬化性胆管炎、原发性胆汁性肝硬化、胆道闭锁等

分类	病因
代谢性疾病	肝豆状核变性、糖原贮积症、半乳糖血症等
肝恶性肿瘤	原发性肝细胞癌、胆管细胞癌、肝母细胞瘤等
其他疾病	多囊肝、布加综合征、肝外伤等

然而肝移植的适应证也不是一成不变的。随着肝移植技术的发展、新的免疫抑制剂的应用、围手术期管理的进步，肝移植的适应证将得到放宽。同时，随着其他医疗手段的进步，目前一些肝移植适应证患者也将可以通过其他医疗手段解除病痛，获得新生。

同时，符合肝移植适应证的患者也并非都是合适的肝移植受者，需要做全面的术前评估。在常规内、外科治疗有效，预计短期内不会因疾病发展致死的患者，不应作为肝移植的受者。另外，疾病的性质、病情严重程度、年龄等对肝移植的预后有较大的影响。肝移植手术风险大、需终身服用毒性较大的免疫抑制剂和昂贵的经济负担，并涉及卫生资源分配及伦理道德问题，在选择肝移植的受者时必须全面考虑。

一、肝移植的适应证

（一）肝衰竭

肝衰竭是多种因素引起的严重肝脏损害，导致其合成、解毒、排泄和生物转化等功能发生严重障碍或失代偿，出现以凝血机制障碍、黄疸、肝性脑病和腹水等为主要表现的一组临床症候群。在中国引起肝衰竭的主要病因是肝炎病毒（主要是乙型肝炎病毒），其次是药物及肝毒性物质（如乙醇、化学制剂等）。在欧美国家，药物是引起急性、亚急性肝衰竭的主要原因，酒精性肝损害常导致慢性肝衰竭，儿童肝衰竭还可见于遗传代谢性疾病。

根据病理组织学特征和病情发展速度，肝衰竭可被分为四类：急性肝衰竭（acute liver failure，ALF）、亚急性肝衰竭（subacute liver failure，SALF）、慢加急性（亚急性）肝衰竭（acute-on-chronic liver failure，ACLF）和慢性肝衰竭（chronic liver failure，CLF）。急性肝衰竭的特征是起病急，发病 2 周内出现以 II 度以上肝性脑病为特征的肝衰竭症候群；亚急性肝衰竭起病较急，发病 15 d 至 26 周内出现肝衰竭症候群；慢加急性（亚急性）肝衰竭是在慢性肝病基础上出现的急性肝功能失代偿；慢性肝衰竭是在肝硬化基础上，肝功能进行性减退导致的以腹水、门静脉高压、凝血功能障碍或肝性脑病等为主要表现的慢性肝功能失代偿。

1. 主要病因

（1）病毒性肝炎：病毒性肝炎引起的 ALF 主要是嗜肝病毒，其他病毒引起者偶见。乙型肝炎是引起 ALF 最常见的原因。无地域差异性。它所引起的 ALF，约占急性乙肝病例数的 1%。在所有 ALF 病例中的比率，各地区报道结果不一。乙肝病毒并无肝损伤毒性，ALF 的发病主要是强烈的免疫病理反应所致。有些潜在的慢性 HBV 感染者，在撤除皮质激素或停用化疗药物后，激活免疫反应，偶可引起 ALF。

（2）药物或毒物：药物引起的 ALF，虽然在不同地区或国家的发生率不尽相同，但几乎与病毒性肝炎引起者一样常见。药物引起的肝损害有两种模式，一种是直接肝毒性，有剂量依赖关系，以醋氨酚为代表；另一种为间接肝毒性，仅引起少数敏感者发生肝衰竭。药物性 ALF 大多发生于年龄在 40 岁以上者，药物性肝损害出现黄疸后发生 ALF 的危险性为 20%，而在病毒性肝炎则为 1%。药物性肝损害在出现首见症状后，如继续用药，则发生 ALF 或 SALF 的危险性明显增加。

（3）妊娠：妊娠偶可引起 ALF，在妊娠者中的发病率为 0.008%。其主要病变是肝细胞内微泡性脂肪浸润。线粒体功能严重障碍是引起 ALF 的主要原因。多见于妊娠后期 3 个月，平均发生于妊娠第 36 周，初产妇占 48%，半数病例有先兆子痫或子痫的临床表现，14% 为孪生妊娠妇女，发病原因尚未明确。血清转氨酶中度升高（很少达到 500 IU/L），伴有溶血及血小板含量降低，称为 HELLP 综合征。常并发于先兆子痫；另外血清尿素及尿酸含量亦较正常妊娠为高。因此，妊娠后期有先兆子痫，血清转氨酶、尿素氮、尿酸均升高，伴有血小板减少者，应高度怀疑为本病，并进行影像学检查协助早期诊断。一经确诊即终止妊娠。

（4）遗传代谢障碍疾病：包括半乳糖血症、果糖失耐受、酪氨酸血症、Reye 综合征、新生儿血色病、肝豆状核变性（Wilson 病）和 α_1-抗胰蛋白酶缺乏症等，它们所致的 ALF，绝大多数发生于婴幼儿（1 岁）。Wilson 病多呈慢性活动性肝病过程，明显的临床表现见于 15~20 岁。实际上所有患者均有肝硬化基础，这似乎与 ALF 过去无肝病史的特征相矛盾。但少数 Wilson 病患者由于血清铜离子显著升高，引起血管内溶血，并有高胆红素血症，血清碱性磷酸酶（ALP）水平降低。出现这些临床表现者，则高度怀疑为 Wilson 病所致的 ALF。

（5）隐源性 ALF：隐源性 ALF 占总病例数的 10%~20%，这些不明原因的 ALF/SALF，很可能存在尚未被发现的潜在的病原学因子，如未被认识的药物、毒物、环境因素或病毒。

2. 临床诊断　肝衰竭的临床诊断需要依据病史、临床表现和辅助检查等综合分析而确定。

（1）急性肝衰竭：急性起病，2 周内出现 Ⅱ 度及以上肝性脑病（按Ⅳ度分类法划分）并有以下表现者：①极度乏力，并有明显厌食、腹胀、恶心、呕吐等严重消化道症状；②短期内黄疸进行性加深；③出血倾向明显，PTA≤40%，且排除其他原因；④肝脏进行性缩小。

（2）亚急性肝衰竭：起病较急，15 d 至 26 周出现以下表现者：①极度乏力，有明显的消化道症状；②黄疸迅速加深，血清总胆红素大于正常值上限 10 倍或每日上升 ≥ 17.1 μmol/L；③凝血酶原时间明显延长，PTA≤40%并排除其他原因者。

（3）慢加急性（亚急性）肝衰竭：在慢性肝病基础上，短期内发生急性肝功能失代偿的主要临床表现。

（4）慢性肝衰竭：在肝硬化基础上，肝功能进行性减退和失代偿。诊断要点为：①有腹水或其他门静脉高压表现；②可有肝性脑病；③血清总胆红素升高，白蛋白明显降低；④有凝血功能障碍，PTA≤40%。

目前肝衰竭的内科治疗尚缺乏特效药物和手段，肝移植是治疗中晚期肝衰竭的最有效治疗手段。当前可用的预后评分系统有 MELD 评分，对终末期肝病的预测价值较高，但对急性肝衰竭意义有限。因为很难预测哪些急性肝衰竭患者会恢复，并且患者的病情可能会突然恶化，所以诊断为急性肝衰竭的患者应尽快转诊到肝移植中心进行肝移植术前评估，做好充分术前准备，随时进行肝移植手术。而一旦患者因脑水肿引起脑干的不可逆改变，包括肝移植在内的任何手段都无法挽救患者。

（二）肝硬化

肝硬化是以肝组织弥漫性纤维化、假小叶和再生结节形成为特征的慢性肝病，是由一种或多种因素长期或反复作用于肝脏导致。在我国大多数为病毒性肝炎后肝硬化，其次为酒精性肝硬化，少数为药物、毒物、血吸虫、代谢性疾病等导致。

1. 病毒性肝硬化　据中国肝移植注册系统 2015 年统计资料，肝移植受者中病毒性肝炎相关肝病患者占 74.79%，其中 HBV 相关肝病患者占 71.25%。

慢性乙型、慢性丙型和慢性丁型肝炎均可引起肝硬化。HBV 相关肝移植的初期临床实践证明，如未采取有效预防措施，肝移植术后 HBV 再感染率可达 60% ~ 90%。由于肝移植术后乙型肝炎复发的预后很差，HBV 清除不彻底，导致慢性活动性肝炎，并可在短期（一般在 2 ~ 3 年）内再次形成肝硬化，且急性重症肝炎的发生率也很高，再次移植的效果很差。因此，有效地预防乙型肝炎的复发是此类患者术后存活的关键。

对于 HBV 相关疾病接受肝移植的患者，推荐尽早使用抑制 HBV 作用强且耐药发生率低的核苷（酸）类（NAs）药物治疗，以获得尽可能低的病毒载量，防止移植肝再感染。对于移植肝 HBV 再感染低风险患者，即移植前患者 HBV DNA 不可测，可在移植前直接给予恩替卡韦或替诺福韦治疗，术后无须使用乙肝免疫球蛋白（HBIG）。对于移植肝 HBV 再感染高风险患者，术中无肝期给予 HBIG，移植后主要抗病毒方案为 NAs 联合低剂量 HBIG，其中选择恩替卡韦或替诺福韦联合低剂量 HBIG 能更好地抑制肝移植术后乙型肝炎复发。对于已经使用其他 NAs 药物的患者需密切监测耐药发生，及时调整治疗方案。HBV 相关肝移植患者需要终身应用抗病毒药物以预防乙型肝炎复发。

慢性丙型肝炎病毒（HCV）感染相关的终末期肝病是肝移植的常见原因，移植后 HCV 再感染极为常见，术后 5 年有 10% ~ 30% 的患者由于再感染 HCV 而进展为肝硬化，继而可能再次出现肝功能失代偿。安全高效的直接抗病毒药物（DAA）的出现，极大地改变了 HCV 感染者肝移植术前及术后的管理。肝移植前有活跃病毒复制的患者，术后易出现复发，且进展迅速。两种方案预防或治疗肝移植术后 HCV 复发：①在 HCV 复发出现生化学异常之前的 DAA 治疗，先驱性治疗；②获得 HCV 复发的生化学和组织学改变相关证据后才开始的治疗。若状态允许，无论肝纤维化分期，所有肝移植受体在出现 HCV 复发后，应尽早应用 DAA 治疗，目的是阻止肝硬化进展，获得持续病毒学应答，治疗时机建议在肝移植术后的 3 ~ 6 个月。

2. 酒精性肝硬化　酒精性肝硬化纤维化最早发生于肝小静脉的终末支，即中央静脉周围，为乙醇的衍生物乙醛对肝脏的损害所致。中央静脉周围纤维化阻碍肝窦内皮细胞孔隙的通畅，影响肝细胞与血液间营养物质和代谢产物的交换。当病变严重时，可发生肝硬化。对因长期大量饮酒所致的肝硬化患者的肝移植问题，从社会学、伦理学的角度而言，在西方社会存在很大争议。但是，此类患者术后长期存活率很高，因此不应作为手术禁忌证。大部分人认为，由于术后重新饮酒降低了患者对免疫抑制剂的耐受，增加了排斥反应的可能性和酒精对肝脏的损害，故对此类患者行肝移植手术存在社会学上的争议。但也有人发现，肝移植术后长期禁酒的患者，其术后急性排斥和慢性排斥发生率均较肝移植术后间断性少量饮酒的患者为高。

3. 药物及中毒所致肝硬化　与药物引起的急性肝衰竭类似，长期服用有肝毒性的药物及有毒物质可引起肝脏损伤，长期反复的肝脏损伤可发生肝硬化。药物引起的肝损害有两种模式，一种是直接肝毒性，有剂量依赖关系，以醋氨酚为代表；另一种为间接肝毒性，仅引起少数敏感者发生肝衰竭。非酒精性肝硬化患者，排除嗜肝病毒感染以外应考虑药物及中毒导致的肝硬化，多有长期用药史。此类型患者移植后效果较好，但应注意有其他需要长期用药的原发病的患者，其选用药物可能会对移植肝造成损伤，甚至再次导致肝衰竭或肝硬化。

（三）胆汁淤积性肝病

1. 原发性胆汁性肝硬化　原发性胆汁性肝硬化（primary biliary cirrhosis，PBC）又名原发性胆汁性胆管炎，是一种慢性肝内胆汁淤积性疾病。其发病机制尚不完全清楚，可能与遗传背景及环境等因素相互作用所导致的异常自身免疫反应有关。PBC 多见于中老年女性，最常见的临床表现为乏力和皮肤瘙痒；其病理特点为进行性、非化脓性、破坏性肝内小胆管炎，最终可发展至肝硬化。血清抗线粒体抗体（anti mitochondrial antibody，AMA）阳性，特别是 AMA-M2 亚型阳性对本病诊断具有很高的敏感性和特异性。目前，熊去氧胆酸（ursodeoxycholic acids，UDCA）仍是唯一经随机对照临床试验证实治疗本病安全有效的药物。

肝移植是治疗终末期 PBC 唯一有效的方式。PBC 患者肝移植的基本指征与其他肝病相似，即预计存活时间少于 1 年者。其主要条件包括顽固性腹水、自发性腹膜炎、反复食管胃底静脉曲张破裂出血、肝性脑病、肝细胞癌，或难以控制的乏力、瘙痒或其他症状造成生活质量严重下降等。一项回顾性单中心研究发现，尽管肝移植可改善乏力症状，但是 44% 的患者在肝移植后两年出现中度到重度的乏力。此外，早期的横断面研究也显示肝移植并不能改善乏力症状。因此，乏力是否应作为肝移植的指征尚存争议。有报道显示 Mayo 评分达到 7.8 分时最适于行肝移植术，若超过此界值，则术后生存率及长期存活时间下降，且住院时间及住院费用增加。欧洲肝病学会建议总胆红素水平达到 103 mmol/L，Mayo 评分达到 7.8 分，MELD 评分>12 分时应行肝移植评估。PBC 患者肝移植术后预后较好，生存率高。欧洲肝移植注册网（www. ELTR. org）显示，PBC 患者肝移植后 1、5、10 年生存率分别为 86%、80%、72%，高于病毒性肝炎、其他自身免疫性肝病以及酒精性肝病患者肝移植后的生存率。日本的一项研究表明，PBC 活体肝移植后 1 年和 5 年的生存率分别为 80% 和 75%。文献报道，肝移植后 PBC 的复发率波动于 10%~40%，平均复发时间在 3~5.5 年，5 年及 10 年的复发率分别为 18% 及 30%。

2. 原发性硬化性胆管炎　原发性硬化性胆管炎（primary sclerosing cholangitis，

PSC）是一种以特发性肝内、外胆管炎症和纤维化导致的多灶性胆管狭窄为特征、慢性胆汁淤积病变为主要临床表现的自身免疫性肝病。上述胆道的改变用目前可查的任何继发因素都无法予以解释，故需与继发性硬化性胆管炎相鉴别。PSC 发病隐匿，患者早期常无典型病情，进行性加重可导致反复胆道梗阻和胆管炎症，最终可发展为肝硬化和肝衰竭，故早期的诊断及处理对于患者的预后有重要的意义。目前常用磁共振造影及内镜逆行造影进行诊断，典型的胆管造影表现包括胆管不规则、多发局部狭窄和扩张，胆道弥漫性狭窄伴正常扩张段形成串珠样改变。相当一部分 PSC 患者会伴发炎症性肠病（inflammatory bowel disease，IBD）。目前发病机制不清，熊去氧胆酸作为经验性治疗被使用，但尚无被批准的药物或较为成熟的治疗方案。PSC 进展至终末期肝病时需要肝移植治疗。主要的并发症包括门静脉高压、脂溶性维生素缺乏症、代谢性骨疾病以及可能发展为胆管癌或结肠癌。

肝移植指征与其他病因导致的肝硬化相似，包括反复食管胃底静脉曲张出血、肝性脑病、顽固性腹水、自发性细菌性腹膜炎和肝肾综合征等并发症经内科处理疗效不佳，终末期肝病模型（MELD）评分>15 分或 Child-Pugh 积分>10 分，或符合肝移植标准的合并肝癌患者。目前国际上器官移植中心多应用 MELD 评分来决定受体获得供肝的优先等级。MELD 评分通过评估胆红素、国际标准化比值和肌酐来客观评估终末期肝病患者的肝功能。MELD 评估>14 分患者可从肝移植中获益。PSC 患者出现以下临床表现时可提高其肝移植的优先等级：①胆管炎反复发作，菌血症发作>3 次，脓毒症发作>1 次；②胆管癌直径<3 cm 且无转移征象；③顽固性皮肤瘙痒。术前应进行 ERCP 及脱落细胞检查，以明确有无胆管癌的存在。5%的原发性硬化性胆管炎患者合并有溃疡性结肠炎。合并溃疡性结肠炎并不影响行肝移植手术。而且术后的免疫抑制治疗有利于对溃疡性结肠炎的控制。如果没有出现急症情况，不主张在肝移植术前行胆管引流术和其他结肠手术。由于术后有发生结肠癌或直肠癌的可能，此类患者术后每年均需行结肠镜检查。

在 PSC 缺少有效治疗措施的情况下，疾病从诊断发展至死亡或进行肝移植的中位时间为 12~18 年。有症状的 PSC 患者随访 6 年后合并肝衰竭、胆管癌等可高达 41%。对于进展至终末期的 PSC 患者，肝移植为唯一有效的治疗方法。肝移植后累计 1 年生存率可达 90%~97%，5 年生存率为 80%~85%。20%~25%的患者在术后 10 年内复发。有研究表明若不进行二次移植，移植术后复发的 PSC 平均生存时间为 9.1 个月。复发与皮质激素抵抗排异、使用 OKT3、储存损害、ABO 血型不相容、巨细胞病毒感染等多因素相关。肝移植术后原发病复发、胆管癌发生及肝移植排斥，会影响患者的长期生存率。

3. 先天性胆道闭锁　先天性胆道闭锁（congenital biliary atresia，CBA）是先天性疾病中最常见的畸形之一，其在成活新生儿中的发病率为 1/12 000~1/5 000，是导致新生儿梗阻性黄疸并需手术治疗的疾病。先天性胆道闭锁的病因目前尚不清楚，临床上典型病例常为足月产婴儿，在生后 1~2 周内往往被家长和医生视作正常婴儿，黄疸一般在生后 2~3 周逐渐显露，有些病例的黄疸出现于生后最初几天，可能误诊为生理性黄疸。当粪便变成棕黄、淡黄米色，以后成为无胆汁的陶土样灰白色，尿色加深至红茶色同时患儿出现进行性加重的黄疸、腹胀可以确诊。先天性胆道闭锁患儿可以行葛西手术（Kasai Portoenterostomy），但部分患儿因术后无胆汁或者胆汁分泌不足而仍有黄疸，而无法行葛西手术的患儿终究会发展至肝硬化进而至肝衰竭而死亡，此时唯有行肝移植。部分患者葛西术后长期随访可发现，胆道闭锁部分患儿术后胆红素虽然降到接近正常，其肝硬化持续发展可导致反复消化道出血、腹水、肝肺综合征（肝脏疾病基础上出现肺内异常血管分流）等严重并发症。这部分患儿连同术后黄疸无法消退者最终均需要肝脏移植。

肝移植手术时机一直倍受关注和争议。有文献指出，一旦消化道出血，即便注射硬化剂或套扎，血管新侧支形成会再次出血，故建议黄疸消退患儿出现消化道出血时需移植手术。另有学者指出受体体重过低，血管直径较细，术后常出现肝动脉栓塞；而体重过大则需要的肝脏较大，容易导致供体切除肝脏过多或受体小肝综合征，因此体重 8~20 kg 的患儿比较适合亲体肝移植手术。儿童终末期肝病评分（pediatric end-stage liver disease，PELD）对 11 岁以下胆道闭锁患儿有一定参考价值，当得分大于 10 分，需积极考虑肝移植。针对胆道闭锁有学者提出了独立的评分系统（表 11-2），评分大于 8 分，建议尽快安排移植手术。其敏感性达 96.9%，特异性达 89.5%。

表 11-2　Kasai 术后肝移植评分系统

危险因子	得分		
	1	2	3
术后胆红素（μmol/L）	<34	34~68	>68
术后谷丙转氨酶（U/L）	<40	40~80	>80
凝血时间（s）	<4	4~6	>6
肝硬化（术中活检或超声）	无	有	
腹水	无	有	
消化道出血	无	有	
门静脉高压症	无	有	
胆管炎	无	有	反复发作
菌血症	无	有	反复发作

移植手术方式有尸体肝移植和活体肝移植。其中，由于胆道闭锁术后肝脏移植患儿年龄多数较小，从供体来源、肝脏大小以及免疫排斥等方面综合考虑，亲体肝移植更为合适。目前文献报道，肝移植术后 5~10 年存活率均在 80% 以上，部分机构可达 90%。

（四）代谢性疾病

1. Wilson 病　又称肝豆状核变性（hepatolenticular degeneration，HLD），这是一种以青少年为主的常染色体隐性遗传性疾病，其特点为肝硬化、锥体外系损害引起的神经系统症状以及角膜色素环（Kayser-Fleischer ring，K-F ring）。角膜色素环和血清铜蓝蛋白降低是诊断本病的重要依据。本病绝大多数在 5~25 岁时发病，最迟偶可至 50

岁才发病。初起症状可为肝病表现：急性重型肝炎、慢性活动性肝炎和肝硬化；可为神经精神症状，如口吃、步态僵硬、书写困难和流涎等；可表现为继发于肝病的内分泌系统或血液系统症状，如青年女性闭经、男孩发育延迟和乳腺发育。对于该病患者，有如下情况者应行肝移植治疗：①肝硬化失代偿；②无法耐受药物治疗或药物治疗3个月无效；③发生暴发性肝功能衰竭。

2. 肝糖原贮积症Ⅳ型　糖原贮积症Ⅳ型是由淀粉-1，4→1，6-转葡萄糖苷酶缺乏所致，为常染色体隐性遗传性疾病。出生后即表现为肝、脾大及生长发育障碍，随后出现进行性肝硬化、门脉高压及腹水。病儿多于4岁左右死于肝功能衰竭，肝移植是本病的唯一有效的治疗方式。

3. α_1-抗胰蛋白酶缺乏症　α_1-抗胰蛋白酶是血清中一种拮抗胰蛋白酶的成分，其缺乏时，血清蛋白电泳可见 α-球蛋白下降。主要特征为肝细胞胞质内存在一种对淀粉酶具有抗性的包涵体，称为希夫过碘酸（periodic acid-Schiff，PAS）包涵体。PAS聚积影响肝细胞的正常生理功能，导致肝细胞营养障碍。主要临床表现为新生儿肝炎、婴幼儿和成年人肝硬化、肝癌和肺气肿等。肝移植手术时机取决于肝硬化的程度，但应在发生严重的肺部疾病之前行肝移植。因本病常合并肝细胞癌，所以术前必须加以排除。

（五）肝脏肿瘤

肝细胞癌（hepatocellular carcinoma，HCC）是最常见的恶性肿瘤之一。大多数亚太地区HCC患者合并有病毒性肝炎和肝硬化。肝移植已经成为治疗肝癌的重要方法。肝移植可同时去除肿瘤和硬变的肝组织，避免了残余病肝组织的恶变可能，是目前最彻底、最有效的治疗HCC的手段。因为肿瘤的特殊性，对于肝脏肿瘤患者进行移植需要参考特定的选择标准。目前肝癌肝移植的选择标准很多。1996年，Mazzaferro等提出了著名的米兰标准，具体为：单肿瘤结节，直径≤5 cm；或多肿瘤结节，结节数目≤3个，最大直径≤3 cm；无大血管浸润，无淋巴结或肝外转移。按此标准行肝移植者取得了较好的疗效，其后逐渐成为世界上应用最广泛的肝癌肝移植筛选标准，肝癌肝移植后的5年存活率已近接受良性肝病肝移植的良性肝病患者。但米兰标准对肝癌大小的限制过于严格，相当一部分有机会通过肝移植而治愈的肝癌患者被排除在外，同时没有考虑到与肿瘤复发相关的生物学危险因素。2009年，Mazzaferro等进行了一项包括36家移植中心、1 556例肝癌肝移植病例的研究，尝试对米兰标准进行扩展，并提出Up-to-Seven标准。具体为：无小血管侵犯；肿瘤数目及最大直径之和≤7（即单个肿瘤时，最大直径为6 cm；2个肿瘤时，最大直径为5 cm，依此类推）。符合该标准的283例患者，其术后5年存活率达到71.2%。

近年来国际上涌现出一些新的肝癌肝移植受者选择标准，如器官分配网络（UNOS）标准、Pittsburgh改良TNM标准、Turkey标准等，这些新标准提出的共同目的是扩大受者人群，并取得与米兰标准相似的移植生存率。

中国肝癌人群基数庞大，且大多数患者诊断时已为中晚期并合并乙肝、肝硬化，根治性肝切除率低且术后复发率高，肝移植可能是唯一的希望。因此，在国内许多移植中心正致力于建立符合我国国情的肝癌肝移植适应证标准，在保证治疗效果的同时扩大受体人群。浙江大学医学院附属第一医院肝移植中心结合 10 余年的研究提出了肝癌肝移植杭州标准，即无大血管侵犯和肝外转移；肿瘤结节直径之和≤8 cm，或肿瘤结节直径之和>8 cm，但满足术前 AFP≤400 μg/L，且组织学分级为高、中分化。杭州标准较米兰标准入组病例数增加了 37.5%，同时取得了能与米兰标准相近的术后存活率。杭州标准将肿瘤分子标记物和病理学特征引入移植标准中，这是对以往肝移植标准只关注肿瘤数目和大小这一局限的突破。此理念得到了国际移植界的认同，为肝移植患者选择标准带来了全新视野，有力地推动了我国肝移植事业的发展。2014 年，中华医学会器官移植学分会、中华医学会外科学分会器官移植学组及中国医师协会器官移植医师分会组织专家制定《中国肝癌肝移植临床实践指南》，指出杭州标准是可靠的肝癌肝移植选择标准，符合杭州标准的肝癌患者接受肝移植可获得良好的术后存活率。

胆管癌术后复发风险高，因此胆管癌或混合型肝癌不建议肝移植治疗。在实行辅助或新辅助放化疗方案的肝移植中心，肝门部胆管癌可进行肝移植治疗。其他适合肝移植的不常见的肝脏原发肿瘤包括上皮样血管内皮瘤和肝母细胞瘤。由于肝脏转移瘤预后差，一般不作为肝移植的适应证。但是，切除原发灶后的神经内分泌瘤可能有较好的移植预后。

（六）其他

1. 成年人多囊肝 有半数以上的患者合并有多囊肾。多囊肝常布满整个肝脏，也有少数多囊肝患者的病变局限于肝脏的一叶或半肝范围。多囊肝绝大多数为先天性，即因先天发育的某些异常导致了肝囊肿的形成。囊肿一般随年龄增加而缓慢增大，一般要到 30~50 岁时才出现症状，个别巨大囊肿的女性患者可以影响分娩过程。囊肿缓慢地长大，患者主诉腹部膨隆，自己摸到肿块。如果囊肿压迫邻近脏器，可出现相应症状。除非合并囊内出血、破裂或有囊肿蒂部扭转等合并症时可发生剧烈腹痛，一般疼痛不重。有时可有腹部胀满或重压感，食欲减退、恶心及呕吐。偶因胆管梗阻引起黄疸。当肝囊肿大至一定程度，影响健康，如出现消化吸收不良等，或囊肿破裂、感染、疼痛、巨大囊性扩张，肝纤维化和胆管增生、肝硬化和门脉高压及胆道梗阻等情况为肝移植的适应证。

2. 非酒精性脂肪肝 非酒精性脂肪肝是一种与胰岛素抵抗（insulin resistance，IR）和遗传易感密切相关的、肝脏脂肪过度堆积的代谢应激性肝脏损伤。非酒精性脂肪肝包括两种预后不同、病理不同的情况：非酒精性脂肪性肝病（non-alcoholic fatty liver disease，NAFLD）和非酒精性脂肪性肝炎（non-alcoholic steatohepatitis，NASH）；后者涉及广泛的疾病严重程度，包括纤维化、肝硬化和肝细胞癌。NAFLD 与非 NAFLD 移植的 3 年及 5 年生存率没有差异。NAFLD 因心血管并发症和败血症死亡的风险更高，而移植肝失功的风险较低。整体病死率与 BMI 和糖尿病有关。对于 BMI>35 kg/m² 者，50%移植 1 年内死亡。肥胖患者移植失败（10 年 10%，20 年 45%）与 NASH 肝硬化复发（约 2%）无关。所以，肝移植是 NASH 患者终末期肝病时可考虑的方法，尽管心血管病死率较高，但是与其他适应证患者的整体生存率接近。伴有肝衰竭和（或）肝癌的 NASH 患者都是可行肝移植的人选。

3. Budd-Chiari 综合征 Budd-Chiari 综合征又称布加综合征，是由于肝静脉流出道阻塞引起的肝窦扩张、淤血，伴有肝大、大量腹水的综合征。肝尾叶增大是其特点。其主要病因有：肝静脉和下腔静脉血栓形成，下腔静脉先天性隔膜或狭窄等。此病病程不一，急性起病常在数周内死亡，慢性患者病程较长，可达数年。死亡原因为肝昏迷、肝肾综合征出血。当小叶中央出血坏死和肝脏合成功能受到破坏时应行肝移植术。术前查清病因是很重要的，因为关系到术前、术后的不同处理和肝移植术后的预后。如果本病继发于静脉血栓，则术后应进行抗凝治疗。对本病进行肝移植的成败取决于对原发病的控制。

二、肝移植的手术时机

虽然从理论上讲，一切内外科治疗无效，预计在短期内无法避免死亡的患者均可以行肝移植术。但是在实践中，手术时机的掌握是困难的，既不能在患者失代偿前或其他治疗方法有效的情况下行肝移植，又要保证患者有一定的机体代偿能力，又能够耐受手术。因此，全面了解患者的病情与病史是做出决定的重要依据。

对于急性肝衰竭、亚急性肝衰竭及慢加急性肝衰竭等急症患者，因病情危急而随时可能危及患者生命。如无手术禁忌证，应为这些患者尽早准备实行肝移植手术，及时挽救患者的生命。

虽然某些肝病患者可能仅表现为缓慢进展的疾病，但这些患者通常都存在严重的并发症，即曲张静脉出血、肝肾综合征或肝性脑病。一旦出现紧急变化，肝移植可能成为唯一的抢救措施。理想的肝移植候选者，应该是比较年轻、体力尚好、既往无腹部大手术史、无全身感染、其他器官功能基本正常。但要完全具备上述条件是比较困难的。鉴于近年来肝移植的效果已经比较满意，应该在病程进入危险阶段之前就考虑行肝移植手术。一般认为当慢性肝病患者出现以下情况时，应考虑行肝移植：出现一个或多个与门静脉高压症或肝功能衰竭相关的并发症，如反复食管胃底曲张静脉破裂出血、难以控制的腹水、肝性脑病、严重凝血功能障碍、反复发作的自发性腹膜炎和肝肾综合征等；严重嗜睡、难以控制的瘙痒、严重代谢性骨病（易发生骨折）及反复发作细菌性胆管炎等导致生活质量严重下降的疾病。

但是肝移植手术需要等待合适的肝源，由于供肝的短缺和越来越多的患者等待行肝移植，许多患者在等待期间死亡，从而迫使更多的需移植患者尽早加入肝移植等待名单。事实上，在疾病处于非最终末期阶段（即患者没有严重的肝病并发症时）实施肝移植术，可降低围手术期并发症和病死率，提高长期存活率，而且可显著减少治疗费用。但这些患者在一段时期内即使不行肝移植术也可能有较好的生活质量，因此不得不同时考虑手术风险和昂贵的移植费用。然而，一旦患者处于严重病变阶段，不实施肝移植往往难以存活3~6个月的情况下，肝移植术有很高的风险，移植后长期存活率低，住院时间延长，费用也明显增加。一般认为，当出现严重导致患者生活质量下降的病情时，临床医生即应考虑对患者实行肝移植术。另外，患者的精神社会因素和经济状况也是在确定患者肝移植时机时不得不考虑的重要因素。

三、肝移植的禁忌证

如同肝移植的适应证，随着外科技术的提高，新的药物的出现，以及其他医疗水平的提高，肝移植的禁忌证也不断地发生改变。对于肝移植的禁忌证，世界上各大肝移植中心不完全相同，对有些疾病仍存在争议。一般认为，肝移植的绝对禁忌证是指患者在一定的临床状况下，肝移植的疗效或预后极差，而不应该成为治疗方式予以选择。肝移植的相对禁忌证是指患者在一定的临床状况下，肝移植可能会产生高的并发症和病死率，但某些情况下也可取得满意的长期存活率。

（一）绝对禁忌证

近年来，肝移植的绝对禁忌证呈减少趋势，目前仅少数几种情况被普遍认为是肝移植的绝对禁忌证：

（1）肝外存在难以根治的恶性肿瘤。

（2）存在难以控制的感染（包括细菌、真菌、病毒感染）。

（3）难以戒除的酗酒或吸毒者。

（4）患有严重心、肺、脑、肾等重要脏器器质性病变的患者。

（5）艾滋病病毒感染（HIV）者。

（6）有难以控制的心理变态或精神病。

（二）相对禁忌证

（1）受体年龄≥65岁。

（2）门静脉血栓形成、门静脉海绵样变患者。

（3）进展期肝细胞癌和胆管细胞癌。

（4）曾行复杂的肝胆道手术或上腹部复杂手术患者。

（5）既往有精神病史。

第五节　肝移植术

按照供肝种植部位不同，可分为原位肝移植术和异位肝移植术。原位肝移植按照供肝的静脉与受体下腔静脉的吻合方式不同，可分为经典原位肝移植和背驮式肝移植。为解决供肝短缺和儿童肝移植的问题，又相继出现了活体部分肝移植、减体积肝移植、劈离式肝移植、多米诺肝移植等。

一、经典原位肝移植术

经典原位肝移植是指在切除受体病肝时连同下腔静脉一并切除，利用供体肝的肝上、肝下下腔静脉来与受体下腔静脉端端吻合的手术方式。

（一）体位及切口

受体取仰卧位，头略抬高，腰背部垫高。腹部切口选择上腹部的"人"字形切口或反"L"形切口。切口右侧可过腋中线，以利于术中显露下腔静脉。左侧切口达到左腹直肌外缘即可，以避免术中损伤脾脏。正中切口至剑突，并切除剑突。对既往有手术史的患者尽可能经原切口入腹。对有腹壁胆汁引流口的患者应缝合瘘口，沿瘘口切开皮肤，游离并切除瘘管壁，并重新消毒铺单。切口须严密止血，开腹时除皮肤外，皮下组织、肌层均用电刀切开，凝血功能极差者，可以 Prolene 线连续缝合切口，以减少患者的失血量。保护切口后，双侧肋缘下安置悬吊式腹腔拉钩，将两侧肋弓向头侧、上方尽量牵开，以充分暴露术野。

（二）探查腹腔

依次探查肝脏、胆道、胃肠、胰腺、双肾、盆腔。注意肝硬化程度、肝脏大小和质地。肝脏有无肿瘤及其大小、位置，腹腔、门静脉、下腔静脉有无转移灶。对于有严重门脉高压症或既往有上腹部手术史的患者，腹腔有较多曲张血管或粘连严重，或凝血功能极差，游离肝脏时出血较多，可考虑先进行静脉-静脉转流。

（三）游离肝脏

切断肝圆韧带，游离镰状韧带，直至接近肝上下腔静脉。以电刀切断左侧三角韧带。注意左三角韧带与肝左外叶顶端连接处通常有静脉分支，需予以结扎止血。将肝左外叶向右侧翻开，显露肝胃韧带，根据侧支循环严重程度用电刀或缝扎法切断肝胃韧带。如有副肝左动脉出现，应将其结扎切断。

显露第一肝门，在肝十二指肠韧带右侧游离出胃十二指肠动脉，并结扎、切断。沿胃十二指肠动脉寻找肝固有动脉，并向上游离至肝左、右动脉分叉处，靠近肝门分别结扎、切断肝左、右动脉。确认胆总管。许多情况下，胆管周围有圈套状的侧支静脉包绕，偶尔在门静脉栓塞时，侧支静脉呈海绵样变，必须将这些静脉予以缝扎。游离出足够长的胆总管，但应注意保留胆总管周围的组织，以防止损伤胆总管本身的血供。如肝门部无手术史，则在左、右肝管汇合处离断胆管。在游离胆总管时如遇到副肝右动脉（95%的副肝右动脉横跨胆总管后壁），可将其结扎、切断。显露门静脉，将门静脉的淋巴组织予以分离。通常肝门附近的淋巴结有水肿，多数需缝扎，因普通的电凝通常不能防止其切面的持续渗血。游离门静脉长 3~5 cm。游离至胰腺上缘，如有胰背小静脉汇入门静脉，应予以结扎、切断。对于有肝门部手术史或胰腺炎病史的患者，第一肝门的解剖常异常困难，此时可从右肝外侧开始分离，逐步游离至肝门部，往往较为顺利。

以电凝切开右冠状韧带、右三角韧带。如果侧支循环丰富或有炎症、疤痕的情况下，右肝的游离可在静脉转流建立后开始。

（四）游离肝后下腔静脉

在右侧三角韧带离断后，将右肝轻轻向左侧托起，尽可能将右半肝深面的右肾上腺静脉结扎、切断。自肾静脉平面向上游离下腔静脉，缝扎下腔静脉侧的腰静脉支断端。经下腔静脉右缘游离肝后下腔静脉后面。然后将左肝和肝尾叶向右侧牵开，暴露下腔静脉左侧缘，以电刀沿下腔静脉左缘纵行切开腹膜反折部，以手指钝性分离肝后下腔静脉后的疏松结缔组织。如不能轻易分离则说明肝后下腔静脉后有侧支血管形成，需细心结扎切断。与右侧入路的下腔静脉后间隙汇合。注意操作时谨防撕裂肝短静脉。

（五）建立静脉转流

目前已经基本不采用静脉-静脉转流术，但是粘连致密估计病肝切除非常困难的或者刚开始发展肝移植的手术者可选择该技术。

此时肝脏已充分游离，只有肝上下腔静脉、肝下下腔静脉及门静脉与受体相连。

在切除病肝前，先建立静脉-静脉转流。

门静脉插管大小通常为 28~30 Fr，腋静脉和大隐静脉或股静脉插管通常为 16~20 Fr。由于腋静脉的扭曲或静脉瓣膜的存在，腋静脉插管往往难以进入，所以应将腋静脉尽量向两侧拉直或更换较小的插管，有时可以改用锁骨下静脉插管。静脉有损伤或在肝周围有紧密粘连而富有大量侧支静脉，可用肠系膜下静脉来转流。通常可用 20 Fr 插管，只要插入 2~3 cm 已足够，否则会造成以后门静脉上钳困难。门静脉有血栓的患者，应行血栓摘除术。

（六）切除病肝

近肝脏处钳夹并切断门静脉，钳夹肝下下腔静脉，钳夹肝上下腔静脉。钳夹时应将肝脏置于解剖位置。钳夹肝上下腔静脉时不要钳夹过多的膈肌，以免损伤膈神经。为保留足够长度，可在肝组织内分别切断左、右、中肝静脉及下腔静脉。近肝端切断肝下腔静脉。

（七）肝床止血

取出病肝后，仔细检查肝床，出血部位予以缝扎，后腹膜创面连续缝合，以妥善止血。因为一旦供肝植入后，将很难充分显露此创面。此外要妥善处理膈静脉、镰状韧带、冠状韧带、三角韧带等残端和小网膜、胰腺等部位的出血点。特别在门静脉高压，腹后壁曲张血管止血更要彻底。

（八）肝上下腔静脉吻合

由于术野狭小，并且供肝妨碍视野，肝上下腔静脉吻合在成年人肝移植中难度较高。因此，应保留足够长度的肝上下腔静脉以利于吻合。先以 4/0 Prolene 双针缝线缝合受体、供体肝上下腔静脉的左右两侧壁，将供肝放置于腹腔原位后打结。左侧缝线其中一头以皮头钳夹住，另一头自左侧起行后壁连续外翻全层缝合至右侧，以皮头钳夹住。松开左侧皮头钳，用这根缝线从左侧起行前壁连续外翻全层缝合至右侧，与左侧缝线另一头打结。这样可以确保吻合口内壁的光滑，减少血栓形成的机会。

注意事项：

（1）受体及供体的血管须对位良好，不能扭转，也不能太长，以免发生血管扭曲，导致下腔静脉高压，引起持续性后腹膜出血及下腔静脉、肝静脉血栓形成。

（2）吻合时边距 1.5 mm，针距 3 mm，行外翻缝合，使血管内膜对合良好，防止术后血栓形成。

（3）吻合时缝线不宜拉得太紧，防止损伤血管内膜。

（4）供肝放入腹腔后至开放肝脏血流前，须不断向供肝表面洒冰水或冰绒，以保持供肝低温状态。

（九）肝下下腔静脉吻合

因肝下下腔静脉管腔粗，易于暴露，该吻合相对容易，吻合方法同肝上下腔静脉。但在吻合完毕前，需经门静脉灌注 4 ℃冰血浆或 4 ℃的 500 mL 蛋白水（10 g 人血白蛋白配制到 500 mL 的生理盐水），以清除移植物内的空气和存留的保存液，因后者含有高钾和酸性代谢产物，经过此措施可避免再灌注期间的空气栓塞或因高钾血症引起的心搏骤停，然后将肝下下腔静脉吻合线在血管充盈下打结。

肝下下腔静脉吻合过程中同样要求注意不要保留过长的肝下下腔静脉，以避免扭转。

（十）门静脉吻合

将供受体门静脉修剪到合适长度后，用 6/0 Prolene 缝线做门静脉吻合（吻合方法同肝上下腔静脉），吻合结束后提起血管缝线，开放门静脉待血管充分充盈后，再将两缝线打结。

（十一）肝脏血流再灌注

门静脉吻合完成后，即可恢复肝脏血流。肝脏血液复流顺序：开放肝上下腔静脉阻断钳，检查出血，并修补。开放肝下下腔静脉阻断钳。40 ℃温水冲肝，轻揉肝脏。手指阻断供体门静脉，开放受体门静脉阻断钳，适量放血，控制性开放供体门静脉。至此，无肝期结束，肝脏血流开始再灌注。仔细检查各吻合口及创面有无活动性出血。

应注意以下几点：①开放血流前应再次检查各吻合口情况：有无吻合口狭窄、血管扭曲等。②开放血流前静脉注射甲强龙 10 mg/kg（一般于门静脉吻合完毕时）。③开放血流前请麻醉师调节受体循环功能。④开放血流前后视凝血功能情况，给予必要的调控。⑤开放血流前后观察肝脏色泽及弹性。

注意事项：

（1）在门静脉重建时应注意供受体门静脉不能扭曲，否则极易发生门静脉血栓形成，同时供受体门静脉长度应适中。

（2）如受体门静脉口径偏小，但具有足够长度，并保留有左右分支时，可将其分叉处剪开呈喇叭口状，与供肝门静脉行端端吻合。当受体门静脉口径狭小而无左右分支时，可将其修剪成斜口或鱼口状，再行端端吻合。但注意倾斜角度不能超过 30°，否则吻合口成角，影响血供。

（3）当受体门静脉血栓形成时：首先门静脉取栓，根据取栓后门静脉血流的恢复情况，确定门静脉重建方案。门静脉取栓时，应向肠系膜上静脉方向尽可能长地游离门静脉，尤其对于较为严重的门静脉血栓，应当游离门静脉至紧贴胰腺上缘。左手把持门静脉并控制血流，找到血栓与门静脉壁的正确间隙，循序渐进，操作切忌粗暴，避免撕破血管壁，然后钳夹血栓，轻柔旋转并沿血管方向牵拉，利于血栓与血管内壁分离。取栓后，如果门脉血流充足，可行供受体门脉端端吻合；如门静脉血流不足，需要在常规门静脉端端吻合的基础上，辅以增加门静脉血流的措施（如代偿侧支分流血管的结扎：胃冠状静脉、胃网膜静脉、胆道周围静脉以及脾肾分流静脉等），或寻找替代的受体门静脉流入道（供体门静脉与受体粗大的代偿分流血管吻合、供体门静脉与受体肠系膜静脉搭桥）；如取栓不成功，或取栓后无法获得足够的门静脉血流，难以找到合适的来自受体门静脉系统的血管，作为供肝门静脉流入道，只能选择受体非门静脉系统血管，根据情况可行供体门静脉与受体腔静脉半转位，或供体门静脉与受体左肾静脉吻合，甚至行肝小肠联合移植。

（4）开放肝脏血流后，理想的情况是：肝脏立即体积增大，颜色红润，灌注均匀，质中偏软。

（5）因肝脏的再灌注，机体会出现一过性低血压，可根据 CVP 酌情补充血容量。

但防止补液过多，造成心脏前负荷过大，以至肝脏淤血，影响肝功能。

（十二）肝动脉吻合

移植肝的功能与能否成功重建肝动脉直接相关。根据供、受体肝动脉的不同条件，肝动脉重建有多种方式，但总的原则是力争一次吻合成功，使移植肝脏获得足够的动脉血供。

供肝与受体肝动脉端端吻合，以无损伤动脉夹阻断受体及供肝肝动脉血流，距动脉夹 1~2 cm 处剪去断端部分血管壁，以 7/0 Prolene 缝线在肝动脉后壁四等分处间断外翻缝合 3 针，打结在外，注意动脉内膜对合良好。同法在肝动脉前壁对等部位缝合 3 针。以 7/0 Prolene 缝线继续间断缝合前壁针距较宽之处，保持针距在 1 mm 左右。前壁吻合完毕后，将肝动脉翻转，同法间断缝合后壁。

将供肝带腹主动脉的喇叭口形末端或供肝脾动脉与腹腔干动脉汇合处剪成喇叭口形，同受体肝总动脉或胃十二指肠与肝固有动脉汇合处做端端吻合，缝线采用 7/0 Prolene 连续缝合。有时，受体的副肝右动脉足够粗大，可直接与供肝腹腔干动脉吻合。

如受体胃十二指肠动脉较粗，则提示该血管可提供足够的血流。此时可采用供体腹腔干动脉同受体胃十二指肠动脉做端侧吻合。

供肝副肝右动脉起源于肠系膜上动脉，可将带此血管的主动脉片同供体脾动脉残端或胃十二指肠动脉残端吻合。

受体肝动脉不能利用（如肝动脉硬化、内膜分离、内径细小等），或标准吻合后血流不足，则要将供肝带有喇叭状末端的供肝肝动脉–腹主动脉与受体腹腔其他动脉吻合。如两者长度不够，需进行血管架桥。血管桥可利用供体的髂动脉。

注意事项：

（1）切断主要分支动脉时要检查供吻合用的动脉的血流量，选用血流充分的动脉做吻合。

（2）肝动脉吻合过程中须不断以肝素盐水冲洗动脉内腔，以预防血栓形成。

（3）吻合动脉时严格避免以血管镊夹持血管内膜，以预防血管内膜损伤，导致术后血栓形成。

（4）吻合完毕后，开放肝动脉血流，检查肝动脉有无活动性出血、狭窄、扭曲或血栓形成等情况。必要时行术中彩超检查肝动脉血流情况。如数分钟内即有少量金黄色胆汁从胆道流出，则反映肝脏功能良好。

（十三）胆管重建

胆管重建之前要了解受体血流动力学情况及手术野有无出血，只有在确定手术野无出血后才能进行胆管重建。否则，一旦胆管吻合结束后发现后腹膜或肝门部出血，则难以暴露出血点进行止血。

切除供体胆囊，注意游离胆囊靠近胆总管时尽量避免使用电刀。在胆总管直径正常时，通常行供受体胆总管端端吻合，而且该吻合方式术后并发症最少。采用 6/0 可吸收缝线间断缝合。供肝和受体胆管对位好后，先缝合两角，再间断缝合后壁，打结在外。同法缝合前壁。如胆道中放置"T"形管，"T"形管长臂应从受体胆管引出。

注意事项：

（1）胆道吻合时强调黏膜对黏膜吻合，吻合口应无张力、无扭曲或折叠。

（2）供肝胆管不要保留太长，一般保留长度与受体胆管吻合无张力即可；太长可影响胆道血供，并有可能引起胆管成角或折叠，导致术后胆漏、胆道狭窄或梗阻等并发症。

（3）如供受体胆总管口径相配可不放置"T"形管。如果供受体胆总管口径不相配，则剪开口径较细的胆总管的侧壁，然后再吻合，这样可以降低吻合口狭窄的发生率；也可行供受体胆总管侧-侧吻合术。

（4）如果受体胆管很细或本身有病变，或受体胆总管壁上有较粗大的侧支静脉，使胆总管端端吻合比较困难，则可行胆总管空肠 Roux-en-Y 吻合，吻合口内需放置一根支架管。

（十四）关腹

腹腔仔细止血、冲洗后，分别于右肝后、小网膜孔、左膈下放置引流管。逐层关腹。如果供肝很大，关腹有困难或估计关腹后易压迫肝脏导致供肝的压迫性损伤，则可于前腹壁"开窗"，即先将"人"字形切口的一段只缝合皮肤，一段时间后再行二期缝合（图 11-3 和图 11-4）。

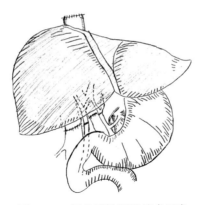

图 11-3　经典原位肝移植术示意

二、背驮式肝移植

背驮式肝移植即保留受体下腔静脉及肝静脉共干，将肝静脉共干与供肝肝上下腔静脉做吻合的肝脏移植。背驮式肝移植术病肝切除中无须分离下腔静脉，在手术过程中只需部分阻断或者无须阻断下腔静脉，手术过程中受体血流动力学稳定，不致引起患者双下肢及双肾的严重淤血与全身血流动力学紊乱，且不需应用体外静脉转流，基本不存在术后肾衰竭及术中血流动力学不稳定等经典术式常见并发症，对于术前心肺功能不全的受者尤其适合。背驮式肝移植供肝的肝下下腔静脉结扎，因此整个移植过程只需做 3 个血管吻合口，较经典式肝移植术式减少 1 个血管吻合口，从而降低手术复杂程度，减少手术时间。另外，对于小体积供肝，供受体下腔静脉直径不匹配患者，适合采用背驮式肝移植。但是，背驮式肝移植仍受病肝切取技术的限制，如下腔静脉

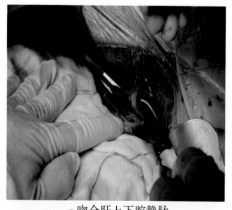
a.吻合肝上下腔静脉

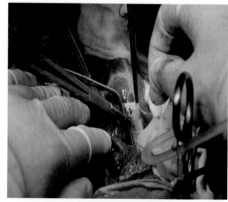
b.吻合肝下下腔静脉

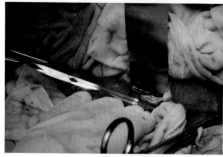
c.吻合门静脉

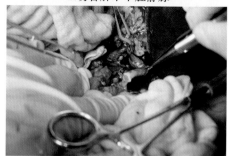
d.吻合肝动脉

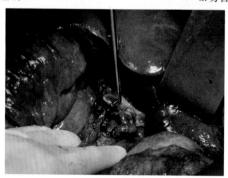
e.吻合胆道

图11-4 经典原位肝移植手术

有病变者（如 Budd-Chiari 综合征），肝静脉或下腔静脉解剖困难，肝脏恶性肿瘤，特别是侵犯到下腔静脉者不适合行背驮式肝移植。并且，背驮式肝移植中供肝下下腔静脉与受者肝静脉的共同开口吻合，在少数病例中会造成吻合口狭窄、扭转等问题，从而造成移植肝静脉回流障碍。这是背驮式肝移植常见的并发症。目前该术式和经典式肝移植同样被广泛应用。

（一）体位及切口

同经典式肝移植。

（二）探查腹腔

依次探查肝脏、胆道、胃肠、胰腺、双肾、盆腔。注意肝硬化程度、肝脏大小与质地。肝脏有无肿瘤及其大小、位置，腹腔、门静脉、下腔静脉有无转移灶。如肝脏恶性肿瘤已侵犯下腔静脉，则改行经典式肝移植。

（三）游离肝脏

游离镰状韧带，切断肝圆韧带，直至接近肝上下腔静脉。以电刀切断左侧三角韧带，注意左三角韧带与左肝外叶顶端连接处通常有静脉分支，需予以结扎止血。将左肝外叶向右侧翻开，显露肝胃韧带，根据侧支循环严重程度用电刀或缝扎法切断肝胃韧带，如有副肝左动脉出现，应将其结扎切断。分离切断右肝冠状韧带、右三角韧带。

（四）解剖第一肝门

同经典式肝移植。

（五）解剖第三肝门

先将肝脏向左翻转，逐步游离第三肝门处汇入下腔静脉的各支肝短静脉，直到暴露右肝静脉。先用丝线结扎其两端，小心切断，其下腔静脉端再缝扎。如有较粗大的肝短静脉，其近端应以 5/0 或 6/0 Prolene 线缝闭，以免因结扎引起下腔静脉狭窄。右侧肝短静脉结扎、切断完毕后，再将肝脏翻向右侧，同法处理肾上腺静脉、左侧肝短静脉。将肝脏自肝后下腔静脉完全剥离。操作时防止撕裂肝短静脉或下腔静脉，避免造成难以控制的大出血。

（六）解剖第二肝门

分离肝右静脉周围纤维结缔组织，游离出并阻断右肝静脉，在其出肝处切断，并以 5/0 或 6/0 Prolene 线缝闭残端。同法处理肝中、肝左静脉。如显露肝静脉有困难，可在下腔静脉前方纵行劈开肝组织，在肝内结扎、切断肝静脉。

（七）迅速离断门静脉，切除病肝，修剪受体肝静脉

注意事项：如受体原发疾病为暴发性肝衰竭等，门静脉系统无丰富的侧支循环，可进行暂时性门静脉与下腔静脉端-侧吻合以分流门脉血流，防止无肝期出现严重的肠道淤血；如受体为肝硬化晚期患者，门静脉系统常有丰富的侧支循环，可不必进行暂时性门腔分流。

（八）背驮式肝移植供肝植入术

其手术操作与经典式肝移植不同之处主要是肝静脉流出道重建方式，门静脉、肝动脉及胆道重建方式均与经典式肝移植相同。

1. 肝静脉整形 受体肝静脉干修剪成形，以扩大肝静脉共干口径。如肝右静脉与肝左、肝中静脉共干相距较远，可将其缝扎，以肝左、肝中静脉做吻合。供肝肝下下腔静脉远端缝扎。

2. 吻合肝静脉 以 5/0 或 6/0 Prolene 线，端-端连续吻合供肝的肝上下腔静脉与整形好的受体肝静脉开口，先吻合后壁，再吻合前壁，注意防止肝静脉扭曲及过长。

注意事项：

（1）如果供肝腔静脉口径较大，则同时剪开 3 支肝静脉开口，在形成一个较大的开口后与供体腔静脉吻合。如果供体腔静脉口径较小，则可以将肝右静脉缝扎，肝左、中静脉共同开口成形后与供体下腔静脉吻合。

（2）当受体的肝静脉无法利用（预留的肝静脉极短、肝静脉狭窄或闭塞，或有其他畸形）时，可切除肝静脉，在左、中肝静脉根部向下纵行切开下腔静脉，将供肝肝上下腔静脉残端封闭，与受体下腔静脉行侧侧吻合。

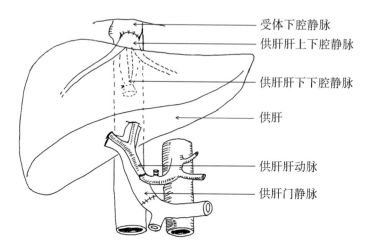

受体下腔静脉
供肝肝上下腔静脉

供肝肝下下腔静脉

供肝

供肝肝动脉

供肝门静脉

图 11-5　背驮式肝移植术示意

三、活体肝移植

长期以来，器官短缺是严重制约肝脏移植发展的瓶颈问题，而活体肝移植的发展在很大程度缓解了供肝匮乏。对活体肝移植而言，保障供者的安全应放在首要位置，术前认真评估供者情况、精确计算供肝体积、了解血管和胆道系统解剖是成功进行活体部分肝移植必不可少的步骤。目前最常采用术式为成年人右半肝活体肝移植，小儿或婴幼儿受者采用活体左外叶或左半肝肝移植。

活体部分肝移植病肝切取同背驮式肝移植。活体部分肝移植供肝植入术步骤如下。

（一）肝脏置入

肝床彻底止血后，将供肝放入右上腹腔内，持续 4 ℃平衡盐溶液门脉灌注，并在肝脏周围置冰屑、喷洒低温生理盐水保持低温。

（二）肝静脉吻合

1. 吻合方式　部分肝移植时，多采用供受体同名静脉相吻合。当供受体肝静脉不匹配时可采用以下方法：

（1）供肝为左侧部分肝脏（左半肝/左肝外叶，肝静脉为左肝静脉），根据供肝和受体肝静脉口径匹配情况，选取受体 1 支肝静脉或 2~3 支肝静脉整形后与供肝的肝左静脉行端-端吻合。受体其余肝静脉修剪后以 5/0 Prolene 线缝闭。

（2）供肝为右侧部分肝脏（肝静脉为右肝静脉+中肝静脉），将供肝静脉整形为一个大开口，受体肝静脉整形为与之匹配的开口（右/中肝静脉、左/中肝静脉、左/中/右肝静脉）后吻合，受体剩余肝静脉缝合关闭。

（3）当受体肝静脉极短，或存在难以完成肝静脉对端吻合的畸形时，可切除肝静脉，在左、中肝静脉根部向下纵行切开下腔静脉，将供肝肝静脉与受体下腔静脉行端-侧吻合。

2. 肝静脉的修剪

（1）供肝两支相邻肝静脉修剪时，将相邻的血管壁切开后，分别以 5/0 或 6/0 Prolene 缝合血管壁使其成为一个共同开口。

（2）供肝两支相邻但存在一定距离肝静脉的修剪时，必须以超声刀切除 2 支肝静脉间的肝组织，再切开相邻管壁，缝合修剪为单个血管口。此操作尽力在肝实质离断过程中进行，以便观察有无活动性出血，如在离体后进行，则有可能在恢复肝脏血供时导致难以处理的出血。

3. 吻合肝静脉 调整肝静脉断端方向，防止扭曲。5/0 Prolene 线缝合固定肝静脉左右各一针，连续外翻缝合后壁（边距 1 mm，针距 1.5 mm）。同法连续缝合前壁。注意缝线不要收太紧，防止吻合口狭窄。以白蛋白生理盐水（10 g 白蛋白配制 500 mL 生理盐水）500 mL，经门静脉持续灌注冲洗肝脏，以排除肝脏血管床内高钾灌注保存液。吻合完毕后，以血管钳阻断吻合口供肝一侧肝静脉，松开肝静脉根部的血管钳，观察肝静脉吻合口有无狭窄或漏血，并做必要的修补。

（三）门静脉吻合

1. 根据情况采用不同的吻合方式 门静脉端端吻合、供肝门静脉与受体门静脉左右分叉部吻合、供肝门静脉与受体肠系膜上静脉吻合、血管架桥吻合等（详见经典式肝移植供肝植入术）。

2. 吻合门静脉 将受体门静脉位置调整于自然位置，确保供受体血管对位正确。以 2 根 6/0 或 7/0 Prolene 线分别固定门静脉左右两侧，左侧线连续缝合后壁，右侧线连续缝合前壁。勿过度收紧缝线，防止吻合口狭窄。吻合完毕后，松开受体侧阻断钳，检查有无狭窄或漏血。吻合期间，需以肝素盐水冲洗血管断端，防止血栓形成。

（四）开放肝脏血流

详见经典式肝移植供肝植入术。

（五）肝动脉吻合

1. 肝动脉吻合方式 详见经典式肝移植供肝植入术。

2. 吻合肝动脉 以无创小动脉夹阻断、固定供肝及受体动脉断端。以 7/0 或 8/0 Prolene 线缝合肝动脉左右两侧各一针，确保缝合至内膜层并外翻。妥善打结后，保留缝线作为牵引，第三针缝合吻合口前壁正中，留作牵引。再以同法间断缝合肝动脉吻合口前壁，一般需缝合 3~4 针。完成前壁的吻合后，翻转肝动脉，使吻合口后壁转向前面，再通过以上法缝合后壁。开放吻合口近心端，检查有无漏血，并行必要的修补。

恢复肝动脉血流后，为解除肝动脉痉挛，可在吻合口局部喷洒麻醉剂或前列腺素 E_1。恢复肝动脉血流后，肝脏色泽更为红润。胆管周围可见渗血，应妥善止血。以上情况表示肝动脉血流通畅。以彩超再次检查肝脏血流情况，并做前后对比。

（六）胆道重建

一般采用 Roux-en-Y 胆管空肠吻合。

注意事项：

（1）游离肠管时勿损伤肠壁，防止出现术后肠漏。

（2）如胆管内径>4~5 mm，可不放置胆道引流管；如胆管内径<3 mm，需放置胆道支撑管，最好采用外引流方式。

（七）关腹

腹腔彻底止血，右膈下、肝断面放置引流管，关腹。

四、减体积肝移植

1984年，为了开拓小儿肝移植供肝来源，Bismuch和Broesch首先提出减体积肝移植（reduced-size liver transplantation，RLT），即将成年人供肝切除一部分后植入原来解剖部位，减小其体积以适应儿童较小的腹腔容积。减体积肝移植是将肝脏按解剖结构切除部分，只移植部分肝脏，未移植的部分予以抛弃。因为只有一个受者，所以可以获得较长的血管及胆管，手术难度和复杂程度远比劈离式肝移植低。减体积肝移植应用之初主要是用于儿童受者，减体积肝移植虽然增加了儿童肝脏移植的例数，却减少了成年人的移植机会。当前供体短缺，随着技术的进步，减体积肝移植已很少进行，多进行劈离式肝移植。

五、劈离式肝移植

劈离式肝移植（split liver transplantation，SLT）是基于肝脏是功能性分段器官的理论，将供肝分割成2个或2个以上的解剖功能单位，分别移植给不同受者，达到一肝两受，或一肝多受。这一肝移植术式由德国医生Pichmayr于1988年报道。尸肝供体劈离可以体外劈离。切取供者肝脏后，离体在器官保存液中进行劈离，冷缺血时间会延长。1996年Rogiers等率先报道了体内劈离式肝移植技术，就是在血流动力学稳定的情况下，先在供者体内劈离后再切取。体内劈离式肝移植可对肝断面血管和胆管进行充分结扎，有利于预防术后出血和胆漏。体内劈离方式主要是增加了供肝切取的手术时间，甚至可能影响其他器官的切取手术。

六、辅助性肝移植

辅助性肝移植（auxiliary liver transplantation，ALT）的概念最早由Welch于1955年提出，在保留受者部分或全部肝脏的情况下，将移植肝的全部或部分植入受者体内，使肝功能衰竭的患者得到临时支持以等待原肝功能的恢复，或使原肝缺失的代谢、解毒功能得到代偿。辅助性肝移植根据移植肝的情况分为辅助性全肝移植和辅助性部分肝移植。根据移植肝的部位分为辅助性原位肝移植和辅助性异位肝移植。根据供肝来源分为辅助性活体肝移植和辅助性尸肝移植。目前临床上常用的主要为异位辅助性部分肝移植和原位部分辅助性肝移植。异位部分辅助性肝移植通常将供肝置于右结肠旁沟，原位部分辅助性肝移植需要将原肝部分切除后将供肝植入原位。由于两种术式均采用部分供肝移植，有效地解决了腹腔内空间和压力的问题。

七、多米诺肝移植

多米诺肝移植是指把第一位肝移植受者所要切除的肝脏同时再作为供肝移植给其他患者，如同多米诺骨牌一样连续地进行移植。多米诺肝移植中所要利用的肝脏必须具有良好的功能，对于植入切除肝脏的多米诺受者，其代谢缺陷性疾病的发生必须有足够长的潜伏期。目前，多米诺肝移植最常被用于供者是家族性淀粉样多发性神经病变的患者。

多米诺肝移植、辅助性肝移植及 ABO 血型不相容肝移植等特殊类型肝移植都是缓解目前器官短缺严峻形势的方法，这些方法均有其应用范围和自身局限性。因其特殊性，所以更应该在临床应用中严格把握这些特殊肝移植手术的手术适应证，最大限度地提高肝移植受者的疗效水平。

第六节　肝移植术围手术期处理

一、术前评估

如果没有明显的医学和心理学方面的禁忌证，决定对患者行肝移植手术后，就需要对患者做出更全面和详细的评估，并制订手术计划，以获得更好的预后。肝移植受者术前评估主要包括确定肝移植适应证、疾病的严重程度，明确有无可替代肝移植的治疗方法，排除肝移植手术禁忌证，发现可能的感染，告知家属做好心理准备等。一般包括以下几个方面。

（一）一般情况

测量受体的体重、身高和肝脏的大小是必要的，因为这决定着选择大小合适的供体肝脏。与肾移植和心脏移植相比，肝移植术后的排斥反应发生率低，程度轻且容易治疗和逆转，所以配型一般只基于 ABO 血型相配。血清巨细胞病毒（CMV）抗体阴性的受体，最好接受 CMV 阴性的供体肝脏。CMV 阳性的供体肝脏移植给 CMV 阴性的受体，术后 CMV 感染的机会明显增加。年龄本身不是肝移植主要考虑因素，过去曾把年龄大于 50 岁列为手术禁忌证，现在也有年龄大于 70 岁的患者移植成功的例子。郑州大学第一附属医院肝脏移植受者最大年龄是 74 岁。

（二）肝脏和胆管系统评估

对肝脏和胆管系统的评估主要是为了明确肝脏的原发病和排除恶性肿瘤。肝脏原发病的不同，关系着肝移植术前和术后的不同治疗方法，以及术后原发病的复发情况，所以术前明确原发病的诊断对术后处理至关重要。

在血液学检查方面，下列检查应该常规进行：①乙型肝炎病毒血清学标志，如 HbsAg、HbsAb、HbeAg、HbeAb、HbcAb 以及 HBV-DNA；②丙型肝炎病毒，HCV-Ab 和 HCV-RNA；③抗核抗体（ANA）；④抗线粒体抗体（AMA）；⑤抗平滑肌抗体（ASMA）；⑥EB 病毒抗体；⑦巨细胞病毒（CMV）抗体；⑧甲胎蛋白（AFP）和癌胚抗原

（CEA）；⑨人类免疫缺陷病毒（HIV）。其他有针对性的检查。

对于 Budd-Chiari 综合征、酒精性肝硬化及其他原因不明的肝病患者，需要行肝脏活检病理检查。由于丙型肝炎病毒从感染至抗体产生之间有一较长的潜伏期，所以对于 HCV-Ab 检测阴性的患者，可对活检肝组织行 PCR 检查来明确有无丙型肝炎病毒感染。

部分肝硬化患者可合并有肝细胞癌，每个患者术前必须接受 B 超、CT 或 MRI 检查，以明确有无肝癌的存在。硬化性胆管炎可能合并胆管癌，肿瘤标志物 CA19-9 检查有助于明确诊断，必要时可以行逆行胰胆管造影（endoscopic retrograde cholangiopancreatography，ERCP）及胆管脱落细胞检查。由于胆管癌患者肝移植术后复发率很高，既往被认为是手术禁忌证，现在有文献报道，通过术前新辅助化疗，生存率有所提高。

门静脉和肠系膜上静脉血栓不是肝移植手术的绝对禁忌证，但是会增加肝移植手术难度。彩色多普勒超声检查门静脉和下腔静脉是必要的，不但可以明确有无血栓存在，也可以明确门静脉高压的诊断和门静脉、脾静脉的直径和血流方向。

（三）心脏功能评估

肝脏移植时，患者常会发生血流动力学的改变，所以术前对受体的心血管系统做出评估是必要的，特别是对于年龄大于 60 岁的患者，以及有吸烟史、心脏病家族史、糖尿病和高血压的患者。

在整个肝移植的过程中，受者的心脏将经受许多考验。其中主要包括：①在肝移植手术过程中，由于失血较多及下腔静脉被阻断，都会引起心脏的前负荷减低；②肝移植过程中输血较多，库存血中高浓度的钾离子和枸橼酸盐导致的低血钙，会引起心律失常和心功能不全；③在肝的重新灌注过程中血液进入移植肝，会进一步加重低血压；④移植肝血供接通以后，肝内的钾离子和氢离子会进入循环，从而进一步抑制心肌功能，诱发心律失常。在肝移植术中，血栓形成和空气栓塞也是常见的问题。因此在移植术以前，必须对患者的心脏功能有充分的评估，选择合格的患者进行肝移植。

心脏缺血性疾病，主要是冠心病，冠状动脉供血不足，在术前必须给予充分评估。在慢性肝功能不全的患者中，尤其是原发性胆汁性肝硬化，或者是由于先天性家族性高胆固醇血者所引起的肝硬化，高胆固醇血症发生率很高。此外，在肝病患者人群中，糖尿病发病率也比较高。对于这类患者，冠状动脉疾病在术前必须充分了解。但是，对于暴发性肝功能衰竭同时并发脑水肿的患者，会有 ST-T 段的抬高，而此时并没有发生心肌的实质性损害，对于这种患者在术前评估的时候必须和冠状动脉缺血相鉴别。

在慢性肝病的患者中，心脏的高输出量伴随较低的外周血管阻力的情况比较多见，发生在约 30% 的肝硬化患者中。在终末期肝病患者中，其发生率升至 70%。其机制可能是由于肝病导致了血管舒张因子较少失活，而血管收缩因子缺乏，引起一系列心血管动力学的改变。

在某些肝脏疾病中，心肌病的发生率也比较高。尤其是酒精性肝硬化的患者往往会并发酒精性心肌病。虽然目前对酒精是否会引起腱索增厚和瓣膜功能不全等问题并不明确，但是过量饮酒，确实会造成心肌损害。此外，对于肝肿瘤须行肝移植的患者，术前还必须考虑到这些患者曾经接受过的化疗方案，充分考虑化疗药物对心脏功能的损害。比较重要的是阿霉素类药物，这种损害往往和药物的剂量相关。

如果在肝移植术前患者就存在心律失常现象，在肝移植术后往往会加重，可能是术后水电解质酸碱平衡的紊乱所引起。因此在术前必须充分估计到这一情况，以便在术后可以采取有效措施防止心律失常，以及由此所导致的心血管动力学的改变。在肝移植术前，必须进行一系列辅助检查以评估心脏功能，包括心电图、超声心动图、24 h动态心电图、必要时行平板运动试验、冠脉造影及放射性核素等检查。

禁忌证：患有进展期心脏疾病的患者在进行肝移植术后往往会有很多的并发症，预后不良，应列入肝移植的禁忌证。主要包括心肌梗死、严重的心功能衰竭。对可以逆转的心脏疾病，在肝移植以前，必须采取有效的内外科治疗手段，纠正心功能不全，治疗原发心脏疾病，之后仍可行肝移植。

（四）肾脏功能评估

在接受肝移植的患者中，肾脏疾病的发生率较高。在过去，严重的肾功能不全是肝移植的绝对禁忌证。随着外科技术的发展和对肝移植的认识进一步提高，肾衰竭的患者也可以进行肝移植，或者实施肝肾联合移植。

终末期肝病患者合并肾功能不全往往预后较差。术前必须了解有无少尿或使用呋塞米的病史，并对肾功能不全做出必要的判断。肾功能不全可能是肾前性氮质血症引起，也可能是肾脏固有疾病。肾前性氮质血症可在术前给予适当扩容加以治疗；肾本身固有疾病引起的肾功能衰竭应进行透析治疗。肾功能不全也可表现为肝肾综合征（hepatorenal syndrome，HRS）。对单纯的 HRS 患者，肾脏本身没有器质性病变，肝移植是良好的治疗手段。肝移植是治疗 HRS 的最终疗法，但是伴有 HRS 患者的肝移植生存率比肾功能正常者低。目前国内基本采用经典非转流的原位肝移植术式，术中对肾功能有一定的影响，因此术前必须估计肾功能，对已有肾功能不全的患者应当选择背驮式肝移植或尽可能缩短肾缺血时间。

肾功能评估：①尿液检查、尿蛋白定量。②肾脏超声检查、肾脏穿刺活检。③血清肌酐及尿素氮测定、肌酐清除率测定、肾小球滤过率测定。

在进行肾脏穿刺活检的过程中，要注意肝病患者往往有凝血功能不全，必须警惕穿刺后出血。如果其他检查都不能明确地诊断肾脏疾病，才考虑进行肾脏穿刺。推荐在术中进行肾脏穿刺，这样做较为安全可靠，也能为术后的进一步治疗提供诊断参考，或在术中就能明确是否进行肝肾联合移植。

（五）肺脏功能评估

在终末期肝病的患者中，呼吸系统疾病的发病率高。

由于低蛋白血症、门静脉高压等原因导致的腹水和胸腔积液，在肝移植受者中十分常见。胸腔积液和大量腹水都会引起患者呼吸功能的障碍，导致氧合功能障碍和通气功能不全。其中大量腹水会造成横膈抬高，腹腔压力增高，从而使肺内有效体积缩小，呼吸幅度受碍，胸腔顺应性降低，最终影响受体的呼吸功能。胸腔积液在慢性肝病的患者中相当常见，原因除了低蛋白血症以外，腔静脉压力升高，或者是腹腔和胸腔之间的侧支循环形成，膈肌受到肝脏病灶刺激都是引起胸水的原因。大量胸腔积液比腹水对呼吸功能的影响更大。腹水与胸水往往导致限制性通气障碍，最终引起低氧血症和高碳酸血症，即呼吸功能不全。这些患者在放腹水和胸水后，肺功能可得到很大的改善，但是这些措施所产生的效果往往是短暂的，因为腹水和胸水在终末期肝病患者中一旦出现，通常是顽固性的，常规治疗很难彻底解决问题。胸腔积液在排除了恶性胸水和胸腔感染积脓等情况外，并非是肝移植的禁忌证。

在慢性肝病的患者中，即使患者并没有原发或继发的肺脏疾病（如阻塞性肺疾病、哮喘、腹水或者肺动脉高压等），也会造成呼吸功能不全，称此为肝肺综合征（hepatopulmonary syndrome，HPS）。只要吸入100%的氧气后20 min PaO_2 升高显著（$PaO_2>$ 400 mmHg），肝移植后的风险较小，应当是肝移植的指征。当吸空气的 $PaO_2<50$ mmHg，或吸纯氧20 min后 PaO_2 改善不明显（$PaO_2<300$ mmHg），可能是因肝肺综合征严重，或肺部合并其他损害，肝移植后不能改善这种肺部病变，预后差。

另外，大约2%的肝疾病患者中存在肺动脉高压，并且往往和门静脉高压病程密切相关。肺动脉高压一般是指静息时肺动脉平均压>25 mmHg 或运动时>30 mmHg。对于轻度及中等的肺动脉高压患者，目前一般认为可以进行肝移植。但是值得指出的是，严重的肺动脉高压，仍属于肝移植的禁忌证，除非进行肝、心脏和肺脏的联合移植。

术前检查：在肝移植术前，详细对呼吸系统病史的了解，相应的体检资料是相当重要的。其中包括职业与个人史中有无肺部毒性物质的接触；是否长期应用可能导致肺部病变的药物；是否有哮喘史、慢性阻塞性肺疾病史、抽烟史；家族中有无有遗传倾向的呼吸系统疾病，如抗胰蛋白酶缺乏症、哮喘及其他过敏性疾病。在移植术前患者有无咳嗽、咳痰、咯血、胸痛、呼吸困难等症状。体格检查包括仔细检查有无呼吸频率与节律的异常，胸廓的扩张度如何，肺部叩诊有无实变区，心界的大小；肺部的听诊，有无呼吸音的改变，有无干、湿啰音等。

肝移植术前有必要进行下述辅助检查：①胸部正侧位片。②动脉血气检查。③肺功能测定肺活量、残气量、肺总量、第一秒用力呼气量、用力肺活量、最大呼气中期流速。④超声检查做胸腔积液探测及定位。⑤必要时可加做其他影像学检查，如肺部CT扫描、高电压及体层摄片，对怀疑有先天性肺部血管的变异、肺内血管解剖性分流的患者可行肺血管造影、放射性核素扫描及使用增强剂的超声心动图。⑥对高度怀疑肺部恶性病变的受者，术前可进行纤维支气管镜检查。⑦术前痰液的涂片检查，痰液的细菌与真菌培养，脱落细胞学检查等，对筛查呼吸系统的感染情况有很大的意义。

二、术前并发症的治疗

肝移植患者在等待供体的过程中，需要对受体的诸如消化道出血、腹水和自发性腹膜炎等一系列并发症进行有效的治疗。

（一）胃底食管曲张静脉破裂出血的预防及治疗

曲张静脉破裂出血是终末期肝病患者门脉高压所致的最严重的并发症之一，其病死率可以高达50%以上。对于准备行肝移植的患者来说，多数患者合并有门脉高压。

1. 出血的预防　轻度静脉曲张者仅在有出血风险较大时（红色征阳性）推荐使用非选择性β受体阻滞剂治疗。有中、重度静脉曲张的患者则推荐使用非选择性β受体阻滞剂治疗。若出现红色征则应行内镜下套扎预防首次静脉曲张出血。应用非选择性β

受体阻滞剂普萘洛尔起始剂量 10 mg，每 8 h 一次，渐增至最大耐受剂量。治疗达到以下标准时，可有效预防静脉曲张破裂出血，即肺静脉楔压（hepatic venous pressure gradient，HVPG）下降至 12 mmHg 以下，或较基线水平下降>20%；静息心率下降到基础心率的 75% 或静息心率达 50~60 次/min。使用非选择性 β 受体阻滞剂的禁忌证：窦性心动过缓、支气管哮喘、慢性阻塞性肺疾病、心功能衰竭、低血压、房室传导阻滞、胰岛素依赖性糖尿病、外周血管病变、肝功能 Child-Pugh 分级 C 级。

2. 急性活动性出血的治疗　药物治疗。

（1）补充血容量：维持血流动力学稳定并使血红蛋白水平维持在 80 g/L 以上。血容量补足的指征如下。①收缩压稳定在 90~120 mmHg；②脉搏<100 次/min；③尿量>40 mL/h，血 Na^+ 浓度<140 mmol/L；④神志清楚或好转，无明显脱水征。

（2）降低门静脉压力：药物治疗是首选治疗手段。急性出血期禁用 β 受体阻滞剂。生长抑素及其类似物包括十四肽（环状十四氨基酸肽，施他宁）和八肽（奥曲肽，善宁）。十四肽生长抑素首剂量 250 μg 静脉推注后，持续进行 250 μg/h 静脉滴注，严重者可 500 μg/h 静脉滴注。八肽生长抑素则首次静脉推注 50 μg，继以 50 μg/h 持续输注。生长抑素及其类似物可连续使用 5 d 甚至更长。血管加压素为最强内脏血管收缩剂，能减少所有内脏器官的血流，导致入门静脉血液减少并降低门静脉压力，但因有较高的心脑血管并发症，临床较少应用。血管加压素持续静脉输注 0.2~0.4 U/min，最大剂量可增加到 0.8 U/min。血管加压素与血管扩张剂硝酸甘油合用，可进一步减少门静脉血流量，降低门静脉压力同时可减少血管加压素的副反应。特利加压素是合成的血管加压素类似物，可持久有效地降低 HVPG、减少门静脉血流量，且对全身血流动力学影响较小。其使用方法为：首剂 2 mg 静脉输注，然后 2 mg，每 4 h 一次。若出血控制可逐渐减量至 1 mg，每 4 h 一次。特利加压素的主要副反应包括心脏和外周器官的缺血、心律失常、高血压和肠道缺血，最高有效剂量应用不能超过 24 h。

（3）建议在肝硬化发生食管胃底静脉曲张大出血时，或在操作治疗前后给予抗生素预防感染。

3. 三腔二囊管压迫止血是严重出血的重要治疗方法　气囊压迫可有效地控制出血，但再出血率较高，需与药物、内镜治疗联合使用。应注意其并发症如吸入性肺炎、气管阻塞及食管胃底黏膜压迫坏死再出血等。应根据病情 8~24 h 放气囊一次，拔管时机应遵循先放气，气囊放气后观察 24 h，若无活动性出血即可拔管。

4. 内镜治疗　旨在预防或有效地控制曲张静脉破裂出血，并尽可能使静脉曲张消失或减轻以防止其再出血。内镜治疗包括内镜下食管曲张静脉套扎（EVL）、食管曲张静脉硬化剂注射（EVS）和组织黏合剂等为一线疗法，疗效可靠，与生长抑素及其类似物相近。因此，食管胃底静脉曲张破裂急性出血应首选药物和内镜套扎治疗，二者联合治疗则更为有效，并发症则更少。①EVL 和 EVS：适应证为急性食管静脉曲张出血；手术治疗后食管静脉曲张复发；中、重度食管静脉曲张虽无出血但有明显的出血危险倾向者；既往有食管静脉曲张破裂出血史。禁忌证为有上消化道内镜检查禁忌证者；出血性休克未纠正；肝性脑病≥Ⅱ期；过于粗大或细小的静脉曲张。②组织黏合剂治疗适应证：急性胃底静脉曲张出血；胃静脉曲张有红色征或表面糜烂且有出血史。

5. 介入治疗　经颈静脉肝内门-体静脉支架分流术（transjugular intrahepatic porto-systemic shunt，TIPS）。TIPS 能通过迅速降低门静脉压力，有效止血率在 90% 以上，具有创伤小、并发症发生率低等特点，推荐用于食管、胃底静脉曲张大出血的治疗，适用于 HVPG>20 mmHg 和肝功能 Child-Pugh 分级 B、C 级高危再出血患者，可显著提高存活率。

（二）其他原因的胃肠道出血

并非所有的胃肠道出血都是由曲张静脉破裂所致。即使有过曲张静脉破裂出血病史的患者，也应行内窥镜检查，以排除胃炎、门脉性胃病、食管贲门撕裂和胃、十二指肠溃疡等所致的上消化道出血。

在肝硬化患者中，门脉高压性胃病是上消化道出血的一个重要原因，但一般不是致死的。内窥镜下为"马赛克"样改变，由细微的淡黄色网格围成的红斑构成，严重时表现为弥漫性充血。其组织学表现为胃黏膜毛细血管扩张和静脉充血。门脉高压性胃病没有特殊的治疗方法。普萘洛尔可以预防和减少出血，而 PPI 和 H_2 受体拮抗剂对治疗胃黏膜炎症有一定的作用。

由于对激素代谢的障碍，肝硬化患者的十二指肠溃疡发生率为同年龄组正常人的 10 倍，PPI 可以用来预防溃疡出血。另外，肝硬化患者也容易出现下消化道出血。自身免疫性肝炎和硬化性胆管炎可以合并有溃疡性结肠炎，而凝血功能的异常往往会增加结肠炎出血的危险。

（三）腹水

终末期肝病的患者，门脉高压、低蛋白血症和钠潴留对腹水的产生起了一定的作用。低蛋白血症是由于肝脏的合成功能下降所致。肝硬化患者中，即使存在低钠血症，钠潴留现象依然存在。少量的腹水并不需要特殊的治疗。只有当大量腹水引起呼吸困难、严重的身体不适和食欲减退时，才应该给予有效的治疗。

肝移植术前用药物控制腹水是暂时性措施，因为肝移植手术本身可以解决腹水的问题。除了控制盐（1.5~2.0 g/d）和水外，可以给予利尿治疗。首选利尿剂是螺内酯，因为其可以对抗终末期肝病患者血液中升高的醛固酮。如果治疗效果不明显，可以加用呋塞米或氢氯噻嗪。利尿治疗时要注意水和电解质平衡。尿中钠/钾比值大于 1 时，说明利尿治疗是有效的。顽固性腹水可以腹腔穿刺放水。凝血功能的障碍并不是穿刺放水的禁忌证，因为出血的危险性只有 1%。如果能够同时补充大剂量的清蛋白（每次放水后补充 40 g 清蛋白）以维持循环容量，大量的放水（4~6 L/d）是可以耐受的。

（四）自发性细菌性腹膜炎

自发性细菌性腹膜炎（spontaneous bacterial peritonitis，SBP）是终末期肝病患者的死亡原因之一，其病死率很高，在发生第 1 次自发性细菌性腹膜炎后 1 个月的病死率为 32%，1 年病死率约为 78%。治疗的关键是早期诊断。

由于门体侧支循环的存在使大量细菌躲避了肝脏网状-内皮系统。肝脏吞噬细胞功能的受损，再加上腹水是一个很好的细菌培养基，所以肝硬化患者容易发生自发性细菌性腹膜炎。自发性细菌性腹膜炎表现为寒战、发热、白细胞升高、肠鸣音减弱、腹部压痛及反跳痛。

肝硬化患者如果出现发热、肝功能突然损害、腹痛或肝性脑病的先兆，要注意有无自发性细菌性腹膜炎存在。如果怀疑腹膜炎，则应行腹腔穿刺。如果腹水白细胞计数$>2.5×10^8$/L，则可明确诊断，并应立即开始抗生素治疗。自发性细菌性腹膜炎时，腹水并不混浊，腹水中蛋白和糖类的测定对诊断也无意义。革兰氏染色有助于明确病因，但只有1/3的患者有阳性结果。腹水培养的阳性率为47.6%~76%。致病菌最常见的是链球菌或革兰氏阴性杆菌，厌氧菌感染十分罕见。

一旦诊断SBP应立即开始经验性抗生素治疗，首选第三代头孢菌素，亦可用阿莫西林、克拉维酸和喹诺酮类抗生素。单独应用抗生素治疗者，肝肾综合征发生率为30%。在SBP诊断的第1天输注白蛋白1.5 g/kg，第3天1 g/kg，可降低HRS发生率并改善生存期。由于氨基糖苷类有严重的肾毒性，所以不宜在此类患者中使用，细菌培养阳性的患者，应根据药敏试验调整用药。静脉用药需要持续5~10 d。细菌培养结果为阴性的患者也需要及时予以治疗。

预防自发性细菌性腹膜炎复发比较困难，并且两次复发之间的间隔时间很短。有人认为长期服用诺氟沙星（norfloxacin，400 mg/d）对预防复发有一定的作用。对于发生自发性细菌性腹膜炎的患者，一旦感染控制，则应尽快行肝移植术，只要经过4 d以上有效的治疗，肝移植术后败血症或菌血症的发生率并不比其他患者高。

（五）细菌性胆管炎

由胆管闭锁和原发性硬化胆管炎引起的肝硬化患者，容易发生细菌性胆管炎。发生细菌性胆管炎时，需要有强有力的抗生素治疗。同时，可以行肝脏穿刺胆管引流。但是，由于肝内脓肿的存在，也有一些患者经上述治疗后，感染仍不能完全控制。在没有肝外感染的情况下，这类患者也可以行肝移植手术。感染灶的切除有利于改善患者的情况，术后只要给予合适的广谱抗生素治疗，并不会引起严重的术后感染。

（六）肝性脑病

肝性脑病（hepatic encephalopathy，HE）是肝硬化的常见并发症。早期表现为清醒-睡眠规律的颠倒或嗜睡、对周围环境的反应迟钝、抑郁和书写变化。肝性脑病可分为四期（表11-3）。

表11-3 肝性脑病的分期

分期	临床表现
I	焦虑、易怒、计算能力受损
II	性格改变、记忆力障碍、嗜睡
III	谵妄、昏睡
IV	昏迷

细菌性腹膜炎、胃肠道出血、大量利尿和穿刺放腹水、电解质紊乱等均可诱发肝性脑病。肝性脑病的治疗主要包括去除诱发因素、抑制肠道菌群、减少食物中蛋白质含量以及足够的能量支持。如果肝性脑病处于III、IV期时，应行紧急肝移植术。肝移

植术后肝性脑病可以纠正。

（七）肝肾综合征

肝硬化腹水患者，如果血清肌酐增加至 133 μmol/L 并排除其他已知的肾衰原因就可诊断为肝肾综合征（hepatorenal syndrome，HRS）。尤其是住院期间动态检测血肌酐有助于 HRS 的早期诊断。1 型 HRS 为一种快速、进展性的肾功能损害，与基线值相比，2 周内血肌酐增加超过 100% 或血肌酐水平超过 2.5 mg/dL。2 型 HRS 则是一种稳定而缓慢进展的肾功能损害。

特利加压素联合白蛋白作为 1 型 HRS 的一线治疗。治疗的目的是充分改善肾功能，如血肌酐降至 133 μmol/L（1.5 mg/dL）以下称完全反应。如治疗 3 d 后，血肌酐不能降低 25% 以上，特利加压素应逐步加量至 2 mg/4 h。对于只有部分反应，血肌酐没有减少的患者，特利加压素应在 14 d 内停用。特利加压素的禁忌证主要是缺血性心血管疾病。应用特利加压素治疗者应密切监测心律、内脏或肢体缺血、液体超负荷等情况，并及时处理不良反应。其他治疗措施包括去甲肾上腺素、米多君、奥曲肽及与白蛋白的联合，但有关这些药物疗效的信息非常有限。对缩血管药物治疗无反应，肾替代治疗可能有效；人工肝支持系统治疗 1 型 HRS 的资料仍很有限。特利加压素联合白蛋白对 60%~70% 的 2 型 HRS 有效。肝移植是 1 型和 2 型 HRS 的最佳治疗。移植前对 HRS 进行治疗，可改善肝移植后的结果。对血管加压素治疗有反应者，以及对血管加压素没有反应或需要肾脏支持的 HRS 患者可接受单独的肝移植治疗，大部分患者肝移植后肾功能将恢复。肾脏支持超过 12 周的 HRS 患者应考虑肝肾联合移植。

（八）人工肝的应用

由于肝衰竭病情多变且发展急骤、易累及肝外重要器官，往往造成患者在等待供肝的过程中病死。即使得到肝移植的机会，部分患者却因为合并多脏器损伤，重要脏器储备功能下降，对手术耐受性差。而移植术后的感染、急性呼吸窘迫综合征、肾功能不全、多器官功能衰竭等非手术并发症则有较高的发病率和病死率，尤其是重要器官功能衰竭严重威胁受者生存，临床处理难度极大。因此，对肝移植围手术期患者进行正确有效的脏器功能维护和支持是非常必要的。人工肝可在一定程度上替代病变肝的功能，或为等待适宜供肝赢得宝贵时间，或为平稳度过围手术期各种并发症出现的危险阶段创造条件，故 10 余年来人工肝在肝移植围手术期得到比较广泛的应用。

1. 人工肝的适应证

（1）各种原因引起的肝衰竭早、中期，PTA 介于 20%~40% 和 PLT>50×10⁹/L 的患者为宜；晚期肝衰竭患者也可进行治疗，但并发症多见，应慎重；未达到肝衰竭诊断标准，但有肝衰竭倾向者也可考虑早期干预。

（2）晚期肝衰竭肝移植术前等待供者、肝移植术后排斥反应及移植肝脏无功能的患者。

2. 人工肝的禁忌证　人工肝支持系统治疗没有绝对的禁忌证。临床医生应根据患者病情决定是否进行人工肝治疗，以及进行何种方法的人工肝治疗。相对禁忌证包括：

（1）患者伴有严重活动性出血或弥漫性血管内凝血者。

（2）对治疗过程中所用血制品或药品如血浆、肝素和鱼精蛋白等严重过敏者。

（3）循环功能衰竭者。

（4）心、脑梗死非稳定期者。

（5）妊娠晚期。

三、移植肝的功能评价

肝脏是机体重要的代谢器官，在维持机体代谢和内环境的平衡方面起着重要作用。对移植肝的功能做出准确迅速的评价，是肝移植术后处理的重要环节。

（一）酸碱和水电解质平衡

由于肝脏的再灌注，在术后早期，患者呈代谢性酸中毒状态。如果移植肝功能良好，这种代谢紊乱的情况将在 24~48 h 内得到纠正。早期肝脏功能不全时，患者可以出现持续性酸中毒伴乳酸水平增高。

由于 CNI 药物的毒性作用和术中阻断下腔静脉等原因，术后 24~48 h 内，往往有一相对少尿期。因此，尿量并不是衡量体液容量的可靠指标。应根据中心静脉情况来调整液体补充量，一般要求将中心静脉压维持 588~784 Pa（6~8 cmH$_2$O）。

由于手术的应激和大剂量糖皮质激素的使用，肝移植术后患者常常处于高血糖状态，在血糖浓度降至 13.87 mmol/L 前，不要输含糖液体。

肝移植术后最常见的电解质紊乱是高钠血症、低钠血症和迟发性低钾血症。血清中镁和磷的含量也往往较低。除了术中大量输注血液制品外，术前长期利尿剂的使用也是造成代谢性碱中毒的一个原因。高钠血症的主要原因是术前全身的钠潴留；低钠血症一般为液体过多所致。治疗的原则是限制液体量，而不是补充过多的钠。低血钾的状态往往是术前长期利尿所致，术后早期由于肝脏保存液中高浓度钾离子和肝脏再灌注损伤使细胞内钾离子的释放，血钾往往正常甚至高于正常。术后早期往往有一段相对少尿期，因此，除非血钾浓度低于正常，一般不需要静脉补钾。

（二）胆汁引流量

胆汁的质和量是衡量肝脏功能的一个重要指标。有"T"形管的患者，要注意观察"T"形管引流出的胆汁的颜色和量。一个早期功能良好的肝脏，24 h 分泌的胆汁量应大于 100 mL，胆汁应该是金色或者棕色，较黏稠。胆汁量少、呈绿色或者水样，说明肝脏功能差，其原因可能为肝脏获取及保存过程中，热缺血损伤、冷却血损伤及开放血流后缺血再灌注损伤所致，也可能为免疫排异反应所引起。

（三）精神状态

如果患者术前精神状态良好，术后应该能够较快地清醒，否则表示肝脏功能不全。术前昏迷的患者，可能要有几天时间患者才能清醒。这时，患者的精神状态就不能作为衡量患者肝脏功能情况的指标。

（四）凝血功能

不论术前凝血功能是否正常，如果移植肝功能良好，肝脏再灌注后，凝血功能可以立即开始恢复，在手术过程中即可见到大量血凝块，凝血功能在术后第 2 天即可接近正常。

为了保证组织有充分的氧供而又不增加血液的黏稠度，血细胞比容一般保持在

30%~35%。术后早期（术后5~7 d）往往有一个血小板下降的过程，除非血小板少于 $20×10^9/L$ 或有明显的出血，一般不补充血小板。术后为了预防肝动脉血栓形成，血液需要保持在低凝状态。

（五）肾功能

术前合并肾功能不全时，有的患者手术后肾功能可以立即恢复正常，但大部分患者都有一个逐渐恢复的过程。如果新肝早期功能不全，可以立即出现肾功能衰竭。

（六）血生化指标的观察

血清转氨酶的水平反映了肝脏缺血损伤的程度，肝实质损伤表现为谷草转氨酶（AST）、谷丙转氨酶（ALT）升高。AST 和 ALT 用来评估肝细胞受损程度和肝功能的紊乱。AST 和 ALT 的水平标志着肝细胞的死亡程度，转氨酶活性一般在手术后几小时增高。转氨酶增高对损伤程度的判断具有重要意义，大多数认为血清 AST>2 500 IU/L，提示有明显的损伤；血清 AST>5 000 IU/L，提示有严重的损伤或者可能为 PNF。一般恢复期只需要几天。如果存在严重损伤，早期肝功能恢复很慢，需要持续数周，这期间通常需要全面脏器支持治疗。由于许多患者术前有黄疸，所以血清胆红素的高低有时并不反映新肝的功能情况。但是，如果术后第 4、5 天以后胆红素还逐渐升高，说明新肝功能不全或者胆管吻合口存在问题。

（七）肝脏活检

如果术后出现可疑排斥反应，则随时应行肝脏活检组织学检查。

在肝脏再灌注后，肝脏可以存在不同程度的损伤，轻度损伤表现为肝窦和肝小静脉多形核粒细胞浸润；严重损伤表现为广泛的小叶中央肝细胞坏死。小叶中央肝细胞坏死的程度与术后转氨酶的高低有关，但对术后远期肝脏的存活并无明显的影响。如果术后随访活检中发现肝脏出现桥状坏死和胆小管增生，则有可能出现肝功能衰竭或发展成严重的门脉性纤维化。

在肝移植术后的早期，小叶中央常可发生胆汁淤积，同时可伴有或不伴有肝细胞羽毛样变性。这种胆汁淤积往往发生于肝细胞内或胆小管内，此时不存在胆管阻塞、病毒性肝炎和排异反应，有人称之为"功能性胆汁淤积"。其特点为：①患者血清胆红素逐渐升高，最高可达 340 μmol/L；②血清 ALT 和 AST 水平明显升高；③胆汁引流量减少，最低可能小于 20 mL/24 h，一般在发病后 2 周左右达到高峰，然后胆汁量逐渐增加；④患者一般情况良好，肝脏合成功能正常，也就是血清白蛋白和凝血酶原时间保持正常。如果供肝有严重的冷缺血损伤或再灌注损伤，这种胆汁淤积的持续时间可以明显延长。在扩张的胆小管内可以见到胆栓和凝结物，在门管区可见不同程度的胆小管增生和纤维化。

四、术后治疗

（一）呼吸系统的治疗

术后 2~3 d，要进行连续的血压监测和血气检查。气管插管一般在 24 h 内拔除。如果术前患者有明显全身衰竭，气管插管时间可以适当延长。应该常规给予雾化吸入和胸部理疗，以防肺不张和肺炎。在积极治疗的同时，要注意翻身拍背和有效咳痰，并可以鼓励患者早期活动。患者吹气球锻炼也有助于预防肺不张。

（二）肾功能的保护

终末期肝病患者往往伴有肾功能不全。如果肾脏没有实质性病变，肾功能不全纯粹是由于肝肾综合征所致，在肝移植术后肾功能可以立即恢复。但要注意术后免疫抑制剂的使用也可引起肾损伤。

每小时均应进行尿量观察，尿量应保持在 $1\sim2$ mL/（kg·h）以上。如果尿量低于这个水平，则应注意血容量是否正常。如低血容量，必须积极纠正。在血容量正常的情况下，如果发生少尿，可以使用特利加压素，以提高肾血流的灌注，也可以给予呋塞米，如果对大剂量呋塞米无反应，可改用甘露醇 100 mg/kg（输注时间不少于 15 min）。如果明确为少尿性肾功能衰竭，可以行血液透析，以避免出现水和电解质紊乱，以及酸碱平衡失调。

新发肝功能不全也可以引起肾功能不全。此时可以用前列腺素 E_1 治疗，因为前列腺素 E_1 不但可以改善肝脏功能，同时对肾脏血管也有直接扩张作用。

（三）胃肠功能的支持

肝移植术后的胃肠道可产生生理和功能上的改变，激素及非甾体类抗炎药可能引起胃黏膜的损害和原有溃疡的加重，所以术后常规采用保护胃黏膜和质子泵抑制剂抗酸治疗。发生消化道出血时除积极对症处理，必须明确术前有无胃十二指肠溃疡、食管-胃底静脉曲张等病史，必要时进行内镜治疗或手术止血。

移植术后可能发生频繁的稀便或腹泻，大多在移植后 $1\sim2$ 周恢复。目前认为其发生的原因可能和下列因素有关：①肝病患者术前长期使用乳果糖或围手术期用广谱抗生素引起肠道菌群改变，导致梭状芽孢杆菌内毒素引起的假膜性肠炎；②过量使用溃疡预防药，含镁的抗酸剂；③抗淋巴细胞制剂尤其是单克隆制剂的应用；④如是硬化性胆管炎的患者则要考虑溃疡性结肠炎的可能。

治疗应针对病因。药物引起者可减少用药或改用其他药物。纠正从肠道内丢失的水分和电解质。取粪便标本做病原菌培养和梭状芽孢杆菌内毒素测定。对那些治疗无效和疑为病毒感染如巨细胞病毒肠炎的受者做结肠镜检查并活检，调节肠道菌群失调，同时注意监测腹泻受者的免疫抑制剂浓度变化，及时调整剂量。

（四）营养支持

肝移植虽然解决了肝脏代谢紊乱，但是移植术前多伴有营养不良，肝移植手术应激、术后高代谢状态，使得肝移植受者对营养的要求高于普通外科患者。积极的营养支持可以改善肝移植术后氮平衡，减少 ICU 停留时间，减少感染风险，加快伤口愈合。根据能量需求公式计算，通常肝移植术后受者每日需要能量 30 kcal/kg 理想体重，蛋白摄入量的要求是 1.5 g/kg 理想体重，糖脂比 6∶4 或 5∶5。营养摄入不足和能量负平衡与发生营养不良及血源性感染相关，直接影响肝移植预后。延迟的营养支持将导致患者迅速出现营养不良，并难以被后期的营养治疗所纠正。早期营养支持也要注意时机，需考虑脏器的耐受能力，当血流动力学尚未稳定时暂缓早期营养支持；当存在严重的代谢性酸中毒、电解质紊乱等情况时应慎重考虑是否进行早期营养支持。营养支持的方式：肠道功能正常者首先口服营养补充，不能耐受口服营养补充者首选肠内营养，只有在移植受者不能耐受肠内营养或肠内营养支持不能满足机体需求时，才辅助以肠外营养。在确认吞咽功能恢复后，即可改为流质饮食。部分患者因术前长期伴有营养不良，术后必要时可联合肠内、肠外营养支持。术后尽快恢复肠道功能是肝移植术后营养支持的重要治疗目标，应用缓泻剂、活动等措施有利于加速肠道功能的快速康复，改善患者术后营养。

肝移植术后皮质激素和 CNI 免疫抑制剂的使用，高血糖普遍存在的现象已成为一种独立危险因素，直接影响术后感染、切口愈合等。因此，任何形式的营养支持均应包括强化胰岛素治疗，严格将血糖控制在理想范围。综合多项临床研究结果，目标血糖控制在 6.1~8.3 mmol/L，可获得较好的预后，并注意避免低血糖。在强化胰岛素治疗的同时，应密切监测血糖，营养液输入应注意持续、匀速，避免血糖波动。

（五）术后管道的管理

肝移植术后主要的管道包括鼻胃管、导尿管、腹腔引流管等。能使患者加速康复的管道管理原则是尽量减少使用或尽早拔除管道，这有助于减少感染等并发症，减少对术后活动影响及增强术后康复的信心。手术后需尽早拔除鼻胃管。不使用鼻胃管减压可减少患者肺部并发症，使排气及饮食时间提前，住院时间缩短。根据患者术前情况，部分患者可不用放置鼻胃管。导尿管也应尽早拔除，因其可影响患者术后活动、增加感染风险，是住院时间延长的独立危险因素。无特殊情况，术后 1~2 d 即可拔除导尿管。传统理念中，术后应常规留置引流管以防治积液、出血、吻合口漏及感染等并发症。近年来 Meta 分析结果显示，吻合口周围引流管留置与否对患者术后并发症及结局并无明显影响，留置引流管可能影响患者术后早期下床活动，增加术后并发症并延长住院时间。因此，在密切监测病情且平稳情况下，应树立尽早拔除腹腔引流管的加速康复理念。

（六）免疫抑制剂应用

目前尚没有适用于所有肝移植受者的标准的基础免疫抑制方案，免疫抑制方案的实施也需要个体化，针对不同类型的受者选择不同的方案。在选择了某一种免疫抑制方案后，也可能由于受者出现并发症和毒副作用而需要随时调整用药方案。由于个体差异，对于每个受者药物应用的剂量也相差很大，应通过对主要免疫抑制剂（他克莫司、环孢素等）药物浓度的监测来调整免疫抑制剂的用量。近年来多采用三联治疗，即以他克莫司为主，联合应用激素和霉酚酸酯的三联用药模式。由于抗 IL-2 受体的单克隆抗体+FK506+MMF+激素，能够降低移植后 3 个月内急性排斥反应发生率，推迟 FK506 等肾毒性药物的使用。激素的使用也逐渐发生着重要变化，那就是逐渐减少激素的用量或早期停用激素。术后 2~3 周就可以停用激素，或开始采用无激素的免疫抑制方案。

第七节　肝移植术后常见并发症的诊断与治疗

随着肝移植技术的提高，新型免疫抑制剂的问世和移植免疫机制研究的不断深入，肝移植的疗效已有明显提高。目前肝移植的手术成功率已超过90%，5年生存率超过70%。然而肝移植术后的各种并发症仍然是阻碍移植肝存活率及受者生存率进一步提高的重要原因。肝移植术后可能发生的并发症是原发性移植肝无功和早期移植物功能不良、感染并发症、排斥反应、出血性疾病、血管并发症、胆道并发症、心血管系统并发症、神经及精神异常。

一、原发性移植物无功能

原发性移植物无功能（primary non-function，PNF）是肝移植术后最凶险的少见并发症之一，在术中即可表现出来。一般表现为酸中毒和凝血功能异常，术后黄疸持续升高，无胆汁或极少量的胆汁分泌，继发性全身各部位混合性感染，心、肺、肾、消化道、凝血功能等多器官功能障碍。病理上表现为中央静脉周围肝细胞空泡变性、淤胆、肝窦状隙中性粒细胞浸润及片状肝细胞坏死。由于缺乏公认、客观的诊断标准，可能的原因包括边缘供肝，供肝冷、热缺血时间等因素。PNF常发生在术后数小时至数日内。简单地说，PNF代表了无明确病因的血管再通后不久发生的移植肝功能衰竭。PNF不同于某些可逆转的移植肝功能恢复不良，PNF无法逆转且会不断恶化而危及患者生命。临床表现为急性起病、血清转氨酶及胆红素水平迅速上升、移植肝分泌白胆汁或分泌胆汁量稀少，并继发严重的凝血功能异常，以及神经系统、肾功能和呼吸系统等多脏器功能紊乱，并出现严重的水电解质、酸碱平衡紊乱，病死率极高。在排除了急性排异反应、血管并发症、胆道并发症等常见原因后，出现上述不明原因的移植肝功能急剧恶化，就应考虑到PNF的可能性。早期移植物功能不良（poor early graft function，PEGF），也称为初期功能不良（initial poor function，IPF），是指肝移植后初期出现不同程度的昏迷、肾衰竭伴乳酸血症、持续凝血功能异常、胆汁分泌量少、谷丙转氨酶和谷草转氨酶明显升高等临床表现。其原因可能为供者本身的肝脏疾病，也可能是肝移植手术过程中的技术失误、缺血性损害以及免疫损伤。大部分PEGF可以恢复，小部分严重者演变为PNF。

PNF发病机制比较复杂，其中包含供者因素、冷保存相关因素、受者相关因素。PNF发生的高危因素包括：肝炎病毒感染、脂肪肝、年龄过大、血流动力学不稳定、使用大剂量血管收缩剂、药物毒性和某些未知疾病等；冷缺血时间过长、灌注液失效、移植肝灌注不良等；受者相关因素包括免疫反应、药物毒性、内毒素和隐源性疾病等。

PNF的治疗方法十分有限，及时进行再次肝移植是唯一可能挽救患者生命的方法。人工肝在这类患者等待再次移植期间，同样可以发挥重要作用，通过改善患者全身状况为再次肝移植创造时间和更有利的身体条件，提高再次肝移植成功率。

二、感染并发症

肝移植患者术前全身状况往往较差，加上术后免疫抑制剂的应用，增加了术后各种病原体感染的机会。由于患者处于免疫抑制状态，使得感染的临床症状和体征以及常规实验室检查常常不典型，从而难以及时准确地诊断和及早采取治疗措施，是造成肝移植患者术后早期死亡的一个重要原因。控制感染应以预防为主，术后根据患者情况使用抗生素、抗病毒及抗真菌药物。治疗应明确感染的部位，根据临床经验选用合适的抗生素，同时进行各种体液的病原菌培养，根据培养结果使用敏感药物。术后常见的细菌感染是具有多重耐药的葡萄球菌，如 MRSA、MRSE 等，选用万古霉素或替考拉宁均能获得良好疗效；真菌感染以各种念珠菌常见，可选氟康唑、伏立康唑等进行治疗；病毒感染也是术后常见的并发症，可用更昔洛韦进行预防及治疗。

三、排斥反应

排斥反应是所有同种异体器官移植均会面临的常见并发症。尽管肝脏移植术后排斥反应的发生率及严重程度均较肾脏移植为轻，但排斥反应仍是肝移植术后的常见并发症。肝脏移植中的排斥反应通常可分为超急性、急性和慢性排斥反应。

超急性排斥反应在肝移植中极为罕见，主要表现为血管内皮细胞损伤，导致细胞和体液渗漏，血小板聚集堵塞微循环，阻断移植物的血液供应。一旦发生超急性排斥反应，预后极差，无法治疗，只能急诊行再次肝移植。

急性排斥反应较为常见，发生率为 11%~35%，通常发生在术后 2 周至 6 个月内。排斥反应的早期临床表现包括发热、乏力、嗜睡、食欲减退、肝区压痛、腹水增加、胆汁变稀薄、色变浅、量减少；血液生化可见胆红素升高、转氨酶和碱性磷酸酶升高、外周血和移植肝嗜酸性细胞及淋巴细胞增多。经皮肝穿刺活检可确诊。急性排斥组织学特征为汇管区炎性细胞浸润、叶间胆管上皮异常、汇管区和（或）中央静脉内膜炎。如果诊断及时、治疗恰当，多数急性排斥反应可以逆转。轻度急性排斥反应往往由于免疫抑制不足引起，增加免疫抑制剂剂量，维持较高的血药浓度即可得到有效逆转；中重度急性排斥反应需要采用大剂量的激素冲击治疗，80%~90% 的病例可以得到逆转；对于少数耐激素的急性排斥反应可考虑使用多克隆抗体抗淋巴细胞球蛋白。罕见有极少数病例肝功能持续恶化，需行再次肝移植。

慢性排斥反应可由多次急性排斥反应所致，也可与急性排斥反应无关，其临床表现为进行性胆汁淤积、胆红素增高、碱性磷酸酶升高，白蛋白和凝血酶原时间可正常，移植肝常增大变硬，但罕见门脉高压，最终导致移植物丧失功能。肝脏组织学特征是：叶间胆管破坏、进行性纤维增生、汇管区细胞浸润消失、第二和第三级肝动脉分支的进行性内膜和内膜下炎症，导致闭塞性动脉内膜炎。慢性排斥反应的机制目前尚不明了，可能包括免疫和非免疫性损伤多种因素。目前仍然没有理想的治疗方法，针对急性排斥反应的治疗方案对慢性排斥反应疗效不确切，大多数患者最终需再次肝移植。

四、出血性疾病

（一）腹腔出血

腹腔内出血是导致肝移植患者第二次手术的最主要原因。腹腔内出血可分为活动性出血和凝血功能障碍引起的渗血。活动性出血常见于后腹膜侧支循环致创面渗血、供肝修剪时小血管分支未结扎出血、血管吻合口漏血、膈肌血管出血。经短期的观察后，若诊断为活动性出血，应果断进行开腹探查、止血处理。同时，晚期肝病患者常常伴有凝血功能障碍，即使在手术台上止血十分满意，在术后也可能出现腹腔内渗血。

因此，在术后数天内，由于供肝尚未完全发挥功能而不能合成足够的凝血因子，仍然必须适当地补充外源性凝血因子和血小板，进一步纠正凝血功能障碍。

明确诊断有赖于对生命体征、血流动力学、血细胞比容及腹腔引流液的仔细和连续观察。所以腹腔出血一旦出现，应给予积极的抗休克及补充凝血物质，保持引流管通畅；短期观察后，如仍不能保持血流动力学稳定，引流管仍有较多鲜红血性液引出，应尽早行剖腹探查止血。即使少数患者探查并未见明显活动性出血，但清除腹腔血凝块对于患者术后恢复及减少腹腔感染的发生亦是有利的。腹腔积血可能成为感染源，所以一旦发生，应该给予充分的引流，必要时需再次开腹清理积血。

（二）胃肠道出血

虽然术后常规使用质子泵抑制剂，但术后消化道出血仍有发生。最常见的原因是消化性溃疡和胆总管空肠吻合口出血，曲张静脉破裂出血不常见。如果是胆总管空肠吻合口出血，有50%的患者需要手术治疗。其他原因引起的胃肠道出血一般采取药物治疗可以得到有效的控制。

五、血管并发症

肝脏移植涉及的血管重建包括静脉流出道、肝动脉及门静脉三大部分。血管相关并发症包括肝流入道狭窄或血栓形成，流出道（肝静脉、肝上下腔静脉）及肝后下腔静脉的梗阻。罕见的并发症有吻合性、霉菌性和与穿刺活检有关的假性动脉瘤。肝移植术后肝动脉并发症的发生率最高，为4%~25%，常见的有肝动脉血栓形成和肝动脉吻合口狭窄，较少见的有出血、肝动脉夹层动脉瘤等。早期血管并发症的出现往往导致供肝失功，发生多与手术技术相关。

（一）肝动脉血栓形成及狭窄

肝动脉狭窄一般发生在吻合口处或钳夹处，与血管吻合技术和血管钳夹损伤有关，报道发生率在4.1%~7.8%；肝动脉血栓形成是最常见且最严重的血管并发症，成年人发生率为1.6%~8%，儿童为2.7%~20%。

肝动脉管腔小，吻合技术要求高，容易出现并发症。原因多为供受者动脉之间的口径相差过大造成吻合困难，血管变异需要复杂动脉重建及留取血管过长等，导致吻合口不顺畅或者成角扭曲而狭窄。另外，内膜损伤，非标准性血管吻合技术，修整供者和解剖受者肝动脉时，过度牵拉或夹持肝动脉，形成附壁血栓也可导致狭窄。

肝动脉血栓形成的临床症状与移植术后发生时间密切相关。术后早期发生可导致PNF，病死率达50%。多表现为暴发性肝脏缺血坏死、转氨酶急剧升高伴有发热、低血压、神志改变及凝血异常。实验室数据显示白细胞升高、凝血时间延长、血培养阳性、肝脏局灶性坏死感染等结果。由于胆总管没有门静脉血供，完全靠肝动脉供血，因此，肝动脉血栓必然导致胆总管缺血坏死，而慢性肝动脉血栓形成主要表现为胆漏、胆管狭窄、肝内胆管坏死及肝脓肿。晚期发生可不出现症状或表现为肝功能轻度异常。

血管并发症治疗的关键是早期诊断，只有立即治疗才能避免移植肝失功。彩色多普勒超声检查是一种有效的非侵入性检查方法，一般应在术后第1天至第7天常规进行。一旦怀疑有肝动脉血栓形成，要立即行多普勒超声检查。如果能够看见肝内搏动性血流，说明肝动脉通畅。如果查不到肝内搏动性肝动脉血流，而术中明确有良好的动脉血流，肝动脉吻合也较满意时，则需要行 CTA 或肝动脉造影。彩色多普勒或血管造影对肝动脉血栓形成或狭窄有很高的诊断价值，可检测到肝动脉主干至肝内分支血流缺失。肝动脉血栓形成的诊断金标准是肝动脉造影，CTA 也可达到同样诊断效果。

根据发生肝动脉栓塞后诊断时期的早晚，肝动脉栓塞主要有三种治疗方式：血管再通、再次肝移植、临床观察。在早期移植肝功能损伤不严重时，肝动脉血栓形成已明确诊断，需立即进行肝动脉介入溶栓治疗；如果失败则应立即手术切开取栓，重建肝动脉血流，这尚有可能挽救肝脏。如手术失败应积极准备再次肝移植。通常紧急血管介入溶栓或者立即手术重新吻合具有一定疗效。如果诊断时间较晚，已伴有肝坏死、多发性肝脓肿者则行介入溶栓治疗无效，再次肝移植是治疗的首选。轻度肝动脉狭窄多无临床表现，不需特殊处理。肝动脉狭窄引起肝功能异常者，可行介入球囊扩张或支架置入。

（二）门静脉狭窄和血栓形成

随着手术技术的成熟，门静脉狭窄及血栓形成已较为少见。术前肝硬化门静脉高压严重的患者，由于门静脉血流缓慢，部分患者甚至有血栓形成，术后出现门静脉血栓形成的风险较大。对于这部分患者术后适当的抗凝治疗是必要的。轻度的门静脉狭窄通常无临床症状，无须特殊处理；重度门静脉狭窄或血栓形成，临床表现为肝功能异常乃至衰竭及门静脉高压、大量腹水、食管胃底静脉曲张等方法，采用手术取栓或介入溶栓、球囊扩展、支架置入等方法，治疗无效，肝功能持续恶化的患者，需再次肝移植。

（三）肝静脉狭窄和闭塞

肝静脉狭窄和闭塞多与肝上下腔静脉吻合口成角扭曲狭窄有关。供者血管的长度不适当、供受者肝脏体积相差太大、部分肝移植时供肝游走移动等均可致流出道受阻，使肝静脉压力升高，血流减慢，继发血栓形成。术中立即可见肝淤血、质韧。这时应检查吻合口，正确放置肝脏，必要时重新吻合。晚期发生的需放置扩张支架。

（四）下腔静脉狭窄和血栓形成

下腔静脉狭窄和血栓形成是肝移植少见的并发症，发生率低。背驮式肝移植时供体血管过长或吻合技术问题造成扭曲是血栓形成的常见原因。目前许多中心采用改良的背驮式手术方式，此种并发症已十分少见。介入治疗效果较好，极少数患者需要手术治疗。

六、胆道并发症

随着手术技术及器官保存技术的提高以及对胆道灌洗的重视，胆道并发症有所减少，但其仍是影响肝移植近期疗效和长期生存率的一个重要因素。胆道并发症按部位可分为吻合口并发症和非吻合口并发症。表现为胆漏、吻合口狭窄，胆管缺血性改变、胆管结石形成和 Oddis 括约肌功能紊乱等。病因包括手术技术缺陷、胆管缺血性损伤、保存性损伤、免疫性损伤和感染。手术技术缺陷如术中保留供肝或受体胆管过长而导致患者胆管扭曲狭窄，吻合胆管过细或供受体胆管管径差距过大，吻合技术欠佳，导致吻合口狭窄。早期可能无明显症状，但是随着吻合口瘢痕的形成、胆管扭曲和胆泥的积聚而逐渐出现梗阻性黄疸的表现。各种导致胆管缺血的原因，如肝动脉血栓形成、门静脉血栓形成、胆管树再灌注损伤、供肝获取或保存过程所致损伤造成的胆管缺血及手术操作引起的胆管营养血管损伤等。另外，免疫抑制剂如环孢素能导致胆汁淤积和胆管结石的形成。

肝移植的早期，外科手术是胆道并发症的主要处理方式。然而，随着影像学技术和治疗性内镜技术的发展，胆道并发症能被早期、迅速地诊断，内镜下乳头括约肌切开，鼻胆管引流，胆管支架，内镜下取石术可以应用于大部分移植后胆道并发症患者。而不适合内镜下治疗的胆肠吻合患者或内镜下治疗失败的患者可采取经皮肝穿刺胆管引流、气囊扩张等治疗。微创介入治疗已经是肝移植术后胆道并发症处理的首选方式。对于微创手术失败或不适合微创手术者可行传统手术治疗。

（一）胆漏

胆漏一般发生于术后 6 周以内，临床表现为术后腹腔引流液含胆汁成分，患者出现右上腹腹痛、腹胀、腹膜刺激征、发热和腹腔感染等。胆漏包括吻合口漏、非吻合口漏和 T 形管拔除后胆漏。吻合口漏一般由于吻合技术不当引起，早期诊断的漏口行修补或重新吻合可获得较好预后；非吻合口漏包括减体积肝移植、劈离式肝移植、活体肝移植供肝断面的渗漏和未发现供肝存在的迷走胆管断端漏。这类胆漏一般漏出量较少，经充分引流多能自愈。严重者需手术探查，查明胆漏部位，予以修补或结扎断端；T 形管拔除后胆漏通常较轻，多能自愈，严重者可经瘘道放置导管引流或经放置鼻胆管引流。如无效需手术治疗。由于术后肝动脉狭窄或血栓形成，导致的胆道缺血坏死而发生的肝门部胆漏，唯一的治疗方法是实施再次肝移植术。

避免胆漏发生的关键是提高外科技术水平。胆道重建方式首选供受者胆管端-端吻合，尽量不放置 T 形管或其他内支架管。吻合前观察胆管末端血供，避免过分游离胆管周围组织，避免胆管周围使用电凝止血。胆管吻合时始终保持管壁外翻，避免管腔内残存线结等异物，避免胆管吻合张力过高等。

（二）胆管吻合口狭窄

胆管吻合口狭窄主要因手术中保留胆管过长导致胆管扭曲狭窄，或因胆管过细吻合困难导致吻合口狭窄。继发的胆泥形成及结石形成，可使狭窄程度加重。主要表现为阻塞性黄疸，生化可表现为谷丙转氨酶、谷草转氨酶、胆红素、碱性磷酸酶和 γ-谷氨酰转酞酶的升高。特别是碱性磷酰酶、γ-谷氨酸转酞酶的升高往往较胆红素更早，有相当的诊断价值，有利于早期诊断。胆道造影是诊断吻合口狭窄的金标准。当有怀疑，或出现可能的胆道并发症的表现时，有 T 形管患者可行胆道造影，无 T 形管患者可行无创的 MRCP 检查。对于吻合口狭窄，一般较轻微的狭窄，常规检查发现，而无明显的生化改变，可给予利胆药物治疗。如因为吻合口狭窄已引起肝内胆管扩张，伴有碱性磷酸酶、γ-谷氨酰转酞酶和胆红素升高，则必须采取介入治疗以扩张狭窄，以期改善长期存活率。对于胆总管端-端吻合患者，ERCP 是首选方法，可行球囊扩张或胆道狭窄处置入支架引流。还可经 T 形管的窦管行经皮经肝胆道球囊扩张术，特别是胆肠吻合患者，只能采取上述介入途径。如上述介入治疗效果不佳，则应考虑手术治疗，过长的胆管予以切除，再端-端吻合，或将胆总管端-端吻合改为胆总管-空肠吻合；对于采用胆总管-空肠吻合的患者，则应拆除原吻合口，清除供肝胆总管无活力的管壁并剪去近吻合口的空肠壁，再进行胆-肠吻合术。吻合口狭窄患者应早期积极处理，一旦患者延误治疗，发生肝功能不全，再次肝移植是唯一的治疗方法。

（三）胆管非吻合口狭窄

胆管非吻合口狭窄包括局部改变及全肝弥漫性改变，可引起胆漏及胆管狭窄，并继发胆泥及结石形成，甚至形成胆管铸型。致病因素广泛，大致可以分为三类：①肝动脉栓塞或狭窄所致胆道缺血。肝内胆管血液供应主要来自肝动脉，而肝外胆管血供主要来自胆总管中下段。供肝切除时离断了胆总管，切断了胆道由下而上的血液供应。此时，供体肝总管的血供仅来自肝动脉分支供应。②胆管微循环障碍：无心搏供者、供肝缺血时间过长、器官保存液黏滞度过高、高龄供肝等，这些因素可促使胆管周围血管丛微血栓形成，引起胆管缺血性狭窄。③胆管免疫性损伤如供受者 ABO 血型不相容、急或慢性排斥反应、巨细胞病毒感染、自身免疫性肝炎或原发性硬化性胆管炎原发病复发等。胆管上皮细胞因富集 HLA 分子而成为免疫损伤靶位，反复免疫性损伤后胆管壁易纤维化而形成狭窄。此外，近年来肝移植各种原因造成胆管上皮损伤被认为可能参与非吻合口狭窄。

临床表现为进行性加重的梗阻性黄疸，易继发于反复胆道感染和胆石铸型，后期可发展为胆汁淤积性肝硬化乃至移植肝失功。胆管狭窄部分可单发，也可能是多发。狭窄位置可在肝外胆管、肝内胆管或兼而有之。MRCP 或者 ERCP 影像学特征是胆管黏膜紊乱、管腔狭窄，远、近端胆管扩张，部分病例可呈串珠样改变。高危患者出现梗阻性黄疸的临床和生化表现时，应警惕胆管非吻合口狭窄。首选超声检查，最为敏感和特异的非创伤性检查是 MRCP。ERCP 或 PTC 是确诊的金标准，亦是主要治疗手段。

应尽量采取各种措施预防胆管缺血性改变的发生。因为一旦发生胆管缺血性改变，往往预后不佳，患者生活质量极差，最后不得不再次肝移植。反复介入治疗常能减轻梗阻，延长移植物存活期，推迟再移植时间，宜尽早进行。但是，患者在介入治疗后极易发生胆道感染，患者可间断或持续发热，难以控制。移植及内镜医师应权衡利弊，把握介入治疗的局限性和及时中转肝移植的必要性，在出现移植物失功或重要脏器衰竭之前行再次肝移植。

（四）胆道结石

胆泥形成、胆管结石、胆管铸型通常继发于胆管狭窄，可经内镜下介入治疗。同时应治疗胆管狭窄，以防结石再生。胆管结石广泛形成提示严重的胆管损伤，可以内镜诊治，但反复操作仍很难做到完全或持久地取净结石，通常需再次肝移植治疗。

（五）Oddis 括约肌功能紊乱

Oddis 括约肌功能紊乱可以引起肝功能异常，在没有胆管狭窄的情况下可以出现胆总管扩张和胆管压力升高。可以行十二指肠乳头切开或内支撑术。

七、心血管系统并发症

心血管系统并发症在肝移植术后时有发生。心血管系统并发症主要包括以下几种：

心肌缺血性疾病（包括心绞痛、心肌梗死）、心力衰竭、肺动脉高血压等。术前评估患者心功能、选择合适的病例、维持凝血机制以及围手术期出入量的平衡是减少术后心血管并发症发生的关键。应根据不同疾病的病理与病理生理改变采用相应的治疗方案。

八、神经、精神异常

神经、精神系统并发症在肝移植术后比较常见。神经系统并发症的发生率为8%～47%，对移植受体的生存率及生活质量有着重要的影响。这些并发症包括癫痫、脑血管意外、脑白质病、中枢神经系统感染、周围神经病变等，其中脑血管意外发生率较高且后果严重，与患者凝血机制异常、术后高血压及脑血管基础病变等因素有关。需要根据不同的病理改变采取相应的治疗措施。精神系统并发症亦较常见，多数在术后2周，症状主要表现为谵妄、妄想、幻觉、躁狂、焦虑、睡眠障碍以及认知障碍等，其发生与患者术前存在肝性脑病、术中麻醉药物及术中术后糖皮质激素的应用，以及术后免疫抑制剂的应用等有关。肝移植术后精神系统并发症通过正确处理，大部分症状可以预防和控制，并且预后良好。需预防精神并发症的发生，做好肝移植受者术前的心理工作，使其对肝移植有一个全面的认识，这样就能够消除其术后的担忧与顾虑，使其能够很好地配合术后治疗。在不排斥的情况下，应尽量减少激素、免疫抑制剂的用量，密切监测血药浓度，避免浓度过高诱发精神症状的发生。术后维持水、电解质平衡，积极纠正各种电解质紊乱。但是注意纠正的速度，尤其是低钠血症，快速纠正可以诱发脑桥中央髓鞘溶解症的发生。一旦发生，患者的预后极差。必要时可使用镇静、抗抑郁药物。

（张水军　郭文治　张嘉凯　吕耀辉）

参考文献

［1］STARZL TE, MARCHIORO TL, HUNTILEY RT, et al. Experiment and clinical homotransplantations of liver. Annals of the New York Academy of Sciences, 1964, 120：739.

［2］STARZL TE, BRETTSCHNEIDER L, PUTNAM CW. Transplantation of the liver. Progress in Liver Disease, 1970, 3：495-542.

［3］CALNE RY. Liver transplantation：The Cambridge - King's College Hospital experience. New York：Grunne & Stratton, 1983：339.

［4］CALNE RY, ROUES K, WHITE DJG, et al. Cyclosporine A initially as the only immunosuppressant in 34 patients of cadaveric organs, 32 kidneys, 2 pancreases, and 2 livers. Lancet, 1979, 2（8151）：1033.

［5］STARZL TE, WEIL R 3RD, IWATSUK S, et al. The use of cyclosporine A and prednisone on cadaver kidney transplantation. Surgery Gynecology & Obstetrics, 1980, 151（1）：17-26.

［6］PAPPAS SC, ROUCH DA, STEVENS LH. New techniques for liver transplantation：

reduced-size, split-liver, living-related and auxiliary transplantation. Scandinavian Journal of Gastroenterology, 1995, 208: 97-100.

［7］ FUNG JJ, TODO S, JAIN A, et al. Conversion from cyclosporine to FK506 in liver allograft recipients with cyclosporine-related complications. Transplant Proceedings, 1990, 22 (1): 6-12.

［8］ 沈中阳, 陆伟. 中国肝移植乙型肝炎防治指南 (2016 版). 临床肝胆病杂志, 2017, 24 (2): 213-220.

［9］ MAZZAFERRO V, REGALLA E, DOCI R, et al. Liver transplantation for the treatment of small hepatocellular carcinomas in patients with cirrhosis. New England Journal of Medicine, 1996, 334 (11): 693-699.

［10］ MAZZAFERRO V, LLOVET JM, MICELI R, et al. Predicting survival after liver transplantation in patients with hepatocellular carcinoma beyond the Milan criteria: a retrospective, exploratory analysis. Lancet Oncology, 2009, 10 (1): 35-43.

［11］ ZHENG SS, XU X, WU J, et al. Liver transplantation for hepatocellular carcinoma: Hangzhou experiences. Transplantation, 2008, 85 (12): 1726-1732.

［12］ 中国肝癌肝移植临床实践指南. 中华移植杂志 (电子版), 2014, 8 (2): 1-5.

［13］ 原发性胆汁性肝硬化 (又名原发性胆汁性胆管炎) 诊断和治疗共识 (2015). 临床肝胆病杂志, 2015, 31 (12): 1980-1988.

［14］ 原发性硬化性胆管炎诊断和治疗专家共识 (2015). 临床肝胆病杂志, 2016, 32 (1): 23-31.

［15］ 中国大陆地区胆道闭锁诊断及治疗 (专家共识). 中华小儿科杂志, 2013, 34 (1): 700-705.

［16］ EASL-EASD-EASO clinical practice guidelines for the management of non-alcoholic fatty liver disease. Obesity Facts, 2016, 9 (2): 65-90.

［17］ 郑树森. 肝移植. 北京: 人民卫生出版社, 2012.

［18］ 刘永峰, 郑树森. 器官移植学. 北京: 人民卫生出版社, 2014.

第十二章　肺移植

第一节　概　述

一、国外肺移植的概况

肺移植的实验研究开始于 1946 年的苏联，此后在动物实验的基础上，1963 年 6 月 11 日，美国密西西比大学医学中心 James Hardy 等为一位 58 岁左侧肺门部鳞癌、对侧肺气肿的患者进行了首例人类肺移植，术后第 18 天死于肾功能衰竭。1971 年，比利时 Derome 为一位 23 岁的终末期硅肺患者做了右肺移植，术后出现支气管吻合口狭窄、慢性感染和排斥，住院 8 个月，出院后只活了很短时间，但此患者是 1963—1983 年间 40 多例肺移植受者中存活时间最长的一个，其余病例都于术后短时间内死于支气管吻合口漏、排斥、感染、肺水肿等并发症。

Veith 等认识到支气管吻合口并发症是肺移植后死亡的主要原因，供肺支气管的长度与支气管吻合口并发症有直接关系，缩短供肺支气管长度可以减少合并症的发生，进而又证实套入式支气管吻合可以减少缺血性支气管合并症。同期，斯坦福大学的 Reitz 等成功完成心肺移植术，大大促进了临床肺移植工作。此时新的抗排斥反应抑制剂环孢霉素 A（cyclosporine，CsA）也开始应用于临床。同时，应用带蒂大网膜包绕支气管吻合口改善支气管血运供应，促进吻合口愈合。

1983 年 11 月 7 日，Cooper 为一位 58 岁男性终末期肺纤维化患者行右侧单肺移植，6 周后患者出院恢复全日工作，参加旅游，并不知疲倦地进行肺移植的供、受体组织工作，6 年半后死于肾功能衰竭。1983—1985 年间，Cooper 领导的多伦多肺移植组共报告了 7 例单肺移植，其中 5 例存活，更进一步促进了肺移植工作的开展。1988 年，法国巴黎 Beallon 医院的 Mal 和 Andteassian 成功地为 2 例肺气肿患者做了单肺移植，术后患者恢复良好，V/Q 比例无明显失调，患者术后基本恢复了正常生活。这打破了慢性阻塞性肺疾病（chronic obstructive pulmonary disease，COPD）不适合单肺移植的说法，在他们的文章报道后很短时间内，COPD 就成为单肺移植的适应证。

随着单肺移植经验的积累，1990 年开展了双侧序贯式肺移植。通过横断胸骨的双侧开胸，相继切除和植入每一侧肺，将单肺移植技术分别用于每一侧肺移植，使双肺移植变得简单而安全。多数情况下不需要体外循环，需要体外循环时也只是短时间的部分转流，不需要心脏停搏。目前序贯式双肺移植技术已被普遍采用，在 2000 年全世界单、双肺移植的数量已经持平，2012 年双肺移植占了近 70%。

近年来，一个新进展是应用肺移植治疗特发性肺动脉高压或艾森曼格综合征同时修补心内畸形，肺移植减轻右室后负荷后可以促进心室功能的恢复。单肺移植术后肺灌注扫描，发现移植肺接受超过 80% 的血流灌注而没有不良影响，这些都支持新移植肺能够耐受绝大部分（如果不是全部）心输出量的观点，肺动脉高压肺移植术后心功能恢复良好。

在整个 20 世纪 90 年代，肺移植在世界各地广泛开展，在南北美洲、欧洲和澳洲都取得了巨大成功，在欧美国家，肺移植已经相当成熟。截至 2015 年 6 月，全球已完成55 795例肺移植手术（图 12-1），肺移植术后 3 个月、1 年、3 年、5 年、10 年的生存率分别为 89%、80%、65%、54% 和 32%，存活满 1 年的肺移植患者的中位生存期为8.0 年。

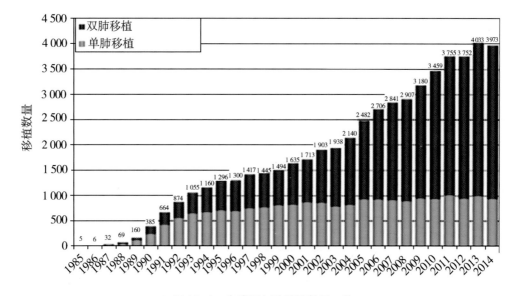

图 12-1　全球历年肺移植数量一览

亚洲地区肺移植相对落后。1996 年，Takagi 调查了亚洲 11 个国家及地区，泰国在1993 年 2 月完成双肺移植，至 1995 年行肺移植 22 例，中国香港 3 例，沙特阿拉伯报告至 1994 年行单肺移植 4 例，韩国曾行 2 例肺移植未成功。此外，还有以色列开展过肺移植。近 10 年来我国台湾肺移植工作发展迅速，1991 年 7 月 10 日首先为一例硅肺患者行单肺移植，术后半年因感染死亡，1995—1999 年共做 29 例次。1999 年 5 月在日本东京召开的亚洲肺移植研讨会上，日本、韩国、泰国、菲律宾及我国台湾、香港和大陆都报道了肺移植手术病例。2003 年日本报道，活体肺叶肺移植治疗小儿终末期肺病 10 多例。

二、国内肺移植现状

我国大陆肺移植起步较早，1979 年北京结核病研究所辛育龄教授为 2 例肺结核患者行单肺移植术，因急性排斥及感染无法控制，分别于术后第 7 天和第 12 天将移植肺切除。经过长期停顿后，1995 年 2 月 23 日，首都医科大学附属北京安贞医院陈玉平教授为 1 例终末期结节病肺纤维化患者行左侧单肺移植，术后存活 5 年 10 个月，成为我国首例成功的单肺移植。1998 年 1 月 20 日，北京安贞医院又为 1 名原发性肺动脉高压患者在体外循环下行双侧序贯式肺移植，术后存活 4 年 3 个月，成为我国首例成功的双肺移植。1994 年 1 月至 1998 年 1 月间，我国共进行了近 20 例肺移植，只有北京安贞医院的 2 例肺移植患者术后长期生存，其余患者均在术后短期内死亡，以后肺移植工作在我国停滞了近 5 年。

2002 年 9 月，无锡肺移植中心成功完成了国内首例单肺移植治疗肺气肿，使得停滞 5 年的临床肺移植工作在中国大陆再一次燃起生机。目前，根据 2006 年 5 月起实施的《人体器官移植条例》和《人体器官移植技术临床应用管理暂行规定》，全国共有 167 家医院通过卫生部人体器官移植技术临床应用与伦理委员会审核，成为第一批获得施行人体器官移植资质的单位，但其中具有开展肺移植资质的医院仅有 20 多家。据统计，除了亲属活体捐赠肺叶移植还没有长期存活的受者外，其他肺移植术式，如单肺、双肺以及肺叶移植手术等均已成功开展，而且大部分受者长期存活。至 2016 年年底全国肺移植数量达到 938 例（图 12-2），其中 2016 年全国肺移植数达到 204 例。与肝、肾移植相比，我国肺移植的数量和质量还有待提高。

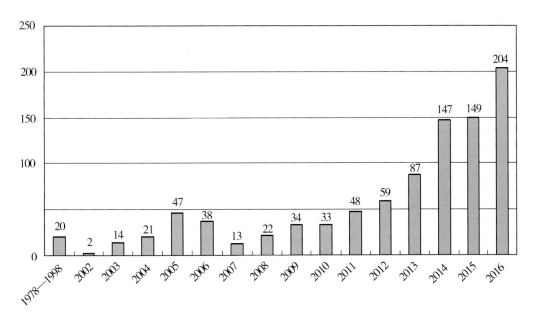

图 12-2　1978—2016 年中国肺移植统计

历经 10 余年探索，肺移植技术以及术前、术后管理水平均得到极大的改善和提高，在受者年龄偏大、身体条件较差的情况下，全国肺移植受者术后 1 年、3 年、5 年、10 年总体累积生存率分别为 77.8%、61.2%、46.1%、20.92%，接近国际先进水平。从 2015 年 1 月 1 日起，我国全面停止使用死囚器官作为移植供体来源，公民去世后自愿器官捐献将成为器官移植使用的重要渠道。在此大背景下，公民脑死亡和心脏死亡供体成为肺移植供肺的主要来源，但由于中国器官捐献相对于欧美国家，仍处于初级阶段，许多潜在供肺缺乏足够的维护，导致捐献失败，或供肺质量一般，获取后无法达到理想的供肺标准，作为边缘性供肺应用于临床，给临床移植带来了巨大的压力。但随着移植团队技术的不断提高，应争取利用每一个可用的供肺为更多的终末期肺病患者进行移植，挽救更多人的生命，发展壮大中国的肺移植事业。在此情况下，2014—2016 年无锡市人民医院分别完成肺移植 104 例、106 例、136 例，成为全球三大肺移植中心之一。

三、我国肺移植现存的困难与问题

经过漫长的实验与临床摸索，肺移植已在实验成功的基础上发展成为临床治疗终末期肺病的唯一方法，使越来越多的终末期肺病患者获得了新生。根据国际心肺移植学会的最新统计，目前肺移植适应证主要为 COPD（36%）、间质性肺疾病（interstitial lung disease，ILD，22%）、囊性纤维化（cystic fibrosis，CF，16%）、α_1-抗胰蛋白酶缺乏性肺气肿（7%）等。随着医学的进步，国内肺移植近年来发展迅速，但同样遇到许多问题。

（一）供体获取困难

2015 年中国肺移植供体获取和国际移植接轨，做一例肺移植手术，从器官获取组织（organ procurement organization，OPO）协调员进行供肺维护协调、做出评估，到肺源获取直至最后民航、高速、高铁转运到医院完成肺移植，每一环节都相当艰难。几乎所有肺移植均为急诊手术，移植团队时刻都处于应急状态，随时可能需要出发获取供肺行肺移植，这需要大量的人力、物力和社会资源支持。

供者在判定脑死亡后，移植医师才能进行供肺评估决定肺脏能否使用，有时即使在家属签字同意捐赠器官后仍存在许多不确定因素导致取消捐赠；有时供肺在外地，前期提供的胸片、血气等检查指标，提示供肺功能良好，能用于肺移植，但当取肺团队到达时发现供肺水肿、氧合下降，如果这时当地医院能配合维护好供体，如通过血透、利尿、改善全身情况，经过一段时间治疗后供肺功能改善，还能用于肺移植；否则只能浪费供体，取肺医师和当地医院的前期工作都白做了。

（二）器官转运的规范流程尚未出台

2015 年开始，进一步宣传及鼓励全社会支持我国器官捐献及移植事业。尤其是心肺移植的理想供体冷缺血时间较短，供肺取下后必须在 6~8 h 内到达移植医院，期间必须得到民航、高速、高铁转运的大力支持，开通快捷的绿色通道，及时转运器官。希望通过整个移植界的努力，国家器官转运的规范流程能够尽快出台，这对于中国器官移植的发展尤为重要。

（三）肺移植受者的来源及观念有待改变

目前仅凭一些移植医生仍然无法改变全国民众对肺移植的看法，国外大多数肺移植受者是为了获得更好的生活质量；而国内肺移植受者则是为了挽救生命，在濒危状态下求助肺移植，这时往往等不到供肺，即使做了肺移植围手术期病死率也很高，移植等待列表中的患者移植前病死率仍较高。患者对肺移植认识不够是导致肺移植在我国发展相对滞后的一个重要原因，2015 年我国公民脑死亡和心脏死亡器官捐献者达 2 700 多例，而肺移植 149 例，仅利用了 5.5% 左右的供肺资源，与国外发达国家完全不同。在美国，因为供者缺乏，能得到供肺进行肺移植的患者控制在 65 岁以下，法律规定要将有限的肺源给相对年轻的患者，当患者的预计存活期为 2 年时就开始排队等待肺源行肺移植。尽管如此，每年还是有 28% 列入肺移植等候名单的患者因没有等到肺源而死亡。相比国外，我国大量的肺源都浪费了，但为什么还有患者因等不到肺源死亡？原因是我们的患者几乎到了濒死状态才来寻求肺移植，而目前对于终末期肺病患者，我们除了呼吸机支持外，没有其他有效办法。反观尿毒症患者，即使不做肾移植也能依靠血液透析长期生存。目前我们将体外膜肺氧合（extracorporeal membrane oxygenation，ECMO）用于等待肺移植的患者支持，但此技术最多也只能维持数周，而且时间长了，移植成功率低。因此，我们目前不缺肺源，缺的是观念。

据统计，在无锡市人民医院行肺移植术前评估的患者绝大部分是终末期肺病患者，甚至是高龄患者，全身情况较差，其中不少经救护车转运来，并在等待供肺的过程中死亡。有些患者生命垂危濒临死亡时，才考虑紧急行肺移植术抢救治疗。10 年来，无锡市人民医院近 600 例肺移植受者中，许多是长期依赖呼吸机，最长的患者在气管切开呼吸机维持了 20 个月才来肺移植。而在美国，呼吸机依赖患者接受肺移植者仅占 1.2%。我国目前接受肺移植的患者年龄偏大，基础条件差，高危因素多，很多患者直到呼吸机依赖才要求实施肺移植。国外的患者接受肺移植是为了改善生存质量，而在我国是为了救命。

此外，还有部分医务人员对肺移植尚不理解，认为肺移植尚不成熟，不愿建议患者接受肺移植。1998 年美国和欧洲已经有了统一的"肺移植的选择标准"，如果按照此标准选择肺移植受者的话，在我国至少有数万人是肺移植的潜在受者。

（四）肺移植准入限制过于严格

目前全国能够独立自主完成肺移植的医院近 10 家，我国肺移植的发展与肝肾移植的发展不同。肝肾移植是在全国非常普及的基础上（500 多家医院能开展此项手术），最后国家根据区域规划准入了 100 多家医院，而肺移植国家准入了 20 多家医院。在这些肺移植准入的医院中，目前还有相当多的医院未开展此项工作。而未被准入却有肝肾移植资格的医院，如果它们有较强的意愿想开展心肺移植，为了使捐献的器官不浪费，发展壮大国家的器官捐献事业，建议适当放开准入医院的数量。

四、发展对策

（一）加大宣传，扩大受者来源，供肺分配系统尽快上线

对于肺移植来说，移植各个环节的时效性显得格外重要，肺移植受者的评估时机、

手术时机是影响移植预后的重要因素。我国潜在移植受者众多，对于这部分患者来说肺移植是唯一有效的治疗方法，因此需要全国范围更大规模地宣传肺移植，才可能让这部分患者通过各种途径了解肺移植，与国际接轨，公众意识的提高才会让他们得到最大的益处。中国幅员辽阔，供体来源分布较散，供受体间往往相差数千千米，及时有效地获取肺源才是移植的保障。因此，通过国家供受体网络分配系统上线，才可能让广大移植医师了解供体的情况，才能更有效地利用供体。

（二）制定供肺标准、维护标准及转运流程

国外器官捐献一般均在 48 h 内完成，而我国一般在 1 周左右完成捐献，许多情况下获取的肺源都是长期气管插管、呼吸机应用、合并肺部感染。我们常需要利用这类感染的肺源去拯救濒危的患者，术后围手术期管理难度可想而知，这是对我们开展肺移植手术的巨大挑战。许多协调员并不了解供肺如何评估、如何维护，因此，需要加强这方面的培训。

2015 年，无锡肺移植中心受国家卫生与计划生育委员会委托制定了适合国情的供肺标准、供肺维护方法及转运流程。2015 年全国有 2 700 多例患者进行了器官捐献，供肺利用率不到 6%，一名患者可以捐出 1 心 2 肺 1 肝 2 肾，共 6 个器官，目前我国每例捐献患者平均仅利用了 2.6 个器官，与国外利用 3.5~4 个器官相比仍有很大的空间，需要重症监护病房（intensive care unit，ICU）的医生维护好供肺，将供者的爱心扩大化。无锡肺移植中心的供肺选择标准：年龄<50 岁；吸烟史<20 包/年；没有胸部外伤；持续机械通气<1 周；$FiO_2 = 1.0$、$PEEP = 5\ cmH_2O$，$PaO_2 > 300\ mmHg$；胸片显示肺野相当清晰；支气管镜检查气管内相当干净；痰培养无特别致病菌。此外，在国家层面，早日出台器官转运绿色通道的相关文件，规范转运流程，让移植手术环环相扣，可进一步扩大供体的利用率。

（三）建议移植早日进入医保范畴

曾有统计，在美国做 1 例肺移植手术本身要支付 30 万美元，是几种大器官移植中费用最高的，其中还不包括术后随访、长期应用免疫抑制剂的费用。而目前我国的肺移植受者病情重、体质弱、术后恢复慢，在精打细算的情况下开展这项工作，也需 40 万~70 万元。在我国，肝、肾移植手术均已经列入国家医疗保险，而肺移植在我国大部分省市却没有列入医疗保险。40 万~70 万元的肺移植费用对大部分普通居民来讲，不易承受。目前，在江苏省肺移植已列入二类医疗保险报销范围，患者个人仅需支付 40% 的费用，而且术后免疫抑制剂的费用个人仅需支付 10%，其余列入医疗保险报销范围，由国家补贴，大大减轻了患者的负担。希望今后我国其他地区也能将肺移植列入医疗保险报销范围。

（四）加强团队建设，降低病死率

目前制约心肺移植发展的主要障碍是受者病死率高，术后早期移植肺无功能，慢性排斥反应导致受者长期存活率低等，这也是目前国际上肺移植研究的重点。肺不同于肝、肾等实体器官，它是一个空腔脏器，安全的冷缺血保存时限为 12 h，而且易发生严重的缺血再灌注损伤，可能导致早期移植肺水肿和肺功能丧失。因此，移植过程中对供肺的获取、保存、植入、再灌注的要求较高。目前，我国正在开展脑死亡和心

死亡供者捐赠器官移植的工作，供肺来源主要为公民死后捐献，我国肺移植与国际已经接轨。

由于肺是对外开放的器官，肺移植后的早期感染（包括细菌、病毒和真菌感染）极为常见，并且是导致受者死亡的主要原因之一。同时，国内的肺移植受者术前身体条件普遍较差，多数曾大量使用过抗生素，耐药现象严重，这反过来加大了肺移植后感染控制的难度。此外，急性排斥反应作为肺移植后的常见并发症，也是影响肺移植发展的重要因素。尽管肺移植受者免疫抑制剂的用量和血药浓度水平均高于其他实体器官移植，但肺移植后的急性排斥反应要多于肝、肾移植。因此，肺移植受者的长期存活与拥有一个多学科团队（外科医师、呼吸内科医师、麻醉科医师、重症监护医师、物理治疗师和护士等）的合作及围手术期管理是密切相关的。

（五）推动国内心肺移植团队间的交流合作

为了推动人体器官移植事业健康发展，国家要加快心肺移植培训基地的确认和建设工作，规范移植医生的资格准入，国家要制定进一步加强器官移植的管理办法。目前，没有移植资格的医院为了临床开展公民逝世后器官捐献和肺移植工作的需要，报省级卫生健康行政部门申请同意，非移植医院可以邀请有移植资格的医院团队合作开展。通过肺移植培训中心的训练，从移植术前评估、肺移植手术、ICU围手术期监护、术后管理到术后长期随访，各个环节全面不遗余力地教学，使更多医院具备开展肺移植的技术和能力。

第二节　肺脏的解剖结构及生理功能

肺位于胸腔内，纵隔的两侧，左右各一，借肺根和肺韧带与纵隔相连。肺呈半圆锥形，表面覆盖脏胸膜，透过胸膜可见许多呈多角形的小区，称肺小叶。左肺由斜裂分为上下两叶，右肺借斜裂和水平裂分为上、中、下三叶。正常肺呈浅红色，质柔软，富有弹性。成年人的肺重约为其体重的1/50，男性平均为1 000~1 300 g，女性平均为800~1 000 g。健康成年人男性两肺的空气容量为5 000~6 500 mL，女性小于男性。肺脏为机体与外界环境进行气体交换的场所，即从外界环境摄取新陈代谢所需的氧气，排出代谢所产生的二氧化碳。该过程涉及肺通气和肺换气，肺通气的动力来源于呼吸运动。

一、肺的体表投影

1. 肺的前、下界　肺的前界几乎与胸膜前界一致，仅左肺前缘在第4胸肋关节高度沿第4肋软骨急转向外至胸骨旁线处弯向外下，至第6肋软骨中点续为肺下界。肺下界较胸膜下界稍高，平静呼吸时，在锁骨中线与第6肋相交，在腋中线越过第8肋，在肩胛线与第10肋相交，近后正中线处平对第10胸椎棘突。

2. 肺裂　两肺斜裂为自第3胸椎棘突向外下方，绕过胸侧部至锁骨中线与第6肋相交处的斜线。右肺的水平裂为自右第4胸肋关节向外，至腋中线与斜裂投影线相交的水平线。

3. **肺根**　前方平对第 2~4 肋间隙前端，后方平第 4~6 胸椎棘突高度，在后正中线与肩胛骨内侧缘连续中点的垂直线上。

二、肺门与肺根

1. **肺门**　为肺纵隔面中部的凹陷，有主支气管、肺动脉、肺静脉、支气管动脉、支气管静脉、淋巴管和神经出入。

2. **肺根**　为出入肺门的各结构被胸膜包绕而构成。肺根主要结构的排列，从前向后为上肺静脉、肺动脉、主支气管和下肺静脉。自上而下，左肺根为肺动脉、主支气管、上肺静脉、下肺静脉；右肺根为上叶支气管、肺动脉、中下叶支气管、上肺静脉和下肺静脉。肺门处尚有数个支气管肺淋巴结，也称肺门淋巴结。

两肺根的前方为膈神经和心包膈血管，后方为迷走神经，下方为肺韧带。左肺根的上方尚有主动脉弓跨过，后方为胸主动脉；右肺根的前方有上腔静脉、部分心包和右心房，上方有奇静脉。

三、支气管肺段

气管在胸骨角平面分为左、右主支气管，主支气管在肺门处分出肺叶支气管，叶支气管再分为肺段支气管，肺段支气管反复分支，越分越细呈树枝状，称为支气管树。

每一个肺段支气管及其分支分布的肺组织称支气管肺段，简称肺段。肺段呈锥形，尖向肺门，底向肺表面。肺段内有肺段支气管、肺段动脉及支气管动脉伴行。肺段间有少量结缔组织和段间静脉，是肺段切除的标志。右肺有 10 个肺段，左肺有 8~10 肺段（图 12-3）。

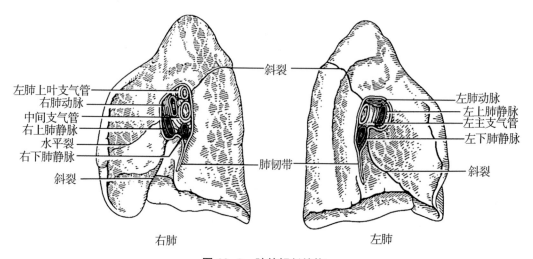

图 12-3　肺的解剖结构

四、肺的血管、淋巴引流和神经

(一) 血管

肺的血管有两个系统。

肺动、静脉为功能性血管，完成气体交换；支气管动、静脉为营养性血管，供给肺氧气和营养物质。

1. 肺动脉和肺静脉 肺动脉干起自右心室，至主动脉弓下方、平第 4 胸椎高度分为左、右肺动脉。左肺动脉在胸主动脉前方，左主支气管前上方进入肺门。右肺动脉经升主动脉及上腔静脉后方，奇静脉弓下方进入肺门。左、右肺动脉在肺内伴随支气管反复分支。肺静脉左、右各两条，为上、下肺静脉，由肺泡周围毛细血管逐级汇聚而成。上肺静脉在主支气管和肺动脉下方斜向内下，于第 3 肋软骨平面穿心包注入左心房，下肺静脉水平向前，平第 4 肋软骨注入左心房。

2. 支气管动、静脉 支气管动脉细小，有 1~3 支，起自主动脉或右肋间后动脉。与支气管分支伴行，分布于各级支气管壁、血管壁和脏胸膜等，其毛细血管和肺动脉系的毛细血管吻合，汇集成支气管静脉，出肺门，右侧注入奇静脉，左侧注入半奇静脉。

(二) 淋巴引流

肺的淋巴管丰富，分浅、深两组。

浅淋巴管位于脏胸膜深面，深淋巴管位于各级支气管周围，均注入支气管肺门淋巴结。肺的淋巴结有位于肺内支气管周围的肺淋巴结和位于肺门的支气管肺门淋巴结。

(三) 神经支配

肺的交感神经节前纤维来自脊髓胸 2~5 节段的侧角，副交感神经纤维来自迷走神经。

两者在肺根前、后方组成肺丛，随肺根入肺。内脏感觉神经分布于支气管黏膜、肺泡和脏胸膜，随迷走神经入脑。

五、肺通气

实现肺通气的主要结构基础包括呼吸道、肺泡和胸廓等。呼吸道是肺通气时气体进出肺的通道，同时还具有加温、加湿、过滤和清洁吸入气体以及引起防御反射（咳嗽反射、喷嚏反射）等保护功能；肺泡是肺换气的主要场所；胸廓的节律性呼吸运动是实现肺通气的原动力。

(一) 肺通气的动力

气体进出肺取决于肺泡与外界环境之间的压力差。在一定的海拔高度，外界环境的压力是相对恒定的；因此，在自然呼吸情况下，肺泡与外界环境之间的压力差是由肺泡内的压力决定的。肺内压的高低取决于肺的扩张和缩小，但肺自身并不具有主动扩张和缩小的能力，其扩张和缩小依赖于呼吸肌的收缩和舒张引起的胸廓运动。

1. 呼吸运动 吸气运动是由膈肌和肋间外肌收缩实现的，是一个主动过程；膈肌收缩时，膈肌中心的隆起向下移，从而增大胸腔的上下径；肋间外肌收缩时，肋骨和胸骨上举，同时肋骨下缘向外侧偏转，从而增大胸腔的前后径和左右径；胸腔的上下径、前后径和左右径都增大，引起胸腔扩大，肺的容积随之增大，肺内压降低，使外界气体流入肺内。平静呼吸时，呼气运动并不是由呼气肌收缩引起的，而是由膈肌和肋间外肌舒张所致，是一个被动过程；当用力呼气时，除了吸气肌舒张外，还有呼气肌参与收缩，此时也是一个主动过程；肋间内肌收缩时使肋骨和胸骨下移，肋骨向内旋转，使胸腔的前后径和左右径进一步缩小，呼出更多的气体；腹肌收缩时压迫腹腔脏器，推动膈肌上移，同时牵拉下部肋骨向下向内移位，从而使胸腔容积缩小，加强呼气。

2. 胸膜腔内压　在肺和胸廓之间存在一个潜在的密闭的胸膜腔，由紧贴于肺表面的胸膜脏层和紧贴于胸廓内壁的胸膜壁层所构成。胸膜腔内没有气体，仅有一薄层浆液，厚约 10 μm。浆液一方面在两层胸膜之间起润滑作用，减小呼吸运动中两层胸膜相互滑动的摩擦阻力；另一方面，浆液分子间的内聚力可使两层胸膜紧贴在一起，不易分开。因此，密闭的胸膜腔将肺和胸廓两个弹性体耦合在一起，使自身不具有主动张缩能力的肺能随胸廓容积的变化而扩大、缩小。

（二）肺通气的阻力

肺通气过程中所遇到的阻力为肺通气的阻力，分为弹性阻力和非弹性阻力两类。前者包括肺的弹性阻力和胸廓的弹性阻力；后者包括气道阻力、惯性阻力和组织的黏滞阻力。平静呼吸时，弹性阻力约占肺通气总阻力的 70%，非弹性阻力约占肺通气阻力的 30%。弹性阻力在气流停止的静止状态下仍存在，属静态阻力；而气道阻力、惯性阻力和黏滞阻力只在气体流动时才有，故为动态阻力。

六、肺换气

混合静脉血流经肺毛细血管时，血液中氧分压比肺泡气体中的氧分压低，氧气就在分压差作用下由肺泡气向血液净扩散，使血液氧分压逐渐上升，最后接近肺泡气的氧分压；混合静脉血中二氧化碳分压高于肺泡气中的，使二氧化碳从血液向肺泡扩散。氧气和二氧化碳在血液和肺泡间的扩散都极为迅速，不到 0.3 s 即可达到平衡。通常血液流经肺毛细血管的时间约 0.7 s，所以当血液流经肺毛细血管全长约 1/3 时，肺换气过程已基本完成，可见肺换气有很大的储备能力。正常安静状态下，经过肺换气过程，肺毛细血管血液的氧含量由每 100 mL 血液 15 mL 升至 20 mL，二氧化碳含量由每 100 mL 血液 52 mL 降至 48 mL。影响肺换气的因素，包括气体分压差、扩散面积、扩散距离、温度和扩散系数等。

七、呼吸运动的调节

呼吸肌的节律性舒缩活动，起源于呼吸中枢。呼吸运动的深度和频率可随体内外环境的改变而发生相应改变，以适应机体代谢的需要。

（一）呼吸中枢

它广泛分布于中枢神经系统内，包括大脑皮质、间脑、脑桥、延髓和脊髓等，但它们在呼吸节律的产生和调节中所起的作用不同，正常节律性呼吸运动是在各级呼吸中枢的共同作用下实现的。

1. 脊髓中有支配呼吸肌的运动神经元　它们的胞体位于第 3~5 颈段脊髓前角（支配膈肌）和胸段脊髓前角（支配肋间肌和腹肌等），是联系高位呼吸中枢和呼吸肌的中继站。

2. 低位脑干　呼吸节律产生于低位脑干（脑桥和延髓）。脑桥上部有抑制吸气活动的中枢结构；脑桥中下可能存在兴奋吸气活动的长吸中枢；延髓内有喘息中枢。三者共同作用，形成正常的呼吸节律，该节律为不随意的自主节律调节系统。

3. 高位脑　大脑皮层通过皮层脊髓束和皮层脑干束在一定程度上随意控制低位脑干和脊髓呼吸神经元的活动，以保证其他呼吸运动相关活动的完成，如说话、吞咽等。

（二）化学感受性呼吸反射

动脉血液、组织液或脑脊液中的 O_2、CO_2 和 H^+ 通过化学感受性反射调节呼吸运动，从而维持机体内环境中这些化学因素的相当稳定和机体代谢活动的正常进行。

1. 外周化学感受器　位于颈动脉体和主动脉体。当动脉血 O_2 分压降低、CO_2 分压和 H^+ 浓度升高时，刺激颈动脉体和主动脉体，冲动分别经窦神经和迷走神经传入延髓，反射性引起呼吸加深加快和血液循环的变化。

2. 中枢化学感受器　位于延髓腹外侧的浅表部位，左右对称，可分为头、中、尾部。头端和尾端都有化学感受性，中间区不具备化学感受性，可能是头端和尾端传入冲动向脑干呼吸中枢投射的中继站。脑脊液和局部细胞外液中 H^+，而不是 CO_2 刺激中枢化学感受器，引起呼吸中枢兴奋。

第三节　肺移植适应证与禁忌证

一、肺移植的适应证和手术时机

肺移植与其他实体器官移植一样，选择合适的肺移植受体是移植成功最重要的决定因素之一。本节要讲述的是全身健康状况及与疾病相关的选择标准、手术时机的选择。

（一）适应证

慢性、终末期肺疾病，或其他的医疗手段医治无效的均为肺移植术的适应证。潜在的肺移植受者应当给予专业的保健咨询。根据国际心肺移植学会的最新统计，目前肺移植的主要适应证包括慢性阻塞性肺疾病（36%）、特发性肺间质纤维化（22%）、囊性纤维化（16%）、α_1-抗胰蛋白酶缺乏性肺气肿（7%）、肺动脉高压（3.1%）、支气管扩张（2.8%）、肺结节病（2.5%）等。

肺移植的最根本的目标就是延长生存期限。一些研究表明肺移植可以达到这个目标，尤其是对于严重的囊性肺纤维化、特发性肺纤维化和原发性肺动脉高压患者。而关于肺气肿患者的报道比较矛盾，两份研究结果表明包括艾森曼格受者在内的肺移植术并未延长患者的生存时限。同时研究表明，不同时间对存活率的评价可以得到不同的结果，随着时间推移存活率将升高。如何评价存活率是否得到提高是一个值得探讨的问题。肺移植术对大多数患者来说都是相对的姑息治疗，但可以改善生活质量。当评价肺移植效果时，患者的生活质量也是其中重要的一项。但是，由于供体器官的短缺，目前很难做到仅仅为了改善患者的生活质量而行肺移植术。

（二）手术时机的选择

一般来说，当患者2~3年的生存率为50%或按照美国纽约心脏病协会（NYHA）心功能Ⅲ至Ⅳ级水平或两者皆有可考虑进行肺移植评估。能否安全地度过等待供肺的时期取决于等待的时间、不同的疾病和供体器官分配方案。等待供体的时间并不确定，取决于多重因素，如身高和血型。经验显示，身材矮小的妇女患者需要等待合适供体的时间较长，AB血型的患者较易得到供体。特发性肺纤维化、囊性纤维化或原发性肺动脉高压患者相对于肺气肿或艾森曼格症患者来说能够耐受等待供体的时间更短。

尽早地进行肺移植评估是非常有价值的，患者可以预先进入移植名单，并进入移植中心在专家的指导下进行配合的康复锻炼。无论最终患者是否需要移植，含多种学科的移植团队可以帮助患者全面地改善身体状况。这将依赖于各种临床指标（如感染、ICU住院治疗、吸氧和减肥等），实验室检查（如氧分压、二氧化碳分压等）和功能检查（如肺功能测试、超声心动图、心功能等）。

1. 慢性阻塞性肺疾病　慢性阻塞性肺疾病（COPD）是肺移植术最多的疾病。对于COPD患者，只有当内外科治疗，包括戒烟、最大限度的支气管扩张、康复锻炼、长期吸氧、内镜检查和外科肺减容等，都无法阻止疾病的发展时可考虑予以肺移植治疗。选择适当的移植时机是一个非常复杂的问题，因为大部分COPD患者有相对较好的预后，所以是否应该为了改善生活质量而为这些患者行肺移植术确实是个较矛盾的问题。

因高碳酸血症而收治入院的患者大多预后不良，一般2年生存率为49%。未经移植的患者生存率随着年龄的增长而下降，并与低氧血症、高碳酸血症和肺动脉高压的程度及第一秒用力呼气量（FEV_1）、弥散功能（DLCO）及体重指数（BMI）相关。

另外，生活质量是与死亡率相对独立的预测指标。最近有几个指标被提出和生活质量密切相关，BODE指数包括体质指数、气流阻塞程度（FEV_1）、呼吸困难的程度（MMRC）和运动能力（6 min步行试验）。随着体重指数的增加，FEV_1和6 min步行试验的下降，呼吸困难的指数就增加了。对625名BODE指数为7~10的COPD患者进行了前瞻性研究，其生存中值大约为3年，也许会比移植后的生存期限短。而肺移植术对于BODE指数为5~6的患者来说，并不会延长其生存期限。

美国国内肺气肿治疗实验研究结果显示，对中位生存期为3年的肺气肿患者给予肺减容手术及术后使用药物治疗，较肺移植术后的生存率更低。这些患者主要为FEV_1<20%、DLCO<20%或者弥漫性肺气肿。

（1）治疗指导方针：BODE指数超过5。

（2）移植指导方针：BODE指数为7~10的患者或者有下列表现之一者。①因急性高碳酸血症入院治疗的历史（PCO_2>50 mmHg）；②氧疗后无效的肺动脉高压和（或）肺心病；③FEV_1<20%、DLCO<20%或者弥漫性肺气肿。

2. 囊性肺纤维化（CF）和其他原因引起的支气管扩张 囊性肺纤维化（CF）是位居第三的肺移植适应证。囊性肺纤维化患者常伴有慢性感染，移植后还有病原微生物残存在大气道、上呼吸道和窦道，应用免疫抑制剂后可能导致感染的发生。尽管如此，囊性纤维化的患者肺移植后的成活率相近甚至高于因其他疾病而肺移植的患者。

囊性纤维化具有疾病本身的特殊性。首先是感染，耐药病原菌的存在会增加肺移植术后的感染风险，但是目前仅依靠病原菌分型和药敏试验还无法判断绝对的禁忌证。因此最终是否适合移植要依赖对患者的综合评价，包括是否伴有其他疾病。当同时存在其他疾病时将增加移植的风险，甚至超出安全范围。明显的脓毒血症是肺移植术的绝对禁忌证。术前的发热和白细胞增高会增加死亡率。

术前使用多种药物治疗泛耐药的铜绿假单胞菌并非禁忌证，因为它对短期生存率并无明显影响。对于术前是耐青霉素的金黄色葡萄球菌，多耐药或泛耐药的革兰氏阴性杆菌如 *Stenotrophomonas maltophilia* 和木糖氧化产碱菌，还有曲霉菌的感染，虽然资料不足，但也不认为是移植术的禁忌证。个别中心的研究指出囊性肺纤维化患者伴有 *Burkholderia cepacia* 感染，尤其是 *Burkholderia cepacia genomovar* Ⅲ 感染后 1 年、3 年和 5 年的死亡率增加了 30% ~ 40%，这类患者在一些移植中心取得了成功的肺移植手术，但是仍有很多移植中心拒绝接受此类患者。药敏试验应该常规重复测试以确定和管理手术期的抗生素使用。利用体外协作试验可以对泛耐药的细菌选择最合适的抗生素来提高手术成功率。

对于进行有创机械辅助通气的 CF 患者是否可行肺移植术还存在争议，多个移植中心尚未达成一致意见。有研究指出，肺移植前的有创机械通气也是增加术后死亡率的因素之一，但这可能并不适用于 CF 患者。气管插管也可能引起其他器官功能的恶化和败血症。此外，何时该采取有创的机械通气，还涉及临终关怀的伦理问题。等待肺移植术的囊性肺纤维化的患者当有下列情形的可以考虑使用呼吸机辅助有创通气：①患者已经过肺移植术评估，并列为候选受者；②必须告知机械通气使用后可能使患者临床状况变差，甚至成为移植的禁忌证；③没有明显的其他器官功能衰竭；④同意气管插管。

CF 患者的其他肺外的疾病应在术前或术后尽快地最佳处理，如糖尿病、骨质疏松症、鼻窦炎、胃食管反流。如果这些疾病处理好了，就不是肺移植的禁忌证。

美国囊性肺纤维化基金会调查了大量的患者，进行统计分析后发现，当出现 FEV_1 下降 30%，并且下降非常迅速时，可以考虑进行肺移植。对于年龄小于 20 岁的女性患者，如果疾病进展迅速，宜尽早行移植术，因为预后不良。尤其要考虑因肺功能恶化而收住入院而且可能需要迁入 ICU 治疗的患者，移植术前要进行综合性的评价，其中比较重要的指标是 FEV_1、需氧量的增加、高碳酸血症、需无创呼吸机辅助呼吸、功能状态（如 6 min 步行试验）和肺动脉高压。

（1）治疗指导方针：① FEV_1 低于 30% 或者下降迅速，尤其是年轻的女性患者；②肺部疾病急剧恶化，需要入 ICU 治疗的患者；③疾病恶化，需频繁的抗生素治疗；④不能耐受或（和）再发生气胸；⑤用支气管动脉栓塞不能控制的咯血。

（2）移植指导方针：①氧气依赖的呼吸衰竭；②高碳酸血症；③肺动脉高压。

3. 特发性肺纤维化（idiopathic pulmonary fibrosis，IPF）和非特异性间质性肺炎（non-specific interstitial pneumonia，NSIP）　特发性间质性肺炎也称为普通间质性肺炎（usual interstitial pneumonia，UIP），是实施肺移植术中位居第二的疾病。一般来说，如果不做肺移植 IPF 患者的中位生存时间为 2.5~3.5 年。因此，从其他间质性肺疾病中区分出 IPF 非常重要。患有特发性肺纤维化的患者在等待移植期间具有非常高的病死率。世界范围内等待肺移植术的 IPF 患者存活率都非常低，因此倡议在分配供体器官时更应优先考虑 IPF 患者。

众多的组织学研究均表明 IPF 严重影响患者的生存率。与 UIP 相比，NSIP 的预后更难以确定，并且发生纤维化的可能性要低些。总而言之，UIP 的存活率较纤维化的 NSIP 要低，但是研究表明纤维化的 NSIP 中的一个亚型的存活时间为 2 年，与 UIP 患者接近。这种亚型表现出严重的功能障碍，如不治疗肺弥散功能会在 6~12 个月内急剧下降。

有研究使用肺量测定法作为预后的指标之一。这些研究结果显示用力肺活量低于 60% 会增加病死率。然而最近对大量 IPF 患者的研究结果显示，肺容量较好的患者的死亡率与肺功能较差者接近。因此，无法用肺量测定法来排除患者是否可以实施肺移植术。

肺量连续测定也是 IPF 患者的一项预后指标。最近有 5 份研究均显示，最大肺活量或其他肺功能参数或氧饱和度都与较高的病死率相关。这些资料提示，确诊后 6 个月中最大肺活量降低 10% 或者更多具有非常高的病死率，虽然一般来说这项指标 31% 左右才有阳性意义，而阴性值为 91%。这可能与 IPF 患者病情进展快和病死率高有关。

一氧化碳弥散量在预测普通型间质肺炎和纤维化 NSIP 患者的预后方面是一项更可靠的指标。一氧化碳弥散量低于 35%~39% 常提示较高的病死率。连续肺呼吸量测定法能够预测限制性肺疾病的进展。

运动能力的测定对于评估 IPF 患者的预后也很有价值。对于心肺运动实验的价值尚无统一认识，但是 6 min 步行试验中氧饱和度测定具有重要价值。当 6 min 步行试验中氧饱和度降至 88% 以下者往往具有较高的病死率。

此外，CT 结果同样具有很高的价值。IPF 患者具有典型的影像学特征（如蜂窝肺），如果患者表现出非常典型的影像学特征时，往往存活时间不会太长。

（1）治疗指导方针：根据过去的指南，激素治疗的失败者很可能要考虑实施肺移植。此后，大量报道显示这种治疗的益处非常有限。因此，等待 IPF 患者对治疗的反应，相当于延迟治疗。这条建议对于其他形式的间质性肺病也同样有效。仍然需要大量的前瞻性工作，以发现如何适当地对患者进行免疫抑制治疗。

当出现以下两点时推荐做肺移植：①普通型间质肺炎的组织学或者影像学改变与肺活量无关；②组织学改变证实 NSIP 纤维化改变。

（2）移植指导方针：组织学或影像学证实 UIP 或者下列中的任何一项。①一氧化碳弥散量少于 39%；②6 个月内用力肺活量低于 10% 或者更多；③6 min 步行试验中氧饱和度下降至 88% 以下；④高分辨 CT 显示蜂窝状改变（纤维分数>2）。

组织学改变证实 NISP 和下列任何表现之一。①一氧化碳弥散量减至 35% 以下；②用力肺活量（FVC）减少 10% 或者更多，或者 6 个月内一氧化碳弥散量降低 15%。

4. 弥漫性肺间质纤维化与胶原性血管病相关 弥漫性的肺实质性病变伴有或者不伴有肺动脉高压与胶原性血管病变相关者较少为肺移植的适应证（0.5%）。肺纤维化（无论是 UIP 还是 NSIP）在胶原沉着病、类风湿性关节炎和结缔组织病中都很常见。胶原血管病的患者表现差异很大，因此要考虑个体差异。总体来说静止期的全身性疾病为治疗的适应证，而活动性的血管炎不适宜肺移植治疗。

结缔组织病患者并发肺部疾病预后的资料，主要来自硬皮症。年龄超过 60 岁是影响预后的独立危险因素。诊断时 FVC 低于 70% ~ 80% 预示着终末期肺疾病或是生存时间较短。虽然已有硬皮症患者成功肺移植的病例，但是目前的资料还不足以形成结缔组织病患者行肺移植术的指导规范。

5. 肺动脉高压 肺动脉高压（PAH）是由肺循环血管阻力增高引起的，呈现进行性加重，最终导致右心衰竭甚至死亡。原发性的肺动脉高压预后不良，若未经治疗，生存中位数仅为 2.8 年。当患者的肺功能及血流动力学衰退到如果不进行移植无法支持时，为移植的指征。

（1）治疗指导方针：①心功能Ⅲ级或者Ⅳ级，目前治疗无效；②进展迅速的疾病。

（2）移植指导方针：①心功能Ⅲ级或Ⅳ级，目前药物治疗已发挥至极；②6 min 步行试验低于 350 m；③静脉给予前列腺素 E 或者类似药物治疗无效；④心脏指数小于 2 L／（min·m^2）；⑤右心房压超过 15 mmHg。

6. 肉瘤病 约有 2.6% 的肉瘤患者为肺移植的适应证。除了肺部还要考虑包括心脏、肝、神经类肉瘤病的明显症状。此外，由细菌或真菌引起的明显的支气管扩张在此类患者中非常常见。由于肉瘤病患者一般都有慢性病程，因此肺移植的时机很难界定。某些迹象可表明预后不良，包括非洲-美洲种族性低氧血症、肺动脉高压、心脏指数减低和右房压升高等。右房压升高提示严重的右心室功能障碍，并与短期内高病死率密切相关。最近的研究显示等待肺移植的肉瘤患者病死率可达 30% ~ 50%，与肺纤维化患者接近。

（1）治疗指导方针：心功能Ⅲ级或Ⅳ级。

（2）移植指导方针：①运动耐受力的下降；②休息时也发生低氧血症；③肺动脉高压；④右心房压力超过 15 mmHg。

7. 淋巴管平滑肌增多症 淋巴管平滑肌增多症是一种较少见的疾病，在肺移植患者中仅占 1.1%。早期的研究显示几乎所有的淋巴管平滑肌增多症患者都死于症状开始后 10 年内，但是最近的研究显示 10 年存活率可达 40% ~ 78%。有研究证实经肺移植后的淋巴管平滑肌增多症患者已存活 11 年。影响预后的因素包括 FEV_1/FVC 的下降、肺总量的升高，组织学检查证实平滑肌的增生甚至囊性损害。

（1）治疗指导方针：心功能Ⅲ级或Ⅳ级。

（2）移植指导方针：①肺功能的严重损伤和锻炼能力的下降；②休息时低氧血症。

8. 肺朗格汉斯组织细胞增生症 肺朗格汉斯组织细胞增生症在肺移植患者中仅占 0.2%，此病发病率较低，且仅少数病例发展为严重的肺功能损伤。由于肺微循环的疾病，这些患者常可发生严重的继发性肺动脉高压，导致小气道肺实质损伤。此类患者的生存中位数大约为 13 年。与预后不良相关的因素主要有：老龄，FEV_1 和 FEV_1/FVC 严重下降，残气容积及残气容积占肺总量的比率均升高，肺弥散功能下降和肺动脉高压。

（1）治疗指导方针：心功能 Ⅲ/Ⅳ 级。

（2）移植指导方针：①肺功能和运动功能的严重损伤；②休息时低氧血症。

二、肺移植的禁忌证

肺移植后的治疗非常复杂，死亡风险高，因此全面考虑手术的禁忌证和并发症非常重要。

（一）绝对禁忌证

（1）2 年之内的恶性肿瘤，表皮鳞癌和基底细胞瘤除外。总体说来 5 年之内有其他病史的都需谨慎。肺移植术在治疗局限的气管肺泡细胞癌中的应用还存在争议。

（2）伴有严重的无法治疗的其他器官或系统的严重病变（如心脏、肝或肾脏）者。冠状动脉疾病或具有严重的左室功能损伤都是绝对的禁忌证。但是可以考虑心肺联合移植术。

（3）无法治愈的肺外感染，包括慢性活动性病毒性肝炎（乙肝或丙肝）和艾滋病感染者。

（4）显著的胸壁或脊柱畸形者。

（5）无法完成医疗治疗过程或者随访过程者。

（6）未治疗的精神病或心理状况无法配合治疗者。

（7）没有社会保障的患者。

（8）成瘾患者（如对酒精、烟草或麻醉药）或者 6 个月之内有成瘾史者。

（二）相对禁忌证

（1）年龄超过 65 岁者。老龄患者由于并发症较多，生存率相对较低。因此患者的年龄应当是受体选择的一项参考条件。虽然对于年龄的上限并无绝对的标准，但是随着相对禁忌证的出现将会增加患者的风险。

（2）危重的或者不稳定的身体状况（如休克，机械通气或者体外膜氧合）。

（3）患者机体的恶病质。

（4）存在着高致病性的感染，如细菌、真菌或者分枝杆菌。

（5）严重的肥胖（定义为体重指数超出 30 kg/m²）。

（6）严重的骨质疏松。

（7）机械通气，对于移植前使用机械通气支持的患者需要谨慎对待，要排除其他急性或慢性器官损伤。并且要积极地让其参与康复锻炼以提高肺移植术的成功率。

（8）其他情况：同时伴有其他未达到终末期的器官损伤，如糖尿病、系统性高血压、消化性溃疡或胃食管反流症需在移植前先予以治疗。患有冠状动脉疾病的患者应在肺移植术前先行介入治疗或搭桥术。

目前肺移植主要适应证包括慢性阻塞性肺疾病、特发性肺间质纤维化、囊性纤维化、α_1-抗胰蛋白酶缺乏性肺气肿、肺动脉高压、支气管扩张等，肺移植受体的选择有严格的标准，严格把握手术指征对于手术成功、围手术期肺移植患者的管理，以及术后长期随访有重要意义。对肺移植患者术前的评估很重要，完善各项检查，知晓患者病情，调整患者术前的基础情况，使之更适宜手术。一旦发现患者有绝对禁忌证应立刻终止肺移植手术评估，行姑息性治疗。随着肺移植患者例数的逐渐增加，全国各肺移植中心需更加谨慎地把握手术指征。

第四节　肺移植供体的选择和获取

一、肺移植的术前准备

经过两个多世纪的发展，肺移植已从实验阶段发展成为治疗终末期肺部疾病的主要方法。肺保存技术的进步已明显增加了可供使用的供体。在移植过程中每个肺都有不同程度的损伤，大多数患者肺移植后为轻到中度损伤，然而仍有10%~20%的患者供肺损伤十分严重，以至于需要延长正压通气支持、药物治疗甚至有时需要体外膜氧合器支持气体交换。

目前，临床供肺获取后肺保存时间在4~6 h，即缺血时间最长不得超过6 h，近年来虽然在动物实验肺保存可以长达18~24 h，甚至更长，但临床仅个别报道可保存9~12 h。延长供肺的保存时间、保持供肺的氧合功能是肺移植成功的保证，因此对供肺进行获取灌注保存技术一直是实验室及临床研究的重点。

（一）供体肺的评估及选择

供体为脑死亡者，其肺并不一定适合移植。在健康的年轻人中，外伤是常见的脑死亡原因。急骤发生的脑死亡可能直接引起肺实质或支气管损伤，颅内压的升高也可引起神经源性肺水肿。另外，在昏迷状态下，可能吸入胃内容物引起肺损伤；一些患者在 ICU 救治一段时间，经过气管插管和机械通气，肺炎相当常见，所有这些常可导致供肺不能使用。因此，需要我们对供肺进行仔细的评价。

1. 动脉血气　在取供肺前，供肺的 X 线相片和血液气体交换必须达到起码的标准。当供者的 FiO_2 为 1，且 PEEP 为 5 cmH_2O 时测定动脉血气，PaO_2 应大于 300 mmHg。在取肺前每 2 h 测定一次血气，如果动脉血气不理想，在宣布此肺为不合格之前，应保证它的通气充足，气管内插管的位置正确，潮气量应足够。同时，必须经气管镜吸引以排除大气道内分泌物的阻塞，只有在充分通气和维持最佳体液平衡后，才能在血气不良的情况下，做出供肺不适合移植的结论。

2. 纤支镜　供肺常规行纤支镜检查，吸出物进行细菌学检查，供体和受体都应根据培养药敏使用抗生素。有时候纤支镜可发现严重的气管-支气管炎，特别当脓液被吸出后仍从段支气管的开口涌出，提示肺炎的存在，供肺无法使用。由多伦多肺移植组推荐的"理想""扩展""边缘"供体的选择标准见表 12-1。

3. 供肺大小的估计　肺是唯一存在于相对限制空间中的器官，肺纤维化时，肺容积比同年龄同身体条件的人的预期值小。横膈的位置较高，胸廓的容量较小。而肺气肿患者横膈下降和肋间隙增宽，胸廓的容量较大。因此选择受者时需要加以考虑。术后最初 2 周内受体横膈、胸壁会在一定范围内逐渐与新的移植肺相适应。

表 12-1　"理想""扩展""边缘"供体的选择标准（由多伦多肺移植组推荐）

选择标准	标准条件 （理想供体）	扩展条件 （扩展供体）	禁忌 （边缘供体）
ABO 相容性	完全相同	适合	不适合
供体病史			
年龄	<55 岁	>55 岁	—
吸烟史	<20 包/年	>20 包/年	—
胸外伤	无	局部外伤	广泛肺外伤
机械通气时间	<48 h	>48 h	—
哮喘史	无	有	—
癌症史	无（皮肤癌、原位癌除外）	原发的中枢神经系统肿瘤	有癌症史
氧分压[a]	>300 mmHg	<300 mmHg	—
痰革兰氏染色	阴性	阳性	—
胸片	清晰	局部异常	弥漫性浸润
支气管镜	清楚	分泌物在主气道	化脓/抽吸物阳性

a. 在手术室连续血气分析 FiO_2 100%，PEEP 5 cmH_2O。

（二）供肺的维护

一旦确认供体可用，在肺移植组来取肺前，要对供肺足够好地维护，静脉注射甲基强的松龙（methylprednisolone）15 mg/kg，供体气管插管，肺机械通气吸入氧浓度（FiO_2）低于 0.5，呼气末正压通气（PEEP）5 cmH_2O，潮气量（VT）10 mL/kg。有时需加 30 s 的 PEEP 30 cmH_2O，以防止肺的不张及肺泡的萎陷，这对于呼吸停止的患者尤为重要。必要时重复纤维支气管镜检查，吸净支气管分泌物，确保肺良好地扩张，尤其是防止肺下叶不张。要经常进行胸片和血气的检查，供体要做到血流动力学稳定以免发生肺水肿（表 12-2）。

表 12-2 供体处理

1. 调整代谢紊乱

   酸碱度（参考标准 pH 7.40~7.45）

   贫血（参考标准红细胞压积>30%，血红蛋白>10 g/dL）

   电解质平衡 K^+，Mg^{2+}，Ca^{2+}

2. 补充激素

   甲强龙，15 mg/kg

   胰岛素，1 U/h，边增加边观察保持血糖在正常范围

   抗利尿激素，1 U 初始剂量，然后 0.5~4.0 U/h 边增加边观察保持系统血管阻力在 800~

   1 200 dyne·sec/cm^5

   甲状腺激素类药物（T_3），4 μg 初始剂量，如果超声心动图提示左心室射血分数<45%则继续以

   3 μg/h 维持

3. 血流动力学处理

   考虑插 Swan-Ganz 导管，如果左心室射血分数<45%

   考虑使用多巴胺/多巴酚丁胺，抗利尿激素

   逐渐减少去甲肾上腺素、肾上腺素

   参考用量：多巴胺<10 μg/（kg·min）或多巴酚丁胺<10 μg/（kg·min）

4. 调整液体量和维持血管张力

   平均动脉压>60 mmHg 或收缩压>90 mmHg

   中心静脉压 4~10 mmHg，肺动脉楔压 8~12 mmHg

   系统血管阻力 800~1 200 dyne·sec/cm^5

   心脏指数>2.4 L/（min·m^2）

5. 供肺处理

   经常支气管内吸痰

   支气管镜检查并吸除支气管内黏液栓

   支气管肺泡灌洗并送染色检查和培养

   保持潮气量 10 mL/kg，PEEP 5~10 cmH_2O

   以最小 FiO_2 保持 PaO_2>80 mmHg 或 SaO_2>95%

   保持 $PaCO_2$ 30~35 mmHg

（三）供肺的获取及保存

1. 灌注保存液的准备　准备 4 ℃左右的改良右旋糖酐（low-potassium dextran，LPD）液 3 袋（2 L/袋），配制方法见表 12-3，临时每升加入前列腺素 E_1（PGE_1）125 μg，每袋悬挂高于手术床约 40 cm 以保持一定的灌注压力，在灌注时可以用一测压导管连接肺动脉灌注插管，以测定肺动脉压力，使其保持灌注压力 15 mmHg，防止压力过高，导致肺水肿。

表 12-3 棉子糖低钾右旋糖酐液（RLPD）构成成分

成分	剂量
右旋糖酐 40	50 g/L
氯化钠	8 g/L
氯化钾	400 mg/L
硫酸镁	98 mg/L
磷酸氢二钠	46 mg/l
磷酸氢钾	63 mg/L
葡萄糖	910 mg/L
五水棉子糖	17.86 g/L
氨丁三醇	0.144 g/L
pH	7.5
渗透性	306 mmol/L

2. 顺行灌注（anterograde flush） 准备取肺时，供体静脉注射肝素 3 mg/kg，供体仰卧位，正中劈开胸骨进胸，充分打开心包，游离上、下腔静脉上阻断带，游离升主动脉和肺动脉圆锥，轻轻牵开上腔静脉和主动脉，升主动脉插入常规心脏停搏灌注管。在主肺动脉分叉处插入肺灌注管，将 500 μg 前列腺素 E_1 注入肺动脉。剪下下腔静脉、左心耳行双侧肺灌注，同时关闭升主动脉，共用 4 L LPD 交替进行双侧肺灌注（50~60 mL/kg）。灌注时机械通气维持 FiO_2 0.5，VT 10 mL/kg，PEEP 5 cmH₂O，同时用冰屑覆盖肺表面降温，灌至双肺完全发白。在主动脉钳闭处下方切断主动脉，在结扎处离断上腔静脉，关闭气管，整体取下心肺后体外分离心脏。

3. 逆行灌注（retrograde flush） 逆行灌注即从左房袖或肺静脉灌注液体，从肺动脉中流出。将 1 L LPD 连接一根带球囊的导尿管，球囊充盈 4~5 mL，以确保能插入上、下肺静脉内阻塞管口，从一侧上下肺静脉内分别灌注，每根肺静脉大约使用 LPD 液 250 mL，共需用 LPD 液 1 000 mL，逆行灌注时可以轻轻抚压肺组织，肺动脉朝下仍可见到有少量微小血块灌洗出。直至肺动脉流出的灌注液清晰为止。最后使用双层塑料袋以保证安全和保持无菌，将肺浸在 3 L 5 ℃ LPD 液中，放入装有冰块的保温箱子中小心运送至医院，避免肺被冰块挤破，塑料袋中的空气必须尽量排除。在手术室移植前再次修剪供肺。

目前，国内报道最常用的是肺动脉顺行灌注，其优点是方法简单可行，但它也有许多缺点，肺动脉顺行灌注仅仅增加肺实质的灌注，经常发生肺动脉血管收缩，而逆行灌注液同样能通过支气管动脉灌注支气管循环，增强气道的保护。由于肺静脉循环是低阻力高容量的循环，实验显示逆行灌注能到达肺段的血管，而顺行灌注达不到，在顺行灌注后立即进行逆行灌注，使顺行灌注后留下的血凝块、末梢血管床上的血栓均能被冲洗掉。另外，逆行灌注能增强肺表面活性物质的功能，尤其是在无体外循环序贯式双肺移植时，逆行灌注可以延长第二个肺植入时临床缺血耐受时间，有助于加强顺行灌注的质量，减少术后肺水肿，改善术后肺的氧合，增强术后早期肺功能。

(四) 肺灌注保存液的研究进展

目前临床上使用的灌注液分为细胞内液型和细胞外液型。细胞内液型如改良欧洲柯林液（Euro-Collins，EC）或威斯康星液（University of Wisconsin，UW），为高钾溶液 115 mmol/L，我国报道的肺移植中大都使用该类灌注液。细胞外液型以低钾右旋糖酐（low-potassium dextran，LPD）液和 Celsior 液为代表，为低钾溶液 4 mmol/L。历史上，EC 液是为肾移植发展而来，UW 为肝移植发展而来，Celsior 液为心脏移植发展而来，只有 LPD 液是专为肺移植而发展的。

20 世纪 80 年代中叶，日本的 Fujimura 和同事证明在延长供肺保存方面，改良的细胞外液优于细胞内液 EC 液。之后，Keshavjee 和同事证明在犬单肺移植模型中，使用 LPD 液保存的缺血 12 h 的肺具有较好的肺功能，Steen 和同事重复了这一实验并在左单肺移植和双肺移植模型发现 LPD 液提供的安全肺保存时间是 12~24 h。

在 LPD 液中右旋糖酐和低钾是关键的成分，低钾对内皮细胞的结构和功能损伤较小，右旋糖酐维持渗透压，5% 的浓度时产生 24 mmHg 的渗透压，保护红细胞不被破坏，阻止受损的红细胞继续恶化，另外，可附着于内皮表面和血小板上防止血栓形成。这一作用可改善肺的微循环和保护内皮-上皮屏障，进一步防止无再灌现象和再灌注时水及蛋白的外渗程度。另外，研究表明和 EC 液或 UW 液相比，在肺冷缺血期间 LPD 液能抑制多形核细胞的趋化作用，对 II 型肺泡细胞的细胞毒性小，并较好地保护肺泡内皮细胞的 Na^+-K^+-ATP 酶功能。这一作用使得在缺血末期和再灌注后脂质过氧化少，较好地保护肺表面活性剂。2001 年，多伦多肺移植组报告了 LPD 液用于临床取得很好的疗效，LPD 液已通过了 FDA 临床验证，多个中心已开始用 LPD 液作为临床肺移植的保存液。

而 UW 液中存在的棉子糖（raffinose），被认为具有高的渗透压，它可明显减少肺水肿的发生。2001 年，多伦多在最初 LPD 液的基础上，又进行了改良，他们在 LPD 液中加入了棉子糖，棉子糖是一种三糖，平均相对分子质量 594 D，比单糖和二糖更能有效地阻止肺水分的渗出和肺水肿，提高保存液的胶体渗透压以防止水的弥散和细胞肿胀。加入少量的葡萄糖在肺膨胀时提供有氧代谢的底物，鼠的肺移植实验证实 RLPD 液能降低缺血 24 h 后的肺移植体的气道峰压并改善供氧，可减轻缺血末期组织损伤和保持细胞完整性，提高再灌注后移植肺功能，减轻肺缺血再灌注损伤，增加术后肺的氧合功能，但国外目前尚未用于临床。

无锡市人民医院肺移植中心据此配制成改良 LPD 液，在 LPD 液中加入棉子糖 30 mmol/L，经检测 pH 值 7.5，液体性能稳定，无杂质、无热原、无细菌污染，医院进行的大动物猪肺移植动物实验，从病理组织学及术后氧合功能上得出了类似的结果（图 12-4 和图 12-5）。在此基础上于 2002 年 9 月 28 日在国内首先应用于临床供肺的灌注保存，至今先后完成 171 例肺移植，术后存活时间最长的患者达 9 年。2003 年 6 月，在利用同一供体进行的 2 例单肺移植中，一例受体术前呼吸机依赖，尽管肺冷缺血时间长达 6.5 h，术后早期肺功能仍良好；2012 年，完成的双肺移植中，其中 1 例第 2 侧

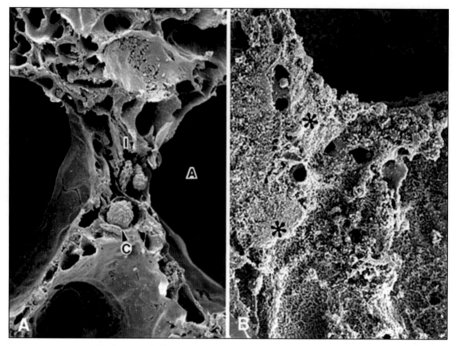

图 12-4　电镜显示 LPD 液能较好保存肺的组织结构

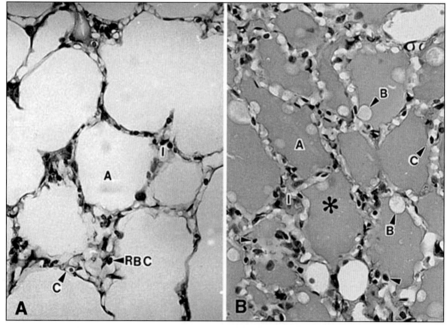

图 12-5　光镜显示 LPD 液能较好保存肺的组织结构

供肺植入时肺冷缺血时间长达 10.5 h，远超目前国内传统肺保存 6 h 的限制，患者术后肺功能良好。这充分说明该灌注液及肺灌注保存技术的优越性。因此，进一步开展国人研制的改良 LPD 液肺灌注保存的临床研究和应用，对我国开展肺移植有非常重要的学术意义和经济价值。

供体缺乏已成为我国移植事业的瓶颈，随着肺移植技术的成熟，越来越多的边缘供体能够被利用。如何提高供肺质量、减轻肺组织在保存过程中的组织结构和功能的损伤成为肺移植所面临的一个主要问题。现在国际上正在研发一类新技术——离体肺灌注（*ex vivo* lung perfusion，EVLP）系统（图 12-6 和图 12-7），它类似于体外循环装置，不过增加了一条去氧合通路，模拟体内环境使供肺维持代谢。实验研究表明采用EVLP，不仅可使供肺保存时间延长，而且能减少因冷缺血带来的肺损伤。对于心脏死亡供体等质量可疑的供肺，可以有充足时间对供肺进行评估，以决定是否进行肺移植。

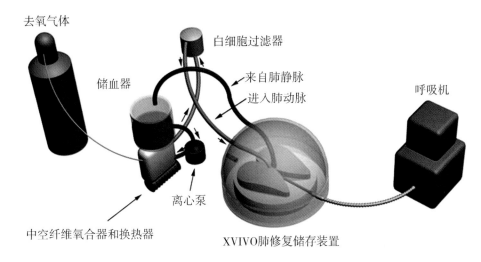

图 12-6　离体肺灌注系统的简易构造图

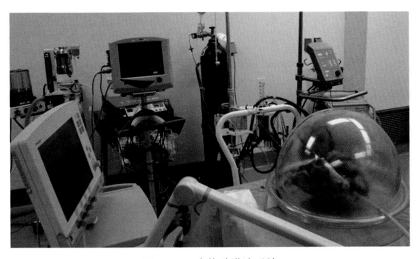

图 12-7　离体肺灌注系统

二、活体肺移植的准备

（一）供者评估

1. 供者选择条件

（1）活体器官接受人的配偶、直系血亲或者三代以内旁系血亲。

（2）有证据证明与活体器官接受人存在因帮扶等形成亲情关系。

（3）活体供肺还必须符合以下所有 5 个条件：①供者年龄大于 18 岁，小于 55 岁；②完全自愿是基本原则，供者应有强烈和明确的捐献愿望，且不受到任何压力、强迫或利诱即不能有获利意图和动机；③应当具有完全民事行为能力；④供者必须完全知情，应清楚可能遇到的风险；⑤符合医学选择标准。

2. 供者术前检查

（1）活体供者依次完成下列检查：①血型鉴定，选择血型与受者相同或相容者；②淋巴毒试验：选择淋巴毒试验阴性；③群体反应抗体（PRA）；④HLA 配型；⑤常规术前检查，血常规、尿常规、痰培养、肝功能、肾功能、血电解质、凝血功能检查、血气分析、肺功能、肺通气灌注扫描、心电图、胸部 X 线、HBV、HCV、巨细胞病毒、HIV 病毒、梅毒抗体检查；⑥影像学检查，如心脏彩超、胸片、CT、右心导管检查、心脏核素扫描。

（2）术前准备：首先是心理准备，术前应对供者做详细的解释工作，使其树立信心，消除恐惧心理，配合治疗；其次是常规术前准备，按常规肺叶切除手术术前准备。

3. 供者评估和选择 活体肺移植应该将对供者的身体、心理及社会适应性影响降低到最低点。供者的评估主要目的是确定合适、安全和健康的候选供肺者，在完全知情同意的前提下再进行医学评估。

（1）捐赠意愿评估：①确认符合法律、法规、医学伦理学和医学原则；②确认活体器官捐赠者本人真实的意愿；③医疗机构应当充分告知供受者及其家属摘取器官手术风险、术后注意事项、可能发生的并发症及预防措施等；④供受者签署知情同意书。

（2）医学评估：筛查的重点应放在尽早筛查出不适合捐赠的供者，避免其他不必要的检查。首先排除有供肺禁忌证的候选者，再选择合适的可供进一步选择的供者。

1）绝对禁忌证包括：①严重认识障碍，无能力表达是否同意其意愿；②有被胁迫的证据；③有明显精神疾患；④高血压导致器官损害；⑤恶性肿瘤；⑥妊娠；⑦吸毒或酗酒；⑧HIV 或人类 T 细胞白血病病毒（HTLV）感染；⑨高凝血栓形成倾向，需要抗凝治疗的疾病；⑩严重呼吸系统或心血管系统疾病，以及其他严重疾病或全身疾病。

2）相对禁忌证包括：①年龄>65 岁；②HBV 感染；③轻度或中度高血压；④肥胖，体质指数>30 kg/m^2。

（3）医学评估的程序：推荐按设定程序计划依次进行下列检查，进行筛选，一旦发现禁忌证即不符合捐赠条件时，即终止其他检查，避免创伤性检查以及合理降低医疗费用。包括：①ABO 血型；②全面的内科疾病筛查（采集详细病史，体格检查，实验室检查：血液、尿液检查，X 胸片和 ECG）；③HLA 配型以及淋巴毒试验。

4. 供肺选择原则 供肺选择原则一般为：①一个选择进行右下叶切除而另一个进

行左下叶切除；②较大的供者通常选用右下叶；③如果供者同样高，选择左侧有更完整肺裂的供者捐献左下叶；④可接受的供者有胸部手术史、外伤或感染史，在这种情况下，应选择对侧作为捐献侧。

（二）活体供肺获取

移植手术医师进行活体供者肺叶切取术，患者双腔气管插管全麻，体位同一般肺叶切除手术。手术切口与普通肺切除相同（经第五肋间前外侧或第六肋间前外侧切口）。肺叶切除技术用来调节并最大化供肺动、静脉和气管的长度。在供者解剖通常在保留肺叶的侧边进行以尽可能减少漏气。

随后进行供者下肺叶切取，在上肺静脉前和上叶支气管起始部下面的后方解剖纵隔胸膜。肺动脉位于肺裂内，各分支应仔细确认，尤其是中叶。下叶上部动脉和中叶动脉之间的距离变化较大，要确认可获得的肺动脉袖的长度，必要时可牺牲上叶后段或舌段动脉，高位无损伤钳夹后切断，近端 5-0 Prolene 线连续缝合。确认中叶的静脉回流以确保不是起源于下叶静脉。然后切除下肺静脉周围的心包，使用血管闭合器钳夹后切断。然后用 75 mm GIA 切割缝合器分离肺裂并且任何组织损伤的区域都要电灼。上叶或中叶下切断支气管，移出供体肺叶，缝合支气管残端。在肺通气状态下经肺动脉及静脉灌注，要求同常规供肺获取。肺叶包于湿冷的棉巾中移走并在后台处理保存。

供者肺叶的保存：肺叶从供者移出之前用前列腺素舒张肺血管。一旦移到后台，每叶的支气管都要插入小的气管内插管并用纯氧供气。保存液采用顺灌并逆灌方式处理以确保肺叶的充分灌注。肺静脉置管并用至少 1 L 肺灌注液灌洗肺叶或直到动脉回流液变清并且组织变白，然后将肺送到受者的手术室。在保存期间要防止保存液流入支气管。

第五节　肺移植手术方式

自从 1983 年第一例肺移植成功以来，肺移植的外科技术在不断改进。由于明显的并发症（尤其是气管吻合口并发症），现在已经不再采用整体双肺移植。最初采用的网膜覆盖技术虽能降低气道吻合口缺血并发症，但因其手术复杂现也已弃用。支气管动脉血管重建现在也很少采用。围手术期常规应用激素对气道吻合口愈合未产生曾经令人担心的副作用。随着临床经验的积累，支气管和血管吻合口缝合材料，单肺和双肺移植的切口选择都已得到进一步改良。目前，国际上序贯式双肺移植得到了进一步推广。2000 年以来，双肺移植的数量已与单移植的数量持平。控制性白细胞滤过再灌注作为一项预防缺血再灌注损伤的新方法得到了推广。

一、肺移植受体术前准备和手术切口选择

（一）受体准备

患者仰卧位，肢体固定，双手置于两侧。患者术前一般放置 Swan-Ganz 导管检测肺动脉压力，桡动脉和股动脉置管，Foley 导管留置导尿，经食道超声探头，完善心脏

超声检查，气管内放置双腔导管或单腔双囊导管，便于单肺通气，手术期间完善气管镜检查，及时吸出分泌物、检查吻合口有无狭窄等。在麻醉诱导前，大多数患者需置硬膜外导管。如果预计要建立体外循环时，因需肝素化，则不放置硬膜外导管。常规行气管内双腔插管。当移植的适应证是感染性肺部疾病（肺囊性纤维化，支气管扩张症）时，可先插入大口径的单腔管以便通过成年人纤维支气管镜吸取脓性分泌物。这一操作可以保证在单肺通气期间有最佳的通气效果，减少使用体外循环的可能性。

根据患者术前或术中情况决定是否行 ECMO 或者心肺转流术（cardiopulmonary bypass，CPB），当患者有严重的肺动脉高压，单肺通气无法满足手术要求，第一个肺移植结束后出现严重的移植肺功能障碍，应及时应用 ECMO，术后患者出现严重的原发性移植物功能障碍（primary graft dysfunction，PGD），也需紧急 ECMO 插管治疗。当然，绝大多数病例无须使用体外循环，但都准备以防急需。也没有必要常规使用细胞收集器，因为大多数移植术中出血少于 500 mL。

（二）切口的选择

1. 双侧前外侧切口　对大多数患者，特别是胸膜粘连较少的阻塞性肺疾病患者，采用两个局限性前外侧切口，不横断胸骨即可完成序贯式双肺移植。该切口可以防止胸骨愈合并发症。皮肤切口取第四肋间沿乳房下折痕切口，不游离覆盖胸骨的皮肤。游离乳房组织和胸肌下缘并向上牵开，经第 5 肋间进入胸腔。辨别双侧内乳动脉，游离结扎。也可保留内乳动脉，在胸骨旁将第 4 肋软骨切除 1 cm，以便牵开时增加第 4 肋的移动性。从胸腔内分离肋间肌直到脊柱旁肌肉，可获得更大的移动性。不分离前锯肌，保留胸长神经。将其向后牵开，显露后侧肋间隙进路。从垂直方向再放置另一牵开器可获得理想暴露（图 12-8）。需要时可将手术床向左或右倾斜 30° 左右，以保持解剖肺门、肺切除和肺移植吻合时的最佳暴露。

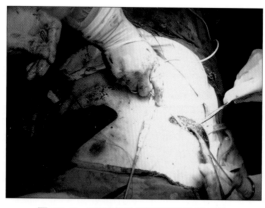

图 12-8　双侧前外侧不横断胸骨开胸

2. 横断胸骨开胸　横断胸骨开胸使切口成"蛤壳状"能更好地暴露肺门结构、纵隔和双侧胸腔（图 12-9）。两侧牵开器牵开胸壁。目前，对于以下情况选择本切口：①合并心脏手术，须在体外循环下进行手术者；②肺动脉高压继发心脏扩大症者；③对于限制性肺疾病和小胸腔患者，采用双侧前外侧切口开胸不能充分暴露时。关胸时，可选择 5 号胸骨线做 8 字缝合可使胸骨固定。有人认为采用右前外侧切口做升主动脉和右房插管同样容易，而不必采用"蛤壳状"切口。

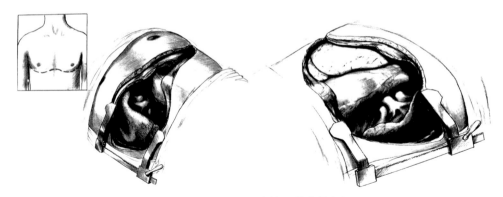

图 12-9 横断胸骨开胸的"蛤壳状"切口

3. 左后外侧开胸和右前外侧开胸 限制性肺疾病和小胸腔病例及继发肺动脉高压和心脏扩大症的病例，心脏可能占了更多的左前半胸腔，因而通过前路径暴露左肺门十分困难。对于这种情况，选择左后外侧切口开胸行左肺移植可以避免使用体外循环。然后患者取仰卧位，选择右前外侧切口开胸行右肺移植（图 12-10）。

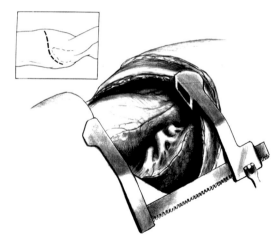

图 12-10 左后外侧切口和右前外侧开胸

4. 腋前线保留肌肉开胸 有些外科医生为慢性阻塞性肺气肿患者行单肺移植时选择腋前线保留肌肉开胸切口（图 12-11）。据推测，该切口能够改善术后胸壁和肩部的机械牵拉约束。

5. 胸腔镜辅助小切口肺移植 Fisher 及其同事采用了胸腔镜辅助小切口行肺移植，他们报道采用该技术可以使前外侧切口更小且视野良好。术中在预计放置下胸管的位置放置胸腔镜（图 12-12 和图 12-13）。如术中要应用心肺转流术（cardi pulmonary by-pass，CPB），可以在术后放上胸管的位置插管转体外（图 12-14 和图 12-15）。

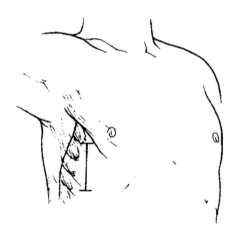

图 12-11 腋前线保留肌肉开胸切口

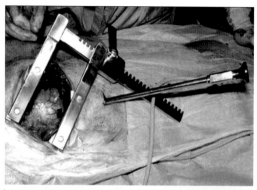

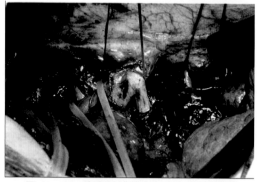

图 12-12 胸腔镜辅助小切口行病肺切除

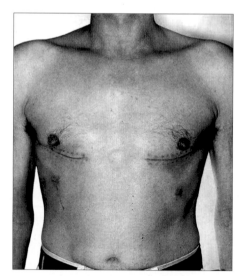

图 12-13 双侧前外侧小切口在预计放置下胸管
的位置放置胸腔镜

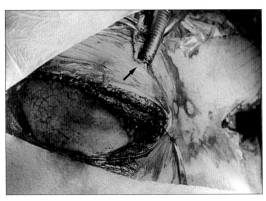

图 12-14 双侧前外侧小切口体外循环下肺移植

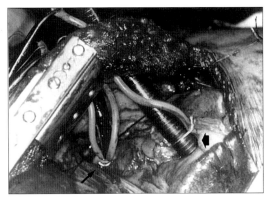

图 12-15 在预计放置上胸管的位置放置 CPB 插管

二、病肺切除技术要领

（一）肺移植受体病肺的切除术

为减少使用体外循环的可能，应先切除和移植肺功能较低一侧的肺（通过术前肺通气和灌注扫描评估决定）。在一侧肺移除前，尽可能分离双侧所有胸腔粘连及肺门结构。小心分离避免损伤膈神经（位于肺门前方）和迷走神经（位于肺门后方）。预先解剖可以缩短另一侧移植肺缺血时间，减少肺再灌注水肿可能性。在切除受体肺之前，供肺应修剪准备充分。

解剖肺动脉和肺静脉超过其第一分支以保持主干的长度。在距离已结扎的右上叶第一分支前 1 cm 处以血管缝合器离断右肺动脉。左肺动脉保持足够长度并在左上叶第二分支前以血管缝合器离断（图 12-16 a 和 b）。静脉分支通常以丝线结扎，在其第二分支处离断，保证受体房袖口缝合的长度。近隆突 2 个软骨环处离断左或右主支气管（图 12-16 c 和 d）。分离结扎支气管动脉，结扎或电凝周围淋巴管，主支气管周围的结缔组织不必过分游离，以免影响术后支气管吻合口血供。

从胸腔移除病肺，胸腔内电灼止血，手术野为移植做准备。血管钳钳夹肺动脉残端向前牵引显露支气管。钳夹肺静脉残端侧向牵引，打开其周围的心包。剪开心包后，肺静脉暂时向前牵引固定。这样可以更好地显露主支气管。左双腔插管可能影响左主支气管修剪，可以将插管退出数毫米。此时应对后纵隔严密止血，在移植完成后针对这部分术野的止血操作很困难。最后，在移植期间用细的吸管置入相应的双腔管管腔内，随时吸除支气管内的出血及气道分泌物。

（二）肺减容术后病肺切除困难的处理

肺减容术后行肺移植，因术中肺胸壁紧密粘连手术较困难，有报道在 35 例预先接受肺减容手术的肺移植病例中，有 2 例发生膈神经损伤（5.7%）。经常发生膈神经与缝合线粘连，从而使解剖麻烦而危险。为避免膈神经损伤，可选择用肺缝合器在远离缝合线处缝合分离紧密粘连组织并残留部分肺组织在膈神经上。

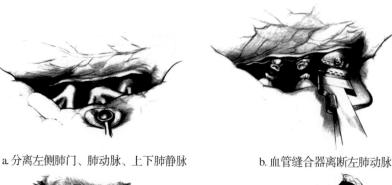

a.分离左侧肺门、肺动脉、上下肺静脉　　　　b.血管缝合器离断左肺动脉

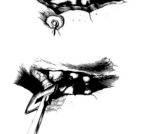

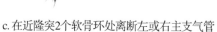

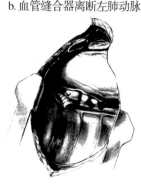

c.在近隆突2个软骨环处离断左或右主支气管　　　　d. 病肺移除

图 12-16　肺移植受体病肺切除术

三、单肺和双肺移植

（一）单肺移植

受体胸腔内放置冰袋，将供肺置入。如果胸腔空间允许，可预先在胸腔内放置一层冰泥。按支气管、肺动脉、左房袖口顺序吻合。支气管吻合时，在支气管前壁中点缝牵引线，牵引支气管远离纵隔显露视野。开始吻合时，将供体、受体支气管后壁靠近，4-0 可吸收缝线连续缝合支气管膜部（图 12-17）。4-0 可吸收缝线间断 8 字缝合软骨环部（图 12-18a），也可采 U 形套入缝合（图 12-18b）。通常在预先缝的牵引线两侧各缝两针就够了，但有时也需要在前壁的中间加一针间断缝合。剪去前壁中点的牵引线并用冷盐水冲洗气道，将前壁缝合线打结。如果支气管管腔小（多见于左侧支气管），可选择以 3-0 Vicryl 缝线单纯间断缝合支气管前壁以防止气道狭窄（图 12-18c）。支气管吻合口完成后，以支气管周围组织覆盖吻合口。整个吻合口重建均使用4-0单股可吸收缝线。

接下来行动脉吻合。调整好供体和受体肺动脉的位置后，用小的 Satinsky 钳夹闭受体肺动脉，此时应小心避免误夹 Swan-Ganz 导管。在供体和受体动脉尺寸相匹配的位置剪除血管缝合线。修剪供体和受体肺动脉，防止血管过长术后发生扭曲。以两根 5-0 Prolene 连续缝合动脉吻合口（图 12-19）。吻合需精密，针距小，同时要避免吻合口狭窄。

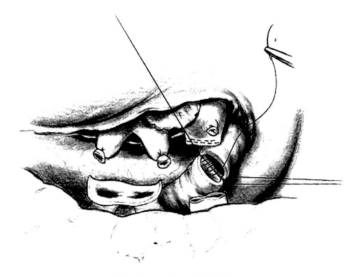

图 12-17　连续缝合支气管膜部

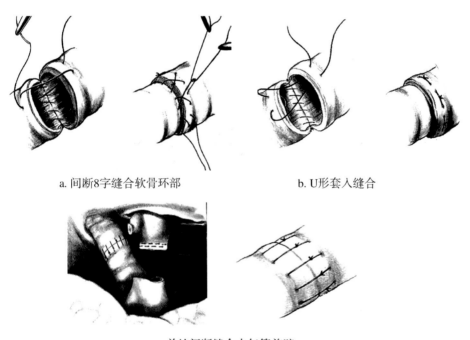

a. 间断8字缝合软骨环部　　　　　b. U形套入缝合

c. 单纯间断缝合支气管前壁

图 12-18　供受体气管吻合方式

　　牵引两肺静脉干，在受体左房安置 Satinsky 钳，尽可能适度钳夹左心房，同时应观察血流动力学有无变化。常用胶布带系紧钳子，防止在以后侧向牵引钳子时发生滑脱。然后切断受体肺静脉干并分离两干之间的连接，形成房袖口（图 12-20）。另外，可在下肺静脉上方 2~3 cm 处的心包上缝牵引线（注意避开膈神经），部分悬吊心脏，可以更好地显露左房吻合口。吻合口以二根 4-0 Prolene 从后壁连续缝合（图 12-21）。也可

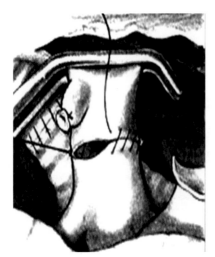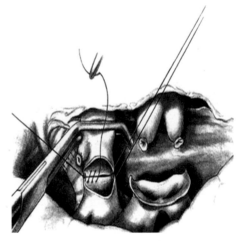

图 12-19　连续缝合动脉吻合口

采用褥式缝合技术，褥式缝合可以使内膜对合更好，避免血栓形成。前壁的最后数针放松，肺部分膨胀，短暂开放肺动脉，冲洗残留在肺内的灌注液，然后松开左房钳排尽左房气体，收紧左房缝线打结，撤除左房钳。恢复通气和灌注后，所有吻合口缝线处和心包切缘都应检查止血。

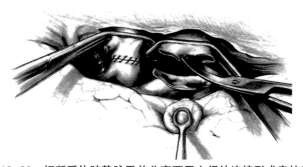

图 12-20　切断受体肺静脉干并分离两干之间的连接形成房袖口

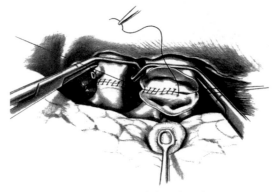

图 12-21　连续缝合左房吻合口

（二）双肺移植

非体外循环下序贯式双肺移植时，一侧单肺移植完成后，采取同样方式行对侧肺移植。通常选用两根大口径胸管引流胸腔，一根成角的，一根直的。分别放在胸顶、膈肌。用单股非吸收缝线间断 8 字缝合闭合肋骨。胸肌、筋膜及皮下组织用标准缝合材料缝合。皮肤使用缝合器缝合。切口使用干的无菌敷料覆盖。在离开手术室前，行纤维支气管镜检查，查看支气管吻合口并清除气道分泌物，摄胸片了解移植肺缺血再灌注损伤情况。患者鼻插管或气管插管状态下送 ICU 术后监护。

（三）肺移植与循环支持

一般成年人单肺移植除了个例以外，均无须应用心肺转流术（cardiopulmonary bypass，CPB），整体双肺移植要用 CPB，儿童肺移植和肺叶移植的患者则要在 CPB 下完成。序贯式双肺移植时根据具体情况决定是否要用 CPB。在多伦多肺移植中心双肺移植占了 90%，约 35% 的患者术中使用循环支持，除了原发性肺动脉高压的患者均使用外，肺纤维化占 49%，囊性肺纤维化占 26%，肺气肿占 13%。在 35% 术中使用体外循环的手术中，45% 的患者因为有原发性或继发性肺动脉高压或术中需心内直视修补，术前就决定术中常规使用体外循环；另外 55% 的患者术前未决定使用体外循环，当术中受体不能耐受单侧肺通气，在单侧肺动脉阻断时就开始启用体外循环。另外，通常于双肺移植术中第一只肺植入后即开始使用体外循环。目前，术中体外循环应用指征：①术中高碳酸血症和酸中毒用药物不能纠正；②单侧移植肺通气 $PaO_2 < 6.7$ kPa（50 mmHg）；③术中循环不稳定、肺动脉高压右心功能不全或手术误操作等。

计划使用体外循环的病例，应在肝素化和插管前完成胸腔、肺门的解剖分离以减少使用体外循环。经右房行上下腔插管，升主动脉插管（图 12-22 和图 12-23），也可经股动静脉插管进行。插管完成后，全流量运行循环泵并切除双肺。一侧肺移植完成后，左房排气并移除左房钳，仍保留肺动脉钳，如果保留左房钳，则在对侧肺移植时没有足够的左房供安置房钳。行对侧肺移植时以冰盐水保护移植好的肺。

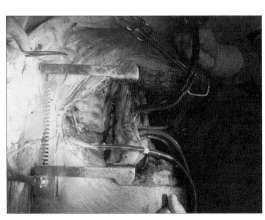

图 12-22　体外循环下双肺移植，双侧病肺已切除，体外循环已建立

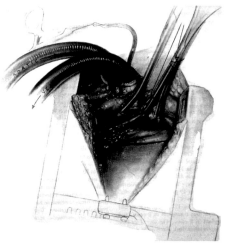

图 12-23　体外循环下单肺移植

早期肺移植均在 CPB 辅助下完成，但 CPB 需全身肝素化，会增加出血的风险，对全身血流动力学影响大，增加急性肺损伤和 PGD 的危险性。尽管如此，CPB 仍是肺移植中最基础的循环支持方式之一，尤其适用于血流动力学不稳、单肺氧合功能较差、肺动脉压急剧升高、术中出现右心功能不全以及胸腔小暴露困难等情况。体外膜肺氧合（ECMO）（图 12-24）作为一种循环支持方式既可用于术前患者等待肺移植的过渡，也用于肺移植术中的循环支持和治疗术后发生的 PGD。ECMO 对术中血流影响小，不需全身肝素化可减少围手术期的出血，对炎症介质的影响小，也可作为 PGD 和缺血再灌注损伤的预防和治疗措施。

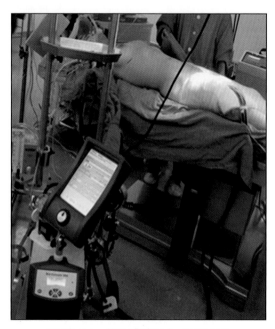

图 12-24　体外膜肺氧合（ECMO）

（四）供肺移植时的特殊处理

1. 受体小胸腔　受体小胸腔常见于限制性肺疾病的受体，常导致暴露困难。为扩大操作空间，可在膈肌腱部缝一根牵引线，通过胸壁插入 14# 导管，用钩针导出牵引线，拉紧固定，降低膈肌。移植完成后，剪除牵引线。另一增加胸腔空间的方法是在前后肋间插入可伸缩牵开器，压低膈肌。

2. 受体房袖口不足　安置左房钳后，在比较少见的情况下，由于心脏血流动力学变化，房袖口不足影响吻合口的缝合。在这种情况下，可选择保留供体房袖口完整，将供体静脉口与受体静脉分别吻合（保留供体静脉间的房连接），另外，也可分离供体房袖口，分别行静脉吻合。Robert 及其同事采用受体上下肺静脉联合成形，形成袖口，然后再用标准方法吻合（图 12-25a 和 b）。Massad 及其同事采用供体房袖口与受体心耳吻合。此时，Satinsky 钳夹在受体左心耳，并切开左心耳形成吻合袖口。仔细检查分离心耳的小梁，确保吻合口通畅。然后以标准吻合方法吻合。

3. 肺动脉尺寸不匹配　受体和供体肺动脉尺寸不匹配通常是可以调整的。吻合时

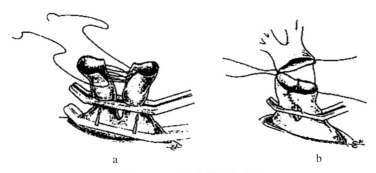

图 12-25　肺静脉联合成形

仔细调整每针针距来矫正吻合口。此外，可以将大的受体动脉游离至已结扎的第一分支，从而与小的供体动脉匹配。反之，小的受体动脉可以向近心端游离以增大其周径。

（五）控制性再灌注

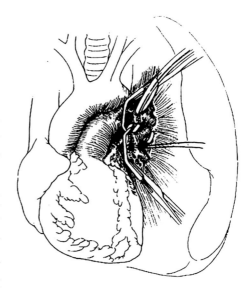

图 12-26　控制性再灌注

为了进一步减少肺冷缺血再灌注损伤，可采用缓慢松开肺动脉钳超过数分钟，使新移植的肺缓慢再灌注。在实验研究的基础上，国外有移植组已经开始采用控制性再灌注联合白细胞滤过技术。Lick 及其同事报道了这项技术在人类肺移植中的应用。他们将根据实验研究改良的技术应用于经挑选的少量病例，并报道没有发生再灌注损伤。在行控制性再灌注前，收集 1 500 mL 受体血液储存在容器内并加入营养液以备改良灌注。在肺动脉吻合口通过未打结处安置插管，Satinsky 钳仍然夹闭。左房吻合口缝线暂不打结，放松可使改良灌注液流出。Satinsky 钳仍然夹闭左房。再灌注时，以白细胞滤过后的改良灌注液灌注移植肺，控制流速（200 mL/min）和灌注压（<20 mmHg），灌注时间约 10 min（图 12-26）。从左房吻合口流出的灌注液以细胞收集器收集再循环灌注。控制性再灌注完成后，分离灌注液红细胞回输。再灌注期间保持 50% 吸入氧浓度通气。该技术的缺点是增加用血量，出现低血容量性低血压。

第六节　肺移植术围手术期处理

自从多伦多肺移植组 1983 年首例肺移植成功后，肺移植在全世界取得了快速的发展，而围手术期（0～30 d）的监测与治疗是影响患者能否长期生存的关键。

一、术后早期管理

术后即刻，患者带气管插管持续监测下转送 ICU。一旦病情稳定，逐步脱离呼吸机，一般在 48 h 内脱机。术后早期血气分析只要 $PaO_2 > 70$ mmHg 和（或）$SaO_2 > 90\%$，就逐渐降低吸氧浓度，及时监测动脉血气，减小氧中毒的风险。大多数没有再灌注肺水肿的患者，在移植后的第 1 个 24 h 内吸入氧浓度（FiO_2）可降低到 30% 甚至更低。术后经常运用肺灌注扫描的方法来评估移植肺的血流通畅程度。如果发现有一肺叶或更大灌注的缺损，就应当用导管或手术的方法来明确其原因。

单肺移植治疗 COPD 的患者，运用 0 或最小的呼气末正压（PEEP），适当延长呼气时间，以减少自体肺的气体潴留，可通过呼气暂停的方法来测定内源性 PEEP。限制液体以防止移植肺水肿是非常重要的，通常在 48 h 内要尽量负平衡。联合输血、胶体和利尿来维持适当的尿量。一般常应用利尿药，但应用小剂量多巴胺 $2 \sim 3$ μg/（kg·min）仍有争议。过分积极地利尿可导致肾灌注不足，而术后高的环孢素浓度和他克莫司（免疫抑制性大环内酯类）浓度又可以损害肾功能，所以术后应立刻监测免疫抑制剂的浓度和肾功能。

拔管前，可用纤支镜清除呼吸道内分泌物，拔管后，如果没有漏气，通常在术后48 h 内就可拔除上胸管。由于术后肋胸膜反复有渗出，尤其是双肺移植者，所以下胸管要多放几天，通常 $5 \sim 7$ d 拔除（引流量 <150 mL/24 h）。

胸部的理疗、体位引流、吸入支气管扩张药和经常吸除呼吸道内分泌物非常重要。较早和坚持理疗，确保患者下床活动也非常重要，应尽早使用踏车和健身车，尽管此时患者可能还气管插管。早期移植肺失功的患者，气管插管时间将会延长。早期行气管切开有便于活动、患者舒适、口腔清洁、气道内分泌物易清除等优点。

适当的疼痛控制可以预防由于胸廓运动减小而引起的肺不张以及开胸术后由于伤口疼痛而导致的咳嗽抑制。硬膜外镇痛效果较好，且能减少全身反应。有一肺移植研究组认为，硬膜外插管镇痛与静脉内吗啡镇痛相比，能更快地拔管和减少患者在 ICU 停留时间。

术后早期应每天检测肝肾功能、电解质、血常规、血气分析、胸片、心电图等，每周 2 次检测细菌、真菌培养（痰、咽拭子、中段尿），免疫抑制剂血药浓度等测定每周 2 次，直至药物浓度调整稳定。对供肺或移植受体痰及支气管分泌物进行细菌培养和药敏试验，术后使用广谱抗生素预防细菌感染，对囊性纤维化的患者，抗生素的抗菌谱需包括抗假单胞杆菌；更昔洛韦预防巨细胞病毒（CMV）感染；制霉菌素、氟康唑、伊曲康唑等防治真菌感染。

二、免疫抑制治疗

在免疫耐受尚未临床应用前，免疫抑制剂在器官移植排斥反应的防治中起到了关键作用。放射线照射、胸导管引流及脾脏切除等，由于效果不理想，有不良反应，现已很少应用。

（一）常用的免疫抑制剂

1. 肾上腺糖皮质激素　肾上腺糖皮质激素是临床上最常使用的免疫抑制剂，常用于肺移植的糖皮质激素主要包括甲泼尼龙、泼尼松。糖皮质激素通过在体内与糖皮质激素受体结合，产生强大的免疫抑制作用，具体表现为：①稳定细胞膜影响巨噬细胞吞噬和处理抗原的作用；②破坏参与免疫活动的淋巴细胞；③大剂量的糖皮质激素对免疫母细胞的分裂增殖，浆细胞合成抗体及致敏淋巴细胞都有抑制作用，主要是通过细胞因子发挥作用；④干扰补体参与免疫反应；⑤对免疫反应引起的炎性反应有较强的抑制作用。

2. 钙调神经磷脂酶抑制剂　包括环孢素、他克莫司。1976 年，Borel 等首次描述了环孢素 A 的免疫抑制活性，作为一种亲脂性化合物，环孢素通过与 T 细胞胞内亲环素结合，形成复合物，降低 IL-2 的转录，进而干扰淋巴细胞的活性，防止免疫排异的发生。他克莫司于 1984 年由日本藤泽公司筛选出，免疫抑制强度为环孢素的 10~100 倍，其机制是与 T 细胞内的 FKBP12 结合，抑制细胞因子的转录，包括 IL-2。

3. 抗代谢药物　抗代谢药包括硫唑嘌呤、霉酚酸（MPA）、mTOR 抑制剂。硫唑嘌呤通过阻断 DNA 复制和合成，而 MPA 可同时抑制肌苷 $5'$-磷酸脱氢酶（IMPDH）和 T、B 细胞的增生。mTOR 抑制剂包括西罗莫司、依维莫司，其主要药理作用是在 G_1 期调节细胞周期，抑制由细胞因子等第三信号引起的细胞分化和细胞增殖。

4. 抗淋巴细胞球蛋白　抗淋巴细胞球蛋白可分为两大类：多克隆抗淋巴细胞球蛋白和单克隆抗淋巴细胞球蛋白。多克隆抗淋巴细胞球蛋白是针对人淋巴细胞表面不同抗原决定簇的多种抗体的混合物，根据致敏物和吸收物的不同又可以分为抗淋巴细胞球蛋白（anti-lymphocyte globulin，ALG）、抗胸腺细胞球蛋白（anti-thymocyte globulin，ATG）、抗 T 细胞球蛋白（anti-T cell globulin，ATG）和抗胸腺细胞血清（anti-thymocyte serum，ATS）。单克隆抗淋巴细胞球蛋白特异性作用于 T 细胞亚群上特定的抗原决定簇，其典型代表是针对 CD3 的莫罗单抗-CD3（OKT3）。目前，最常用于肺移植的是 ATG。

5. 抗白细胞介素-2 受体抗体　IL-2 在 T 淋巴细胞激活过程中起着极为重要的作用。自分泌和旁分泌的 IL-2 与 IL-2R 的结合可以促进淋巴细胞的增殖。因为只有激活的 T 淋巴细胞才表达 IL-2 受体，所以提示用单克隆抗体阻断该受体，可以比 OKT3 更加有选择性地预防排异反应。用于肺移植中的 IL-2R 抗体有巴利昔单抗和达克珠单抗。达克珠单抗于 2009 年已被 FDA 禁用，故而目前用于肺移植中最多的 IL-2R 抗体为巴利昔单抗。

6. 新型免疫抑制剂　包括阿奇霉素、他汀类药物、吡非尼酮等药物，有单中心实验证明这些药物可以调节免疫功能，降低肺移植术后慢性排异的发生，但仍缺少多中心前瞻性研究的支持，临床上并未广泛应用。

（二）免疫抑制剂使用原则

一般采用的联合用药方法，利用免疫抑制药之间的协同作用，增强免疫抑制效果，并因此减少各种药物的剂量，降低毒副作用。此外，要实施个体化的用药方案，即根据不同的个体、同一个体不同阶段以及患者对药物的敏感性和毒副作用调整用药种类和剂量。国人与西方人在用药方案尤其使用剂量也有差别，一般比国外推荐剂量要小。

（三）基本方案

1. 联合用药　免疫抑制治疗的基本原则是联合用药。一般来说，对器官移植术后患者应有一组基础的免疫抑制药物，以后再酌情选择加用有效制剂，保持移植器官的良好功能及患者的长期存活。

2. 个体化用药方案 个体化免疫抑制治疗方案的制订根据为：供受者的配型、受者的免疫功能；患者年龄、种族、致敏状态；手术后不同时期；受者对药物的顺应性或耐受性，调整用药种类和配伍；根据血药浓度和相关指标调整用药剂量。

3. 注意事项 免疫抑制剂均有各自的毒副作用，并影响移植物的存活和患者生活质量；需要监测和预防药物的毒副作用。这些毒副作用可导致肝、肾、骨髓的毒性，以及导致新生肿瘤、机会感染、肝炎病毒复发等，以及高血压、高血脂、高血糖、骨质疏松、感染、心脑血管并发症和移植物慢性失功，甚至危及患者生命。

（四）免疫抑制剂常用配伍方案

临床器官移植的免疫抑制剂应用可分为预防和治疗排斥反应措施。当发生急性排斥反应或加速性排斥反应时，需加大免疫抑制剂用量或调整免疫抑制方案，以逆转排斥反应，为治疗排斥反应。预防排斥反应即应用免疫抑制剂有效预防排斥反应的发生。由于移植物血流开通后即开始了免疫应答过程，故在术后早期免疫抑制剂用量较大，这一阶段称为诱导阶段。随后可逐渐减量，最终达到维持量以预防急性排斥反应的发生，这一阶段为维持阶段。多数情况下免疫抑制需终身维持。

肺移植术后传统的免疫抑制维持方案包括钙调神经磷脂酶抑制剂（CNIs）、抗代谢药和糖皮质激素组成的三联方案，CNIs有环孢素和他克莫司，抗代谢药包括硫唑嘌呤和吗替麦考酚酯（MMF）。肺移植术后免疫抑制剂的作用机制较复杂，激素主要通过阻断细胞因子基因转录及溶解T淋巴细胞起免疫抑制作用；环孢素通过阻断IL-2基因转录减少IL-2介导的T细胞增生，他克莫司可减少活化的T细胞增生从而减少免疫排斥发生；硫唑嘌呤通过阻断DNA复制和合成，而MMF可同时抑制肌苷5′-磷酸脱氢酶（IMPDH）和T、B细胞的增生。三联免疫抑制方案的维持治疗能有效减少术后急慢性排斥反应的发生，近年来新的免疫抑制措施包括生物制剂免疫诱导、mTOR抑制剂等在临床上有较好的效果。常用的免疫诱导剂包括多克隆抗体：抗胸腺细胞球蛋白（ATG）、抗淋巴细胞球蛋白（ALG）；单克隆抗体：莫罗单抗-CD3（OKT3）和阿仑珠单抗；IL-2受体拮抗剂：达珠单抗和巴利昔单抗；mTOR抑制剂主要有西罗莫司和依维莫司。

1. 诱导期免疫抑制剂

（1）肾上腺皮质类固醇：术后早期使用激素仍有争议，大多数医疗中心选择中等剂量甲基强的松龙0.5~1 mg/（kg·d），逐渐过渡到口服强的松0.15 mg/（kg·d）。

（2）抗体诱导治疗：对于可能存在高危和高致敏因素的患者，排斥反应发生的概率就高，比如高PRA水平、再次移植、移植物功能延迟恢复等，常建议应用抗体诱导治疗，可以显著地降低排斥反应的发生率，改善患者的预后。

常用于诱导治疗的抗体可分为清除性抗体和抑制性抗体。清除性抗体可以破坏并清除体内特异性的淋巴细胞亚群，从而阻断排斥反应。常用的清除性抗体包括多克隆抗体和单克隆抗体。多克隆抗体包括抗胸腺细胞球蛋白和多克隆抗淋巴细胞球蛋白等，单克隆抗体主要为CD3抗体（OKT3）。对于未致敏的患者，诱导治疗同样可以明显减少肺移植急性排斥反应的发生。目前，因价格较高，应用抗体治疗可能增加患者的治疗费用。不过由于降低了排斥反应的发生率，整体的治疗费用并不会显著地上升。

2. 维持期治疗　免疫抑制诱导期结束后，即进入维持期治疗。维持期治疗是在预防急性排斥反应、慢性排斥反应和防治药物副作用之间取得平衡的个体化治疗过程。维持期治疗的任何时间均可以发生急性排斥反应，发生急性排斥反应的强度和频度是影响移植肺长期存活的重要因素。未被发现和治疗的亚临床急性排斥反应同样是影响移植肺长期存活的重要因素。

维持期的治疗方案是关系到提高受者长期存活率和生活质量的重要措施。

二联用药方案：以钙调神经磷脂酶抑制剂（如 CsA 或他克莫司）作为免疫抑制的基本药物与抗代谢药物（如 Aza 或 MMF 或咪唑立宾）联合用药。

三联用药方案：是目前最常用的方案，在钙调神经磷脂酶抑制剂（如 CsA 或他克莫司）与抗代谢药物（如 Aza 或 MMF 或咪唑立宾）二联用药方案的基础上增加类固醇皮质激素。

经典的三联免疫抑制疗法：①环孢素 A（CsA）、硫唑嘌呤、皮质激素；②骁悉、他克莫司（FK506）、皮质激素；③环孢素 A（CsA）、骁悉、皮质激素。

（五）免疫抑制方案的选择

根据 ISHLT 统计，目前全世界大约 50% 的中心使用诱导免疫治疗。通常的方案都是采用 ATG 或 IL-2R 抗体诱导治疗。但是高强度的免疫抑制治疗必须与副作用相权衡，这些副作用包括感染、恶性肿瘤等，既往多个回顾性分析，得出的结论各有不同。需要进一步多中心、大样本、前瞻性研究进一步研究诱导的适应证。

术后免疫抑制方案采用甲泼尼龙 0.5 mg/（kg·d），连用 3 d，随后改泼尼松 0.5 mg/（kg·d）。环孢素 A 5 mg/（kg·d），2 次/d；或者他克莫司 0.1~0.3 mg/（kg·d），2 次/d。口服 MMF 0.5~1 g，2 次/d。硫唑嘌呤，术前静脉 2~3 mg/kg，术后 1~2 mg/（kg·d）维持，保持 WBC>3.5×10^9/L。根据 2012 年国际心肺移植学会数据，他克莫司是目前最常用的 CNIs，术后 1 年患者有 83% 在使用他克莫司，术后 5 年患者依然有 77% 在使用他克莫司。

患者一旦出现急性排斥反应（acute rejection，AR），可用大剂量类固醇皮质激素冲击治疗，甲泼尼龙 10 mg/（kg·d），连用 3 d，3 d 后改口服泼尼松 0.5 mg/（kg·d）或逐渐减量。对于难治性排斥，除上述措施外，可用溶细胞疗法包括给予 5~10 d ATG 或 5 d OKT3 治疗，或多克隆抗胸腺细胞制剂，亦可调整基本的免疫抑制方案，如钙调神经磷脂酶抑制剂和抗代谢药物剂量，也可试行将 CsA 和他克莫司互换或转换使用雷帕霉素、加用 MMF 等。

西罗莫司在肺移植术后的应用主要在以下四个方面：①在肾功能不全的患者不能使用钙调神经磷脂酶抑制剂，或使用钙调神经磷脂酶抑制剂后出现肾功能不全的患者，可以使用西罗莫司+MMF+激素的三联用药方案；②与钙调神经磷脂酶抑制剂联合应用，可以减少激素或钙调神经磷脂酶抑制剂的用量；③作为闭塞性细支气管炎综合征（BOS）发生后的补救治疗；④恶性肿瘤患者应用，可具有抗肿瘤作用。但需要强调的一点是西罗莫司的使用必须在吻合口愈合后使用。

（六）药学监护

稳定的药物浓度是肺移植术后患者长期生存的必要条件，因此掌握不同免疫抑制剂的药代动力学及浓度检测非常重要。此外，免疫抑制剂应用过程中各种副作用的产生也是药学监护的重要内容。

1. 环孢素

（1）体内代谢过程。

1）吸收：CsA 在回肠部位缓慢地被吸收，吸收不完全，需要胆汁乳糜使其从自载体中分离出来。CsA 在以下情况吸收减少，如胃排空减慢、胆汁分流、胃肠蠕动增加或胰外分泌减少等。相反，同时进食、胃排空增快、增加服药次数、糖尿病患者的胃压力低或使用甲氧氯普胺都可以增加 CsA 吸收。CsA 的生物利用度个体差异很大，一般为 5%~90%，平均为 40%，平均血药浓度达峰值时间为 3.8 h。

2）分布：CsA 大部分分布在血液外组织中。CsA 在血液中，血浆含 33%~47%，红细胞含 41%~59%，淋巴细胞含 4%~9%，粒细胞含 5%~10%。在血浆中，90% 药物与血浆蛋白结合，其中大部分为脂蛋白。因此，在检测 CsA 浓度时，需要区别全血浓度和血浆浓度。

3）生物转化：CsA 由细胞色素 P450 代谢，经羟化、去甲基化及呋喃形成等方式转化，代谢物为 M17、M8。二级转化包括代谢物的生物转化。代谢物与主药相比，仍保留环状结构，但更具有亲水性。体外试验表明，一级转化衍生物有免疫抑制作用，但 M17 的抑制能力仅为主药的 10%~30%；二级转化衍生物无免疫抑制作用。

4）排泄：CsA 主要经胆汁和粪便排泄，极少量经尿排出（<6%），几乎所有药物都以生物转化的代谢物形式而很少以主药形式排泄。代谢物可经肠肝循环再吸收，主药再吸收甚少，CsA 的排泄半衰期 6.4~8.7 h。

（2）药物的相互作用。升高环孢素 A 血浓度的药物有红霉素、甲基强的松龙、西咪替丁、甲氧氯普胺、氟康唑、酮康唑、伊曲康唑、地尔硫草、尼卡地平、硝苯地平、妥布霉素、万古霉素、诺氟沙星、普那霉素、普尼拉明、甲硝唑、甲睾酮、乙炔睾酮、亚胺培南、达那唑、乙酰唑胺、雌二醇、新霉素 B、阿米卡星、舒林酸等；降低环孢素 A 血浓度的药物有卡马西平、苯巴比妥类、苯妥英钠、利福平、肝素、美托洛尔、奥曲肽、扑米酮、丙戊酸钠、普罗布考、复方新诺明、亚磺比拉宗、华法林等。在根据血药浓度调整环孢素的剂量时，就要考虑到这些药物对环孢素血药浓度的影响，有时可以增加这些影响药物来提高血药浓度而不一定要改变既定的给药剂量。

（3）药物浓度检测及药物副作用的监测。环孢素治疗的安全血药浓度（治疗窗）范围较窄，患者个体间、同一患者不同给药时间对环孢素的吸收差别较大，一天内血药浓度的峰值变异也很大。故为了安全、有效地应用环孢素，用药者应常规定时进行环孢素 A 血药浓度的测定，及时调整剂量。常采用测定全血环孢素的谷浓度（trough level，C_0）、峰浓度（C_2）来指导临床用药，在患者服药前抽血测定，采用全血标本测定的结果比血浆或血清测定的值更为可靠。测定的实验室方法有多种，这些方法各有利弊，测定的有效谷值范围也有差异。高效液相色谱法（HPLC）结果最为可靠，浓度检测具体数值见表 12-4。

表 12-4 术后免疫抑制剂药物浓度监测

Tac（酶联免疫吸附试验法）		CsA（高效液相色谱法）		
时间	目标浓度（ng/mL）	时间	目标谷浓度（ng/mL）	目标峰浓度（ng/mL）
1 个月	15~20	1 个月	300~400	850~1 000
2 个月	10~15	2~3 个月	250~300	600~800
3 个月	10~15	4~12 个月	200~250	500~600
>3 个月	8~12	>12 个月	150~200	300~500

（4）环孢素的副作用包括：①肝肾功能损害；②高尿酸血症；③高血压、糖尿病、高胆固醇血症、高钙血症、胃肠道反应等并发症也较常见，可采用对症治疗；④多毛、痤疮、齿龈增生等可不予处理。故临床上需要检测肝肾功能、血脂组合及患者的血压等。

2. 他克莫司

（1）药代动力学。FK506 相对分子质量为 822 kD，具有高度的脂溶性，而水溶性极低，在各种条件下均较稳定。FK506 的剂型分胶囊和静脉剂型两种。在口服给药时，吸收较差，主要吸收部位在小肠，吸收过程与 CsA 相似，但 FK506 的吸收并不一定依靠胆汁。动物实验表明，FK506 在动物体内分布的浓度由高往低依次为肺、肝、心、肾、胰和脾，其浓度均超过血浆浓度。代谢的主要场所在肝，只有不到 1% 的药物以原形排除。FK506 经静脉给药后，半衰期为 3.5~40.5 h，平均均为 8.7 h，主要经胆汁和尿液排泄。由于 FK506 主要经肝脏 P-450 酶系统代谢，许多影响肝脏 P-450 酶系统的药物可影响 FK506 的代谢、血药浓度。升高 FK506 血药浓度的药物有硝苯地平、尼卡地平、地尔硫䓬、红霉素、甲基强的松龙、西咪替丁、甲氧氯普胺、氟康唑、酮康唑、伊曲康唑、克霉唑、克拉霉素、溴隐亭等；降低 FK506 血浓度的药物有卡马西平、苯巴比妥类、苯妥英钠、利福平、利福布汀等。与调整环孢素一样，在调整 FK506 剂量时，也要考虑到这些药物对 FK506 血药浓度的影响。

（2）血药浓度的检测及副作用监测。服药 10~12 h 测得的谷浓度范围为 10~60 μg/L，此浓度与全血药物浓度时间曲线（AUC）的相关性最好（相关系数为 0.94），因此一般监测 FK506 的全血谷浓度作为临床指导用药的参考指标。目前测定全血 FK506 的方法有五种：受体结合法、生物测定法、高效液相色谱法、微粒子酶免疫测定法（ME-IA）、酶联免疫吸附法（ELISA），常用于临床的方法是微粒子酶免疫测定法（MEIA）、酶联免疫吸附法（ELISA）。监测频率为 3 个月内每周测定 1 次，3~12 个月内每个月测定 1 次，1 年以上每 3 个月测定 1 次。具体药物浓度检测数值见表 12-4。

FK506 的毒副作用与环孢素相似，也有一定的肾毒性，肾毒性发生后尚无确实有效的治疗手段，重在预防。FK506 的血药浓度大于 20 μg/L 时，其肾毒性的发生概率大大增加，预防治疗时控制 FK506 的血药浓度在 20 μg/L 以下十分重要，同时避免使用如氨基糖苷类抗生素、两性霉素 B 等对肾功能有不良影响的药物。应用 FK506 的患者有 29%~47% 出现血糖升高，其中部分患者甚至需胰岛素治疗；其他常见的副作用主要有震颤、头痛、腹泻、高血压、高钾血症、低镁血症、高尿酸血症，一般经调整剂量和对症处理后可缓解。临床上需要注意监测相关副作用的发生。

3. 霉酚酸酯

（1）药代动力学。

MMF 口服后，立即在胃中吸收，1 h 达到血药峰值，然后很快下降，MMF 在肠道中被酯酶水解，成为有活性的 MPA，MPA 在肝内代谢为无活性物质 MPA-葡萄糖醛苷，绝大部分由胆汁排泄，极少量经肾通过尿排出。胆汁中分泌的 MPA-葡萄糖醛苷被肠道的酶再活化成 MPA 从肠道中再吸收，形成肠-肝循环。由于肠-肝循环，服药后 6~12 h，血浆中出现第二个 MPA 高峰。影响 MMF 胃肠道吸收的主要因素有：与制酸药和氢氧化镁、氢氧化铝同时应用，MMF 的吸收减少，服用消胆胺后，MPA 的 AUC 曲线下面积减少 40%，临床应用时应尽量避免与上述药物同时应用。

（2）药物浓度检测及药物副作用的监测。MPA 的谷浓度检测无意义，AUC 曲线下面积最为准确，然而对于 MPA 的浓度测定尚无定论，大多数中心不检测霉酚酸酯的药物浓度。然而根据肝肾移植经验，当 MPA 的 AUC 大于 60（ng·h）/L 时可能导致骨髓抑制等副作用的发生。

MMF 的毒副作用主要有胃肠道反应、出血性胃炎、白细胞减少、贫血、血小板减少，这些不良反应可通过减少骁悉的用量而缓解，减量的同时宜联合使用其他免疫抑制药来弥补 MPA 血浓度的下降。

4. 西罗莫司

（1）药代动力学。服用西罗莫司后迅速吸收，单剂量口服后的平均达峰时间约为 1 h；在肾移植受者中，多剂量口服后的平均达峰时间约为 2 h。高脂肪餐可增加西罗莫司的吸收，故建议口服西罗莫司片剂时应恒定地与或不与食物同服。西罗莫司分布容积（Vss/F）的平均值为（12±8）L/kg。西罗莫司与人血浆蛋白广泛结合（约 92%）。西罗莫司为细胞色素 P450ⅢA（CYP3A）和 P-糖蛋白（P-gp）的作用底物。西罗莫司可被肠壁和肝脏中的 CYP3A4 代谢，并且可被 P-gp 从小肠上皮细胞逆转运至肠腔。因此，作用于上述两种蛋白的药物可影响西罗莫司的吸收和清除。CYP3A 和 P-gp 的抑制剂可增加西罗莫司的浓度（地尔硫䓬、甲氧氯普胺、西柚汁、酮康唑、伏立康唑、伊曲康唑、红霉素、泰利霉素和克拉霉素）；CYP3A 和 P-gp 的诱导剂可降低西罗莫司的浓度[卡马西平、苯巴比妥、苯妥英钠、利福布汀、利福平、利福喷丁、圣约翰草（St. John's Wort，贯叶连翘，金丝桃素）]。西罗莫司与以上两种蛋白的抑制剂或诱导剂合用时，注意监测药物浓度。西罗莫司主要经粪便排泄，仅少量（2.2%）经尿排泄。

（2）药物浓度检测及药物副作用的监测。根据既往文献综述，各大中心的西罗莫司浓度一般控制在 5~15 ng/mL，在与他克莫司同时应用时控制在 5~10 ng/mL。

西罗莫司具有骨髓抑制作用，可以减少白细胞、红细胞和血小板的产生。骨髓抑制作用多见于用药后 1 个月，多为轻度，停药后能自行缓解。如应用西罗莫司后，血小板低于 100×10^9/L，白细胞低于 2×10^9/L，则须减量使用；血小板低于 50×10^9/L，粒细胞低于 1.5×10^9/L，则建议停药。如出现贫血，可以使用促红细胞生成素。西罗莫司的应用还可以导致高脂血症，可以加重 CsA 引起的高胆固醇血症和激素引起的高三酰甘油血症。此外，西罗莫司的应用还可能导致淋巴水瘤、口腔溃疡、伤口愈合延迟等。曾有文献报道西罗莫司的应用导致肺移植术后吻合口裂开，故西罗莫司必须在肺移植术后吻合口愈合后才可以使用。

三、长期随访

肺移植应该有严格的术后随访制度，要求患者自觉遵守。所有移植单位都应建立供、受者患者档案，督促患者定期随访。并通过随访系统指导各种用药及生活、工作情况。开展肺移植的医疗机构需要从以下五个方面着手：①建立完善的随访制度和计划；②建立受者随访资料档案，有条件的单位应建立移植资料数据库，专人负责随访资料的登记、录入及保存；③出院前应给肺移植受者予以术后康复、自我护理、合理用药、身体锻炼、饮食、生活习惯，以及相关移植科普知识和依从性教育，交代出院后注意事项和随访计划；④加强移植受者教育，普及移植科普知识；⑤切实落实、保证移植专科门诊，方便受者就医。

第七节　肺移植术后常见并发症的诊断与治疗

一、外科相关并发症

气胸、血胸、胸腔积液、脓胸，持久或临时漏气是术后早期常见并发症，发生率为 22% 左右，其中最常见的是气胸。此外，支气管吻合口和血管吻合口并发症也是肺移植术后早期较为常见的。

（一）气胸

气胸发生的原因很多，主要由阻塞性肺疾病单侧移植后自体肺过度膨胀引起，PEEP 进一步加重，从而引起已有的肺大疱破裂，形成气胸。支气管吻合口、肺创面漏气、机械通气及 PEEP 应用均可能引起术后气胸。

气胸能引起潮气量降低、肺膨胀不全、低氧血症。胸片可见气胸带。膈肌功能可通过 X 线透视检查、超声检查或神经传导检查来评估。单纯的气胸可通过胸腔闭式引流保守治疗，特别严重的需要二次手术治疗。

（二）血胸

胸腔内出血，可能原因有以下三个：①开胸手术后或双肺化脓症患者胸内广泛粘连形成侧支循环，止血困难；②体外循环所致的凝血功能障碍；③技术上的疏忽。

当血压出现进行性降低、休克、急性心包填塞等临床表现，术后持续、大量的胸腔血性引流液（如>200 mL/h，连续 2~3 h），或不明原因的休克伴胸管阻塞，需要考虑血胸的可能。

血胸出血量少，可先采取保守治疗（如少量多次输新鲜血等）。如术后持续、大量的胸腔血性引流液（如>200 mL/h，连续 2~3 h），或不明原因的休克伴胸管阻塞，应及早开胸探查，术中应重点检查血管吻合区域和肺门组织。

（三）供受体大小不匹配

供受体之间肺或胸腔的大小不匹配，会导致机械并发症，如肺不张。这些并发症在术后是立即显现的。因肺气肿而接受单肺移植的患者，会感到供肺相对于患者胸腔而显得小，但供肺和受者胸腔大小差异在10%~25%之间是可以接受的。

（四）气道吻合口并发症

虽然近年来在供体获取、器官保存、手术技巧、免疫抑制药物、感染控制等方面取得了飞速发展，大大降低了气道并发症的发病率。但是全球大部分移植中心报道，各种气道并发症的发病率仍有7%~18%，相应死亡率为2%~4%。

支气管缺血在气道并发症的发病机制中起着主要作用，由于供体获取时，支气管动脉循环的丢失，支气管吻合处血供中断造成局部组织缺血，手术创伤、排斥反应、感染等因素进一步加重了局部缺血，术后早期支气管主要依靠压力较低的肺动脉逆行供血。国外有人尝试应用直接支气管动脉重建术，然而至今尚无证据支持其优越性。另外，有人认为在供体获取时，采取双正向及逆向灌注，可保护支气管循环，有利于支气管恢复，从而降低吻合口并发症发生率。肺移植术后吻合口感染，如曲霉菌感染、甲氧西林耐药金黄色葡萄球菌感染是支气管吻合口并发症的重要诱因。此外，良好的支气管吻合技术也是预防肺移植术后发生吻合口并发症的重要措施，尽可能缩短供体支气管长度以及望远镜式吻合已经被证明在预防气道并发症方面是有效的。但是，也有一些研究表明望远镜式吻合并不比端端连续吻合更有利。

肺移植术后气道并发症分类较为复杂，至今还没有一种方法能够被广泛接受。一般认为，肺移植术后气道并发症有六种基本类型：吻合口狭窄、裂开、肉芽增生、气管支气管软化、吻合口瘘、吻合口感染。有报道把气道并发症分为早期（<3个月）和晚期（>3个月）。吻合口黏膜坏死裂开一般发生于早期；支气管狭窄和软化则一般发生于晚期。局部表现呈现多样性，如局部黏膜出血、坏死、肉芽增生，以及气道吻合口狭窄、气管裂开等。临床上表现为不同程度的咳嗽、咯血、呼吸困难及肺内感染等；气管裂开者可出现气胸、纵隔气肿及急性大咯血；严重者可发生急性呼吸衰竭。通过纤维支气管镜可确诊。

一旦出现吻合口并发症需要立即治疗，治疗措施主要包括：①全身治疗，改善一般状况，控制气管吻合口局部及肺内炎症，加强抗炎治疗的同时应考虑气管吻合口局部并发症的发生是否与排斥相关，酌情加强抗排斥治疗；②局部治疗，加强气管雾化及气管镜吸痰，保持气道通畅；③腔内治疗，早期气管吻合口狭窄可行反复球囊扩张，而顽固性狭窄和气管软化病例则需放置气管内支架，肉芽组织增生引起吻合口狭窄可以行硬式支气管镜治疗，必要时行激光清创；④吻合口开裂患者的治疗，部分患者通过保持通畅的胸腔引流维持肺的良好膨胀，能够获得满意的疗效，早期可考虑手术修补或局部切除再吻合术，而完全裂开后果严重，修复失败最终行移植肺叶切除、全肺切除或再移植。

预防吻合口并发症主要从以下几点着手：①尽量多地保留受者支气管及周围组织，以保护受者支气管的血运，改进支气管吻合技术；②合理应用免疫抑制药物；③加强术后抗感染和支持对症治疗，避免感染、低血压、低蛋白血症等影响吻合口愈合的因素。

（五）血管吻合口并发症

目前，血管吻合口并发症的病因尚不明确，可能与供受者血管直径不匹配、缝合技术有关。当患者术后出现呼吸困难、干咳、需氧量增加、移植肺水肿、肺动脉高压、机械通气时间延长等，需考虑血管吻合口并发症。

血管吻合口狭窄能通过三种方法发现：①同位素灌注扫描，同位素灌注扫描能发现移植肺低血流灌注，但这些结果仅作为血管狭窄的参考而不作为诊断依据；②超声心动图，经胸腔超声心动图不能提供满意的吻合口附近的肺动静脉图像，而经食道超声心动图能精确判断吻合口形态及功能情况；③血管造影，血管造影是血管吻合口狭窄影像学诊断金标准。导管插入可以精确测量吻合口压力梯度从而指导其功能评估，早期移植肺失功要考虑对本病的鉴别诊断，先行同位素灌注扫描，怀疑有血管狭窄可能，再行肺血管造影。

治疗选择包括保守治疗、再手术、血管成形术、支架植入。再手术时，肺动脉夹闭后，移植肺血供中断处于缺血状态，采用稀释冷血灌注避免移植肺热缺血损伤。建议体外循环下手术，冷血灌注血供中断的移植肺。

因此，尽可能使供受者血管直径相匹配，并且改进手术技术是预防肺移植血管吻合口并发症的主要举措。

二、原发性移植物失功

缺血再灌注损伤是移植后常见的并发症之一。原发性移植物失功（PGD）是肺移植后急性缺血再灌注肺损伤发展的严重形式，由于过去对 PGD 的认识不统一，对于 PGD 的定义也有不同的描述。PGD 曾称为严重的缺血再灌注损伤、早期移植肺功能丧失、再植入反应、再植入性水肿或再灌注水肿等，但它们与其他形式的急性肺损伤症状类似。PGD 是指在移植后 72 h 内发生的以非特异性肺泡损害、肺水肿和低氧血症为特征的综合征。临床表现可以是轻度低氧血症和几乎正常的胸部 X 线片，也可以是急性严重的低氧血症，类似急性呼吸窘迫综合征（ARDS），需要正压机械通气治疗，偶尔需要体外膜肺氧合（ECMO）治疗。PGD 是导致早期移植肺功能衰竭的主要原因，是移植后早期的重要并发症和死亡原因，致死率为 16%~25%。它也增加急性排斥反应的危险，从而导致远期移植肺功能不全。

目前，对 PGD 定义的研究主要考虑以下几个方面：发生时间、PaO_2/FiO_2、胸部 X 线表现等，但要排除肺部感染和排斥反应等原因，对于肺移植术后 PGD 的诊断，主要根据 ISHLT 对肺移植受者术后不同时期的氧合情况及胸部 X 线表现制定的标准结合术中大量出血、体外循环支持等诱因可以基本判定。将 PGD 分级为 3 级的患者明确诊断为 PGD。PGD 的发生与供者固有因素、年龄、吸烟史、种族、性别及原发病有关。国外大样本研究显示肺移植术后早期 PGD 发生还与受体的一般特征（性别、年龄、体重指数等）、术前肺动脉压、术中输血量、术中是否使用体外循环密切相关。国外一项 126 例肺移植样本研究中，术前肺动脉高压者是肺动脉压正常者术后早期发生 PGD 的

1.64 倍，同时也观察到术中使用体外循环者发生 PGD 的可能性更大。其他因素如手术创伤、供肺缺血、支气管动脉循环中断、淋巴循环中断，以及供肺失神经支配等也是危险因素，病理机制为肺血管内皮细胞和上皮细胞的活性氧直接损伤、产生炎症级联反应、黏附分子表达上调。

肺移植后缺血再灌注肺损伤的诊断按照国际心肺移植学会（ISHLT）制定的标准：①肺移植后 72 h 内出现渗出浸润性的影像学改变；②肺移植后 72 h 内出现动脉血氧分压（PaO_2）/吸入氧浓度（FiO_2），即氧合指数<300；③排除超急性排斥反应、静脉吻合口梗阻、心源性肺水肿及肺部感染后诊断为原发性移植物失功。肺移植后缺血再灌注肺损伤严重程度分级依据 ISHLT 的分级标准，即以肺移植后不同的时间点 PaO_2/FiO_2 和胸部 X 线片浸润为判定根据。肺再灌注 6 h、24 h 或 48 h，胸部 X 线片有浸润。氧合指数超过 300 定为 1 级，200~300 定为 2 级，小于 200 定为 3 级。其他特定情况的分级标准包括，任何鼻导管吸氧的患者或者 FiO_2 小于 0.3，依据胸部 X 线检查结果定为 0 级或 1 级；胸部 X 线片浸润的缺失为 0 级，即使患者氧合指数小于 300。国外一项对 402 例肺移植受者的资料进行回顾性研究，发现移植后 48 h 内绝大多数受者经历了不同程度的 PGD，使用 ISHLT 的 PGD 标准，轻度（1 级）、中度（2 级）、重度（3 级）PGD 的发生率分别是 38%、28% 和 34%，使用氧合指数进行 PGD 分级，发现轻度（1 级）、中度（2 级）、重度（3 级）PGD 的发生率分别为 22%、32% 和 6%。

PGD 治疗原则主要包括：在保证重要器官和支气管吻合口灌注良好的前提下，依据监测的血流动力学参数及氧动力学参数，严格限制液体入量，适当应用利尿剂，使中心静脉压<10 mmHg（1 mmHg = 0.133 kPa），平均动脉压>65 mmHg，红细胞压积>30%，循环支持维护血流动力学稳定。同时，适当调整机械通气参数，采用保护性肺通气策略，以改善和维持氧合。另外，应用一氧化氮、前列腺素、肺泡表面活性物质等，可保护肺毛细血管完整性，预防白细胞和血小板黏附聚集；对于严重的 PGD 患者还应早期采用 ECMO 辅助。根据 PGD 不同分级给予不同处理：对于 PGD 0~1 级的患者只需要注意液体的负平衡，一般在术后 24 h 内可以脱机拔管；对于 PGD 2~3 级患者，除了液体负平衡外还需延长呼吸机治疗时间及应用前列腺素 E_1，轻者 2~3 d、重者 1 周左右可以脱机拔管。

但对于 PGD3 级患者，除以上治疗外，可应用 ECMO 转流，度过 PGD 的急性期，同时需要预防急性肾衰竭和多脏器功能衰竭的发生。当肺移植术后早期出现低氧血症，特别是 PGD 引起的血流动力学不稳定的情况下，ECMO 可以作为早期（术后不超过 7 d）稳定循环、挽救患者生命的重要方法。有研究回顾性分析了 763 例心肺或肺移植病例的临床资料，其中 7.6% 发生 PGD3 级时使用 ECMO 稳定循环，其中最后能顺利撤除 ECOM 的患者 1 年及 5 年生存率分别达到 59% 和 33%。多中心临床结果表明，尽早使用 ECMO 的受者存活率可达到 50% 以上，而诊断 PGD 后超过 7 d 才使用 ECMO 者，死亡率甚至可高达 100%。把握使用 ECMO 的指征是决定 PGD 临床治疗结果的重要环节。体外膜肺氧合的应用：在麻醉后经股动-静脉切开置管并转流。若术中测得的全血活化凝血时间大于 160 s，则不用肝素。ECMO 氧流量 2 L/min，转流流量根据体重、血流动力学情况及血气分析的结果调整在 2~3 L/min，保持 PaO_2 在 75 mmHg 以上，$PaCO_2$ 在

20 mmHg 左右。术后根据移植肺的氧合情况和血流动力学的平稳程度，决定是否撤除 ECMO。撤除时首先流量减半，0.5 h 后停止转流，拔除股动、静脉插管并修补股动、静脉。

此外，供肺保存的灌注液、灌注保存技术、手术及开放技术是减少及减轻 PGD 发生的关键：①灌注液的要求：采用改良低钾右旋糖酐液来灌注供肺，尽量减少肺泡的破坏和炎症介质的生成；②灌注保存过程中灌注插管到肺动脉中不能过深，以免不完全灌注，压力过高会导致肺泡受损，必要时进行逆行灌注冲去炎性介质；③术中再次开放时血流的影响；④术后早期维持移植肺干燥相当重要，术后若控制不佳易导致再灌注损伤出现肺水肿，这是导致早期移植肺失功的重要原因。

提前预防 PGD 效果更好，处理包括小潮气量、恰当的呼气末正压通气和轻微呼吸性酸中毒。患者应尽量保持移植侧朝上的侧卧位，并结合积极的胸部理疗。术后 3 d 保持受者液体负平衡。只要 PaO_2>70 mmHg 和（或）血氧饱和度（SaO_2）>95%，就逐步降低 FiO_2，并根据血液气体分析结果及生命体征调节通气参数，以预防 PGD 的发生。在移植术后密切进行的血流动力学、氧动力学、呼吸力学等监测，积极有效预防感染与排斥反应等措施，对降低肺移植患者的早期死亡起到了重要作用。

三、排斥反应

排斥反应是受者对同种异体肺移植物抗原发生的细胞和体液免疫反应，是目前导致移植肺失功的主要原因。按照国际心肺移植术后排斥反应的分类，通常肺移植排斥有三种形式，超急性排斥、急性排斥和慢性排斥。依据急性级排斥反应的程度可分为 0~4 级，同时按照有无细支气管炎症、大气管炎症分成 A、B、C、D 四类（表 12-5）。

表 12-5 排斥反应分级

分类	分级	意义	表现
A：急性排斥	0	无	正常肺实质
	1	极低	不明显的小单核细胞血管周围浸润
	2	低	更常见、明显血管周围浸润，嗜酸细胞可能存在
	3	中等	密集的血管周围浸润，延伸到间隙，包含有内皮细胞、嗜酸细胞和中性粒细胞
	4	极度	弥漫的血管周围、间质和气室浸润，伴有肺损伤，中性粒细胞可能存在
B：气道感染	0	无	无支气管炎症
	1R	低级别	支气管黏膜下不常见，分散的或单个层单核细胞
	2R	高级别	支气管黏膜下更大且活化的淋巴细胞更加活跃的浸润，包含有嗜酸细胞核和浆细胞
	X	无法分级	无法获取气管组织

续表

分类	分级	意义	表现
C：慢性气道排斥-闭塞性细支气管炎	0	缺失	如果存在描述为气道管腔内纤维结缔组织闭塞
	1	存在	
D：慢性血管排斥-加速的移植物血管硬化		未分级	动脉纤维性内膜增厚，静脉少细胞的透明性硬化，常需要靠活检诊断

（一）急性排斥反应

目前肺移植术后第一年大约有 36% 的患者发生至少一次急性排斥反应（AR）。急性排斥反应通常由细胞免疫介导，反复发作的急性排斥反应被认为是闭塞性细支气管炎的诱发因素，急性排斥反应术后早期即可发生，3 个月后逐渐减少，1 年以后不再有急性排斥反应。

急性排斥反应临床表现为感觉不适、疲劳、发热、胸闷气急、胸痛或胸片有浸润阴影、胸水等。典型的患者白细胞中等升高、PaO_2 下降、FEV_1 降低。CT 对肺移植急性排斥反应的诊断作用有限，没有特别的表现。有时 X 胸片、临床症状、生理变化不能区别术后早期排斥与感染。有时候胸片改变早于症状的出现和肺功能的改变，肺门周围常出现间质浸润阴影，肺毛玻璃样变。毛玻璃样变最适合作为经支气管镜肺活检的时机和活检部位的指导。如临床高度怀疑存在排斥反应，而无法进一步确诊时，给予冲击剂量甲基强的松龙 15 mg/kg，临床症状、胸片、SaO_2 常在 8~12 h 内改善。

因使用强效免疫抑制剂，急性排斥反应的临床表现越来越不典型，急排时典型的临床表现已很少出现，症状表现比较平缓、隐蔽，可能只表现为肺功能的减退，需结合各项辅助检查综合判断和分析。

发生急性排斥反应时，胸部高分辨率 CT 表现为小叶间隔增厚、胸腔积液和毛玻璃样影，在急性排斥反应的诊断中具有 35%~65% 的敏感性。尤其是经甲泼尼龙治疗后，48 h 内影像学明显改善者更倾向为急性排斥反应。目前，经支气管肺活检，是明确血管、气管周围炎症或淋巴细胞浸润诊断的金标准，但有些患者术后无法获取病理，可行纤维支气管镜肺灌洗（BAL）检查，有研究显示通过检测 BAL 中的淋巴细胞亚群，AR 和增加的 $CD8^+T$ 细胞有关。对难以诊断的急性排斥反应，可以考虑胸腔镜或小切口开胸肺活检。

一旦诊断为 AR，常规静脉内使用大剂量甲基强的松龙冲击治疗，甲泼尼龙 10 mg/(kg·d)，连用 3 d，随后根据临床情况逐渐减量。对耐激素型或强烈的急性排斥反应，尽早使用抗淋巴细胞抗体。更改免疫抑制方案，加用免疫诱导剂，全淋巴放疗和体外光化学治疗等。

（二）慢性排斥反应

慢性排斥反应通常发生在肺移植后大约 6 个月，5 年和 10 年发病率分别为 49% 和 75%，占晚期死亡原因的 30%，是影响患者长期生存的主要因素。闭塞性细支气管炎综合征（BOS）是一种慢性肺移植排斥反应的表现，由于小气道纤维化闭塞呈进行性不可逆的发展，主要表现为肺功能的下降（FEV_1 下降），移植肺功能逐渐丧失，出现胸闷、气急，呈进行性的、不可逆的阻塞性通气功能障碍，直接影响了患者的生活质量和长期生存。闭塞性细支气管炎的病理变化为小气道上皮细胞损伤、上皮基底膜增厚、气道炎性细胞浸润、进行性纤维化和胶原组织沉积导致小气道闭塞。导致 BOS 的原因包括急性排斥、巨细胞病毒感染、HLA 错配等。

目前，BOS 没有确切的治疗方案，治疗方法有吸入环孢素 A 局部气道的抗炎，口服他克莫司替代环孢素可稳定肺功能，阿奇霉素抑制炎症介质，他汀类药物免疫调节，减轻 BOS 的严重程度（改善肺功能），改善生存率。因此，早期诊断 BOS、延缓病程是改善预后最主要的措施，对于终末期 BOS 可考虑再次肺移植。

四、术后感染

数十年来，肺移植术后管理的水平显著提高，但感染仍然是肺移植术后最重要的并发症。可以说，一次成功的肺移植，离不开对感染的准确诊断和恰当防治。

由于免疫抑制剂的应用，肺移植受者处于免疫抑制状态，终身有患感染性疾病的风险。供体肺去神经支配、纤毛运动减弱、咳嗽反射减弱，受者术前基础情况差，营养不良，加之术后置入的各种管道较多，影响了功能的恢复，均使受者主动排痰能力差，易致感染。除此之外，淋巴回流中断、病原体定植、供体病原体传播等，均是术后感染的易患因素。感染是肺移植术后发病率和病死率居首位的原因。除了导致感染性休克、器官功能衰竭等并发症外，感染尚可诱发急性和慢性排斥反应，增加病死率。为了减少感染相关并发症和降低病死率，需要对受者进行全面的评估，包括既往感染史和气道定植史，常见的细菌包括铜绿假单胞菌、鲍曼不动杆菌、金黄色葡萄球菌，最常见的真菌是曲霉菌，最常见的病毒是巨细胞病毒。

肺移植术后第 1 个月是肺部感染发生的高峰，6 个月后风险随之下降。早期的肺部感染主要来自供体肺，应对供体肺进行微生物学普查，同时进行术后预防性抗感染治疗，以改善预后。后期发生的感染与闭塞性细支气管炎有关。对于肺移植术后诊断为闭塞性细支气管炎综合征的患者，感染可急剧加重病情，甚至导致死亡。

肺移植受者感染的临床症状是多样的，可以无症状，也可以快速进展。围手术期的监测、术后日常家庭肺功能检查以及长期密切随访等，对于早期发现感染有重要意义。肺移植术后的患者，都应常规接受教育，在生活中注意预防感染，学会识别早期感染的征象。当患者出现发热、乏力、咳嗽、咳痰加重、肺功能下降等情况，需与移植科医生联系评估。诊断性检查包括病史、体格检查、血液检查、痰液检查、影像学检查、肺功能、支气管镜肺泡灌洗（bronchoalceolar lavage，BAL）及经支气管肺活检（transbronchial lung biopsy，TBLB）等。

（一）真菌感染

肺移植术后真菌感染的高危因素包括较长的手术时间、术中大量输血、移植术前术后真菌定植、移植后继发细菌感染或 CMV 感染、单肺移植、肾脏替代治疗、低丙种球蛋白血症、既往支气管支架植入史、糖皮质激素使用等。真菌感染的病原体包括酵母菌、霉菌（即丝状真菌）、双相型真菌及类真菌。对于肺移植受者，危害最大的仍是丝状真菌，故下文所述真菌主要指丝状真菌。丝状真菌包括曲霉（如烟曲霉、黄曲霉等）和非曲霉（如毛霉等）。最常见的曲霉菌是烟曲霉（91%），黄曲霉和黑曲霉感染的发生率为2%，不同种类曲霉菌混合感染达5%。

肺移植术后真菌感染可以进一步被分为支气管吻合口真菌感染、真菌性支气管炎、侵袭性肺部真菌感染或播散感染。肺移植术后真菌感染的高峰集中在前3个月，念珠菌感染好发于移植术后2个月内，曲霉菌感染好发于移植术后1~3个月，侵袭性肺真菌病或播散感染大多发生于肺移植后1年内。Singh和Husain总结前人经验发现肺移植术后受者真菌感染的发生率为6.2%，58%的患者有支气管或者吻合口感染，而32%的患者有肺部侵袭性感染，10%有浸润性播散。随着术后普遍预防经验的积累，肺侵袭性感染和播散感染比例较前减少。有研究报道75%的真菌感染出现在气道，而18%为肺实质侵袭性感染，7%为全身播散性感染。这是很有意义的，因为侵袭性肺部真菌感染或播散感染的死亡率较高，甚至可大于50%，而局部感染的死亡率明显较低。真菌定植状态的受者在移植术后更易感染侵袭性肺真菌病，尤其是支气管扩张、囊性肺纤维化（cystic fibrosis，CF），对于该类受者，术后应积极处理。

侵袭性肺部真菌感染受者的影像学表现可为孤立或多发的结节影、楔形阴影、实变影，病灶内可形成空洞，但并非特异性表现，胸腔积液少见。晕轮征（halo sign）、空气新月征、病灶内曲霉球等征象虽更具特征性，但在肺移植受者中罕见。半乳甘露聚糖检测（GM试验）有助于诊断侵袭性肺真菌病。半乳甘露聚糖是曲霉菌的细胞壁成分，在其生长过程中释放。在肺移植患者中，血清半乳甘露聚糖检测的敏感性差，仅为30%~55.5%，特异性为87%~95%。目前通过酶免试验证实，支气管肺泡灌洗液（BAL）中半乳甘露聚糖检测似乎更有意义，诊断侵袭性曲霉菌病的敏感性为60%，特异性为95%~98%。然而，抗真菌预防（假阴性）和哌拉西林钠他唑巴坦钠抗炎治疗（假阳性）能影响试验结果的质量。此外，采用（1，3）$-\beta-D-$葡聚糖检测（G试验）亦助于诊断真菌感染，但真菌细胞壁多糖成分并非特异性存在于曲霉菌，特异性稍差。最后，常规纤维支气管镜检查对于吻合口真菌感染的诊断非常重要。在支气管吻合口愈合的早期，气管镜下可见污浊的坏死物及假膜覆盖在吻合口周围，进而可见肉芽组织增生、吻合口狭窄，甚至吻合口缝线断裂。可经气管镜获取标本进行培养或组织学检查。

一般抗真菌治疗药物包括棘白菌素类（卡泊芬净、米卡芬净），三唑类（伏立康唑、泊沙康唑），两性霉素B及其脂质体。预防性抗真菌治疗的方案，无论是药物的选择还是疗程，在各个移植中心之间区别较大。最常用的预防方案包括单用三唑类药物（伏立康唑或泊沙康唑），可联合吸入两性霉素B，之后给予伊曲康唑序贯应用，疗程为移植后4~6个月。氟康唑不常规应用，因为它缺乏抗非念珠菌的活性。侵袭性肺真菌病的一线治疗药物仍是伏立康唑，而棘白菌素类、静脉用两性霉素B为二线治疗药物。伏立康唑、泊沙康唑、伊曲康唑均是CYP3A4的抑制剂，与钙调磷酸酶抑制剂合用时，可明显增加后者的血药浓度。故在加用或停用该类药物时，应同时积极调整钙调磷酸酶抑制剂的剂量，并密切监测血药浓度，以防止不必要的排斥反应或感染出现。

除此之外，应注意观察其药物不良反应，如视觉障碍、肝毒性、皮疹等，权衡用药安全性与有效性的平衡点。

（二）肺孢子菌感染

肺孢子菌（pneumocystisjiroveci，PC）是一种机会感染的真菌，在肺移植受者上可以引起致死性的肺孢子菌肺炎（pneumocystis pneumonia，PCP）。PC 是单细胞型，发展过程包括滋养体、囊前期、包囊三阶段。

在肺移植中，肺孢子菌感染的好发因素包括：年龄 >65 岁，T 淋巴细胞计数 <750/mm³ 持续 1 个月以上，免疫球蛋白 IgG 水平低，巨细胞病毒感染后，急性排斥反应。有文献报道，52% 的 PCP 感染患者，在 1 年内有 CMV 感染的病史，类似的，有超过半数的 PCP 感染患者，在 1 年内有急性排斥反应的病史。

PCP 的诊断方法包括：①痰液、支气管肺泡灌洗液、肺活检标本经特殊染色（吉姆萨、哥氏银、六胺银、甲苯胺蓝染色等），镜检寻找病原体；②PCR，本法比显微镜检更加客观且敏感度高，可检测不同的基因底物，包括内在转录间隔区基因、线粒体大亚基 rRNA 及主要的表面糖蛋白基因等；③血清学，主要指 G 试验，即测定（1，3）$-\beta-D-$葡聚糖；④影像学，PCP 的 CT 分布特征为弥漫性（95% 以上）、对称性（90% 以上），常见征象为磨玻璃影（最常见，全肺分布为主，其次为上叶）、网状影、小叶间隔增厚、肺气囊（特异性，肺上叶或上中叶为主）等。PCP 的治疗药物包括：①复方磺胺甲噁唑（SMZ-TMP）、氨苯砜、阿托伐醌、喷他脒，这类药物主要针对 PC 的滋养体；②棘白菌素类药物，主要针对 PC 的囊前期；③激素，可缓解病情，减轻炎性渗出，还可减少其他药物的不良反应。

未进行预防用药的情况下，肺及心肺联合移植受者 PCP 发病率为 10%~40%，远远高于肾移植的 2%~15% 和肝移植的 5%~15%。各脏器移植 PCP 好发时间为术后 1 年内，术后 1 年后 PCP 发病率为肺移植最高。加拿大多中心研究显示，不预防用药的受者，PCP 感染的发生时间为术后 17~204 d；预防用药半年者，PCP 感染的发生时间为术后 846~4 778 d。此外，基本所有文献均提示，当进行预防用药时，没有 PCP 发生。鉴于 PCP 感染的严重性、上述流行病学调查结果，以及预防的有效性，一般建议术后早期可予以 PCP 预防用药，持续半年以上。但最近有学者发现，短期预防（仅预防 1 个月）也可能达到类似的效果，考虑其原因可能为：①研究中术后早期应用棘白菌素类预防真菌，同时对 PC 也有效；②短期预防破坏了 PC 的定植状态。当然，短期预防法是否可靠，仍需要进一步研究。

（三）病毒感染

巨细胞病毒（cytomegalovirus，CMV）是肺移植术后感染最重要的病原微生物之一。像其他疱疹病毒一样，巨细胞病毒可终身潜伏于宿主体内，有复发可能。CMV 阳性的肺移植供体是重要的传播途径。有 CMV 潜伏的肺移植受者具有肺移植术后发病的风险，然而 CMV 错配者，术后严重感染的风险更大，病死率更高。CMV 错配指：血清学 CMV 阴性的受者（R-）接收 CMV 阳性供者（D+）的供肺。

CMV 感染好发于移植术后 1 年内，尤其是移植术后半年到 1 年间。临床症状可以表现为肺炎、肠炎、肾炎、视网膜炎、肝炎、骨髓抑制和脑病。CMV 除了带来直接器官损伤外，还能引起免疫系统的改变，称为 CMV 感染的间接效应。CMV 的间接效应能导致机会感染的增多，可引起急性排斥反应、慢性肺移植物失功（chronic lung allograft dysfunction，CLAD）和移植后淋巴组织增生性疾病（posttransplantation lymphoprolifera-tive disorders，PTLD）发生率升高。

CMV 的发病率及发病时间随着预防措施的改变，近 10 年来发生了很多变化。预防措施下，CMV 感染在肺移植术后出现得更晚。而没有经过预防的患者，典型的 CMV 症状出现于术后第 1 个月至第 4 个月。进行 CMV 预防治疗具有出现耐药毒株的可能，基因型主要分为两类：UL97 和 UL54。耐更昔洛韦病毒株最常发生的突变位点是磷酸转移酶基因（UL97），在该处出现的突变抑制了药物的合成代谢，降低了更昔洛韦的磷酸化作用，因而抑制其转化成有活性的细胞内三磷酸盐复合物。导致 CMV 耐药的危险因素有 CMV 错配、长期口服更昔洛韦预防治疗、免疫抑制过度。

肺移植术后社区获得性呼吸道病毒（community acquired respiratory viruses，CARV）的常见病原体包括：副黏病毒科 ［呼吸道合胞病毒 A、B 型（RSV），副流感病毒（PIV1~4）、人偏肺病毒（HMPV）］，正黏病毒科（流行性感冒样病毒 A、B 型），小 RNA 病毒（鼻病毒 A、B、C 型和肠病毒），冠状病毒科（冠状病毒）和腺病毒科（腺病毒）。人类博卡病毒是一种新型的细小病毒，但该病毒的报道较罕见。肺移植术后受者的 CARV 发病率很高，且有季节性特点，冬季时流感病毒和 RSV 好发。CARV 感染的表现不一，可以从无症状到轻度上呼吸道感染，一直到重症肺炎，但出现明显气道症状者可达 57%。感染的严重程度和感染的病毒类型有关。无症状的病毒携带状态是罕见的，但有时可见于小 RNA 病毒或冠状病毒感染。流感病毒和副黏病毒感染的症状表现往往较严重，需要住院治疗。而腺病毒感染移植肺可引起相当高的死亡率。在 CARV 基础上再继发细菌和真菌感染是其严重的并发症。

CARV 移植肺感染可能与排斥反应发生有关。多伦多一项前瞻性的研究包括 50 例具有呼吸道病毒感染的肺移植受者（痰培养阳性或巨细胞病毒抗原阳性者除外），对照组为 50 个稳定的肺移植术后受者。有呼吸道症状的患者中 66% 经鼻咽或口咽拭子进行 CARV 检测为阳性（包括呼吸道合胞病毒，副 1~3 病毒，流感病毒 A 和 B，腺病毒，人肺病毒，鼻病毒，肠病毒，冠状病毒）。对照组中仅 8%（4 例）患者出现鼻病毒阳性。3 个月后上述感染组患者，急性排斥反应发生率为 16%，18% 患者出现 FEV_1 下降 20% 以上。而上述对照组中没有病例出现急性排斥反应或 FEV_1 下降 20% 以上。

CMV 外周血检测包括定量 PCR、抗体以及半定量 pp65 抗原检测等。用免疫荧光法检测抗体的灵敏度较低，早期诊断的金标准仍是应用 PCR 法进行核酸扩增检测。在组织侵袭性 CMV 感染中，行组织活检可见典型的包涵体，可作为诊断依据。

肺移植术后抗病毒应重在预防。治疗的选择是有限的。对于副粘病毒，可选用口服、静滴或雾化吸入利巴韦林来治疗，但应提防其副反应。流感病毒感染的治疗药物包括金刚烷胺、扎那米韦和奥司他韦，但其在肺移植中应用的有效性少有报道。对于严重的 CMV 感染，标准治疗方法是静滴更昔洛韦（5 mg/kg），持续 2~3 周，随后序贯口服缬更昔洛韦 2 周以上。同真菌感染类似，各移植中心的预防方案各异。常用的预防方法如下：肺移植后即开始给予缬更昔洛韦（900 mg）药物预防；对于 D+/R- 的受者，预防持续 6~12 个月；对于 D-/R+ 或 D+/R+ 的受者，预防持续 3~6 个月；对于 D-/R- 的受者，可不预防。对更昔洛韦耐药者，可选用膦甲酸钠或西多福韦来防治，而对上述药物均耐药者，马立巴韦（maribavir）、来氟米特、乐特莫韦（letermovir）、青蒿琥酯可作为替代药物。

免疫抑制状态、CMV 和 EB 病毒感染与 PTLD 相关，发生率在 2%~8%。PTLD 的临床表现多变，可以侵犯任何器官，累及淋巴结或淋巴结外组织。由于 95% 的 PTLD 受者表达 CD20，使利妥昔单抗成为治疗 PTLD 的有效手段。

（四）细菌感染

细菌感染可发生于移植后任何时间。受者年龄超过 40 岁、病原体定植、供肺过度缺血（>6 h）、肺叶膨胀不全、受损的咳嗽反射、淋巴回流中断、手术后通气不足、误吸等可增加肺部细菌感染的危险。术后常见的细菌病原体包括铜绿假单胞菌、鲍曼不动杆菌、克雷伯杆菌、金黄色葡萄球菌、嗜麦芽窄食单胞菌等。

近几十年来，由于术后常规抗感染药物的应用，使细菌感染的发生率和感染谱发生了很大变化。西班牙的一项前瞻性多中心的研究包括了 236 名肺移植受者，平均随访期为 180 d，显示平均每 100 个肺移植受者中每年有 72 个肺炎。2/3 的（57 例）患者有病原学依据，82% 为细菌感染。24.6% 分离到铜绿假单胞菌，鲍曼不动杆菌和金黄色葡萄球菌分别为 14%，大肠埃希氏菌、肺炎克雷伯菌和嗜麦芽窄食单胞菌分别为 5.3%，恶臭假单胞菌、黏质沙雷氏菌、洋葱假单胞菌分别为 1.8%，分枝杆菌为 5.3%（3.5% 为结核杆菌，1.8% 为鸟分枝杆菌）。

诊断感染需要综合性的手段，主要包括痰培养、支气管肺泡灌洗液培养、聚合酶链反应（PCR）、经支气管肺活检等。在病原学结果未出来前，可暂时经验性应用广谱抗生素预防感染。支气管扩张或 CF 受者一般病史长，在术前存在结构性肺病，往往有革兰氏阴性菌，如铜绿假单胞菌、洋葱伯克霍尔德氏菌属定植。术后早期需积极予以抗生素预防。

分枝杆菌感染虽较少见，但也应引起重视，尤其是 CF 受者。典型或非典型结核分枝杆菌感染均相对罕见，通常出现的时间较迟，在手术后 4 个月或以上。在这方面，原发或继发病例均有报道。影像学表现为多个小结节集群、结节性磨玻璃混浊或渗透、空洞、小叶间隔增厚、胸膜增厚、单侧或双侧胸腔积液及淋巴结肿大。

（五）肺移植术后的免疫接种

肺移植术后 1 年之后，所有受者均可进行疫苗接种。现有研究表明，仅 1/3 左右的免疫抑制受者获得了对流感疫苗的保护性抗体。一般选择肌内注射接种活疫苗。皮内注射因不能显著提高疫苗的免疫原性，不推荐使用。一般情况下，肺移植受者接种流感疫苗的耐受性良好，鲜有副反应，且其一般为局部反应。目前，没有针对 CMV、RSV 的有效疫苗，但临床研究正在进行。

五、其他并发症

随着生存时间的延长、老年患者的逐渐增多以及免疫抑制剂的大量使用，肺移植术后全身并发症的发生率也在升高。全身并发症对肺移植患者的预后影响较大，尽早处理全身并发症可改善患者的生存质量。全身并发症主要包括肾功能衰竭、糖尿病、骨质疏松症、缺血性坏死、血栓栓塞性疾病、胃肠道并发症、心血管并发症、血液系统并发症、神经系统并发症、恶性肿瘤以及淋巴增生障碍性疾病等。

（陈静瑜　毛文君　方红波）

参考文献

［1］ CHRISTIE JD, EDWARDS LB, KUCHERYAVAYA AY, et al. The Registry of the International Society for Heart and Lung Transplantation: 29th adult lung and heart-lung transplant report-2012. J Heart Lung Transplant, 2012, 31 (10): 1073-1086.

［2］ YUSEN RD, EDWARDS LB, KUCHERYAVAYA AY, et al. The Registry of the International Society for Heart and Lung Transplantation: Thirty-second Official Adult Lung and Heart-Lung Transplantation Report-2015; Focus Theme: Early Graft Failure. J Heart Lung Transplant, 2015, 34 (10): 1264-1277.

［3］ 毛文君, 陈静瑜. 中国肺移植面临的困难及对策. 中华胸部外科电子杂志, 2016, 3 (1): 1-6.

［4］ YUSEN RD, EDWARDS LB, DIPCHAND AI, et al. The Registry of the International Society for Heart and Lung Transplantation: Thirty-third Adult Lung and Heart-Lung Transplant Report-2016; Focus Theme: Primary Diagnostic Indications for Transplant. J Heart Lung Transplant, 2016, 35 (10): 1170-1184.

［5］ 王怀经, 应大君. 局部解剖学. 北京: 高等教育出版社, 2009.

［6］ 柏树令, 应大君. 系统解剖学. 北京: 人民卫生出版社, 2008.

［7］ MAURER JR, FROST AE, ESTENNE M, et al. International guidelines for the selection of lung transplant candidates. The International Society for Heart and Lung Transplantation, the American Thoracic Society, the American Society of Transplant Physicians, the European Respiratory Society. J Heart Lung Transplant, 1998, 17: 703-709.

［8］ JONATHAN B. ORENS, MARC ESTENNE, Selim Arcasoy, et al. International Guidelines for the Selection of Lung Transplant Candidates: 2006 Update—A Consensus Report From the Pulmonary Scientific Council of the International Society for Heart and Lung Transplantation. J Heart Lung Transplant, 2006, 25 (7): 745-755.

［9］ TRULOCK EP, EDWARDS LB, TAYLOR DO, et al. Registry of the International Society for Heart and Lung Transplantation: twenty-third official adult lung and heart-lung transplantation report-2006. J Heart Lung Transplant, 2006, 25 (8): 880-892.

［10］ FISCHER S, HOPKINSON D, LIU M, et al. Raffinose improves 24-hour lung preservation in low potassium dextran glucose solution: a histologic and ultrastructural analysis. Ann Thorac Surg, 2001, 71 (4): 1140-1145.

［11］ 毛文君, 陈静瑜, 郑明峰, 等. 棉子糖低钾右旋糖酐液在临床肺移植中的应用. 中华器官移植杂志, 2012, 33 (5): 275-279.

［12］ CYPEL M, RUBACHA M, YEUNG J, et al. Normothermic ex vivo perfusion prevents lung injury compared to extended cold preservation for transplantation. Am J Transplant, 2009, 9（10）: 2262-2269.

［13］ MICHEL P, VIAL R, RODRIGUEZ C, et al. A comparative study of the most widely used solutions for cardiac graft preservation during hypothermia. J Heart Lung Transplant, 2002, 21（9）: 1030-1039.

［14］ DE PERROT M, LIU M, WADDELL TK, et al. Ischemia-reperfusion-induced lung injury. Am J Respir Crit Care Med, 2003, 167（4）: 490-511.

［15］ BARR ML, BAKER CJ, SCHENKEL FA, et al. Living donor lung transplantation: selection, technique, and outcome. Transplant Proc, 2001, 33（7-8）: 3527-3532.

［16］ CAMARGO JJ, IRION KL, MARCHIORI E, et al. Computed tomography measurement of lung volume in preoperative assessment for living donor lung transplantation: volume calculation using 3D surface rendering in the determination of size compatibility. Pediatr Transplant, 2009, 13（4）: 429-439.

［17］ WELLS WJ, BARR ML. The ethics of living donor lung transplantation. Thorac Surg Clin, 2005, 15（4）: 519-525.

［18］ 陈静瑜. 胸部微创技术在肺移植切口中的应用. 中国微创外科杂志, 2006, 6（9）: 648-649.

［19］ 朱幸讽, 陈静瑜, 郑明峰, 等. 体外膜肺氧合在原发性及继发性肺动脉高压肺移植中的应用. 中华器官移植杂志, 2010, 31（8）: 463-465.

［20］ 朱艳红, 陈静瑜. 第六届国际心肺移植研讨会简介. 中华器官植杂志, 2008, 29（11）: 693-696.

［21］ 朱艳红, 陈静瑜, 郑明峰, 等. 肺移植围术期 ICU 的监测与治疗. 医学研究杂志, 2006, 35（3）: 8-10.

［22］ 毛文君, 陈静瑜, 郑明峰, 等. 肺移植 100 例临床分析. 中华器官移植杂志, 2013, 34（1）: 28-32.

［23］ 毛文君, 陈静瑜, 郑明峰, 等. 肺移植 100 例临床分析. 中华器官移植杂志, 2011, 32（8）: 459-462.

［24］ PETER M. HOPKINS, KEITH MCNEIL. Evidence for immunosuppression in lung transplantation. Curr Opin Organ Transplant, 2008, 13（5）: 477-483.

［25］ NG CY, MADSEN JC, ROSENGARD BR, et al. Immunosuppression for lung transplantation. Front Biosci, 2009, 14: 1627-1641.

［26］ JOSE FERNANDO SANTACRUZ, ATUL C MEHTA. Airway Complications and Management after Lung Transplantation Ischemia, Dehiscence, and Stenosis. The Proceedings of the American Thoracic Society, 2009, 6: 79-93.

［27］ WOOD DE, VALLIERES E, KARMY-JONES R. Current status of airway management in lung transplant patients. Curr Opin Organ Transplant, 1999, 4: 264-268.

［28］ ALVAREZ A, SALVATIERRA A, LAMA R, et al. Preservation with a retrograde second flushing of Eurocollins in clinical lung transplantation. Transplant Proc, 1999, 31: 1088-1090.

[29] SCHMID RA, BOEHLER A, SPEICH R, et al. Bronchial anastomotic complications following lung transplantation: still a major cause of morbidity? Eur Respir J, 1997, 10: 2872-2875.

[30] CHRISTIE JD, KOTLOFF RM, POCHETTINO A, et al. Clinical risk factors for primary graft failure following lung transplantation. Chest, 2003, 124: 1232-1241.

[31] COLLINS J. Imaging of the chest after lung transplantation. J Thorac Imaging, 2002, 17: 102-112.

[32] CHAPARRO C, CHAMBERLAIN D, MAURER J, et al. Bronchiolitis obliterans organizing pneumonia (BOOP) in lung transplant recipients. Chest, 1996, 110: 1150-1154.

[33] SHARGALL Y, GUENTHER G, AHYA VN, et al. Report of the ISHLT working group on primary lung graft dysfunction: Part VI. Treatment. J Heart Lung Transplant, 2005, 24: 1489-1500.

[34] KING-BIGGS MB. Acute pulmonary allograft rejection: mechanisms, diagnosis, and management. Clin Chest Med, 1997, 18: 301-310.

[35] LOUBEYRE P, REVEL D, DELIGNETTE A, et al. High-resolution computed tomographic findings associated with histologically diagnosed acute lung rejection in heart-lung transplant recipients. Chest, 1995, 107: 132-138.

[36] BOEHLER A, ESTENNE M. Post-transplant bronchiolitis obliterans. Eur Respir J, 2003, 22 (6): 1007-1018.

[37] SHARPLES LD, MCNEIL K, STEWART S, et al. Risk factors for bronchiolitis obliterans: a systematic review of recent publications. J Heart Lung Transplant, 2002, 21: 271-281.

[38] AQUILAR-GUISADO M, GIVALDA J, USSETTI P, et al. Pneumonia after lung transplantation in the Resitra cohort: a multicenter prospective study. Am J Transplant, 2007, 7: 1989-1996.

[39] DAUBER JH, PARADIS IL, DUMMER JS. Infectious complications in pulmonary allograft recipients. Clin Chest Med, 1990, 11: 291-308.

[40] ZAMORA MR. Cytomegalivirus in lung transplantation. Am J Transplant, 2004, 4: 1219-1226.

[41] AVERY RK. Management of late recurrent and resistant cytomegalovirus in transplant recipients. Transplant Rev, 2007, 21: 65-76.

[42] GERNA G, VITULO P, ROVIDA F, et al. Impact of human metapneumovirus and human cytomegalovirus versus other respiratory viruses on the lower respiratory tract infections of lung transplant recipients. J Med Virol, 2006, 78: 408-416.

[43] KUMAR D, ERDMAN D, KESHAVJEE S, et al. Clinical impact of community-ac-

quired respiratory viruses on bronchiolitis obliterans after lung transplant. Am J Transplant, 2005, 5: 2031-2036.

[44] MILSTONE AP, BRUMBLE LM, BARNES J, et al. A single-season prospective study of respiratory viral infections in lung transplant recipients. Eur Respir J, 2006, 28: 131-137.

[45] SINGH N, HUSAIN S. Aspergillus infections after lung transplantation: clinical differences in type of transplant and implication for management. J Heart Lung Transplant, 2003, 22: 258-266.

[46] KRAMER MR, DENNING DW, MARSHALL SE, et al. Ulcerative tracheobronchitis after lung transplantation: a new form of invasive aspergillosis. Am Rev Respir Dis, 1991, 144: 552-556.

[47] MEHRAD B, PACCIOCCO G, MARTINEZ FJ, et al. Spectrum of aspergillus infection in lung transplant recipients: case series and review of the literature. Chest, 2001, 119: 169-175.

[48] KANJ SS, WELTY-WOLF K, MADDEN J, et al. Fungal infections in lung and heart-lung transplant recipients: report of 9 cases and review of the literature. Medicine (Baltimore), 1996, 75: 142-156.

第十三章　心脏移植

第一节　概　述

一、心脏移植历史

心脏移植作为治疗终末期心衰行之有效的治疗手段，其研究和探索历史已逾百年。关于实体器官移植的概念 19 世纪初就被提出，但直到 19 世纪 90 年代法国外科医生 Alexis Carrel 发明并完善血管吻合技术，脏器移植才有了实现的可能。

人类心脏移植的实质性进展始于 20 世纪 50~60 年代，随着体外循环技术的发展以及该技术支持下狗自体心脏移植实验取得成功，斯坦福大学的 Shumway 教授及其团队发明的心脏移植技术一直沿用至今，该技术将受者左房后壁和肺静脉予以保留。Bernard 于 1967 年在南非开普敦成功开展了第一例人类心脏移植。1973 年，斯坦福中心把心内膜活检的组织学检查纳入排斥反应评定标准，一直沿用至今。1976 年，瑞士科学家 Jean-Francois Borel 在一种土壤真菌中发现了环孢菌素 A 并在动物实验获得成功后将其应用于临床，这一突破性成果攻克了免疫排斥反应壁垒，大大提高了心脏移植手术成功率。随后，新型抗 T 细胞药物如他克莫司（FK-506）和西罗莫司的问世，进一步改进了抗排药物疗效。

截至 2014 年 6 月 30 日，全球心脏移植手术量已经达到 120 992 例。以美国为例，1983 年只有 11 个医学中心进行心脏移植，而 1984 年增加至 30 多个。截至 2014 年，全球共有 416 个中心能够开展心脏移植手术，年手术量达到 5 036 例，其中 9 家中心的年手术量超过 50 台。

二、心脏移植研究现状

国际心肺移植学会（ISHLT）每年对登记的移植患者信息进行分析总结，结果显示受体的基础疾病谱为非缺血性心肌病（50%）、缺血性心力衰竭（34%）、瓣膜病（2%）、先天性心脏病（3%）、再次移植（2%）及其他（9%）。越来越多的患者在接受心脏移植时需要正性肌力药（41%）或循环机械辅助（包括心室辅助装置，29%）。过去 20 年里，供者和受者都有年龄增大的趋势，近年来大约 25% 的受者年龄大于 60 岁，全球范围内年龄大于 50 周岁的供者超过 12%。自 1982 年以来，ISHLT 每年公布的数据显示，心脏移植术后早期（1年内）生存率稳步改善，但远期生存率变化不大。事实上，术后生存曲线在6个月时有一个明显拐点，此后呈线性下降，大约每年下降3.5%。心脏移植患者的中位生存期（包括成人和儿童）为10年，而术后1年之后的移植患者中位生存期为13年。

美国心脏病学会和美国心脏协会制定了心脏移植受体的选择标准，其绝对适应证包括：①心衰引起的血流动力学不稳［顽固性心源性休克、需要持续静脉输注正性肌力药来维持脏器灌注、最大氧耗量<10 mL/（kg·min）］。②影响日常生活的严重的不可再血管化的冠心病。③药物治疗无效的反复发作的室速。

相对适应证包括：①最大氧耗量11~14 mL/（kg·min）并引起严重功能受限。②治疗无效的反复发作的心绞痛。③慢性心力衰竭患者反复发作水电解质紊乱和肾功能不稳定。

而心脏移植的禁忌证均是相对的，主要取决于术前它们的可调节程度，包括肺部疾病、肺动脉高压、糖尿病及其并发症、系统性疾病以及外周血管疾病。关于年龄是否要纳入移植禁忌证尚存在争议。

供体选择标准包括符合脑死亡诊断标准，心电图、心脏彩超正常，大于45周岁的供体最好有冠脉造影检查并结果正常，否则应为冠心病低危人群。此外，须排除供体急性感染和全身恶性肿瘤疾病，肝炎病毒和人类获得性免疫缺陷病毒需为阴性，心脏外伤患者通常被排除。供体和受体配对试验包括：①ABO血型。Rh血型配对则无强行要求。②体格大小。供体的身高体重须在受体身高体重的80%以上。③肺血管阻力。如果受体肺血管阻力较高（>4~5 Wood单位），要求供体的体格大于受体以保证足够的右心储备。除肺血管阻力之外，也要考虑肺血管压力，尤其是评估慢性心衰患者的肺动脉高压是否可逆。④受体病情稳定与否。如果受体病情危重，寻找到适当供心的机会降低。⑤供体的地理位置。供心转运时间需考虑在内，通常认为冷缺血时间长于4 h对远期效果有负面影响，特别是在供心明显肥厚的情况下。⑥抗HLA抗体滴度。由于允许的冷缺血时间很短，供受体HLA交叉配对试验仅在受体群体反应性抗体（PRA）滴度显著升高的情况下进行。但目前就PRA滴度显著升高的标准尚存争议，大部分中心认为PRA滴度>10%即为显著升高，而部分中心认为PRA滴度大于20%为显著升高。无论如何，大家公认移植术前PRA水平影响术后急性排斥反应、抗体和细胞介导的排斥反应以及移植物血管病等的发生。根据美国组织相容性与免疫遗传学学会及器官资源共享中心规定，受体PRA水平>10%时，须在移植术前进行供受体HLA交叉配对。

传统的心脏移植术后免疫抑制治疗包括初期诱导方案和后期维持方案。免疫抑制诱导方案包括抗T细胞受体CD3分子单克隆抗体OKT3和抗胸腺细胞球蛋白，但在2007年以前使用OKT3作为诱导治疗的不足3%，使用抗胸腺细胞球蛋白者稳定维持在20%左右。早期诱导免疫抑制治疗的意义在于降低急性排斥反应发生率以及通过延迟使用钙调磷酸酶抑制剂（CNIs）来降低术后肾功能不全的风险。但免疫抑制诱导治疗的风险在于显著增加术后淋巴组织增生障碍的发生率。

免疫抑制维持治疗方案在各心脏移植中心也不尽相同。常规方案包括钙调磷酸酶抑制剂（CNIs 环孢素或他克莫司）、抗细胞增殖药（硫唑嘌呤或霉酚酸酯）以及糖皮质激素。新型抗排药物哺乳动物雷帕霉素靶蛋白（mTOR）抑制剂（又称增殖信号通路抑制剂如西罗莫司及其衍生物依维莫司）的使用逐渐普遍，它们有着强大的免疫抑制能力和免疫系统以外的细胞周期阻滞功能。

三、心脏移植前景与展望

（一）扩大心脏移植供体和受体的纳入标准

制约心脏移植发展的瓶颈仍是供心匮乏，短期内增加供心来源的有效方法是使用"边缘供心"，包括降低供体年龄标准、使用心死亡供体和慢性感染（如乙肝）供体心脏等，使用"边缘供心"意味着须将受体指征扩大。目前，使用年龄大于 50 周岁供体的供心已越来越常见，Roig 等回顾性分析西班牙 8 家中心在 1998 年至 2010 年间接受心脏移植的 2 102 名患者，根据供体年龄将这些患者分为 2 组（<50 周岁组，≥50 周岁组）并比较 2 组的急性排斥反应和早期死亡率，尽管供体年龄≥50 周岁组年龄更大、心血管疾病风险更高，但 2 组在急性排斥反应和早期死亡率上并无显著差异；供体年龄≥50 周岁组总体死亡率更高，在对供体死因、供体吸烟史、受体年龄、免疫诱导方案、是否使用环孢素等指标进行校正之后，2 组间总体死亡率也无统计学差异。然而，供体年龄≥50 周岁组 5 年内发生移植物血管病变的风险显著高于供体年龄<50 周岁组。

（二）供心保护策略

离体供心灌注系统被认为能改善供心保护并且在心脏移植时方便评估心肌活力。在美国和欧洲多个心脏移植中心同时开展了一项前瞻性多中心随机对照研究，来比较离体灌注（$n=67$）和低温保存（$n=63$）对成年人脑死亡供心的保护作用，主要观测终点是 30 d 患者和移植物存活率。结果 30 d 患者和移植物存活率在离体灌注组为 97%，在低温保存组为 94%（$P=0.45$）；离体灌注组 8 例（13%）和低温保存组 9 例（14%）发生严重的心源性并发症。研究者得出的结论是离体灌注和低温保存对于供心保护效果相当。

离体心脏在深度低温（4 ℃）时可随时间延长发生不可逆损伤。Somah 液是一种新型的器官保护液，其目的在于在中度低温（21 ℃）时加强离体器官高能磷酸酯合成。Lowalekar 等比较了 Somah 液、Celsior 液、UWS 液在 21 ℃对离体猪心的保护作用，5 h后，猪心被连接至离体灌流装置进行功能评估。心脏重量，能够大致反映心肌水肿和炎症反应的指标，在 3 组中均无差别，但高能磷酸酯水平在 Somah 液组显著高于另外 2 组（$P<0.001$）；复苏后，Somah 液组猪心无须起搏刺激迅速恢复收缩功能和有氧代谢，射血分数显著高于另外 2 组（$P<0.001$）。高能磷酸酯合成增加、代谢方式迅速转换和射血分数提高反映在 21 ℃下 Somah 液的心肌保护效果优于 Celsior 和 UWS 液，但在 4 ℃时有无类似效果尚无定论，有必要开展进一步研究比较 21 ℃ Somah 液和 4 ℃ Celsior 液或 UWS 液的心肌保护效果。

（三）免疫抑制治疗方案的优化

CNIs 改善了移植术后急性排斥反应发生率和患者预后，目前它与抗代谢药如霉酚酸酯等已成为移植术后的标准免疫抑制治疗。CNIs 治疗血药浓度范围较窄，而药物剂量的确定主要根据患者体重和肾功能情况。尽管个体化指标如年龄、性别、种族、免疫抑制程度等也非常重要，但在确定免疫抑制剂种类和剂量时通常不考虑上述因素；而且在随访调整免疫移植治疗时未将这些个体化因素综合考虑，出于预防排斥反应目的，患者往往过量使用免疫抑制剂，它导致免疫抑制剂相关并发症如肥胖、慢性肾脏病、高血压和糖尿病等的发生。免疫抑制治疗方案个体化的目的在于减少副作用、维持适度免疫抑制和改善长期生存率。

(四) CAV 和排斥反应的筛查

CAV 是影响心脏移植患者远期生存率的首要并发症，持续免疫激活对血管内皮细胞造成的损伤是 CAV 的病理基础。由于心脏移植物缺乏神经支配，CAV 患者常常没有临床症状，因此心脏移植患者有必要定期接受检查评估冠脉血管床病变情况，血管造影上显示的即使是程度很轻的病变也是远期预后不良的预测指标。由于冠脉造影的有创性及敏感性不高，人们一直尝试用无创的检查来早期检测 CAV。多巴酚丁胺激惹彩超（DSE）是一种较常使用的技术，然而它对 CAV 的诊断价值尚无定论。

尽管心内膜活检存在有创性及相关并发症的风险，它仍是筛查移植后排斥反应的主要检测方法。而最近出现的基因表达谱（GEP）检查有望取代心内膜活检，成为心脏移植物排斥反应的无创检查方法。

总之，作为终末期心脏病的首选治疗方案，心脏移植技术在最近 30 年取得了显著进展，心死亡供体心脏移植、使用体外持续灌注系统进行供心维护等技术的出现，扩大了供心来源；而减轻缺血-再灌注损伤、优化术后免疫抑制方案、使用新技术监测 CAV 和排斥反应等，改善了心脏移植的近期和远期预后。

第二节　心脏应用解剖及组织结构

一、心脏的位置与体表投影

心脏位于中纵隔内，心底平面由左上斜向右下，心尖位于左季肋部后面，外有心包被覆，左右两侧被胸膜覆盖。心脏的后面与食管、胸主动脉等接触，下面紧贴膈肌。

胸骨柄后为大血管区，右侧为上腔静脉，左侧为主动脉和肺动脉。胸骨角和肋下角平面之间为心脏投影，心尖区在左锁骨中线以内。心脏各瓣膜区在胸壁的投影均在胸骨体上，肺动脉瓣口在第 3 肋水平近胸骨左缘；主动脉瓣口在第 3 肋间水平；二尖瓣口在第 4 肋间偏左侧；三尖瓣口在第 5 肋偏右方（图 13-1）。

二、心包

心包是包裹心和出入心的大血管根部的圆锥形纤维浆膜囊，分内、外两层，外层为纤维心包，内层为浆膜心包。纤维心包由坚韧的纤维性结缔组织构成，上方包裹出入心的升主动脉、肺动脉干、上腔静脉和肺静脉的根部，并与这些大血管的外膜相延续。下方与膈中心腱愈着。浆膜心包位于心包囊的内层，又分脏、壁两层。壁层衬贴

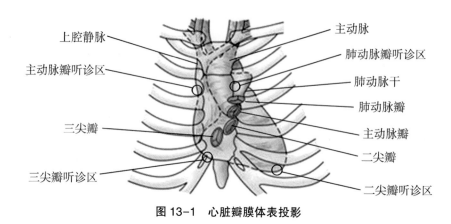

图 13-1 心脏瓣膜体表投影

于纤维性心包的内面，与纤维心包紧密相贴。脏层包于心肌的表面，称心外膜。脏壁两层在出入心的大血管根部互相移行，两层之间的潜在腔隙称心包腔，内含少量浆液起润滑作用。

在心包腔内，浆膜心包脏、壁两层反折处的间隙，称心包窦，主要有：①心包横窦为心包腔在主动脉、肺动脉后方与上腔静脉、左心房前壁前方间的间隙。②心包斜窦，又称 Haller 窦，为位于左心房后壁，左、右肺静脉，下腔静脉与心包后壁之间的心包腔。其形状似口向下的盲囊，上端闭锁，下端为连于心包腔本部的开口，稍偏左。③心包前下窦位于心包腔的前下部，心包前壁与膈之间的交角处，由心包前壁移行至下壁所形成。人体直立时，该处位置最低，心包积液常存于此窦中，是心包穿刺比较安全的部位（图 13-2）。

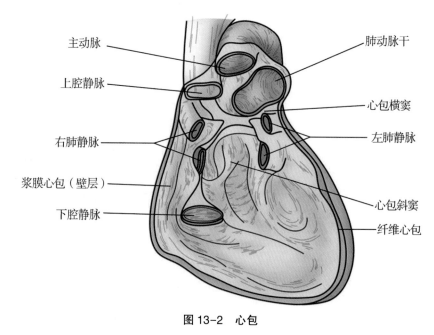

图 13-2 心包

三、心脏瓣膜

心脏瓣膜是由心内膜向心腔折叠而成的。①三尖瓣：三尖瓣的游离缘和室面借腱索连于乳头肌。三尖瓣环、瓣尖、腱索和乳头肌在结构和功能上是一个整体，称三尖瓣复合体。②肺动脉瓣：肺动脉口周缘有 3 个彼此相连的半月形纤维环为肺动脉环，环上附有 3 个半月形的肺动脉瓣，瓣膜游离缘朝向肺动脉干方向，其中点的增厚部分称为半月瓣小结节。③二尖瓣：左心室流入道的入口为左房室口，口周围的致密结缔组织环为二尖瓣环，二尖瓣基底附于二尖瓣环，游离缘垂入室腔。④主动脉瓣：左心室流出道的上界为主动脉口，位于左房室口的右前方，口周围的纤维环上附有 3 个半月形的瓣膜，称主动脉瓣。每个瓣膜相对的主动脉壁向外膨出，半月瓣与主动脉壁之间的袋状间隙为主动脉窦（图 13-3）。

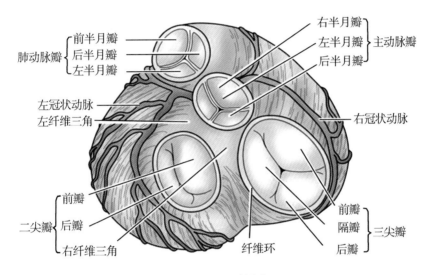

图 13-3 心脏瓣膜

四、心肌

心肌层为构成心壁的主体，包括心房肌和心室肌两部分。心房肌和心室肌附着于心纤维骨骼，被其分开而不延续，故心房和心室可不同时收缩。心肌层由心肌纤维和心肌间质组成。心肌纤维呈分层或束状；心肌间质包括心肌胶原纤维、弹性纤维、血管、淋巴管、神经纤维及一些非心肌细胞成分等，充填于心肌纤维之间。

五、心腔

（一）右心房

右心房由窦部和体部两部分组成，后方为静脉窦；上下两端连接上下腔静脉；前方为右心耳，呈三角形，基底宽大与静脉窦连接。切开右心房观察时左侧为上腔静脉，右侧为下腔静脉。右心房内面光滑的右心房窦部与有梳状肌的固有心房的交界线隆起，称为界嵴，自上腔静脉入口的前面伸至下腔静脉入口的前面。在界嵴后面的部分心房光滑，称为静脉窦部分。冠状静脉窦口位于下腔静脉瓣与三尖瓣环之间。冠状静脉窦口、Todaro 韧带和三尖瓣环之间的三角称为 Koch 三角，为重要的外科解剖区，此处有房室结，其发出希氏束沿房室纤维环上方横行于房间隔后面，并于三尖瓣隔瓣下进入室间隔（图 13-4）。

（二）右心室

前方与胸壁相接，下方与膈肌相邻，内面为室间隔，基底为三尖瓣和肺动脉瓣。室间隔是由膜部室间隔和肌部室间隔两部分组成的。

膜部室间隔：主动脉右瓣叶与后瓣叶的瓣环交界的下方、肌部室间隔的上方、左室、右房和右室之间，有一片膜样间隔。三尖瓣的隔瓣横跨其间，将其分为上下两部，位于下方者称为膜部室间隔；位于上方者称为膜部房间隔。膜样间隔上界为主动脉瓣瓣环，修补膜部室间隔缺损时，勿损伤主动脉瓣。主动脉瓣手术缝合瓣环时，如进针过深，易损伤传导束。

肌部室间隔占室间隔的大部分，又可分为窦部、小梁部和漏斗部三部分（图 13-4）。

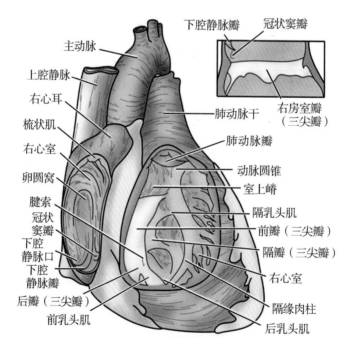

图 13-4 右心房和右心室

（三）左心房

左心房位于心脏后方，位于心脏基底部，左房入口为四个肺静脉开口，其下部出口为二尖瓣口，与左室相通。左房前壁与升主动脉相邻，后壁与食管相邻，并有一斜韧带即为退化的左上腔静脉，上壁与气管分叉部相邻，右壁即房间隔与右房毗邻，左侧壁为游离壁。

左心房内腔分为左心耳部和体部。左心耳为小梁化的内腔，由胚胎的原始左心房发育而成，向左前方突出，附向肺动脉左侧根部，左冠状动脉回旋支在其内下侧绕过。左心耳形态不规则，且边缘有数个较深的切迹，是与右心耳区别的形态特征。左房体部内壁光滑，其为胚胎期肺静脉共干扩大而成。与左心耳基底部连接处常较狭窄，房壁较薄（图 13-5）。

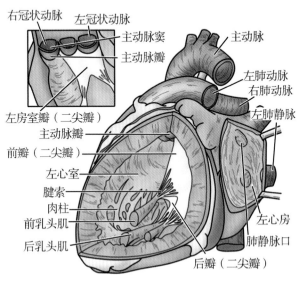

图 13-5　左心房和左心室

（四）左心室

左心室位于右心室的左后方，呈圆锥形，左室壁厚 9~12 mm。左心室前壁介于前室间沟、左房室沟和左冠状动脉旋支的左缘支三者之间的区域内，血管较少，是进入左心室腔的唯一壁面，称为外科手术壁。左心室腔以二尖瓣前尖为界，分为左后方的左心室流入道和右前方的流出道两部分。

左心室流入道又称为左心室窦部，位于二尖瓣前尖的左后方，其主要结构为二尖瓣复合体，包括一尖瓣环、瓣叶、腱索和乳头肌。左心室流出道为左心室的前内侧部分，由室间隔上部和二尖瓣前尖组成，室间隔构成流出道的前内侧壁，二尖瓣前尖构成后外侧壁（图 13-5）。

六、冠状动脉

（一）左冠状动脉

左冠状动脉起于主动脉的左冠状动脉窦，主干很短，为 5~10 mm，向左行于左心耳与肺动脉干之间，然后分为前室间支和旋支。左冠状动脉主干的分叉处常发出对角支，向左下斜行，分布于左心室前壁，粗大者也可至前乳头肌（图 13-6 和图 13-7）。

1. 前室间支　也称前降支，似为左冠状动脉的直接延续，沿前室间沟下行，其始段位于肺动脉始部的左后方，被肺动脉始部掩盖，其末梢多数绕过心尖切迹止于后室间沟下 1/3，部分止于中 1/3 或心尖切迹，可与后室间支末梢吻合。前室间支及其分支

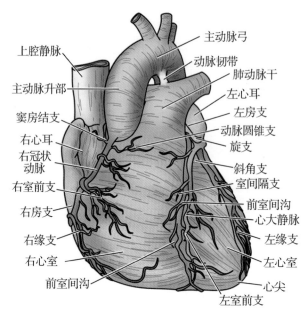

图 13-6　心脏外形和血管前面观

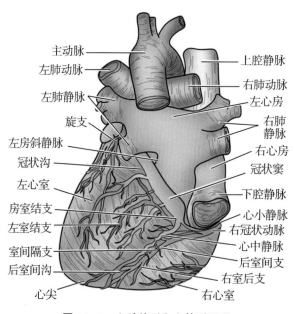

图 13-7　心脏外形和血管后面观

分布于左室前壁、前乳头肌、心尖、右室前壁一小部分、室间隔的前 2/3 以及心传导系的右束支和左束支的前半。

前室间支的主要分支有：①左室前支，3~5 支者多见，分别向心左缘或心尖斜行，主要分布于左室前壁、左室前乳头肌和心尖部。②右室前支，较短小，分布于右心室前壁靠近前纵沟区域。右室前支最多有 6 支，第 1 支往往在近肺动脉瓣水平处发出，分布至肺动脉圆锥，称为左圆锥支。此支与右冠状动脉右圆锥相互吻合形成动脉环，称为 Vieussens 环，是常见的侧支循环。③室间隔前支，以 12~17 支多见，起自前室间支的深面，穿入室间隔内，分布于室间隔的前 2/3。

2. 旋支 也称左旋支。从左冠状动脉主干发出后即走行于左侧冠状沟内，绕心左缘至左心室膈面，多在心左缘与后室间沟之间的中点附近分支而终。旋支及其分支分布于左房、左室前壁一小部分、左室侧壁、左室后壁的一部或大部，甚至可达左室后乳头肌，约 40% 的人分布于窦房结。旋支的主要分支有：①左缘支，于心左缘处起于旋支，斜行至心左缘。该支较恒定，也较粗大，分支供应心左缘及邻近的左室壁。②左室后支，多数为 1 支，分布于左室膈面的外侧部。较大旋支发出的左室后支也可分布至左室后乳头肌。③窦房结支，约 40% 起于旋支的起始段，向上经左心耳内侧壁，再经左房前壁向右至上腔静脉口，多以逆时针方向从上腔静脉口后方绕至前面，从尾端穿入窦房结。④心房支，为一些细小分支，分别供应左房前壁、外侧壁和后壁。⑤左房旋支，起于旋支近侧段，与主干平行，向左后行于旋支上方，分布于左房后壁。

（二）右冠状动脉

右冠状动脉起于主动脉的右冠状动脉窦，行于右心耳与肺动脉干之间，再沿冠状沟右行，绕心锐缘至膈面的冠状沟内。一般在房室交点附近或右侧，分为后室间支和右旋支。右冠状动脉一般分布于右房、右室前壁大部分、右室侧壁和后壁的全部，左室后壁的一部分和室间隔后 1/3，包括左束支的后半以及房室结（93%）和窦房结（60%）。

右冠状动脉的分支有：

1. 右缘支 较粗大、恒定，沿心锐缘走行，分布至附近心室壁。左、右缘支较粗大、恒定，冠状动脉造影时可作为确定心缘的标志。

2. 后室间支 亦称后降支，约 94% 的人该支起于右冠状动脉，其余者起于旋支，自房室交点或其右侧起始后，沿后室间沟下行，多数止于后室间沟下 1/3，小部分止于中 1/3 或心尖切迹，可与前室间支的末梢吻合。该支除分支供应后室间沟附近的左、右室壁外，还发 7~12 支室间隔后支，穿入室间隔，供应室间隔后 1/3。

3. 右旋支 为右冠状动脉的另一终支，起始后向左行越过房室交点，与心左缘之间也可有细支与旋支（左旋支）吻合。

4. 右房支 分布于右心房，并形成心房动脉网。

5. 房室结支 约 93% 的人房室结支起于右冠状动脉。右冠状动脉的右旋支经过房室交点时，常形成倒"U"形弯曲，房室结支多起于该弯曲的顶端，向深部进入 Koch 三角的深面，其末端穿入房室结，供应房室结和房室束的近侧段。该支还向下分出细小分支供应室间隔上缘的小部分。右冠状动脉的"U"形弯曲，出现率为 69%，一旦出现即为冠状动脉造影的一个有用的辨认标志。

（三）冠状动脉的分布类型

左、右冠状动脉在心胸肋面的分布变异不大，而在心膈面的分布范围则有较大的变异。按照 Schlesinger 分型原则，以后室间沟为标准，将国人冠状动脉的分布情况分为三型。

1. 右优势型（65.7%）　右冠状动脉在心室膈面的分布范围，除右室膈面外，还越过房室交点和后室间沟，分布于左室膈面的一部或全部。后室间支来自右冠状动脉。

2. 均衡型（28.7%）　左、右心室的膈面各由本侧的冠状动脉供应，互不越过房室交点。后室间支为左或右冠状动脉的末梢支，或同时来自左右冠状动脉。

3. 左优势型（5.6%）　左冠状动脉较粗大，除分支分布于左室膈面外，还越过房室交点和后室间沟分布于右室膈面的一部分，后室间支和房室结动脉均发自左冠状动脉。

七、心脏静脉系统

心的静脉可分为浅静脉和深静脉两个系统。浅静脉起于心肌各部，在心外膜下汇合成网、干，最后大部分静脉血由冠状窦收集入右心房。深静脉也起于心肌层，直接汇入心腔，以回流入右心房者居多。

（一）冠状窦及其属支

1. 冠状窦　位于心膈面，左心房与左心室之间的冠状沟内，从左心房斜静脉与心大静脉汇合处作为其起点，最终注入右心房的冠状窦口，冠状窦口往往有一个半月形瓣膜。冠状窦起始部的壁较薄，而大部分冠状窦壁远较一般静脉壁厚，其表面由左右心房的薄层肌束覆盖，有类似瓣膜的作用。当心房收缩时，肌束的收缩能阻止血液流入右心房；当心舒张时，可使血液流入右心房。

2. 冠状窦的主要属支

（1）心大静脉：在前室间沟伴左冠状动脉前室间支上行，斜向左上进入冠状沟，绕心左缘至心膈面，于左心房斜静脉注入处移行为冠状窦。心大静脉借其属支，收纳左心室前面，右室前壁的小部，心左缘、左心房前外侧壁、室间隔前部、左心耳及大动脉根部的静脉血。

（2）心中静脉：起于心尖部，伴右冠状动脉的后室间支上行，注入冠状窦的末端。心中静脉收纳左、右心室后壁，室间隔后部、心尖部和部分心室前壁的静脉血。

（3）心小静脉：起于锐缘，接受锐缘及部分右室前、后壁的静脉血，在冠状沟内，伴右冠状动脉向左注入冠状窦右端或心中静脉。

（二）心前静脉

心前静脉起于右室前壁，可有1~4支，向上越过冠状沟直接注入右心房。部分心前静脉与心小静脉吻合。

（三）心最小静脉

心最小静脉又称Thebesius静脉，是位于心壁内的小静脉，自心壁肌层的毛细血管丛开始，直接开口于心房或心室腔，直径约1 mm。心最小静脉没有瓣膜。冠状动脉阻塞时，心最小静脉可成为心肌从心腔获得血液供应的一个途径，对心肌内层具有一定的保护作用。

（四）心脏静脉之间的吻合

心脏静脉之间的吻合非常丰富，冠状窦属支之间以及属支和心前静脉之间均在心表面有广泛的吻合。

八、心脏传导系统

心脏传导系统由特殊心肌细胞构成，包括窦房结、结间束、房室结区、房室束，左、右束支和浦肯野纤维网（图 13-8）。

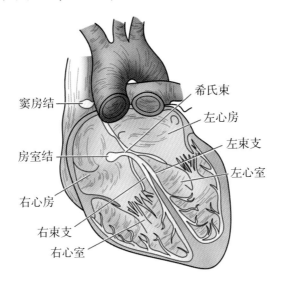

窦房结 —— 希氏束

—— 左心房

—— 左束支

房室结 —— —— 左心室

右心房 ——

右束支 ——

右心室 ——

图 13-8　心脏的传导系统

（一）窦房结

窦房结是心脏的正常起搏点。窦房结多呈长梭形（或半月形），位于上腔静脉与右心房交界处界沟上 1/3 的心外膜下，从心外膜表面用肉眼不易辨认，窦房结的长轴与界沟基本平行。

（二）结间束

窦房结是心脏的起搏点，窦房结产生的冲动经何种途径传至左、右心房和房室结，目前尚无定论。国外有学者提出窦房结和房室结之间有结间束相连，左、右心房之间亦有房间束连接，但迄今尚无充分的形态学证据。

（三）房室结区

房室结区，又称房室交界区，是心脏传导系统在心房与心室互相连接部位的特化心肌结构，位于房室隔内，其范围基本与房室隔右侧面的 Koch 三角一致。它由三部分组成：房室结、房室结的心房扩展部（结间束的终末部）以及房室束（His 束）的近侧部（穿部和未分叉部）。房室结是一个矢状位的扁薄的结构，在 Koch 三角的尖端，结的左下面邻右纤维三角，右侧由薄层心房肌及心内膜覆盖。房室结的后上端和右侧面有数条纤维束伸至房间隔和冠状窦口周围，即房室结的心房扩展部，亦即结间束的入结部分。房室结的前端变细穿入中心纤维体，即为房室束。房室束出中心纤维体即行于室间隔肌部上缘，后经过室间隔膜部的后下缘分为左、右束支。房室结只是房室结区的中央部分。

1. **房室束**　又称 His 束，起自房室结前端，穿中心纤维体，继而行于室间隔肌性部与中心纤维体之间，向前下行于室间隔膜部的后下缘，同时左束支有纤维陆续从主干发出，最后分为右束支和左束支。房室束行程中有重要的毗邻关系。心外科手术如瓣膜置换时要注意这些重要邻接关系，避免损伤房室束，以免引起房室传导阻滞或不同形式的束支传导阻滞。

2. 左束支　呈瀑布状发自房室束的分叉部，发出后呈扁带状在室间隔左侧心内膜下走行，与肌性室间隔上、中 1/3 交界水平，分为三组分支：①前组到达前乳头肌中下部，分支散开分布于前乳头肌和附近游离心室壁并交织成网。②后组分支向后下行也经过游离小梁到达后乳头肌下部，分支分布于后乳头肌和附近游离心壁交织成网。③间隔组的形式变化较大，分支分布于室间隔的中下部，并绕心尖分布于左室游离壁。三组分支从室间隔上部的前、中、后 3 个方向分布于整个左室内面，在游离壁互相吻合成浦肯野纤维网，相互间无明显界线。

3. 右束支　呈细长圆索状，起于房室束分叉部的末端，从室间隔膜部下缘的中部向前下弯行，表面有室间隔右侧面的薄层心肌覆盖，经过右室圆锥乳头肌的后方，向下进入隔缘肉柱，到达右心室前乳头肌根部分支分布至右室壁。

（四）浦肯野纤维网

左、右束支的分支在心内膜下交织成浦肯野纤维网，主要分布在室间隔中下部心尖，乳头肌的下部和游离室壁的下部，室间隔上部、动脉口和房室口附近则分布稀疏或缺如。心内膜下发出纤维分支以直角或钝角进入心室壁内构成心肌内浦肯野纤维网，最后与收缩心肌相连。

第三节　心脏生理功能

一、心脏泵血功能

（一）体循环（大循环）

血液经左心室射出后经主动脉—大动脉—微动脉—括约肌—毛细血管—微静脉—静脉—腔静脉—右心房（图 13-9）。

（二）肺循环（小循环）

右心房—三尖瓣—右心室—肺动脉瓣—肺动脉—肺毛细血管—肺静脉—左心房—二尖瓣—左心室—主动脉瓣—主动脉（图 13-9）。

二、心脏功能及基本概念

心脏的收缩和舒张包括心房、心室顺序地收缩和舒张，压力的升高和降低，各瓣膜协调地开和闭，以完成心脏的射血和充血功能。心房和心室每收缩和舒张一次，称为一个心动周期。周期的长短与心率有关。

（1）一侧心室每次搏动所输出的血量，称为每搏输出量（SV）。SV 正常值为 50～110 mL/beat。

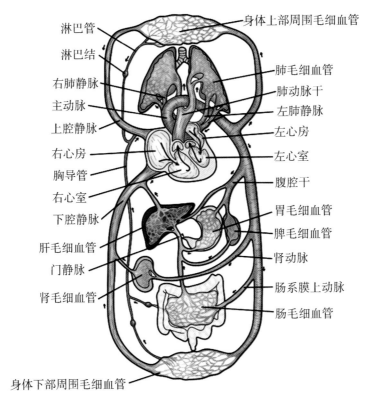

淋巴管
淋巴结
右肺静脉
主动脉
上腔静脉
右心房
胸导管
右心室
下腔静脉
肝毛细血管
门静脉
肾毛细血管

身体上部周围毛细血管
肺毛细血管
肺动脉干
左肺静脉
左心房
左心室
腹腔干
胃毛细血管
脾毛细血管
肾动脉
肠系膜上动脉
肠毛细血管

身体下部周围毛细血管

图 13-9　大、小循环

（2）SV 与心室舒张末期容积的比值为射血分数（EF）。EF 正常值为 50%~75%。

（3）每分钟由一侧心室输出的血量，称每分钟输出量（minute volume，CO），CO=SV×心率，CO 的正常值为 4~8 L/min。一般所谓心排出量都指每分输出量，心排出量随机体代谢和活动情况而变化，在肌肉运动、情绪激动、妊娠等情况下心排出量升高。

（4）心排出量与体表面积有关。每平方米体表面积的心排出量称为心排指数（cardiac index，CI），CI 的正常值为 2.4~4.2 L/（min·m²）。

三、影响心脏功能的因素

（一）神经因素

1. 交感神经　释放去甲肾上腺素，与肾上腺素能 β_1 受体结合，使心率加快、心肌收缩力加强，血管收缩。

2. 副交感神经　支配心脏的副交感神经是迷走神经。迷走神经释放乙酰胆碱，与胆碱能 M 受体相结合，使心率减慢、心肌收缩力减弱，血管扩张。

（二）体液因素

1. 肾上腺素与去甲肾上腺素　肾上腺素使心肌收缩力加强，内脏血管收缩，骨骼肌及冠状血管扩张。去甲肾上腺素的作用与交感神经相似。

2. 血管紧张素　可收缩血管，分泌醛固酮使肾脏保钠、保水、排钾。

3. 加压素　又称抗利尿激素，使血管收缩压升高，具有抗利尿作用。

4. 心钠素　排钠利尿，使血管舒张，血压降低。

第四节　心脏移植的适应证与禁忌证

一、心脏移植的适应证

心脏移植的具体适应证主要依据疾病的发展和预后，但尚无明确的、固定的判断和预测标准。最基本原则：不可逆的疾病不能通过其他疗法来治疗，患者的预期寿命小于半年。

（一）心力衰竭

终末期心力衰竭伴或不伴有室性心律失常，经系统完善的内科治疗或常规外科手术均无法使其治愈，预测寿命<1年。例如，冠心病心力衰竭及心律失常型冠心病、心肌梗死型冠心病，经内科保守治疗、一次或多次内科介入治疗、一次或多次外科手术治疗后，不适宜再行冠状动脉干预治疗的患者，经临床、影像学和其他理化检验为缺血性心肌病的患者，应考虑心脏移植手术。

（二）心肌病

各种原发性心肌病包括扩张型心肌病、肥厚型梗阻性心肌病、限制性心肌病、心肌致密化不全、心内膜弹力纤维增生症、致心律失常型心肌病及慢性克山病等。各种心肌病临床上多出现进行性加重的心力衰竭、心脏扩大及（或）恶性室性心律失常。扩张型心肌病约占国内心脏移植适应证的70%。

（三）先天性心脏病

严重复杂先心病，缺氧严重，或伴心衰，无法常规手术矫治，如先天性左心室发育不良综合征、严重的三尖瓣下移畸形、复杂的单心室伴有主动脉瓣狭窄、完全心内膜垫缺损等，可以在儿童期施行心脏移植，其预后比矫正术更好。目前国内实施心脏移植的最小患者年龄为8月龄，婴幼儿心脏移植手术的最大难点在于适合大小的供心严重缺乏。因婴幼儿的免疫系统尚未完全成熟，其心脏移植物的排斥反应可能更为轻微，更有研究者认为随着婴幼儿受者的成长，移植物的免疫原性越来越低，可能被受者免疫系统同化接受，达到某种免疫耐受。

（四）心脏瓣膜病

无法常规手术治疗的终末期瓣膜病，心脏瓣膜病在晚期出现严重的充血性心力衰竭时，因为多种原因如心室巨大、射血分数极低，而经过积极治疗或心肌药物负荷实验证实心脏功能不可逆受损情况下，不能进行换瓣术，可考虑心脏移植。另外，瓣膜置换手术后瓣周漏导致的重度心力衰竭，或二尖瓣人工瓣膜置换术后因左心室形态构变，排除其他原因导致的心肌收缩力下降，射血分数低的心力衰竭患者，亦可考虑心脏移植。

（五）心脏外伤、肿瘤

无法常规手术治疗的心脏外伤、心脏肿瘤等，以及心脏移植后移植心脏广泛性冠状动脉硬化、心肌纤维化或无法控制的急性排斥反应等。

二、心脏移植的禁忌证

心脏移植手术并非适用于所有心衰患者，心脏移植的禁忌证仍存在争论。理想的心脏移植受者应为无免疫抑制剂使用禁忌，无外科手术禁忌证，心理状态稳定的患者。一般认为，当合并心脏以外的其他系统严重疾病时被认为存在心脏移植的禁忌证。心脏移植的禁忌证可分为绝对禁忌证和相对禁忌证两种。相对禁忌证的患者在某些条件适合的情况下，仍可接受心脏移植手术。

（一）绝对禁忌证

1. 肺血管阻力过高　经完善的内科治疗，仍有重度肺动脉高压（一般情况下肺动脉平均压>60 mmHg，肺血管阻力>8 Wood 单位，但应结合患者有无重度二尖瓣反流综合评价）。

2. 感染性疾病　血清 HIV 阳性者以及全身有活动性感染病灶如化脓性感染败血症、活动性结核、肾病综合征、出血热及寄生虫感染等尚无法有效控制的感染。因为感染性疾病会因术后免疫抑制剂的使用而更加严重，严重时可在短期内因感染败血症而死亡，因此心脏移植手术须安排在活动性感染被完全控制后。

3. 近期有严重肺梗死史　由于与呼吸系统有关的疾病在开胸手术后可因为诱发严重的呼吸功能衰竭和感染导致患者死亡。

4. 重要脏器不可逆性病变　充血性心力衰竭患者，肺、肝脏、肾脏等重要脏器因淤血或灌注减少，可发生不可逆性损伤。许多患者在心脏功能改善后，脏器功能可以得到逐渐恢复。手术前需严格检查各个脏器功能，判定是否为可逆性。如肝脏伴有不可逆性病变的患者术后可因凝血功能障碍导致术后大出血，或因免疫抑制剂致肝功能衰竭死亡。

5. 系统性结缔组织病　严重的系统性结缔组织病合并有全身性疾病或免疫系统有关的系统性疾病，如系统性红斑狼疮、进行性系统性硬皮病、淀粉样变性等。

6. 心脏以外的恶性肿瘤　未能通过放化疗和手术控制，或者已经发生转移的应禁止实施移植手术。

7. 活动性消化性溃疡者　此类疾病应在妥善治疗之后才能进行心脏移植，否则移植之后易导致无法控制的胃出血。

8. 供者受者之间 ABO 血型不相容　可能引起手术后超急性排斥反应，迅速导致供者心脏功能衰竭。

9. 淋巴细胞毒试验阳性　受者与供者行淋巴细胞毒交叉试验，如交叉试验阳性，表明受者体内存在针对供者的预存抗体，为心脏移植绝对禁忌证。

10. 群体反应性抗体阳性　受者群体反应性抗体（PRA）升高>70%则应视为禁忌证，应予以治疗，待 PRA 降低后再予手术或者选择供受者淋巴毒试验阴性供者。

11. 不服从治疗或滥用毒品者，以及精神病及心理不健康者　由于移植手术产生强烈的心理暗示作用，另外由于某些免疫抑制剂对神经系统产生副作用，可致患者出现幻觉，生活习惯、作息规律改变，因此精神病及心理障碍者更可能诱发或加重原有疾患，难以配合治疗。在手术前要详细了解患者既往有无吸毒史、精神病史或者家族史。

（二）相对禁忌证

（1）肺血管阻力为 5~7 Wood 单位的患者移植术后发生移植物衰竭的风险极高，应有降肺动脉压治疗和右心辅助装置准备。

（2）年龄大于 65 岁的患者，一般不适合作为心脏移植的受者。但是若身体其他器官状况特别好的患者，可以为例外。

（3）若心脏以外的恶性肿瘤能够妥善治疗，则不是移植的绝对禁忌。一般来说，恶性肿瘤经完整治疗后，5 年内没有复发的现象，亦可接受移植。

（4）肺、肝、肾等器官有不可逆性功能衰竭，不适合作为心脏移植的受者，但可考虑同期行相关脏器移植。

（5）消化性溃疡病、憩室炎病应在妥善治疗之后才能进行心脏移植，否则移植之后易导致无法控制的胃出血。

（6）进行性的中、重度脑血管或者外周血管病变，手术后虽可使血管病变加重，但处于陈旧期或后遗症期的患者并不影响心脏移植手术效果。

（7）慢性乙型或丙型病毒性肝炎患者移植手术后应用免疫抑制剂可引发进行性肝脏功能不全及肝脏硬化，严重者可发生癌变。

（8）其他严重的外周动脉阻塞性疾病、过度肥胖等应该慎重考虑是否进行心脏移植。

第五节　心脏移植手术技术

一、标准法原位心脏移植

标准法原位心脏移植由 Shumway 提出，并在临床使用 30 余年，优点是上下腔静脉和 4 个肺静脉通过 2 个吻合口连于供心，手术操作简单，术后心肌活检容易，对双肺影响小。缺点是：对供受体体型匹配要求高；心房腔增大，心房内易形成涡流和血栓；保留供受体的两个窦房结，易发生窦性心律失常，房室瓣关闭不全。手术步骤如下。

（一）建立体外循环，同时摘除受者心脏

（1）对于严重心衰或恶性心律失常的患者，备股-股转流。

（2）游离主动脉及肺动脉间隙，于上腔静脉心包反折处向上游离 1~2 cm，分别于主动脉、上腔静脉、右房近下腔静脉口、右上肺静脉、左上肺静脉 4-0 Prolene 线缝荷包，主动脉插管，经上腔静脉插直角引流管（26~28 F），下腔静脉插螺纹软管，左上肺静脉插左房引流管，进行转流。

（3）阻断主动脉，于主动脉窦管交界上 0.5 cm 处切断主动脉，于肺动脉交界上 0.5 cm 处切断肺动脉，于左房室沟外 0.5 cm 处切开左心耳和左房侧壁、下壁及左房顶，于右房室沟外 0.5 cm 切开右房，上至左房切口相连，下至冠状静脉窦口与左房切口相连，沿三尖瓣瓣环切断房间隔，移除病变心脏。

（二）供心植入

（1）吻合左房：将 2-0 Prolene 悬吊右心耳及右房壁中下段，充分显露左房及右房吻合口，修剪左房壁，可适当保留部分心大静脉壁以利于吻合组织结实（可依据供心左房大小，通过切开左房顶调节左房吻合口周径）。4-0 Prolene 从左上肺静脉外向内进针，供心左上肺静脉内向外连续缝合，再依次连续缝合至右下肺静脉，4-0 Prolene 线加固缝合。再于供心窦房结处右房壁外向内进针，缝合于受体左房壁相应处，4-0 Prolene 线再次加固；如果左房壁较薄，可用 Coseal 胶喷洒吻合口，预防术后出血（图 13-10）。

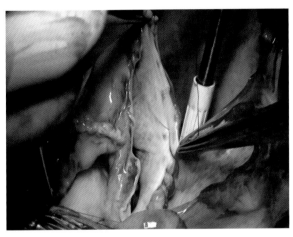

图 13-10　供受心左房吻合

（2）吻合主动脉：修剪受心和供心主动脉，使之长短合适，其标准在于兼顾右心房吻合，4-0 Prolene 短针，从 3 点方向顺时针连续缝合至 9 点方向，如果两动脉直径不匹配，可行较小动脉"V"字形切开扩大以利于吻合，再用 4-0 Prolene 线从 12 点方向开始向两侧吻合，避免针距过宽，开放主动脉（图 13-11）。

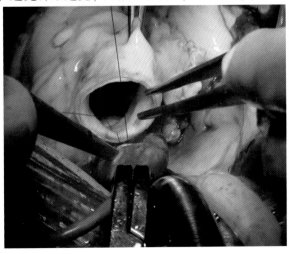

图 13-11　供受心主动脉吻合

（3）吻合右房：于供心下腔静脉中点前方切开直至右心耳，4-0 Prolene 长针从冠状静脉窦对应部位向上顺时针方向吻合至右房中点，另一针逆时针方向连续吻合至右房中点，双层加固，一般应剪除受心的右心耳（图 13-12）。

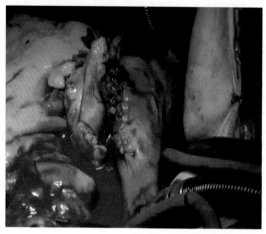

图 13-12　供受心右房吻合

（4）吻合肺动脉：修剪供体及受体肺动脉使之长度适中，5-0 Prolene 长针连续缝合，尽量少缝外膜，窄针距，预防肺动脉狭窄（图 13-13）。

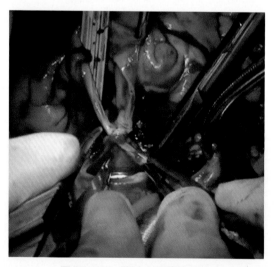

图 13-13　供受心肺动脉吻合

（5）血流动力学稳定后，停止体外循环，超滤完成后拔除腔静脉插管，鱼精蛋白中和肝素，适当回输机器管道内血，拔除主动脉插管，仔细止血，常规置心外膜起搏器，关胸。若血流动力学欠稳定，可植入 IABP 后再尝试停止体外循环。

（三）标准法心脏移植的手术要点

（1）如果供心太大，可以将左胸腔打开，并切开左侧心包，使部分供心置入左侧胸腔。

（2）部分患者术前常由于儿茶酚胺分泌过多，外周血管易痉挛，停机后应多采用主动脉根部测压。

（3）左房后壁缝合务求确切，心脏复跳后该处出血不容易检查，止血困难，所以从吻合一开始就要注意逐渐缩小两者的差别。

（4）保留主动脉及肺动脉长度要适当，尤其是肺动脉，过长容易发生扭曲，针距不宜太宽，外膜不宜带太多，以防吻合口狭窄。

（5）如若存在血流与正常不一致时建议抗凝至少3个月。

二、全心脏原位移植

法国 Dreyfus 于 1991 年首次报道，其手术特点是完全切除受者的左心房、右心房，共 6 个吻合口，且左、右肺静脉位置较深，对肺静脉的吻合要求一次成功，否则很难修补，因此血管吻合时间较长。另外，下腔静脉胸腔段很短，插管和吻合难度较高。

全心原位心脏移植术需要做左、右肺静脉，上下腔静脉，肺动脉和主动脉共 6 个吻合口。首先分别将供心的左肺上、下和右肺上、下静脉修剪成共同开口，并尽可能地保留上、下腔静脉。从受者左肺静脉右侧内壁水平处以 4-0 聚丙烯双针缝线进针，在供心相应的左肺静脉袖状口水平缝出以定点，自上方开始分别按顺时针和逆时针方向连续外翻缝合肺静脉壁，于左肺静脉左侧壁两针交汇处打结。同法自右肺静脉左侧内壁开始连续外翻缝合右肺静脉壁，于右肺静脉右侧壁两针交汇处打结。将供心位置放正，分别从腔静脉的腔内后壁开始用 4-0 聚丙烯缝线连续缝合上下腔静脉，肺动脉和主动脉的吻合以及心脏复苏等步骤同标准法（图 13-14）。

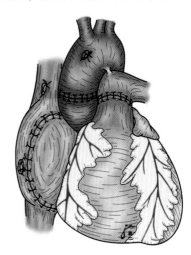

图 13-14　原位心脏移植

三、双腔静脉原位心脏移植

双腔静脉吻合法由 Sarsam 于 1993 年首次报道，受体的上、下腔静脉及右心房的处理类似于全心原位心脏移植术，左心房的操作类似于标准原位心脏移植术，切除受体的右心房，保留左心房后壁。相对于经典法，双腔静脉法保留右心房的完整性，右房吻合口的并发症明显减少，且术后右房压低，去除受者窦房结，降低心律失常和二尖瓣关闭不全的发生率；受体左心房后壁保留使手术操作较全心法简便，缩短手术时间。其较常用于复杂先心、房室及大血管异位者，以及供受体大小不一致者（图 13-15）。

（1）受心切除：近心端切除主动脉、肺动脉，自上、下腔静脉入心房水平全部切除右心房。

（2）左房吻合（同标准法）。

（3）主动脉吻合（同前），开放主动脉。

（4）5-0 Prolene 线连续缝合上腔及下腔静脉，注意吻合的血管避免扭曲（同全心法）。

（5）吻合肺动脉（同前）。

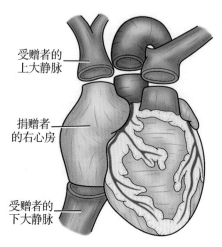

图 13-15　双腔静脉原位心脏移植

四、异位心脏移植

异位心脏移植也称并列式心脏移植或背驮式心脏移植，其主要适应证是一些不适合进行原位心脏移植的情况，如供心过小，不能负担全身循环功能，作为寻找新的供心时期过渡而用。分为全心异位（并列）心脏移植手术和左心异位（并列）全心移植手术。

全心异位心脏移植手术方法：在体外循环下，切开右侧纵隔胸膜，将供心放入右侧胸腔，沿受者的房间沟的下方与房间沟平行切开右房壁，上达左房顶，下达左房底部。用 4-0 聚丙烯缝线自左心房切口的后壁开始，绕左心房壁一周连续外翻缝合完成左房吻合。自受者上腔静脉与右房的交界偏后方，做一纵行切口，用类似吻合左房的技术吻合右房。4-0 聚丙烯缝线做供者的主动脉和受者主动脉端侧连续外翻缝合。借用一段人工血管完成供心肺动脉与受者肺动脉的端侧吻合。左心异位心脏移植手术方法：结扎供心的上下腔静脉后，将供心放入受者的右房胸腔，做供者肺动脉与受者右房的吻合，供者左房与受者左房的吻合，供者主动脉和受者主动脉的端侧吻合（图 13-16）。

五、特殊供心的心脏移植

常用的原位心脏移植术有标准法和双腔静脉法，但对于再次手术心脏移植、小儿心脏移植和某些特殊病种，如复杂先心病（完全性大动脉转位、肺静脉异位引流等）、心脏肿瘤、右位心等，这些常规移植方法不能有效解决实际问题。以下结合武汉协和医院施行的几种特殊心脏移植术式予以总结和探讨，以供参考。

（一）再次心脏移植

在患者接受心脏移植后，由于急性或慢性排斥反应不能控制，使移植的心脏功能

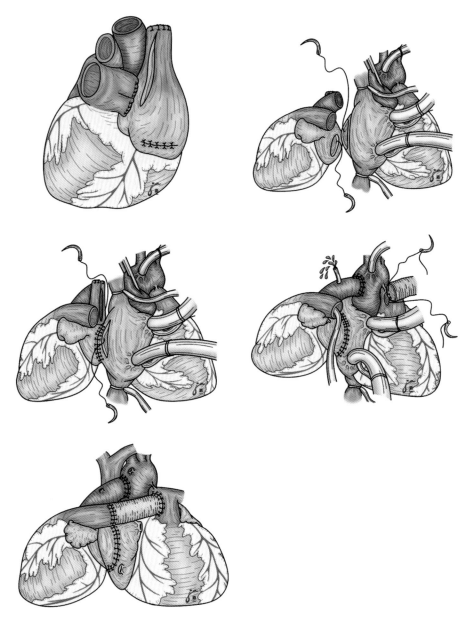

图 13-16　异位心脏移植

下降而威胁患者的生命时，再次心脏移植或另外再增加一个辅助移植心脏，是挽救患者的唯一方法。由于早年供体来源不足，这一术式很少开展，但随着心脏移植患者越来越多，再次心脏移植的患者也逐步增多。

再次心脏移植的手术方式分为原位心脏移植后的再移植和异位心脏移植后的再移植。目前主要以第一种为主。

（二）小儿心脏移植

随着心脏移植手术技巧的提高，免疫抑制剂的开发，以及术后监护和随访的完善，儿童心脏移植已经成为处理终末期心脏病以及复杂先天性心脏病等的重要治疗方法。儿童心脏移植每年有 500~600 人，占心脏移植总人数的 10%~15%，儿童心脏移植的年龄分布相对稳定，总体数量仍呈现增长趋势（图 13-17）。

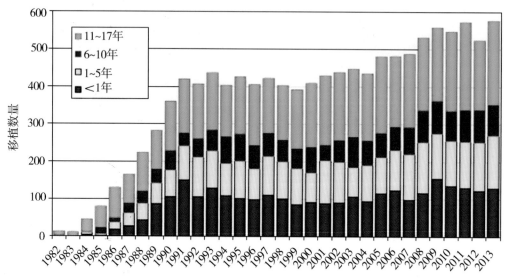

图 13-17 儿童心脏移植年手术量

儿童心脏移植主要的病因是心肌病和先天性心脏病，并且表现出很明显的年龄差异。过去 4 年（2011—2014 年）中，<1 岁接受心脏移植的患者病因中，心肌病占 41%、先天性心脏病占 54%、再次移植占 0.4%、其他原因的心脏病占 4%；1~5 岁的患者病因中，心肌病占 56%、先天性心脏病占 39%、再次移植占 2%、其他原因的心脏病占 3%；6~10 岁的患者病因中，心肌病占 59%、先天性心脏病占 32%、再次移植占 7%、其他原因的心脏病占 2%；11~17 岁的患者病因中，心肌病占 23%、先天性心脏病占 65%、再次移植占 9%、其他原因的心脏病占 3%。

（三）特殊病种的心脏移植

病例一，患者男性，20 岁，诊断为左房高度未分化肉瘤，PET 未见全身其他组织和器官转移。术中见患者左房后壁多个新生物形成，基底部宽大，最大者约 7 cm×6 cm 大小，部分新生物接近肺静脉开口，纵隔可见淋巴结增生。修剪供心时将每侧上、下静脉间的房壁组织纵行切开，使左、右侧肺静脉形成一个独立的开口。手术完整切除左房肿瘤，切除全部左房壁，保留左右侧肺静脉开口，同时清扫纵隔淋巴结，将左右侧肺静脉与供心左房后壁吻合，再吻合主动脉，开放阻断钳，恢复供心血流，再依次吻合上腔静脉、下腔静脉、肺动脉，从而完整保留全部供心（图 13-18）。

病例二，患者女性，11 岁，诊断为终末期复杂先心病右位心、完全性心内膜垫缺损、肺动脉瓣狭窄、共同瓣关闭不全。患者心尖指向右下，心脏大部分在右侧胸腔，下腔静脉位于脊柱前方，上腔静脉位于脊柱右侧，主动脉位于肺动脉右侧。手术按经典心脏移植切除左房、保留左房后壁，完整切除右房。移植术中将供心心尖向右旋转 90°，即供心以左房为中点顺时针方向旋转 90°。分别将供体左上肺静脉与受体左下肺

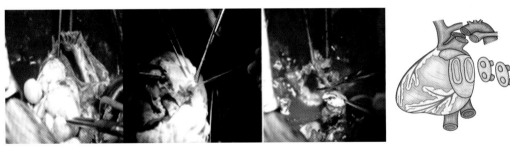

图 13-18　完整地切除左心室及左心房肿瘤，清除纵隔淋巴结，保留左上左下、右上右下肺静脉开口。先吻合左侧肺静脉（4-0 Prolene），再吻合右侧肺静脉，吻合腔静脉

静脉吻合、供体左下肺静脉与受体右下肺静脉吻合，使得供体心尖指向右侧胸腔，再吻合主动脉，开放阻断钳，恢复供心血流，充分游离受体上腔静脉，与供体上腔静脉端端吻合，因供心为成年人心脏，心房较大，将受体下腔静脉直接吻合于右房，缝闭供体下腔静脉，最后吻合肺动脉，从而将正常位置的左位心形成受体右位心（图 13-19）。

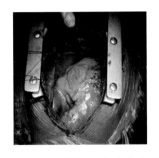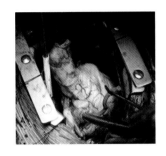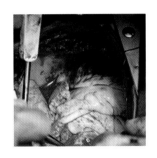

图 13-19　供心以左房为中心顺时针方向旋转 90°，即供体左上肺静脉与受体左下肺静脉吻合

第六节　心脏移植围手术期处理

心脏移植受者在移植手术结束后即转运至重症监护室进行严密的术后监测，术后管理是影响心脏移植疗效的关键因素之一。由于受者术前大多心功能不良，肺动脉压力升高，病情危重复杂，而且移植心脏无神经支配，术中、术后使用大量的免疫抑制剂，因此较常规体外循环心脏手术的术后监护及处理，既有共性也有其自身特点。

一、心脏移植术后监测

（一）一般监测

一般监测包括意识观察，瞳孔大小及对光反射，体温，皮肤、四肢末梢的温度、颜色、弹性及水肿情况，动脉搏动，肝脏的大小、质地以及腹水，肢体活动，出凝血时间，心包纵隔及胸腔引流情况，胃液颜色，尿量及尿色，血电解质及酸碱平衡，血乳酸，血糖，血常规，血清肝酶、白蛋白及肌酐、尿素氮等，需严密监测这些体征及检测指标的变化。

（二）循环系统的监测

供心获取时，大多经历了脑死亡供者紊乱的内环境和较长的缺血时间，心肌及内皮细胞损伤无法避免，再加之移植术后心脏去神经化，对低血容量和低血压状态的调节能力下降，较高的肺动脉压力所致的右心负荷加重，以及排斥反应，都可能导致移植心脏出现功能障碍甚至衰竭。

1. 心电监护　心电监护可反映移植受者的心率、心律以及 ST-T 波形的改变。移植心脏去神经化，不受受体心交感神经及迷走神经的调节，而表现为窦性固有节律，常发生窦性心律减慢或房室传导阻滞。因此需给予异丙肾上腺素、多巴胺等增快心率的药物或使用临时起搏器，以减少移植心的充盈量，减轻移植心前负荷，促进其功能恢复。

2. 持续有创血压监测　血压是血液在血管中流动时对血管壁产生的压力，直接有创血压监测是循环监测中运用最多的指标之一。将动脉导管置入动脉内，借助充满液体的管道与外部压力换能器相接，可以连续直接测得血管内的压力，能最直接、及时和客观地反映动脉收缩压、舒张压及平均压的变化。动脉穿刺置管最常用的是桡动脉，其次是股动脉和肱动脉。移植术后极早期大量血管活性药物的使用，可能造成外周血管的极度收缩，可使用主动脉根部及股动脉测压。术后理想的有创血压水平在（100~120）／（60~75）mmHg。

3. 中心静脉压　利用颈静脉或锁骨下中心静脉置管可以直接测得中心静脉压。中心静脉压的正常值为 6~12 cmH$_2$O。在三尖瓣功能正常的情况下，CVP 是对右室充盈压的直接测量。中心静脉压的波动可以帮助反映受者心功能和容量之间的平衡关系，还对胸腔及心包积液、积气有提示作用。过高的中心静脉压提示右心功能减退，或有心包胸腔积气积液等影响静脉回流的情况出现。过低的中心静脉压常提示体循环容量不足。

4. 肺动脉压、肺毛细血管楔压　将 Swan-Ganz 导管头端从颈静脉穿刺送入右心房，并通过三尖瓣进入右心室，到达右室流出道，借助顶部的气囊，将漂浮导管嵌顿在肺小动脉，主要利用压力、波形及插管的深度来判断导管的位置。利用 Swan-Ganz 导管可直接测得肺动脉内的压力，正常值为（15~25）／（5~12）mmHg。过高的肺动脉压会加重右心后负荷，导致右心功能不全。

5. 超声检查　超声检查在心脏移植围手术期越来越受到重视。术中经食道心脏超声的使用不仅能探测到心脏移植心脏解剖结构和瓣膜功能，还可进行实时的心功能监测。术后 24 h，机械通气以及手术造成的积气和积液可能影响透声条件，故心脏移植术后受者一般在第 2 天或第 3 天开始术后第 1 次超声检查，此后常规每周 1 次检查，若受者有异常情况还要随时增加检查频率。术后常规超声检查需测量心脏各腔室的大小和室壁厚度，观察心脏收缩及血流状况、各瓣膜功能，还需对心包和胸腔积液进行判断和测量。

（三）呼吸系统的监测

移植受者因术前心功能差，肺部长期淤血，肺水肿，支气管黏膜纤毛运动减弱，局部抵抗力下降，术中体外循环时间偏长，术后服用免疫抑制剂，常会并发肺部并发症。良好的呼吸功能可解决机体氧需求和氧供给的矛盾，是循环稳定的前提，因此呼吸系统的监测和管理十分重要。

1. 呼吸音监测　患者送回 ICU 时即应检查呼吸道是否通畅，气管插管的深度，胸廓起伏以及呼吸机是否正常送气、有无漏气。自肺尖开始自上而下两侧对称听诊呼吸音，1~2 h 听诊一次，根据痰鸣音等判断是否需要吸痰，并及时发现气胸、胸腔积液情况。

2. 指脉氧饱和度（SpO_2）　指脉氧饱和度能持续显示毛细血管氧合状况，与动脉血氧饱和度有很好的相关性，但需保持接触良好。一般需维持在 95% 以上。

3. 动脉血气分析　经有创动脉置管或浅表动脉穿刺抽取动脉血，利用血气分析仪，测定氧分压、二氧化碳分压以及动脉血氧饱和度、氧合指数等指标，及时准确并定量，对肺的氧合、血液氧供以及组织氧耗有很好的指导意义。可根据血气结果调整呼吸机及氧疗相关参数。

4. 呼吸机参数　智能化呼吸机能通过数值或图表的形式显示患者每一次的呼气、吸气状况，并根据设置的报警线提示报警信息，不仅能实时监测患者的呼吸形式、潮气量、呼吸频率、分钟通气量、气道峰压、平台压等指标，更可以通过计算获知无效腔分数、胸肺顺应性、气道阻力等信息，对了解患者的通气状况、更好地实现人机配合作用重大。

5. 胸片　床旁胸片虽然受体位、曝光强度等条件限制，但对了解肺实质病变、肺不张、气管插管位置、胸腔积液、积气等情况十分有用，常规应定期检查。

6. 痰培养　因大量免疫抑制剂的使用，感染尤其是呼吸道感染在心脏移植早期十分常见。因此术后 2 周之内，每天采集受者的咽拭子、痰液送细菌室进行细菌和真菌培养，有阳性结果还要进行相应的药敏试验。2 周以后可以减少常规检查的频率至 1 周 2 次或 1 周 1 次。受者出现发热、咳嗽、痰多等临床感染的征象时，需随时采集相关的样本送检。

（四）排斥反应的监测

心脏排斥反应的监测包括对超急性排斥反应、急性排斥反应和慢性排斥反应的监测，为了避免超急性排斥反应，在术前要做好 ABO 血型配型和淋巴细胞毒性试验。能否控制急性排斥反应，主要取决于是否有恰当而确切的监测指标以及及时的处理。但是早期的症状、体征多不典型，如乏力、周身不适、食欲减退、活动后心悸、气短，特别是当术后各项指标逐渐恢复正常又再次出现上述症状时，应高度怀疑存在急性排斥反应。

1. 心内膜心肌活检（EMB）　心内膜心肌活检（EMB）是诊断心脏移植后排斥反应的金标准。通常在 DSA 室 X 线透视下进行，经股静脉或颈内静脉穿刺，送入心肌活检钳，咬取右心室室间隔、游离壁或心尖部的心肌组织送检。1990 年 ISHLT 重新制定了急性心脏排斥反应的病理诊断标准，并于 2004 年再次修订。

2. 心肌内心电图（IMEG）　在供心移植入体内之后即在左右心室的心外膜上埋植和起搏器一样的两个电极，并和改良后的永久起搏器相连，用以传出心肌内心电图信号，使用程控仪体外同步描记心肌内心电图并测量心肌阻抗。但 IMEG 在排斥反应时发生变化的机制目前尚不明确，一些学者解释为某些蛋白使膜通透性发生改变，离子通道开放，膜动作电位发生变化。

3. AlloMap 基因诊断技术　AlloMap 基因诊断技术是目前美国 40 余家器官移植中心联合研究并投入使用的一种基因表达谱测试方法。其原理是从与移植物排斥反应相关的上万种基因的表达中筛选出高度特异性的 68 种基因，再通过临床反复验证和分析，最后采用了 20 个基因的表达结果定型为 AlloMap 分析系统。

4. 免疫学监测　对受者体内参与排斥反应的免疫细胞及某些免疫分子的变化进行检测，对判断是否会出现排斥反应和指导移植受者免疫治疗方案制订有重要意义。

（1）外周血 T 细胞计数：用单克隆抗体免疫荧光法或流式细胞仪测定 T 细胞及其亚群，在急性排斥的临床症状出现前 1~5 d，T 细胞总数和 CD4/CD8 比值升高，巨细胞病毒感染时比值降低；各家报道的比值不同，一般认为当比值大于 1.2 时，预示急性排斥即将发生；比值小于 1.08 则感染的可能性很大，特别是动态监测时对急性排斥和感染的鉴别诊断有重要价值。

（2）杀伤细胞活性测定：免疫抑制剂的应用使杀伤细胞的活性受抑制，但在急性排斥前会明显增高。

（3）血清 IL-2R 测定：T 细胞激活后可释出 IL-2R，在急性排斥和病毒感染时 IL-2R 的血清含量升高，以巨细胞病毒感染时增高最明显。但个体间血清 IL-2R 的含量差别显著，限制了临床应用。

（4）抗供者 HLA 抗体的检测：利用交叉配合试验检测患者血清中是否存在抗供者 HLA 的抗体，抗体的存在预示着排斥反应的可能性。

（5）ImmuKnow 技术：CD4$^+$ T 细胞在细胞免疫中的作用巨大，ATP 作为细胞免疫反应的能量基础，其产生先于绝大多数细胞因子的出现，故 CD4$^+$ T 细胞内 ATP 含量代表着该细胞的活化程度，并反映细胞免疫功能状态。

5. 免疫抑制剂药物浓度监测

为了预防排斥反应的发生，心脏移植术后常规运用免疫抑制剂。现一般采用以他克莫司或环孢素 A 为基础的两联或三联免疫抑制方案。多中心报告使用他克莫司在有效预防排斥反应、减少毒副作用、逆转急性排斥反应及长期存活等方面优于环孢素 A 为基础的三联疗法。

二、心脏移植术后常规治疗

（一）维持循环稳定

应用动脉及中心静脉置管，Swan-Ganz 漂浮导管等有创手段，直接观察相关血流动力学指标，并结合心脏超声，综合分析心脏前后负荷、心排出量、室壁活动协调性、瓣膜功能等，适当使用血管活性药物，加强容量管理，优化心脏功能。

1. 术后血管活性药物使用　为了保持移植术后受体血流动力学稳定，调整受者的心功能状态和外周血管的舒缩状态，术后常规持续静脉泵入正性肌力药物。由于静脉正性肌力药物将产生耐受，依据病情尽量在术后第 3~5 天后逐渐停用。正性肌力药物应使用最小的有效剂量。

常用的血管活性药物包括多巴胺、多巴酚丁胺、米力农、异丙肾上腺素、肾上腺素、去甲肾上腺素等。

2. 纠正心律失常　移植心脏去神经化，不受受体心交感神经及迷走神经的调节，缺血再灌注损伤及术中窦房结及窦房结中央动脉的损伤，常可引起窦性心率减慢或房室传导阻滞，因此需给予异丙肾上腺素、多巴胺、氨茶碱等用以增快心率。同时应在移植手术时在心房和心室心外膜常规植入临时起搏装置，甚至在早期心脏复跳即为窦性心律的情况下也应该考虑植入。

快速心律失常的治疗应以控制心率为目标。

3. 容量管理　心脏外科术后的患者或多或少存在着容量不足的情况，术后应当迅速补液以防止重要脏器灌注不足和损害。CVP 保持在 5~12 mmHg，在这个范围内既能保证心脏足够的充盈压，又不会引起右心超负荷。

4. 机械辅助支持循环　机械循环支持的指征包括移植物衰竭而脱离体外循环困难者或者术后出现血流动力学持续恶化，如需要多种高剂量正性肌力药物联合应用仍有心排出量的不断降低、血压无法维持、心肌氧耗量不断下降等，但应注意排除心包填塞及超急性/抗体介导的体液排斥反应。如果发生左心或者右心衰竭，都可以从药物治疗过渡升级到主动脉球囊反搏，再到机械循环支持。心室辅助装置能够给右室、左室或双心室衰竭提供足够的支持，并有易于植入、管理、取出的优点，但国内尚未常规开展使用。

5. 术后早期移植心脏右心功能不全的处理　右心功能不全在心脏移植术后最为常见。心脏移植受者大多处于心力衰竭终末期，长期左室舒张末压的升高可导致动力性肺动脉高压，部分受者还可能出现肺血管阻力的增加。供心切取之前长期接受正常的后负荷，在供心植入受者后可能难以承受突然增加的肺血管阻力，严重者可以出现移植心右心功能衰竭。右室心肌本身由于缺血时间延长、保护不足或心内排气不充分等原因容易出现收缩力降低。供心切取时肺动脉保留长度不足，或肺动脉吻合时扭曲狭窄，也是造成术后右心功能不全的可能原因。

（二）呼吸管理

心脏移植术后患者回 ICU 后给予容量或压力控制呼吸机辅助呼吸，其应用原则基本上同常见心内直视手术后患者，但应考虑尽早拔除气管插管以减少肺部感染的风险。

1. 呼吸机参数的设置

（1）潮气量（TV）：在容量控制通气模式下，潮气量的选择应保证足够的气体交换及患者的舒适性，通常依据体重选择 5~12 mL/kg，并结合呼吸系统的顺应性、阻力进行调整，避免气道平台压超过 30~35 cmH$_2$O。在压力控制通气模式时，潮气量主要由预设的压力、吸气时间、呼吸系统的阻力及顺应性决定，最终应根据动脉血气分析进行调整。

（2）呼吸频率（f）：呼吸频率的选择根据分钟通气量及目标 PCO$_2$ 水平，成年人通常设定为 12~20 次/min；急/慢性限制性肺疾病时也可根据分钟通气量和目标 PCO$_2$ 水平调整，f 可超过 20 次/min。准确调整呼吸频率应依据动脉血气分析的变化综合调整

TV 与 f。

（3）吸气流速（F）：理想的峰流速应能满足患者吸气峰流速的需要，成年人常用的流速设置为 40~60 L/min，根据分钟通气量和呼吸系统的阻力和肺的顺应性调整，流速波形在临床常用减速波或方波。压力控制通气时流速受选择的压力水平、气道阻力及患者吸气能力的影响。

（4）吸呼比（I：E）设置：机械通气患者通常设置吸气时间为 0.8~1.2 s 或吸呼比为 1：（1.5~2.0）；限制性肺疾病患者，一般主张采用稍长的吸气时间、较大的 I：E［通常为 1：（1.0~1.5）］，长吸气时间（>1.5 s），通常需应用镇静剂或肌松剂。阻塞性肺疾病患者，宜适当延长呼气时间，减小 I：E，以利于充分呼气和排出二氧化碳，通常采用的 I：E 为 1：（2.0~3.0）。

（5）触发灵敏度调节：一般情况下，压力触发常为 -2.0~-0.5 cmH$_2$O，流速触发常为 1~5 L/min，合适的触发灵敏度设置将明显使患者更舒适，促进人机协调。若触发敏感度过高，会引起与患者用力无关的误触发；若设置触发敏感度过低，将显著增加患者的吸气负荷，消耗额外呼吸功。

（6）吸入氧浓度（FiO$_2$）：机械通气初始阶段，可给高 FiO$_2$（100%）以迅速纠正严重缺氧，以后依据目标 PaO$_2$、PEEP 水平、MAP 水平和血流动力学状态，酌情降低 FiO$_2$ 至 50% 以下，并设法维持 SaO$_2$>90%。若不能达上述目标，即可加用 PEEP、增加平均气道压，应用镇静剂或肌松剂；若适当 PEEP 和 MAP 可以使 SaO$_2$>90%，应保持最低的 FiO$_2$。

（7）呼气末正压（PEEP）的设定：PEEP 的工作原理是呼气末借助于装在呼气端的限制气流活瓣等装置，使气道压力高于大气压。设置 PEEP 的作用是使萎陷的肺泡复张、增加平均气道压、改善氧合、减轻肺水肿，但同时影响回心血量及左室后负荷，克服 PEEP 引起呼吸功的增加。PEEP 的设置在参照目标 PaO$_2$ 和氧输送的基础上，与 FiO$_2$ 与 VT 联合考虑，虽然 PEEP 设置的上限没有共识，但临床上通常将 PEEP 设定在 5~20 cmH$_2$O。最初可将 PEEP 设定在 3~5 cmH$_2$O，随后根据血气分析和血氧饱和度适当增加 3~5 cmH$_2$O，直至能获得较满意的血氧饱和度。原则是达到最好的气体交换和最小的循环影响的最小 PEEP。高水平的 PEEP 应注意监测血流动力学的变化，特别是右心功能不全的患者。

（8）报警界限的设置：每分通气量，报警的上、下界限一般应分别设置在患者预置每分通气量上、下 20%~30%；气道压力，报警上限一般应设置在维持患者正常潮气量所需吸气峰压之上 10~15 cmH$_2$O；吸入氧浓度，上、下报警界限应为预置吸氧浓度的上、下 10%~20%。

（9）调节湿化器：加温湿化效果最好，出口处气体温度即湿化器温度，一般设置在 37 ℃ 左右，相对湿度 98%~99%。湿化液只能用灭菌注射用水。

2. 呼吸机撤离　如果患者达到了以下条件，可尝试撤机拔管：①神志清醒，对外界反应良好，自主呼吸及咳嗽有力，潮气量满意；②无活动性出血，无二次开胸指征；③血流动力学稳定，末梢温暖，血管活性药物用量不大，无心律失常；④呼吸机的参数在正常范围：PEEP<4 cmH$_2$O，FiO$_2$<0.45；⑤体温正常；⑥血气在正常范围：pH 值

7.35~7.45，PCO_2<45 mmHg，PO_2>80 mmHg。大多数患者术后24 h内可拔管，几乎很少发生术后早期的肺部感染。

（三）感染的预防及处理

移植术后大量免疫抑制剂的使用，在避免受者发生排斥反应的同时，也使受者对病原微生物的抵抗力明显下降。感染是心脏移植受者的早期死亡的主要原因之一，因此术后监护工作中积极预防和早期治疗感染非常重要，且预防重于治疗，同时应注意合理使用免疫抑制剂。

1. 严格执行移植监护室的消毒隔离制度 移植监护病房布局合理，专人管理，严格区分过渡区与隔离保护区，并有明显标记。有独立的治疗准备空间，医疗器具等的储存空间，配有专门的监护设备和空气消毒设备以及微波炉等生活设施。房间内禁止摆放花卉等植物。不允许外来食品直接带入。移植室使用正压空气层流净化系统，室内温度保持在24~26 ℃，相对湿度40%~60%。每日使用1 000 mg/L含氯消毒液对室内物体表面、门窗、桌面擦拭2次，拖地2次。回风口滤网每周清洗2次。一切入室内的物品、药品、仪器设备表面均擦拭或紫外线距离用物<1 m处照射30 min以上。移植受者有专用的被服、毛巾、约束带，每日高温消毒。

2. 基础护理措施

（1）口腔、尿道口及肛周护理：观察受者口腔是否干净，口腔黏膜有无溃疡、白斑、疱疹形成。尚未拔除气管插管时以纱布或棉球，蘸0.5%洗必泰擦洗口腔。拔管后给予受者漱口液自行漱口。一般使用1:5复方硼酸、2.5%碳酸氢钠溶液，必要时局部涂用制霉菌素甘油。受者术后留置导尿，注意在尿道口周围不能残留分泌物和血迹。一般不进行膀胱冲洗，以免逆行感染。使用0.5%碘伏棉球擦洗尿道口，每次排便后，温开水清洗肛门并用0.5%碘伏棉球擦洗，尽早拔除尿管。

（2）预防压疮发生：使用充气床垫，给受者勤翻身，每2 h翻身1次，鼓励患者早期床上活动。

（3）预防导管相关性感染：移植后患者常规保留中心静脉置管和动脉置管，有些甚至还有Swan-Ganz导管，用于静脉补液、中心静脉压、桡动脉压、肺动脉压以及肺毛细血管楔压的监测及动脉血气分析采血，是血行感染的重要危险因素。应严格遵循无菌操作的原则。穿刺部位每日须更换敷料1次，并用碘伏消毒穿刺点，保持局部干燥，密切观察穿刺部位周围有无红肿触痛、导管滑脱以及渗漏现象。发热时应考虑到导管感染，给予及时拔除，同时将导管末端行微生物培养。

3. 病原微生物的监测 术后2周之内，每天采集受者痰液、尿液和血液送细菌室进行细菌和真菌培养，有阳性结果还要进行相应的药敏试验。2周以后可以减少常规检查的频率至1周2次或1周1次。受者出现发热、痰多等临床感染的征象时，须随时采取相关的样本送检。

4. 抗感染治疗 术后感染的病原种类较免疫功能正常的受者有所不同。移植术后1个月内感染病原体仍以细菌为主，注意与手术、重症监护相关的感染，1个月后免疫调变病变（主要为CMV）和真菌成为新的主要病原体。移植晚期需要重视条件致病菌，它们造成的严重感染，有时会导致死亡。

最常见的感染为呼吸道感染，受者可以表现为发热、咳嗽、咳痰、气促等。胸片往往提示有肺部渗出甚至实变病灶。胸部 CT 检查可以提供更加详尽准确的影像信息，有助于对病原的判断。

（四）预防肾功能不全

急性肾功能不全是心脏移植术后常见的并发症。由于术前即存在肾脏的低灌注状态及微循环酸性代谢产物积聚，心脏移植受者常有不同程度的肾功能损伤。术中低血压和大量免疫抑制剂的使用，以及术后右心功能欠佳，因此术后易发生急性肾功能损害。而肾功能不全，少尿会导致心脏容量负荷增加，甚至加重右心功能不全。因此术后肾功能监测十分重要。

（五）预防消化性溃疡

手术应激和激素的大剂量使用都有可能诱发消化性溃疡，因此术中、术后常规使用奥美拉唑等质子泵抑制剂，以预防胃黏膜损伤或应激性溃疡，一般使用 1 周左右。原有溃疡病患者使用时间应适当延长，并注意监测大便潜血情况。

（六）处理围手术期高血糖

手术应激和激素的大剂量使用会使受者血糖升高，若受者术前即有糖尿病或糖耐量异常，则血糖升高更为明显。移植术后新生糖尿病的发生、发展主要与移植术后免疫抑制剂的使用有关，同时又是多因素共同作用的结果。高血糖状态会影响伤口愈合，感染的发生率也会提高，未控制的高血糖和患者的不良转归之间存在相关性。

（七）处理术后谵妄

谵妄是心外科 ICU 最常见的急性神经系统障碍，是一种非特定实质器官脑部综合征，术后谵妄可能升高患者并发症的发生率，引起认知功能减退，延长住院时间、增加住院费用，甚至升高远期死亡率。

三、排斥反应和免疫抑制剂治疗

心脏移植术后由于供、受者之间主要组织相容性抗原不同，在供者心脏与受者免疫系统之间始终存在着免疫排斥反应。目前，因为移植术前进行各种严格及详细的供、受者之间 ABO 血型配型检查、淋巴细胞毒性交叉试验等，超急性心脏排斥反应已很少发生。急性排斥反应多发生在术后早期（3 个月之内）及术后 1 年之内，1 年后的慢性心脏排斥反应可长期存在。目前，临床上常用的免疫抑制药物主要针对急性心脏排斥反应，对慢性排斥反应尚缺乏有效的药物。

（一）围手术期及免疫抑制强化治疗

我们将心脏移植术前数日至术后 3 d 称为围手术期。术后 3 个月之内易发生急性排斥反应，常需使用较大剂量免疫抑制药，以避免急性排斥反应对供者心脏的损害。在这一阶段如果免疫抑制治疗适当，可以有效控制或减少急性排斥反应。

1. 免疫诱导治疗

（1）达利珠单抗：用法为 1 mg/kg 加入 0.9% 生理盐水 50 mL 中，由周围或中央静脉滴注 15 min 以上。首剂应在移植前 24 h 内给药，以后每隔 M 天给药 1 次，5 次为一个疗程。每次给药必须在预定给药时间的前后 1 d 内进行。严重肾损害的受者不必进行剂量调整。

（2）巴利昔单抗：手术当日移植心复跳，体外循环停机，止血彻底后静脉注射20 mg，手术后第4日再次静脉注射20 mg。考虑到体外循环可能带来的血液损失，本药物在心脏移植中与其他器官移植中用法不同。

2. 移植后早期用药

（1）皮质类固醇。

1）甲泼尼龙：手术当日移植心脏复跳后给予静脉注射500 mg，此后于气管插管不能口服期间，每8~12 h给予120~150 mg，应用免疫诱导治疗、儿童或低体重等情况酌减。

2）泼尼松：术后第1天受者拔除气管插管后口服，或可经胃管注入。各心脏中心用法均有不同。一般以0.5 mg/（kg·d）起始，分2次服用，以0.05 mg/（kg·d）递减，至1个月后减至维持量，10~20 mg/d持续使用。在应用免疫诱导治疗的前提下，激素可早期撤离。有中心于1个月内即撤除，也有维持数年之久。华中科技大学协和医院心脏移植中心在3~6个月时撤除。但如没有严重副作用发生，维持激素长期口服似乎相对更安全。

（2）吗替麦考酚酯（MMF）：MMF治疗可显著提高受者和移植脏器的存活率，还可治疗心脏和肺脏移植物慢性血管病变，改善移植物的功能。由于MMF可降低移植器官急性排斥反应的发生率，现MMF替代Aza，并已成为心脏和肾移植术后免疫抑制治疗的一线用药，也用于治疗难治性排斥反应。MMF和CsA或TAC、皮质激素可在肾脏、心脏移植中联合用药。

（3）环孢素A（CsA）：CsA在术后第1天即可以开始应用，用量为2~6 mg/kg或9~10 mg/kg。鉴于本药物对肝、肾功能的影响，在应用免疫诱导治疗和口服MMF及激素前提下，CsA可以较晚应用，华中科技大学协和医院心脏移植中心最晚于术后1个月才开始给予口服而未发生排斥反应。

（4）他克莫司（TAC，FK506）：TAC的免疫抑制作用是CsA的10~100倍，现已成功地应用于肝脏、肾脏、心脏等器官移植。其作用机制与CsA相似，主要作用在T淋巴细胞激活的早期阶段，也是通过与T淋巴细胞表面的受体结合，阻断钙离子依赖的信号传导通路，进而抑制辅助性T淋巴细胞的活化过程。国外多中心研究表明，以TAC为基础的免疫抑制方案，在降低急性排斥反应和难治性排斥反应的发生率方面，效果显著优于以CsA为基础的免疫抑制方案，同时应用TAC所引起的高血脂及高血压等心血管病并发症较CsA少。

在使用TAC治疗期间，应密切监测全血药物浓度，即全血谷值，根据血药浓度调整用药剂量，降低其副作用，发挥最好的治疗效果。由于TAC在体内分布广泛且清除率低，口服用药需要数天才能在体内达到平衡。

（5）西罗莫司（SRL，RAPA，雷帕霉素）：SRL通过与其他免疫抑制剂截然不同的作用机制，抑制抗原和细胞因子（IL-2、IL-4和IL-15）激发的T淋巴细胞的活化和增殖。

（6）硫唑嘌呤（Aza）：Aza在移植术后初期应当采取静脉途径给药，然后口服。按照不出现骨髓抑制及肝脏毒性来判定Aza的最大耐受水平。对肝功能不全者可采用环磷酰胺来取代 Aza。

（7）抗胸腺细胞球蛋白（ATG）或抗淋巴细胞球蛋白（ALG）：1968 年，Cooley 等人首次在心脏移植受者中使用 ALG，常在术后初期使用。ATG 的用量为每日 1.5 mg/kg。在术后第 1 天或第 2 天开始应用，1 周为一个疗程。具体用法是将 ATG 加入 100~200 mL 生理盐水中稀释，静脉滴注，滴注时间维持在 4 h 以上，每日 1 次，持续 1 周后停用。

（8）抗 CD3 单克隆抗体（OKT3）：在移植术中可使用 5~10 mg OKT3 静脉注射，或在术后 24~48 h 开始首次应用，每天剂量 5 mg，连续应用 10~14 d。OKT3 只能用于静脉注射，速度要缓慢。按 CD3$^+$T 淋巴细胞亚群维持在 0.02×10^9/L 来调整 OKT3 的用量。

（二）免疫抑制维持治疗

经过围手术期以及术后 3 个月内的免疫抑制强化治疗，心脏移植受者的免疫系统对供者心脏已经逐渐产生免疫耐受性。急性排斥反应已得到良好的控制，此时免疫抑制药可使用维持量，但心脏移植患者将终身应用免疫抑制维持治疗。

1. 术后第 4 个月至第 12 个月的免疫抑制治疗　在该阶段，各种免疫抑制药已经逐渐减量。

（1）环孢素 A：在心脏移植 3 个月之后，根据血浓度谷值及有无药物不良反应来调量，在第 4 或第 5 个月可减至每日 5 mg/kg，该剂量维持至术后第 12 个月。术后第 4 个月将环孢素 A 血浓度谷值降至 500 μg/L（峰值 700~900 μg/L），第 6 及第 7 个月将其降至 300~400 μg/L（峰值 500~700 μg/L），该浓度维持至术后 12 个月。

（2）FK506：在心脏移植 3 个月之后，血药浓度维持在 10~12 μg/L，根据谷值调整用药剂量。术后 6~12 个月，谷值维持在 8~10 μg/L。

（3）霉酚酸酯：在心脏移植术后 3 个月，霉酚酸酯逐渐减量，术后 3~6 个月可减为 0.75 g，每日 2 次；6~12 个月减为 0.5 g，每日 2 次，该剂量长期维持。此期间若出现排斥反应，可加大其用量。

（4）硫唑嘌呤：在术后第 4 个月用量为每日 1.0~1.5 mg/kg，以该剂量长期维持。如果患者出现严重的骨髓抑制作用，可减量或停用硫唑嘌呤，同时应当增加其他联合使用的免疫抑制药用量。

（5）皮质类固醇：在心脏移植 3 个月之后，泼尼松用量已减至最小维持量，每日 0.1~0.2 mg/kg。有些移植中心在手术后 6 个月停用皮质类固醇。也有国内学者报道，在术后 12 个月完全停用该药，但停药前要严密观察有无急性排斥反应发生。

2. 手术 12 个月之后的长期维持治疗　在心脏移植手术 12 个月后，急性排斥反应已经很少发生，各种免疫抑制药均以其最小维持量长期应用。皮质类固醇在大多数心脏移植患者可以完全停用，尤其在 FK506 与霉酚酸酯联用时，可较早停用激素治疗。在选择了一个最佳维持量之后，免疫抑制药不宜再行减量。

第七节　心脏移植术后常见并发症的诊断与治疗

心脏移植手术仍是高风险手术，围手术期死亡率仍然高于心外科其他种类手术。

据 ISHLT 数据统计近两年来 5 000 多例心脏移植中，在院死亡率达 7.4%。根据 CTRD（cardiac transplant research database）的统计，心脏移植术后 1 月内的生存率为 93%。

一、出血

移植后胸腔内出血与普通心脏手术类似，但有增加术后出血的风险，不能不引起重视和采取相应的防范措施。患者在术前治疗心衰期间常同时接受抗凝治疗，血小板功能和凝血因子相应受抑制或被干扰，增加了术后出血的可能。为此，术前应停止一切抗凝药物至少 1 周以上，待凝血因子恢复正常后才能进行手术。长时间的心力衰竭继发肝脏功能不全，加剧术后凝血机制障碍。为此有主张在术前和术中应用抗纤维蛋白溶解剂、抑酞酶和新鲜冻干血浆等作为预防性措施。心脏移植时吻合口多，容易发生吻合口出血，特别是左房后壁，由于位置隐蔽，小量出血不容易被发现，待心脏复苏、血压升高后，止血就困难。加强胸骨的缝合，对胸骨稳定性的要求比一般手术更高，不仅为了减轻术后疼痛，改善呼吸功能，更能防止术后胸骨渗血。

二、移植后供心衰竭

移植后供心衰竭主要是指供体在植入体内后没有达到正常心脏功能作用。它可以是全心的即左、右心衰竭，也可以是单一心室的功能不全。当然这种衰竭是指早期的，多发生在植入体内后 30 d 内。其原因可以是供体本身引起的，也可以是受体因素影响，还包括心肌保护方法和供心在运送过程中的保护措施、手术技巧问题。由于事先的血型的匹配和抗原交叉试验，一般因为急性排异引起的供心衰竭很少见。供心缺血的时间越短，心肌损害越少，植入体内后的心肌功能恢复越快。但由于供心的短缺，有的供心需长途运输，缺血可导致心肌损害，进一步导致植入的心脏在恢复循环后无收缩状态或收缩无力。供体的年龄差异、供体在脑死亡前的一般状况、供心在离体前的功能及耐受缺血程度都是不可选择的，所以对于供心判断尚无统一标准。

（一）肺动脉高压

受体在长期心衰的情况下，肺动脉阻力不同程度的增加引起肺动脉压力偏高。所以，心衰患者在晚期均有不同程度的肺动脉高压，如受体的肺血管阻力很高，而供心来自健康正常心脏的脑死亡患者，也就是说供心的右心在离体以前一直处于正常或低负荷状态，一旦植入受体体内，移植的心脏必须超负荷地工作，表现为增加收缩力，加快收缩频率，以搏出最大的容量，如失代偿则可以引起右心衰竭。

（二）心肌缺血耐受性低

由于右心的心肌壁较左心肌壁薄，耐受缺血的时间比左心短，缺血后心肌功能的恢复也比左心差。在供心运输过程中缺血时间过长或心肌保护液使用不当，再加上心肌缺血后的再灌注伤害，均可造成右心衰竭。

（三）右冠状动脉内进入气栓

移植手术后排气方法不当，排气时间过短均可使残留在供心内的气泡进入位置处于最高的右冠状动脉窦内，造成右心肌供血不足。

（四）脑死亡毒素的影响

目前有一种推测，在脑死亡后人体内会产生一种毒素，可导致心衰，特别是右心衰竭。各国也有众多的实验室在寻找这种引起心衰的特异性毒素。至于脑死亡后多长时间才能释放这种毒素，毒素的结构以及对心衰致毒剂量的测定等均在探索之中。

三、排斥反应

（一）常见临床表现

（1）一般情况变化包括体温升高，白细胞数目的改变，血沉升高，心率的变化，各种心律不齐，厌食。

（2）临床检查发现移植心脏的功能减退，放射线 X 胸片显示心胸比增大。

（3）除了临床上心衰症状外，尚有肾功能减退，甚至衰竭。

（4）心电图 QRS 波电压明显降低或消失。

（5）生化和免疫血清学检查包括半乳糖激酶（GK）、谷草转氨酶（AST）、乳酸脱氢酶（LDH）、α-羟丁酸脱氢酶（α-HBDH）、免疫球蛋白值的改变。

然而，这些症状和检查发现不是心脏排斥反应唯一和特有的变化，只是做辅助性的诊断参考，而且不能反映心脏排斥的程度。

（二）无创性的排斥监测和诊断方法

1. 心电图　早年 Oyer 发现，如心电图在 Ⅰ、Ⅱ、Ⅲ、V_1、V_6 导联的 QRS 波群中的 R 波电压如低于正常值的 20%，则可以确诊排斥反应。但很多专家不同意这种诊断方法，认为体表心电图的电压改变还受到其他因素如心包、胸腔积液、体重、胸壁的厚度和患者本身水合作用情况的影响，常导致误诊。

2. 超声心动图　心脏移植后的早期和随诊时常规做超声心动图检查可以及时检出移植的心脏形态和功能变化。现在常规使用的 M 型普通超声心动图可以检出心室壁的厚度、心肌的质量，在二维超声心动图中更可以看出左心功能的强弱。新近出现的组织多普勒超声可以在排斥反应早期就发现心脏舒张功能的变化。

3. 生化检查　目前对心脏排斥反应并无特异性检查。β_2-微球蛋白、BNP、CRP、肌钙蛋白等血浆水平升高在急性排斥反应中可以观察到，但在感染和肾功能衰竭的病例中这些指标也有升高的趋向，应该注意鉴别诊断。

4. 免疫学试验　有各种方法，如玫瑰花结试验、细胞免疫学监测、中间白细胞杀菌素 2 受体试验等。但仍和其他方法一样无特异性。

排斥反应前 30 d 内由排斥引起的死亡主要是超急性排斥反应和急性排斥反应。急性细胞介导的排斥反应是早期死亡的重要因素，占术后第一年内死亡原因的 20%，其在术后 1 个月内达到危险高峰，此后迅速下降。前 1 个月内大约有 40% 的患者会发生 1 次或 1 次以上的急性排斥反应。对于受体而言，女性以及年轻的成年患者，女性供体，OKT3 的术前诱导治疗以及术前 CMV 的血清抗体阳性都是急性排斥反应发生的危险因素，供、受体之间 PRA 大于 10% 及 HLA-DR 点的不匹配也是急性排斥反应的危险因素。

四、高血压

移植后早期数天内常出现头痛、恶心、呕吐等高血压症状，是由于移植后心脏功能好转，心输出量大量增加，而术前存在的周围血管阻力还未能及时降低所引起。尤其当移植心脏大于受体体重所需要求时更多见。一般经过对症治疗后逐渐消退。后期的高血压常与环孢素有关。

五、三尖瓣关闭不全

除了右心衰和肺动脉阻力高的原因外，常见的原因是不正确的心内膜活检或多次心内膜活检造成的三尖瓣腱索、乳头肌断裂，三尖瓣叶穿孔。①在植入心脏时受体的右心房和供心的右心房位置对合不正确或过度扭转，也可能是右心房吻合口疤痕收缩以至三尖瓣口不在一个水平面，处于不自然的状态，久而久之关闭不全愈趋严重；②慢性右心衰竭造成的右心扩张导致三尖瓣环过大，三尖瓣关闭不全。轻度即Ⅰ到Ⅱ度的三尖瓣关闭不全可不做处理。严重的三尖瓣关闭不全应手术治疗。由于三尖瓣叶钙化、增厚很少见，因此三尖瓣成形术一般是首选的外科方法。断裂的腱索、乳头肌可用自身的心包缝合连接，穿孔可以用心包修补。三尖瓣关闭不全经常合并有很大的瓣环，所以在修补瓣叶和瓣下结构后同时用人工瓣环等方法缩窄三尖瓣环到直径 25 mm，一般手术效果很好。有报道可以用改良的 De Vega 瓣环成形术，具体操作是由前后瓣叶交界处起分别用 3-0 Prolene 双头针缝线带心包小垫片分别缝至两端到隔瓣的交界处，第一个针头采用连续褥式缝合，第二个针头采用连续螺旋式缝合。两针分别在交界处穿出再用心包小垫片加固，收紧两缝线，用同样的方法缝缩前瓣环，保持瓣环直径至 25 mm 打结。此手术要避免缝针损伤三尖瓣叶和房室传导系统。如三尖瓣结构损害严重，患者有极严重的右心衰竭、腔静脉淤血症状，表现为极高的中心静脉压、发绀脸、肝极度肿大、腹水、胸水，此种情况最好做三尖瓣置换。

六、感染

详见本章第六节。

七、其他脏器可能发生的并发症

其他脏器可能发生的并发症主要因免疫抑制剂的毒副作用所引发，如胃应激性溃疡与类固醇有关；肾功能障碍除与体外循环的因素有关外，与环孢素的肾毒性也有关。类固醇、环孢素甚至硫唑嘌呤都可诱发急性胰腺炎。硫唑嘌呤可抑制骨髓造血功能，类固醇可以引起骨质疏松症等，这些都可以影响心脏移植的疗效，甚至造成移植的失败。心脏移植肾衰是术后近期、远期都会面临的并发症。心脏移植的患者由于术前长期的心衰，心输出量长期低下，肾灌注不良，加之为减轻体液潴留而长期大剂量服用利尿药，术前肾的储备功能差。手术时体外循环的打击，术后低心排，以及 CsA 对肾脏的损伤都是引起移植术后肾功能不全的主要原因。术前肾功能异常术后肾功能会进一步恶化，术前肾功能正常的患者术后出现了肾功能恶化，说明 CsA 对肾脏的损害是很明显的。

八、远期并发症

心脏移植后远期主要死亡原因为冠状动脉病变和恶性肿瘤。

（一）移植心脏冠状动脉病变

由于移植的心脏是离断神经的，所以冠心病的发现较晚，其症状也不如普通冠心病患者典型。其冠心病的发现多因负荷后呼吸困难、心功能衰竭而在超声心动图检查时发现部分心室壁活动异常，诊断依靠冠状动脉造影。如单支血管病变或者局限性病变可进行经皮冠状动脉扩张术或植入支架。考虑到心脏再移植的各种困难性，多次经皮冠状动脉扩张术也是可行的，但是移植心脏的冠状动脉粥样硬化的病变血管内膜硬化增生往往是弥漫性的。移植心脏的冠状动脉粥样硬化的发病率通常和供体本身的年龄有一定的关系，和冠状动脉发生慢性排斥反应也可能有关。

（二）恶性肿瘤

心脏移植后的免疫抑制治疗是造成肿瘤发生的主要原因。有报道心脏移植共1 272 例病例中发现各种肿瘤生长共 66 例占 5%（66/1 272）。在肿瘤发生以后在不造成排斥反应的情况下尽量减少免疫抑制剂的用量，同时进行积极的抗肿瘤治疗。心脏和其他器官移植后最常见的恶性肿瘤是淋巴细胞增殖性淋巴瘤，好发部位为淋巴结，其次为小肠、肺和肝脏，与免疫抑制剂的应用、免疫力降低有关。

（董念国　王　寅　刘义华　胡博文）

参考文献

［1］ DIBARDINO DJ. The history and development of cardiac transplantation. Tex Heart Inst J, 1999, 26: 198-205.

［2］ CARREL A, GUTHRIE CC. Anastomosis of blood vessels by the patching method and transplantation of the kidney. 1906（Classical article）. Yale J Biol Med, 2001, 74: 243-247.

［3］ MANN FC, PRIESTLY JT, MARKOWITZ J, et al. Transplantation of the intact mammalian heart. Arch Surg, 1933, 26: 219-224.

［4］ WILLMAN VL, COOPER T, CIAN LG, et al. Auto-transplantation of the canine heart. Surg Gynecol Obstet, 1962, 115: 299-302.

［5］ BARNARD CN. The operation. A human cardiac transplant: an interim report of a successful operation performed at Groote Schuur Hospital, Cape Town. S Afr Med J, 1967, 41: 1271-1274.

［6］ RODEHEFFER RJ, MCGREGOR CG. The development of cardiac transplantation. Mayo Clin Proc, 1992, 67: 480-484.

［7］ TAYLOR DO, EDWARDS LB, BOUCEK MM, et al. Registry of the international society for heart and lung transplantation. Twenty-fourth official adult heart transplant report 2007. J Heart Lung Transplant, 2007, 26: 769-781.

［8］ TAYLOR DO, EDWARDS LB, AURORA P, et al. Registry of the international society for heart and lung transplantation. Twenty-fifth official adult heart transplant report 2008. J Heart Lung Transplant, 2008, 27: 943-956.

［9］ LIETZ K, MILLER LW. Improved survival of patients with end-stage heart failure listed for heart transplantation: analysis of organ procurement and transplantation network/ U. S. United Network of Organ Sharing data, 1990—2005. J Am Coll Cardiol, 2007, 50: 1282-1290.

［10］ HUNT SA, ABRAHAM WT, CHIN MH, et al. ACC/AHA 2005 guideline update for the diagnosis and management of chronic heart failure in the adult: a report of the American College of Cardiology/American Heart Association Task Force on Practice Guidelines (Writing Committee to Update the 2001 Guidelines for the Evaluation and Management of Heart Failure): developed in collaboration with the American College of Chest Physicians and the International Society for Heart and Lung Transplantation: endorsed by the Heart Rhythm Society. Circulation, 2005, 112: e154-235.

［11］ BORKON AM, MUEHLEBACH GF, JONES PG, et al. An analysis of the effect of age on survival after heart transplant. J Heart Lung Transplant, 1999, 18: 668-674.

［12］ MORGAN JA, JOHN R, WEINBERG AD, et al. Long-term results of cardiac transplantation in patients 65 years of age and older: a comparative analysis. Ann Thorac Surg, 2003, 76: 1982-1987.

［13］ NWAKANMA LU, WILLIAMS JA, WEISS ES, et al. Influence of pretransplant panel reactive antibody on outcomes in 8, 160 heart transplant recipients in recent era. Ann Thorac Surg, 2007, 84: 1556-1562 [Discussion 1562-1563].

［14］ ZANGWILL S, ELLIS T, STENDAHL G, et al. Practical application of the virtual crossmatch. Pediatr Transplant, 2007, 11: 650-654.

［15］ BETKOWSKI AS, GRAFF R, CHEN JJ, et al. Panel-reactive antibody screening practices prior to heart transplantation. J Heart Lung Transplant, 2002, 21: 644-650.

［16］ LOH E, BERGIN JD, COUPER GS, et al. Role of panel-reactive antibody cross reactivity in predicting survival after orthotopic heart transplantation. J Heart Lung Transplant, 1994, 13: 194-201.

［17］ LEECH SH, LOPEZ-CEPERO M, LEFOR WM, et al. Management of the sensitized cardiac recipient: the use of plasmapheresis and intravenous immunoglobulin. Clin Transpl, 2006, 20: 476-484.

［18］ LAVEE J, KORMOS RL, DUQUESNOY RJ, et al. Influence of panel-reactive antibody and lymphocytotoxic crossmatch on survival after heart transplantation. J Heart Lung Transplant, 1991, 10: 921-930 [Discussion 929-930].

［19］ LENEXA K. Standards for histocompatibility testing. American Society for Histocompatibility and Immunogenetics, Lenexa, Kansas, 1998.

［20］ UNOS. The United Network for Organ Sharing. Standards for histocompatibility testing, 1998. www. unos. org/policiesandbylaws/ bylaws.

［21］ SHUMWAY NE, LOWER RR, STOFER RC. Transplantation of the heart. Adv Surg, 1966, 2: 265-284.

[22] JACQUET L, ZIADY G, STEIN K, et al. Cardiac rhythm disturbances early after or-thotopic heart transplantation: prevalence and clinical importance of the observed abnor-malities. J Am Coll Cardiol, 1990, 16: 832-837.

[23] Angermann CE, Spes CH, Tammen A, et al. Anatomic characteristics and valvular function of the transplanted heart: transthoracic versus transesophageal echocardiograph-ic findings. J Heart Transplant, 1990, 9: 331-338.

[24] BANNER NR, KHAGHANI A, FITZGERALD M, et al. The Expanding Role of Cardi-ac Transplantation. Assisted Circulation. Berlin: Springer-Verlag, 1989.

[25] YACOUB MH, BANNER NA. Recent Development in Lung and Heart-Lung Transplan-tation. Transplantation Reviews, vol 3. Philadelphia, PA: WB Saunders, 1989: 1-29.

[26] AZIZ TM, BURGESS MI, EL-GAMEL A, et al. Orthotopic cardiac transplantation technique: a survey of current practice. Ann Thorac Surg, 1999, 68: 1242-1246.

[27] DREFUS G, JEBARA V, MIHAILEAUNU S, et al. Total orthotopic heart transplanta-tion: an alternative to the standard technique. Ann Thorac Surg, 1991, 52: 1181-1184.

[28] SIEVERS HH, WEYAND M, KRAATZ EG, et al. An alternative technique for ortho-topic cardiac transplantation, with preservation of the normal anatomy of the right atri-um. J Thorac Cardiovasc Surg, 1991, 39: 70-72.

[29] SCHNOOR M, SCHAFER T, LUHMANN D, et al. Bicaval versus standard technique in orthotopic heart transplantation: a systematic review and meta-analysis. J Thorac Car-diovasc Surg, 2007, 134: 1322-1331.

[30] UBER PA, MEHRA MR. Induction therapy in heart transplantation: is there a role? J Heart Lung Transplant, 2007, 26: 205-209.

[31] OPELZ G, SCHWARZ V, HENDERSON R, et al. Non-Hodgkin's lymphoma after kidney or heart transplantation: frequency of occurrence during the first posttransplant year. Transpl Int, 1994, 7 (suppl 1): S353-356.

[32] SWINNEN LJ, COSTANZO-NORDIN MR, FISHER SG, et al. Increased incidence of lymphoproliferative disorder after immunosuppression with the monoclonal antibody OKT3 in cardiac-transplant recipients. N Engl J Med, 1990, 323: 1723-1728.

[33] HIGGINS R, KIRKLIN JK, BROWN RN, et al. To induce or not to induce: do pa-tients at greatest risk for fatal rejection benefit from cytolytic induction therapy? J Heart Lung Transplant, 2005, 24: 392-400.

[34] CRESPO-LEIRO MG, ALONSO-PULPON L, ARIZON JM, et al. Influence of induc-tion therapy, immunosuppressive regimen and antiviral prophylaxis on development of lymphomas after heart transplantation: data from the Spanish Post-Heart Transplant Tumour Registry. J Heart Lung Transplant, 2007, 26: 1105-1109.

[35] SEGOVIA J, RODRIGUEZ-LAMBERT JL, CRESPO-LEIRO MG, et al. A random-

ized multicenter comparison of basiliximab and muromonab（OKT3）in heart transplantation：SIMCOR study. Transplantation, 2006, 81：1542-1548.

［36］MEHRA MR, ZUCKER MJ, WAGONER L, et al. A multicenter, prospective, randomized, double-blind trial of basiliximab in heart transplantation. J Heart Lung Transplant, 2005, 24：1297-1304.

［37］HERSHBERGER RE, STARLING RC, EISEN HJ, et al. Daclizumab to prevent rejection after cardiac transplantation. N Engl J Med, 2005, 352：2705-2713.

［38］GRIMM M, RINALDI M, YONAN NA, et al. Superior prevention of acute rejection by tacrolimus vs. cyclosporine in heart transplant recipients—a large European trial. Am J Transplant, 2006, 6：1387-1397.

［39］KOBASHIGAWA JA, PATEL J, FURUKAWA H, et al. Five-year results of a randomized, single-center study of tacrolimus vs microemulsion cyclosporine in heart transplant patients. J Heart Lung Transplant, 2006, 25：434-439.

［40］HOSENPUD JD, BENNETT LE. Mycophenolate mofetil versus azathioprine in patients surviving the initial cardiac transplant hospitalization：an analysis of the Joint UNOS/ISHLT Thoracic Registry. Transplantation, 2001, 72：1662-1665.

［41］KOBASHIGAWA J, MILLER L, RENLUND D, et al. A randomized active-controlled trial of mycophenolate mofetil in heart transplant recipients. Mycophenolate Mofetil Investigators. Transplantation, 1998, 66：507-515.

［42］KOBASHIGAWA JA, MEISER BM. Review of major clinical trials with mycophenolate mofetil in cardiac transplantation. Transplantation, 2005, 80：S235-243.

［43］PETHIG K, HEUBLEIN B, WAHLERS T, et al. Mycophenolate mofetil for secondary prevention of cardiac allograft vasculopathy：influence on inflammation and progression of intimal hyperplasia. J Heart Lung Transplant, 2004, 23：61-66.

［44］LIETZ K, JOHN R, SCHUSTER M, et al. Mycophenolate mofetil reduces anti-HLA antibody production and cellular rejection in heart transplant recipients. Transplant Proc, 2002, 34：1828-1829.

［45］WEIGEL G, GRIESMACHER A, KARIMI A, et al. Effect of mycophenolate mofetil therapy on lymphocyte activation in heart transplant recipients. J Heart Lung Transplant, 2002, 21：1074-1079.

［46］KOBASHIGAWA JA, MILLER LW, RUSSELL SD, et al. Tacrolimus with mycophenolate mofetil（MMF）or sirolimus vs. cyclosporine with MMF in cardiac transplant patients：1-year report. Am J Transplant, 2006, 6：1377-1386.

［47］PATEL JK, KOBASHIGAWA JA. Tacrolimus in heart transplant recipients：an overview. Biodrugs, 2007, 21：139-143.

［48］AGUERO J, ALMENAR L, MARTINEZ-DOLZ L, et al. Variations in the frequency and type of infections in heart transplantation according to the immunosuppression regimen. Transplant Proc, 2006, 38：2558-2559.

［49］ DUMONT FJ, STARUCH MJ, KOPRAK SL, et al. Distinct mechanisms of suppression of murine T cell activation by the related macrolides FK-506 and rapamycin. J Immunol, 1990, 144: 251-258.

［50］ SEHGAL SN. Sirolimus: its discovery, biological properties, and mechanism of action. Transplant Proc, 2003, 35: 7S-14S.

［51］ TERADA N, LUCAS JJ, SZEPESI A, et al. Rapamycin blocks cell cycle progression of activated T cells prior to events characteristic of the middle to late G_1 phase of the cycle. J Cell Physiol, 1993, 154: 7-15.

［52］ MORALES JM, ANDRES A, RENGEL M, et al. Influence of cyclosporin, tacrolimus and rapamycin on renal function and arterial hypertension after renal transplantation. Nephrol Dial Transplant, 2001, 16: 121-124.

［53］ SHIHAB FS, BENNETT WM, YI H, et al. Sirolimus increases transforming growth factor-beta1 expression and potentiates chronic cyclosporine nephrotoxicity. Kidney Int, 2004, 65: 1262-1271.

［54］ KUSHWAHA SS, KHALPEY Z, FRANTZ RP, et al. Sirolimus in cardiac transplantation: use as a primary immunosuppressant in calcineurin inhibitor-induced nephrotoxicity. J Heart Lung Transplant, 2005, 24: 2129-2136.

［55］ RAICHLIN E, KHALPEY Z, KREMERS W, et al. Replacement of calcineurin-inhibitors with sirolimus as primary immunosuppression in stable cardiac transplant recipients. Transplantation, 2007, 84: 467-474.

［56］ STEHLIK J, et al. Organ allocation around the world: insights from the ISHLT International Registry for Heart and Lung Transplantation. J Heart Lung Transplant, 2014, 33: 975-984.

［57］ DHITAL KK, et al. Adult heart transplantation with distant procurement and Ex-vivo preservation of donor hearts after circulatory death: a case series. The Lancet, 2015, 385: 2585-2591.

［58］ IYER A, et al. Increasing the tolerance of DCD hearts to warm ischemia by pharmacological postconditioning. Am J Transplant, 2014, 14: 1744-1752.

［59］ IYER A, et al. Normothermic Ex vivo perfusion provides superior organ preservation and enables viability assessment of hearts from DCD donors. Am J Transplant, 2015, 15: 371-380.

［60］ ROIG E, et al. Heart transplantation using allografts from older donors: multicenter study results. J Heart Lung Transplant, 2015, 34: 790-796.

［61］ OBERHUBER R, et al. CD11$^+$ Dendritic cells accelerate the rejection of older cardiac transplants via Interleukin-17A. Circulation, 2015, 132: 122-131.

［62］ JHA SR, et al. Frailty as a predictor of outcomes in heart transplant eligible patients with advanced heart failure. J Heart Lung Transplant, 2015, 34 (Suppl 4): S187-S188.

［63］DAVIS MK, LEE PHU, WITTELES RM. Changing outcomes after heart transplantation in patients with amyloid cardiomyopathy. J Heart Lung Transplant, 2015, 34: 658-666.

［64］OJO AO, et al. Chronic Renal Failure After Transplantation of a Nonrenal Organ. N Engl J Med, 2003, 349: 931-940.

［65］ANDREASSEN AK, et al. Everolimus initiation and early calcineurin inhibitor withdrawal in heart transplant recipients: a randomized trial. Am J Transplant, 2014, 14: 1828-1838.

［66］BUTLER CR, et al. Cardiovascular MRI predicts 5-year adverse clinical outcome in heart transplant recipients. Am J Transplant, 2014, 14: 2055-2061.

［67］ARDEHALI A, et al. Ex-vivo perfusion of donor hearts for human heart transplantation (PROCEEDII): a prospective, open-label, multicentre, randomised non-inferiority trial. The Lancet, 2015, 385: 2577-2584.

［68］LOWALEKAR SK, CAO H, LUX-G, et al. Sub-normothermic preservation of donor hearts for transplantation using a novel solution, SOMAH: a comparative preclinical study. J Heart Lung Transplant, 2014, 33: 963-970.

［69］ATKINSON C, et al. Targeting pathogenic post ischemic self-recognition by natural IgM to protect against posttrans plantation cardiac reperfusion lnjury. Circulation, 2015, 131: 1171-1180.

［70］ZAKLICZYNSKI M, et al. Persistent mild lesions in coronary angiography predict poor long-term survival of heart transplant recipients. J Heart Lung Transplant, 2014, 33: 618-623.

［71］CHIRAKARNJANAKORN S, STARLING RC, POPOVIĆ ZB, et al. Dobutamine stress echocardiography during follow-up surveillance in heart transplant patients: diagnostic accuracy and predictors of outcomes. J Heart Lung Transplant, 2015, 34: 710-717.

［72］WEVER-PINZON O, et al. Coronary computed tomography angiography for the detection of cardiac allograft vasculopathy: a meta-analysis of prospective trials. J Am Coll Cardiol, 2014, 63: 1992-2004.

［73］KOBASHIGAWA J. Coronary computed tomography angiography: is it time to replace the conventional coronary angiogram in heart transplant patients? J Am Coll Cardiol, 2014, 63: 2005-2006.

［74］KOBASHIGAWA J, et al. Randomized pilot trial of gene expression profiling versus heart biopsy in the first year after heart transplant: early invasive monitoring attenuation through gene expression trial. Circulation: Heart Failure, 2015, 8: 557-564.

［75］HAYKOWSKY MJF, RIESS KJ, BAGGISH AL. Heart transplant recipient finishes the 118th Boston marathon 27 years post-surgery. J Heart Lung Transplant, 2014, 33: 1197.

［76］SCHUMACHER KR, et al. Predicting graft loss by 1 Year in pediatric heart transplantation candidates: an analysis of the pediatric heart transplant study database. Circulation, 2015, 131: 890-898.

[77] TAKEDA K, et al. Outcome of cardiac transplantation in patients requiring prolonged continuous flow left ventricular assist device support. J Heart Lung Transplant, 2015, 34: 89-99.

[78] SAHULEE R, LYTRIVI ID, SAVLA JJ, et al. Centers for disease control "High-Risk" donor status does not significantly affect recipient outcome after heart transplantation in children. J Heart Lung Transplant, 2014, 33: 1173-1177.

[79] 汪增炜, 刘维永, 张宝仁. 心脏外科学. 北京: 人民军医出版社, 2003.

[80] 朱晓东. 心脏外科基础图解. 2版. 北京: 中国协和医科大学出版社, 2002.

[81] MARSCHALLS. RUNGE, GEORGEA. STOUFFER, CAMPATTERSON, 奈特心脏病学. 2版. 北京: 人民军医出版社, 2015.

[82] JAROSLAVF. STARK, MARCR. DELEVAL, VICTORT. TSANG. 先天性心脏病外科学. 北京: 人民卫生出版社, 1996.

[83] 王春生. 心脏外科手术技巧. 上海: 上海科学技术出版社, 2014.

[84] CONSTANTINE MAVROUOIS, CARL L. BACKER. 小儿心脏外科学. 上海: 上海世界图书出版公司, 2014.

第十四章　胰腺移植

第一节　概　述

一、分类

因糖尿病患者很多合并有糖尿病肾病，需行肾脏移植，因此根据胰腺移植是否行肾移植及移植的时间顺序，胰腺移植分为以下三种类型：①单纯胰腺移植（PTA）；②肾移植后胰腺移植（PAK）；③胰肾联合移植（SPK）。其中，SPK 是临床最常见的移植类型。

二、历史与现状

1889 年 Von Mering 和 Minkowski 实验证实全胰切除的狗可患糖尿病，从而阐明了糖尿病与胰腺病变有关，为胰腺移植治疗糖尿病打下基础。自此以后，不少学者试图用胰腺组织种植或移植来治疗糖尿病。1893 年，英国的 Watson Williams 将 3 片绵羊的胰腺组织移植到一个濒临死亡的 15 岁糖尿病患儿的皮下，虽然这次以失败告终的大胆尝试并不能被称为真正意义上的胰腺移植，但其种下了胰腺移植治疗糖尿病这一概念的种子。

1921 年，加拿大的 Federick Banting 成功分离出胰岛素，人们曾一度认为注射胰岛素可以完全治愈糖尿病而放弃了对胰腺移植的研究。但长期临床应用发现注射胰岛素并不能阻止糖尿病慢性并发症的发生和发展，如糖尿病肾病、肢体坏疽、失明等。经过近 20 年的停滞后，胰腺移植再次进入人们的视野，医学界认为彻底治愈糖尿病的出路可能仍在于此。同时 20 世纪 50 年代的血管吻合技术进步、肾移植和肝移植手术的成功开展也促进了胰腺移植手术技术的发展。但是必须认识到胰腺移植与肾脏、心脏和肝脏移植的目的不完全相同，后者是维持生命所必需的。而胰腺移植的目的是减轻患者痛苦、改善生活质量，并有利于并发症的稳定和恢复。所以在胰腺移植受者选择时，必须全面考虑胰腺移植手术的利弊，尤其要考虑手术及术后免疫抑制剂可能造成的危害。1966 年 12 月，美国明尼苏达大学 William Kelly 和 Richand Lilehei 医生首先为一名糖尿病合并肾病的患者实施了胰肾联合移植手术，受者术后仅停用 6 d 外源性胰岛素，发生严重外科并发症，并于术后 2 个月死于肺栓塞。首例手术失败的主要原因是对移植胰腺的外分泌处理不当。

胰腺外分泌引流曾经是胰腺移植的"阿喀琉斯之踵"，胰腺移植的发展历程主要是围绕胰外分泌处理的术式进行各种研究。胰腺移植的技术难点是如何处理胰外分泌（胰管），除极少数因全胰切除需行胰腺移植外，绝大部分胰腺移植的目的是补充胰岛β细胞。但是胰腺是内外分泌腺的混合器官，对不需要的那部分外分泌组织确是造成手术困难和术后并发症的主要原因之一。所以，胰腺移植除了血管重建外，如何处理移植胰的外分泌是关系到移植手术成败的重要环节。早期采用的简单胰管结扎和胰管开放胰液腹腔引流式因并发症严重已停止使用。1973 年，Gliedman 发明了胰管与受者输尿管吻合的术式。1978 年，Dubernard 报告用合成的高分子聚合物注入移植胰胰管充填各级胰管，消除了外分泌腺，使移植胰仅保留胰内分泌功能。该术式避免了细菌污染的可能，仅需吻合血管，简化了手术，且较安全，很快被许多单位采用，曾一度推动胰腺移植较快发展。但由于胰管被填塞后胰腺继发纤维变性，往往影响移植胰长期功能。1982 年，Hans Sollinger 教授改进了 Gliedman 的胰管与受者输尿管吻合这一术式，将节段胰腺直接与膀胱吻合，减少了并发症。随后 DD Nghiem 和 RJ Corry 实施了全胰十二指肠移植，采用十二指肠片与膀胱吻合，取得了良好效果。膀胱内引流式（bladder drainage，BD）成为标准术式之一。这一技术因可以通过尿液监测胰腺排斥反应，并发症较少，成为 20 世纪 80 年代后期至 90 年代中期的主流术式。但该术式容易导致代谢性酸中毒和泌尿系统并发症。1984 年，Thomas Starzl 再次采用外分泌肠引流技术，由于外科技术的进步，该术式的外科并发症较 20 世纪 60 年代大大减少。20 世纪 90 年代后期，随着免疫抑制剂的发展，排斥反应发生率明显下降，膀胱引流在免疫监测方面的优势逐渐被削减，人们开始注意胰腺外分泌肠引流的优势，该术式比例有所上升。

20 世纪 90 年代以前，胰腺的血管重建多采用移植胰腺的动静脉与受者的髂血管吻合，即体循环模式（SVD），这种手术方法虽然简单，但不符合生理要求，可引发高胰岛素血症和代谢异常。1984 年，Roy Calne 首先报道了通过受者脾静脉引流节段移植胰腺；1989 年，Mühbacher F 报道了首例门静脉引流-膀胱引流全胰十二指肠移植术；1992 年 Rosenlof AK 和 Shokou-Amri H 报道了门静脉引流-肠引流式；Gaber AO 教授随后报道了大量病例，并指出门静脉引流术式具有免疫学优势。

早期胰腺移植生存率低，截至 1977 年，全球共施行胰腺移植 57 例，1 年存活率仅为 3%，结果令人失望。除技术原因导致手术失败外，排斥反应也是导致胰腺移植生存率低下的重要原因。1978 年，环孢素的临床应用大大提高了胰腺移植的生存率，使其真正进入临床应用阶段。20 世纪 90 年代问世的他克莫司和吗替麦考酚酯进一步提高了胰腺移植的生存率。

据国际胰腺移植登记中心（the International Pancreas Transplant Registry，IPTR）及 UNOS 统计，目前全球已经实施了近 40 000 例胰腺移植手术，其中 68% 为 SPK，24% 为 PAK，约 8% 为 PTA。术后生存率得到较大提高，SPK 人/移植胰腺的 1 年生存率达到 95.5%/85.9%，5 年生存率达到 89.5%/70%。PAK 和 PTA 的生存率也有大幅度提高，1 年移植胰腺生存率超过 80%，5 年生存率超过 50%。胰腺移植目前已经成为治疗糖尿病的有效手段。

我国开展胰腺移植较晚，例数较少。1982 年，同济医学院开展了首例节段胰腺移植，采用胰管填塞式处理胰腺外分泌。此后国内陆续有移植中心开展该技术，至今共开展胰腺移植手术 200 余例。

第二节　胰腺应用解剖及组织结构

胰腺是人体内仅次于肝脏的第二大腺体，是内外分泌混合腺，其中外分泌部占腺体的绝大部分，属于消化腺，分泌胰液并经过胰管排入肠腔，主要对食物起消化作用。内分泌部是散在分布于外分泌部之间的胰岛，分泌胰岛素、胰岛血糖素、生长抑素等激素进入血液和淋巴，主要参与糖代谢的调节。

胰腺位于腹膜后间隙，横位于腹上区和左季肋区，平对第 1、2 腰椎，长为 12~15 cm，重量为 80~115 g。胰腺质软，形状扁平细长。前面隔网膜与胃相邻，后方有下腔静脉、胆总管、肝门静脉和腹主动脉。其右端被十二指肠环抱，左端接触脾门。解剖上分为头、颈、体、尾。

1. 胰头　位于第二腰椎的右侧，是胰最宽大的部分，被十二指肠形成的"C"形凹所环绕，紧贴十二指肠壁，因此胰头部肿瘤可压迫十二指肠引起梗阻。胰头下部有向左突出的钩突，绕经肠系膜上动、静脉的后方。此处有 2~5 支胰头、钩突小静脉汇入肠系膜上静脉的右后侧壁。胰十二指肠切除术时要仔细处理这些小静脉，否则易导致难以控制的出血。胰头的前面有横结肠系膜根越过，后面有下腔静脉、右肾静脉及胆总管等。

2. 胰颈　位于胰头与胰体之间，长约 2 cm，位于胃幽门部的后下方，上方有胆总管。肠系膜上静脉和脾静脉在其后方汇合成肝门静脉。肠系膜上动脉位于并伴行于静脉的左侧。

3. 胰体　位于胰颈和胰尾之间，占胰的绝大部分。胰体位于第一腰椎平面，其前面隔网膜囊与胃相邻，后面有腹主动脉、左肾上腺、左肾及脾静脉。胰体后面借疏松结缔组织和脂肪附着于腹后壁。胰体上缘与腹腔干、腹腔丛相邻。

4. 胰尾　是胰左端的狭细部分，末端达脾门，行经脾肾韧带的两层腹膜之间。脾切除术游离脾蒂时，需注意防止胰尾的损伤。

5. 胰管与副胰管

（1）胰管位于胰实质内，起自胰尾，横贯胰腺全长，并收纳各小叶导管，到达胰头右缘时，通常与胆总管汇合形成肝胰壶腹，经十二指肠大乳头开口于十二指肠腔，偶尔单独开口于十二指肠腔。

（2）副胰管位于胰头上部，胰管的上方，主要引流胰头前上部的胰液，开口于十二指肠小乳头，通常与胰管相连，胰管末端发生梗阻时，胰液可经副胰管进入十二指肠腔。

6. 胰腺的血供　胰腺的动脉来源与分布比较复杂，它不像肝、脾、肾等实质脏器有其固有的"门"供血管进出，其动脉是围绕胰腺周围分布并相互吻合形成的复杂血管网，来自腹腔干的分支及肠系膜上动脉。

胰腺的动脉：由胰十二指肠上前动脉、胰十二指肠上后动脉、胰十二指肠下动脉、胰背动脉、胰下动脉、脾动脉胰支及胰尾动脉供应。胰头部的血液供应丰富，有胰十二指肠上前、上后动脉及胰十二指肠下动脉分出的前、后支，在胰头前、后面相互吻合，形成动脉弓，动脉弓发出的分支供应胰头前、后部及十二指肠。因此，胰头的动脉血供与十二指肠相同，切除胰头必须同时切除十二指肠。胰背动脉多由脾动脉根部发出，向下达胰颈或胰体背面分为左、右2支，左支沿膝下缘背面左行，称胰下动脉。胰体部的血供还来自脾动脉胰支，一般为4~6支，其中最大的一支为胰大动脉，分布到胰尾部的动脉称胰尾动脉（图14-1）。

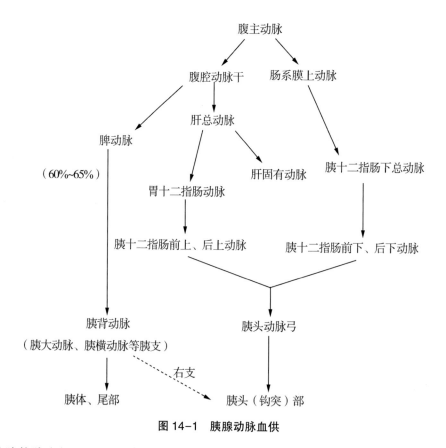

图 14-1 胰腺动脉血供

胰腺静脉多与同名动脉伴行，汇入门静脉系统。胰头及胰颈的静脉汇入胰十二指肠上、下静脉及肠系膜上静脉，胰体及胰尾的静脉以多个小支在胰后上部汇入脾静脉。

7. 胰腺淋巴回流　起自腺泡周围的毛细淋巴管，在小叶间形成较大的淋巴管，沿血管达胰表面，注入胰上、下淋巴结及脾淋巴结，然后注入腹腔淋巴结。

8. 胰腺的组织结构　胰腺表面覆盖有薄层疏松结缔组织，这些结缔组织深入腺实质，将实质分隔成许多小叶。胰腺实质主要由腺泡、导管和胰岛细胞组成，此外还包含有血管、淋巴管和神经组织，这些血管、淋巴管、神经组织和较大的导管行走于小叶间的结缔组织中。

　　腺泡，占胰腺的 80%～85%，呈泡状或葡萄串状，是外分泌腺的功能单位。分泌产生各种消化酶酶原颗粒，如胰蛋白酶原、胰糜蛋白酶原、胰淀粉酶、胰脂肪酶、核糖核酸酶等。

　　胰腺导管类似树状结构：腺泡泡心细胞→闰管→小叶内导管→小叶间导管→主导管→肝胰壶腹（十二指肠乳头）。导管的主要功能是分泌胰液及将腺泡分泌的酶原颗粒运输到十二指肠。

　　胰岛：由内分泌细胞组成的球形细胞团，散布于腺泡之间。成年人胰腺有 17 万～200 万个胰岛，占胰腺总体积的 1%。胰岛在胰尾部较多，呈团索状分布，细胞间有丰富的有孔毛细血管，胰岛细胞分泌的激素借此可以直接入血。

第三节　胰腺的生理功能

一、胰液的成分和功能

　　胰腺是人体第二大消化腺，由彼此关系密切的两类不同的腺组织组成：大部分为有导管的外分泌腺，被纤细的疏松结缔组织分成不完全的叶，其内主要有腺泡细胞，分泌胰液经胰管和副胰管到十二指肠，内含多种消化酶（如蛋白酶、脂肪酶及淀粉酶等），有分解、消化蛋白质、脂肪和糖类等作用。此外，胰腺外分泌部还可见少量的神经节神经元和未分化的上皮细胞索，后者可作为干细胞，进一步分化为外分泌细胞或内分泌细胞。胰腺外分泌部是机体主要的消化腺。少部分为无导管的内分泌腺即胰岛，胰岛是球形或卵网形的细胞群，散在于外分泌部之中。人的胰岛可能超过 100 万个，多数位于胰尾。每个胰岛含有若干个球形、椭圆形或多边形细胞，其间有丰富的毛细血管和自主神经纤维。胰岛内主要有三类细胞：A、B 和 D 细胞，数目最多的是 A（α）细胞和 B（β）细胞。A 细胞多位于胰岛周围；B 细胞则多位于胰岛中央，分别分泌胰高血糖素和胰岛素；D 细胞也位于胰岛周围，内含生长抑素或类似的肽。20 世纪 70 年代，有学者提出胰岛可能有两个功能区：一个是髓质，主要为 B 细胞，以恒定的速度分泌胰岛素，与细胞间液中存在的葡萄糖起反应；另一个是皮质，有 A、B 和 D 三种细胞，神经血管丰富，分泌活动能对不同的环境变化做出迅速反应。皮质内 D 细胞分泌的生长抑素，可抑制邻近 A、B 细胞的分泌活动，尤其是 A 细胞的分泌活动，其具体机制目前尚不清楚。此外，胰岛的活动还受到多种激素的调节，胃抑制肽能加强对葡萄糖的胰岛素反应，乙酰胆碱可促进胰岛素和胰高血糖素的释放，去甲肾上腺素可抑制胰岛素和胰高血糖素的释放，后两者也可能影响生长抑素和胰多肽的分泌。胰腺外分泌腺所分泌的胰液（内含碱性的碳酸氢盐和各种消化酶），其功能是中和胃酸，消化碳水化合物、蛋白质和脂肪，使食物在肠道内变成可吸收的成分；而胰腺内分泌腺产生的激素则从另一方面调节细胞内的营养：从营养成分吸收的速率到细胞内营养的储存或代谢等。胰液中的有机物主要是蛋白质，其中含有多种消化酶，这些酶几乎可以消化各种食物，能将淀粉分解成麦芽糖，将脂肪分解为甘油和脂肪酸，将蛋白质分解成氨基酸。因此，这些消化酶一旦缺乏，就可能造成机体的消化不良，引起碳水化合物、蛋白质和脂肪的分解障碍，并继发性地导致其他一些物质（脂溶性的维生素 A、维生素 D、维生素 E 和维生素 K）的吸收不良。当胰腺发生炎症时，由于胰管受阻，血中各种胰酶（如胰淀粉酶、脂肪酶、核糖核酸酶、磷脂酶 A 等）浓度升高，尿中某些胰酶（如胰淀粉酶等）排泄也增多。

胰岛素作用的主要靶器官是肝脏、脂肪组织和骨骼肌。胰岛素对三大代谢物质都有影响，但对糖代谢的作用最为重要。胰岛素对糖代谢的作用为：①促进肝糖原和肌糖原的合成。此作用主要通过提高肝脏和肌肉中糖原合成酶的活性而完成，因此受葡萄糖合成代谢途径中酶活性变化的调节。②促进葡萄糖进入肌肉和脂肪组织细胞内。③激活葡萄糖激酶，生成 6-磷酸葡萄糖。④抑制糖异生。胰岛素通过影响糖酵解途径中酶的活性，起到抑制糖异生、促进糖酵解的作用。如胰岛素缺乏时，进入组织细胞内的葡萄糖减少，肝糖原的分解与异生增强，由肝脏释放入血的葡萄糖大大增加，血糖水平升高，并超过肾糖阈值而从尿中排出，表现为糖尿病、胰腺炎。

胰岛素刺激蛋白质合成，并增加体内蛋白质的储存。胰岛素缺乏时，蛋白质合成受到抑制，且分解加速，可造成负氮平衡。胰岛素在肌肉组织中，通过增加氨基酸的转运和核蛋白的合成，促进蛋白质的合成。胰岛素既可增加肝脏对蛋白质和三酰甘油的合成，也能增加极低密度脂蛋白的形成，还可促进脂肪细胞中三酰甘油的贮备。胰岛素通过激活脂蛋白脂酶促进乳糜微粒和三酰甘油的水解，释放游离脂肪酸提供给脂肪组织利用；胰岛素不仅促进吸收的葡萄糖用于形成游离脂肪酸脂化的三酰甘油转变为脂肪，还直接作用于脂肪细胞，增加脂肪细胞摄取脂肪酸并合成脂肪的过程，故胰岛素对营养物质代谢的总趋势是促使营养物质的利用和储存。

二、胰腺的病变及其对肾脏的影响

临床上胰腺的病变主要包括炎症（急性胰腺炎）、肿瘤及糖尿病（以 2 型糖尿病为主），以后者最常见，均可导致肾脏的损伤。重症急性胰腺炎常并发肾损害、胰腺出血坏死、大量液体渗出、血容量锐减、血压下降，从而导致肾缺血、肾小球滤过率降低，临床出现少尿，如进展为急性肾衰竭则病死率高达 50%。急性肾衰竭是重症急性胰腺炎独立的死亡危险因素。近年的研究表明，重症急性胰腺炎肾损害与其大量产生的细胞因子和炎症介质等引起组织的损伤和微循环障碍有关。重症急性胰腺炎的早期内毒素血症、细菌易位及其导致的体内单核巨噬细胞、中性粒细胞、淋巴细胞产生多种细胞因子和炎症介质，如肿瘤坏死因子（tumor necrosis factor α，TNF-α）、血小板活化因子、白细胞介素（interleukin，1L-1、1L-6、1L-8、1L-10）等，引起全身性炎症反应及肾组织充血、水肿和肾小管上皮细胞坏死脱落。同时，内毒素又是内皮素最强烈的刺激剂，大量产生的内皮素使肾动脉、肾静脉和小血管强烈收缩，是导致肾损害的重要原因。因此，细胞因子和炎症介质拮抗剂的应用对防治重症急性胰腺炎所致的肾损害具有重要意义。

糖尿病肾脏病变是糖尿病患者的一个重要并发症，其中最具特征性的是糖尿病肾小球硬化症，即所谓的糖尿病肾脏病，是糖尿病患者最重要的微血管慢性并发症之一。

首先，高血糖可使肾小球基底膜通透性增加、基底膜增厚，损害肾小球毛细血管内皮细胞和足突的功能和结构，破坏肾小球基底膜结构的完整性，使尿蛋白排泄增加。其次，高血糖可使肾小球滤过率增加，持续的肾小球高灌注、高滤过，尤其是肾小球跨壁毛细血管静水压升高可损害肾小球，加速肾小球硬化和肾衰竭。近年的研究提示，肾小球血流动力学改变在糖尿病肾脏病的发生和发展中起着重要作用，甚至可能是糖尿病肾脏病的始动因素。此外，高血糖可使肾实质细胞（主要包括系膜细胞和肾小管细胞等）表达和合成多种细胞因子如 β-转化生长因子、结缔组织生长因子、血小板衍生生长因子、胰岛素样生长因子-1、TNF、内皮素、IL-1、IL-6 及 IL-8、纤溶酶原激活物抑制物-1 等增加，从而加重肾脏损伤。因此，在细胞因子水平阻断其病理作用，是今后值得研究的防治糖尿病肾脏病的重要途径之一。

第四节　胰腺移植适应证与禁忌证

一、胰腺移植适应证

胰腺移植用于治疗糖尿病，在肾衰竭或糖尿病肾病继发肾功能不全患者中多数联合肾移植。对这类患者，决定行胰腺移植不难，因为他们已经申请肾移植，将接受终身的免疫抑制治疗。这类患者可能的选择包括 SPK（尸体、活体或两者兼具），或分别施行两次移植手术（通常是先行肾移植，数周或数月后行胰腺移植）。如何选择合适的方案取决于患者的临床表现，供体类型以及个人意愿。对于肾功能代偿期的糖尿病患者，选择胰腺移植必须平衡终身免疫抑制治疗和终身胰岛素治疗的风险。脆性糖尿病患者较易选择胰腺移植，因为其血糖水平波动剧烈，经常发生糖尿病酮症酸中毒，或严重的低血糖昏迷。对于这类患者，成功的胰腺移植是挽救生命的选择。即使不是十分严重的糖尿病患者，胰腺移植也可明显或一定程度上改善生活质量，阻止糖尿病继发并发症进展。

理论上在糖尿病早期施行胰腺移植可以完全预防其并发症的发生和发展，因此 1 型糖尿病均适合施行胰腺移植。当患者具有以下任一情况时即可列入移植等待名单。

（1）1 型糖尿病具有如下情况之一。

1）存在明确糖尿病并发症，如肾功能损害、外周血管病变、视网膜病变、神经系统病变等。

2）糖尿病不稳定，胰岛素难以控制血糖或反复发作低血糖伴意识障碍、严重酮症酸中毒。

3）难以脱敏的胰岛素过敏或出现抗皮下注射胰岛素状态。

（2）存在明确糖尿病并发症或药物难以控制的 2 型糖尿病患者。

（3）各种原因（如慢性胰腺炎、胰腺肿瘤、胰腺损伤等）导致全胰腺切除的患者。

二、胰腺移植禁忌证

胰腺移植的绝对禁忌证与其他移植一样，包括未治愈的恶性肿瘤、活动性感染和明显的依从性不良。随着科学和手术技术的不断发展，禁忌证也在不断变化，很多过去认为的绝对禁忌证已经不再是禁忌证，或者变成了相对禁忌证。

如有下列情况应视为胰液膀胱引流术式的禁忌证：未治愈的严重尿道感染；下尿道狭窄病史；糖尿病晚期损害引起严重的神经性膀胱排尿功能障碍、膀胱挛缩或膀胱扩张，膀胱残余尿测定大于 100 mL。

第五节　胰腺移植手术

一、术前评估

受体的充分准备对保证受体安全度过手术和防止术后排斥反应及手术相关并发症的发生具有十分重要的意义。

受体除做腹部大手术的常规检查外，还需做全套凝血机制、血栓弹力图，整套胰腺功能（血糖曲线、糖化血红蛋白、血 C 肽及胰岛素等），肌酐清除率、尿蛋白排泄量和残余膀胱容积测定。另外，还要做眼科检查和周围神经传导速度测定。并做尿、粪、痰、咽分泌物的细菌和真菌培养并做相应的药物试验。最好还能做髂血管造影、膀胱造影和膀胱测压、胃镜检查、肾活检，有可能时做冠状血管造影。

术前血糖的控制：术前糖尿病饮食，以胰岛素和降糖药控制血糖在正常范围之内。尤其是酮症酸中毒未完全控制以前，最好不要急于行胰肾联合移植手术。另外，由于受者糖储备少，耐受禁食力差，在无外源性胰岛素支持下易发生酮症酸中毒，因此手术当天早晨取消通常剂量的胰岛素，以避免发生低血糖。

术前营养支持：改善全身状况，纠正营养不良，维持血浆蛋白在正常范围，以减少术后移植胰及十二指肠水肿而发生血流缓慢、血栓形成等并发症，促进移植十二指肠与膀胱吻合的愈合，防止十二指肠残端瘘和吻合口瘘。

二、术前准备

（1）术前 3 d 进食无渣饮食，口服硫酸镁导泻，口服甲硝唑片 200 mg，每日 3 次；术前 2 d 清洁灌肠；手术当天禁食水，监测血压及血糖，必要时静脉补液及降压治疗。

（2）淋巴毒交叉试验、合血、备皮、皮试。

（3）术中带药：善宁 0.2 mg、奥美拉唑 40 mg、甲强龙 500 mg、奥硝唑 500 mg、头孢哌酮/舒巴坦钠 3 g。

（4）向患者及其家属交代手术相关事项及并发症，并签字。

三、供体切取及修整

肝肾胰联合切取：供者平卧位，碘伏消毒皮肤后，铺无菌巾单。取腹部"十"字切口，上至剑突，下达耻骨联合，两侧至腋中线。推开肠襻，迅速暴露腹主动脉和下腔静脉。于腹主动脉分叉处剪开腹主动脉前壁，行腹主动脉插管，插管深度为 15～18 cm，气囊位于腹腔干开口平面以上时，注生理盐水 20 mL 充盈气囊，结扎固定灌注管。以 0～4 ℃ HC-A 肾保存液 2 000 mL+UW 液 1 000 mL 灌注，灌注高度约 100 cm。于膈肌上方剪断肝上下腔静脉，开放流出道。提起横结肠，于小肠系膜根部右侧游离显露肠系膜上静脉。剪开静脉前壁，插入门静脉灌注管，插至门静脉主干内。以 0～4 ℃ HC-A 液 2 000 mL+UW 液 3 000 mL 灌注，灌注高度约 100 cm。灌注时，观察器官灌注情况及器官质量。沿胃大弯向下锐性分离至幽门，于胃窦处横断胃体，结扎近心端。远心端插入肠道灌洗管。以 0～4 ℃ 生理盐水 1 000 mL+甲硝唑 200 mL 灌洗肠道，灌注高度约 100 cm。灌注完毕后，结扎肠道远心端。于 Treitz 韧带处横断小肠。由回盲部开始，靠近结肠剪断其系膜至乙状结肠，将全部结肠移至系膜外。近小肠系膜根部剪断小肠系膜和 Treitz 韧带，移走空回肠。沿胃小弯向下锐性分离肝胃韧带至食管下端，将胃移出腹腔。游离肝脏，剪开膈肌、左右三角韧带、镰状韧带和肝圆韧带。于腹主动脉分叉水平剪开后腹膜寻找双侧输尿管，沿输尿管两侧及后方各上游离达肾下极水平，于双侧肾包膜外游离肾脏，直至脊柱旁。将肝、肾、胰、脾、十二指肠整块切取，至膈肌上方剪断腹主动脉。同时切取双侧髂血管备用。剪开胆囊底，放出胆汁。用生理盐水冲洗胆囊。将切取的器官置于双层塑料袋中以 UW 液保存，密封后置入 1～4 ℃ 保存箱中冷藏。

供体修整（图 14-2）：

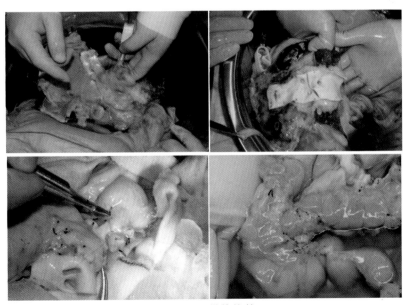

图 14-2　供体修整

（1）将整体器官从保存袋中取出，放于带冰 UW 液修肝盆内。

（2）于右侧肝肾间隙锐性分离至肝下下腔静脉，显露出双肾静脉。于左肾静脉与下腔静脉交界处横断下腔静脉。将器官翻转暴露出主动脉后壁，纵向切开后壁，显露出腹腔干、肠系膜上动脉及双肾动脉开口，于肠系膜上动脉及双侧肾动脉开口间横断腹主动脉。沿胰腺下缘近肾被膜处锐性分离结缔组织至腔静脉断端。将双肾分离，于左肾静脉与下腔静脉交界处横断左肾静脉，将主动脉前壁纵向切开分离左右肾。

（3）沿肾动脉腹主动脉开口向肾门方向解剖至肾动脉分叉，剔除周围脂肪组织。同法修整肾静脉。精索静脉、肾上腺静脉及肾静脉小属支均可结扎，右肾静脉沿腔静脉适当延长。适当保留输尿管两侧软组织，尤其是近肾下极水平，避免损伤输尿管血运。剔除肾周脂肪组织，肾蒂周围脂肪组织结扎后剪断。肾动脉及肾静脉内打水试验，确认无血管漏血。将供肾置于冰袋内，两侧加冰保存，备吻合。

（4）于肝十二指肠韧带处分离暴露肝总动脉、胃十二指肠动脉、肝固有动脉至左右分叉处，检查无变异后，于肝总动脉与胃十二指肠动脉交界处剪断肝总动脉与胃十二指肠动脉。于肝十二指肠韧带处分离暴露门静脉，离断门静脉。离断肝十二指肠韧带，以分离肝脏及胰腺。

（5）结扎近胰腺端胆道。沿腹腔干腹主动脉开口向胰腺方向解剖脾动脉，沿途结扎动脉断端。沿肠系膜上动脉腹主动脉开口向胰腺方向解剖前壁至断端，沿途结扎动脉断端。以 7-0 血管线吻合肝总动脉与胃十二指肠动脉断端，重建胃十二指肠动脉。

（6）完整解剖供体髂血管，保留单侧髂总及髂内外分支，供肾动脉及供体髂内动脉端端吻合。

（7）分离结扎胰腺周围脂肪组织。游离十二指肠至胰头处，游离胰尾处至脾门周围。切除脾脏，结扎胰尾部及脾动静脉。直线切割闭合器或手工缝合闭合十二指肠胰腺段两端，丝线或 PDS 线包埋残端浆肌层。

四、胰肾联合移植手术

胰肾联合移植（SPK）均采用静脉复合麻醉。根据移植物植入部位不同采用不同类型切口。移植肾及移植胰腺置于两侧髂窝采用双侧髂窝"J"形切口，但目前最常采用的是腹部正中或经腹直肌切口，将移植肾于腹腔内置于腹膜外，移植胰腺置于腹腔内，这一术式的优点是切口感染较少、移植胰腺周围积液发生率低（图14-3）。

移植肾植入过程与单独肾移植相同。通常将移植肾动、静脉吻合于受者髂外动、静脉，也可根据受者血管硬化等情况，选择髂内动脉或髂总动脉进行动脉重建，必要时可采用供者髂血管进行动脉搭桥重建。为简化吻合操作，减少血管并发症，也可采用供体髂血管行移植肾及移植胰腺的动脉重建，即供体髂外动脉与胰腺动脉行端端吻合，供体髂内动脉与移植肾动脉端端吻合，供体髂总动脉与受体髂外动脉吻合完成移植物动脉重建。移植肾输尿管与受者膀胱吻合同单独肾移植。

目前广泛采用多器官联合切取获得移植物，由于肝脏和胰腺动脉血供起始段具有共同开口，胰腺移植物通常需要进行动脉重建。胰头部血供来源于肠系膜上动脉和肝动脉分支构成的胰十二指肠动脉弓，胰尾部血供来源于腹腔干分支脾动脉。通常重建

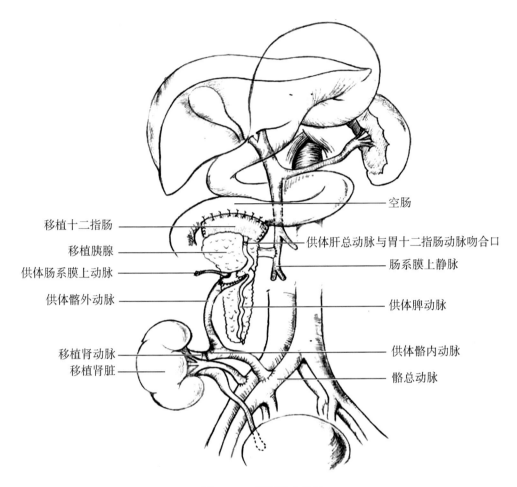

图 14-3 胰肾联合移植

的方法是使用供者髂动脉的 Y 形移植物，行供者髂内动脉与移植物脾动脉吻合、供者髂外动脉与移植物肠系膜上动脉吻合，Y 形血管移植物的髂总动脉用于受者动脉。多数移植中心遵循肝脏优先原则，将供体腹腔干动脉留给肝脏，少数移植中心将腹腔干动脉留给胰腺，行供体肝总动脉与供体胃十二指肠动脉重建，以充分保证胰腺及十二指肠胰腺段血供。

胰腺内分泌回流和外分泌引流是胰腺移植手术最复杂且关键的步骤，可采用多种术式。

1. 内分泌回流 目前胰腺内分泌回流主要存在两种术式：门静脉回流（PVD）和体静脉回流（SVD）。

门静脉回流胰腺移植术时，胰头和十二指肠位置朝上，移植胰腺门静脉直接吻合于受者肠系膜上静脉。移植胰腺位于受者小肠系膜腹侧，以便于静脉吻合至肠系膜静脉腹侧，供者动脉 Y 形移植物必须通过肠系膜开孔以吻合于受者腹主动脉或髂动脉。外分泌引流只能行肠道引流术式，十二指肠移植物与受者小肠吻合方法与体静脉回流相同，使用或不使用 Roux-en-Y 肠吻合均可。也有文献报道将胰腺置于腹膜后，Y 形动脉移植物可直接吻合于右侧髂总动脉，但需行 Roux-en-Y 肠管重建，受者 Y 肠管臂穿过结肠系膜吻合于十二指肠移植物。门静脉回流术式最符合生理要求，可避免胰岛素直接回流入体循环造成的高胰岛素血症，且有文献报道具有免疫学优势，抗原或抗原抗体复合物经肝脏处理后可减轻排斥反应的发生。但该术式手术难度大，静脉血栓发生率高。

体静脉回流胰腺移植时，移植胰腺可采用胰头位于盆腔或胰头位于上腹部的方式摆放。头部向上摆放时只能选择肠道引流。头部向下摆放既可以选择膀胱引流，也可以选择肠道引流。静脉回流部位可选择腔静脉或髂静脉。体静脉回流较符合其解剖学位置，无明显的移植物血管结构扭转，是目前较常用的术式，但这种术式患者对胰岛素的敏感度可能降低。

2. 外分泌引流　移植胰腺的外分泌处理，可分为膀胱内引流术式（BD）与肠道引流术式（ED）。

膀胱引流术式采用十二指肠膀胱吻合术，吻合操作可由手工缝合或由吻合器吻合。技术相对简单，手术失败率较低，可通过测定尿淀粉酶的变化监测排斥反应，也可经膀胱镜取十二指肠黏膜进行活检。但该术式可引起代谢性酸中毒、复发性尿路感染、反流性胰腺炎、出血性膀胱炎、泌尿结石等泌尿系并发症和代谢并发症，甚至降低患者生活质量。

肠道引流术式（ED）在 20 世纪 90 年代后期开始逐渐替代膀胱内引流术式成为主流术式。可采用手工或吻合器进行肠侧侧吻合，吻合部位可选择方便操作的邻近小肠。Roux-en-Y 肠吻合的移植胰腺存活率稍低于未重建患者。UNOS 报道，约 1/3 的肠道引流胰腺移植施行 Roux-en-Y 肠管重建，但是预后并没有因额外操作而改善。与膀胱引流相比，肠道引流更符合生理要求，远期并发症少，但手术操作相对复杂，且不便于进行免疫监测。

由于免疫抑制剂和外科技术的不断进步，排斥反应得到有效改善，肠道引流也逐渐成为主流术式。但膀胱引流仍不失为安全、有效的手术方法。且文献报道，胰肾联合移植采用肠道引流和膀胱引流的预后相近，原因可能为两个移植物来自同一供者，且监测血清肌酐可作为胰腺排斥的指标，便于监测和及时治疗。

第六节　胰腺移植围手术期处理

一、术中

每小时监测血糖，可用胰岛素控制血糖。当器官再灌注时，维持充足的容量和血压是避免移植物低灌注的必要措施。重建血管开放前，SPK 患者常给予利尿剂（呋塞米）促进早期移植肾功能恢复，减少移植胰腺肿胀（甘露醇，0.25～1 g/kg）。手术结束时，使用抗菌液充分冲洗腹腔。

二、术后管理

术后早期，血糖水平需严密监测，静脉胰岛素仍需继续使用以维持血糖在 80～110 mg/dL。持续高血糖或血糖急剧升高至大于 200 mg/dL，需要立即行超声多普勒或放射性核素检查，评估移植物灌注及功能。

SPK 受者排斥反应的敏感指标是血肌酐升高。排除其他因素造成血肌酐升高的可能（脱水、钙调磷酸酶抑制剂毒性、尿路梗阻、膀胱功能不全或血管损伤等）后，需行超声引导下经皮肾活检。一些 SPK 受者，血清淀粉酶或脂肪酶水平升高，但肌酐正常。这种情况也需要行移植肾活检，尤其是肠道引流门静脉回流患者。如果移植肾及胰腺来自同一供者，仅有极少数患者行胰腺活检用于监测排斥。但是已有研究显示，SPK 患者也可发生单一器官排斥。

外分泌采用膀胱引流的胰腺移植受者每日从尿液中至少丢失 1～2 L 胰液和十二指肠黏液，含有大量的碳酸氢钠和电解质，这些患者必须补充液体及碳酸氢钠。外分泌采用膀胱引流的胰腺移植受者需要监测尿淀粉酶。研究显示，每小时尿淀粉酶分泌水平较每升尿淀粉酶更能准确评估胰腺功能。有研究显示，12 h 或 24 h 尿淀粉酶下降 50% 或更多，或较基线下降 50% 或更多提示排斥反应或胰腺炎。

膀胱引流胰腺移植受者出现血尿同样需要进一步评估，必要时经三腔尿管持续冲洗膀胱，预防血块形成造成梗阻。膀胱镜通常是查找病因、移除血块的必要措施。尿道炎或膀胱炎由淀粉酶刺激引起，同时也是血尿的最常见原因，给予碳酸氢钠可能缓解。顽固的淀粉酶刺激需行肠道转换治疗，但是这种激进的治疗措施在术后早期很少进行。十二指肠膀胱吻合口出血多见于使用吻合器时，这种并发症可通过术中吻合器吻合完毕后再次缝合吻合口避免。

血清淀粉酶及脂肪酶对监测移植胰腺功能具有重要意义，尤其是对于濒临衰竭的移植物，但是较尿淀粉酶的敏感性和特异性低。

一些中心术后采用低分子肝素静脉或皮下应用，撤除肝素前 2 d，重叠加用小剂量阿司匹林并于出院后长期服用，这部分患者需定期监测凝血指标（部分凝血酶原时间、国际标准化比值，凝血酶时间和血红蛋白）以防止过度抗凝。部分胰腺移植术后，无论是尸体供者来源还是活体供者来源，血管吻合口较窄或血栓形成高危因素存在时，建议初始采用体循环肝素化后华法林维持治疗（≤6 个月）。

早期感染导致移植物丢失的发生率较高，移植术后 24～48 h 应给予各种单剂或联合方案抗感染治疗。尿培养阳性（术前尿检）或术中十二指肠液培养阳性受者抗生素应覆盖 3～7 d。回顾性分析显示胰腺受者因感染导致移植物丢失时，因同一种致病菌导致第二次移植胰腺丢失的风险较高。术前必须详细了解受者的微生物感染病史，以便于术中给予合适抗感染治疗。

胰腺移植术中，由于肠道吻合可能造成术野污染，多数中心推荐使用伏立康唑做预防治疗。当使用康唑类药物时，钙调磷酸酶抑制剂的血药浓度必须严密监测，因为免疫抑制剂代谢减少，可导致血药浓度升高。

任何供受者配对阳性的移植受者都建议行抗巨细胞病毒治疗，阴性-阴性供受者配对是否需要行预防治疗目前仍存在争议。更昔洛韦和缬更昔洛韦可用于胰腺移植抗病毒治疗，术后早期就能通过静脉或胃管给药，患者能进食后继续口服治疗。

第七节　胰腺移植术后常见并发症的诊断与治疗

一、腹腔内出血

1. 原因　术中止血不彻底、血管未结扎或结扎线脱落；血管吻合口出血；创面出血；移植胰腺动脉或静脉破裂出血；抗凝治疗不当或凝血功能障碍；局部感染；移植胰腺炎；排斥反应；移植胰腺分泌胰液腐蚀十二指肠节段吻合口或闭合端。

2. 出血部位　出血可发生在移植胰腺表面，十二指肠节段吻合口或闭合端出血，血管吻合部位。

3. 临床表现　一般发生在术后 3 周内，移植胰腺区突发胀痛，波及下腹部，渗血较多或有活动性出血时，可出现明显症状。临床表现为出冷汗、烦躁不安、脉搏细弱、血压下降、少尿或无尿，引流管血性引流物突然增加。如果切口未愈合可出现切口有出血现象、鲜血便或大量黑便。血红蛋白短期内下降明显。超声检查可发现移植胰周或道格拉斯窝积液，有时会发现正在出血的动脉或静脉。

4. 预防　术中精心操作，仔细止血；如行肠道内引流术式，十二指肠节段吻合口肠壁仔细止血，可黏膜下 8 字缝合所有出血点，肠壁全层缝合两次；术后抗凝治疗应严密监测凝血功能、血红蛋白水平，及时调整用药方案；防治局部感染；防治移植胰腺炎症。

5. 治疗　迅速补液、输血，严密监测生命体征和血红蛋白变化、凝血功能变化，适当调整或停用抗凝药物。如果动脉或静脉破裂或出血量大、经输血等保守治疗无效时，应急诊手术探查，根据术中情况做出相应处理，必要时切除移植胰腺，以保证患者生命安全。

二、移植胰腺血栓形成

1. 原因　糖尿病患者因血小板功能亢进、凝血因子升高、内源性抗凝物质减少而处于高凝状态；胰腺是血供低压力区，胰腺修整时切除脾脏使脾动脉血流量减少，脾动脉残端结扎后血流易于瘀滞；手术损伤使胰腺组织水肿，进一步减少胰腺血流量；胰腺缺血再灌注损伤；移植胰腺炎；移植胰腺排斥反应；移植胰腺动脉或门静脉血管扭曲受压；外科血管吻合技术。

2. 临床表现　动脉血栓形成后常无局部症状，实验室检查血糖突然升高，血清及尿淀粉酶下降。静脉血栓形成早期，因移植胰腺淤血、肿胀、血糖和血清淀粉酶升高，可伴有移植胰腺区域局部疼痛和压痛，静脉完全阻塞后，血清淀粉酶降低或正常。移植胰腺超声造影、血管造影或 CT、磁共振血管成像有助于明确诊断。

3. 预防　术中减少对胰腺的过多翻动；精良的血管吻合；如行门静脉下腔静脉术

式，注意下腔静脉游离充分，避免下腔静脉旁组织压迫门静脉，门静脉长度适当，避免过短或过长；如无出血表现，尽早使用抗凝药物，如低分子肝素皮下注射 1 周，监测凝血功能，及时调整抗凝方案；术中及术后早期可使用白蛋白，有助于减轻移植胰腺水肿。

4. 处理 怀疑有移植胰腺血管主干栓塞即应尽快手术探查。对于早期部分血栓形成，及时处理有可能挽救移植胰腺，术中可切开血管，必要时可切除原吻合口，重新做血管吻合；术后给予抗凝溶栓治疗，严密监测凝血功能。一旦移植胰腺动脉或静脉血栓完全阻塞血管，切除移植胰腺。

三、移植胰腺炎

1. 原因 主要与手术损伤、肠液或尿液反流、排斥反应、感染因素有关。

2. 临床表现 多为水肿性胰腺炎，也可发展为出血、坏死性胰腺炎以致丧失移植胰腺。临床表现为发热、移植部位持续腹痛、腹胀、压痛及反跳痛，血清和尿淀粉酶显著升高，如血清淀粉酶突然从高水平迅速下降或正常，提示移植胰腺广泛出血、坏死。

3. 预防 术中减少对胰腺的过多翻动；术后头 3 d 使用生长抑素，而后善宁使用 2 周；术后早期促进肠功能恢复。

4. 处理 移植术后禁食，留置胃管减压，胰液膀胱引流术式需留置导尿管；早期采用全胃肠外营养，进食后需要逐渐过渡到正常饮食，可口服营养液如瑞代辅助过渡；维持水、电解质与酸碱平衡，纠正低蛋白血症、贫血；抑制胰腺外分泌，可选用如生长抑素或奥曲肽，并可联合应用蛋白酶抑制剂；口服胰酶片；治疗腹腔感染；对症治疗。如保守治疗无效或怀疑出血坏死性胰腺炎时，应及早手术，清除移植胰腺及周围坏死组织，必要时部分或全移植胰腺切除。

四、胰漏

1. 原因 供胰修整时胰腺实质损伤、移植胰腺炎、排斥反应、胰腺血供障碍导致的移植胰腺组织坏死、移植胰腺周围感染、十二指肠残端与十二指肠吻合口瘘均可引起胰漏，胰漏局限后可形成胰腺假性囊肿。

2. 临床表现 根据胰漏发生的部位、时间以及引起胰漏的原因和漏口的大小等因素的不同，胰漏的临床表现不一。常见的临床表现有发热、局部胀痛和压痛、白细胞和血淀粉酶升高等；检测引流物淀粉酶含量有助于诊断。超声或 CT 可显示移植胰周围积液。

3. 预防 术中精细操作，供体器官十二指肠与受者小肠或膀胱可靠吻合。

4. 处理 胰漏发生后，应及时引流移植胰腺周围积液、积极控制局部感染、加用生长抑素或奥曲肽，膀胱引流术式时留置 Foley 导尿管。如胰周引流通畅，一般几周后胰漏大多可自行闭合。

五、代谢性酸中毒

1. 原因 是膀胱引流术式最常见的并发症，发生率大于 60%，胰管细胞和十二指

肠分泌的 HCO_3^-、Na^+、Cl^- 和水不断从膀胱丢失,可引起代谢性酸中毒、脱水和电解质紊乱。

2. 临床表现　轻者可无自觉症状,重者呼吸增快、颜面潮红等,血 HCO_3^- < 20 mmol/L,术后早期反复血气分析是主要的诊断方法。

3. 处理　代谢紊乱虽然常见,但随着时间延长,受者的代偿能力增强,代谢紊乱逐渐得以缓解,一般不会导致移植胰腺功能丧失,对受者和移植物存活无显著影响。术后早期应静脉应用碳酸氢钠,对无症状的轻度代谢性酸中毒可口服碳酸氢钠片或乙酰唑胺。对保守治疗难以纠正的严重代谢紊乱,需要再次手术,改为胰腺空肠引流术式。

六、淋巴漏

1. 原因　髂血管、下腔静脉周围淋巴管术中漏扎或结扎处断落。

2. 临床表现　淋巴漏一般发生在术后 1 周至数周内。表现为术后从伤口引流管内溢出大量液体,移植胰腺周围进行性逐渐增大的囊性包块。根据临床表现和超声检查等影像学检查可进行鉴别诊断。囊肿局部穿刺可发现囊内液体清澈,淀粉酶含量低。实验室检查:引流液或穿刺液蛋白质含量高,乳糜试验阳性。

3. 处理　一般情况下,被离断的少数淋巴管漏扎,其淋巴漏出量不会很多,只要引流通畅,不至于发生感染,随着创面的愈合,淋巴漏会自行消失。对有症状的囊肿,一般不主张经皮引流,因为囊肿难以消除且常引起感染。

(莫春柏　王　振　王智慧)

参考文献

[1] SHYR, YM. Pancreas transplantation. J Chin Med Assoc,2009,72(1):4-9.

[2] MITTAL S, JOHNSON P, FRIEND P. Pancreas transplantation:solid organ and islet. Cold Spring Harb Perspect Med,2014,4(4):a015610.

[3] MEIRELLES JÚNIOR RF, SALVALAGGIO P, PACHECO-SILVA A. Pancreas transplantation:review. Einstein(Sao Paulo),2015,13(2):305-309.

[4] 中华医学会.临床诊疗指南、器官移植学分册(2010版).北京:人民卫生出版社,2010.

[5] ALHAMAD T, MALONE AF, LENTINE KL. Selected Mildly Obese Donors Can Be Used Safely in Simultaneous Pancreas and Kidney Transplantation. Transplantation,2017,101(6):1159-1166.

[6] WHITE SA, SHAW JA, SUTHERLAND DER. Pancreas transplantation. Lancet,2009,373(9677):1808-1817.

[7] ORLANDO G, STRATTA RJ, LIGHT J. Pancreas transplantation for type 2 diabetes mellitus. Curr Opin OrganTransplant,2011,16(1):110-115.

[8] SOLLINGER HW, ODORICO JS, BECKER YT, et al. One thousand simultaneous pan-

creas-kidney transplants at a single center with 22-year follow-up. Ann Surg, 2009, 250 (4): 618-630.

[9] SHOKOUH-AMIRI MH, RAHIMI-SABER S, ANDERSEN HO, et al. Pancreas auto-transplantation in pig with systemic or portal venous drainage. Effect on the endocrine pancreatic function after transplantation. Transplantation, 1996, 61 (7): 1004-1009.

[10] PHILOSOPHE B, FAMEY AC, SCHWEITZER EJ, et al. Superiority of portal venous drainage over systemic venous drainage in pancreas transplantation: a retrospective study. Ann Surg, 2001, 234 (5): 689-696.

[11] 郑建明, 冯钢, 高宇, 等. 胰肾联合移植术后外科并发症的单中心临床分析. 中华器官移植杂志, 2011, 32 (2): 112-114.

[12] 宋文利, 郑建明, 莫春柏, 等. 胃十二指肠动脉重建在胰肾联合移植中的应用研究. 中国中西医结合急救杂志, 2015, 4 (4): 424-425.

[13] PETRUZZO P, LAVILE M, BADET L, et al. Efect of venous drainage site on insulin action after simultaneous pancreas-kidney transplantation. Transplantation, 2004, 77 (12): 1875-1879.

[14] BOGGI U, VISTOLI F, DEL CHIARO M, et al. A simplified technique for the en bloc procurement of abdominal organs that is suitable for pancreas and small-bowel transplantation. Surgery, 2004, 135 (6): 629-641.

[15] BOGGI U, VISTOLI F, DEL CHIARO M, et al. Retroperitoneal pancreas transplantation with portal-enteric drainage. Transplant Proc, 2004, 36 (3): 571-574.

[16] BOGGI U, VISTOLI F, SIGNORI S, et al. A technique for retroperitoneal pancreas transplantation with portal-enteric drainage. Transplantation, 2005, 79 (9): 1137-1142.

[17] BENEDETTI E, DUNN T, MASSAD MG, et al. Successful living related simultaneous pancreas-kidney transplant between identical twins. Transplantation, 1999, 67 (6): 915-918.

[18] GRUESSNER RW, KENDALL DM, DRANGSTVEIT MB, et al. Simultaneous pancreas-kidney transplantation from live donors. Ann Surg, 1997, 226 (4): 471-480.

[19] SUTHERLAND DER, GOETZ FC, NAJARIAN JS. Pancreas transplants from related donors. Transplantation, 1984, 38 (6): 625-633.

[20] STRATTA RJ, SHOKOUH-AMIRI MH, EGIDI MF, et al. A prospective comparison of simultaneous kidney-pancreas transplantation with systemic-enteric versus portal-enteric drainage. Ann Surg, 2001, 233 (6): 740-751.

[21] LI JQ, HE ZJ, SI ZZ, et al. Gastroduodenal arterial reconstruction of the pancreaticoduodenal allograft. Transplant Proc, 2011, 43 (10): 3905-3907.

第十五章 小肠移植

第一节 概 述

一、小肠移植历史

小肠移植是指将一定长度或全部的异体小肠通过血管吻合、肠道重建的方式移植给因解剖和（或）功能性原因导致小肠解剖结构缺如和（或）消化、吸收功能丧失，需要依靠肠外营养支持维持生命的患者，并通过免疫抑制剂等一系列治疗措施使移植肠在患者体内有功能地存活，进而依靠移植小肠维持患者生命，甚至恢复劳动力的医疗技术。目前，小肠移植已成为不可逆肠衰竭患者的最终而有效的治疗方式。然而由于小肠是人体最大的淋巴器官，且为有菌的空腔脏器，其移植免疫反应较其他脏器移植更为强烈和复杂，既有排斥反应，又有移植物抗宿主反应，并且时常会出现肠源性感染，严重影响受者及移植肠的存活。随着临床营养支持技术的飞速发展，短肠综合征及肠衰竭的患者有了更好、更安全的替代疗法。同时，小肠移植逐渐成为大器官移植中难度最大、发展最为缓慢的器官移植技术之一。

1959 年 Lillehei 首次报道了肠移植的动物实验研究。1964 年美国 Detterling 首次尝试实施人体小肠移植，共完成了两例患者小肠移植，移植小肠分别于术后 12 h 和 2 d 坏死，予以切除。1972 年以前，全球共实施 8 例小肠移植，受者存活时间超过 1 个月的仅 1 例，即 Fortner 于 1970 年施行的 1 例同胞姐妹间的移植，受者存活 76 d 后死于脓毒血症。1972 年环孢素 A 投入临床应用后，临床小肠移植的受者及移植肠存活率改善并不明显，而全胃肠外营养在那段时间却有了较大的发展。因此，1970—1987 年间，临床小肠移植的发展几近处于停滞状态。1987 年，匹兹堡 Starzl 应用环孢素作为免疫抑制剂，实施了包括胃、十二指肠、胰腺、小肠、结肠与肝脏在内的腹腔多脏器联合移植，移植的器官存活 6 个月。1988 年，德国 Deltz 等施行亲姐妹间节段肠移植存活达 61 个月，同样是在 1988 年，加拿大 Grant 成功施行了首例小肠与肝脏联合移植。之后，随着免疫抑制剂的发展和外科手术技术的进步，全球小肠移植的数量开始逐渐增多。

我国肠移植的动物实验研究工作开展于 20 世纪 80 年代中期，南京军区总医院于 1994 年成功施行了亚洲首例临床异体肠移植，开创了我国小肠移植的新纪元。受者存活了 310 d，死于霉菌感染，该院于 2003 年又成功施行了国内首例肝小肠联合移植。期间，第四军医大学西京医院于 1999 年完成国内首例亲缘性活体小肠部分移植。目前，我国已有南京、西安、北京、广州、武汉、天津、上海、哈尔滨、杭州、内蒙古等多家移植中心。全国实施的小肠移植（包括单独肠移植、肝肠联合移植与腹腔多脏器联合移植）手术 30 余例，最长存活时间已达 15 年余。

二、小肠移植研究现状与展望

2000 年 10 月，美国医疗保险机构首次将小肠移植和腹腔多器官簇移植纳入联邦医疗保险范畴，从根本上解决了美国部分小肠移植受者的经济问题。同时小肠移植的外科技术、围手术期处理、免疫抑制方案、排斥反应监测、感染的防治及促进移植肠功能恢复等技术取得了巨大进步，使得小肠移植的疗效显著提高。全球最大的小肠移植中心——美国匹兹堡大学医学中心的数据显示，小肠移植术后受者 1 年和 2 年的存活率分别可达 90% 和 80%。

据国际小肠移植登记中心（ITR）的数据显示，截止至 2013 年 2 月，全球 82 个移植中心对 2 699 例患者完成了 2 887 次小肠移植。2000 年后完成小肠移植的患者 1、5、10 年存活率分别为 77%、58%、47%，移植物 1、5、10 年存活率分别为 71%、50%、41%。再次移植率为 8%，第 2、3 次移植术后移植物 1 年存活率为 56%，5 年存活率为 35%。

根据美国 OPTN/SRTR 有关的数据显示，最近几年美国完成的小肠移植例数逐渐减少，由 2007 年将近 200 例患者逐渐减少至 2013 年的 109 例，OPTN/SRTR 网站上登记的等待器官移植的受者人数也在逐年下降。这其中可能的原因复杂，一方面，小肠移植的近期疗效虽然得到了很大的提高，但远期疗效依然不太乐观；另一方面，随着营养支持技术的改进以及残存小肠延长技术的成熟，客观上减少了小肠移植适应证患者的数量，未来小肠移植如何发展仍是令人困惑的难题。

（李幼生）

第二节 小肠应用解剖及组织结构

临床上通常以十二指肠空肠曲为界线，将消化道分为上消化道（口腔至十二指肠）和下消化道（空肠至肛门）两部分。消化系统的生理功能是摄入食物、消化食物、吸收营养和食物残渣的排出，同时参与内分泌功能和免疫功能。食物的储存在胃，消化与吸收主要场所在小肠，粪便的形成在大肠。消化与吸收是两个相辅相成、紧密联系的过程。

一、小肠的结构与功能

成年人的小肠（small intestine）全长 5~7 m，起自幽门，终止于回盲部，分为十二指肠、空肠和回肠三部分，是食物消化和营养物质吸收的主要场所。

（一）十二指肠

十二指肠（duodenum）介于胃与空肠之间，长约 25 cm，整体呈"C"形，包绕胰头，可分为上部、降部、水平部和升部四部。上部长约 5 cm，其近侧端与胃幽门相连的肠管，约 2.5 cm，黏膜光滑平坦，没有黏膜环襞，通常称为十二指肠球部（duodenum bulb）。降部长 7~8 cm，垂直位于第 1~3 腰椎体的右侧，黏膜皱襞呈环形，后内侧壁上有十二指肠纵襞（longitudinal fold of duodenum），末端有十二指肠大乳头（major duodenal papilla），距中切牙约为 75 cm，是肝胰壶腹的开口处。大乳头上方 1~2 cm 处，有时可见十二指肠小乳头，是副胰管的开口处。水平部长约 10 cm，横过下腔静脉、第 3 腰椎体和腹主动脉的前方，移行于升部，肠系膜上动脉、静脉在此部前方下行。升部长 2~3 cm，斜向左上方，至第 2 腰椎体左侧转向下，移行为空肠。上部与降部的折转称十二指肠上曲，降部与水平部的折转称十二指肠下曲，升部与空肠的折转称十二指肠空肠曲。十二指肠空肠曲借助十二指肠悬肌固定在右膈脚上，壁腹膜覆盖于十二指肠悬肌形成腹膜皱襞，称为十二指肠悬韧带，又称为 Treitz 韧带，是上、下消化道的分界线，也是空肠的起点。

（二）空肠与回肠

空肠（jejunum）与回肠（ileum）位于十二指肠空肠曲与回盲瓣之间，长 5~7 m，空肠与回肠之间没有明确的分界线，一般认为位于左腰区和脐区的近端 2/5 称空肠，位于脐区、右腹股沟区和盆腔内远端 3/5 称回肠。空肠管径较粗、管壁较厚、血管较丰富、颜色较红、呈粉红色；回肠管径较细、管壁较薄、血管较少、颜色较浅、呈粉灰色。空肠与回肠管壁外包被了腹膜脏层，并借助小肠系膜固定于腹后壁上，有小肠系膜附着的边缘称系膜缘，与其相对侧缘称游离缘或对系膜缘，属于腹膜内位器官，所以空肠与回肠在腹腔内有一定活动度。小肠系膜从上至下逐渐增厚，脂肪含量、系膜内动脉弓级数也逐渐增加，空肠的动脉一般 1~2 级，直动脉较长；回肠的动脉弓 4~5 级，直动脉较短。从组织结构上观察，空肠与回肠都有黏膜层、黏膜下层、肌层和外膜四层结构，黏膜皱襞上有大量的绒毛和微绒毛，这样的结构可使小肠黏膜表面积扩大 600 倍，达到 200~250 m^2，有利于营养物质的消化与吸收。黏膜下层内含有淋巴滤泡，可分孤立淋巴滤泡（solitary lymphatic follicles）和集合淋巴滤泡（aggregated lymphatic follicles）两种。孤立淋巴滤泡分散在空肠和回肠的黏膜内；集合淋巴滤泡有 20~30 个，呈椭圆形，长轴与肠管的长轴一致，分布在回肠远端系膜缘的黏膜下层（图 15-1）。

二、回盲部的结构与功能

（一）盲肠

盲肠（caecum）长 6~8 cm，其末端是盲端，有阑尾开口，上端与升结肠相通，左侧经回盲口与回肠相交通。盲肠一般位于右髂窝内，多数人属于腹膜间位器官，位置较固定，少数人可与回肠有共同系膜，可以有较大活动范围，称移动性盲肠，可上至肝下，下至盆腔。盲肠有 3 条结肠带，结肠带的汇聚点是盲肠的盲端，也是阑尾的根部（图 15-1）。

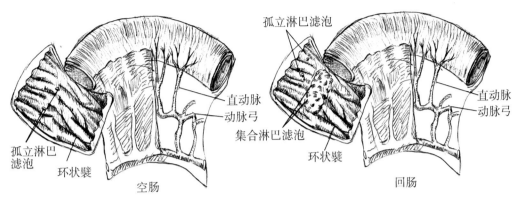

孤立淋巴滤泡

直动脉
动脉弓

集合淋巴滤泡

环状襞

孤立淋巴
滤泡

环状襞

空肠

直动脉
动脉弓

环状襞

回肠

图 15-1 小肠的解剖，空肠及回肠的不同解剖特点

回肠末端开口于盲肠，称回盲口（ileocecal orifice）。该处肠壁内环形肌增厚，并覆盖黏膜，形成上、下两片半月形的皱襞，称回盲瓣（ileocecal valve），瓣膜关闭可以防止小肠内容物过快流入大肠内，便于小肠充分消化和吸收，同时也可以防止盲肠内容物反流至回肠内。

（二）阑尾

阑尾（vermiform appendix）形似蚯蚓，又称蚓突，长 6~8 cm，短者仅为一痕迹，长者可达 30 cm。其开口盲肠后内侧壁上，外层包被有腹膜脏层，阑尾系膜呈三角形，内含有阑尾动脉、静脉、神经和淋巴管，由于阑尾系膜较阑尾短，故使阑尾弯曲成襻状或半弧形。

（朱亚文）

第三节 小肠生理功能

小肠是食物消化与吸收的最重要场所，食物经过胃的排空进入小肠后，即开始小肠内的消化与吸收功能。胰液、胆汁经过开口在十二指肠大乳头肝胰壶腹排入十二指肠内，食物在小肠内接受胰液、胆汁和小肠液的化学性消化和小肠运动的机械性消化，基本完成消化过程，并且许多营养物质也在小肠内被吸收，剩余的食物残渣进入大肠。食物在小肠内所经历的时间，因其性质不同而有所差异，一般混合性食物在小肠停留时间为 3~8 h。

一、小肠的消化功能

小肠管壁上肌层由内侧环形肌、外侧纵行肌构成，小肠的运动是两层平滑肌舒缩活动完成的。运动形式包括紧张性收缩、分节运动和蠕动，可以将进入小肠内的食糜充分与胰液、胆汁和小肠液混合，增加食糜与小肠黏膜的接触，并将消化产物推向小肠远端。

1. 小肠的运动　紧张性收缩是小肠其他运动形式的基础，空腹时存在，进食后显著增强。紧张性收缩可以使小肠保持一定形态、维持其腔内一定的压力，有助于肠内容物的混合，使食糜与肠黏膜充分接触，有利于营养物质的吸收。分节运动（segmental motility）是小肠环形肌为主的节律性收缩与舒张活动，环形肌在小肠许多部位同时收缩，将食糜分割成许多节段；随后，收缩部位舒张，舒张部位收缩，将食糜进一步分割，如此反复交替多次，可以将食糜与消化液充分混合，有利于化学性消化的进行，也可以增强食糜与小肠黏膜的接触，有利于营养物质的吸收；还可以通过对小肠管壁的挤压，有利于血液和淋巴的回流，促进吸收。小肠分节运动空腹时几乎不存在，进食后逐渐增强，运动频率随部位不同而异，十二指肠运动频率高一些，约 11 次/min，回肠末端约 8 次/min，这种梯度活动有利于食糜从上向下地推进。蠕动（peristalsis）是一种顺向运动，是由肠壁环形肌收缩、舒张，并将该运动向下端传播，速度为 0.5 ~ 2.0 cm/s，近端大于远端。每次蠕动可将经过分节运动的食糜向远端推进数厘米，然后再开始新的分节运动。在进食时的吞咽动作和食糜进入十二指肠的刺激下，小肠常发生运动速度很快（2~25 cm/s）、传播较远（至回肠末端或结肠）的蠕动，称蠕动波。在回肠末端也时常出现反方向的蠕动，称逆蠕动，可以防止食糜过快通过回盲瓣进入大肠，有利于食糜的充分消化与吸收。回肠末端与盲肠交界处的环形肌增厚，并覆以大肠黏膜，形成回盲瓣，具有活瓣样作用，防止大肠内容物倒流至小肠内。静息状态下，回肠内压力比空肠内高 15 ~ 20 mmHg。进食后，食物进入胃，通过胃-回肠反射，使回肠蠕动增强，当蠕动波抵达回肠末端时，回盲瓣舒张，每次有 3~4 mL 食糜排入结肠。正常情况下，每日 450~500 mL 食糜进入大肠。如果盲肠内过分充盈，压力升高，可通过局部反射，使回肠蠕动减弱，回盲瓣关闭，防止食糜过多、过快进入大肠。

2. 小肠运动的调节　机体通过内在神经系统、外来神经系统和体液三种方式进行调节小肠运动。食糜对小肠机械性刺激和化学性刺激，通过小肠黏膜下神经丛和肌间神经丛的反射，引起小肠运动增加。外来神经系统也影响小肠的运动，交感神经兴奋，小肠运动减弱，副交感神经兴奋时，小肠运动加强；情绪的波动可通过自主神经系统兴奋性改变从而影响小肠的运动。胃肠激素也能调节小肠运动，胃泌素、胃动素和胆囊收缩素（cholecystokinin，CCK）都能促进小肠的运动；促胰液素、生长抑素和血管活性肠肽则可抑制小肠运动。食糜进入小肠内，在胰液、胆汁和小肠液的作用下，进行化学性消化。

二、小肠的吸收功能

吸收是指食物的成分或其消化后的产物，通过消化道上皮细胞进入血液和淋巴液循环的过程。

1. 吸收的部位　消化道不同部位对各种物质的吸收能力和速度是不同的，小肠是主要的吸收部位，绝大多数营养物质、水分和无机物是在小肠吸收。小肠的特殊结构为吸收提供保障，成年人小肠长 5 ~ 7 m，如果仅为简单圆柱状结构，其吸收面积为 0.33 ~ 0.42 m²，但其黏膜有密集的环形皱襞，使其吸收面积扩大 3 倍；皱襞上又有大量绒毛，长 0.5 ~ 1.5 mm，使其吸收面积扩大 10 倍；而绒毛的柱状上皮细胞顶端存在大量微绒毛，每个柱状细胞约有 1 700 个微绒毛，进一步使其吸收面积扩大 20 倍，故上述结构特点使小肠黏膜吸收面积在原来基础之上增加了 600 倍，可达 200~250 m²。小肠绒毛内含有丰富的毛细血管、淋巴管、平滑肌纤维和神经纤维网，其内平滑肌收缩，可促使绒毛伸缩运动和摆动。绒毛伸长时，绒毛内压力降低，促使营养物质从肠腔内进入毛细血管和淋巴管；绒毛缩短时，将血液和淋巴液及其吸收的物质挤压走，如此往复运动，有利于吸收。食物在小肠停留 3~8 h，可以得到充分的消化。

2. 吸收的途径和机制　营养物质吸收进入小肠内毛细血管和淋巴管内的途径包括跨细胞途径和细胞旁途径两种方式。跨细胞途径是指营养物质经上皮细胞顶端的细胞膜进入上皮细胞内，再经过上皮细胞的基底膜进入组织间隙，最后进入血液和淋巴液循环；细胞旁途径是指营养物质经过上皮细胞间的细胞间隙进入组织间隙，再进入血液和淋巴液循环。营养物质的吸收方式主要有被动转运，包括单纯扩散、易化扩散和渗透；主动转运，包括原发性主动转运和继发性主动转运，入胞和出胞等方式。

3. 主要物质在小肠内的吸收

（1）糖的吸收：正常情况下，成年人在小肠每日吸收数百克糖。食物中的多糖和寡糖进入消化道后，在唾液淀粉酶和胰淀粉酶的作用下，分解成 α-糊精、麦芽寡糖和麦芽糖。它们又在小肠黏膜上皮细胞顶端膜上的寡糖酶作用下进一步分解成为单糖，α-糊精、麦芽寡糖和麦芽糖被水解成为葡萄糖，乳糖被水解成为半乳糖和葡萄糖，蔗糖被水解成为果糖和葡萄糖。其中，以葡萄糖吸收最快，半乳糖次之，果糖最慢。

糖的吸收是通过跨细胞途径进行的。葡萄糖通过小肠上皮细胞顶端膜上的 Na^+-葡萄糖同向转运体进入细胞内，后经载体介导的易化扩散的方式通过基底膜进入血液。因此，Na^+ 泵对葡萄糖的吸收是必需的，钠泵抑制剂（哇巴因）能够抑制葡萄糖的吸收。半乳糖的吸收过程与葡萄糖相同，果糖的吸收是通过单纯扩散的方式进行。

（2）蛋白质的吸收：食物中蛋白质进入消化道后在胰蛋白酶的作用下，分解成为氨基酸、二肽和三肽。在小肠黏膜上皮细胞顶端膜上存在氨基酸、二肽和三肽转运体，氨基酸通过 Na^+-氨基酸同向转运体与 Na^+ 转运进入细胞内，二肽和三肽通过 H^+-肽同向转运体与 H^+ 转运进入细胞内，然后在寡肽酶的作用下，进一步分解成为氨基酸，氨基酸通过细胞基底膜载体运出细胞，进入血液循环。其中氨基酸转运体可以进一步分为中性、酸性、碱性、亚氨基酸和甘氨酸转运体，中性氨基酸吸收速度最快。此外，还有少量完整蛋白质通过入胞和出胞的方式被吸收，但完整的蛋白质没有营养价值，相反可以作为抗原引起机体免疫反应和过敏反应。

（3）脂肪的吸收：食物中脂肪的主要成分是三酰甘油，进入消化道后，在胰脂肪酶的作用下，分解成为甘油、甘油一酯和游离脂肪酸，它们是脂溶性的，需要与胆盐结合成水溶性的混合微胶粒，通过小肠黏膜表面的静水层到达小肠黏膜表面。脂溶性的脂肪酸、甘油和甘油一酯通过小肠黏膜上皮细胞顶端膜进入细胞内，而胆盐一部分留在肠腔内被重复利用，另一部分进入肝肠循环。含 12 个以上碳原子的长链脂肪酸在内质网中被重新合成三酰甘油，并与载脂蛋白、磷脂蛋白结合成乳糜微粒（chylomicron），乳糜微粒通过出胞方式进入组织间隙，最后进入淋巴液循环。含 12 个以下碳原子的中、短链脂肪酸及甘油一酯是水溶性的，可以直接扩散进入血液。食物中脂肪大多为长链脂肪酸，因此，脂肪吸收以淋巴途径为主。

（4）胆固醇的吸收：小肠内胆固醇含有两类，即胆汁中的游离胆固醇和食物中的酯化胆固醇。酯化胆固醇在胆固醇酯酶作用下，分解成游离胆固醇被小肠吸收，游离胆固醇在小肠黏膜上皮细胞内重新被酯化，与载脂蛋白组成乳糜微粒进入淋巴液循环。

（5）维生素的吸收：维生素可分为水溶性和脂溶性两种。水溶性维生素（维生素C、B族维生素等）是通过与 Na^+ 的同向转运体结合被吸收；脂溶性维生素（维生素A、维生素D、维生素E、维生素K等）是通过与胆盐结合，与脂肪一同被吸收。大多数维生素在小肠上端被吸收，但维生素 B_{12} 在回肠末端被吸收。

（6）水的吸收：绝大多数水在小肠被吸收，大肠内也可以吸收部分水。由于各种营养物质、无机质的吸收，造成小肠肠腔内的低渗环境，水便在渗透压差的作用下，通过跨细胞途径和细胞旁途径进入血液循环。相反，如果肠腔内是高渗环境，在渗透压差作用下，水可以从血液中逆向转运至肠腔内。

（7） Na^+ 的吸收：成年人每天摄入 5~8 g Na^+，同时有 20~30 g Na^+ 被分泌入小肠，每天吸收 25~35 g Na^+，占身体总量的 0.5%。Na^+ 与单糖或氨基酸结合在小肠上皮细胞顶端膜同向转运体上，转入细胞内，再通过基底膜上钠泵转运至血液循环。因此，Na^+ 的吸收为单糖和氨基酸的吸收提供能量，反之，单糖和氨基酸的存在能促进 Na^+ 的吸收。

（8） Fe^+ 的吸收：每天食物中铁含量为 10~15 mg，但仅有 10%~15% 被吸收，主要以 Fe^{2+} 的形式在十二指肠和空肠被吸收，而食物中铁多以 Fe^{3+} 形式存在，故 Fe^{3+} 被还原成 Fe^{2+} 才能被吸收。在肠腔内 Fe^{2+} 与转铁蛋白（transferrin）结合，转入细胞内，Fe^{2+} 游离出来，一部分 Fe^{2+} 通过上皮细胞基底膜主动转运至血液循环；另一部分 Fe^{2+} 在细胞内与铁蛋白结合，保留在细胞内，以防止过多铁被吸收。维生素C能促使 Fe^{3+} 还原成 Fe^{2+}，因此，富有维生素C的蔬菜和水果能够促进铁的吸收，防止贫血。在 pH 值较低的环境中，铁易于溶解，所以，胃酸也能够促进铁的吸收。

（9） Ca^{2+} 的吸收：食物中的 Ca^{2+} 30%~80% 在小肠内吸收，Ca^{2+} 还有部分来自胃肠道腺体分泌。Ca^{2+} 吸收部位在十二指肠，吸收方式为主动转运，细胞内 Ca^{2+} 通过 Ca^{2+} 泵转运进入血液循环。维生素D、胆汁酸能够促进 Ca^{2+} 的吸收，脂肪酸、磷酸盐能够与 Ca^{2+} 结合形成不溶性的钙盐，从而抑制吸收。

（10）阴离子吸收：Cl^-、HCO_3^- 是肠腔内的主要阴离子，吸收方式为被动转运，其动力来自肠腔内阳离子主动吸收产生的电位差。

（朱亚文）

第四节　小肠移植适应证与禁忌证

一、肠衰竭的定义

肠衰竭（intestinal failure，IF）定义为肠道消化与吸收营养、液体与电解质的能力不足以满足成年人机体的需求与儿童生长的需要，肠衰竭主要包括以下三类疾病。

1. 肠道解剖缺失　短肠综合征及超短肠综合征是肠衰竭的最常见原因。

（1）短肠综合征（short bowel syndrome，SBS）：因各种原因引起广泛小肠切除或旷置后，肠道有效吸收面积显著减少，残存的功能性肠管不能维持患者的营养或儿童生长需求，并出现以腹泻和酸碱、水、电解质紊乱以及各种营养物质吸收及代谢障碍为主的症候群。SBS 轻重程度及预后取决于原发病、残留小肠的长度与部位，是否保留回盲瓣与结肠，以及肠适应过程是否良好等。

（2）超短肠综合征（ultra-short bowel syndrome）：患者残存小肠小于 30 cm，儿童残存小肠小于 10 cm，一般被定义为超短肠综合征，通常有严重的腹泻和营养吸收障碍。

2. 运动功能障碍　即神经性疾病（肠道无神经节细胞症）或肌病疾病（如慢性假性肠梗阻综合征）。

（1）肠道无神经节细胞症：胃肠道先天性畸形中常见病之一，发病率高达1/5 000，男性多于女性，本病的病因目前尚不清楚，多数学者认为与遗传有密切关系。本病的发病机制是远端肠管神经节细胞缺如或功能异常，使肠管处于痉挛狭窄状态，肠管通而不畅，近端肠管代偿性增大、壁增厚，有时可合并其他畸形。

（2）慢性假性肠梗阻综合征（chronic intestinal pseudo-obstruction syndrome）：又称为慢性特发性假性肠梗阻综合征（chronic idiopathic intestinal pseudo-obstruction syndrome）。由于神经抑制、毒素刺激或肠壁平滑肌本身的病变，导致的肠壁肌肉运动功能紊乱的疾病。临床具有肠梗阻的症状和体征，但无肠内外机械性肠梗阻的因素存在，是无肠腔阻塞的一种综合征。

3. 肠黏膜上皮先天性疾病　如微绒毛包涵体病（microvillus inclusion disease）、先天性簇绒肠病（tufting enteropathy）。

（1）微绒毛包涵体病：又称先天性微绒毛萎缩（congenital microvillus atrophy）、戴维森病（Davidson disease）。它是一种少见的常染色体隐性遗传性小肠疾病，典型病例为新生儿或出生后数日慢性、顽固性腹泻，导致酸中毒或严重脱水。

（2）先天性簇绒肠病：又称肠黏膜发育异常（intestinal mucosal dysplasia），是由肠黏膜分化与极化先天性遗传缺陷所致的一种罕见的肠道功能失常性疾病，临床表现为顽固性腹泻。

二、小肠移植的适应证

小肠移植的主要适应证是不可逆的肠功能衰竭患者在全胃肠外营养（TPN）支持治疗过程中，发生反复感染、肝脏损害和失去静脉输液途径。近年的研究认为，一旦患者出现以上并发症，应尽早进行小肠移植手术。美国匹兹堡大学医学中心的资料显示，对于单纯小肠移植而言，接受 TPN 治疗时间小于 12 个月的患者，长期生存率远远高于接受 TPN 治疗大于 12 个月的患者。成年人小肠移植的适应证应结合患者的临床表现、疾病严重程度、小肠外器官受累情况以及其他治疗手段的疗效来综合判断（表15-1）。

表 15-1　成年人小肠移植的适应证

适应证
1. 无法耐受肠外营养
（1）即将发生的或已经发生的肝损害，表现为总胆红素大于 3~6 mg/dL（54~108 μmol/L），进展性血小板减少症，进行性脾大；肝功能衰竭，表现为门静脉高压，脾功能亢进，肝硬化
（2）≥2 个部位的中心静脉血栓
（3）每年 2 次或 2 次以上全身脓毒症需要住院治疗，一次导管相关的真菌血症，脓毒症休克或出现 ARDS（acute respiratory distress syndrome）
（4）TPN 后仍经常出现脱水
2. 由于下述疾病，死亡风险很高
（1）腹腔内侵袭性硬纤维瘤
（2）先天性黏膜疾病
（3）超短肠综合征
3. 病死率较高的肠衰竭，不耐受 TPN
（1）频繁住院，依赖麻醉剂，无法回归社会
（2）不愿接受长期家庭肠外营养（home parenteral nutrition，HPN）
4. 其他
（1）完全的门静脉-肠系膜静脉血栓
（2）冰冻腹腔

三、小肠移植的禁忌证

成年人小肠移植的禁忌证见表 15-2。

表 15-2　成年人小肠移植的禁忌证

禁忌证
1. 绝对禁忌证
（1）伴有严重的神经系统疾病
（2）严重的心、肺功能障碍
（3）严重的腹腔感染或全身脓毒症
（4）先天性或获得性免疫缺陷病
（5）侵袭性恶性肿瘤
（6）伴有多系统的自身免疫性疾病
（7）静脉通道丧失，无法保证移植术后 6 个月静脉通道通畅
2. 相对禁忌证
（1）已无法建立静脉通道
（2）老年患者，年龄大于 65 岁
（3）癌前病变或过去 5 年内有癌症病史
（4）极度营养不良
（5）酗酒、药瘾，经治疗不足 6 个月或治疗 6 个月以上不缓解
（6）缺少家庭支持（术后依从性差）

（李幼生　姚丹华）

第五节　小肠移植种类和技术

一、小肠移植的种类

关于小肠移植的定义和种类，曾经有较多的分歧，为避免命名学上的混乱，2009年在意大利博洛尼亚举行的第11届国际小肠移植大会上，国际小肠移植登记中心（Intestine Transplant Registry，ITR）将小肠移植的分类进行了明确的定义，主要包括以下几类。①单独小肠移植（isolated intestinal transplantation，IITx）：移植物中必须包含小肠，但不含肝脏和胃。②肝小肠联合移植（liver-intestinal transplantation，LITx）：移植物中包含小肠和肝脏，但不含胃。③腹腔多器官簇移植（multivisceral transplantation，MVTx）：移植物中包含小肠和胃，可以包含肝脏，称为全腹腔多器官簇移植（移植脏器包括肝、胃、十二指肠、胰腺和小肠）；也可以不包含肝脏，称为改良腹腔多器官簇移植（移植脏器包括胃、十二指肠、胰腺和小肠）。在实际操作中，腹腔多器官簇移植包含胰腺，这主要是技术原因，而非医疗适应证。在最近一次全球ITR登记报告中已将小肠移植分为单独小肠移植、肝小肠联合移植、改良腹腔多器官簇移植和腹腔多器官簇移植四类（图15-2）。

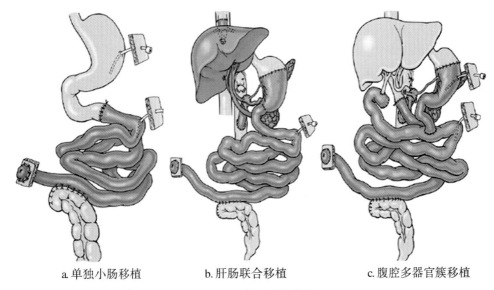

　　　a.单独小肠移植　　　　　　b.肝肠联合移植　　　　　　c.腹腔多器官簇移植

图 15-2　小肠移植种类

从外科技术角度讲，腹腔多器官簇移植相较肝小肠联合移植具有许多技术优势：① 由于整块移植，移植物器官簇的解剖无须过多干预，腹腔多器官簇移植物修整较为简单，可缩短移植物供体休整时间，减少移植脏器在修整过程中受损伤的风险。② 避免了在受者自体脏器切除手术过程中第一肝门的分离，减少了术中损伤及血液的丢失。③ 多器官簇移植为原位移植，血管吻合重建的技术操作相对简单。④ 由于多器官簇移植需切除受者原发疾病的脏器及相关脏器，从而使患者获得腹腔相对较大的空间，缓解了腹腔容积不足的难题。

二、小肠移植手术

（一）供肠获取与修整

1. 心脏死亡供体获取与修整

（1）腹腔器官获取：心脏死亡供体（DCD）小肠多采用腹腔脏器整块获取，然后根据器官移植的需要分别将肝、肾脏与小肠（包括胰腺）分离，如果需要胰腺移植还需要将胰腺与小肠分离。

术前供者可行肝素化，确定心搏停止后再常规消毒铺无菌巾单，取腹部大"十"字切口，纵切口上至剑突下至耻骨联合，横切口经脐至两侧腋中线进腹后于腹腔内倒入大量冰屑，迅速将下腹部小肠襻推向右上方，打开后腹膜，分离出腹主动脉，于左右髂血管分叉处上方穿牵引带，剪开腹主动脉前壁并向头侧行腹主动脉插管（导管为改装带气囊的 24 号气囊导尿管，顶端开口封闭，气囊以下导管侧壁做数个侧孔），插入深度为 16~18 cm，保证气囊位于腹主动脉腹腔干开口以上，注入生理盐水充盈气囊，以阻断腹主动脉近心端。经腹主动脉插管快速灌注高渗枸橼酸腺苷（HC-A）肾保存液约 1 000 mL，灌注压力为 9.8 kPa（100 cmH$_2$O），灌洗开始后于腹主动脉插管水平处剪开下腔静脉，插入引流导管作为灌洗液流出通路，导管另一端下垂置于手术台下容器内。如果仅获取小肠或小肠与肾脏，待小肠变苍白后可以开始将小肠与肾脏一并获取，如果同时获取肝脏则可以在胰颈部切开部分胰腺显露门静脉并横断，近端插管灌注门静脉系统，远侧断端作为肠系膜上静脉（SMV）的流出道。如果需要同时获取胰腺则胰腺上缘的门静脉插管灌注，门静脉灌注器官保存液与压力同腹主动脉灌注。腹腔脏器色泽转为苍白后分别自腹主动脉与门静脉灌注 UW 液 1 000 mL 及 500~1 000 mL，灌注压力同上。

游离肝周韧带，术中自胆囊底部穿刺抽净胆囊内残存的胆汁，以 UW 液（20 mL）冲洗胆囊 2 次。分别应用直线切割闭合器于幽门处横断幽门，回盲部 15 cm 处横断末端回肠，离断胃结肠韧带与回肠系膜，如果同时移植结肠则需要在结肠中动脉左侧结扎横结肠系膜。将肠襻推至腹腔左侧找到左输尿管，在进入膀胱外以血管钳钳夹输尿管并切断，同样处理右侧输尿管。此时需要移植的腹腔脏器均已灌注良好，而无关脏器与需要移植的器官分离。在充分保护腹腔脏器的前提下，将剩余腹腔脏器于腹膜后分别自左右两侧向中间掀起，游离至脊柱旁膈下切断腹主动脉及下腔静脉，沿脊柱前方由上向下将腹主动脉下腔静脉肝胰腺脾和十二指肠空回肠双侧肾及输尿管一并切取，立即放入盛有 UW 液的器皿中。

（2）血管获取：在获取腹腔脏器后同时切取髂动、静脉，如果胰腺移植均需要髂血管作为架桥用，小肠移植需采用颈血管作为架桥术血管。再次颈部消毒以获取左颈总动脉与颈内静脉，胸锁乳突肌前缘"工"字形切开皮肤，上至颌下，下达锁骨上，颈总动脉与颈内静脉（带部分锁骨下动静脉）以备小肠移植时受者移植术中架桥用，一并置入器官保存液中运送。

（3）脏器分离与小肠修整：如果时间允许，最好能够将获取的器官运送至手术室，在手术室内将所需器官分离、分别修整。这样能够保证在更好的无菌条件下分离获取的器官与分离器官的安全性。将整块切取的肝脏、双肾、小肠、胰腺与脾脏一并置入0~4℃UW液中，根据移植方案进行分离修整。自切取的移植物的腹主动脉背侧正中剪开，显露出腹腔干、肠系膜上动脉（SMA）及左右肾动脉的开口，此时应注意检查有无变异肝肾动脉。首先在肾动脉与肠系膜上动脉开口之间劈开动脉袖片，暴露左右肾静脉，于左肾静脉上缘横断下腔静脉，将双肾移植物与肝胰腺、小肠、脾移植物各自分离，供肾交于肾移植医师修整待移植。随后在SMA与腹腔干开口之间劈开动脉袖片，在门静脉离断处切断肝十二指肠韧带，供肝交于肝移植医师修整待移植。如果发现自肠系膜上动脉的副肝右动脉，则副肝右动脉起始部近端的肠系膜上动脉也要留给肝移植物，此时尚剩余十二指肠、胰腺、脾脏与小肠在一起（图15-3和图15-4）。

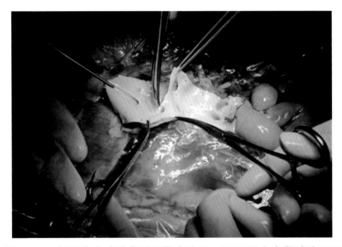

图 15-3　剖开腹主动脉背侧显露腹腔干、SMA 及左右肾动脉开口

与肝脏、肾脏等实质性器官移植相比，小肠移植物修整更为烦琐，特别是 SMA、SMV 小的分支修整时均应逐一结扎或缝扎，否则在血管开放时易多处出血，导致移植小肠灌注不良。首先自肠系膜上动脉置管，持续灌注 0~4 ℃ 的 UW 液约 500 mL，灌注压力为 9.8 kPa（100 cmH$_2$O）。

保留 SMA 开口周围的部分腹主动脉壁，清除 SMA 周围的结缔组织，解剖出 SMA 长度 1.5~2.0 cm，劈离开胰头，妥善结扎 SMV 的小属支，解剖出近端门静脉约 2 cm 用于吻合（图15-5）。

架桥血管的修整见脑死亡供肠的获取部分。

由于历史的原因，早期主要是供肾获取，后期加入供肝获取，而同时腹腔内全脏器获取还较少。全腹腔脏器获取主刀医生应熟悉胃肠解剖，特别是要关注小肠移植物的安全，我们的经验表明，早期由小肠移植医生获取全脏器不失为安全有效的方法，然后再将获取的全脏器分离。

2. 脑死亡腹腔多脏器联合获取与修整

（1）腹腔多脏器联合获取：脑死亡供体（DBD）多数为腹腔多脏器联合获取，本

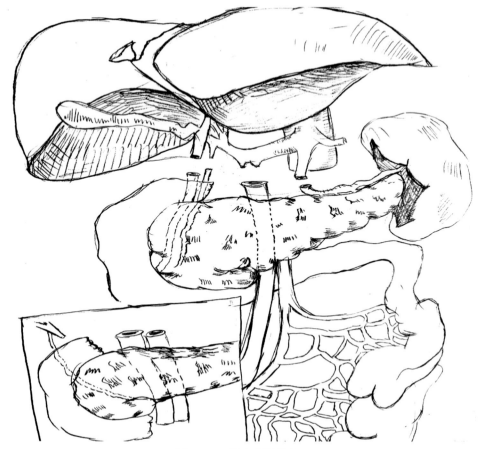

图 15-4　器官获取示意

文重点介绍作者在国外实施的 DBD 腹腔多脏器联合获取的方法。DBD 供体获取分心肺组与腹部组，可以同时获取（图 15-6），但心肺获取相对快，在血管分离结束后需要等待腹腔组分离结束后再分别同时灌注器官保存液。

腹部脏器联合获取采用腹部正中切口，上自剑突下至耻骨联合，为了更好地显露，可增加水平切口。进入腹腔首先评估是否可用作供体，必要时可快速病理切片确定是否接受此器官。尽管有病理检查，但外科医生的第一印象同样很重要。

术前自鼻胃或鼻肠管灌注抗生素，包括两性霉素 B、多黏菌素与庆大霉素。一旦确定切除腹腔脏器，首要任务是保护肝门，通过观察与手摸等简单判定是否存在副肝动脉与双重肝动脉，然后切开胆囊并用生理盐水冲洗以预防胆栓形成，亦可用切除胆囊替代。

沿着解剖标志进行分离，首先分离升结肠至腹主动脉，再分离降结肠跨过下腔静脉至腹主动脉，自腹主动脉灌注器官保存液（图 15-7），特别注意不要损伤左、右输尿管。接下来分离小肠根部，自回盲部开始分离，此过程主要将小肠与后腹膜完整分离，沿横结肠分离并切除大网膜，仔细解剖出十二指肠与胰腺并重点保护，切开十二指肠外侧缘，自胰腺后游离至腹主动脉，再自脾脏向游离胰体尾至下腔静脉，此操作

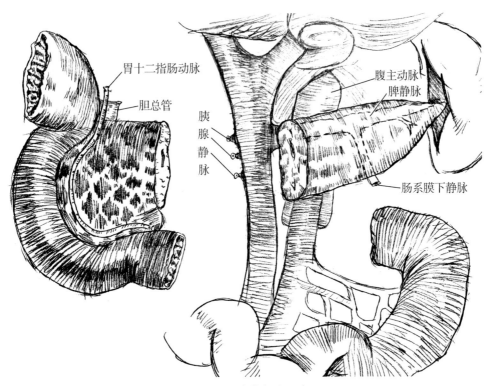

图 15-5　离体标本示意

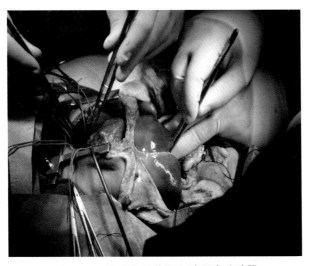

图 15-6　同时分别获取心肺及腹腔脏器

需要切断发自脾静脉的肠系膜下静脉。经过上述操作，腹腔脏器的解剖连接已经完全分离，开始切断结肠血供，直线切割器离断回盲部。

　　腹腔脏器与心肺脏器获取组分别进行脏器获取。腹腔脏器全部解剖出后，心肺获取组已经将心肺完全解剖，此时由心肺获取组在膈肌上阻断腹主动脉，分别进行心肺

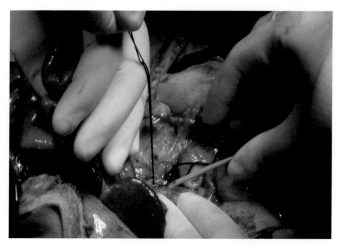

图 15-7　自腹主动脉灌注器官保存液

与腹腔脏器的灌注。腹腔脏器灌注的液体为 UW 液，压力同 DCD 供体。器官灌注完全后开始分离腹主动脉，如果是 MVTx 则将切除肾脏后将肝脏、胃、十二指肠、胰腺、脾脏与小肠一并获取（图 15-8）；如果仅仅是移植小肠，按手术要求分别切取双侧肾脏、小肠、胰腺、肝脏，分别用于肾、小肠、胰腺与肝脏移植用。

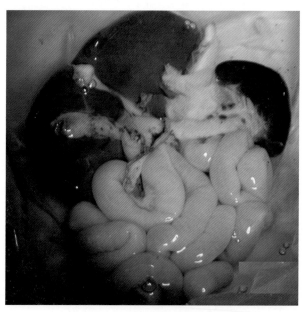

图 15-8　已经获取的腹腔多脏器

（2）联合获取腹腔脏器与血管的修整：自 DBD 获取的小肠不需要后台修整，重点是架桥血管的修整。

无论是来自 DCD 还是 DBD 的供肠，均需要修整架桥血管，MVTx 架桥血管有髂血管与颈总（内）血管。ITx 架桥血管首选髂血管（包括髂总、髂内、髂外血管），如果同时胰腺移植，此血管应分配给胰腺移植，而小肠移植应修整颈总动脉与颈内静脉作为架桥血管。无论选择何种血管作为架桥血管在修整中均需要注意两点：①自血管的近远端分别注入保存液检查血管是否还有渗漏，如有渗漏可以 9/0 血管缝合线修补。②修整前需要鉴别与标记静脉近远端，保证血管吻合后静脉血流方向与原血流方向一致，避免静脉瓣导致静脉回流障碍而使手术失败（图 15-9）。

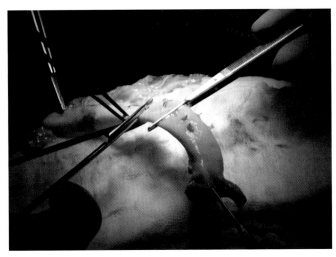

图 15-9　架桥血管的修整

（二）受体手术

受体手术需要重视以下几个主要问题。

1. 血管通路建立　许多小肠移植患者均有长期中心静脉置管史，血管通路有限。因此术前一定要行 MR 静脉成像检查，以确定手术时血管通路，最好能够膈肌上下分别建立大口径静脉通路，成年小肠移植可考虑用 Swan-Ganz 导管监测右心功能。

2. 腹腔进入与粘连松解　小肠移植手术切口常选用腹部正中切口，对于肥胖的患者可用"十"字形切口（图 15-10），这种切口有利于门静脉回流建立与肠道连续性建立。由于多数小肠移植患者有多次手术史，腹腔粘连严重，同时需要广泛显露手术视野，因此，需要广泛分离腹腔。对于小肠移植患者，腹腔内由于没有很重要的小肠，

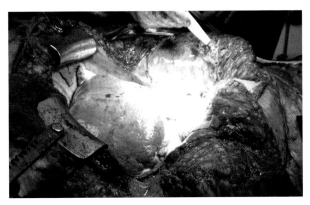

图 15-10　腹部"十"字形切口入腹并妥善止血

因此分离腹腔时一般不会导致重要脏器损伤，但需要注意的是腹腔分离时不能失血太多，否则易导致移植术后凝血功能障碍。

3. 器官切除　需要行 LITx 患者要切除近端空肠与大部分结肠，保留远端结肠与移植小肠侧侧吻合，但在脏器切除时仍需要注意尽可能减少失血（图 15-11）。

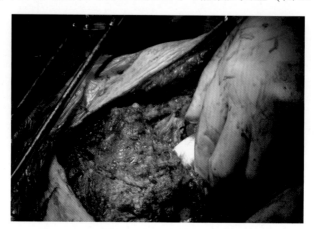

图 15-11　腹腔广泛粘连需要仔细分离与止血

4. 血管吻合　虽然小肠移植有多种类型，但血管吻合技术基本相同，与肝脏、肾脏、心脏移植所需的外科技术相比较，小肠移植的血管吻合在技术操作上并无特殊要求。

（1）动脉吻合：动脉的主要吻合方式为移植肠 SMA 与腹主动脉端侧吻合，再次移植的患者亦可选用髂内动脉吻合。

（2）静脉吻合：根据移植肠静脉回流方式分为腔静脉回流与门静脉回流，前者是指移植物 SMV 与受体下腔静脉吻合，后者是指 SMV 与受体门静脉或 SMV 吻合。腔静脉回流为部分门腔分流，理论上肠道吸收的物质不经过肝脏代谢直接进入体循环，可能导致部分门体分流。后者更接近生理要求，但临床的长期随访表明腔静脉回流的小肠移植并不影响代谢。

对于部分下腔静脉或门静脉均不适合吻合的患者亦可选用其他静脉，如髂内静脉或左肾静脉（图 15-12）。

移植物的 SMA、SMV 可直接与受体血管吻合，也可以通过供体血管搭桥（vascular graft）与受体相应的血管吻合（图 15-13）。

5. 肝胆手术　小肠移植患者不需要常规行胆囊切除，但小肠移植候选者在等待供体时长期 PN，可能反复发生过胆囊炎或明显的淤胆（图 15-14），此时可考虑行胆囊切除术。

6. 肠道连续性建立　移植小肠近端与受体小肠端侧或侧侧吻合，移植小肠的远端与受体的回肠或结肠端侧吻合，再将末端提出腹壁造口作为观察窗用。用于观察移植肠黏膜色泽变化，记录肠液流出量，也可以经此造口行内窥镜检查对移植小肠进行动态监测。选用吻合器还是手工缝合根据外科医生的经验决定，但最好是侧侧吻合。

7. 胃空肠插管造口　部分小肠移植患者需要较长时间的肠内营养（EN），因此不

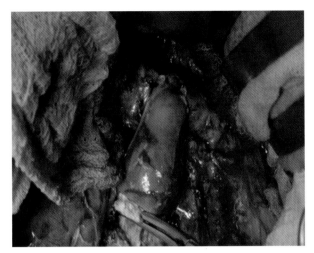

图 15-12　供体 SMV 与左肾静脉吻合

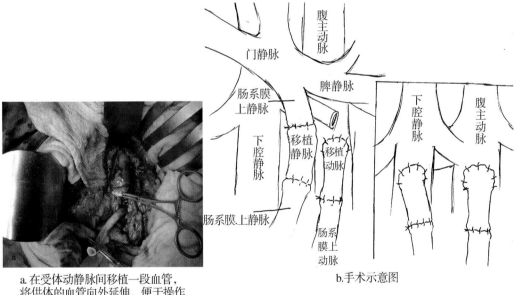

a. 在受体动静脉间移植一段血管，
将供体的血管向外延伸，便于操作

b. 手术示意图

图 15-13　血管架桥与延伸

鼓励放置鼻胃/肠管，最好分别行胃、空肠插管造口，空肠插管造口应选择移植小肠。

8. 腹腔关闭　小肠移植手术最后也是最关键的一个问题是腹腔关闭。由于小肠移植患者需要复杂的切口、原有切口疤痕、放置 EN 管、肠造口及腹壁缺失等因素，使小肠移植的患者关闭腹复杂，甚至不能一期关腹。除了选择相配的供体外，还可以切除部分小肠以减小供体体积，但仍有很多小肠移植受体不能关闭腹腔，可以选择以下方法。

（1）缝合皮肤，不缝合筋膜（图 15-15）。

（2）采用可吸收补片或不可吸收补片关闭腹腔，待日后内脏水肿消退后延期关闭

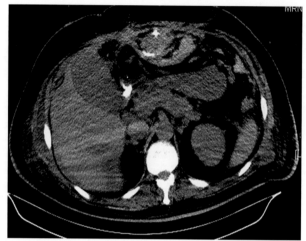

图 15-14　小肠移植候选者胆囊淤胆的 CT 表现

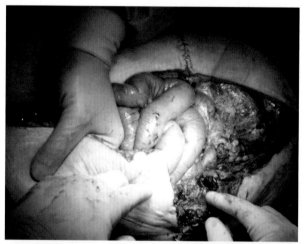

图 15-15　单纯缝合皮肤关闭腹部切口

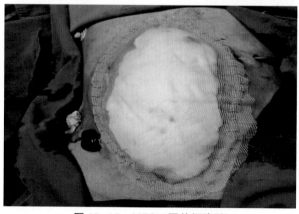

图 15-16　MESH 网关闭腹腔

腹腔（图 15-16）。

（3）腹壁移植：如果小肠移植患者同时存在大范围的腹壁缺损，可同时移植腹壁。

（李幼生 姚丹华）

第六节 活体小肠移植

活体小肠移植理论上有较多的优势，其等待移植时间相对较短，供受者之间组织配型较为匹配，器官缺血时间相对较短，更容易选择最佳手术时间，术前准备更为充分，另外，活体小肠移植的器官来源更加充足。但活体小肠移植患者数量有限，总体临床预后尚有待进一步评估。

LDITx 适应证与禁忌证与尸体供肠相同，见本章第四节。

与尸体小肠移植相比，LDITx 有其优点（表 15-3），但最大的缺点是供体存在一定的风险，需要使供受体获益达到平衡。儿童小肠移植候选者中缩短等待时间特别重要，据 UNOS 报道，173 例等待小肠移植候选者中，131 例（76%）为儿童，65% 需要 LITx，而需要 LITx 候选者在等待期间死亡率特别高（25%~30%）。匹兹堡一组数据显示 257 例小肠移植候选者中，120 例在等待移植期间死亡。而内布拉斯加大学 47 例等待 IITx 的儿童中，在等待移植期间从 IITx 候选者变成了 LITx 候选者。因此，在儿童中缩短移植时间特别重要，可以降低死亡率与避免逐渐形成肝衰竭。在美国可能儿童供体数量有限，特别是小肠移植中心追求质量优良的供体，如年龄与体积相配、血流动力学稳定、CMV 阴性，继而导致等待时间延长及相对高的死亡率。

表 15-3　活体与尸体小肠移植优缺点比较

活体小肠移植	尸体小肠移植
优点	缺点
减少等待供体时间	等待供体时间长
最佳 HLA 配型	HLA 配型差
冷缺血时间短	冷缺血时间长
供肠质量好	供肠质量不如活体
能够肠道去污	不能肠道去污
择期手术	急诊手术
缺点	优点
供体风险	供体无风险
供体或受体短肠综合征	全小肠
没有办法提供架桥血管	良好的架桥血管

对于活体小肠移植，供者术前评估时，首先需要确定血型和组织配型。理想的供

体和受体之间要求血型相同或相容，并且具有理想的 HLA 匹配。供者一般要求年龄低于 65 岁，无传染性疾病和重要器官疾病。移植肠段的长度要求既可满足受体正常的消化吸收功能，又能最大限度地降低对供体肠功能的损害。目前普遍采用回肠作为移植肠管，保留供体末端回肠 20~25 cm 和完整的回盲瓣，从而保证供体能够正常吸收维生素 B_{12}，同时避免产生腹泻症状。移植肠管的长度应根据受体的年龄和供体小肠的长度来定，通常以 150~200 cm 为宜，确保供体至少有 60% 的剩余小肠。

（李幼生　姚丹华）

第七节　小肠移植围手术期处理

一、小肠移植受者的术前评估

对于小肠移植受者的评估，首先要明确患者是否符合小肠移植的适应证，同时判断有无小肠移植的禁忌证。受体的术前评估需要多学科的移植小组来评估终末期小肠衰竭的患者是否具有潜在的小肠移植的可能、肝脏疾病及其严重程度、潜在的不适合进行小肠移植的禁忌证，评估的相关内容见表 15-4。

表 15-4　受体的术前评估

检查项目
（1）营养状态指标：
身高、体重、体质指数（BMI, body mass index）
（2）检验项目：
1）常规项目：血型、血常规、C 反应蛋白、肝肾功能、血电解质、空腹血糖、凝血功能、血降钙素原、尿常规、大便/造口液常规及隐血、真菌 G 试验
2）免疫学项目：HLA、群体反应性抗体（PRA）、供体特异性抗体（DSA, donor specific antibodies）、补体依赖性淋巴细胞毒试验（CDC, complement dependent cytotoxicity）
3）血清病毒学指标：抗巨细胞病毒（CMV, cytomegalovirus）抗体（IgG 及 IgM）、CMV-DNA、抗 EB 病毒（EBV, Epstein-Barr virus）抗体（IgG 及 IgM）、EBV-DNA、乙肝病毒表面抗原、抗丙肝病毒抗体、抗 HIV 抗体、快速血浆反应素（RPR, rapid plasma reagin）试验
（3）影像学检查：
心电图、胸部 X 线正位片
腹部 CT 及 CTA（CTA, computed tomography angiography）
全消化道钡餐造影
（4）静脉导管包括导管的种类、磁共振检查评估大血管的栓塞，既往中心静脉导管穿刺部位、感染次数及感染菌种
（5）其他检查肝脏活检
（6）原发疾病相关的特殊检查
（7）特殊的医疗情况相关检查

二、小肠移植术前营养支持

小肠移植受者在术前通常都会接受 TPN 支持，以维持患者的营养状态。根据间接能量代谢法测定患者每日所需的热量，个体化地进行肠外营养支持，能够防止过高的热量和氮量导致的胆汁淤积，出现肠外营养相关性肝脏疾病。

肠外营养相关性肝脏疾病（parenteral nutrition-associated liver disease，PNALD），又称肠外营养相关性淤胆（parenteral nutrition-associated cholestasis），肠衰竭患者在接受肠外营养支持时出现淤胆（主要是儿童）或脂肪变性（主要是成年人），胆红素指标超过正常值上限 2 倍（34.2 mmol/L）以上且维持至少 6 个月以上（在儿童中维持 6 周以上），且能够排除其他可能造成肝脏病变的毒性感染及药物作用等病因。根据年龄及病程的不同，PNALD 的临床表现各异，包括黄疸、胆汁淤积、肝脏脂肪变性、肝脏纤维化、胆囊结石等。严重者会演变成肝癌、肝硬化终至肝衰竭。在患儿中的表现最常见的是胆汁淤积、黄疸，并有较高比例会快速地进入肝纤维化的后期阶段。在成年人中的表现以肝脏的脂肪变性为主，只有少部分会发展为肝脏纤维化及肝硬化。

PNALD 的发生与静脉营养所提供的能量有一定的关系，限制过多的能量以及将脂肪摄取量控制在 1 g/（kg·d）可以有效地降低 PNALD 的发生率。静脉营养中脂质的来源也可能与 PNALD 的发生有一定的关系。研究表明，利用大豆油为主要脂质来源（n-6 脂肪酸）的肠外营养液与利用鱼油为主要脂质成分（n-3 脂肪酸）相比，前者 PNALD 的发生率较高。对于长期全肠外营养的患者，要定期检测肝功能，尽早发现 PNALD 的发生并及早治疗，通常对 PNALD 有一定程度的逆转作用。此外，对于一些肠道有部分功能的患者，在术前可以通过口服或管饲部分肠内营养，有助于保护肠黏膜屏障功能，防止肠道细菌移位。

三、围手术期感染的防治

肠道是有菌的空腔脏器，是人体内最大的细菌库，在机体应激、缺血再灌注损伤及免疫抑制状态下，肠道内的细菌和毒素会通过破损的肠黏膜屏障，移位到血液中，从而导致肠源性感染的发生，严重者引起肠源性脓毒症。移植后感染的发生率可高达90%，围手术期感染的预防和处理对于小肠移植成功至关重要。术前应充分了解供体的健康状况，排除急慢性感染性疾病，条件允许的情况下，做好肠道去污，充分了解供体潜在的感染性疾病。

术后 3 周内，由于大剂量免疫抑制剂的使用，需要预防性给予针对革兰氏阴性杆菌、革兰氏阳性球菌、厌氧菌及真菌的抗菌药物，务必做到广覆盖，防止术后早期出现严重感染，导致移植肠的失活。另外，术后早期，伤口愈合能力较差，需要及时更换腹部渗液的敷料，确保敷料的干燥无渗液，防止手术部位感染的发生。尽早拔除腹腔引流管，缝合引流口，恢复腹腔的密闭性。尽早拔除导尿管可有效防止尿路感染的发生；尽早拔除气管插管和胃管，保持呼吸道通畅，定期做痰培养、咽拭子培养，有助于早期发现感染证据。术后尽早恢复经口进食，可促进肠功能的恢复，防止肠道细菌移位。

（李幼生　姚丹华）

第八节　小肠移植术后常见并发症的诊断与治疗

随着外科技术的日臻完善和免疫抑制剂的不断发展，小肠移植已成为慢性肠衰竭最终而有效的治疗措施。伴随临床小肠移植病例数量的增加，小肠移植的并发症也逐渐增加。小肠移植常见的并发症包括血管并发症（血管栓塞、狭窄，渗漏）、肠道并发症（肠穿孔、出血、吻合口瘘）、免疫并发症（排斥反应、移植物抗宿主病）和恶性肿瘤（移植术后淋巴组织增生性疾病）等。

一、外科相关并发症

（一）动脉血栓形成

动脉血栓形成或栓塞多数出现在术后 1~2 周内，但也可以发生在术后数周。

1. 原因　导致动脉血栓形成主要原因为插管灌注供肠时致动脉内膜损伤；血管吻合技术不佳、吻合口两动脉的口径大小相差较大。供体年龄过大，年龄超过 45 岁或近 1 年来有过心血管病史的供体，术后血栓的发生率明显升高。排斥反应、感染，特别是巨细胞病毒（CMV）和带状疱疹病毒感染均可损伤血管内皮细胞，促使白细胞和血小板黏附，形成血栓。

2. 临床表现　动脉血栓形成主要有以下两种表现，术后早期动脉血栓形成表现为移植小肠坏死，同时合并有肠道坏疽、中毒性休克、发热；术后晚期，出现的动脉血栓形成表现为移植小肠缺血坏死、肠道造口有血性分泌物流出，移植小肠造口处肠黏膜苍白、坏死，腹腔冲洗液呈血性。

3. 诊断　术后早期动脉血栓形成在术中即可发现，如果移植小肠色泽的改变及动脉搏动减弱或消失应考虑动脉血栓形成和栓塞。术后晚期出现的动脉血栓形成需要与移植小肠缺血再灌注损伤、排斥反应鉴别，有时诊断并不容易。血管多普勒超声、CT（血管增强）扫描及血管造影是敏感而有效的诊断方法。

4. 治疗　术后早期动脉血栓形成可以在术中纠正不佳的血管吻合，如果有血栓形成或栓塞则可以考虑行血栓摘除术。术中摘除血栓可挽救 70% 的移植小肠；术后晚期出现的动脉血栓形成和栓塞，切除移植小肠是唯一能够挽救患者生命的治疗方法。

5. 预防　①供体的年龄不宜超过 45 岁。②选择 CMV 和带状疱疹病毒阴性的供体。③插管灌注供肠时应尽可能减少动脉内膜损伤。④如果移植小肠来自尸体，应尽量保留肠系膜上动脉周围的腹主动脉壁。在移植小肠动脉吻合时，避免吻合口两动脉的口径大小相差较大。⑤如果动脉吻合张力过大应采用动脉架桥方法，多因素分析证实采用动脉搭桥方法尽管多行一处血管吻合，但由于降低了血管张力，术后动脉血栓的发生率明显降低。

（二）静脉血栓形成

1. 原因　①小肠移植的静脉回流方式如上所述，部分小肠移植患者的 SMA、SMV 曾罹患疾病或栓塞，因此，移植小肠的静脉不能与已有病变的受体 SMV 吻合。移植小肠的静脉与受体的下腔静脉吻合是一种部分肠腔分流，腔静脉回流对代谢的长期影响了解较少。由于供肠的 SMV 长度不够，与受体的门静脉或下腔静脉吻合张力较大，因而，供肠应保留 SMV 及门静脉，供肠的门静脉与受体的门静脉端侧吻合，但这样势必延长移植小肠的静脉长度，术后易发生静脉扭曲，致血流不畅，进而发生静脉血栓。②血管吻合技术不佳是导致静脉血栓形成和静脉栓塞的另一重要原因。③继发于其他并发症，如吻合口周围感染，血肿压迫或血肿机化。④排斥反应。⑤供肠保存不佳，静脉血回流不畅，易发生血栓形成。⑥供体静脉，特别是门静脉缺血，易造成静脉损伤，形成血栓。

2. 临床表现　移植小肠淤血、张力高，肠壁呈青紫色，肠腔内有大量血性渗出液。

3. 诊断　术中出现静脉血栓形成和静脉栓塞，根据临床表现能够及时做出诊断。术后形成的静脉血栓和静脉栓塞有时容易与移植物失活或缺血再灌注损伤混淆，根据临床表现也不难诊断。多普勒超声、CT 和血管造影均有助于诊断。如果高度怀疑静脉血栓形成，应尽早剖腹探查，既可以早期诊断，又可以尽早治疗，切除无功能的移植小肠以挽救受体生命。

4. 治疗　术中发现静脉血栓形成或静脉扭曲应术中取栓或纠正扭曲静脉，术后晚期出现的静脉血栓形成多数需要切除移植物以保全受体生命。

5. 预防　同动脉血栓形成。

（三）腹腔出血

1. 原因　出血是小肠移植最早出现的并发症。其原因也是多方面的：①供肠两端结扎不妥善致出血；②受体剥离广泛，剖面渗血；③移植小肠自发性破裂，造成移植小肠自发性破裂的原因主要是由于急性排斥、供肠严重缺血性损伤、静脉完全阻塞；④动静脉破裂，多继发于感染、吻合口缝合不严密等；⑤移植小肠吻合口出血。

2. 临床表现　小肠移植术后出血量较小时仅表现为引流管引流出血性液体增加，严重者出现腹痛、腹胀或腹膜刺激症状；更严重者则表现为急性失血性休克征象。

3. 诊断　依据病史和临床表现不难诊断。

4. 治疗　术后早期出血多数需要紧急手术探查，根据出血病因治疗。

5. 预防　①良好的血管吻合技术能显著减少血管吻合口的渗血；②由于供肠修整有遗漏，血管再通后会出现供肠和创面的渗血，修整供肠后要仔细检查是否还有出血点，妥善止血；③充分引流并保持引流通畅，腹腔主动引流能有效地预防感染，继而减少感染导致的出血；④积极预防排斥反应。

（四）肠道吻合口漏/肠瘘

1. 原因　小肠移植时需要移植小肠与受体小肠及结肠至少有两处吻合。移植小肠缺血性损伤，使移植小肠肠道吻合后愈合能力差，再灌注损伤时进一步加重移植小肠和原小肠的组织损伤，影响肠道愈合能力。移植小肠肠襻两端血供较差，特别是伴有结肠移植时，结肠血供更差，因此，移植小肠或结肠与原肠道吻合处容易发生吻合口漏/肠瘘。

2. 临床表现　小肠移植患者的肠瘘由于受体应用免疫抑制剂使用其临床表现不典型。腹腔感染的症状不明显，腹腔引流管有肠液或胆汁流出应高度怀疑肠道吻合口漏/肠瘘的出现。

3. 治疗　与外科肠瘘的治疗无明显差异，但需要注意的是小肠移植的患者应用免疫抑制剂可影响肠道吻合口的愈合，更易形成广泛的腹腔感染，不易局限。因此，一旦出现肠道吻合口漏/肠瘘需要更重视腹腔引流，特别是主动引流。

4. 预防　①尽可能地缩短移植小肠的保存时间，减轻供肠缺血性损伤，小肠移植要求冷缺血时间最好不超过 9 h。②采用合适的器官保存液（如 UW 液）或者在保存液中添加某些药物（如前列腺素 E、钙离子拮抗剂、丹参等）减轻移植小肠的缺血再灌注损伤。③移植小肠的两端，特别是回肠末端或结肠，血供较差，移植物修整时应切除血供不佳的肠襻，保证移植小肠吻合时血供良好。④术后肠外营养支持时添加谷氨酰胺等，促进肠黏膜再生，增强肠吻合的愈合能力。

二、排斥反应

排斥反应是小肠移植的主要并发症，也是小肠移植失败的主要原因。小肠移植后的主要免疫问题为移植物抗宿主病（GVHD）和宿主抗移植物病（HVGD），即移植物排斥（graft rejection）。迈阿密大学总结 11 年内完成的 209 例小肠移植患者资料，共发生 290 次病理证实并需临床治疗的排斥反应，其中分别经历 1、2、3 次排斥反应的患者分别占 34.9%、17.7% 和 15.3%；首次排斥反应发生的时间平均为术后 18 d，第一次排斥反应反生在术后第 1 个月占 63.4%，术后前 3 个月的占 82.4%。所有发生的排斥反应中，轻度排斥占 44.8%、中度排斥占 38.3%、重度排斥占 16.9%。

（一）急性排斥反应

1. 病因　与其他实质性器官相比，小肠移植的排斥反应严重且发生率高，主要因为：①肠道固有大量的淋巴组织，包括肠系膜淋巴结、Peyer 集合淋巴小结、固有层淋巴组织；②肠系膜上皮细胞表达主要组织相容性抗原（MHC-Ⅱ）；③小肠对缺血敏感，缺血再灌注损伤严重，组织损伤程度与术后排斥密切相关。

2. 临床表现　小肠移植中急性排斥反应临床表现为突然出现的发热、腹胀、腹痛、恶心、呕吐，肠造口的肠液流出量增加，全身感染中毒症状。严重急性排斥反应表现为发热、大量腹泻、腹痛、腹胀、酸中毒，肠造口有大量血性液体或脱落的肠黏膜流出，甚至出现 ARDS。局部体征表现为移植肠造口处由粉红色变为紫红色，亦可表现为苍白；腹部可触及包块，为梗阻肠襻或肿大的淋巴结；肠造口缩小甚至闭塞。

3. 诊断　与其他器官移植一样，病理学是诊断小肠移植排斥反应的"金标准"。2003 年第 8 届国际小肠移植会议上确立了小肠移植急性排斥诊断的病理学标准，将移植小肠活检的黏膜组织病理学改变按排斥反应的轻重程度分为 5 级：无急性排斥反应（0 级）、可疑急性排斥反应（IND 级）、轻度急性细胞性排斥反应（1 级）、中度急性细胞性排斥反应（2 级）、重度急性细胞性排斥反应（3 级）。

细胞凋亡在排斥反应诊断中的价值已受到广泛重视，动物实验结果表明发生排斥时，隐窝上皮细胞出现细胞凋亡早于组织学改变。匹兹堡器官移植中心总结 2 807 份肠黏膜活检标本，发现排斥反应期隐窝上皮细胞凋亡数明显高于正常及非特异性改变的肠黏膜，虽然隐窝细胞凋亡不是小肠移植排斥反应的特异的绝对指标，但可在排斥反应不显著时提示排斥反应的发生。

4. 监测

（1）内镜：内镜在小肠排斥反应中具有监测和诊断作用。Garau 等对 15 例小肠移植患者进行了 222 次内镜检查，并将结果分为正常、炎症和溃疡三类。其中炎性黏膜表现为充血、水肿、肠壁变脆、黏膜皱襞丧失；溃疡型黏膜表现为糜烂、溃疡、渗出和假膜形成。

内镜指导下的肠黏膜组织病理学检查是小肠移植术后最主要的监测手段。内镜指导下的肠黏膜取材作用十分重要，这是因为早期排斥反应病变并非发生于全小肠，而是成斑点状或小片状，且病变的轻重程度的部位也不一致。在内镜指导下的取材可取到典型病变，从而提高病理诊断的准确率。目前临床小肠移植术后的排斥检测主要是依据临床观察与内镜指导下的移植小肠黏膜活检相结合的方法。术后不同时间小肠移植后内镜检测频率见表 15-5。

表 15-5　术后不同时间小肠移植后内镜检测频率

术后时间	频率
0~4 周	每 2~4 d 1 次
5~12 周	每周 1 次
4~6 个月或至造口关闭	每个月 1 次
排斥期间	每 2~4 d 1 次

放大肠镜可以放大肠黏膜 100 倍，这种新技术可以快速分析肠黏膜绒毛结构，有助于早期诊断排斥。迈阿密器官移植中心放大肠镜诊断小肠移植排斥评分系统见表 15-6。

表 15-6　迈阿密器官移植中心放大肠镜诊断小肠移植排斥评分系统

项目	评分
绒毛高度	
正常	0
轻微缩短	1
中度缩短	2
扁平	3
绒毛钝化	
正常	0
轻微钝化	1
中度钝化	2
扁平	3

项目	评分
绒毛充血	
正常血管分布	0
轻度充血	1
中度充血	2
严重充血	3
黏膜红斑	
无红斑	0
轻度红斑	1
中度红斑	2
严重红斑	3
黏膜脆性	
正常	0
活检范围内易出血	1
视野范围内易出血	2
持续渗血	3
评分	0~15
0	无排斥
1~5	不确定的排斥（1级排斥）
6~10	轻度排斥（2级排斥）
>10	中-重度排斥（3~4级排斥）

（2）外周血免疫监测：外周血的某些特定的细胞可能因转移至移植物内参与排斥反应而导致外周血中该亚群细胞减少。该项监测已用于肾、心、心肺移植患者术后，一项多中心的调查结果表明该项监测敏感性达95%，特异性可达74%。

（3）移植肠功能学监测：①肽类激素监测。胃肠道是人体内最大的内分泌器官，已知能分泌10多种多肽类激素。排斥会引起激素分泌量的减少，而且这种变化早于组织学改变。P物质、降钙素、生长抑素、胃泌素释放肽、胃动素、神经降压素、胰多肽等在排斥时均呈现不同程度的降低。②吸收功能测定。随着移植小肠排斥反应的发生，肠道功能亦受到损害。通过监测移植小肠的功能可间接反映移植小肠是否发生排斥反应。乳糖酶、蔗糖酶、麦芽糖酶、氨肽酶、碱性磷酸酶位于小肠上皮刷状缘，移植小肠排斥时，肠黏膜上述酶的含量明显降低。③肠道通透性。肠道壁变薄、通透性增加、屏障功能降低是小肠移植急性排斥反应的基本病理特征之一。肠道黏膜屏障功能也可作为排斥反应早期的诊断指标，移植术后早期移植肠通透性明显增加，可达正常小肠的 20 倍左右，此时移植小肠通透性增加是缘于缺血再灌注损伤，而并非是排斥反应所致。术后 4 d 以后肠道屏障功能逐渐恢复正常，发生排斥反应时移植小肠的通透性会再次明显增加。因此，通过对移植小肠通透性的动态监测，可以及早发现移植小肠的排斥反应。测定肠道通透性常用的探针有 Tc-DTPA、Cr-EDTA、聚乙二醇、乳果糖/甘露醇等。

（4）血液学指标：①血氨基己糖酶活性。氨基己糖酶是溶酶体内的一种酸性水解酶，能水解蛋白多糖中多糖链的 β，1-4 糖苷键。当肠缺血时，此酶可释放入血，活性增加反映了移植小肠排斥时的组织损伤。②血单核细胞前凝血质活性。单核细胞分泌物前凝血质是评价细胞免疫功能的指标，随着排斥反应免疫功能的改变，血单核细胞前凝血质活性增加。

无论是移植小肠的免疫学指标还是肠道吸收功能及运动、屏障功能，均不是小肠移植的特异性改变。目前尚没有一种方法可以替代内镜指导下的病理学检查，其他各种方法仅仅是丰富了小肠移植排斥诊断的方法。这些非创伤性检查患者痛苦小，可以动态观察是其主要优点，一旦这些指标有变化，提示应及时行内镜检查以明确是否存在排斥。

5. 预防

（1）免疫抑制方案：目前被普遍接受的小肠移植免疫抑制方案是以他克莫司为基础的方案。20 世纪 90 年代中期开始以他克莫司、激素为基础，并联合应用硫唑嘌呤、霉酚酸酯（mycophenolate mofetil，MMF）、环磷酰胺、西罗莫司（sirolimus）方案。20 世纪 90 年代后期进入 IL-2 受体抗体诱导时代，其方案以 IL-2 受体抗体+他克莫司+激素+辅助药物（硫唑嘌呤、霉酚酸酯、西罗莫司等）为主；术后早期他克莫司血药浓度要求达到 20~25 ng/mL，并在术后缓慢递减，目前国际上仍有中心沿用该方案。到 21 世纪初兔抗胸腺细胞球蛋白（thymoglobulin）和 CD52 单克隆抗体（阿仑单抗，alemtuzumab，campath）诱导时代，尤其是近年来阿仑单抗诱导、单用低剂量他克莫司、无激素维持方案已被全球最主要小肠移植中心（匹兹堡大学医学中心、迈阿密大学医学中心）所采用，而这一方案的术后早期他克莫司血药浓度仅要求达到 10~15ng/mL，并无须使用激素维持，尤为重要的是这一免疫抑制方案目的是提高移植物被受体接受的可能性，诱导部分免疫耐受即所谓的 "prope tolerance"，而不通过强大的免疫抑制剂过度抑制受者的免疫功能。

国际小肠移植登记中心收集了自 1985 年以来全球已完成的绝大多数小肠移植病例，并对全球小肠移植疗效和相关影响因素进行统计分析。ITR 资料显示 2009 年以后，72% 小肠移植患者接受白细胞介素-2（IL-2）受体阻断剂、抗淋巴细胞抗体或阿仑单抗（campath，抗 CD52 单抗）免疫诱导方案。目前存活的小肠移植患者中，92% 应用他克莫司作为免疫抑制剂维持药物，仅 15% 患者应用哺乳动物雷帕霉素靶蛋白（mammalian target of rapamycin，mTOR）抑制剂维持。由于美国完成了全球小肠移植的绝大部分工作，因此，美国的经验最具参考价值。美国器官获取和移植网络/移植受者科学注册系统（Organ Procurement and Transplantation Network/Scientific Registry of Transplant Recipients，OPTN/SRTR）提供了美国完成的小肠移植相关统计数据。OPTN/SRTR 最近一次年度报告资料公布在 2015 年度《美国移植杂志》及 OPTN/SRTR 官方网页上。2013 年全美完成的小肠移植中，54%应用清除 T 淋巴细胞药物（抗淋巴细胞抗体或阿仑单抗）诱导方案，11%接受 IL-2 受体阻断剂诱导方案，38%无诱导方案；术后免疫抑制剂维持药物中他克莫司占 95%，肾上腺皮质激素（激素）占 73%，吗替麦考酚酯占 35%，西罗莫司占 15%；移植术后 1 年，仍有 70%受者使用激素。

然而，由于全球最主要的 2 个小肠移植中心——匹兹堡大学医学中心和迈阿密大学医学中心应用阿仑单抗诱导方案，因此，阿仑单抗格外引人关注。Abu-Elmagd 教授（2009 年）总结匹兹堡大学医学中心的 453 例患者接受的 500 次单独小肠移植和腹腔多器官簇移植的资料，这是目前全球最大的一组小肠移植的临床资料。这 500 次小肠移植根据免疫抑制方案分成 3 个阶段：第 1 阶段（1990—1994 年），他克莫司+激素传统方案 62 例；第 2 阶段（1995—2001 年），环磷酰胺或赛尼哌（IL-2 受体单抗）诱导方案 106 例；第 3 阶段（2001—2008 年），兔抗胸腺细胞球蛋白或阿仑单抗诱导，术后单用他克莫司维持方案 285 例，其中在 2003 年后将阿仑单抗取代兔抗胸腺细胞球蛋白。在 2001 年后第 3 阶段，应用兔抗胸腺细胞球蛋白或阿仑单抗诱导，患者的生存率显著高于前两个阶段。在第 3 阶段的患者中，如果符合移植术后 90~180 d，并在最近的 60 d 内无排斥反应发生条件的患者，可尝试对维持术后免疫抑制状态的唯一用药——他克莫司用药剂量进行递减，减药成功患者的他克莫司的给药次数可减为每日 1 次或隔日 1 次或每周 3 次，甚至最少为每周 2 次。他克莫司减药成功的患者生存率显著高于尝试减药失败和不符合减药条件的患者，而且没有慢性排斥反应的发生，免疫抑制剂的药物毒性和 PTLD 的发生显著下降。

匹兹堡大学最近又报道了第 3 阶段应用兔抗胸腺细胞球蛋白与阿仑单抗诱导两者间远期疗效比较的结果，到 2010 年 11 月 30 日，首次小肠移植后 175 例长期生存受者，阿仑单抗诱导组的移植物 1 年、3 年和 5 年生存率分别为 97%、75%和 67%，显著高于兔抗胸腺细胞球蛋白诱导组的 77%、55%和 46%；移植后病理学检查证实并需治疗的排斥反应发生率阿仑单抗诱导组显著低于兔抗胸腺细胞球蛋白诱导组。

一些其他的免疫抑制方案：已完成 300 多例小肠移植的内布拉斯加大学的 Grant 等（2009 年）总结该中心 19 年来的 282 例小肠移植经验，其免疫抑制剂方案的应用可分为 3 个不同阶段：第 1 阶段（1990—1999 年），无诱导、大剂量他克莫司+激素方案 87 例；第 2 阶段（1999—2002 年），舒莱（basiliximab）诱导、大剂量他克莫司（术后第 1 个月 20~25 ng/mL）+激素方案 34 例；第 3 阶段（2002—2009 年），舒莱（basiliximab）诱导、低剂量他克莫司（术后第 1 个月 15~20 ng/mL）+激素方案 161 例。第 3 阶段的患者生存率显著高于第 1 阶段和第 2 阶段，1 年、3 年和 5 年生存率分别达 76%、64%和 59%。英国的伯明翰儿童医院于 2002 年开始应用舒莱诱导方案，2006 年以来完成的 24 例小肠移植患者的 2 年生存率显著提高到 80%。意大利共完成 43 次小肠移植，早期的移植应用赛尼哌（zenapax）诱导方案（占 28.5%），后期应用阿仑单抗诱导方案（占 66.7%）。

需强调的是免疫抑制剂方案个体化尤为重要，应根据受者本身的免疫状态、PRA 水平、与供者的淋巴细胞毒试验结果、再次移植、机体是否有残余感染和既往抗感染治疗史、移植前病原学调查结果（包括 CMV 病毒等）、凝血功能状态、肝肾功能状态等受者全身情况制订个体化方案。

（2）免疫抑制剂的用药原则：①免疫抑制剂的基本用药原则是有效预防排斥反应的前提下，尽量减少给药剂量，以减少药物的毒副作用。②一般采用免疫抑制剂联合用药方法，选用免疫抑制药物之间的协同作用，增强药物的免疫抑制效果，同时减少各种药物的剂量，降低其毒副作用。③遵循个体化的用药原则，制订个体化的用药方案，即根据不同的个体状态（如免疫状态、感染的风险、肝肾功能、凝血功能等），或同一个体不同时段以及个体对药物的顺应性和毒副作用调整用药的种类和剂量。④由于存在个体内的和个体间的药代动力学差异，某些药物如他克莫司、西罗莫司需要通过监测血药浓度及时调整免疫抑制剂的用量。⑤避免过度使用免疫抑制剂以减少免疫功能而导致感染和肿瘤的发生，同时密切监测免疫抑制剂的药物毒副作用。

一些免疫抑制药物剂量在免疫抑制方案中作用十分重要，但其治疗窗非常窄，剂量不足可导致排斥反应的发生，剂量过量可导致药物毒副作用、严重感染甚至肿瘤的发生。此外，由于这些药物存在个体内的和个体间的药代动力学差异，需要通过监测血药浓度及时调整免疫抑制剂的用量。小肠移植的免疫方案中他克莫司、西罗莫司需在血药浓度监测的指导下调节用药量。值得注意的是小肠移植不同于其他大器官移植，小肠移植术后早期他克莫司应通过静脉给予，当胃肠功能恢复后，他克莫司的给药途径逐渐静脉输注改为经胃肠道给予。

6. 治疗

轻度排斥应用激素冲击治疗，随后逐渐递减激素量，并增加 FK506 血药浓度。中度或重度排斥应使用 OKT3（表 15-7）。

表 15-7　小肠移植急性排斥反应治疗

	轻度	中度	重度
激素 （甲强龙）	20 mg/kg 体重，iv，然后 25 mg，iv，q6 h 20 mg，iv，q6 h 15 mg，iv，q6 h 10 mg，iv，q6 h 10 mg，iv，q12 h 10 mg，iv/po，q24 h	20 mg/kg 体 重，iv，然后 10 mg，iv/po，q24 h	20 mg/kg 体重，iv，然后 10 mg，iv/po，q24 h
FK506	增加 FK506 剂量，浓度维持在 15～20 ng/mL	增加 FK506 剂量，浓度维持在 15～20 ng/mL	增加 FK506 剂量，浓度维持在 15～20 ng/mL
OKT3		2.5～5 mg，iv，q24 h，连续 7～14 d	2.5～5 mg，iv，q24 h，连续 14 d

（二）慢性排斥反应

慢性排斥反应是小肠移植后期的主要并发症，也是小肠移植失败的主要原因，据ITR报道，小肠移植的慢性排斥反应发生率为15%左右。

1. 病因　小肠移植慢性排斥反应的原因既有免疫因素也有非免疫因素。免疫因素主要是免疫抑制剂不足和（或）更换免疫抑制药物，供受体的组织相容性差也是其重要因素。据报道尸体供体的移植后慢性排斥反应的发生率是亲属供体的4倍，有急性排斥反应史的患者更易发生慢性排斥反应。非免疫因素导致移植小肠慢性排斥的因素为缺血性损伤、再灌注损伤、脂质代谢紊乱、CsA毒性等。

2. 病理　小肠移植慢性排斥反应的影像学检查中可发现血管闭塞（图15-17）。形态学表现为肠壁肿胀，肠系膜粘连、增厚及纤维化，浆膜层苍白。移植小肠肠系膜淋巴结早期肿大，后期则表现为挛缩、纤维化（图15-18），严重者可形成瘢痕。

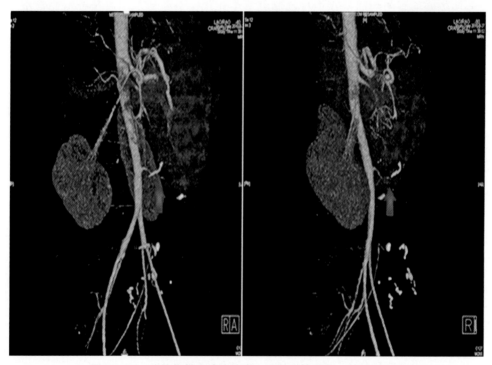

图15-17　移植物供血动脉狭窄，远端血管闭塞（箭头所示）

慢性排斥反应的早期组织表现为以单核细胞/巨噬细胞为主的炎性细胞浸润。病理学特征为T细胞侵犯血管内膜细胞，移植小肠表达的IL-1、IL-2R、IFN-β、TNF-α增加，单核细胞化学趋化性蛋白-1（monocyte chemotactic protein-1）、ICAM-1的表达也明显增加。慢性排斥反应后期移植物的细胞浸润以巨噬细胞为主，T细胞较少。此期典型的病理表现为血管平滑肌细胞增生、内膜增厚致管腔狭窄；末期慢性排斥反应则表现为血管平滑肌广泛增生，内膜增厚可致血管完全阻塞。此期移植物Th2细胞因子（IL-4、IL-10、转移生长因子-β）和生长因子（血小板衍生生长因子PDGF、表皮生长因子）表达增加，上述细胞因子促进了血管平滑肌细胞增生。此期血管平滑肌细胞

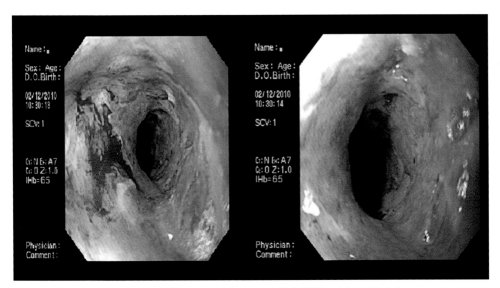

图 15-18　内镜下见肠壁僵硬、肠黏膜脱落、小肠皱襞消失

表达多种生长因子的受体，如 IGF-1、PDGF-α、PDGF-β，上述生长因子的受体为平滑肌细胞增生和各种生长因子移行至内膜所必需，诊断标准见表 15-8。

表 15-8　小肠移植慢性排斥黏膜活检病理学诊断标准

时期	诊断标准
早期改变（非特异性炎症）	黏膜固有层不固定轻度纤维化
	利氏肠腺窝局灶性丧失
	利氏肠腺窝深部不能到达黏膜肌层
后期改变（血管/缺血改变）	绒毛结构丧失
	慢性溃疡伴渗出物和肉芽组织
	利氏肠腺窝广泛丧失
	利氏肠腺窝表现为幽门腺化生
	黏膜纤维化

3. 临床表现　慢性排斥反应的临床表现为移植物功能不良，常见临床症状是慢性腹泻、腹痛、吸收功能不良及进行性体重下降。

4. 诊断　依据临床表现结合内镜指导下的病理组织学检查慢性排斥反应不难诊断，但有时与其他原因导致的移植小肠功能不全难以区别。

5. 治疗　目前尚无确定而有效的治疗措施。可以考虑恢复或增加免疫抑制剂的剂量，小剂量 MP 冲击，0.25~0.5 g/d，连用 3 d。血管造影显示系膜血管弓有节段性狭窄，提示移植肠段应切除。

6. 预防　小肠移植慢性排斥病理特征是向心性纤维化内膜增生，类似动脉粥样硬化。近年来南京军区南京总医院应用 n-3 多不饱和脂肪酸（n-3 PUFAs）预防小肠移植的慢性排斥收到了意想不到的效果。n-3 多不饱和脂肪酸，包括二十碳五烯酸

（EPA）和二十二碳六烯酸（DHA）两种活性成分，以往研究已经证明其能抑制CAV，延长移植物存活时间（图15-19和图15-20），但机制尚不完全清楚。n-3 PUFAs能够明显改善慢性排斥反应病理改变，显著延长受体生存时间，其作用机制也极为复杂。

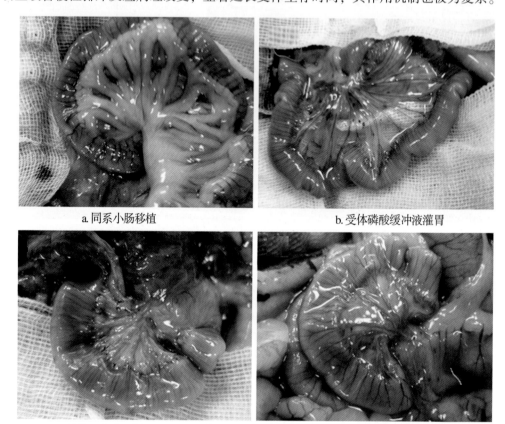

a. 同系小肠移植

b. 受体磷酸缓冲液灌胃

c. CO受体玉米油（低n-3 PUFAs）灌胃

d. 受体鱼油灌胃

图15-19　应用n-3 PUFAs明显减轻移植小肠慢性排斥反应（术后180 d）大体观察

三、移植物抗宿主病

移植小肠含有大量的淋巴组织，血管再通后移植肠内的成熟淋巴细胞进入受体内，导致靶器官如消化道、皮肤、肝脏的损害，出现临床症状，此即移植物抗宿主病（GVHD）。一般将GVHD分为急性和慢性，小肠移植中以急性GVHD多见，小肠移植的GVHD发生率远低于排斥反应，但GVHD是小肠移植患者少数的致命性并发症。

1. 病因　移植小肠内含有大量的淋巴组织是导致小肠移植术后发生GVHD的原因。动物实验中通过选择供受体的基因可诱导出单向的GVHD或排斥模型。杂交大、小鼠的子代继承了双亲主要组织相容性抗原的遗传特性，不会将双亲移植的组织或器官视为异物，如果杂交的子代作为供体，双亲作为受体，则只会发生排斥反应而不会出现GVHD；如果双亲为供体，杂交的子代为受体，则只出现GVHD而不会出现排斥反应。大动物或人小肠移植时并不会出现如此典型的GVHD或排斥，而且小肠移植术后GVHD的发生率也远低于排斥反应，即使发生GVHD大多数也能较好地控制。Tzakis等

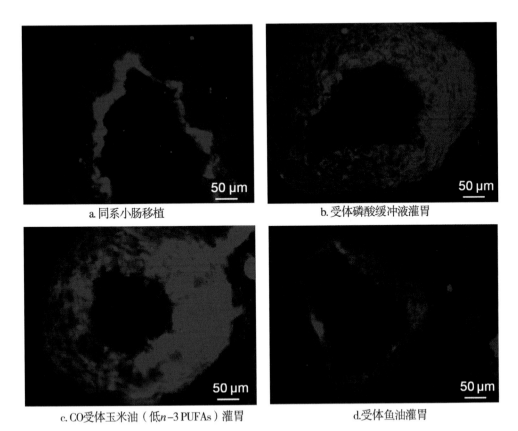

a.同系小肠移植

b.受体磷酸缓冲液灌胃

c.CO受体玉米油（低n-3 PUFAs）灌胃

d.受体鱼油灌胃

图 15-20　应用 n-3 PUFAs 明显减轻移植小肠慢性排斥反应（术后 180 d）显微镜观察

报道，56 例小肠移植发生排斥反应 96 次；6 例患者出现 8 次 GVHD，6 例患者中除 1 例给予抗 IgG 单克隆抗体外，其余 5 例均采用 MP 治疗而痊愈。

2. 病理　组织学检查示受体肠道绒毛变短、顶端脱落、腺体坏死，黏膜固有层浸润大量免疫母细胞和有活性的淋巴细胞，移植小肠组织学检查示正常。GVHD 最重要的病变是淋巴组织，GVHD 早期移植小肠淋巴组织（肠系膜淋巴结、Peyer 集合淋巴结）和受体淋巴结及脾脏均出现免疫母细胞增生。严重 GVHD 淋巴生发中心消失，皮髓之间界线不确切，部分纤维化。GVHD 的皮肤病变表现为角化不良，基底层空泡形成，皮肤有单核或多核白细胞浸润，角化层脱落。胸腺则表现为皮髓质界线不清，Hasell 小体减少或消失，整个胸腺有时会充满免疫母细胞。小肠移植 GVHD 时肠道、肝脏、阴囊、皮肤和肾脏均会有病变。

3. 临床表现　GVHD 和排斥反应的临床表现很相似，临床中有时难以区分。GVHD 早期皮肤出现红斑、腹痛、发热、肠梗阻、肠黏膜脱落，晚期 GVHD 患者则表现为严重腹泻，部分患者出现脾肿和皮炎，有助于和排斥反应区别。

4. 诊断　由于早期 GVHD 的临床表现无特异性，因此早期诊断较为困难。如果小肠移植患者出现原因不明的发热、红皮病和腹泻，需要考虑到 GVHD。如果体检时发现脾大，行脾脏扫描有助于早期诊断 GVHD；出现明显的皮肤病变时应行皮肤活检，皮肤角化细胞表达 DR 抗原或 ICAM-1，发生 GVHD 时血清 TNF-α 升高和 CD4/CD8 比值降低。

5. 治疗　一旦发生急性 GVHD，糖皮质激素是首选的治疗药物。ATG（抗胸腺细胞球蛋白）能使部分对激素治疗无效的急性 GVHD 得以缓解，单克隆抗体（OKT3）能更有效地逆转已出现的 GVHD。

6. 预防

（1）供体预处理：获取供肠前供体给予 OKT3、ATG 或 Campath-1H 能减轻小肠移植的 GVHD。

（2）受体预处理：小肠移植供体给予抗淋巴血浆能有效减少 GVHD 的发生。小肠移植前输注骨髓细胞骨髓干细胞使其产生细胞移行和嵌合、诱导免疫耐受，动物实验结果较好，但临床应用尚不理想。

四、术后感染

感染是小肠移植术后极为常见的并发症，也是小肠移植失败及死亡最主要的原因。至 2000 年 5 月全球共施行了 446 例小肠移植，死亡 215 例，其中 55% 的患者死于感染。

（一）小肠移植感染特点与预防

1. 流行病学　Starzl 等报道 29 例小肠移植患者，平均随访 643 d（21 d～7 年），97% 的患者至少有 1 次感染，每个患者平均感染 5（1～11）次，其中细菌感染 93%、病毒感染 69%、霉菌感染 59%；72% 的患者至少有 1 次细菌感染，平均感染 2 次，细菌来源分别为静脉导管 43%、腹腔 19%、其他 11%、不知来源 28%。

根据移植术后流行病学资料，感染可大致分为 3 个时间阶段，即术后第 1 个月内、术后 1 个月至 6 个月及 6 个月以上。

术后第 1 个月内的感染，多源于移植供体的潜在感染或与其他外科患者相似的感染。术后出现感染的概率大小与下列因素有关：血管内留置导管及引流管放置的时间长短、气管插管时间长短、有无放置内支撑管或其他异物、有无坏死组织或积液等。术后 1 个月内不应出现一些机会感染如卡氏肺孢子虫及星形奴卡菌感染，否则提示患者在移植前即存在严重的免疫功能低下、小肠移植的供体或受体本身存在这些病原体或有特殊的接触史。

而术后 1～6 个月多数为机会感染，主要与应用大量的免疫抑制剂有关，具有免疫调节功能的病毒感染成为此期感染的主要矛盾。持续的免疫抑制加上病毒感染使患者易出现机会性感染，如卡氏肺孢子虫、曲菌和产气单孢李氏菌等。

术后 6 个月至 1 年的感染，主要为细菌感染，如慢性霉菌感染和分枝杆菌感染，此期应用免疫抑制剂剂量较小。6 个月以后小肠移植患者的感染可分为三类：80% 的患者器官移植后临床效果较好，仅使用少量的免疫抑制剂，移植物功能良好，感染性疾病与常见的外科感染疾病相似，机会性感染并不常见。大约 10% 的患者存在慢性感染，如 HBV、HCV、CMV、EBV 或乳头状瘤病毒，这些病毒可以导致感染器官的损害或诱发癌症。5%～10% 的患者出现慢性感染或感染复发，此类患者出现机会感染的机会相当大，需要长期预防性应用磺胺甲噁唑，注意周围环境，必要时预防性应用抗真菌药物。

2. 病因 正常肠腔内含有大量的细菌用于食物吸收与药物解毒,肠黏膜屏障功能具有防止肠道细菌跨过屏障进入血液或其他器官的功能,由于肠屏障功能损伤,使肠腔内细菌和(或)毒素易位而进入无菌的其他器官或系统。导致肠屏障功能损伤的因素包括缺血/再灌注、抗生素使用、细菌过量生长、移植肠运动功能紊乱、肝功能障碍、长期的 TPN、排斥及免疫抑制剂等因素。如果发现血/肝脏活检标本与粪标本中同时出现同一种微生物,则定义为细菌易位。44% 的 IITx 患者术后出现细菌易位,其中 40% 的患者发生过急性排斥。缺血是导致细菌易位另一重要原因,移植肠冷缺血时间在 7 h 以内,细菌易位的发生率为 14%,而冷缺血时间超过 9 h,细菌易位的发生率高达 76%。

首先,小肠含有大量 MHC-Ⅱ抗原,小肠移植的排斥反应多发且严重,需要长期应用免疫抑制剂,而且剂量也较其他器官移植为大。大量的免疫抑制剂导致机体免疫力下降,易造成全身感染。其次,移植小肠为一空腔脏器,含有大量的细菌和毒素,缺血再灌注损伤、排斥反应、长时间的肠外营养等使移植小肠的屏障功能下降,而免疫抑制剂改变肠腔菌群分布,使致病菌过量生长,因此,小肠移植患者极易发生细菌和毒素的易位,导致全身感染。再次,小肠移植患者术前和术后长时间内需要中心静脉营养,静脉导管是小肠移植患者感染的重要来源。

3. 小肠移植感染特点 与其他移植器官相比,小肠移植感染有以下特点:①发生率高,小肠移植患者中至少 97% 的患者出现 1 次细菌、病毒的感染。②危害性大,小肠移植患者约 85.7% 的死亡与感染有直接或间接关联。③持续时间长,小肠移植的感染既有术后短期感染,也可见于术后半年以后。Starzl 等统计了 140 例小肠移植的感染,其中 1~3 个月、4~6 个月、>6 个月的感染发生率分别为 10%、16%、44%。

4. 感染分类 小肠移植常见的感染种类见表 15-9。

表 15-9 小肠移植常见的感染种类

感染种类	感染途径及病原体
细菌感染	导管感染
	伤口感染
	腹腔感染
	肺部感染
	肠道感染(梭状芽孢杆菌感染)
病毒感染	巨细胞病毒
	EB 病毒
	带状疱疹病毒
	肝炎病毒
真菌感染	念珠菌
	曲霉菌
	球孢子菌病
其他	弓形体病

5. 预防　预防小肠移植的感染应从术前开始，对供体、受体状况进行综合评估，有针对性地采用预防措施，能够达到显著减少感染并发症的目的。

（1）受体评估：小肠移植容易发生感染并发症，术前评估小肠移植的受体有助于了解移植术后的感染发生。因此，术前需要全面了解患者易感因素及给予全面的物理检查。如结核杆菌接触史和 PPD 皮试情况，乙肝、水痘及其他细菌接触史，常用的皮试及意义见表 15-10。

表 15-10　受体评估病毒学指标与意义

感染	试验	意义
免疫缺陷病毒（HIV）	HIV IFA	HIV（+）为小肠移植禁忌证
巨细胞病毒（CMV）	CMV IFA	受体 CMV（+）、供体 CMV（-）或受体 CMV（-）、供体 CMV（+），术后 CMV 感染的危险性明显增加
EB 病毒（EBV）	EBV VCA	受体 EB 血清学试验（-），术后如果应用 ALG/ATG、OKT3 等单克隆抗体治疗，出现 PTLD 危险性较大
单纯疱疹病毒（HSV）	HSV VCA	HSV VCA（+）存在再次感染 HSV 的危险性
乙肝病毒（HBV）	HBsAg	HBsAg（+）有发生慢性肝脏疾病和 HDV 的危险性
丙肝病毒（HCV）	抗-HCV	抗-HCV（+）有发生慢性肝炎的危险性

（2）供体评估：与受体一样，术前对供体也要进行评估，各项指标监测意义见表 15-11。

表 15-11　供体评估病毒学指标与意义

感染	试验	意义
免疫缺陷病毒（HIV）	HIV IFA	HIV（+）为小肠移植禁忌证
巨细胞病毒（CMV）	CMV IFA	供体 CMV（+）术后 CMV 感染的危险性明显增加
EB 病毒（EBV）	EBV VCA	供体 EB 血清学试验（+），术后如果应用 ALG/ATG、OKT3 等单克隆抗体治疗，增加受体 EB 血清学试验（-）出现 PTLD 危险性
乙肝病毒（HBV）	HBsAg	除非受体 HBsAg（+），否则有发生乙肝的危险性
丙肝病毒（HCV）	抗-HCV	供体抗-HCV（+）有发生慢性肝炎的危险性

（3）预防措施：由于小肠移植感染的特殊性，小肠移植术后预防感染的抗生素选择比较广谱，既要针对细菌还要覆盖真菌、病毒等。原南京军区南京总医院小肠移植围手术期抗生素应用方案见表 15-12。

表 15-12　南京总医院小肠移植围手术期抗生素应用方案

药物	应用方法
氨曲南	1 g，q8 h，iv
万古霉素	0.5 g，q6 h，iv
两性霉素 B 脂质体	0.5 mg/（kg·d），iv
甲硝唑	0.5 g，q8 h，iv
更昔洛韦	10 mg/（kg·d），iv
选择性肠道去污	黏菌素、庆大霉素、制霉菌素

（二）细菌感染

细菌感染是小肠移植最常见的感染并发症，小肠移植术后 1 个月的感染并发症主要是细菌感染。导致细菌感染的原因包括外科操作、静脉置管、其他医源性感染、移植小肠已存在细菌；小肠移植的细菌感染主要包括导管感染、腹腔感染、伤口感染、肺部感染及其他细菌感染。

（三）病毒感染

病毒感染是小肠移植的主要并发症和死因之一。病毒感染既可以是原发感染，也可以是潜在感染的复发，其临床表现也是多种多样，可以没有任何临床症状，也可以呈现暴发性症状。DNA 病毒导致的感染多较严重，与其他器官移植一样，CMV 是小肠移植最常见的感染病毒，常见的感染病毒见表 15-13。

表 15-13　小肠移植常见的感染病毒

病毒种类	常见举例
DNA 病毒	带状疱疹病毒Ⅰ、Ⅱ
	EBV
	CMV
	水痘病毒
	腺病毒
	乙肝病毒
	乳头状瘤病毒
	细小病毒 B19
RNA 病毒	流感病毒 A、B
	副流感病毒
	呼吸合胞病毒
	甲肝病毒
	肠病毒
	疟疾
	轮状病毒
	丙肝病毒

1. 巨细胞病毒（CMV）感染　CMV 感染是小肠移植术后 1 个月内最常见的感染并发症，发生率为 30%～70%，其中 10%～30% 患者有明显的临床症状。匹兹堡器官移植

中心报道 72 例小肠移植患者中 24 例（32%）发生 52 次（1~8 次/例）CMV 感染。CMV 感染可以是原发感染，也可以是潜在的病毒复发。移植受体从未感染 CMV，接受 CMV-IgG 阳性的供体小肠或血液而感染者称为原发性感染，约 60% 的患者出现症状。另一种情况是受体在移植前有过 CMV 感染，体内亦有病毒潜伏，在免疫抑制剂的作用下，潜伏的 CMV 重新激活、繁殖或感染新的病毒株，称之为继发性感染。儿童以原发性 CMV 感染为主，成年人主要是再次复发；原发性感染症状较重，而潜伏的 CMV 病毒复发则症状较轻。

（1）原因：影响 CMV 感染次数和严重程度的因素众多，包括受体免疫状态、供体小肠情况等。如未感染 CMV 的受体接受血清学阳性的供肠或血液；长期接受大剂量抗淋巴细胞球蛋白/抗胸腺细胞球蛋白（ALG/ATG）或单克隆抗体（如 OKT3）治疗；CsA 中毒或硫唑嘌呤导致粒细胞减少、免疫功能低下等。不同免疫抑制剂可通过不同环节影响病毒感染的发生，抗淋巴细胞抗体及细胞毒性药物可激活病毒；而糖皮质激素、CsA 则通过抑制宿主抗病毒免疫反应促进病毒的扩散，免疫抑制剂通过阻断细胞因子的表达，影响宿主抗 CMV 感染的防御机制。

供体 CMV 血清学与小肠移植术后 CMV 的感染密切相关。供体 CMV 血清学阳性，则受体、移植肠的生存率明显低于 CMV 血清学阴性的供体，但受体 CMV 血清学是否阳性对移植肠及受体生存无影响（表 15-14）。

表 15-14　供受体 CMV 感染及移植肠、受体生存关系

	受体	供体	
		−	+
CMV 感染率（%）	−	0	58
	+	56	44
	合计	20	54
4 年生存率受体（%）	−	62	32
	+	43	16
	合计	57	27
移植肠（%）	−	53	20
	+	37	15
	合计	49	17

小肠移植术后第 1 次感染 CMV 的危险因素包括供/受体血清学状况、FK506 每日平均浓度和冲击疗法时激素的剂量；CMV 复发危险因素主要是供/受体血清学状况和冲击疗法时激素的剂量。

（2）病理：CMV 对机体造成的危害不仅表现为直接的组织损伤，还可产生许多间接作用（表 15-15）。CMV 与排斥反应是双向性的，一方面 CMV 感染可以导致排斥；另一方面，排斥反应引起的炎症促进了病毒的复制。

表 15-15 CMV 对机体的影响

直接作用（急性）	间接作用（慢性）
无症状病毒释放、血清学转化或二者兼而有之	移植小肠排斥或损伤
急性症状：流感或单核细胞减少症状（发热、疟疾样临床表现）；白细胞减少或血小板减少	表浅细菌感染
肺炎：无分泌物的干咳（肺间质渗出）	免疫抑制作用：机会感染
移植小肠感染	PTLD
原受者组织感染：包括角膜、胃肠道、胰腺或脑膜等	移植肠炎

CMV 可以导致各个器官的感染，但肠道更容易感染 CMV，肠道是 CMV 的趋向性脏器。肾脏或肝脏移植患者肠黏膜表面活检标本的 CMV 培养阳性率可高达 30%~50%，而免疫缺陷患者胃肠道和角膜是 CMV 最易感染的器官。移植小肠含有大量的供体淋巴细胞、单核细胞和多核白细胞，这些细胞中存在潜在的致病 CMV，使小肠成为 CMV 侵袭的靶器官。缺血再灌注损伤、排斥导致的肠黏膜损伤使移植小肠成为 CMV 理想的寄居地，移植小肠发生炎症及黏膜再生时特别容易感染 CMV。

（3）临床表现：CMV 感染可以无任何临床症状，仅表现为白细胞、血小板减少。也可能在 CMV 感染时表现为突然出现的发热、腹胀、腹痛、恶心、呕吐，肠造口的肠液流出量突然增加。严重时可表现为发热、大量腹泻、腹痛、腹胀、酸中毒，肠造口有大量血性液体流出或脱落的肠黏膜。移植小肠较原小肠更易受 CMV 的侵害。据匹兹堡器官移植中心报道小肠移植术后 CMV 感染的发生率为 33%，第 1 次出现 CMV 感染平均为 54 d（21~274 d），第 2 次出现 CMV 感染为 116 d（70~277 d），第 3 次感染为 173 d（159~186 d）。CMV 可侵袭任何器官，其中 CMV 肠炎临床表现最为常见（81%），其次为肝炎、肺炎和病毒感染症状。

（4）诊断：匹兹堡器官移植中心将不同类型的 CMV 感染进行了分类及定义（表 15-16）。

表 15-16 CMV 感染分类及定义

分类	定义
无症状 CMV 感染	无临床症状的血清学转化或 CMV 培养阳性
有症状 CMV 感染	
CMV 病毒症状	实验室标准：无其他原因的体温>38 ℃超过 2 d，并伴随如下临床表现：
	非典型性淋巴细胞减少>3%
	白细胞数<4×10^9/L 或血小板<100×10^9/L
侵袭性 CMV 病	组织病理学证实或自组织中分离出 CMV
CMV 肠炎	检测到 CMV 包涵体
	明确的免疫过氧化酶法病毒染色和（或）脱落病毒培养技术或标准培养技术 CMV 培养阳性
	肠道活检证实有单核细胞浸润

传统的 CMV 感染的诊断包活血清学和组织学诊断，移植术后血清 CMV 抗体增加 4 倍以上或组织标本中证实有 CMV 包涵体，需要对纤维原细胞的致病作用进行培养。血清学检查仍是 CMV 感染可靠而又敏感的诊断方法，但实验室工作量甚大，且至少需要 6 周的时间才能得到结果。近年来采用的快速离心衣壳可以缩短诊断时间至 48~72 h，有时组织标本中荷病毒较少，妨碍了此技术的广泛应用。现代医学的发展为早期快速诊断 CMV 感染提供了有效的方法，其中最常用的是 PCR，采用 PCR 测定血液中 CMV-DNA 是极其敏感和快速的方法。定量 PCR 诊断 CMV 感染的敏感性和特异性分别达到了 100%、89% 左右，而且 4 h 内即可得到结果。

（5）治疗：首次感染静脉应用更昔洛韦 10 mg/（kg·d），疗程 21 d；第 2 次感染给予更昔洛韦 10 mg/（kg·d）或膦甲酸钠 180 mg/（kg·d），疗程 28 d。复发的治疗则采用更昔洛韦 10 mg/（kg·d）或膦甲酸钠 180 mg/（kg·d），疗程 3 个月，维持剂量更昔洛韦 5 mg/（kg·d）或膦甲酸钠 90~120 mg/（kg·d），需要根据肾功能调整更昔洛韦和膦甲酸钠的剂量。

（6）预防：预防 CMV 感染包括常规预防和预防性治疗。常规预防措施包括：选择 CMV 血清学阴性的供体，选用 CMV 血清学阴性的血液制品，慎用抗淋巴细胞抗体，不论是单克隆抗体还是多克隆抗体，均是导致 CMV 感染增加的危险因素。目前已经证实，免疫抑制剂、淋巴细胞产品（OKT3，抗淋巴细胞球蛋白，ALG）能激化潜在的 CMV。

预防 CMV 感染的另一重要措施是预防性治疗。预防性治疗前应首先明确患者是否为 CMV 感染的高危患者，诱发 CMV 感染的高危因素包括 D+/R- 患者、使用了 ALG、急性排斥发作时。此类患者需接受分子生物学监测，如果检测到 CMV，则应立即应用更昔洛韦；其次在增加免疫抑制剂量时应采取预防性治疗，在应用 ALG 前给予更昔洛韦，耐更昔洛韦的 CMV 可采用泛昔洛韦，后者较更昔洛韦有更好的生物利用度（表 15-17）。

表 15-17　小肠移植预防 CMV 方案

	术后前 4 周	4 周~6 个月
更昔洛韦	5 mg/kg, iv, q12 h 耐受口服后改为缬更昔洛韦 10~15 mg/kg, 口服, q24 h	缬更昔洛韦 10~15 mg/kg, 口服, q24 h
CMV 免疫球蛋白（Cyto-gam）	100 mg/kg, iv, q48 h	150 mg/kg, iv, q2 周×2 月, 然后 100 mg/kg, iv, q4 周×2 月

2. EBV 感染　EBV 感染是小肠移植的另一严重并发症，其严重性不仅表现为 EBV 直接作用，更在于 EBV 可导致小肠移植患者发生致命性 PTLD（移植后淋巴增殖性疾病）。

（1）病因：小肠移植感染 EBV 与感染其他病毒一样，免疫抑制剂是导致免疫功能低下患者感染 EBV 的主要原因。强有力的免疫抑制剂（如 FK506）的问世，使急性排斥的发生率明显下降，但 EBV 感染的并发症也呈现出增加的趋势。匹兹堡器官移植中心在一组研究中报道以 CsA 为主要免疫抑制剂时儿童肾移植 EBV 感染的发生率为 1.30%，而 FK506 作为主要免疫抑制剂后，EBV 感染率增加至 12.3%。

（2）临床表现：EBV 的临床表现为多样性，轻重不等。轻者仅表现为血清抗体滴度增加而无临床症状，也可以是肝炎、单核细胞减少综合征的临床表现。重者表现为器官移植术后淋巴增生性疾病。后者可威胁患者生命，多见于接受 OKT3 治疗的患者。

（3）诊断：原发性 EBV 感染多见于儿童，而成年人由于在儿童期已有 EBV 接触史，因此多为潜在的 EBV 感染复发。EBV 诊断取决于血清学和组织学，血清学表现为 EBV 核抗原阳性、抗病毒衣壳抗原的 IgM 抗体阳性或恢复期抗病毒衣壳抗原的 IgG 抗体增加 4 倍。组织学则表现为免疫母细胞、淋巴细胞和浆细胞 EBV 核抗原染色阳性。临床中应将 EBV 感染、单核细胞减少症和 PTLD 区别开来，后者的治疗与 EBV 感染有很大的区别（表 15-18）。

表 15-18　EBV 相关疾病临床、免疫学和病理学诊断标准

诊断分类	诊断标准
1. 临床标准	
1a	长期（>2 周）持续存在 EBV 感染的症状和体征，包括长期低热、疟疾样症状、恶心、腹痛，或不适伴随或不伴随呕吐或腹泻、淋巴结病、皮肤红斑、白细胞减少、血小板减少或不典型淋巴细胞减少，但需排除其他疾病
1b	儿童患者表现为无全身性感染征象的扁桃体或淋巴结肿大，或扁桃体肿大的轻微症状，如打鼾、讲话方式改变等
1c	放射学、内镜、脑脊液细胞学证实 EBV 侵犯淋巴结外器官，如胃肠道、肝脏、肾脏、脾脏、肺脏、中枢神经系统等
2. 免疫学指标	
2a	血清学转化，以前血清学阴性患者抗 EBV 衣壳 IgM 和 IgG 抗 EBV 早期抗原或抗 EBV 核抗原抗体增加
2b	儿童患者术前 EBV 血清学阳性，术后抗 EBV 衣壳 IgG 浓度增加 50% 以上
2c	术后 6 周时 EBV 浓度增加或 ≥200 基因组/10^5 周围淋巴细胞（PBL），不考虑以前 EBV 血清学情况
3. 病理学诊断标准	
3a	感染性单核细胞减少的临床症状，包活淋巴组织、扁桃体、腺体肿大或淋巴结肿大
3b	PTLD 指多克隆或单克隆淋巴外组织浸润，或抑制正常淋巴组织的连拱状形成
3c	恶性淋巴瘤是指单核细胞淋巴组织增生

（4）治疗：EBV 相关疾病治疗、诊断 EBV 相关性疾病标准（表 15-19）。

表 15-19　EBV 相关疾病治疗、诊断标准

疾病及诊断标准	治疗及监测
Ⅰ 感染性单核细胞减少症	
1a+2a 或 2b，+/-2c，+/-3a	口服更昔洛韦 1 500 mg/（kg·d），症状消失后及血清抗病毒衣壳 IgM 下降至基础值或 EBV<200 基因组/10^5 PBL 停止服药
1b+2a，2b，+/-2c，+/-3a	静脉注射更昔洛韦，10 mg/（kg·d），2 次/d，2 周后改为 6 mg/（kg·d），1 次/d，2 周后改为口服上述剂量的更昔洛韦。GFR<70 mL/（min·m²）则更昔洛韦剂量减少 50% 并联合应用 CMV 免疫球蛋白（Cytogam），如果中性粒细胞<1×10^9/L，给予 CMV 免疫球蛋白，150 mg/kg，每 2 周 1 次，直至免疫学或放射学/内镜表现正常
Ⅱ PTLD	
1a 和 1c，+ 2a	治疗同感染性单核细胞减少症
2b 和 2c，+ 3b	减少或停止已使用的免疫抑制剂，严密监测急性排斥，一旦 EBV 感染的症状和体征全部消失，重新应用免疫抑制剂。有关 PTLD 的其他治疗见第九节移植后淋巴增殖性疾病
Ⅲ 2b 和 2c，+ 3c	同 PTLD 治疗和联合化疗

（5）预防：EBV 相关疾病的预防措施见表 15-20。

表 15-20　EBV 相关疾病的预防措施

1. 儿童小肠移植的供体必须行 EBV 测定，有助于临床和免疫状态监测

2. EBV 对机体免疫功能的影响长久，一旦感染则长期存在，特别是术后 12 周对 B 细胞的功能影响更为明显，因此，更昔洛韦一般用至术后 6~12 个月

3. 评估 EBV 感染的系统症状和体征：术后第一年应每个月监测 EBV 血清学指标，明确血清学转化的时间

4a. 无症状的血清血转化则给予更昔洛韦 1 个月（应用方案见表 15-19）

4b. 有症状的血清转化及 QPCR 测定≥5 000 基因组/10^5PBL，或腹部 X 线，胃肠道内窥镜、CT 和病理学证实淋巴结、扁桃体肿大或存在其他肿块；或脑脊液细胞学证实 EBV 感染，治疗见表 15-19

（四）真菌感染

真菌感染是小肠移植的主要并发症，也是小肠移植失败的常见原因。国内首例小肠移植即死于真菌（曲霉菌）感染，其中 80% 的真菌感染为念珠菌和曲霉菌，小肠移植患者感染真菌的病死率可高达 30%~100%。归其原因不外乎感染早期难以认识、缺乏有效的治疗措施、预防抗真菌感染的经验和资料有限及抗真菌感染药物的不良反应限制其应用。

1. 念珠菌感染　念珠菌感染最常见于口腔黏膜。制霉菌素能有效地预防口腔黏膜的念珠菌感染，应在术后即开始应用。念珠菌性食道炎可使用氟康唑或两性霉素 B 预防。念珠菌菌血症多见于长期应用导管或应用广谱抗生素的患者。念珠菌肺炎并不多见，可能与诊断困难有关，治疗应用氟康唑或两性霉素 B。

2. 曲霉菌感染　曲霉菌感染主要见于肺和肠道，特别是移植小肠极易感染曲霉菌。曲霉菌感染患者细胞免疫功能降低、存在长期的低白细胞血症。曲霉菌感染常常是致命的，两性霉素的作用有限。

（李幼生　姚丹华）

第九节　移植后淋巴增殖性疾病

器官移植术后发生恶性肿瘤的危险性明显增加，移植后淋巴增殖性疾病（posttransplant lymphoproliferative disorders，PTLD）是最常见的一种恶性肿瘤，轻者可以是反应性多克隆淋巴样增生，严重者可表现为单克隆恶性淋巴瘤。成年人肾移植 PTLD 的发生率为 1.4%~2.5%，肝移植为 2.1%~2.8%，心脏移植为 1.8%~6.3%，肺移植为 4.5%~10%，心肺联合移植 PTLD 的发生率高达 33%；儿童器官移植术后 PTLD 的发生率高于成年人。据 ITR 报道 260 例（273 次）小肠移植，PTLD 的发生率为 9.5%。匹兹堡器官移植中心小肠移植患者 PTLD 的发生率高达 19%，成年人和儿童小肠移植后 PTLD 的发生率分别为 9.3%、26.8%，平均为术后 9 个月（24 d~5 年）出现症状。单独小肠移植、肝肠联合移植、腹腔多器官联合移植 PTLD 发生率分别为 10.7%、20%、40%。

1. 病因　小肠移植术后长期应用免疫抑制剂，机体内 T 淋巴细胞调节功能受到破坏，不能控制 B 淋巴细胞的增生和受到病毒感染（尤其是 EBV 感染）的 T 淋巴细胞的增生。Swerdalow 等采用流行病学方法研究证实免疫抑制剂是导致器官移植 PTLD 发生的主要原因。免疫抑制剂干扰了宿主的免疫防御功能，增加了恶性肿瘤的危险性。据 ITR 报道，在 CsA 应用前器官移植后发生肿瘤的危险性为 6%，是正常人的 100 倍，其中 22% 为淋巴瘤，免疫母细胞肉瘤是最常见的非霍奇金淋巴瘤。应用免疫抑制剂（包括 CsA）后的癌症患者 41% 为非霍奇金淋巴瘤，而采用传统免疫抑制剂（包括 Aza、激素、有/无 ATG）治疗的患者 12% 为非霍奇金淋巴瘤。多种免疫抑制剂联合应用，术后应用 ALG、OKT3 均是导致 PTLD 发生增加的危险因素。

移植器官的数量对 PTLD 的发生有一定的影响。多个器官联合移植 PTLD 的发生率明显高于单一器官移植，如肝肠联合移植 PTLD 的发生率（20%）高于单独小肠移植的发生率（10.7%），而 MVTx 的 PTLD 的发生率（40%）又高于肝肠联合移植的发生率（10.7%）。

EBV 在导致 PTLD 的发生中有重要作用。器官移植前 EBV 血清学阳性率为 19%，阴性率为 81%，而出现 PTLD 时再次复查 EBV 血清学发现阳性率上升至 62%，阴性率仅为 34%；采用 PCR 的方法检测肿瘤组织 EBV 发现 91% 的患者肿瘤表达 EBV 阳性。

2. 病理　1997 年血液病理学会（the Society for Hematopathology）从形态学、免疫表现型和克隆型方面总结了 PTLD 的病理学改变（表 15-21），这一分类方案由世界卫生组织（WHO）予以公布。PTLD 的临床分期取决于发病部位与病变扩散程度，目前仍参照恶性淋巴瘤的临床分期执行（表 15-22）。

表 15-21　血液病理学会 PTLD 分类

1. 早期损害
反应性浆细胞过度增生
传染性单个核细胞增多症样
2. PTLD-多态性
多克隆性（罕见）
单克隆性
3. PTLD-单态性（按照淋巴瘤分类方案分类）
B 细胞淋巴瘤
弥漫性大 B 细胞淋巴瘤
Burkitt/Burkitt 样淋巴瘤
浆细胞骨髓瘤
T 细胞淋巴瘤
外周 T 细胞淋巴瘤，不另外分类
其他类型
4. 其他（罕见）
霍奇金样损害（与甲氨蝶呤治疗有关）
浆细胞瘤样损害

表 15-22　恶性淋巴瘤的临床分期

I	单个淋巴结区累及
I E	局限于单结外器官或部位累及
II	横膈同侧的 2 个或更多淋巴结区累及
II E	局限于单结外器官或部位及所属淋巴结，有或无横膈同侧的其他淋巴结累及
III	横膈两侧的多组淋巴结区累及
III E	横膈两侧的多组淋巴结区累及伴结外器官累及
III S	横膈两侧的多组淋巴结区累及伴脾脏累及
III E+S	横膈两侧的多组淋巴结区累及，同时伴结外器官与脾脏累及
IV	播散性（多灶性）结外器官及其所属淋巴结累及
IV E	结外器官累及并累及远处淋巴结（非所属区域）

3. 临床表现　最常见的症状和体征为发热（57%）、淋巴结肿大（38%）、胃肠道症状（27%）、扁桃体炎和咽喉炎（19%）、肺部症状（15%）、中枢神经系统症状（13%）和体重降低（9%）。

常见的侵犯器官包括淋巴结（59%）、肝脏（31%）、肺脏（29%）、肾脏（25%）、骨髓（25%）、小肠（22%）、脾脏（21%）、中枢神经系统（19%）、大肠（14%）、扁桃体（10%）、肾上腺（9%）、皮肤和软组织（7%）、血液（7%）、心脏（5%）和性腺（4%），但是不同器官移植所受累的器官有所不同。

4. 诊断　PTLD 的诊断依赖于活检或尸检组织学检查。采用斑点杂交或 PCR 技术测定免疫球蛋白重链（JH）基因或 T 细胞受体链基因有助于 PTLD 的诊断，而血清学在诊断中的作用较小。

5. 治疗　PTLD 的治疗方案包括减少免疫抑制剂剂量，化疗、生物治疗和单克隆抗体及以细胞为基础的治疗。

（1）AST/ASTP 推荐方案。

局限性病变：外科根治性切除或局部放疗，免疫抑制剂减少 25%。

广泛性疾病：首选免疫抑制剂减量，利妥昔单抗或者化疗，若 EBV 阳性给予更昔洛韦治疗。

危重患者：停用免疫抑制剂，泼尼松 7.5~10 mg/d，为避免排斥反应，应经常活检，必要时给予激素冲击治疗。

非危重患者：减少免疫抑制剂剂量 50%，停用硫唑嘌呤/霉酚酸酯，维持泼尼松7.5~10 mg/d。

改变/补充治疗：IFN-α 与其他药物联合应用（不能单独应用），3×10^6U/（$m^2 \cdot d$），连续应用 3 个月。如果治疗后 3 个月达到完全缓解，则继续应用 6 个月，剂量为 3 次/周。

以前治疗失败的病例多考虑采用化疗，以蒽环霉素为基础的化疗 CHOP 方案，完全缓解后再采用 ProMACE-CytaBOM 治疗两个疗程。

（2）研究中的治疗方法：①抗 IL-6 抗体；②输注 HIA 相配的抗 EBV 细胞毒活性的周围单核细胞；③树突细胞治疗；④抗 CD20、CD21、CD40 抗体治疗。

PTLD 的治疗首先是减少免疫抑制剂的剂量，尽管减少免疫抑制剂的剂量能逆转淋巴细胞增生，但有增加排斥反应的危险性。在减少免疫抑制剂的同时需应用阿昔洛韦或更昔洛韦，但其疗效尚难以确定。有人推荐，静脉应用免疫球蛋白（IVIG）和 CMV 超免疫球蛋白（CMVIG）治疗 PTLD 能够达到完全缓解，这是由于 CMVIG（如 Cytogam）含有高浓度的抗 EBV 抗体。Dror 认为 CMVIG 疗效优于 IVIG，采用 CMVIG 与 IFN-α联合治疗 20 例 PTLD，6 例达到完全缓解。

如有可能则切除肿瘤达到完全治愈，对不能完全切除的肿瘤施行减瘤手术，但达不到完全缓解。因此，PTLD 手术治疗强调对肿瘤完全切除。对于巨大扁桃体肿瘤可选用肿瘤部分切除达到缓解气道梗阻的目的。

大剂量化疗也是 PTLD 常用的治疗手段，20 世纪 80 年代化疗后的生存率不足20%。但近年来研究证实，以蒽环霉素为基础的化疗（如 CHOP 或 ProMACE-CytaBOM）缓解率达到 69%。

多中心前瞻性的研究证实，抗 CD21 和抗 CD24 单克隆抗体治疗的有效率为 61%，另一组研究证实此方法可使 70% 的患者得到缓解。

中枢神经系统的 PTLD 需要特殊的治疗，可选用局部放疗，但成功的经验并不多。

6. 预防　预防小肠移植后 PTLD 发生的措施包括减少 PTLD 诱发因素，移植术后立即应用抗生素，抗病毒药物治疗以及提高免疫力的治疗。

（1）减少 PTLD 发生的危险因素。

术前 EBV 血清学阴性：①接种疫苗；②评估自 EBV⁺ 个体或自血液制品感染的可能性。

EVB⁺ 和（或）CMVD⁺/R 采取预防 EBV 的有效治疗。

发生 PTLD 的高危患者：①停止或减少 ALA 的应用；②应用新的免疫抑制剂替代原有的免疫抑制剂（如抗体等）。

（2）预防性应用抗病毒药，如免疫佐剂的应用。

（李幼生　姚丹华）

参考文献

[1] GRANT D, ABU-ELMAGD K, MAZARIEGOS G, et al. Intestinal transplant registry report: global activity and trends. Am J Transplant, 2015, 15 (1)：210-219.

[2] FISHBEIN TM. Intestinal transplantation. N Engl J Med, 2009, 361 (10)：998-1008.

[3] SMITH JM, SKEANS MA, HORSLEN SP, et al. OPTN/SRTR 2015 Annual Data Report: Intestine. Am J Transplant, 2017, 17 Suppl 1：252-285.

[4] HUIZINGA JD. A Personal Perspective on the Development of Our Understanding of the Myogenic Control Mechanisms of Gut Motor Function. Adv Exp Med Biol, 2016, 891：11-19.

[5] FRANKS I. Transplantation: graft surveillance in small bowel transplantation. Nat Rev Gastroenterol Hepatol, 2012, 9 (11)：618.

[6] BERGER M, ZEEVI A, FARMER DG, et al. Immunologic challenges in small bowel transplantation. Am J Transplant, 2012, 12 Suppl 4：S2-8.

[7] SCHWARTZ MZ. Novel therapies for the management of short bowel syndrome in children. Pediatr Surg Int, 2013, 29 (10)：967-974.

[8] BEYER-BERJOT L, JOLY F, DOKMAK S, et al. Intestinal transplantation: indications and prospects. J Visc Surg, 2012, 149 (6)：380-384.

[9] YILDIZ BD. Where are we at with short bowel syndrome and small bowel transplant. World J Transplant, 2012, 2 (6)：95-103.

[10] HUARD G, SCHIANO T, FIEL MI, et al. Comparative incidence of rejection occurring in small intestinal and colonic mucosal biopsies of patients undergoing intestinal transplantation. Histopathology, 2016, 69 (4)：600-606.

[11] HARTMAN AL, LOUGH DM, BARUPAL DK, et al. Human gut microbiome adopts an alternative state following small bowel transplantation. Proc Natl Acad Sci USA, 2009, 106 (40)：17187-17192.

[12] BRUZONI M, SUDAN DL, CUSICK RA, et al. Comparison of short bowel syndrome acquired early in life and during adolescence. Transplantation, 2008, 86 (1)：63-66.

[13] SWANSON BJ, TALMON GA, WISECARVER JW, et al. Histologic analysis of chron-

ic rejection in small bowel transplantation：mucosal and vascular alterations. Transplantation，2013，95（2）：378-382.

［14］ SCHILDBERG FA，LIU B，AFIFY M，et al. Cyclooxygenase Inhibitors as a New Therapeutic Strategy in Small Bowel Transplantation. Transplantation，2016，100（11）：2324-2331.

［15］ SILVA JT，SAN-JUAN R，FERNÁNDEZ-CAAMAÑO B，et al. Infectious Complications Following Small Bowel Transplantation. Am J Transplant，2016，16（3）：951-959.

第十六章　多器官移植与联合器官移植

第一节　肝肾联合移植

一、移植历史与现状

等待肝移植的患者中，有一定比例的患者同时伴有肾脏功能不全。有文献报道，伴有肾功能不全的终末期肝病患者行肝移植，其并发症发生率及移植后死亡率会明显升高。中国是肝病大国，肝病发病率及患病总人数均为世界第一。在肝功能衰竭的患者中，肾功能不全或肾衰竭发生率很高，在乙肝患者中尤为严重。另外，慢性肾功能衰竭患者中有相当一部分伴有终末期肝脏疾患，而同时累及肝肾的遗传性疾病和代谢性疾病也有一定的发病率。同时伴有肝肾脏器功能衰竭的患者仅实行单独的肝脏或肾脏移植均难以取得理想的移植效果，所以过去肝肾功能同时衰竭者被列为移植禁忌证，使这些患者失去了最后挽救的机会。自 1983 年奥地利 Margreiter 等完成世界首例肝肾联合移植以来，肾衰竭不再是肝移植的禁忌证。目前，肝肾联合移植是临床上实施数量仅次于胰肾联合移植的腹部器官联合移植。1996 年 7 月中山医科大学附属第一医院率先成功开展亚洲首例同种异体肝肾联合移植，目前国内已有多家医院开展。

二、适应证

理论上讲，所有导致肝、肾两个脏器不可逆的器官功能严重不全或衰竭的疾病均可作为肝肾联合移植的适应证。根据病因不同，肝肾联合移植的适应证目前可分为以下几类。

（一）终末期肝病合并肾损害或终末期肾病合并肝损害

终末期肝病合并肾损害或终末期肾病合并肝损害的患者占肝肾联合移植病例的大多数，最常见的是终末期肾病同时伴有终末期肝病（乙型或者丙型病毒性肝炎居多）。肾功能衰竭的原因包括慢性肾小球肾炎、糖尿病肾病、各种免疫性肾病、间质性肾炎、慢性肾盂肾炎及肾病综合征等。另一种情况为终末期肝病患者如各种病毒性肝炎、酒精性或免疫性肝硬化伴有肾损害，且肌酐清除率小于 50%。不管肝肾哪一个器官先出现功能衰竭，最终两个器官都衰竭时只能依靠肝肾联合移植才能挽救生命。因为单独行肝移植后，原来已经存在的肾功能衰竭不但没有治愈，反而由于手术打击及移植后抗排斥药物的肾毒性作用，导致残存肾功能进一步恶化。并且单独肝移植后的患者长期血液透析治疗引起的内环境紊乱势必也导致移植肝功能受损。另外，单独肾脏移植也不能解决患者肝功能衰竭问题，术后无法避免肝功能进一步恶化，最终仍将导致移植肾功能衰竭。

肝肾两个器官中，当出现某个器官的功能衰竭，而另一器官的功能仅为受损或不全时，大多数学者主张行肝肾联合移植。首先，单器官移植后抗排斥药物的使用，往往会导致另一器官功能的进一步损害。Catalano发现，即使肝功能处于代偿状态，肾移植后的免疫抑制治疗也易引起肝、肾功能衰竭。其次，联合器官移植只需单次手术，术后免疫抑制剂的使用方案与单纯进行肝移植或肾移植相比并无根本性差别，甚至比单独进行肾移植用药更少。而且联合移植容易实现供体器官的同源性，抗原性相同的移植肝作为免疫特惠器官，可对移植肾起到免疫保护作用。对这些患者行同期肝肾联合移植更为合理，排斥风险更小。如果首次移植后等到另一个功能不全的器官出现衰竭再行移植，不仅移植风险、费用大大增加，而且采用第三者供体会使供体器官间免疫反应更加复杂。

（二）遗传性疾病和代谢性疾病

1. 先天性多囊肝和多囊肾（polycystic liver and kidney disease，PCLKD）　PCLKD是适合肝肾联合移植的遗传性疾病的典型代表，可分为常染色体显性遗传性多囊肝、多囊肾疾病（autosomal dominant polycystic liver and kidney disease，ADPLKD）和常染色体隐性遗传多囊肾伴肝纤维化（autosomal recessive polycystic kidney disease，hepatic fibrosis，ARPKD）两类。ADPLKD往往到成人时期才出现临床症状，且通常不伴肝功能损害。但巨大肝囊肿引起的压迫症状，常规外科处理不能控制。而ARPKD通常在儿童时期已出现临床症状，并常伴肝纤维化，病理表现为胆管发育不良，最终发展成严重的门静脉高压症和胆管炎。肾移植后患者肝纤维化的进展会严重影响术后存活，长期存活的患者也会受到肝纤维化导致的并发症的困扰。多囊肝患者因囊肿不断增大而出现腹痛、腹胀、腹水并感染、下腔静脉受压阻塞及囊肿出血等，常需外科包括注射硬化剂、囊肿开窗减压术、部分肝叶切除等治疗，但疗效不满意，且不能从根本上解除病因。

2. 原发性高草酸尿症Ⅰ型（primary hyperoxaluria type 1，PH1）　PH1是一种少见的常染色体隐性遗传先天性代谢障碍性疾病，其发病机制为肝细胞特异的过氧化物酶中丙氨酸乙醛酸转氨酶（ATG）缺失，导致大量草酸盐沉积于肾、骨、心等脏器内，致使尿草酸钙排泄增加、反复尿石形成和全身不溶性草酸盐沉积。产生过多的草酸盐是Ⅰ型原发性高草酸尿症发病的中心环节，其诊断有赖于肝组织中ATG活性的检测。有90%的患者至20岁时因广泛肾结石而导致尿毒症，需长期进行血液透析以维持生命。

早期的PH1在未发展为慢性肾衰竭时应以肝移植为首选，接受常规治疗或者单纯肾移植均不能有效清除体内不断蓄积的草酸盐。Cochat提出单纯肾移植后移植肾3年存活率仅为15%~25%。欧洲移植中心针对PH1是否行肝肾联合移植已达成共识：①由于移植肝对移植肾的保护作用，以及消除了受累肝继续释放草酸盐的危害效应，肝肾联合移植的移植肾1年存活率高于单纯肾移植。②长期血液透析疗法会导致广泛性草酸盐沉着，尤其是草酸盐肾病。③患者肾小球滤过率（GRF）处于 20～30 mL/（min·1.73 m²）时，应接受肾功能受损程度、血清和尿酸浓度的全面评估，尚未到进展期的患者可行肝移植。当肾小球滤过率处于 25 mL/（min·1.73 m²）时，草酸盐蓄积水平迅速升高，应立即行肝肾联合移植，避免肾外损害。④患者的生化指标会受到移植肝的影响，因此术前需行肝穿刺检测丙氨酸等指标。

肝肾联合移植后，因大量的草酸盐从组织中释放而移植肾脏仍会受到损伤，这是除排斥反应外引起移植失败的原因之一。联合移植后通过减少草酸合成和增加清除，组织中的草酸钙沉积可溶解、析出。血浆草酸盐浓度降低早于尿草酸盐，因此在移植后数周或数月内尿草酸盐仍较高。因为移植的肝脏不能完全清除原来病肝及病肾继续产生的草酸盐，肝肾联合移植时必须切除原来的肝脏和肾脏。

3. 糖原贮积症Ⅰ型（glycogen storage disease type Ⅰ，GSDⅠ）　GSDⅠ即 Von Gierke 病，为常染色体隐性遗传性疾病。GSDⅠ的诊断依靠肝组织中的糖原定量和葡萄糖-6-磷酸酶活性测定。GSDⅠa 是由肝的葡萄糖-6 磷酸酶活性缺乏所致，GSDⅠb 是由肝的葡萄糖-6-磷酸转移酶缺乏所致。临床表现为严重的乳酸性酸中毒、高脂血症、高尿酸血症、生长迟缓等。患儿新生儿期即可出现肝大、反复发作低血糖性惊厥及酮尿症等。随着年龄增长，患儿肝脏逐渐增大，1岁左右可达髂嵴水平。同时，低血糖发作频率增加，常伴有出血倾向、肌肉松弛等。肾脏受累时，继发性糖原贮积引起的肾小球局限性阶段性硬化导致肾功能受损，代谢控制不佳的患者发生肾功能衰竭也较常见。GSDⅠ的并发症中以肝腺瘤多见，当 GSDⅠ患者合并多发性腺瘤不能切除且发生恶变，或生长迟缓和高脂血症等通过保守治疗无法解决时，需行肝移植。其中有并发肾衰竭的患者，可行肝肾联合移植。

4. α₁-抗胰蛋白酶缺乏综合征（alpha 1-antitrypsin deficiency，α₁-ATD）　α₁-ATD 是婴幼儿最常见的遗传性肝病，是儿童期肝硬化和成人期肺气肿最常见的原因。其血清 α₁-AT 浓度仅为正常的 10%～15%。α₁-AT 缺乏时，中性粒细胞释放的弹力蛋白酶、组织蛋白酶降解减少。一般患者年幼时发病，随着病情的发展，病变累及肝脏时可出现肝硬化和肝衰竭的表现，严重的 α₁-ATD 儿童可发生肾小球肾炎并发展至肾功能衰竭。其最好的诊断方法是肝脏穿刺活检及 PAS 染色、光镜及电镜等检查。对晚期肝硬化和肝功能衰竭的患者行肝移植治疗，既能改善代谢状态，又可预防并发症的发生。对于合并终末期肾病的患者，肝肾联合移植提供了一条治疗 α₁-ATD 的有效途径。

5. 家族性淀粉样变性（familial amyloidosis，FA）　FA 为常染色体显性遗传性疾病，与肝合成的甲状腺激素转运结合蛋白（transthyretin，TTR）突变有关。最常见的类型是家族性淀粉样多神经病Ⅰ型，可累及肾脏产生淀粉样变性。10% 的患者会在起病 10 余年后发展为终末期肾病。传统的血液透析治疗收效甚微，而肝肾联合移植可同时解决合成蛋白的缺陷和肾脏的不可逆病变。

6. 家族性溶血尿毒综合征（familial haemolytic uraemic syndrome，FHUS）　FHUS 是少数预后不良的儿童溶血尿毒综合征之一。患者肝脏合成的补体 H 因子异常，血清 C3 浓度降低，导致凝血功能紊乱和血栓性微血管病变。主要临床特征为微血管性溶血性贫血、尿毒症和血小板减少三联征。即使行肾移植，也常常在移植后 1 个月因 FHUS 复发导致肾衰竭。肝肾联合移植不但能解决肾功能衰竭的问题，而且可纠正肝脏合成的补体因子；既适用于 FHUS 的初发病例，也适用于肾移植后肾功能再次衰竭的患者。

（三）肝肾综合征（hepatorenal syndrome，HRS）

肝肾综合征是门静脉高压和肝功能衰竭所致的一过性的肾功能损害。国际腹水俱乐部制定的诊断标准如下。

1. 主要标准 ①急、慢性肝脏疾病伴肝功能衰竭和门静脉高压。② $Cr > 132.6$ μmol/L 或内生肌酐清除率 < 0.67 mL/（s·1.73 m²）。③排除体液丢失（胃肠道或肾脏）、休克、细菌感染或近期使用肾毒性药物。④停用利尿合剂，并用 1.5 L 等渗盐水扩容后肾功能不能恢复 [Cr 降至 132.6 μmol/L 或内生肌酐清除率升至 0.67 mL/（s·1.73 m²）]。⑤尿蛋白 < 500 mg/d，超声检查排除尿路梗阻或者肾实质病变。

2. 附加标准 ①尿量 < 500 mL/d。②尿钠 < 10 mmol/L。③尿渗透浓度 $>$ 血液渗透浓度。④尿红细胞数 < 50 个/高倍视野。⑤血钠 < 130 mmol/L。

以上主要标准是必需的，附加标准虽是非必需，但有助于诊断。其病理机制为有效循环血量减少，致肾内血管强烈收缩，肾小球滤过率下降，在显微镜下肾组织正常。因此，严格来讲 HRS 并不是肝肾联合移植的适应证。

目前，国际上对肝肾综合征是否应行肝肾联合移植仍有较大争议。主张行肝肾联合移植的学者认为，肝肾综合征患者的肾脏可有免疫复合物的沉积和间质性肾炎等病理学改变，肝移植后抗排斥药物的使用会进一步损害肾功能，延长住院时间，增加院内感染机会。而肝肾联合移植后，功能完善的移植肾有助于术后恢复，缩短住院时间。同时联合移植的肝脏对移植肾具有免疫保护作用，能降低其急性排斥反应的发生率，延长移植肾的存活时间。反对者认为，肝肾综合征尤其是急性肝肾综合征，肾脏并无器质性病变，肾功能可在肝移植后得到缓解。目前，肝肾综合征作为肝肾联合移植相对适应证的掌握尺度日趋严格。术前应结合血清学（肌酐、尿素氮等）、影像学（彩超、肾图或磁共振等）指标和肾穿刺活检结果，全面评估患者肾实质的病理变化，以及患者术后肾功能恢复的程度和预后，以决定是否行肝肾联合移植。

（四）急性中毒引起的肝肾联合衰竭

重金属铜、铬等引起的急性中毒导致肝肾功能损害时，可先用分子吸附循环系统（molecular adsorbents recirculating system，MARS）吸附血液中的重金属粒子。如肝、肾功能均无法恢复时可行肝肾联合移植，借以挽救患者的生命。

三、围手术期处理

（一）术前的管理

1. 心理准备 等待肝肾联合移植的患者，往往长期受慢性肝病和肾病的双重折磨，对生活感到无助、厌倦，伴有焦虑、抑郁、绝望等多种心理状态。临床上可邀请专业的精神心理学医生加入移植团队，对患者进行心理、精神评估，确定相应的治疗方案，必要时给予药物治疗。客观地向患者及其家属说明肝肾联合移植的情况，进行有效的反馈和沟通。通过以上的评估、沟通和治疗，患者如果仍然存在药物或酒精依赖不能控制，精神疾病不能控制，甚至出现自杀倾向，或者依从性极差不能进行有效的药物治疗等情况，应考虑暂缓移植手术。

2. 合并症的处理

（1）腹水：由于慢性肝病所致蛋白质合成不足和慢性肾病引起的蛋白丢失以及长期食欲减退导致的蛋白摄入量的限制，受体术前往往有低蛋白血症。再加上门静脉压力升高、水钠潴留、肝静脉回流受阻等种种因素，造成难治性的腹水。为了减轻腹水的程度，改善临床症状，通常需要限制钠盐摄入、补充蛋白、利尿等处理，必要时腹腔穿刺放液或血液透析以维持水和电解质平衡。

（2）肝性脑病：大部分肝性脑病均有明显诱因，包括胃肠道出血、感染、低钾血症、高蛋白饮食、低氧血症等。治疗上包括消除诱因、限制蛋白摄入、灌肠导泻、口服乳果糖等，并注意经常清理口腔分泌物，防止坠积性肺炎。

（3）出血倾向和贫血：慢性肝病和肾病患者常同时出现凝血功能障碍和肾性贫血等情况。因此，术前主要采用血液制品以及各种凝血因子，如新鲜冰冻血浆、冷沉淀、凝血酶原复合物、血小板及凝血因子等，改善或纠正患者的出血倾向。同时，注意预防胃底食管曲张静脉出血、腹腔穿刺所致腹壁曲张静脉出血以及颅内出血等危险因素。

（4）营养不良：营养不良是慢性肝病和肾病患者中广泛存在而又经常被忽视的问题。由于长期负氮平衡，肌肉消耗明显，患者处于恶病质状态。营养不良易导致机体抵抗力下降、切口愈合不良、术后感染等，移植预后较差。因此，术前改善营养状态至关重要。

（二）术后的处理

1. 排斥反应和免疫抑制治疗

（1）排斥反应的发生和监测：由于肝肾联合移植中移植肝对移植肾有免疫保护作用，术后移植肾的排斥反应发生率低于单独的肾移植，但联合移植并不降低移植肝的排斥反应发生率。移植肝的功能监测指标为血清转氨酶、胆红素和凝血时间的变化，移植肾的主要监测指标为尿量、血清肌酐以及肾小球滤过率的变化。必要时可行移植的肝、肾组织穿刺活检，明确移植物的病理学和免疫学情况。

（2）免疫抑制治疗：肝肾联合移植的免疫抑制治疗主要采用术前及术后近期免疫诱导疗法。使用 CD25 单克隆抗体，术中及术后近期以大剂量激素冲击并常规使用以 FK506 或环孢素 A（cyclosporine A，CsA）为主的联合用药。抗体诱导治疗采用联合或单独应用抗 CD25 单克隆抗体赛尼哌、舒莱或抗胸腺淋巴细胞球蛋白（ATG）。FK506 抗排斥效果优于 CsA，并且对血压、血脂的影响以及肝脏毒性较 CsA 小。赛尼哌作为诱导治疗有效降低了排斥反应发生率，并且没有增加机会性感染的发生率。FK506 的治疗浓度大多报道在 $5 \sim 15\,ng/mL$，联合移植术后早期 FK506 浓度可偏高。术后第 1 个月维持浓度在 $8 \sim 12\,ng/mL$，术后 $1 \sim 3$ 个月维持浓度在 $8 \sim 10\,ng/mL$，术后 6 个月至 1 年维持浓度在 $6 \sim 8\,ng/mL$，1 年后维持在 $5\,ng/mL$ 左右。

2. 肝肾功能保护　术后可根据患者的苏醒情况和凝血功能的监测结果等评价肝功能，根据尿量及肌酐情况评价肾功能。补液量大约等于尿量加引流量（显性失水量），还应考虑隐性失水量。当移植肾的尿钠浓度为 $60 \sim 80\,mmol/L$ 时，补液量一半用 0.9%

NaCl 液补充，另一半可用 5% 葡萄糖液输注。对肝肾功能影响较大的一些药物，如抗真菌药物，需要谨慎使用；对于氨基糖苷类可能严重损伤肾功能的药物，临床上应相对禁忌。钙调磷酸酶免疫抑制剂中，高浓度的 FK506 或环孢素均存在肝毒性和肾毒性，而西罗莫司的肾毒性较低，但术后早期不利于切口愈合，不提倡使用。术后肾功能恢复不佳的患者，可行床旁持续性超滤或其他肾替代治疗，帮助移植肾功能的恢复。

3. 抗感染治疗

（1）抗生素：由于肝肾联合移植术后常规使用免疫抑制剂，术后早期应常规使用抗生素，并尽量选用胆道和泌尿道浓度较高的抗生素。若有痰培养或其他液体培养阳性结果，应结合药物敏感试验选用合适的抗生素。

（2）抗病毒药物：术后的抗病毒治疗应当以预防为主。若术前为乙肝阳性，可在术中使用大剂量乙肝免疫球蛋白，术后服用抗乙肝病毒药物，定期注射小剂量乙肝免疫球蛋白，并监测乙肝表面抗体滴度。对于巨细胞病毒等机会性感染，可根据肾功能恢复情况，酌情使用更昔洛韦进行预防，并在术后早期注意监测血清巨细胞病毒抗原的滴度。

（3）抗真菌药物：由于术后长时间的免疫抑制剂的使用，以及常规广谱抗生素的预防应用，患者术后真菌感染率大大增加。通常念珠菌和曲霉菌感染比较常见，可使用肝肾毒性较小的药物预防。免疫抑制剂和抗真菌药物之间存在药物相互作用，伏立康唑可升高 FK506 的血清浓度，而环孢素可升高卡泊芬净的血清浓度，合并用药时需注意其相互影响。

4. 重症监护 患者手术结束后，应转至重症监护病房加强监测。

（1）意识状态的监测：严密观察患者的意识、表情、瞳孔大小、对光反射情况、肢体活动能力等，评估神经系统状态。烦躁时需以约束带束缚，避免意外发生。

（2）血流动力学的监测：持续监测生命体征包括心率、血氧饱和度、动脉血压及无创血压、中心静脉压、肺动脉楔压等变化。监测 24 h 出入量，维持血流动力学平稳，保证重要器官的有效灌注。

（3）呼吸监测：进行呼吸支持时应注意密切观察病情，注意保持呼吸道的通畅。结合血气分析等选择呼吸机的合适模式，调整各项参数。待患者神志清醒、咳嗽反射有力、血流动力学平稳、血气分析结果正常时，可调整呼吸机为辅助模式，对患者进行呼吸功能锻炼，并考虑脱机。脱机后密切观察患者的体征和检验指标，鼓励患者早期下床活动、深呼吸、吹气球等，防止坠积性肺炎、肺不张等并发症的发生。

四、术后常见并发症的诊治

由于肝肾联合移植往往术前基础疾病较重，手术复杂，术后并发症较多，所以预防、观察和及时处理十分重要。

（一）移植物原发性无功能和移植肾功能延迟恢复

移植物原发性无功能在术后即刻发生。供体器官切取前循环不稳定，热缺血或冷缺血时间过长均可导致移植物质量不佳，血管并发症亦是术后移植物原发性无功能发生的重要因素。移植肝原发性无功能的表现为昏迷或极度烦躁，胆汁分泌量减少，尿量减少伴血清肌酐水平升高，转氨酶一度升高，进而出现胆酶分离现象。一旦发生此种情况，在24~36 h内行急诊再次肝移植将是患者存活的最终希望。移植肾功能延迟恢复表现为术后数周移植肾处于功能缺失状态，尿量几乎没有，肾功能指标无好转。需考虑影响肾功能的药物如免疫抑制剂、抗病毒药及抗真菌药物等，必要时停用或换用其他药物，并进行维持性肾脏替代治疗，以期移植肾功能的逐渐恢复。

（二）血管并发症

器质性血管并发症多在术后1周之内发生，可表现为吻合口处扭曲、成角、狭窄、血栓形成等，门静脉、下腔静脉、动脉吻合口血流障碍。术后应监测肝功能及肾功能的指标，超声检查移植物的血流情况，发现异常情况及时处理。注意调整患者的凝血功能状态，并寻找血管并发症的原因，同时做好再次移植的准备。

（三）排斥反应

排斥反应可分为超急性排斥反应、急性排斥反应、慢性排斥反应。按移植物分类，可分为移植肝排斥反应和移植肾排斥反应，各自表现为肝功能或肾功能的恶化，确诊需行穿刺活检。大部分急性排斥反应对大剂量激素冲击疗法有效，实行药物浓度监测下个体化的免疫抑制方案是预防复发的关键。部分难治性排斥反应可试用单克隆抗体OKT3以及血浆置换等治疗，但需预防大剂量免疫抑制应用伴发的严重感染。

（四）感染

感染是肝肾联合移植术后的常见并发症，多见于肺部感染、腹腔感染、泌尿系感染、切口感染、管道逆行性感染等。移植后1个月内主要有3种形式的感染：肺部感染、革兰氏染色阴性菌和金黄色葡萄球菌脓毒血症以及念珠菌感染。与外科有关的感染包括导管和引流管等相关感染。移植后1~6个月的感染主要为：与操作有关的感染，如外科引流相关感染，免疫抑制剂有关的病毒如CMV、EBV、HBV、HCV、HIV等感染，条件致病菌感染如曲霉菌等感染。移植6个月后的感染主要是社区获得性感染、免疫抑制致病毒感染以及条件致病菌感染等。

（五）心肺功能衰竭

由于终末期肝肾疾病患者均存在不同程度的循环问题，术中的循环状态波动、大量输液等会给患者的心肺功能带来负担。术前应当完善心肺功能评估，做好移植前的准备；术中注意循环状态的平衡，尤其是下腔静脉阻断和开放前、后的平衡；术后监测生命体征、血流动力学、呼吸功能、血气分析等各项指标，合理应用血管活性药物，并根据情况随时调整呼吸机参数设置。

（六）胆道并发症

胆道并发症可表现为吻合口漏、吻合口狭窄、胆道梗阻伴感染、胆道出血、T管相关并发症等多种形式。胆道的动脉血供不佳是并发症发生的重要原因。因此，冷缺血时间的控制、供肝胆道的灌注质量和修肝时胆道周围组织的保护越来越受重视。而一旦出现胆道梗阻，通畅引流、控制感染是第一目标，具体可以借助ERCP、PTCD以及胆肠Roux-en-Y吻合等方法。

（七）尿瘘

尿瘘的原因有输尿管膀胱吻合不严密、输尿管血供较差、排斥反应损伤等。重度营养不良或伴发糖尿病等引起愈合延迟，也可能是尿瘘的诱发因素。长期使用免疫抑制药物的移植患者，其组织愈合能力明显低下，导致尿瘘的发生率也较高。其部位多发生于输尿管膀胱吻合口，也可发生于输尿管和肾盂处。尿瘘的早期定位诊断尤其重要，在出现局部症状时，可适当延长留置导尿时间。治疗方面，一般根据尿瘘的定位和漏出量分别采取无创、微创和开放手术等方式治疗。首先留置膀胱 Foley 导尿管并保持其通畅，以保证膀胱的空虚，避免膀胱内尿液从吻合口漏出。在放置 Foley 导尿管后观察 3~5 d，尿瘘引流量比留置前无明显减少者，进行膀胱镜下逆行双 J 管支架术。若仍不能解决，则根据尿瘘的类型、部位和受者自身原输尿管的情况进行开放手术治疗。

(八) 移植后糖尿病

移植后有 3%~40% 不等的患者会发生移植后糖尿病（post-transplantation diabetes mellitus，PTDM），移植后 1 年为 PTDM 高发期。糖皮质激素和免疫抑制剂均可通过不同途径影响血糖。PTDM 使移植肾和受者的存活率下降、感染的发生率上升、死亡率升高，故 PTDM 应及时使用降糖药物或胰岛素治疗。

(九) 恶性肿瘤

移植后长期使用免疫抑制剂易诱发各种恶性肿瘤，通常是多种免疫抑制剂联合应用的结果，而非单种免疫抑制剂的作用。长期免疫抑制剂的使用使患者对致癌因素易感性增加，同时感染致癌性病毒的机会也增加。因此，应注意调整免疫抑制剂的剂量和浓度。作为控制术后新生恶性肿瘤的有效措施，应坚持长期随访。

五、展望

肝肾联合移植是治疗某些遗传性疾病和肝源性代谢疾病的有效手段，对终末期肝病合并肾衰竭患者有其不可替代的治疗作用。移植肾的存活时间受惠于联合移植肝而得到延长，患者的术后存活率与术前原发疾病及其病程进展和严重程度有关。明确其适应证，掌握合理的手术时机，是获得良好疗效的关键。

（何晓顺　鞠卫强）

第二节　肝小肠联合移植

一、移植历史与现状

1987 年，Starzl 首次进行了联合胃、胰、肝在内的小肠移植。1989 年，Grant 率先进行了肝小肠联合移植并获成功。在此基础上他们提出联合肝脏移植能诱导免疫耐受，有利于小肠移植的观点，初步奠定了肝小肠联合移植临床应用的理论与实践基础。小肠集合淋巴结、板层小体、肠系膜淋巴结中存在大量淋巴细胞，移植后比其他器官更易诱导排斥反应。Satoh 等比较小肠移植和肝小肠联合移植术后患者的血清学变化，发现后者的血清细胞间黏附分子Ⅰ（ICAM-Ⅰ）、E-选择素（E-selectin）、白细胞介素Ⅱ

受体（IL-2R）及 HLA-Ⅰ类抗原的浓度均低于前者，认为联合移植能降低受者的免疫功能。近年来，中国相继开展了各种类型的小肠移植。1999 年 4 月在华中科技大学同济医学院为 1 例无小肠伴肝功能不良的患者成功施行肝小肠联合移植，其肝脏采用辅助性部分异位肝移植术式，术后患者存活 30 d。2003 年 4 月原南京军区南京总医院再次成功实施了 1 例肝小肠联合移植。临床开始应用免疫抑制剂 FK506 后，小肠移植后排斥反应已经得到较好的控制。目前小肠移植的存活率得到了极大的改善。

二、适应证

第 7 届国际移植会议上得出结论：长期依赖全肠外营养（total parenteral nutrition, TPN）并伴有肝功能损害的患者应行肝小肠联合移植。目前，肝小肠移植的主要适应证是短肠综合征合并肝功能衰竭患者。短肠综合征患者由于长期 TPN 支持后容易发展为胆汁淤积、肝脂肪变性，少数患者还会产生门脉高压、肝纤维化，从而导致肝脏严重损害。TPN 诱发的晚期肝病使 60% ~ 70% 短肠综合征患者要同时进行肝小肠联合移植。慢性肠功能衰竭伴有先天性不可逆肝病也是肝小肠移植的适应证。

三、围手术期处理

（一）供受体的选择与手术方式

术前供体选择与肝和小肠单独移植的供体选择标准基本一致，年龄、血流动力学状态和供受者体积比是主要的考虑因素。关于供者小肠的长度，一般成年人满足大于 2 m、小儿满足 1 m 左右的空回肠。一般供体和受体的 ABO 血型匹配必须相同，HLA 配型不同，同样可取得较好的效果。

切取时一般将肝脏同小肠一并切取，二者之间由门静脉和腹主动脉段相连。血管和肠道的重建都遵循 Starzl 等所述的基本原则。吻合的基本步骤是：①供体的腹主动脉与受体腹主动脉做端侧吻合。②下腔静脉重建是将供体的肝上及肝下的下腔静脉分别与受者的下腔静脉做端端吻合。③受者门静脉与供者的门静脉做端侧吻合。④供者的胆道与小肠做端侧吻合。⑤受体的十二指肠与移植肠吻合。移植物远端造口有利于排斥反应的监测，造口在术后 6~12 个月，当受体排斥反应稳定控制后关闭。但也有学者采取把供者肝脏和小肠分别切取，在做小肠移植时受者先做脾切除，供者肠系膜上动、静脉则分别与脾动、静脉吻合。这种术式的优点是，一旦发生排斥可以很容易地切除小肠而不影响肝脏。另外，在分离和获取器官时，门静脉最容易受损，要避免过多地分离门静脉周围，特别是其后方的组织。

肝小肠移植的方式可分为肝和小肠整块移植以及分别移植。整块移植是指移植肝脏和小肠解剖联系完整，重建全部移植物血供，受体门静脉通过与移植物门脉引流；分别移植是指切断移植肝脏和小肠的解剖联系，分别实施移植。受体门静脉通过原位移植肝引流，移植小肠静脉通过受体腔静脉系统引流。其中小肠移植的方式又分为原位移植和异位移植，肝移植的方式有全肝移植和辅助性肝移植。

（二）术后的处理

1. 免疫抑制剂应用　小肠和其他器官相比，更富于淋巴组织。移植后带入大量异体抗原，增加了移植物的致免疫性，易发生排斥反应和移植物抗宿主反应（graft-versus-host reaction，GVHR）。有资料报道，肝小肠联合移植后联合应用免疫抑制剂如环孢素 A、OKT3、FK506 及激素等可取得较好的效果。

2. 移植物功能和排斥反应的检测 移植器官功能检测包括术后肝功能测定、血清白蛋白、电解质的持续监测，以及右旋木糖及脂肪吸收功能测定和上消化道钡剂造影等。血管造影、多普勒超声检查常用以了解吻合口的通畅情况，肠腔内 pH 测定能了解小肠壁的血液供应情况。造瘘口检查是诊断肠排斥反应最重要的手段，造瘘口肠管发绀是肠排斥反应的第一征象。但有时造瘘口组织活检所显示的急慢性炎症和纤维化并不是排斥反应，而是非特异性炎症反应，这两者的鉴别有时很困难，经造瘘口做内窥镜检查可能有帮助。目前，通过移植小肠远端腹壁造口行内镜下移植小肠黏膜活检被多数移植中心作为检测肝小肠联合移植排斥反应的主要手段，在住院期间一般每周行两次经肠造口做内镜肠黏膜活检。

3. 移植术后营养支持 一般术后尽早进行肠内营养支持（enteral nutrition，EN）。移植术后 24~48 h，待患者的血流动力学稳定后即开始 TPN。TPN 在儿童组平均为 66.8 d，成年人平均为 53.8 d，儿童比成年人稍长。平均 2 个月后可以渐减 TPN 量，以部分经肠营养替代。肠的吸收和蠕动功能恢复在 8~36 周，这段时间由 EN 与肠外营养（parenteral nutrition，PN）共用逐渐过渡到 EN 支持，最终完全停用肠外营养的时间约 3 个月。最近有实验研究证实，小肠移植后在 TPN 基础上加用谷氨酰胺（Gln）、重组生长激素（rhGH）能加速移植肠的结构修复、预防肠黏膜萎缩、减少细菌移位等，但其临床应用尚需更多的研究资料。

四、术后常见并发症的诊治

（一）排斥反应

排斥反应依然是肝小肠移植成功的最主要障碍。移植术后的第一次排斥反应最常出现在第 2 周左右（3~42 d），肝小肠联合移植急性排斥反应发生率为 66%，发生率均低于单独小肠移植（88%）和腹腔多脏器移植（75%）。肝小肠联合移植排斥主要发生在小肠，因此，抗排斥反应及排斥监测均以移植肠为主。小肠移植的急性排斥反应诊断主要通过临床观察、内镜及病理学检查。小肠移植排斥反应的临床表现为发热、腹痛、腹胀、恶心、呕吐，大便突然增加或减少，消化道出血，移植肠造口颜色发暗，甚至发生感染性休克、ARDS。病理学检查是小肠移植排斥诊断的金标准。目前，通过移植肠远端腹壁造口行内镜下移植肠黏膜活检在多数移植中心被作为监测排斥反应的主要手段。

（二）感染

感染在小肠移植术后发生率及病死率非常高。文献报道，在小肠移植患者死亡原因中感染占 70%，平均每位移植术后患者发生 4 次感染。小肠移植术后易发生感染的原因主要有大剂量免疫抑制剂的使用，移植肠腔内大量的微生物易发生菌群移位，术后行营养支持易发生静脉导管感染。此外，手术时间长、术前的严重肝病、移植前的感染以及并发症需要再次手术等均是感染的危险因素。腹腔内感染、肠内脓肿较为常见。发现病灶时应及时清除，并保持通畅引流。在移植术后的真菌感染较为严重，最常见的为白色念珠菌感染，诊断较为困难，临床漏诊率较高。因此，对于高度怀疑存在真菌感染的患者，即可给予抗真菌治疗。临床上常选用氟康唑、伏立康唑、两性霉素 B 等抗真菌药物治疗。由于抗真菌药大多有肾毒性，且与免疫抑制剂 FK506 发生相互作用，临床应用时应特别注意。小肠移植较其他实体器官移植更容易发生 CMV 感染，且病死率较高。CMV 感染的诊断主要依靠临床表现、内镜及病理学检查，CMV-PP65 水平监测有一定的诊断价值。CMV 感染一经诊断，应适当减少免疫抑制剂用量，给予更昔洛韦或 CMV 特异性免疫球蛋白进行治疗。

（三）移植物抗宿主病

移植物抗宿主病（graft-versus-host disease，GVHD）是由移植物中的抗原特异性淋巴细胞识别受体移植抗原而发生的一种排斥反应。临床上肝小肠联合移植术后 GVHD 发生在自身肠道时，患者会出现腹痛、恶心、呕吐、腹泻等消化道症状，肠黏膜组织活检病理表现为肠黏膜损害，黏液腺和肠腺变性、坏死等。通常临床表现较轻的 GVHD 能够自行缓解，无须进行特殊治疗。但如果出现多系统多部位 GVHD，且临床症状逐渐加重，必须应用糖皮质激素等免疫抑制剂进行治疗。

（四）其他

外科技术并发症也是常见的术后并发症之一。常见的并发症有术后大出血、胆道和血管狭窄、肠穿孔、伤口裂开、腹腔内脓肿以及乳糜性腹水等。一旦发现，应及时进行相应的处理。

五、展望

肝小肠联合移植主要用于伴有严重的不可逆 PN 相关肝病的肠衰竭患者。移植开展数量在逐渐增加，而疗效的改善得益于新型免疫抑制剂的应用，术后感染的早期诊断及规范化治疗，外科技术的提高及多学科的团队协作。我们相信，随着移植技术的不断成熟和移植疗效的进一步改善，肝小肠联合移植将成为提高肝肠功能衰竭患者生活质量的重要治疗手段。

（何晓顺　鞠卫强）

第三节　胰肾联合移植

一、移植历史与现状

1966 年，Kelly 和 Lillehei 在美国明尼苏达大学成功实施首例胰肾联合移植（simultaneous pancreas kidney transplantation，SPK），这也是世界上第 1 例临床胰腺移植。其后，胰肾联合移植在全世界范围内得到了广泛开展。我国糖尿病发病率约为 11.6%，90% 为 2 型糖尿病。因此，中国施行的胰肾联合移植受者中，2 型糖尿病所占比例较欧美国家大。就胰肾联合移植而言，其发展大概经历如下几个时期。

1. 开创期 Kelly 和 Lillehei 在这一阶段做出不可磨灭的贡献。从 1966 年到 1973 年的短短几年内，Kelly 和 Lillehei 完成 14 例胰腺移植，其中 10 例为胰肾联合移植。正是在这一阶段积累了关于胰腺外分泌引流处理、免疫排斥反应、器官保存以及手术技巧等方面的宝贵经验。

2. 停滞期 20 世纪 70 年代，移植学界的研究重心转向胰岛移植，胰腺移植陷入停顿状态。直到 20 世纪 70 年代末，人们才认识到胰岛移植在短期内不能取代胰腺移植的事实。由于胰肾联合移植有伴发复杂并发症的危险，直到 20 世纪 80 年代中后期，大多数移植中心对胰肾联合移植都持较谨慎的态度。

3. 恢复期 随着免疫抑制方案的成熟和手术技术的提高，20 世纪 80 年代中后期到 90 年代中期，越来越多的国家和中心开展了胰肾联合移植，以后逐渐成为胰腺移植的主流。

4. 快速发展期 20 世纪 90 年代以来，随着新一代免疫抑制剂 FK506、霉酚酸酯、IL-2 受体单克隆抗体等陆续开发和应用，胰肾联合移植步入快速发展期。

二、适应证

1 型糖尿病合并糖尿病肾病是目前国际公认的胰肾联合移植的适应证。糖尿病肾病的发生率约为 30%，一旦出现蛋白尿等临床症状，即使良好地控制血糖也不能阻止其进展。由于糖尿病患者全身小血管硬化，多器官功能受损，不宜做长时间透析。另外，由于血管阻塞、狭窄及血流低流量也常使透析不充分。因此，对于糖尿病肾病患者应积极考虑行胰肾联合移植，或在接受肾移植肾功能稳定后再行胰腺移植（pancreas after kidney transplantation，PAK）。PAK 术后移植胰腺生存率及胰岛素不依赖率较 SPK 略低，且接受两个异体抗原丧失免疫学优势，因此应首选胰肾联合移植。但为缩短供体等待时间，也可先行活体肾移植改善全身状态。

关于 2 型糖尿病合并糖尿病肾病是否为手术适应证，存在一定争议。20 世纪 70~90 年代中期普遍认为 2 型糖尿病是胰腺移植禁区，即使达到胰岛素依赖，也不适合做移植。虽然 2 型糖尿病患者占糖尿病患者 95% 以上，根据 IPTR 报告只有少数 2 型糖尿病患者进行了胰腺移植。由于胰岛素抵抗的机制并没有完全清楚，无法有效地治疗胰岛素抵抗，导致部分患者接受移植后效果不佳；此外，2 型糖尿病患者往往体型肥胖，心血管疾病、糖尿病相关的并发症发生率高，也会导致移植的效果不佳。根据国外文献报道，目前认为可有选择性地对 2 型糖尿病合并终末期肾脏疾病（ESRD）的患者行胰肾联合移植。

三、围手术期处理

（一）术前评估

充分的术前准备对保证受体安全度过手术期和防止术后排斥反应及手术相关并发症的发生具有十分重要的意义。

（1）除常规检查外，受体还需做全套凝血功能，血栓弹力图，胰腺功能如血糖曲线、糖化血红蛋白、C 肽及胰岛素等检查，肌酐清除率、尿蛋白排泄量和残余膀胱容积测定。另外，还要做眼科检查和周围神经传导速度测定，并做尿、粪、痰、咽分泌物的细菌和真菌培养及相应的药物试验。最好还能做髂血管造影、膀胱造影和膀胱测压、肾活检等。

（2）术前血糖的控制：术前糖尿病饮食，以胰岛素和降糖药控制血糖在正常范围内。尤其是酮症酸中毒未完全控制以前，最好不要急于施行胰肾联合移植手术。另外，由于受者糖储备较少，禁食耐受性差，在无外源性胰岛素支持下易发生酮症酸中毒，因此手术当天早晨停用通常剂量的胰岛素，以避免发生低血糖。

（3）术前营养支持：改善全身状况，纠正营养不良，维持血浆白蛋白在正常范围，以减轻术后移植胰及十二指肠水肿，避免发生血栓形成等并发症。同时，促进移植十二指肠与膀胱吻合口的愈合，防止十二指肠残端瘘和吻合口瘘。

（二）供体切取及修整

1. 肝肾胰联合切取　碘伏消毒供者皮肤后，铺无菌巾单。取腹部"十"字切口，上至剑突，下达耻骨联合，两侧至腋中线。推开肠襻，迅速暴露腹主动脉和下腔静脉。于腹主动脉分叉处剪开腹主动脉前壁，行腹主动脉插管，插管深度为 15~18 cm，气囊位于腹腔干开口平面以上时，注生理盐水 20 mL 充盈气囊，结扎固定灌注管，以 0~4 ℃ HCA 肾保存液 2 000 mL+UW 液 1 000 mL 灌注，灌注高度约 100 cm。于膈肌上方剪断肝上下腔静脉，开放流出道。提起横结肠，于小肠系膜根部右侧游离显露肠系膜上静脉。剪开静脉前壁，插入门静脉灌注管，插至门静脉主干内。以 0~4 ℃ HCA 液 2 000 mL+UW 液 3 000 mL 灌注，灌注高度约 100 cm。灌注时，观察器官灌注情况及器官质量。沿胃大弯向下锐性分离至幽门，于胃窦处横断胃体，结扎近心端。远心端插入肠道灌洗管，0~4 ℃ 生理盐水 1 000 mL+甲硝唑 200 mL 灌洗肠道，灌注高度约 100 cm。灌注完毕后，结扎肠道远心端。于 Treitz 韧带处横断小肠，由回盲部开始，靠近结肠剪断其系膜至乙状结肠，将全部结肠移至腹腔外。近小肠系膜根部剪断小肠系膜和 Treitz 韧带，移走空回肠。沿胃小弯向下锐性分离肝胃韧带至食管下端，将胃移出腹腔。游离肝脏，剪开膈肌、左右三角韧带、镰状韧带和肝圆韧带。于腹主动脉分叉水平剪开后腹膜，寻找双侧输尿管，沿输尿管两侧及后方向上游离达肾下极水平，于双侧肾包膜外游离肾脏，直至脊柱旁。将肝、肾、胰、脾、十二指肠整块切取，至膈肌上方剪断腹主动脉，同时切取双侧髂血管备用。剪开胆囊底，放出胆汁，用生理盐水冲洗胆囊。将切取的器官置于双层塑料袋中以 UW 液保存，密封后置入 1~4 ℃ 保存箱中冷藏。

2. 供体器官修整　将整体器官从保存袋中取出，放于带冰 UW 液修肝盆内。于右侧肝肾间隙锐性分离至肝下下腔静脉，显露出双肾静脉。于左肾静脉与下腔静脉交界处横断下腔静脉。将器官翻转暴露出主动脉后壁，纵向切开后壁，显露出腹腔干、肠系膜上动脉及双肾动脉开口，于肠系膜上动脉及双侧肾动脉开口间横断腹主动脉。沿胰腺下缘近肾被膜处锐性分离结缔组织至腔静脉断端。将双肾分离，于左肾静脉与下腔静脉交界处横断左肾静脉，将主动脉前壁纵向切开分离左右肾。沿肾动脉腹主动脉开口向肾门方向解剖至肾动脉分叉，剔除周围脂肪组织。同法修整肾静脉。精索静脉、肾上腺静脉及肾静脉小属支均可结扎，右肾静脉沿腔静脉适当延长。适当保留输尿管两侧软组织，尤其是近肾下极水平，避免损伤输尿管血供。剔除肾周脂肪组织，肾蒂周围脂肪组织结扎后剪断。肾动脉及肾静脉内注水，确认血管无外漏。将供肾置于冰袋内，两侧加冰保存。于肝十二指肠韧带处分离暴露肝总动脉，胃十二指肠动脉，肝固有动脉至左右分叉处，检查无变异后，于肝总动脉与胃十二指肠动脉交界处剪断肝总动脉与胃十二指肠动脉。于肝十二指肠韧带处分离暴露门静脉，离断门静脉。离断肝十二指肠韧带，以分离肝脏及胰腺，结扎近胰腺端胆道。沿腹腔干腹主动脉开口向胰腺方向解剖脾动脉，沿途结扎动脉断端。沿肠系膜上动脉腹主动脉开口向胰腺方向解剖前壁至断端，沿途结扎动脉断端。以 7-0 血管线吻合肝总动脉与胃十二指肠动脉断端，重建胃十二指肠动脉。完整解剖供体髂血管，保留单侧髂总及髂内外分支，供肾动脉及供体髂内动脉端端吻合。分离结扎胰腺周围脂肪组织，游离十二指肠至胰头处，游离胰尾处至脾门周围。切除脾脏，结扎胰尾部及脾动静脉。直线切割闭合器或手工缝合闭合十二指肠胰腺段两端，丝线或 PDS 线包埋残端浆肌层。

（三）胰肾联合移植手术

胰肾联合移植（SPK）均采用静脉复合麻醉。根据移植物植入部位不同采用不同类型切口。移植肾及移植胰腺置于两侧髂窝采用双侧髂窝 "J" 形切口，但目前最常采用的是腹部正中或经腹直肌切口，将移植肾于腹腔内置于腹膜外，移植胰腺置于腹腔内。这一术式的优点是切口感染较少、移植胰腺周围积液发生率低。

移植肾植入过程与单独肾移植相同。通常移植肾动、静脉吻合于受者髂外动、静脉，也可根据受者血管硬化等情况，选择髂内动脉或髂总动脉进行动脉重建，必要时可采用供者髂血管进行动脉搭桥重建。为简化吻合操作，减少血管并发症，也可采用供体髂血管行移植肾及移植胰腺的动脉重建，即供体髂外动脉与胰腺动脉行端端吻合，供体髂内动脉与移植肾动脉端端吻合，供体髂总动脉与受者髂外动脉吻合完成移植物动脉重建。移植肾输尿管与受者膀胱吻合同单独肾移植。

目前广泛采用多器官联合切取获得移植物，由于肝脏和胰腺动脉血供起始段具有共同开口，胰腺移植物通常需要进行动脉重建。胰头部血供来源于肠系膜上动脉和肝动脉分支构成的胰十二指肠动脉弓，胰尾部血供来源于腹腔干分支脾动脉。通常重建的方法是使用供者髂动脉的 Y 形移植物，行供者髂内动脉与移植物脾动脉吻合，供者髂外动脉与移植物肠系膜上动脉吻合，Y 形血管移植物的髂总动脉用于受者动脉。多数移植中心遵循肝脏优先原则，将供体腹腔干动脉留给肝脏。少数移植中心将腹腔干动脉留给胰腺，行供体肝总动脉与供体胃十二指肠动脉重建，以充分保证胰腺及十二指肠胰腺段血供。

胰腺内分泌回流和外分泌引流是胰腺移植手术最复杂且关键的步骤。既往文献报道，胰腺内分泌回流和外分泌引流可采用多种术式。

1. 内分泌回流 目前胰腺内分泌回流主要存在两种术式：门静脉回流和体静脉回流。

（1）门静脉回流：门静脉回流胰腺移植术时，胰头和十二指肠位置朝上，移植胰腺门静脉直接吻合于受者肠系膜上静脉（图 16-1）。移植胰腺位于受者小肠系膜腹侧，以便于静脉吻合至肠系膜静脉腹侧，供者动脉Y形移植物必须通过肠系膜开孔以吻合于受者腹主动脉或髂动脉。外分泌引流只能行肠道引流术式，十二指肠移植物与受者小肠吻合方法与体静脉回流相同，使用或不使用Roux-en-Y肠吻合均可。也有文献报道将胰腺置于腹膜后，Y形动脉移植物可直接吻合于右侧髂总动脉，但需行Roux-en-Y肠管重建，受者肠管穿过结肠系膜吻合于十二指肠移植物。门静脉回流术式最符合生理要求，可避免胰岛素直接回流入体循环，造成高胰岛素血症。且有文献报道该术式具有免疫学优势，抗原或抗原抗体复合物经肝脏处理后可减轻排斥反应的发生。但其手术难度大，静脉血栓发生率高。

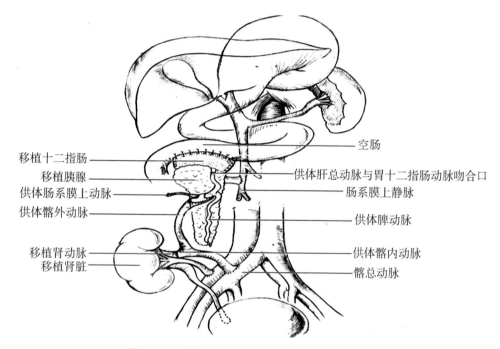

图16-1 胰肾联合移植门静脉回流肠道引流术式

（2）体静脉回流：体静脉回流胰腺移植时，移植胰腺可采用胰头位于盆腔或胰头位于上腹部的方式摆放（图16-2）。头部向上摆放时只能选择肠道引流。头部向下摆放时既可以选择膀胱引流，也可以选择肠道引流。静脉回流部位可选择腔静脉或髂静脉。体静脉回流较符合其解剖学位置，无明显的移植物血管结构扭转，是目前较常用的术式，但该术式可能使患者对胰岛素的敏感度降低。

2. 外分泌引流 移植胰腺的外分泌处理可分为膀胱引流术式与肠道引流术式。

（1）膀胱引流术：膀胱引流术式采用十二指肠膀胱吻合术，吻合操作可由手工缝合或由吻合器吻合（图16-3）。技术相对简单，手术失败率较低。可通过测定尿淀粉酶的变化监测排斥反应，也可经膀胱镜取十二指肠黏膜进行活检。但该术式可引起代谢性酸中毒、复发性尿路感染、反流性胰腺炎、出血性膀胱炎、泌尿结石等并发症，降低患者生活质量。

（2）肠道引流术：肠道引流术式在20世纪90年代后期开始逐渐替代膀胱内引流

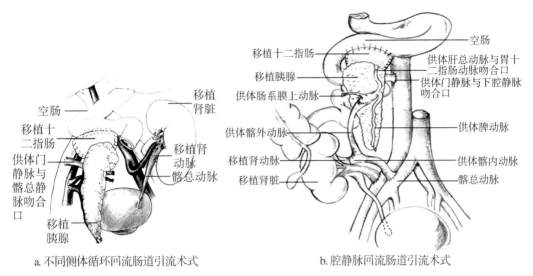

a. 不同侧体循环回流肠道引流术式　　　b. 腔静脉回流肠道引流术式

图 16-2　胰肾联合移植体静脉回流肠道引流术式

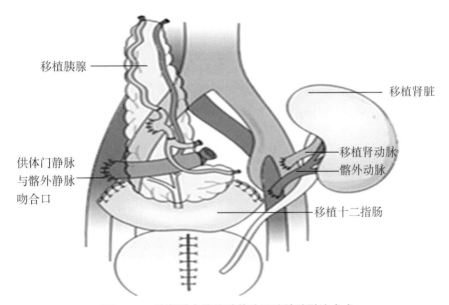

图 16-3　胰肾联合移植髂静脉回流膀胱引流术式

术式成为主流术式。可采用手工或吻合器进行肠侧侧吻合，吻合部位可选择方便操作的邻近小肠。与膀胱引流相比，肠道引流更符合生理要求，远期并发症少，但手术操作相对复杂，且不便于进行免疫监测。

（四）术后管理

患者术后进入 ICU 病房，常规监测生命体征，24 h 出入量，中心静脉压，引流液颜色、性状及量等。监测 FK506 血药浓度，血、尿淀粉酶，痰、引流液等分泌物涂片及细菌培养相关检查，血糖、糖耐量及胰岛素激发试验及血气分析。检查移植肾及移植胰腺超声，必要时行腹部及盆腔 CT。

1. **免疫抑制剂应用**　免疫诱导方案采用即复宁：6 mg/kg，分 4 d 静脉滴注。首次诱导前给予甲强龙 500 mg 静脉滴注，第 2~4 天静脉滴注时间需大于 4 h，同时监测生命体征。术后第 2 天加用 FK506，根据血象情况加用骁悉。术后第 4 天静脉停用甲强龙，改为口服泼尼松。监测 FK506 血药浓度，维持在 6~8 ng/mL。

2. **抗感染**　头孢哌酮/舒巴坦钠及奥硝唑等抗生素静脉点滴防治细菌感染，米卡芬净应用至术后 2 周预防真菌感染。根据血、引流液、痰、尿培养及药敏结果调整用药。术后根据肝肾功能恢复情况，可加用抗病毒药物更昔洛韦等预防病毒感染。

3. **营养支持**　术后 1 周禁食水，每日给予静脉高营养支持，必要时给予胰岛素控制血糖。1 周后尝试饮水，然后由流质逐渐恢复正常饮食。监测尿量、中心静脉压等指标，根据量出为入的原则补充液体量。

四、术后常见并发症的诊治

（一）排斥反应

排斥反应是胰肾联合移植术后移植物失功的主要原因之一。超急性排斥反应可导致移植物失功。术前应获取良好组织配型，完善淋巴毒交叉试验。内源性胰岛素水平下降和血糖升高出现相对较晚，早期诊断和防止移植胰腺排斥反应常常很困难。临床征象如发热、腹痛、移植部位触痛等均不能特异性地诊断为排斥反应。胰腺排斥反应通常与移植肾排斥同时发生或在其后，可监测血清肌酐、血及尿淀粉酶、血糖等变化，必要时肾穿刺活检协助诊断。治疗可根据病情加大 FK506 用量或激素冲击治疗。慢性排斥反应诊断困难，预后不佳，常导致移植物失功，且无有效治疗措施。

（二）出血

出血包括移植胰腺、移植肾及消化道出血。消化道出血可能来自胃肠道吻合口出血或应激性溃疡等，突发右下腹痛时应警惕移植肾破裂。术后密切监测患者腹部症状及体征，血常规，引流液、大便性状及超声等变化。治疗可给予输血，补充凝血因子对症处理，必要时手术止血。

（三）感染

感染部位多见于呼吸道、腹腔、移植肾周、泌尿系及手术切口等，腹腔或胰腺周围感染时需警惕肠瘘或胰瘘。术后监测体温、血常规、血气分析及全身症状体征，根据影像学检查结果及血、引流液、痰、尿培养和药敏结果等调整用药。手术过程应注意保护手术切口，避免污染，缝合紧密确切，术后及时更换手术敷料。术后 2 周常规给予预防巨细胞病毒感染治疗，可根据病情加用抗真菌药物，术后 1 个月可加用复方新诺明预防卡氏肺孢子虫肺炎。

（四）肠瘘、胰瘘

肠瘘、胰瘘多发生于吻合口，也可见于溃疡穿孔，常伴有腹痛、腹胀、发热、寒战，引流液可见食物残渣，超声检查可协助诊断。一般可选择腹腔冲洗，加强抗感染治疗，同时监测移植物功能，必要时手术探查。

（五）胰腺炎

胰腺炎临床表现为腹痛、发热等，可通过血、尿淀粉酶及血糖检测、CT 等影像学检查来诊断，预防与治疗方法包括切取、修整及移植手术过程中操作要轻柔，避免过度挤压胰腺，并且要尽可能缩短缺血时间。术后常规给予生长抑素等抑制胰酶分泌，保证胃肠道通畅。

(六) 心脑血管并发症

患者术后早期大量液体输注及激素冲击治疗，心脏前后负荷骤然加重，可出现包括高血压、心绞痛、心肌梗死、心功能衰竭、脑血管意外等疾患。术后需严格控制液体入量，慎用胶体液，密切监测生命体征、尿量及引流液等变化。

五、展望

胰肾联合移植是目前国际公认的治疗 1 型糖尿病合并糖尿病肾病最有效的手段。同时，国内外学者认为对 2 型糖尿病合并终末期肾脏疾病的患者也可以有选择性地行胰肾联合移植进行治疗。随着对糖尿病病程进展及并发症的不断认识，传统观念也逐渐发生改变，社会对胰肾联合移植的认识得到进一步提高，国内胰肾联合移植将会得到更广泛的开展。

（莫春柏）

第四节　心肺联合移植

一、移植历史与现状

心肺联合移植是治疗终末期心肺疾病最重要的手段之一，1968 年 Cooley 等实施首例临床心肺联合移植。1981 年，Reitz 等首先将环孢素 A（CsA）用于心肺联合移植，并获得良好的效果。根据国际心肺移植学会（ISHLT）的最新统计，截至 2015 年 6 月，全世界共完成 3 879 例心肺联合移植。随着心肺联合移植外科技术的进步，以及新型免疫抑制剂和抗感染药物的应用，心肺联合移植术后 1 年、3 年、5 年、10 年的生存率分别为 63%、52%、45% 和 32%。

二、适应证

目前心肺联合移植的适应证为：①估计患者的存活时间不超过 12~18 个月。②纽约心脏病学会（NYHA）心功能分级为 Ⅲ 或 Ⅳ 级。③除心肺疾病外，其他脏器没有严重病变。④患者的心理状态稳定。⑤先天性心脏病心内分流后继发性肺动脉高压引起艾森曼格综合征。⑥原发性肺动脉高压（>6 Wood 单位，且使用血管扩张剂无效）同时伴有不可逆的右心功能衰竭。⑦肺囊性纤维化、肺气肿或双侧支气管扩张所致肺脓毒性感染等。⑧其他应用药物治疗无效的肺实质性病变合并心功能不全，呈终末期心肺衰竭者。此外，一部分不能成功修复的先天性心脏畸形患者可考虑行心肺联合移植。

三、围手术期处理

（一）心肺联合移植供体获取及保护

供者心肺的保护是心肺联合移植手术成功的关键因素之一。目前，常用的心脏保存液有 UW 液、HTK 液、EC 液、LYPS 液、Celsior 液、STH21 液、STH22 液等，肺保存液主要有 UW 液、EC 液、LPD 液、Celsior 液、RLPD 液等。由于供肺保存不当，再灌注损伤或早期移植排斥反应可导致肺水肿，术后早期胸部 X 线片可见弥漫性的肺间质浸润阴影。前列地尔是内源性血管活性物质，对肺血管作用强，而对体循环的影响较小。有研究提示，前列地尔可有效扩张供肺遇冷收缩的血管，促进肺保护液均匀分布。同时能抑制白细胞和血小板聚集，保护血管内皮细胞，改善红细胞变形性及减少体外循环全身炎症反应等，从而减少肺缺血再灌注损伤，降低术后原发性移植物失功的发生率。

供者气管插管后，给予甲泼尼龙 30 mg/kg，静脉注射肝素 3 mg/kg。经胸骨正中切口，切除心包，打开两侧胸膜腔。向肺动脉主干内注射前列腺素 E_1 100 μg，阻断上腔静脉、下腔静脉及主动脉，主动脉、肺动脉主干插管。重力灌洗心及肺，心肌保护液 20 mL/kg，心脏灌洗量约 1 500 mL，肺保护液 60 mL/kg，肺灌洗量约 4 000 mL，灌洗液流量 300~400 mL/min。肺灌洗压力不超过 20 mmHg，灌洗时间不超过 10 min。灌洗至心搏停止，肺表面呈白色（无红色）、流出液清亮为止，右心房及左心耳切口，以排出灌洗液。切断气管前给予轻度膨肺，然后钳夹气管，保持肺泡膨胀状态。分离左、右下肺韧带，高位切断升主动脉，分离心后组织，取出心肺。用 4 ℃生理盐水冲洗，放入无菌袋中，浸泡于 1 500 mL 4 ℃心肌保护液中，外面再套两层无菌袋包裹，然后放置冰桶内运至手术室。

修整供体时先用 4 ℃无菌生理盐水冲洗表面，再浸泡于 4 ℃生理盐水中进行修整。同时于主动脉根部及肺动脉插管，灌注 4 ℃心肌保护液和肺保护液各 2 000 mL。吻合期每 20 min 经冠状静脉窦逆行灌注冷晶体心肌保护液 1 次，每次 400 mL。开放主动脉前逆行灌注无钾温血 200 mL。

（二）受者手术及术中循环支持

1. 受者手术　受体胸骨正中切开，主动脉远端及上、下腔静脉远端插管建立体外循环。主动脉瓣上切断主动脉，肺总动脉中点切断肺动脉，沿房间隔切开右房壁至上、下腔静脉。将心脏向右、前抬起，切除左房外侧壁、左房顶、房间隔，取出心脏。然后分离左肺静脉，距膈神经前、后 1 cm 切开心包，上至左肺动脉，下至膈肌，切断左肺韧带，向前、右方牵拉左肺，游离左肺门，显露左支气管。结扎支气管动脉，横断左肺动脉，结扎或用闭合器切断左支气管，取出左肺。分离右肺静脉，按上述方法保护膈神经，去除右肺。向左牵拉主动脉远端，分离气管周围组织，在隆突上一个环状软骨处切断气管。将供心置入心包内，于两侧膈神经前将左、右肺置入胸腔。于供肺隆突上 1~2 个软骨环处切合气管，4-0 Prolene 连续缝合气管膜部，4-0 ethobide "8"字间断缝合软骨部，证实无漏气后，机械通气（<30 cmH₂O）。再依次吻合主动脉、上下腔静脉，开放阻断钳，恢复心脏血液供应，心脏自动复跳。体外循环至窦性心律稳

定，血气分析结果满意后停机，撤除体外循环。

2. 循环支持 目前，移植中循环辅助装置主要包括心脏机械循环辅助和体外膜肺氧合（ECMO）装置等。最近几年，Novalung 装置在临床上取得较好的效果。Stefan Fischer 等对 12 例患者应用此装置过渡到肺移植，其中 10 例患者接受肺移植，随访 1 年仍有 8 例存活。M. Strueber 等使用体外无泵的肺辅助系统，使 4 例肺动脉高压患者成功过渡到肺移植或者心肺联合移植，其中 3 例康复出院。Novalung 装置无须采用体外人工血泵，只需将体内部分血液引出体外氧合，其氧合效率高，二氧化碳清除完全。一般 6 h 内即可明显改善高碳酸血症，配合采用保护性肺通气策略，可以达到较满意效果。Novalung 较长时间的转流对移植患者的影响远比 ECMO 小，从而延长等待获得供体的时间。紧急情况下减少边缘性供体的应用，术中和术后也有较好使用价值，为移植的成功奠定基础。虽然 Novalung 装置价格与 ECMO 相比较昂贵，但其应用前景良好。

（三）术后处理

1. 免疫抑制方案 心肺联合移植后的免疫抑制方案以往为 CsA+硫唑嘌呤+糖皮质激素。近年来 CsA 的使用减少，FK506 的应用增加，硫唑嘌呤逐渐被吗替麦考酚酯（MMF）代替。FK506 和 CsA 均能抑制 IL-2 和其他多种细胞因子的合成，减少排斥反应的发生，改善心肺联合移植受者的预后。Taylor 和 Rinaldi 报告了 2 个随机对照研究，结果显示 645 例心肺联合移植受者采用 FK506 和 CsA 为基础的免疫抑制方案。两组移植物存活率和受者存活率相似，但是 FK506 组的受者急性排斥反应更少，排斥反应的严重程度更低，FK506 不增加感染和肿瘤的风险。有一项研究显示，在心肺联合移植后 1 年内，CsA 可以更好地保护心外膜的内皮细胞功能，而 FK506 能更好地减缓移植物冠状动脉内膜的增厚。

2. 术后排斥和感染 及时鉴别临床移植排斥反应与感染，并采取正确的治疗措施，对减少并发症、提高受者存活率具有重要意义。但排斥反应与感染的临床表现无特异性，二者鉴别较难，治疗上是完全悖逆的，若治疗失误将产生严重后果。

发生急性排斥反应时，肺部表现要先于心脏表现出现。术后定期复查胸部 X 线片具有重要意义。但在胸片上鉴别炎症渗出和移植排斥反应非常困难，此时需要结合超声心动图观察心脏改变。术后 1 周内每天复查血常规，肝、肾功能，免疫抑制药物血药浓度，行床旁心脏超声、胸部 X 线片检查，病情稳定后每周复查 1 次。观察心、肺、肝、肾功能变化，各心腔大小及室间隔、左室后壁厚度，有无胸腔积液及肺部阴影等。必要时行胸部 CT、纤维支气管镜及组织病理检查，并结合临床表现及时发现排斥反应征象，并与感染相鉴别。

感染是移植术后死亡的主要原因之一，感染的主要原因包括移植肺去神经后丧失咳嗽反射，肺的淋巴回流中断，肺的纤毛自净和免疫功能失调（包括肺泡巨噬细胞功能受损）。术后常规使用广谱抗生素预防细菌感染，更昔洛韦预防巨细胞病毒（CMV）感染，制霉菌素、氟康唑、伊曲康唑等防治真菌感染。术后应及时诊断感染，并根据药敏结果及时调整抗生素的使用。

3. 心肺功能的监测

（1）术后心功能的处理：术后常规监测心律、有创桡动脉压、中心静脉压，术后早期给予少量的多巴胺、多巴酚丁胺进行强心治疗。术后第 2 天起视病情予床旁心脏彩超检查，测定射血分数、肺动脉压，三尖瓣反流情况以及各房室的大小等指标，以评估供体心脏收缩功能情况和肺阻力的变化。

（2）肺功能的监测和处理：术后给予呼气末正压（PEEP）机械通气，呼吸模式为压力控制，PEEP 为 5 cmH$_2$O，每 4~6 h 做一次血气分析。术后 1 周内每天行床旁胸部 X 线摄片 1 次，1 周后改为隔天 1 次，2 周后改为每周 1~2 次，胸部 CT 检查视病情而定。在术后第 1 周，每天常规行气管镜检查，观察吻合口愈合情况。必要时行支气管肺泡灌洗，分泌物和灌洗液送病原学培养以及免疫学检查。

四、术后常见并发症的诊治

（一）出血

出血是心肺联合移植的严重并发症，有胸部手术史、肺囊性纤维性变和慢性肺部感染的患者更容易发生出血。由于心肺移植后再次开胸进行后纵隔探查止血相当困难，因此预防术后出血非常重要。预防措施包括：术中彻底止血，尤其是心后区域；受体心肺切除时用电灼分离后纵隔，减少不必要的分离，特别注意对供、受体肺门部位残面的结扎止血。术前应用维生素 K$_1$，术中加强血液成分保护，充分仔细止血。术后输注血小板、冷沉淀等改善凝血功能，严密监测胸腔引流管引流量及性质。

（二）气管吻合口并发症

气管吻合口并发症主要有气管吻合口瘘、狭窄及气道软化等，一旦发生，可造成严重的后果。吻合口瘘和气道软化的病因主要是吻合口周围组织血运障碍，局部缺血和免疫抑制剂对伤口愈合的延缓，若合并真菌感染则愈合更加困难。临床以不同程度咳嗽、咯血、呼吸困难及肺部感染为主要征象，通常依靠纤维支气管镜检查进行诊断。减少围手术期糖皮质激素的用量，术中尽可能多地保留受者气管周围组织，对预防有一定帮助。对于气道狭窄患者，可应用球囊扩张或支架置入的方法进行治疗。

（三）恶性肿瘤

由于长期全身性免疫抑制剂的使用，心肺联合移植患者的恶性肿瘤发病率较普通人群明显升高，大多发生于移植手术 5 年以后。比较常见的肿瘤包括皮肤癌、淋巴瘤、肛门会阴部癌和卡波肉瘤，其中以淋巴瘤最多见。

移植术后 B 淋巴细胞增生异常多发生于术后 1 年，表现为非霍奇金淋巴瘤等淋巴细胞增生性疾病，可能与 CMV、EB 等病毒感染有关。发生率较普通人群明显升高，若增大剂量应用单克隆或多克隆抗淋巴细胞抗体，则致病危险性更高。临床表现为发热、咽痛、扁桃体肿大等一过性病毒感染征象，而瘤体最常出现在胃肠道、肺、中枢神经系统等器官。培养良好的饮食习惯，及时控制感染以及合理应用免疫抑制剂对该病的防治至关重要。

五、展望

尽管国内心肺联合移植仍处于早期阶段，但随着器官保护技术的改善、吻合技术的提高以及术后管理的更加完善等，心肺联合移植必将在终末期心肺疾病的治疗中发挥越来越重要的作用。心肺联合移植虽然例数较少，但其对原发性肺动脉高压、先心病伴艾森曼格综合征，同时合并左心或全心功能不全的患者具有较好的治疗作用。心肺联合移植需要多学科合作，更需心肺联合移植基础与临床研究相结合，从而进一步提高术后生存率。

（毛文君　陈静瑜）

第五节　肝胰联合移植

一、移植历史与现状

1991 年，美国克里夫兰州立大学医院移植中心首先报道为 1 例自身免疫性肝炎合并 1 型糖尿病患者成功实施原位肝移植和异位胰腺移植。肝胰联合移植可避免糖尿病病情加重，抑制糖尿病相关并发症的进展。由于糖尿病全身血管病变、胰腺外分泌的处理和移植胰腺排斥反应难以诊断的特殊性，无论是移植总数还是移植效果，胰腺移植曾远远落后于肾脏、心脏和肝脏等器官移植。随后多个移植中心报道了肝胰联合移植病例，该术式逐渐被大家认同。20 世纪 90 年代中期以来，随着外科技术的进步、临床经验的积累以及新型免疫抑制剂的应用，器官联合移植逐渐走向成熟，形成了多种器官联合移植术式。其中，肝胰联合移植是最有前景的治疗方式之一。

国内最早于 2003 年由南方医科大学南方医院于立新教授报道对 1 例慢性乙型病毒性肝炎肝硬化、原发性肝细胞癌合并胰岛素依赖型糖尿病患者施行同期原位肝异位胰十二指肠联合移植。随后南方医科大学珠江医院还尝试了同种异体原位肝-胰-十二指肠联合移植术，类似于腹部器官簇移植。但手术创伤大，并发症多，死亡率高，并没有被广泛推广应用。经过多年的临床与基础研究后，华中科技大学同济医学院附属同济医院器官移植研究所和广州中山大学附属第一医院器官移植中心均报道了改良的肝胰联合移植术式，即保留受者胰腺的肝胰十二指肠联合移植。该术式减少相关并发症，同时提高手术成功率，可作为未来的主要术式选择。

二、适应证

（一）终末期肝病伴 1 型糖尿病

肝胰联合移植的适应证首选为终末期肝病伴 1 型糖尿病患者。等待肝移植的患者部分合并 1 型糖尿病，肝移植术后糖代谢异常不能改善，降低其长期生存率。另外，由于术后激素等免疫抑制剂药物的使用，糖尿病的管理更加困难。糖尿病引起的并发症继续恶化，并且其恶化速度可能加快。因此，等待肝移植的终末期肝病患者如果合并 1 型糖尿病，理论上是肝胰联合移植的良好指征。

（二）终末期肝病伴 2 型糖尿病

对于伴有 2 型糖尿病的良性肝病患者是否适合行肝胰联合移植尚存争议。部分学者认为等待肝移植的患者由于肝脏疾病导致的胰岛素抵抗,糖耐量异常比较常见。即使术后使用免疫抑制剂,这种异常状况在肝移植后也常常能够逆转。但部分学者则认为,等待肝移植的良性肝病患者,如同时伴有难以控制、伴有并发症的 2 型糖尿病时,肝胰联合移植是更佳的选择。因为移植患者完全摆脱胰岛素治疗,提高了生活质量。同时,肝胰联合移植可阻止甚至逆转糖尿病并发症的进展,提高长期存活率。

(三)囊性纤维化

胰腺的囊性纤维化(cystic fibrosis,CF)可导致胰腺外分泌和内分泌功能不全,常合并严重门脉高压症。囊性纤维化是西方国家最常见的一种常染色体隐性遗传病,其病因是囊性纤维化跨膜传导调节因子(cystic fibrosis transmembrane conductance regulator,CFTR)基因突变导致大量黏液阻塞全身外分泌腺。临床表现为慢性阻塞性肺疾病、胰腺功能不全及汗腺受累所致的汗液钠、氯异常升高等。约 8% 的 CF 患者发展为胆汁性肝硬化及门脉高压症,部分患者可发生肝功能衰竭。CF 患者随年龄增长发生糖尿病比例增加,在 10 岁以内的 CF 患者约 5% 发生糖尿病,在 20 岁约 25% 并发糖尿病,在 30 岁则 80% 发生糖尿病。

(四)上腹部多脏器恶性肿瘤

肝胰联合移植也可用于治疗肝、胆、胰及十二指肠等脏器恶性肿瘤。这种病例多见于肿瘤侵犯邻近脏器,单纯手术无法切除的患者。手术需要彻底切除病变累及脏器并进行腹膜后淋巴结清扫,大多行肝脏、胰腺、十二指肠整块移植,属于器官簇移植。由于大多肿瘤已属晚期,即使局部可以彻底清除,但并不能保证无远处转移的可能,往往因肿瘤复发影响远期疗效。总体来说,对于累及上腹部多脏器的恶性肿瘤,肝胰器官簇移植仍可延长患者生命,提高生活质量。

三、围手术期处理

(一)术前处理

等待移植期间,注意调整患者的全身状况,保护肝肾功能,积极控制血糖,补充钠、钙等维持内环境稳定。术前应做好常规检查准备,全面评估心、肺、肝、肾等重要脏器功能。

(二)术式选择

1. 胰腺移植的术式 胰腺移植的难点是胰腺外分泌的处理,胰腺移植术式的演变就是以如何引流胰腺外分泌为焦点而逐步发展的。根据其对胰腺外分泌引流的处理方式可以分为两种:胰腺膀胱引流和胰腺肠道引流。1966 年全球首例临床胰肾联合移植即采用胰腺肠道引流。由于难以控制的排斥反应和胰腺外分泌引起的各种严重并发症,移植效果较差。此后,人们探索了如胰管腹腔内开放术、胰液胃引流术、胰液输尿管引流术、胰管堵塞术等术式,但均未能解决胰液引流问题。20 世纪 80 年代中期,膀胱引流术式问世后,很快成为全球最常用的标准术式。20 世纪 90 年代中期以前,胰液膀胱引流术式在美国占胰腺移植的 80%~90%。但是临床研究表明:胰液长期经尿道排出易引起代谢性酸中毒、慢性尿道感染、出血性膀胱炎等远期并发症。15%~38% 的病例需再次手术转换为胰液空肠引流,转换手术的外科并发症达 35%;胰液空肠引流术后早期的安全性大大提高，患者平均住院时间、病死率、再次手术率、感染发生率与胰液膀胱引流术比较，差异无统计学意义。由于肠道引流术式更符合正常生理特点，不易发生水电解质及酸碱失衡，因此，胰液空肠引流术式所占比例逐年上升，成为越来越多移植中心的首选术式。方式包括移植物十二指肠与受者空肠仅做侧侧吻合及 Roux-en-Y 型吻合。

2. 肝胰联合移植术式　一种是原位肝移植同时行异位的胰腺移植；另一种是肝、胰腺和部分十二指肠整块原位移植，属于器官簇移植的范畴。多数学者认为肝胰联合移植中胰腺最好行异位移植，当胰腺发生血管栓塞、胰腺炎、局部脓肿等并发症时，肝脏可免于受累。而且当出现胰腺并发症需要手术处理时，不会增加肝脏损害，手术时容易处理。

（三）术后处理

1. 应用药物的选择　移植术后需应用的药物种类较多，应注意药物之间的相互作用。很多抗生素有抗凝作用，应选用对肝肾功能、凝血系统影响小的药物。同时注意免疫抑制剂的骨髓抑制作用。

2. 引流液的观察　术后腹腔引流管多，所有管道均与外界相通，应监测引流量并做引流液培养及药敏试验。同时注意病房消毒，避免短时间内抗生素的频繁更换，防止产生耐药。

3. 预防感染及消化道出血　肝胰联合移植术后容易发生肺不张及肺部感染，注意留取痰培养，监测体温变化。经验性应用抗生素，定期复查胸部 X 线片。肝胰联合移植手术创伤大，手术时间长，且术后大量应用激素，极易诱发患者消化道出血。一般术前、术中及术后静脉应用奥美拉唑等抑制胃酸分泌，并密切观察粪便颜色、性状，间断行粪常规检查。

4. 注意血糖监测　肝胰联合移植术后血糖升高可能是大剂量激素和胃肠外营养的应用及手术应激等综合因素作用的结果，但其变化符合生理状态下血糖的波动规律。必要时应用胰岛素，减轻胰腺负担。

5. 预防乙肝复发　对术前合并乙肝的患者术中及术后应用大剂量乙肝免疫球蛋白、恩替卡韦抗病毒治疗。定期检测患者乙肝表面抗体及乙肝病毒 DNA 含量，调整乙肝免疫球蛋白的用量。

（四）免疫抑制剂的使用

目前，肝胰联合移植的免疫抑制治疗方案多采用环孢素 A（CsA）/FK506 + MMF + Pred 三联治疗，并在早期应用巴利昔单抗等免疫诱导治疗。术后注意定期监测免疫抑制剂的血药浓度，作为客观标准调整药物剂量，使患者尽快达到最佳血药浓度。多器官联合移植术后早期 FK506 浓度可偏高，术后第 1 个月维持浓度在 10 ng/mL 以上，术后 1~6 个月维持浓度在 8~10 ng/mL，术后 6 个月~1 年维持浓度在 6~8 ng/mL，1 年后维持在 5 ng/mL 以上。

（五）肾功能不全的防治

可从以下几个方面预防肾功能不全的发生：①积极完善术前准备，严格掌握手术时机。对于凝血机制异常的受者，术前应充分改善凝血功能，而对于严重的肾脏功能不全的患者可立即行肝肾联合移植或术中透析。②肝移植手术方式的合理选择和手术技术的改进。经典式的原位肝移植需要完全阻断肝后下腔静脉，造成下肢及门脉系统回流障碍。传统背驮式肝移植则无须完全阻断受者肝后下腔静脉，对机体血流动力学的干扰较小，已有研究显示采用背驮式肝移植受者术后肾功能不全的发生率明显偏低。③积极预防感染。术后感染是发生 ARF 的独立危险因素，也是导致术后患者死亡的重要原因。④高危患者的免疫诱导治疗和免疫抑制方案的调整。若术前合并肾功能损害，术中给予赛尼哌免疫诱导，先应用 1 个剂量（1~2 mg/kg 静脉滴注），术后第 4 天再用 1 个剂量。FK506 或 CsA 则可推迟至术后第 5 天应用，用量应根据肾功能的恢复情况逐渐加量。另外，对高危患者可加用肾毒性较小的骁悉（MMF）或一些抗淋巴细胞抗体，而将 FK506 或 CsA 减量或推迟 1~2 周。

四、术后常见并发症的诊治

肝胰联合移植术后除肝移植常规并发症之外，还有胰腺移植后并发症。胰腺移植后并发症发生率高，主要是因为胰腺的外分泌以及胰腺的低血流量。尽管随着器官保存与移植外科技术的提高和新型免疫抑制剂的应用，移植后外科并发症的发生率不断下降，但并发症导致的移植胰失功发生率仍达 10% 左右。

（一）吻合口瘘、胰瘘

2016 年，国际胰瘘研究组织对胰瘘作了普遍接受的术后定义和分级。胰瘘被定义为存在可测量体积的腹腔引流液至体外，其中淀粉酶水平>3 倍机体正常血清淀粉酶活性。术后胰瘘等级分为 3 个等级，即 A、B 和 C 级：A 级为正常无胰瘘型；B 级需要进一步治疗，包括留置腹腔引流管 3 周以上，或通过窥镜或经皮穿刺定位留置引流管；C 级指胰瘘需要重新手术或导致单一或多器官功能衰竭和（或）死亡。这种新定义和分级系统规范了胰腺手术后胰瘘并发症的一致性评估，并且可以更好地比较用于降低胰瘘的发生率和影响临床预后的技术。

（二）移植胰腺静脉血栓形成

移植胰腺静脉血栓形成是肝胰联合移植术后造成移植胰腺功能丧失的重要原因。组氨酸-色氨酸-酮戊二酸盐（HTK）液作为一种细胞外液型保存液，会导致供者胰腺的血管内皮细胞水肿，进一步降低移植胰腺血流速度。文献报道，移植胰静脉血栓形成发生率为 3%~13%，胰腺移植较其他实体器官移植更易发生血栓形成。目前多数移植中心胰腺移植术后使用肝素或低分子肝素抗凝治疗，减少术后静脉血栓的风险。

（三）血管并发症

肝胰联合移植术后动脉并发症有肝动脉血栓形成、肝动脉狭窄、肝动脉假性动脉瘤、动脉吻合口破裂、胰腺动脉内血栓形成等。其中最常见、最严重的并发症是动脉血栓形成和动脉狭窄。吻合技术不当，如供、受体动脉外膜剥脱过多，吻合口扭曲，外膜内翻等是造成动脉狭窄和血栓形成的主要原因。动脉血栓形成或狭窄的治疗应强调及时，如术后早期患者怀疑动脉血栓形成或狭窄，应立即行肝动脉造影以便确诊。对于肝动脉或胰腺动脉血栓形成的患者，应及时再次手术，重建肝、胰动脉血流。对于肝动脉狭窄的患者可先行球囊扩张或支架置入，介入术失败者需急诊开腹重新吻合肝动脉，不成功者均需再次肝移植。

（四）胆道并发症

肝胰联合移植术后胆道并发症有胆漏和吻合口狭窄两方面。①胆漏：包括吻合口漏、非吻合口漏，吻合口漏一般由吻合技术不当引起，非吻合口漏包括减体积肝移植、劈离式肝移植、活体肝移植供肝断面的渗漏等。一般漏出量较少，经充分引流多能自愈。另外，由于术后肝动脉狭窄或血栓形成，导致的胆道缺血坏死而发生的肝门部胆漏，唯一的治疗方法是实施再次肝移植术。②吻合口狭窄：多因手术技术问题引起，轻度狭窄可通过药物治疗，重度狭窄可行内镜球囊扩张支架置入。介入治疗效果不佳者可行胆管空肠吻合术，经手术治疗仍无效，肝功能进行性恶化时应再次行肝移植。

（五）术后精神异常

研究表明单纯肝移植术后精神障碍的发生率为 8%~47%，以术后 2 周内出现最为常见，约占 70%。症状主要表现为失眠、躁狂、焦虑、妄想、幻觉以及认知障碍等。精神异常的预防与治疗包括：①排除器质性病变，如脑出血、脑梗死等。这些病变早期可出现精神萎靡、反应迟钝、烦躁不安等精神症状，应注意加以鉴别，必要时可行 CT、MRI 等检查。②加强对患者的心理治疗，医务人员同患者及其家属充分沟通，尽力消除患者对手术的顾虑。③术后做好心理疏导，适当安排家属探视，满足患者心理需要；保持病房环境安静和光线柔和，安排听一些舒缓的音乐，使患者尽早恢复原有的作息习惯。④注意监测 FK506 浓度，寻找个体化的最适用量，避免浓度过高诱发精神异常。⑤精神异常的治疗。对于出现精神症状的患者应尽量避免使用约束性治疗，大部分患者的症状是自限性的。症状不严重者只需观察并加以心理疏导，若无改善可换用免疫抑制剂。如失眠和焦虑症状严重，可口服舒乐安定或使用注射泵持续输注咪唑安定。如出现严重的谵语、躁动、妄想等类精神病样症状，可使用奥氮平等噻吩苯二氮类衍化物。

五、展望

目前器官移植面临的最大难题是供需矛盾日益加剧，这严重制约着器官移植的发展。因此有学者提出质疑，多器官移植和器官联合移植一次需要 2 个或 2 个以上的供者器官，会进一步加剧器官短缺的矛盾，减少可以进行单个器官移植的数量，是否符合医学伦理。但实际上，由于单独的胰腺移植受者远少于单独的肝移植受者，所以肝胰联合移植并不会明显减少移植的总数量，同时为原来单个器官移植无法治疗的患者带来了生的希望。但联合移植仍然面临诸多的困难和挑战，包括排斥反应的早期诊断和治疗、免疫耐受的诱导及感染的预防等，这有待于更优化的解决方案的进一步提出。

（何晓顺）

第六节　腹部器官簇移植/腹部多器官移植

一、移植历史与现状

　　腹部多器官联合移植是指由于各种原因所致腹腔内多器官功能丧失或多器官受累，需要一次移植两个以上器官。当腹部多器官原位整块移植时，带有腹腔干和肠系膜上动脉双重供血，移植器官的静脉流出道全部汇流到肝脏，又称为器官簇移植。腹部多器官移植和器官联合移植的历史可以追溯到19世纪60年代。1960年，Starzl和Krapp首次完成多器官联合移植的动物实验，开创了多器官移植和器官联合移植的先河。但由于该类手术范围较大，操作难度高，术后并发症多，死亡率较高。此后20余年间，多器官移植和器官联合移植一直处于艰难的摸索阶段。随着单器官移植技术的日臻成熟、新型高效免疫抑制剂的临床应用以及围手术期管理水平的提高，临床移植疗效和受者存活率得到极大改善，多器官移植和器官联合移植有了长足的发展。1984年，Starzl等为1例家族性高胆固醇血症患儿成功实施全球首例原位心肝联合移植。1987年，Wallwork等完成世界首例心肺肝联合移植。目前，国内外已较为广泛地开展了涉及心、肺、肝、肾、胰、小肠等器官的多器官移植及器官联合移植。国内多器官移植和器官联合移植起步较晚。1989年，华中科技大学同济医学院附属同济医院器官移植研究所开展了国内首例胰肾联合移植。1996年，中山大学附属第一医院成功实施亚洲首例肝肾联合移植。此后，国内多家单位相继开展肝小肠联合移植、心肺联合移植、肝肾联合移植、心肾联合移植、肝胰联合移植等。上腹部多器官移植的成功开展标志着我国的器官移植技术迈上了一个新台阶。

二、适应证

（一）良性疾病

　　各种原因导致的腹腔多个脏器功能丧失或必须切除，需行器官簇移植。常见良性疾病为：①各种小肠疾病导致的多个器官功能衰竭，如神经节细胞缺失症、假性梗阻、肠扭转、肠道闭锁、坏死性小肠结肠炎、硬纤维瘤、肠扭转。②不明原因的肠系膜动脉栓塞和静脉血栓形成，如蛋白C缺乏导致的肠系膜静脉血栓形成。③广泛的胃肠道息肉病或腹腔全部空腔脏器肌病或神经系统调节障碍。④各种严重腹部外伤以及腹部发育畸形引起的多器官功能损伤。

（二）恶性疾病

　　需进行器官簇移植的恶性疾病主要指各种多发或转移性的恶性肿瘤，根治肿瘤需切除两个以上生命必需器官。常见恶性疾病有：①胰腺和十二指肠肉瘤、类癌、胰腺神经内分泌肿瘤伴肝转移。②胆管癌或胃癌已出现肝转移。③肝癌侵及十二指肠和结肠。④结肠癌广泛转移。

　　终末期器官功能衰竭，特别是良性疾病所致者，应为多器官移植的首选适应证。

国外已有终末期肝病合并胰岛素依赖型糖尿病的患者以及先天性囊性纤维化患者行腹部多器官移植的报道。此外，符合米兰标准的肝癌合并糖尿病患者可作为腹部多器官移植的适应证之一，多器官移植可明显改善受者术后的生存质量和存活率。

三、围手术期处理

（一）免疫抑制治疗

腹部多器官移植时，由于肝脏的免疫保护作用，排斥反应的发生率较单独胰腺或小肠移植大大降低。尽管如此，排斥反应仍然是影响上腹部多器官移植疗效的重要因素之一。一般采用巴利昔单抗诱导治疗，FK506+吗替麦考酚酯+糖皮质激素预防排斥反应。术中移植器官血流开放后及术后第 4 天分别经静脉给予巴利昔单抗；术中和术后第 1 天分别静脉给予甲泼尼龙 500 mg；术后第 1 天开始使用 FK506，以后根据血药浓度、肝酶学等指标调整剂量；术后早期可通过空肠营养管注入药物，术后远期根据个体情况调整用药剂量。

（二）预防感染

在腹部多器官移植中对合并乙型病毒性肝炎的受者可采用恩替卡韦+乙型肝炎免疫球蛋白（HBIG）预防复发，积极有效地抗 HBV 治疗对提高受者远期预后有重要作用。腹部多器官移植因同时移植脏器较多，术后发生腹腔及肺部感染较一般移植受者常见。术中及术后应用广谱抗生素预防细菌感染、更昔洛韦预防 CMV 感染、氟康唑等预防真菌感染，在抗感染同时根据影像学检查及各种培养结果调整用药方案。

（三）营养支持疗法

目前，我国多器官移植主要适应证为肝硬化合并糖尿病患者。在术前加强患者的营养支持，为实施手术创造良好条件。主要目标是：①补充足够的热量和各种营养素，全面纠正营养不良状况。②纠正贫血和低蛋白血症，改善凝血功能。③纠正水、电解质失衡。④保护和改善肝功能。⑤术前糖尿病患者给予胰岛素治疗，控制血糖。移植前所有患者均经口进普通饮食，术前 3 d 开始给予半流食，可辅以口服肠内营养乳剂，每次 20~30 mL。

术后营养支持分 3 个阶段：①术后早期使用全肠外营养（total parenteral nutrition，TPN），总热量 160~180 kJ/（kg·d）［（40~45）kcal/（kg·d）］，蛋白质 1.2~1.5 g/（kg·d），糖类占总热量的 50%~55%，脂肪占总热量的 30%~35%。糖脂热量比约为 2:1，补充维生素及微量元素，每天给予充足的谷氨酰胺（Gln），并注意维持水、电解质平衡。②术后 3~5 d 肠道功能逐渐恢复，开始经空肠营养管注入葡萄糖生理盐水 250~500 mL/d。如患者无腹胀等症状，术后 5~7 d 开始经空肠营养管匀速滴入肠内营养乳剂（500 mL/d），术后 10 d 左右开始经口进流食，并逐渐减少肠外营养的供给，总热量维持在 160~180 kJ/（kg·d）。③恢复正常饮食后逐渐减少肠内营养比例，最终完全由正常饮食提供营养。术后 2 周内持续给予肌内注射重组人生长激素（recombinanat human growth hormone，rhGH）8 U/d。rhGH 可促进蛋白质合成、维持正氮平衡，从而促进吻合口愈合、改善营养状况和预后。

（四）术后移植胰腺功能监测

血淀粉酶、脂肪酶、尿淀粉酶等在术后 1 周恢复，说明胰腺外分泌功能正常。血糖、C 肽在术后未使用胰岛素的情况下维持稳定，说明胰腺内分泌功能正常。胰腺内外分泌功能均正常，提示胰腺未发生排斥反应。术后彩色多普勒成像（CDI）监测胰腺的大小、回声，胰腺的动静脉血流信号，有无胰内或胰周积液或假性囊肿。若术后第 1 ~ 3 天 CDI 显示胰腺轻微肿胀，包膜欠清，考虑为胰腺的缺血再灌注损伤引起的轻度胰腺炎。一般此后 CDI 监测显示胰腺肿胀逐渐消失，表示未出现坏死和渗出。

血糖浓度、C 肽、血胰岛素水平可以较好地反映胰腺内分泌功能。在术中切除胰腺后即应根据血糖浓度开始补充外源性胰岛素，防止高血糖。但在术后移植胰腺功能恢复后，应尽快减量或停用外源性胰岛素。为了防止移植术后胰腺炎，在供体器官的切取、灌注和移植过程中注意避免捏挤胰腺，保护胰腺组织及其血供。术后动态监测血、尿淀粉酶和腹腔引流液以及十二指肠减压管引流液中淀粉酶的变化。

（五）手术方式

1. 上腹部多器官（肝胰十二指肠器官簇）移植

（1）供体手术。

1）器官簇切取：多器官切取多采用原位灌注、整块切除法，可简化术式，避免损伤异位血管。移植时只需吻合共用的大血管即可，可保持原有器官间的相互联系，有利于各移植器官协调发挥功能。开腹后首先行腹主动脉及肠系膜下静脉插管双重低温灌注，达到最快速的降温，减少热缺血时间。完整切取器官簇或全腹脏器及相连的腹主动脉和下腔静脉，并留取双侧髂血管备用。器官获取后置 4 ℃ UW 液中保存，用保存液和甲硝唑冲洗胆道和肠道。

2）器官簇修整：用甲硝唑液冲洗十二指肠内容物，冲洗干净后关闭十二指肠两端。在器官修整过程中应注意门静脉尽可能留足够长度，尽量解剖腹腔动脉及肠系膜上动脉干，使其留有足够长度，以利于吻合。以腹腔动脉和肠系膜上动脉为中心剪取腹主动脉袖片，一般为 1.5 cm×1.0 cm，以备吻合用。最后，经肠系膜上静脉灌注 UW 液，妥善结扎胰腺周围细小血管，4 ℃ UW 液中保存。

（2）受体手术。

1）脏器切除：进腹后探查腹腔，手术切除范围包括肝脏、胰腺、十二指肠、全胃、脾脏、全部网膜，并清扫下腔静脉旁、腹主动脉旁、胰头后、结肠中动脉、肠系膜上动脉、肝总动脉、脾动脉、胃左动脉旁淋巴结。

2）器官簇移植：手术创面彻底止血，将移植物置入原位。供肝植入采用改良背驮式，先行肝上下腔静脉吻合。供体腹腔动脉和肠系膜上动脉与受体肾动脉开口以上的腹主动脉行端-侧吻合，供体肠系膜上静脉与受体肠系膜上静脉行端-端吻合。同时开放肠系膜上静脉和腹主动脉血流，无肝期控制在 50 min 左右，此时因无肝期较短，可不做体外静脉转流。开放血流后见血管搏动良好，移植肝脏红润，胰腺、十二指肠色泽鲜亮。封闭包埋供体十二指肠残端，受体食管断端与空肠行端-侧吻合（空肠断端双层封闭），距该吻合口约 40 cm 行供体十二指肠水平部与受体空肠端-侧吻合（Roux-en-Y 吻合），在该吻合间置入 20 cm 受体空肠（图 16-4）。经受体空肠置入"蕈"状管至供体十二指肠降部减压，于 Roux-en-Y 吻合口远端约 15 cm 处行空肠造瘘以备术后肠内营养和药物注入。

2. 保留受体胰腺的上腹部多器官（肝胰十二指肠器官簇）移植　施行上腹部多器官移植时，如受体疾病为良性病变，或肝脏病变为恶性合并胰岛素依赖性糖尿病，而胰腺未受肝脏恶性病变的影响，可采取保留受体胰腺的上腹部多器官移植。手术中仅按肝移植常规切除肝脏，无须切除受体胰腺、十二指肠、全胃、脾脏及全部网膜，不必清扫腹腔淋巴结。将供体腹腔干和肠系膜上动脉的开口分别与取自供体的髂内、外动脉吻合形成髂总动脉一个出口，大多可与受体肝总动脉行直接吻合而无须进行腹主动脉搭桥，避免了阻断腹主动脉可能引起的并发症。肠道重建可行供受体十二指肠侧侧吻合，或供体十二指肠与受体空肠行 Roux-Y 吻合。保留受体胰腺的上腹部多器官移植不必吻合胆道，既减少胆道并发症，又使手术更为简单。其余操作与上腹部多器官（肝胰十二指肠器官簇）移植相同。

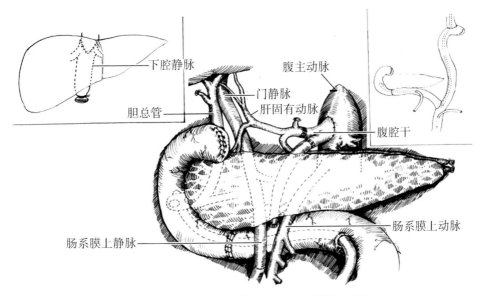

图 16-4　上腹部器官簇（肝胰十二指肠）移植

四、术后常见并发症的诊治

器官簇移植涉及器官种类多，切除范围广，因此并发症非常复杂。随着外科技术的改进和术中麻醉等治疗水平的提高，患者一般可平稳度过手术期，但是术后并发症仍严重影响器官簇移植的疗效。

（一）感染

器官簇移植涉及消化道，而肠道细菌丰富，往往很难在供体切取和受体术前准备中清除干净，因此容易发生感染。在供受体术中、术后抗细菌、真菌和病毒药物的应用方面要格外注意。一旦发生感染，应降低甚至停用抗排斥药物的用量，以最大限度地有效控制感染。

（二）排斥反应

器官簇移植涉及器官数量较多，容易发生免疫排斥反应。排斥后的免疫抑制治疗有加重感染的可能性，使得器官簇移植的风险大大增加。临床观察发现免疫排斥反应可能不是最致命的并发症，但治疗排斥反应而进行大剂量激素冲击治疗或加大免疫抑制药物剂量往往会导致感染或肠漏的发生，后两者则更加危险。

（三）腹腔出血

多器官移植术后腹腔内出血常发生在术后 48 h 之内，发生率为 20% 左右，分为活动性血管性出血和凝血功能障碍引起的手术创面渗血。常见原因有终末期肝病凝血功能障碍、术中创面止血不彻底、供肝修整时小血管分支未彻底结扎、血管吻合口漏血及腹壁引流管口出血等。一旦出现应给予积极的抗休克及补充凝血因子等治疗。如血流动力学不稳定，引流管引出较多鲜红血性液，应尽早行剖腹探查止血。即使患者术中探查并未见明显活动性出血，但清除腹腔血凝块对于患者的术后恢复、减少腹腔感染的发生也起到积极作用。

（四）神经、精神系统并发症

神经、精神系统并发症在移植术后比较常见。神经系统并发症的发生率为 8%~47%，常见的有癫痫、脑血管意外、脑白质病、中枢神经系统感染等。其中脑血管意外发生率较高且后果严重，与患者凝血机制异常、术后高血压及脑血管基础病变等因素有关，需根据不同的病理改变采取相应的治疗措施。精神系统并发症的发生率为 30%~40%，其发生与患者术前存在肝性脑病、术中麻醉药物的使用以及术后免疫抑制剂的应用等有关。应用镇静或抗抑郁药物、降低免疫抑制剂的用量可使症状得到改善。

（五）代谢并发症

代谢并发症常发生在术后中晚期，常见的有高血压、糖尿病、高脂血症、肥胖症、高尿酸血症等，与长期使用免疫抑制药物有关。其中，激素的应用与这些并发症的发生关系密切。越来越多的学者已倾向于早期撤除激素，甚至不使用激素的免疫抑制方案。但在这部分患者中应使用单克隆抗体免疫诱导，预防早期急性排斥反应的发生。另外，采用个体化的免疫抑制方案，减少免疫抑制剂剂量，可以降低术后中晚期代谢并发症的发生率。

五、展望

总之，20 多年来，腹部多器官移植/器官簇移植在手术方式、受体选择、新型免疫抑制药物应用以及并发症的治疗等方面取得突飞猛进的发展，具有重要临床推广价值和应用前景。随着公民逝世后器官捐献工作的稳步推进和器官移植工作者的不断努力，我国腹部多器官移植一定会取得更大进步。

（何晓顺）

参考文献

[1] BRENNAN TV, LUNSFORD KE, VAGEFI PA, et al. Renal outcomes of simultaneous liver-kidney transplantation compared to liver transplant alone for candidates with renal dysfunction. Clin Transpl, 2015, 29: 34-43.

[2] SHARMA P, SHU X, SCHAUBEL DE, et al. Propensity score-based survival benefit

of simultaneous liver-kidney transplant over liver transplant alone for recipients with pre-transplant renal dysfunction. Liver Transpl, 2016, 22: 71-79.

[3] FARKOUH ME, SIDHU MS, BROOKS MM, et al. Impact of Chronic Kidney Disease on Outcomes of Myocardial Revascularization in Patients With Diabetes. Journal of the American College of Cardiology, 2019, 73: 400-411.

[4] GILL JS. Screening Transplant Waitlist Candidates for Coronary Artery Disease. Clinical Journal of the American Society of Nephrology, 2019, 14: 112-114.

[5] IVES CW, ALJAROUDI WA, KUMAR V, et al. Prognostic value of myocardial perfusion imaging performed pre-renal transplantation: post-transplantation follow-up and outcomes. European Journal of Nuclear Medicine and Molecular Imaging, 2018, 45: 1998-2008.

[6] EUROPEAN ASSOC STUDY L. EASL Clinical Practice Guidelines for the management of patients with decompensated cirrhosis. Journal of Hepatology, 2018, 69: 406-460.

[7] MINDIKOGLU AL, PAPPAS SC. New Developments in Hepatorenal Syndrome. Clinical Gastroenterology and Hepatology, 2018, 16: 162-177.

[8] LEE DH, KEUM N, HU FB, et al. Comparison of the association of predicted fat mass, body mass index, and other obesity indicators with type 2 diabetes risk: two large prospective studies in US men and women. European Journal of Epidemiology, 2018, 33: 1113-1123.

[9] XU GF, LIU BY, SUN YB, et al. Prevalence of diagnosed type 1 and type 2 diabetes among US adults in 2016 and 2017: population based study. Bmj-British Medical Journal, 2018: 362.

[10] WU D, HU D, CHEN H, et al. Glucose-regulated phosphorylation of TET2 by AMPK reveals a pathway linking diabetes to cancer. Nature, 2018, 559: 637-641.

[11] FORMICA RN, AEDER M, BOYLE G, et al. Simultaneous Liver-Kidney Allocation Policy: A Proposal to Optimize Appropriate Utilization of Scarce Resources. American Journal of Transplantation, 2016, 16: 758-766.

[12] ASCH WS, BIA M. New Organ Allocation System for Combined Liver-Kidney Transplants and the Availability of Kidneys for Transplant to Patients with Stage 4 ~ 5 CKD. Clinical Journal of the American Society of Nephrology, 2017, 12: 848-852.

[13] SINGAL AK, ONG S, SATAPATHY SK, et al. Simultaneous liver kidney transplantation. Transplant International, 2019, 32: 343-352.

[14] DURAND F, FRANCOZ C, ASRANI SK, et al. Acute Kidney Injury After Liver Transplantation. Transplantation, 2018, 102: 1636-1649.

[15] LUO X, MASSIE AB, HAUGEN CE, et al. Baseline and Center-Level Variation in Simultaneous Liver-Kidney Listing in the United States. Transplantation, 2018, 102: 609-615.

[16] EKSER B, MANGUS RS, et al. Excellent outcomes in combined liver-kidney trans-

plantation: impact of kidney donor profile index and delayed kidney transplantation. Liver Transplantation, 2018, 24: 222-232.

[17] EKSER B, MANGUS RS, FRIDELL JA, et al. A Novel Approach in Combined Liver and Kidney Transplantation With Long-term Outcomes. Annals of Surgery, 2017, 265: 1000-1008.

[18] LONGENECKER JC, ESTRELLA MM, SEGEV DL, et al. Patterns of kidney function before and after orthotopic liver transplant: associations with length of hospital stay, progression to end-stage renal disease, and mortality. Transplantation, 2015, 99: 2556-2564.

[19] BASSI C, MARCHEGIANI G, DERVENIS C, et al. The 2016 update of the International Study Group (ISGPS) definition and grading of postoperative pancreatic fistula: 11 Years After. Surgery, 2017, 161: 584-591.

第十七章　异种移植

一、异种移植的定义

根据世界卫生组织（World Health Organization，WHO）的定义，异种移植（xeno-transplantation）指的是将动物源性的活细胞、组织、器官，或者与非人类动物的活细胞、组织、器官有过体外接触的人源性体液、细胞、组织、器官，以移植、植入或注入的方式进入人体内的过程。

二、异种移植的发展史

（一）早期尝试（20世纪70年代以前）

世界首例异种移植发生在1905年，来自法国的医师 Princeteau 将切成薄片的兔肾组织植入一位尿毒症患者的肾包膜下，但是未发现明显的治疗效果。同年，他又在一名儿童肾衰竭患者身上进行了临床异种肾移植尝试并获得成功，植入的肾组织在体内发挥了良好的功能，成功产生尿液。但遗憾的是，该患儿术后16 d，因心力衰竭和肺部感染而死亡。之后，世界各地的研究者逐步加入异种移植器官研究之中。1906年，同样来自法国的 Zaboulay 医师将来自山羊的肾脏移植给了一名肾衰竭的患者，但移植物仅存活3 d，随后患者仍死于尿毒症。1910年，德国医师 Linger 进行了世界首例非人灵长类动物的异种器官移植。他将来自黑猩猩的供肾植入一名尿毒症患者体内，结果该患者于术后32 h死于移植物内血栓形成。1920年，俄国医生 Serge Voronoff 将黑猩猩的睾丸切片植入老年男子的阴囊内，女性也接受猩猩卵巢组织移植以治疗更年期症状。据报道，植入人体的动物性腺组织可以持续作用1~2年，随着移植组织出现纤维化，疗效会逐渐降低。到了1923年，美国的 Neuhof 医生试图用羊肾移植治疗因水银中毒引起的尿毒症患者，然而仅仅9 d后移植物就发生坏死，受者亦死亡。自此以后，关于进行异种移植临床尝试的报道销声匿迹。

总结早期尝试阶段异种移植的特点：①开始应用血管吻合技术；②没有使用免疫抑制剂；③供体动物种类多样，有猪、兔、羊、猴等。总体而言，由于缺乏对免疫排斥反应的了解，早期的异种移植研究具有一定的盲目性。但不可否认的是，这些初级的临床尝试为后续的异种移植的发展奠定了基础。

大约半个世纪后的1964年，异种移植才又一次引起了人们的关注，形成第一波发展高潮。美国杜兰大学医疗中心的 Reemtsma 教授等人完成了现代外科学历史上第一例成功的异种肾移植。他们用黑猩猩的肾为一例濒临死亡的肾衰竭患者实施了肾移植手术，最终这例患者存活了 9 个月。与以往不同的是，这次的临床试验同时对受体给予了硫唑嘌呤、泼尼松、全身照射等免疫抑制治疗。结果表明，在当时相对低效的免疫抑制药物的帮助下，异种移植器官能够在人体内存活较长时间，并能维持一定的功能。这样的结果，大大鼓舞了移植医师对异种移植研究的热情和信心。同年，美国匹兹堡大学器官移植中心的 Starzl 教授也以狒狒作为供体，相继完成了 6 例异种肾移植临床试验，患者最长存活时间达到 60 d。同时，美国密西西比大学医学院的 Hardy 团队用黑猩猩的心脏为一名 64 岁的先天性心脏病患者实施了世界第一例临床异种原位心脏移植手术，但患者于术后 2 h 死于心排血量不足，尸检结果提示有超急性排斥反应的发生。

1966 年，因施行了世界首例人体原位肝移植而被誉为现代肝移植之父的美国医生 Starzl 教授在用黑猩猩的肝脏完成了世界第一例临床异种肝移植。虽然患者仅存活了 1 d，但打开了异种肝移植临床研究的大门。1969 年，法国的 Bertoye 医师为一名 22 岁的肝衰竭患者成功移植了狒狒的肝脏，将受体存活时间延长了 4 个月。在同一时期，还有约 50 例肝衰竭患者通过动物肝脏体外灌注治疗顺利度过肝衰竭期，但最终的生存时间均未超过 1 年。此后，随着同种移植的迅速发展，异种移植再次销声匿迹，进入了 20 世纪 70 年代的低潮期。

（二）进入低潮（20 世纪 70 年代）

1960 年后期，随着环孢素 A 的问世，同种移植进入现代免疫抑制治疗时代，移植器官和受体的存活时间显著延长，同种移植有了突飞猛进的发展。此外，由于"脑死亡"概念的建立，使得同种移植有了稳定的供体来源渠道，而血液透析技术的出现也使肾衰竭患者有了更长的等待同种肾移植的时间。这些情况均导致异种移植被研究者冷落到一旁，进入了研究低潮期。这一时期，有 6 例患者接受了大猩猩或狒狒的肝移植，但存活时间均未超过 14 d。1977 年，Barnard 医师在体外循环辅助下，对 2 例患者实施了异位狒狒心脏移植。一例患者 1 h 后死亡，而另一例患者也于术后第 4 天死于严重的排斥反应。

（三）复兴阶段（20 世纪 80 年代）

20 世纪 80 年代后期，随着移植外科技术的提高和新型免疫抑制药物的不断出现，同种移植的疗效日趋稳定，受体的生存时间也越来越长，同种移植迅速达到饱和状态，出现供体短缺的状况。仅以美国为例，每天有 114 人加入器官共享联合网络（united network for organ sharing，UNOS）的移植等待名单里，但仅有 1/4 患者能等到合适的捐献器官，接受移植治疗。严重的器官供求矛盾再次激发了人们对异种移植的研究热情。异种移植研究进入了快速发展阶段，并日趋理性。

异种移植重新兴起的标志性事件是 1984 年 10 月美国洛马林达大学医学中心的 Barley 医师为一位左心发育不全综合征的女婴进行了狒狒心脏移植手术。患儿存活 20 d 后死于心力衰竭。1992—1993 年，Starzl 又进行了 2 例异种狒狒肝移植的临床尝试，其中 1 例存活长达 70 d，最终死于真菌感染和脏器出血。1995 年，Makowka 完成了第一例猪肝异位辅助性肝移植。术后，供肝有功能存活 20 h，受体存活 32 h。

这一阶段除了异种器官移植的临床尝试外，还进行了异种组织细胞移植的临床试验，包括猪胰岛细胞、猪神经细胞移植等，但未获得突破性进展。

在基础研究方面，1984 年 Galili 的研究团队通过诱导兔红细胞凝集反应而发现抗 α-1，3-半乳糖（α-1，3-galactose，α-1，3-Gal）的异种反应性天然抗体（xenoreactive natural antibodies，XNA）。Anti-Gal 是一种天然抗体，约占人免疫球蛋白总量的 1%。Galili 团队接着采用蜜二糖-琼脂糖免疫亲和层析柱实现了该抗体的首次分离。Anti-Gal 是引发异种超急性排斥反应的主要因素，它的发现使人们对异种移植免疫反应的本质有了更深刻的认识，代表着异种移植研究进入微观分子阶段。

（四）回归理性（20 世纪 90 年代后期至今）

经过 100 余年的探索，异种移植研究进入了理性发展阶段，出现了两个明显的变化。一是研究重心由临床试验转向了基础研究；二是供体选择由非人灵长类动物趋向于猪。引起研究重心转移的原因是多方面的：首先，现代医疗模式是"以患者为中心"，要求医师应把对患者的关注放在第一位，而把对科研发展的关心放在第二位。在异种移植临床疗效取得显著性突破之前，进行盲目、粗暴的临床试验显然有悖于伦理。其次，异种移植潜在的安全风险也迫使人们暂时放弃临床试验。此外，分子生物学、分子遗传学等相关学科的飞速发展，有可能实现对供体动物的全面基因改造，使其成为异种移植合适的供体。这些因素均促使异种移植的重心转向基础研究方向。异种移植的发展更加合理，也更加安全。

黑猩猩、狒狒等非人灵长类动物曾经是异种移植首选的供体器官来源，因为它们在系统发育方面比别的物种都更接近于人类，与人类的种属差异较小，所以其提供器官的生理功能近似于人类，引起的超急性排斥反应程度亦较轻。但由于其面临绝种的危险、伦理学的限制以及其所携带的病原微生物感染人体的概率很大，非人灵长类动物已经被公认为不适于成为临床异种移植供体来源，但其与人的高度相似性使其成为模拟猪对人的异种移植受体的最佳模型动物。目前大部分学者都认为猪比非人灵长类动物更适于成为临床异种移植的供体。相对于其他物种，猪具有很多明显优势：①资源丰富，价格低廉，易于饲养繁殖；②遗传性较为稳定，极少发生变异；③部分生理和生化指标与人相似，且适于进行基因改造和修饰；④人猪共患病发生的可能性相对较小；⑤涉及的动物保护和伦理问题相对较少等。但猪作为供体器官来源也有三大障碍：一是移植物功能是否匹配；二是供受体双方的免疫学障碍能否克服；三是猪对人移植的安全风险是否能承受。当前以转基因猪为标志的异种移植研究已取得重要突破，使异种移植向临床应用迈出了重要的一步。但急性排斥反应、供受体间的生理屏障和受体安全等问题仍限制着异种移植的发展。

三、异种移植的分类

随着免疫学和移植医学的发展，异种移植所覆盖的领域越来越广，人们对其理解也在不断深入，提出了不同的分类方法。

（一）按供受体的进化关系分为协调性和非协调性异种移植

20 世纪 60 年代是异种移植临床试验最活跃的时期。这一阶段，移植外科医师所使用的供体种类五花八门，囊括了黑猩猩、狒狒、山羊、绵羊、猪等动物，所报道的结果也大相径庭。1970 年，英国剑桥大学 Calne 教授讲，这些看似互无联系的结果整理归纳，首次提出了异种移植分类法。他将严格的拉丁语系构词和移植学排异原则相结合，根据供体与受体的进化关系远近，提出了协调性（concordant）和非协调性（discordant）异种移植的概念。

协调性异种移植是供受体进化关系较近，移植后的排斥反应程度相对较轻，类似于第一次接触抗原的同种移植免疫排斥反应，其受体存活时间以天为单位进行计算。代表性的模型有黑猩猩、狒狒为供体的心脏、肾、肝等移植模型，以及啮齿类动物之间的器官移植模型。非协调性移植是供受体进化关系较远，移植后的排斥反应程度相对较重，易发生超急性排斥反应（hyperacute rejection，HAR），类似于第二次接触抗原的同种移植免疫排斥反应。若不给予免疫抑制治疗，其受体存活时间较短，以分钟或小时为单位进行计算。代表性的模型有：猪-灵长类动物的心脏、肾、肝和肝细胞、胰岛细胞等移植模型。Calne分类法具有科学性和临床适用性双重价值，是异种移植最重要的分类方法。

为了进一步区分这些不同性质的排斥和异种移植的关系，Hasan等进一步将协调性异种移植分为困难型和容易型。困难型由体液免疫介导，与抗体和补体的关系密切，较难控制，以猩猩-人、大鼠-小鼠等移植模型为代表；容易型由细胞免疫介导，与T细胞关系密切，相对容易控制，以狒狒-人、仓鼠-大鼠等模型为代表。

（二）按移植物种类分为异种器官移植、异种组织移植与异种细胞移植

按照植入的移植物种类可将异种移植分为异种器官移植、异种组织移植和异种细胞移植。

1. 异种器官移植　目前报道的异种器官移植有肝、肾、心脏移植等。临床异种肾脏移植的最长存活纪录为9个月，是1964年美国Reemtsma用黑猩猩的肾为濒临死亡的肾衰竭患者实施的，术后免疫抑制治疗方案为"硫唑嘌呤+泼尼松+全身照射"。1984年10月，美国洛马林达大学医学中心的Barley医师为1例左心发育不全综合征的女婴进行了狒狒心脏移植手术。患儿存活20 d后死于心力衰竭，是迄今临床异种心脏移植中的最长纪录。1992年6月28日，Starzl为一名乙肝所致的晚期肝癌患者移植了狒狒的肝。该患者术后存活长达70 d，是当前临床异种肝移植的最长存活纪录。进入21世纪后，随着各种类型转基因猪的问世，小型猪到狒狒的心、肾、肝等脏器移植成为报道最多的异种器官移植模型，异种移植探索逐渐由临床试验转向了基础研究。

2. 异种组织移植　目前异种组织移植的主要研究方向是异种皮肤和异种组织工程支架。异种皮肤移植已初步应用于临床，但由于皮肤组织富含抗原性物质，其术后免疫排斥反应十分强烈，移植皮肤在短期内即发生坏死和自溶，限制了临床推广和应用。现在的研究热点是利用基因工程技术制备异种转基因皮肤和真皮支架，以期抑制免疫排斥和诱导免疫耐受，延长异种皮肤移植物的使用时间。

3. 异种细胞移植　目前研究较多的异种细胞移植有异种胰岛细胞移植、异种肝细胞移植和异种神经细胞移植等。近年来，以猪为来源的胰岛细胞临床移植研究屡见报道。新西兰的Diatranz公司于2002年将猪胰岛细胞正式应用于临床，并报道了一名儿童接受新生猪的胰岛细胞和睾丸支持细胞的混合细胞移植后，在不应用任何免疫抑制药物的情况下完全脱离胰岛素治疗1年，且未发现有PERV感染。这为猪到人的异种

胰岛细胞移植在临床的应用开拓了前景。国际上已有多例采用猪肝细胞移植治疗肝功能不全患者的报道，而猪肝细胞型生物人工肝也是目前较为成熟的生物人工肝种类。美国 Diacrin 公司报道，用猪的神经细胞移植治疗人的帕金森病和亨廷顿病，可使患者的临床症状明显改善。

四、影响异种移植走进临床的障碍

（一）伦理学障碍

1984 年，洛马林达大学 Bailey 实施首例狒狒到人的异种心脏移植后，各国新闻媒体做了广泛报道（即著名的 "Baby Fae" 事件）。20 d 后，随着这个闻名世界的婴儿离世，社会各界从医学、哲学、宗教等多个方面对这个医学事件产生的伦理学和社会问题进行了热烈的讨论。一方面异种移植能为得不到同种供体器官的患者带来生的希望，另一方面又存在着给整个人类带来潜在流行病的风险（跨物种感染）。同时，在利用动物作为人类器官和组织供源问题上，由于各国的文化传统、宗教信仰、价值观念不尽相同，一直存在许多争议。异种移植后患者是否会遭到社会某些方面的歧视尚难以估计。

（二）解剖学障碍

普遍认为异种移植的供体必然与受者具有相似的生理和形态学特征。显然，供体动物应从非人灵长类动物中选取，因其与人类具有最为密切的生理学相似性，且具有相近的系统发生。但选用非人灵长类动物进行临床异种移植也存在相应问题：①非人灵长类动物的智商很高，许多人不愿意将它们作为供体使用；②许多非人灵长类动物濒临灭绝，且繁殖慢，与家畜相比，繁育费用相对昂贵；③与人类具有相似的系统发生，有可能带有许多人畜共患的危险病原。因此，在选择供体动物时，通常选择遗传学关系与人不太密切的猪。首先，猪的生理学和解剖学与人的相似；其次，猪在无菌环境中能大量、经济地饲养，并且不涉及伦理问题。

（三）生理学障碍

异种移植能否完全代替原有器官功能以及异种是否会将动物属性或习性传染给人当前尚无定论。

实验证实大鼠到豚鼠的心脏移植不易于存活，其原因为豚鼠的血压比大鼠低得多，大鼠心在豚鼠的体内实际上处于一种低血压状态，以致供血不足。此外，由于某些蛋白和激素具有物种特异性，肝移植时异种肝所合成的蛋白质或酶类在人体若找不到受体，可能形成代谢障碍并发症。

（四）病原微生物障碍

目前普遍认为，没有病原微生物可以通过猪器官和细胞传染，且严格控制器官来源动物种群，能够确保器官和细胞没有传染性。但较难避免受体转染猪内源性逆转录病毒，因为它们的编码序列早已整合入猪基因组中，可随细胞基因组的复制而复制。幸运的是这些病毒不对人体构成潜在危险。还有一些技术，如 siRNA 技术可以用来防止猪内源性逆转录病毒活化，Zinc-finger、TALEN 等核酸酶技术能提供从染色体组中去除病毒的方法，尤其是 CRISPR-Cas9 这一高效基因打靶技术，使在个体水平对猪

PERV 序列进行完全敲除成为可能。

各国管理部门建议，用于临床试验的猪需要在严格无传染隔离环境下饲养。但当预期的胰岛临床移植顺利开始时，管理部门也许会允许降低它们使用的条件，只要生物制品检测无微生物污染即可，这样将极大减少临床胰岛异种移植的花费。不过前提是，我们要首先证实，即使猪没有被隔离饲养，也是安全的。

（五）免疫学障碍

异种反应性天然抗体（xenoreactive natural antibody，XNA）、补体系统、内皮细胞三者被称为异种移植的三大免疫学障碍。三种屏障通常由一个或多个因子参与 HAR 反应。三者之间虽然相互作用，但最新研究表明补体系统的激活最为关键。

1. 异种反应性天然抗体　人体内存在着 XNA，这种天然抗体在移植术后很快与供体器官内皮细胞表面的移植物抗原发生特异性反应，从而导致补体系统激活，此种补体反应称为经典途径（classical pathway）。其结果为异种移植物血管内皮细胞呈现广泛的超急性损伤。最新的研究发现，异种天然抗原 α Gal 基因完全敲除的猪体内会产生抗 α Gal 细胞毒性天然抗体。

2. 补体系统　受者的补体系统可以直接被供体器官内皮细胞抗原所激活，而不需要天然抗体参与反应。这种形式的补体激活似乎是通过替代途径（alternative pathway）完成的，并且有受者的循环抑制蛋白（H 因子）参与。

3. 内皮细胞　现已比较明确，静息状态的内皮细胞形成一层很薄的单层膜，作为组织与血细胞、血浆及蛋白质之间的屏障。这种静息状态的内皮细胞既不能激活凝集素，也不能激活中性粒细胞的附壁作用。当内皮细胞与 IL-1、TNF、内毒素等物质接触时，即发生一系列代谢和结构的改变，这一过程称为内皮细胞激活。激活的内皮细胞与静息时相反，它可以促进血小板聚集、产生纤维蛋白、诱导中性粒细胞附壁，激活的内皮细胞单层间的结构改变也使其对血浆蛋白和血细胞的通透性增加。观察表明，异种移植时，受者的 XNA 和（或）补体均可激活内皮细胞产生上述连锁反应。除以上所述三大屏障之外，特别值得一提的是供者上皮细胞的补体抑制蛋白系统。供者器官内的补体抑制蛋白，由于物种间的结构差异，不能抑制受者补体系统的活化，即该蛋白不具有保护自己不受受者补体系统攻击的能力。此种情形亦称为受者补体与供者补体抑制蛋白不相匹配（incompatibility）。此时，补体的激活是抗体介导式的，如上述"1. 异种反应性天然抗体"所述；或是自发性的，如"2. 补体系统"所述。熟悉这一机制对理解用转基因动物作为供体为何会避开 HAR 很有帮助。

五、异种移植的特殊感染问题

异种细胞、组织或器官的移植不可避免地可能会把供体的传染原传染给移植受体。在异种移植中，受体是人类，供体是非人类的动物，形成受体-供体跨物种环。因此，异种移植可能会把常见的人畜共患疾病（能够跨物种传播的传染性疾病）传播到人类受体中。医疗卫生工作者和患者及患者体液的密切接触程度远超过一般群居人类的接触。因此，只要有一个住院患者感染了人畜共患传染病，这就给该病的医源性大暴发提供了一个潜在的疫源地。

　　猪是目前公认的最佳的异种器官来源，但是从 20 世纪 90 年代起，全球猪群中新发和再发了许多猪病毒病。如猪繁殖与呼吸综合征病毒（PRRSV）、猪圆环病毒（PCV2）、猪流感病毒（H1N1），这三种猪病毒在全球的广泛传播，直接严重威胁到人类的卫生安全。同时，尼帕病毒、Bungowannah 病毒和曼那角病毒会引起猪的发病，同样也对人的卫生安全造成威胁。还有一些病原如猪戊肝病毒（HEV）、猪内源性逆转录病毒（PERV）和猪札幌病毒（PSaV）对猪的健康影响不明，但可能是潜在的人畜共患病病原。目前发现的潜在病原体还包括猪巨细胞病毒（PCMV）及猪嗜淋巴疱疹病毒（PLHV）。

　　历史研究已经说明了这不仅仅是理论上的担忧。在 2 例植入狒狒肝脏 2 周后的受体远端解剖位置的细胞中发现了以微量嵌合体存在的猴泡沫病毒和狒狒内源性反转录病毒。同样，在 1 例植入狒狒肝脏的受体白细胞中发现了狒狒巨细胞病毒，然而这是狒狒巨细胞病毒感染人类细胞，还是仅仅是来源于已经被微量嵌合体持续感染的狒狒淋巴细胞中的狒狒巨细胞病毒的表达尚不清楚。

　　Patience 等发现猪 PERV 在体外可感染多种人细胞，引起人们对异种移植安全性的关注，即带有 PERV 的猪细胞、组织、器官一旦植入处于高度免疫抑制状态的患者体内，是否可能如同免疫缺陷病毒一样，突破种间屏障造成在人类中的大流行。尽管在接受猪源器官或组织细胞移植的人体内，尚未发现 PERV 感染的证据，但国际上要求对人类异种移植建立远期评估体系，以评估异种器官或组织可能带来无法预料的感染性。

　　除了外源性的逆转录病毒外，猪的基因组中还发现了内源性的 PERV 序列。据报道，当猪细胞和人细胞在体外共同培养时，这些逆转录病毒序列能转移到人细胞中。这些结果提示，临床上的异种移植也许会使新的逆转录病毒基因序列转染整合到人类受者的 DNA 中，但其本身不一定具有致病性或会导致传染性病毒的形成。要产生致病性，转移的逆转录病毒序列必须与人体内源性的逆转录病毒或前病毒重组，重组后这些逆转录病毒序列可能会产生一种对人类既有致病性又有感染性的新病毒。

　　因而，当前对异种移植感染危险性的争论，并非主要针对个体受者所承受的风险，而是针对整个社会可能面临的危险性，即异种移植可能产生新的威胁整个人类的致病原。2003 年第 7 届异种移植大会上，德国的 Robert Koch 研究所和 Immerge Bio Therapeutics 公司联合报道了目前对非人灵长类动物 PERV 的感染性问题研究的长篇报告，发现在应用与临床免疫抑制相似的治疗方案中，给予大剂量的病毒，均不能使狒狒感染 PERV A、PERV B 和 PERV A/C，表明 PERV 和非人灵长类动物并不存在交叉感染。这是目前以猪为供者异种移植安全性问题的重要考虑。

　　目前为止，异种移植的临床试验尚未发现来自猪的病原体感染给人类。但是 1998 年 2 月，Bach 等提出成立新的异种移植立法委员会，以立法的形式暂停和延迟其临床应用。此提案遭到以 Sachs 为代表的推进派的反对。他们在 *Nature Medicine* 1998 年 4 月刊中指出，应小心从事而不是延迟，因为已有很多患者在等待供体时死去。

　　总之，异种移植是公共健康关注的焦点，因为它可能使人类受体感染动物源性疾病或传染人类本来不存在的传染原，从而可能给人类社会带来新的传染病。异种移植临床试验既可能给移植受体带来利益，同样也可能会给人类社会带来风险。

六、异种移植的临床进展

在 20 世纪 90 年代早期，仍有零星的非人灵长类动物来源器官移植的临床案例。1992 年 6 月，世界肝移植之父 Thomas Starzl 曾使用狒狒肝脏挽救一名由乙肝引起的肝衰竭患者的生命，术后早期患者恢复顺利，黄疸消退，移植肝体积增加，没有出现排斥反应迹象，但最终患者仍死于严重的真菌感染和脓毒血症，存活时间为 70 d。尸检证实，死因是感染真菌侵入脑内引起蛛网膜下隙出血。经过案例分析，认为手术前后使用了过量的免疫抑制剂，虽然成功防止了 HAR 的发生，但患者的免疫系统被过度抑制，导致抵抗力严重降低，出现了致死性真菌感染。此外，胆道泥样物阻塞也可能是死因之一。

根据此病例经验，Starzl 教授又尝试了另一例肝昏迷患者的狒狒肝移植，减少了环磷酰胺的剂量，以期降低感染的风险，同时，将狒狒骨髓细胞经静脉输注入患者体内，试图诱导免疫耐受。但遗憾的是，患者于术后 26 d，因胆肠吻合口漏死于腹膜炎和脓毒血症，并没有足够的时间观察骨髓输注是否能够延长受体的生存时间。

1992 年 10 月 11 日，美国 Cedars-Sinai 医疗中心有一名患者，因自身免疫性肝炎诱发暴发性肝衰竭陷入昏迷，生命垂危。因情况危急，在没有合适的供肝来源的情况下，医疗组决定给患者植入一个猪的肝脏作为临时性过渡治疗，一方面期许自身残余肝脏能再生后恢复功能，同时也为后续可能的同种肝移植争取宝贵的等待时间。尽管移植手术获得成功，未见移植物发生明显的 HAR，且术后 6 h 一直有胆汁不断流出，患者的凝血功能也恢复正常，颅内压逐渐下降，但在合适的人体供肝到来 2 h 前，患者脑压突然回升而不幸去世，总的存活时间约为 24 h。此案例明确证实，猪的肝脏可在人体内存活，并发挥生理功能。

然而，在"以患者为中心"的现代医疗模式下，盲目、粗暴的临床试验明显有悖于伦理。因此，出于对患者个人风险/收益比和公众安全的考量，世界卫生组织（WHO）、美国食品药品监督管理局（FDA）及国际移植协会（ITA）均提出要求，在开展正式的人体临床试验之前必须进行大量的非人灵长类动物临床前试验，以验证异种器官移植的有效性和安全性，并且需要在国家严格监管下才能执行。自此，异种器官移植临床试验的脚步明显放缓，多集中在以猪为供体、非人灵长类为受体的临床前移植研究。

在世界异种移植领域基本确定猪为最佳的异种供体来源的情况下，猪源性胰岛移植一直走在异种移植的临床最前沿。

1994 年，Groth 教授等在瑞典进行了一项里程碑式的临床试验，胎猪胰岛被植入 10 个免疫抑制肾移植患者体内，并显示存活。2000—2004 年，中南大学的王维教授领衔的专家团队对 22 名糖尿病患者进行了非胶囊型的新生野生型猪胰岛的临床试验。结果证实 20 例患者"有效"，其中 6 例获得"显著疗效"，且 1 例脱离胰岛素达 1 周之久，为"短暂治愈"。2011 年，对这 22 例患者的复查结果无一例出现严重不良反应和明显并发症，且患者的糖代谢水平均保持稳定。2007 年，新西兰的 Paul 博士对 8 名 1 型糖尿病患者也进行了猪胰岛细胞移植。移植后 2 年患者没有出现严重的不良反应。其中有 2 名患者分别连续 4 周和 32 周不用注射胰岛素，其他患者胰岛素用量均有所减少，患者的糖化血红蛋白水平和低血糖状况均得到改善。2010 年，一个具有高度争议的临床试验在墨西哥开展，利用预先埋入皮下的装置，Valdes-Gonzalez R 等人对 23 名 1 型糖尿病患者进行了新生猪胰岛和睾丸细管中的滋养细胞的联合移植，患者代谢状况得到明显改善。值得一提的是，以上临床试验均是在没有适当的监管下进行的，试验证实接受猪胰岛移植的患者可以摆脱胰岛素依赖，且经过长时间的随访，没有发现受者有感染猪源 PERV 的迹象。源自新西兰的 Living Cell Technologies（LCT）是第一家获得授权的公司，他们实施的 5 例临床试验均被记录在案。最近其与日本的 Otsuka 公司共同创建了一家合资公司，名为 Diatranz Otsuka Ltd（DOL）。2014 年该公司在现有法律法规的监管下顺利完成了 3 例胶囊型新生野生型猪胰岛移植治疗 1 型糖尿病的临床试验，结果证实胶囊型新生猪胰岛移植安全有效，降低了不稳定 1 型糖尿病患者低血糖事件的发生率。在此基础上，LCT 公司于 2016 年相继开展 2 例利用胶囊型野生猪脉络丛细胞治疗帕金森病的临床试验。

进入 21 世纪，尤其是最近几年，异种移植的临床前研究得到蓬勃发展。得益于基因编辑技术的快速发展，各类新型免疫抑制药物的研究，以非人灵长类动物为受体，各类基因工程猪为供体的移植模型中，胰岛细胞移植（950 d）、异位心脏移植（945 d）、肾移植（310 d）以及肝移植（29 d）等，异种移植物的存活时间均得到大幅度提高。

2017 年，国际异种移植协会前任主席 Cooper DKC 教授撰文提出，目前以猪为供体的异种心脏、肾脏以及胰岛移植物在非人灵长类的存活时间均以月或年为单位；同时，关于异种移植的潜在威胁，如微生物感染的传播问题，已经在 2003 年 FDA 的指南中被强调，WHO 的共识文件也研究和证实了其发生的可能性比预想的要低，特别是在严格的供体筛选和受体管理措施下。因此，他建议世界范围内的国家监管机构应该重新评估关于异种移植临床试验监管和调控的指南，这样才能尽快地使异种细胞或器官移植在大量的临床前研究的数据支持下走向临床。

七、临床异种移植的相关国际指导原则

异种移植引发了复杂的伦理问题，可以被看作是一个潜在的解决方案，用于缓解供移植的人体器官和组织的短缺，但它还引发了人们对个人和公众的安全、对监管的效力，以及对涉及的动物福利的担忧。

1. 世界卫生组织（WHO）　2004 年 5 月，世界卫生大会（WHA）通过了WHA57.18 号决议，决议敦促会员国"只有具备国家卫生当局监督的有效国家管理控制和监测机制时，方可允许异种移植"。它还要求世界卫生组织总干事支持会员国发展和管理异种移植。为了实施该项决议，鼓励会员国：①将本国的异种移植做法列出清单。②只有存在有效的管理系统的情况下才能允许异种移植。应根据判明的风险对程序进行管理，以便尽可能减少风险并促进安全性和有效性。③确保在批准移植之前其管理当局对任何临床试验或程序的风险和潜在益处进行恰当的权衡；可能的益处应得

到适当的临床前研究证据的支持。④确保具有有关下述各点的管理标准：畜牧和使用来自封闭畜群的确定没有病原体来源的动物；程序批准、临床试验的伦理认可以及同意的程序；对患者、亲密接触者和卫生保健工作人员，包括公共卫生方面的工作人员进行宣传教育；异种移植程序质量管理，包括实验室监测以及审查结果。⑤确保具备有效的监测系统，它能够判明和管理对公共健康构成潜在危害的事件。应向世界卫生组织通告存在的主要公共卫生问题。⑥确保异种移植活动的透明性。⑦提高公众意识。

2008年11月，由我国卫生部和国际异种移植协会联合举办的"首届WHO异种移植临床试验指南全球咨询会"在长沙召开并发布了《长沙公报》，其强调了以下几个方面：①供体动物的来源和管理；②潜在的感染风险；③临床试验中透明的管理体系；④受者及大众的利益风险分析；⑤受者选择及教育；⑥受者的终身随访；⑦医疗团队的要求；⑧建立全球性的管理体制；⑨政府部门的支持等。

2011年10月，WHO第二次全球磋商异种移植临床试验监管要求的会议在日内瓦召开，进一步提供了相关指导，强调对异种移植实施及结果的外部评估及透明度的重要性，指出需要寻求更多的证据来降低异种移植风险/利益比，优化检测异种人畜共患病监测方法的可靠性，建立异种移植档案库，利用WHO预警体系防范异种移植相关感染。

2. 美国食品药品监督管理局（FDA）　1999年4月6日，美国FDA发布了《非人灵长类异种移植物有关的公共健康问题行业指南》。然后，PHS（Public Health Service）于2001年1月19日相继出台了异种移植感染性疾病问题指导原则。2015年5月《关于降低异种移植受者来源血液、血制品及其密切接触导致的人畜共患病传播风险预防措施的行业指导草案》被FDA撤回，并于2016年12月13日由CBER（The Center for Biologics Evaluation and Research）颁布了新的异种移植相关的行业指南：《涉及在人体使用异种移植产品的动物来源、产品、临床前和临床相关问题》。

3. 英国异种移植临时管理机构（The United Kingdom Xenotransplantation Interim Regulatory Authority，UKXIRA）　2006年12月12日，英国异种移植临时管理机构发布了关于异种移植的最新指南，该指南解释了英国卫生部门（Department of Health，DH）的政策立场，DH认为未来英国异种移植的发展必须与国际建议和指导方针相一致，关键的建议和条例来自欧洲委员会（Council of Europe）、欧洲医药管理局（European Medicines Agency，EMA）、美国FDA和WHO。该指南描述了在不同情况下进行异种移植的不同的审批流程，并指出了适当的专业知识和建议，以获得进一步的信息和支持，主要体现在：①异种移植必须在足够的监管框架下才能发生；②已知和未知的动物来源的感染及疾病传播风险必须降到最低；③必须对患者施行可追溯的持续性监控；④鼓励公众对该领域进行讨论。

4. 欧洲委员会（Council of Europe）　在2003年的欧盟部长级会议844次会议中，关于异种移植的相关指南就已出台。该指南分多个章节分别明确了：①异种移植的对象、范围和定义；②公共卫生保护；③需要告知受者的信息；④畜牧业和动物饲养的责任；⑤外科手术和早期断奶技术；⑥国际公共卫生合作；⑦补偿过度的损害等多个方面的准则和要求。

5. 国际异种移植协会（International Xenotransplantation Association，IXA） 对于异种器官移植相关研究，国际异种移植协会伦理委员会于 2003 年提出关于"异种器官移植的伦理"的立场文件（Xenotransplantation，2003，10：194−203）。IXA 异种移植临床研究的伦理学问题意见书强调了以下问题。①风险/利益分析，异种移植的临床研究必须将其对患者和整个社会的风险降到最低。②个人尊重以及知情同意。③人畜共患病。异种移植的潜在风险不会局限于执行手术的国家。由于受者可以在一个没有监管的国家接受手术，而不事先声明自己是异种移植物受者进入另一个国家，这就使整个国家的人承受感染的风险，要通过国际合作来解决这一问题。④通过临床前试验确保受者的收益大于风险。⑤关于供体动物使用的伦理学问题等。

（窦科峰 刘梦奇）

参考文献

［1］美国食品药品监督管理局 . 异种移植行业指南（CBER，12/13/2016）. https：//www. fda. gov/downloads/BiologicsBloodVaccines/GuidanceComplianceRegulatory-Information/Guidances/Xenotransplantation/UCM533036. pdf

［2］世界卫生组织 . 长沙宣言：异种移植临床研究监管要求 . （21/11/2008）. http：//www. who. int/transplantation/xeno/ChangshaCommunique. pdf？ ua＝1

［3］EKSER B，EZZELARAB M，HARA H，et al. Clinical xenotransplantation：the next medical revolution？. Lancet，2012，379（9816）：672−683.

［4］DENNER J. Paving the Path toward Porcine Organs for Transplantation. N Engl J Med，2017，377（19）：1891−1893.

［5］DORLING A，RIESBECK K，WARRENS A，et al. Clinical xenotransplantation of solid organs. Lancet，1997，349（9055）：867−871.

［6］GREENSTEIN JL，SACHS DH. The use of tolerance for transplantation across xenogenc-ic barriers. Nat Biotechnol，1997，15（3）：235−238.

［7］PERKEL JM. Xenotransplantation makes a comeback. Nat Biotechnol，2016，34（1）：3−4.

［8］WALTZ E. When pig organs will fly. Nat Biotechnol，2017，35（12）：1133−1138.

［9］SYKES M，D'APICE A，SANDRIN M，et al. Position paper of the Ethics Committee of the International Xenotransplantation Association. Xenotransplantation，2003，10（3）：194−203.

第十八章 其他器官移植

第一节 肾上腺移植

一、肾上腺的解剖及生理功能

肾上腺是人体重要的内分泌器官之一，位于两侧肾脏的上方，左右各一，共同被肾筋膜和脂肪组织所包裹。左侧肾上腺为半月形，右侧肾上腺呈三角形。两侧腺体共重 10~15 g。侧面观肾上腺腺体分皮质和髓质两部分，皮质位于周围，髓质位于中央。两者在发生、结构及功能上均不相同，是两种不同的内分泌腺（图 18-1）。

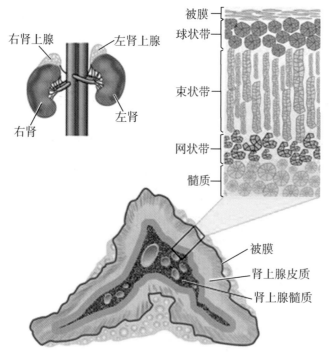

图 18-1 肾上腺解剖示意

肾上腺动脉有三个来源：①由膈下动脉发出的肾上腺上动脉；②由腹主动脉发出

的肾上腺中动脉；③由肾动脉发出的肾上腺下动脉。这些动脉的分支末梢互相吻合成血管网。

肾上腺动脉进入被膜后，分支形成动脉性血管丛，其中多数分支进入肾上腺皮质，形成窦状毛细血管网，并与髓质毛细血管通连，少数小动脉分支穿过皮质直接进入髓质，形成窦状毛细血管。髓质内的小静脉汇合成一条中央静脉，经肾上腺静脉出肾上腺。因而肾上腺的大部分血液是经过皮质到达髓质的，血液中含有皮质激素，其中的糖皮质激素可增强肾上腺素细胞内 N-甲基转移酶的活性，使去甲肾上腺素甲基化为肾上腺素。由此可见，肾上腺皮质对髓质细胞的激素生成有很大的影响。

肾上腺皮质较厚，约占肾上腺的 80%，位于表层，从里往外可分为网状带、束状带和球状带三部分。肾上腺皮质分泌的皮质激素分为三类，即盐皮质激素、糖皮质激素和性激素。各类皮质激素是由肾上腺皮质不同层上皮细胞所分泌的，球状带细胞分泌盐皮质激素，主要是醛固酮；束状带细胞分泌糖皮质激素，主要是皮质醇；网状带细胞主要分泌性激素以及少量的糖皮质激素。

1. 球状带　紧靠被膜，约占皮质厚度的 15%。细胞呈低柱状或立方形，排列成球形细胞团，核小而圆，染色深，胞质少，弱嗜碱性，含少量脂滴。

2. 束状带　约占皮质厚度的 78%，由多边形的细胞排列成束。细胞体积大，胞核染色浅，位于中央。胞质内充满脂滴，在普通染色标本，脂滴被溶去，留下许多小空泡，使束状带细胞呈泡沫状。

3. 网状带　约占皮质厚度的 7%，紧靠髓质，细胞排列成不规则的条索状，交织成网。细胞较束状带的小，胞核亦小，染色深，胞质弱嗜酸性。含有少量脂滴和较多脂褐素。

二、肾上腺移植的发展史

肾上腺移植种类多，根据组织的不同起源可分为肾上腺皮质移植和肾上腺髓质移植；根据免疫学反应可分为自体、同种异体和异种肾上腺移植；根据移植方式可分为带血管蒂吻合血管的全肾上腺移植、肾上腺组织移植（种植）和肾上腺细胞移植；根据供体的来源可分为胚胎供体肾上腺移植和成年供体肾上腺移植等。在早期主要是采用肾上腺组织移植，自 20 世纪 50 年代末开始，由于人工合成糖皮质激素的成功，肾上腺皮质功能减退的患者可以终身使用激素替代治疗，只是剂量难以掌握，且单纯应用糖皮质激素不能弥补肾上腺所有激素的短缺，特别是机体缺乏应激能力。因此，肾上腺移植仍然是治疗慢性肾上腺皮质功能减退最理想的方法。

从 20 世纪 80 年代开始，随着器官移植医学和显微外科技术的进步，吻合微小血管的全肾上腺移植得以迅速发展，围手术期处理也有了较大的改进。在肾上腺组织移植方面，改善移植效果的研究也取得了可喜的进步。

三、肾上腺移植的临床应用

（一）Cushing 病

Cushing 病是由于垂体分泌过多的 ACTH 导致双侧肾上腺皮质增生、功能亢进所致。尸检显示在这类患者的垂体中几乎都能找到微腺瘤，且常为多发性。通过针对垂体的手术或放射治疗 Cushing 病，疗效低，复发率高，且易导致垂体功能低下。因此，现在治疗 Cushing 病仍然是针对 ACTH 的靶器官肾上腺，后者又主要包括肾上腺次全切除和全切两种方式。肾上腺次全切除是将一侧肾上腺全切，对侧切除 80%，希望残留的肾上腺组织恰能满足机体的需要。但是切除量难以掌握，切除过多或残余肾上腺组织血供不良，则如同全切；如切除量过少就会导致 Cushing 病复发；即使切除量"恰到好处"，患者体内持续高浓度的 ACTH 也可能使残余的肾上腺组织过度增生。一旦 Cushing 病复发，再次手术不仅对患者打击较大，而且手术难度大。因此，现在很少采用次全切除术。

双侧肾上腺全切配合激素替代治疗可以使 Cushing 病得以迅速而永久地治疗，目前普遍认为该术式是治疗 Cushing 病的基本方法。然而激素替代治疗仍存在着诸多不足，常出现严重的色素沉着，且发生 Neison 瘤的危险性显著增加。

为了解决这些问题，在做双侧肾上腺全切时可以同时进行表浅部位的自体肾上腺种植或移植。但从以往的临床实践来看，仅有约 1/2 的患者术后可以终止替代治疗，少数患者移植的肾上腺组织再次过度增生导致 Cushing 病复发，其他患者仍需替代治疗，而且由于体内移植物的存在，替代治疗会变得更加复杂。

（二）Addison's 病

可以进行同种异体肾上腺组织种植或吻合血管的全肾上腺移植，成功的移植不仅可以解除替代治疗和减轻皮肤色素沉着，而且可以恢复患者的应激能力。

（三）双侧肾上腺肿瘤

因双侧肾上腺肿瘤而行双侧肾上腺全切的患者，术中切除肾上腺的同时，取健康的肾上腺组织做自体种植，若能成功将终身有益于患者。如术中不能做自体肾上腺种植，也可以在术后适当的时候进行同种异体肾上腺种植或吻合血管的全肾上腺移植。

（四）乳腺癌、前列腺癌及精原细胞瘤

在对乳腺癌、前列腺癌及精原细胞瘤肿瘤进行内分泌治疗时，有时需切除性腺和双侧肾上腺，由于性激素灭活于肝脏，如将切除的肾上腺自体移植于门静脉系统内，则既可使对肿瘤生长有刺激作用的性激素在流经肝脏时被灭活，又可避免术后需糖皮质激素替代治疗。研究发现，将肾上腺组织种植于横结肠的浆膜下层后其分泌的性激素得以充分灭活，而皮质激素则相对保存较好。

（五）帕金森病和慢性顽固神经性疼痛

将肾上腺髓质组织或分离的嗜铬细胞移植于脑纹状体中，能在一定程度上抑制帕金森病。脊髓及外周神经损伤后常发生慢性难治性疼痛，如坐骨神经痛，若将同种异体或异种肾上腺髓质组织或分离的嗜铬细胞装于胶原聚合膜微囊，将微囊移植于脑室或蛛网膜下隙内，这些不易遭机体免疫系统攻击的移植细胞能暂时存活、生长，并释放出儿茶酚胺、类鸦片肽、蛋氨酸-脑啡肽等止痛物质，从而使疼痛缓解。将微囊移植于脑脊液中对恶性肿瘤终末期疼痛也具有良好的效果。

（六）神经损伤

脊髓损伤后，损伤部位会发生坏死、变性等病理变化，如局部进行肾上腺移植，

损伤脊髓近端可有再生的轴突向远端延伸，并形成网络，脊髓损伤处可见肾上腺组织和长入其中再生的脊神经。因此，认为肾上腺组织可能会诱发损伤脊髓神经再生和促进新的功能网络形成。

（七）研究肾上腺皮质的生理学、细胞生物学、分子生物学和皮质细胞的生长演化规律

关于肾上腺皮质的生发有着长期的争论，有的认为肾上腺皮质细胞来源于包膜上的成纤维细胞，有的则认为来自紧贴包膜的球状带细胞，这些细胞及其子代细胞不断分化增殖，新的细胞缓慢远离包膜，从球状带逐渐向束状带和网状带迁移，最后细胞在网状带与髓质交界处退化死亡。将肾上腺实质于包膜下完整地摘除，缝合包膜切口，术后又可原位再生出中心没有髓质的新的肾上腺。

将纯化的球状带或束状带细胞种植于肾包膜下，结果发现球状带细胞种植后可生长出组织结构上呈现为球状带、束状带和网状带的新的肾上腺皮质，而且可以产生皮质醇和醛固酮等；如果种植束状带细胞则不能再生出含球状带的肾上腺皮质组织，也不产生醛固酮。通过肾上腺移植，可以研究肾上腺皮质的生理学、细胞生物学、分子生物学和皮质细胞的生长演化规律。

四、肾上腺移植的手术方式

（一）带血管蒂吻合血管全肾上腺移植

使用成年供体。移植部位常选用大网膜、髂窝和股三角等处，其中以股三角为最多。大网膜上血管丰富，有不同口径的血管可供选择。大网膜的血液经门静脉系统回流，肾上腺移植后，分别从门静脉、肝静脉和外周静脉采血检测皮质激素浓度，结果显示血液流经肝脏后皮质激素仍保存较好。血管吻合方式有以下几种。

1. 供受者动静脉吻合术 将与肾上腺相连的动脉同受者的动脉血管做对端或端侧吻合，肾上腺静脉或与其相连的左肾静脉或下腔静脉同受者的静脉做对端或端侧吻合。

2. 肾上腺静脉与受者动脉吻合术 临床上应用肾上腺动脉进行血管吻合较困难，而肾上腺静脉恒定、粗大，易与其他血管做吻合，若将肾上腺静脉与受者某一动脉如腹壁下动脉或网膜动脉等做吻合，血液就可以从静脉逆流进入肾上腺供其营养，肾上腺表面渗出的血液可被其周围组织如大网膜吸收；如出血较多，也可将肾上腺动脉套入式吻合于受者的某一静脉如大隐静脉内，便于回流。该方法多用于自体肾上腺移植。

3. 肾上腺静脉同时与受者的动脉、静脉吻合 如不能吻合肾上腺动脉，也可以将受者的动、静脉如腹壁下动、静脉同时引入粗大的肾上腺静脉内，牵引线从肾上腺表面不同的两个位置引出。术后可定期检测血浆皮质醇、尿 17-羟类固醇、尿 17-酮类固醇等；还可做肾上腺核素扫描或彩色多普勒等检查。一般认为同种异体肾上腺移植后排斥反应轻，这可能是移植物局部能产生高浓度的具有免疫抑制作用的糖皮质激素所致，故术后可以短期内使用小剂量甚至不使用免疫抑制剂。

（二）肾上腺组织移植（种植）

常用的种植部位有皮下、大网膜、腹直肌和大腿内侧肌肉群等。大网膜血供丰富，是肾上腺种植最理想的部位。大腿内侧浅肌肉群则位置表浅，便于观察、必要时亦易

切除。过去为提高种植效果，常尽量将肾上腺组织切成薄片，以期获得更好的血供，然而种植的效果与切薄的程度并无关联。进一步研究发现种植后皮质和髓质全部坏死，从残存的肾上腺包膜或（和）紧贴包膜的少数球状带细胞上再生出新的肾上腺皮质，且未发现有髓质再生的现象，这可能是由于胚胎学上皮质起源于中胚层，而髓质则由外胚层的神经嵴细胞迁移而来，肾上腺种植后髓质已全部坏死，故不能再生。

以往研究显示若单纯种植肾上腺包膜，肾上腺皮质更容易再生，因此种植前应去除皮质和髓质，尽量保留包膜。种植后若应用糖皮质激素反馈抑制了垂体促肾上腺激素（ACTH）的分泌，则应加用外源性 ACTH，以促使肾上腺皮质再生。但在 Cushing 病患者中，因其体内 ACTH 不被反馈抑制，故术后即使应用了外源性糖皮质激素，也无须加用 ACTH。

（三）肾上腺皮质细胞移植

肾上腺是一个内分泌器官，进行细胞移植不需形成复杂的结构，仅仅只要移植的细胞在一定时间内保持激素分泌功能即可。通过体外培养可改变细胞的免疫原性，减少排斥反应的发生，或减轻排斥反应的程度，同时可以纯化细胞，去掉其他细胞。结合基因工程技术，人们可以按照自己的意愿在体外针对性地对移植细胞进行改造，创造出满足人们需要的各种细胞。利用细胞体外扩增技术，解决移植细胞量不足的问题，更为重要的是利用低温技术，肾上腺细胞可以在体外长期保存，使肾上腺细胞移植变得非常便利。

肾上腺细胞移植的方法有三种，即单纯肾上腺皮质细胞移植、皮质细胞与辅助细胞共同移植以及肾上腺细胞与支架材料共同移植。单纯肾上腺细胞移植通常的做法是移植前用酶将细胞从容器上消化下来，然后制成细胞悬液种入体内。然而这些酶会损伤细胞膜及膜表面结构，细胞在植入前功能即已受到一定程度的损伤；细胞在种入体内后还要经历一个贴附、极化，然后发挥功能的过程，这必然会延缓移植细胞发挥功能，降低细胞的存活率。将细胞用微囊进行包裹（微囊化）后移植，可以阻止受者的免疫系统对移植细胞的杀伤，而移植细胞分泌的皮质激素又能够抑制局部排斥反应，这使得微囊化肾上腺细胞移植有诸多优势。然而同可生物降解材料相比，微囊化移植的肾上腺细胞无法组织化，细胞始终处于分散状态，故远期效果不佳。

可生物降解材料应用于肾上腺细胞移植有以下优点：①作为细胞载体，可以在较小体积内携带大量的肾上腺细胞；②为肾上腺细胞提供了类似体内环境的三维空间，有利于细胞的增殖、分化、行使功能；③可在材料上吸附生长因子以促进移植细胞的生存、功能的恢复、血管的形成和组织的重塑，减轻或抑制免疫反应。

皮质细胞的移植部位多选用大网膜、肌肉内、皮下、肾包膜下或睾丸内等，由于血睾屏障的存在，睾丸内的移植物可能会免于受者免疫系统的攻击。将肾上腺皮质细胞分离出来后可直接移植，也可先进行细胞培养，将经过适当培养的细胞制成细胞悬液后再做移植。一般认为，如果移植前将组织或细胞在适当条件下进行培养，可降低移植物的免疫原性，减轻排斥反应。术后亦使用少量或不使用免疫抑制剂，定期检测血浆糖皮质激素浓度。有结果显示肾上腺皮质细胞移植后近期效果良好。

（四）肾上腺髓质移植

按不同的用途可以将肾上腺髓质移植于纹状体或蛛网膜下隙等部位。肾上腺髓质组织或分离的嗜铬细胞可直接移植，也可先进行细胞培养，将经过适当培养的肾上腺细胞制成细胞悬液后再做移植。若做同种异体或异种肾上腺髓质组织或嗜铬细胞移植，为避免排斥反应则以胶原膜包裹移植细胞形成微囊，然后移植微囊，这样即使是在非免疫抑制状态下也可免除宿主对移植物的攻击，而微囊内细胞产生的激素和微囊外的营养物质可自由透过胶原膜。胶原膜内的细胞分化增殖还可形成有功能的血管化组织块。

第二节　卵巢移植

一、卵巢的解剖和生理功能

卵巢是女性的生殖器官。卵巢的功能是产生卵细胞以及类固醇激素。卵巢内不同发育时期的卵泡呈黄色，表面具有丰富的毛细血管网。卵巢的大小与年龄和产卵期有关。

卵巢左右各一，灰红色，质韧，呈扁平的椭圆形，表面凸隆，幼女者表面平滑，性成熟后，由于卵泡的膨大和排卵后结瘢，致使其表面往往凹凸不平。卵巢的大小和形状，也因年龄不同而异。在同一人，左右卵巢并不一致，一般左侧大于右侧。成年人卵巢重为 3~4 g，35~45 岁卵巢开始逐渐缩小，到绝经期以后，卵巢可逐渐缩小到原体积的一半。由于卵巢屡次排卵，卵泡破裂萎缩，由结缔组织代替，故其实质渐次变硬。

1. 卵巢的解剖　卵巢位于子宫底的后外侧，与盆腔侧壁相接，属于腹膜内位器官。其完全被子宫阔韧带后叶包裹形成卵巢囊。卵巢与子宫阔韧带间的腹膜皱襞，称为卵巢系膜。卵巢系膜很短，内有至卵巢的血管、淋巴管和神经通过。卵巢的移动性较大，其位置多受大肠充盈程度的影响。一般位于卵巢窝内，外侧与盆腔侧壁的腹膜相接。卵巢窝在髂内、外动脉起始部的交角内，前界为脐动脉索，后界为输尿管和髂内动脉。卵巢窝底由闭孔内肌及覆盖其表面的盆筋膜和腹膜壁层组成。在卵巢窝底处的腹膜外组织内，有闭孔血管和神经通过。胎儿卵巢的位置与男性睾丸的位置相似，位于腰部和肾的附近。新生儿卵巢位置较高，略成斜位。成年人的卵巢位置较低，其长轴近于垂直位。其输卵管端，位于骨盆上口平面的稍下方，髂外静脉附近，与骶髂关节相对。子宫口向下，居盆底腹膜的稍上方，与子宫外侧角相接。系膜缘位于脐动脉索后方，游离缘位于输尿管前方。老年女性的卵巢位置更低。卵巢的位置可因子宫位置的不同而受影响。当子宫左倾时，左卵巢稍向下移位，子宫端稍转向内；右倾时，则相反。当妊娠时，由于子宫的移动，其位置也有极大的改变。胎儿娩出后，卵巢一般不再回到其原来位置。卵巢的输卵管端及其后缘上部被输卵管伞和输卵管漏斗覆盖（图 18-2）。

2. 卵巢微环境　卵巢微环境是指卵巢的发育成熟情况、卵巢的组织细胞结构是否完整、卵巢中含有的原始卵泡的数量、原始卵泡能否发育成熟并排卵、卵巢浆膜层的厚度及成熟卵子能否顺利排出、盆腔的炎症及粘连情况、卵巢激素分泌细胞功能、体

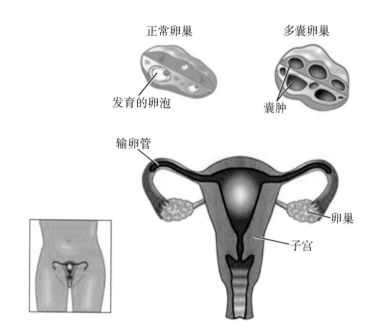

正常卵巢

多囊卵巢

发育的卵泡

囊肿

输卵管

卵巢

子宫

图 18-2　卵巢解剖示意

内性激素的水平和比例、末梢神经功能及调节情况、微血管系统功能及血液供应（供应氧气、营养物质，排出细胞代谢产物）情况等的统称，这些因素共同构成卵巢微环境。卵巢微环境影响着排出卵泡是否成熟，调理卵巢微环境有助于提高排出卵泡质量，提高受孕概率。

3. 卵巢结构　卵巢分为内、外侧两面，上、下两端，前、后两缘。卵巢内侧面朝向盆腔，多与回肠紧邻，又名肠面，外侧面与盆腔侧壁相接触。卵巢上端钝圆，名输卵管端，与输卵管伞端相接，下端略尖，朝向子宫，称为子宫端。卵巢前缘有卵巢系膜附着，称为输卵管端。此缘较平直，其中央有一裂隙，称为卵巢门，是卵巢血管、淋巴管和神经出入之处。卵巢后缘游离，称为独立缘，较为凸隆，朝后内方。卵巢是位于子宫两侧的一对卵圆形的生殖器官。它的外表有一层上皮组织，其下方有薄层的结缔组织。卵巢的内部结构可分为皮质和髓质。皮质位于卵巢的周围，主要由卵泡和结缔组织构成；髓质位于中央，由疏松结缔组织构成，其中有许多血管、淋巴管和神经。

二、卵巢移植的研究现状

卵巢不仅是女性的重要内生殖器官，同时也是非常重要的内分泌器官，它能够分泌性激素维持女性第二性征。近年来，随着社会飞速发展，社会竞争的加剧，女性的压力越来越大，女性卵巢疾病的发病率也随之升高。

进入 21 世纪以后，卵巢移植作为移植领域的一项新技术已应用于临床。2004 年 9 月 23 日，一位接受了卵巢移植的比利时妇女顺利产下一名健康女婴，这是世界上首位经过卵巢移植后成功怀孕并分娩的女性。医学界普遍认为，这是生殖医学研究领域的一项重大突破，其重要意义在于为那些因癌症治疗而导致生育能力受损的年轻女性带来了孕育生命的新希望。

三、卵巢移植的手术方式及适应证

卵巢的移植术可以根据供体和受体的关系可分为自体移植、同种异体移植、异种移植。

（一）自体移植

临床上自体移植适用于患有严重妇科疾病或肿瘤并未累及卵巢的患者，在放化疗前先行卵巢冷冻，待疾病治愈后进行移植，从而保存卵巢功能。由于自体移植不受免疫排斥反应的影响，所以其在实际操作中比异体移植、异种移植简单。自体移植主要分为自体原位移植和自体异位移植两种方法。

1. 自体原位移植　指将卵巢组织移植到盆腔内卵巢窝、卵巢蒂或卵巢内，仍在腹腔内保持卵巢的生理生存环境，利于自发排卵和自然妊娠。2004年首次报道，自体原位移植冻融卵巢组织的患者生产健康婴儿，近期又有患者成功妊娠，并分娩健康婴儿。目前成功的妊娠均为原位移植，其优点是可以恢复正常的生殖功能和自然妊娠，原位移植的环境更适合卵母细胞发育。但是原位卵巢移植操作较复杂，且移植后监测卵泡较困难。

2. 自体异位移植　此法具有操作简单、可重复、易被接受以及便于监测卵泡发育和取卵的优点。目前动物及人类移植部位包括皮下、肌肉内、腹膜、肾被膜下和伤口愈合过程的肉芽组织内等。最佳的移植部位尚无定论，但移植部位应易于操作并能迅速建立血供，且有一定的空间供卵泡生长。将卵巢组织移植到伤口愈合过程中富含血管的肉芽组织内，移植物的缺血损伤时间缩短到24 h，移植物的血液灌注和存活率可显著提高。

最初是为了防止卵巢的早衰，防止体内激素水平降低而做的自体异位移植，然而由于现在年轻女性肿瘤患者的数量大幅增加，自体异位移植已经作为一种保存生殖能力的新技术。这种移植方法主要是带血管蒂的卵巢组织移植和无血管的卵巢组织切片移植。自体异位移植在临床实践中现已应用，并且手术预后很好。

目前人类卵巢组织的自体移植无论是异位还是原位移植其有效性和实用性尚不完全清晰。理论上自体原位移植在卵泡的发育和恢复生育功能上更具有优势，但是在实际观测临床应用中，卵巢组织自体异位移植仍然是最佳首选。

（二）异体移植

临床上主要适用于先天性卵巢发育异常、卵巢切除术后、卵巢功能早衰及因盆腔炎症致卵巢破坏者。异体移植又分为普通异体移植和胚胎卵巢组织移植。

1. 普通异体移植　目前同种异体移植面临的最大难题就是免疫排斥反应，其次是器官供者的问题。基于先前实验室动物学研究发现：①裸鼠、联合缺陷免疫小鼠（SCID）、NOD-SCID及性腺功能减退的SCID小鼠都可以作为卵巢组织异种移植的宿主，去势的宿主可获得最佳的实验效果。②最佳的卵巢移植部位是肾被膜。③卵巢组织中卵泡的丢失主要是由于移植手术本身造成的。④卵巢组织冷冻方法对卵巢组织异体移植影响不大。⑤在早期窦状卵泡的时候可以获得最大卵泡，这对异体移植成功起着重要的作用。⑥在实验室中动物的卵巢组织异体移植后没有繁殖能力。

动物实验中证实在近系鼠间的皮下移植，使用免疫抑制剂明显提高成活率和受孕率。在人卵巢组织的异体移植中供体卵巢组织的来源受到限制，而且目前所用的抗排斥的免疫药物的毒性、副作用以及价格的昂贵等诸多因素，使得卵巢组织的异体移植在临床试验中受到限制。但是随着 HLA 基因的分型技术的迅速发展，新一代的免疫抑制剂和新的抗免疫方法的研究，卵巢组织的异体移植在临床试验及其应用中都有广阔的应用前景。

2. 胚胎卵巢组织移植　由于胚胎的诸器官在移植上较成年器官具有很强的优越性，其组织相容性抗原的表达呈低水平，降低了移植后的排斥反应，移植后容易成活，所以胚胎的卵巢组织是卵巢组织异体移植非常理想的移植供体。实验研究表明，对胚胎卵巢组织在移植前进行一段时间的体外培养，可以降低胚胎卵巢组织的免疫原性，从而大大地提高了胚胎卵巢组织移植物的存活率。因故流产的卵巢功能缺如的患者进行胚胎卵巢组织移植，移植的卵巢组织全部存活并且发育良好。胎儿卵巢组织中的促性腺激素受体是随着胎儿的卵巢逐步发育，在中晚期时逐步形成。胚胎卵巢组织作为移植物所具有的优越性越来越受到关注，但是在临床中应用除了有伦理道德等社会问题，还存在潜在的检测不出的基因的异常表达等技术检测问题。

（三）异种移植

和以上两种卵巢组织移植相比较，异种移植面临比同种移植有更强烈和迅猛的免疫排斥反应。随着免疫排斥的出现，移植物功能很快丧失。异种移植存在着一系列伦理学和安全性问题，目前临床尚未应用。

异种移植仅处于实验室内进行实验研究的阶段，迄今为止绵羊、猪、猫、猴和人等卵巢组织已经作为材料用于实验室异种移植中。而带有免疫缺陷基因的啮齿类动物是人类卵巢组织皮质异种移植材料。如裸鼠和 SCID 鼠通常被作为首选对象。

四、卵巢移植的血管重建

植入组织是否能迅速建立充分的血液供应是移植成功与否的关键。由于卵巢组织的冻融保存和移植无血管吻合，移植后组织的存活完全依赖周围毛细血管的长入，因此促进移植后新生血管的生长非常重要。

近年国外为避免或减少卵巢组织移植后卵泡丢失进行了多项研究。①通过移植到富含血管的肉芽组织中提高卵泡的存活率；②增加移植物与周围组织的接触面积；③应用外源性药物：外源性的促性腺激素对卵巢组织早期阶段血管形成有促进作用；④移植前对移植部位进行干预，比如通过在取卵巢和移植前夹闭髂动脉进行预缺血干预等。

目前已有带蒂新鲜卵巢移植成功妊娠的报道，2008 年首例同卵双胞胎之间带血管蒂的新鲜卵巢移植患者分娩健康婴儿。通过吻合卵巢静脉（直径为 3.0 mm）和在显微镜下断端吻合动脉（直径为 0.5 mm），在缺血损伤 100 min 后，可观察到血流正常通过移植卵巢的血管。已有动物移植冻融完整卵巢血管吻合后产下健康幼崽的报道，但是卵泡的存活率较低。人类卵巢体积较大，冷冻保护剂渗透时间较长可增加冷冻剂的毒性，故在冻融人完整卵巢移植技术完善前，卵巢皮质移植仍是较好的选择。

五、卵巢移植的影响因素

（一）冷冻保存过程

在卵巢组织的移植过程中，还有一个关键问题，就是卵巢组织的冷冻—解冻。卵巢组织的冷冻效果，与冷冻保护剂的类型和浓度、卵巢组织大小、冷冻速度及脱水时间等有关。对于整体卵巢冷冻效果而言，还与冷冻保护液灌注速率、灌注时间有关。目前冷冻的方法有慢速冷冻方法、快速冷冻方法和玻璃化冷冻方法。

1. 慢速冷冻方法　慢速冷冻方法首先是由 Oktay 等提出来的，将取出的卵巢组织尽可能地保存皮质，去掉髓质，放入培养液中，低温保存，迅速降温至 -140 ℃，放入液氮中保存以备用。需要应用时，将组织放于室温，以 100 ℃/min 的速度融化，卵巢组织需要用不同浓度的溶液洗涤，以置换出冷冻保护剂。这种方法应用较广泛并且技术比较成熟。用该方法冷冻的人卵巢组织自体移植至腹部皮肤下，存活后获得的卵细胞可以通过体外受精形成受精卵发育成胚胎。

2. 快速冷冻方法　理论上要求溶液要以极其高的速率降温，在降温的同时要避免冰晶的形成，实现溶液的完全玻璃化。这种方法目前报道极少，该方法的有效性、可行性有待于进一步的实验室研究。

3. 玻璃化冷冻方法　自 1985 年以来 Rall 和 Fahy 先后报道在实验室成功获取使用玻璃化溶液使鼠胚胎的玻璃化保存，从而使得该项技术走向成功，走向实用化。Bastings 等研究发现玻璃化冷冻同慢冷冻方法一样，对卵巢组织的冷冻都十分有效。而玻璃化冷冻方法比慢速冷冻方法操作简单、耗时少、更安全有效，具有强大的发展空间。但是目前对玻璃化冷冻方法没有标准的冷冻液配制，没有通用的操作方法，而且高浓度的冷冻保护剂对组织细胞的作用还有待进一步的探讨和研究。

4. 解冻方法　大多数冻存的卵巢组织应用快速复温法解冻。将冻存的卵巢组织在空气中短时间停留，置于 37 ℃的水浴锅中，以 100 ℃/min 的速度复温至完全解冻，按梯度浓度置换冷冻保护剂。这种方法可以防止再一次结晶并降低对卵巢组织在复温的过程中细胞的损伤。快速和慢速复温方法的卵巢组织自体原位移植后，快速复温的鼠有 86% 受孕，而慢速复温的鼠仅有 25% 受孕，二者的差异显著。

5. 渗透性冷冻剂　一般冷冻保护剂（cryoprotective agent，CPA）可分为渗透性和非渗透性两类：渗透性冷冻保护剂可以渗透到细胞内，一般是一些小分子物质，主要包括甘油、二甲基亚砜等；非渗透性冷冻保护剂不能渗透到细胞内，一般是一些大分子物质，主要包括聚乙烯吡咯烷酮、蔗糖及羟乙基淀粉等。非渗透型 CPA 多用蔗糖。蔗糖虽不能进入细胞，但可通过产生细胞外渗透压而引起细胞脱水，减少细胞内冰晶的形成，并通过渗透性和非渗透性 CPA 的协同作用，减少卵巢组织内的水分，避免细胞内冰晶形成。

在实验研究中，玻璃化冷冻常使用的保护剂有二甲基亚砜、蔗糖等。近几年科研人员对比较常用的 CPA 进行了多种试验，卵巢组织经不同冷冻保护剂冷冻保存后，移植到联合免疫缺陷鼠（SCID）鼠的肾脏包膜下，其原始卵泡的存活率分别为：DMSO 74%、EG（乙烯乙二醇）84%、丙二醇44%、丙三醇10%。使用PROH对卵巢组织解冻后发育要优于DMSO，并且高浓度的CPA并不能很好地冻存卵巢组织，相反还可能对组织细胞产生一定的毒性，影响组织复苏后的发育。

鉴于DMSO在常温时的毒性作用，需要应用两步渗透法，先使卵巢组织在不含蔗糖的冷冻保护液中进行预渗透，再将组织置于含蔗糖的相应冷冻保护液中。冷冻保护剂的毒性依其化学特性、暴露时间及温度的不同而不同，为了降低CPA对组织细胞的毒性作用，又不影响其渗透效果，应选用4℃条件下渗透平衡。总的来看，联合使用冷冻保护剂的效果比单独使用冷冻保护剂的效果要好。EG结合其他易于形成玻璃化的CPA联合使用比起单独使用EG的效果要明显得多。EG的细胞毒性较小，渗透速度明显高于DMSO，能够起到最佳的效果。在EG和DMSO联合使用的情况下，对卵巢冷冻移植后功能的恢复和PROH相比，能够穿透细胞膜在细胞内快速达到平衡，从而降低对细胞造成的渗透性损害，但EG的玻璃化形成作用较差，因此需要同其他易于形成玻璃化的CPA联合使用。

6. 卵巢组织块形态大小　大多处理为厚约1 mm，表面积$1\ mm^2 \sim 1\ cm^2$，且立方体形的组织块较其他形状的组织块更有优势。

（二）移植部位

1. 异位移植　肌肉内移植、肾被膜下移植及皮下移植三者相比较，皮下移植的血管周围细胞和卵泡完整性受损情况最重，肾被膜下移植次之；移植物回收率和卵泡存活率也逐渐降低。

2. 原位移植　靠近输卵管，若移植效果良好，可能自然受孕。2011年Janse等对接受化疗的癌症患者进行了卵巢皮质组织原位移植，最终患者成功妊娠并顺利分娩一婴儿。

（三）移植前预处理

1. 抗氧化作用　氧化作用会对细胞膜、内皮细胞膜和线粒体膜造成损害。减少缺血-再灌注过程中的过量活性氧生成，可以防止移植物功能恢复延迟和功能早衰，抗氧化剂如抗坏血酸、甘露醇、维生素C、维生素E，能在一定程度上减轻血管内皮损伤。

2. 加快促使新血管形成　①生长因子能诱导血管形成，如纤维母细胞生长因子、转化生长因子和血管内皮生长因子（VEGF）。局部应用VEGF较系统使用VEGF可能更有效。②氨醇磷酸酯能促进卵巢移植物中血管的生成，减轻组织的缺血-再灌注损伤。③移植前催生肉芽组织可以减少缺血损伤。卵巢移植炎症反应可以促进血管再生。

3. 激素具有重要调节作用　激素在卵巢组织移植过程中起重要作用，促性腺激素的处理时间和处理部位对卵泡的存活具有重要调节作用。

（四）卵巢移植后的缺血缺氧

卵巢移植后的缺血缺氧仍是卵泡丢失的主要原因。无血管吻合皮质片移植是冻存卵巢移植常用的方法，移植后卵巢功能的恢复在人类通常发生在移植后的4~7个月，功能维持在2~60个月。女性卵巢移植后，尽管月经周期已恢复，但促卵泡激素（FSH）的基础水平偏高，造成卵巢中卵泡储备量的减少。最近一项研究显示，FSH的基础水平超过 8 IU/L 对自然妊娠将产生很大的负面影响，可能的原因在于颗粒细胞的损伤使移植卵巢产生的抑制素和抗苗勒氏管激素减少，使其对 FSH 的负调节作用降低，这也是导致卵泡异常激活、卵泡池消耗的原因之一。同时，移植卵巢功能维持时间较短与冻存卵巢体积偏小不无关系，故研究者们尝试通过移植较多的卵巢组织和增大冻存卵巢皮质体积来获得最佳的激素环境。

六、卵巢移植面临的问题

卵巢组织自体移植可以恢复癌症患者的生殖和内分泌能力。虽然有研究通过组织学的检查未发现霍奇金淋巴瘤的卵巢组织低温冷冻保存后导致癌细胞的转移，但癌症患者自体移植可能会致癌细胞再种植。目前技术水平是否能彻底检测到卵巢组织中的微小残余癌灶还有待研究。尽管许多种类的肿瘤很少转移至卵巢，但是白血病、神经母细胞瘤对于移植受者有很高的肿瘤细胞再种植的危险。因此，应大力发展筛选方法检查卵巢组织中的微小转移灶，避免癌细胞随移植而转移。

随着免疫移植学、卵巢组织冻存技术的发展，卵巢组织的移植技术将成为解决女性生殖及内分泌的最佳有效途径。但是就目前发展状况来看，还存在许多亟待解决的问题。例如，冷冻技术无统一的标准；最佳移植时期、部位等选择无法确定；如何进一步减少免疫排斥反应；移植后的卵巢组织血供的恢复；恶性肿瘤患者卵巢组织移植后，肿瘤细胞再生的危险性；胚胎卵巢移植后及其受体的后代出生后面临的社会伦理、心理健康问题，等等。我们在面对问题和困难的同时也要看到卵巢组织移植与现代生殖技术的结合的创新给人类带来的新希望，纠正卵巢肿瘤切除术后患者的内分泌失调或者促进成熟卵细胞的形成并使该成熟卵细胞形成受精卵分娩出健康婴儿，势必对医学界和社会有极其深远的意义。

第三节　子宫移植

世界范围内有 20%~30% 的人受不孕不育问题困扰，辅助生殖技术（ART）的发展对解决不孕不育发挥着重大作用，但对子宫性不育（AUFI）没有帮助。在育龄期女性中，不孕症的发病率为 3.5%~16.7%，而每 500 名育龄期女性中就有 1 名完全因子宫因素导致不孕，即全世界范围内约有 150 万名 AUFI 女性。对于 AUFI 女性来说，成为母亲的传统方法包括领养或者代孕。但由于受到法律、宗教、伦理的影响，以上两种选择也会受到种种限制。因此，近年来对 AUFI 女性实施子宫移植技术，再将通过体外受精（IVF）获取来的胚胎植入移植子宫内，以期模仿正常妊娠的情形，进而使 AUFI 女性获得活产婴儿，同时可避免一系列伦理问题的出现。

目前，子宫移植手术尚伴随着诸多缺点，但是由于子宫移植手术具有解决适龄生育女性因为子宫问题无法孕育下一代的问题的潜力，因此近年来子宫移植技术发展迅速。2015 年 11 月 20 日，我国空军军医大学西京医院专家团队实施中国首例人子宫移植手术，成功将母亲的子宫移植给先天无子宫的女儿。2019 年 1 月 20 日，该患者在西京医院妇产科平安诞下一名体重 2 kg、身长 48 cm 的健康男婴。这是中国第一个、全球第 14 个在移植子宫内孕育出生的宝宝，标志着我国在生殖医学子宫因素不孕治疗领域取得突破性成就，同时在子宫移植领域走在国际前列。

一、子宫移植的适应证

1. 先天性无子宫　系因双侧的副中肾管中段及尾段未发育，常合并无阴道。

2. 先天性子宫发育异常　胚胎发育早期，子宫由双侧的副发育正常，因此可先行促排卵、IVF-胚胎冷冻，再通过子宫移植-解冻胚胎移植以获得妊娠。

3. 始基子宫　系因双侧副中肾管汇合后不久即停止发育，常合并无阴道。子宫极小，无宫腔，因此不具有正常妊娠功能。

4. 子宫发育不良　又称为幼稚子宫，系因副中肾管汇合后短时期内停止发育。子宫较正常小，因此宫腔体积也相应变小。程度严重的患者，无法承受正常妊娠过程，常导致胚胎植入失败、流产等不良结局。

5. 平滑肌瘤和全子宫切除术患者　平滑肌瘤可能是导致 AUFI 主要的原因，因为在育龄期女性中平滑肌瘤的发生率高达 10%，且大的子宫内膜下肌瘤会导致胚胎植入失败。同时，平滑肌瘤也是最常见的导致子宫切除的根本病因。其他导致年轻女性切除子宫的病因还有子宫腺肌症、宫颈癌、子宫内膜癌、子宫破裂、收缩乏力、侵入性胎盘疾病导致的产科大出血紧急手术等。

6. 无功能子宫　主要是指可导致子宫内膜严重破坏的其他病因，如 Asherman 综合征（多因人工流产刮宫过度或产后、流产后出血刮宫损伤子宫内膜）、生殖器结核、辐射损伤、病原体感染导致的严重宫腔粘连等。据统计，约 50% AUFI 患者存在宫腔内粘连，而大多数是继发于子宫内膜炎或人工流产后的宫腔粘连，因此依靠手术难以处理，是子宫移植的主要适应证之一。

二、子宫移植的供体来源

临床领域的移植手术中，除活体供者外，用于移植的器官/组织主要来源于脑死亡供者，但由于近年来器官供体相对缺乏，已经逐渐开始使用心死亡供者的器官/组织进行移植。同样，对于子宫移植手术，其供体来源主要包括脑死亡供者和活体供者两种类型。

三、子宫移植手术步骤

（一）供者子宫的切取

供者子宫的切取主要包括子宫及其相应血管的切取。根据移植子宫的来源不同，其切取的手术方法也有所不同。

1. 活体供者子宫的切取　供者取仰卧位，于耻骨和肚脐间正中线做一切口，打开腹腔后，首先分离出子宫及其长的血管蒂（包括双侧子宫动、静脉及部分髂内血管），为使移植物能够稳定固定在受者盆腔内，需将大部分的圆韧带、宫骶韧带以及广泛的膀胱腹膜保留于移植物侧。然后行双侧输卵管切除术，但需保留子宫-卵巢静脉的子宫分支血管。骨盆侧壁的分离包括输尿管及其连接组织的分离（输尿管自髂血管分支上方越过，向下至膀胱入口），尤其是包含子宫动、静脉走行区域组织，因输尿管与其连接非常稳固，因此分离时要格外小心。待输尿管与宫颈、子宫血管完全分开后，自髂内、外血管分支处开始向远处分离，直至分离出髂内动、静脉血管。在移除供者子宫前先钳夹双侧的主要供血动、静脉，然后离段各主要血管分支，血管钳夹位置用 6-0 手术线连续缝合，在距阴道穹隆尾部 10~15 mm 处横切断阴道壁。最后，分别带有 2 条动脉和 2 条静脉血管蒂的供者子宫被移植入受者体内。供者腹部采用标准的三层组织缝合方法闭合腹腔。由于广泛切除膀胱周围腹膜，为防止发生尿潴留，于耻骨弓上方行膀胱插管。待术后第 4 日或第 5 日剩余尿量<150 mL 时移除导管。

2. 脑死亡供者子宫的切取　供者手术取仰卧位，手术第一步就是先切开两侧腹股沟，然后行双侧股动脉插管，以便进行腹腔器官与子宫的冲洗。接着，在耻骨至胸骨间做一中线切口，以允许多个器官的获取。先分离出腔静脉与一侧股静脉，为稍后插管做准备，以利于静脉流出。待所有外科团队准备就绪后，先于股动脉插管远侧端对其结扎，再行腔静脉与一侧股静脉插管。钳夹胸、腹主动脉后，打开上述 2 个静脉插管，自双侧股动脉插管持续流入 4 ℃ Celsior 液冲洗腹腔、盆腔区域，直至静脉流出液变清。重要器官获取顺序为心、肝、肾，而子宫最后被移除。

3. 供者子宫的灌洗　供者子宫移除体外后，快速置于操作台冰块上，先用冷冻保存液冲洗 10~20 min 直至静脉流出液变澄清，然后用肝素生理盐水冲洗供血动脉（每条动脉 10 mL）。此后，冲洗后的供者子宫在移植入受者盆腔前一直放置于冰块上。

（二）受者手术步骤

同时进行供受者的手术，有利于避免供者子宫冷缺血时间的延长。在邻近的另一手术室，由第二外科团队为受者进行术前准备。

手术方式同样采用脐下正中切口，首先切开阴道穹隆使其与膀胱和直肠分开，对于子宫锥形患者，需从其子宫锥形切开直至阴道顶端。对于移植物的固定，需与圆韧带、宫骶韧带、子宫锥形、阴道旁结缔组织（宫颈癌患者）等进行缝合连接。为便于进行后面的血管吻合，随后转向髂外血管的手术准备操作，即分别将双侧髂外血管从邻近组织中分离出来以获得长约 60 mm 的血管蒂。需要注意的是，供者子宫在被切取后，直到原位植入受者盆腔前，一直放置于预先准备好的冰块上。在供受者间移植物的血管吻合时，供者子宫血管与受者髂外血管采用端-侧吻合（动脉采用 7-0 线连续缝合，静脉采用 8-0 线连续缝合），待全部静脉血管吻合后，打开髂外静脉血管夹，观察有无出血点。若存在出血点，采用单次缝合方法止血。打开动脉夹前，先以甘露醇静脉输注，同时密切观察心脏收缩压维持>100 mmHg（13.3 kPa）。待所有血管吻合后，子宫动脉周围置一血管超声探针，即验证是否有足够的血流量通过并对其进行定量。接着，采用 2-0 可吸收线连续缝合供者阴道与受者阴道上端。最后，供者子宫韧带与受者盆腔预置的对应部分缝合。至此，移植物原位固定在受者盆腔内。

（三）子宫移植的免疫抑制方法

子宫移植的免疫抑制分为诱导免疫和维持免疫抑制，目前方案为：术前给予口服 1 g 吗替麦考酚酯（MMF），术中开始再灌注前给予 500 mg 甲基泼尼松龙和抗胸腺细胞抗体，或者球蛋白（2.5 mg/kg 静脉注射）/抗胸腺细胞球蛋白（5 mg/kg 静脉注射），以减少 T 淋巴细胞，12 h 后以相同剂量重复给药。维持免疫抑制用药为他克莫司，每日两次，调整剂量使第 1~5 周血药浓度维持在 10~15 ng/mL，第 6~10 周浓度为 5~10 ng/mL；同时吗替麦考酚酯，每日两次，浓度维持在每小时 40~60 mg/L。术日第 1~4 日口服适量糖皮质激素（<15 mg/d）。术后进行预防性治疗，若受者 3 个月时巨细胞病毒检测阳性，则给予更昔洛韦 450 mg 口服 3~6 个月。另外，术后的免疫监测采用宫颈活检组织检查，根据先前分级标准诊断有无免疫排斥。

四、子宫移植技术实施前需要考虑和面对的问题

（一）受者移植手术的入选和排除标准

入选标准：由于受者在子宫移植前需要行促排卵、体外受精等准备工作，因此要求其卵巢储备功能良好［测定促卵泡激素（FSH）、雌二醇（E_2）、抗缪勒管激素（AMH）、窦卵泡数（AFC）］，且需行 2 次 IVF 周期以获得较多的胚胎进行冻存、移植。另外，不仅要求受者的整体健康状况合格（双侧肾脏解剖位置正常、肝肾功能良好、体质量指数≤25 kg/m^2），还需要对其进行心理健康评估。即对受者接受子宫移植的动机、期望等进行评估（不良移植期望容易产生不良情绪，发生不良事件），让患者充分了解手术风险及可能存在的问题。排除标准：以上身体和心理健康要求不能满足的无子宫女性。

（二）活体或脑死亡供体子宫的选择问题

倾向于使用活体子宫的观点：①目前动物实验全部为活体子宫移植模型，活体子宫移植的经验更丰富、更实用；②活体子宫移植后成功率更高、存活时间更长；③活体子宫移植后可减少大剂量免疫抑制药物的使用；④脑死亡供者会发生一系列系统性炎症，进而对其器官的质量产生损害；⑤对于脑死亡供者来说，往往涉及多个器官的捐赠，而子宫常常在心脏、肝、肾、胰腺等切取后才能获得，这必定增加了其热缺血时间，进而降低了供者子宫的质量和功能。

倾向于使用脑死亡供者子宫的观点：①活体子宫手术时，很难获得足够长度的血管蒂（往往需要其他血管行延长吻合），移植后易造成血管扭转、紧张，且吻合部位的增多更容易形成血栓；②活体供者面临较大的手术风险；③虽然活体子宫移植后倾向于存活时间更长，但总体来说对供体子宫移植后 5 年的存活率影响较小；④脑死亡供者子宫的获取手术简单。总体来说，活体和脑死亡供者子宫移植各有其优缺点，究竟选用前者还是后者，目前尚未形成统一标准。

（三）子宫移植的特殊性

子宫移植的目的是延续生育能力，当受者得到期望的子女数后即被摘除。因此，移植物将会被限时保留在受者体内，术后服用免疫抑制药物只是一个暂时阶段，不是终身的生活状态，这将会使免疫抑制药物治疗的长期副作用降到最低。所以，子宫移植是迄今为止唯一的暂时性同种异体器官移植。

由于移植手术不连接盆腔神经，且需使用免疫抑制药物，所以受者妊娠的感觉不同于正常妊娠过程。因此，妊娠后母体和胎儿必将承担一定的潜在风险。移植子宫妊

娠时母亲需承担的风险：①子宫肌层收缩异常，甚至发生血管栓塞、子宫缺血坏死等；②急性排异反应；③免疫抑制药物的使用可增加妊娠期高血压、子痫前期发生率；④生殖道感染、宫颈上皮内瘤变、肿瘤发生。胎儿需承担的风险：①胎膜早破、早产、低体质量出生儿；②胎儿生长受限；③胎儿畸形。

对于以上可能出现的问题，可能的处理方法有：①待移植手术1年后，低剂量免疫抑制剂可维持移植物处于功能稳定状态，未发生可能影响胎儿的急性感染后再考虑妊娠；②定期行宫颈活检评估免疫排斥反应，排斥反应出现时可考虑改用其他免疫抑制药物或者增加药物剂量；③定期对胎儿生长和血流动力学状态进行评估，1次/2周；④妊娠20周时对胎儿形态、生长状况进行评估；⑤出现无法逆转、严重危害母-胎健康的不利影响时，切除移植子宫终止妊娠。所以，术前应该对受者进行充分的孕前咨询，告知子宫移植后可能会出现哪些对母体、胎儿的不利影响并签署知情同意书。

（四）子宫移植手术难度和术后并发症

子宫移植手术需由外科移植医生、妇科医生、外科整形医生、内科移植医生、感染病学家、移植精神病医生等组成的医疗团队来完成，充分说明了其手术的复杂性和挑战性。另外，手术均耗时8~10 h以上，全麻时间的延长也大大增加了器官损伤、出血、感染坏死和其他风险。

（五）术后随访

移植后第1年内应时常检测受者的心理和身体情况。有研究指出，手术成功与否和受者心理状态密切相关。如果由于受者的原因导致移植失败，受者可能会出现焦虑、失望等不良反应。因此，术后需对受者夫妇进行心理评估，发现潜在的危险时提供必要的支持和帮助，以防不良事件的发生。另外，术后随访也有助于记录移植结局，做好随访记录与最终获得活产同样重要。

五、展望

目前子宫移植技术的成功率较低，还基本处于探索研究阶段。但可以相信，不久的将来，随着医学技术的发展和进步，子宫移植技术的手术步骤和过程会更安全、更有效，进而在世界上更多国家的医疗中心开展，最终给广大的AUFI不孕家庭带来希望。

第四节 睾丸移植

睾丸作为男性最重要的生殖器官，在维持男性生殖系统乃至机体功能上起着举足轻重的作用。于是人们期望通过睾丸移植的方法来治疗一些因为睾丸形态、功能异常所导致的疾病，比如阴茎勃起功能障碍、男性不育症、中老年男性部分雄激素缺乏综合征等。在过去的几十年中，睾丸移植经过了从器官、组织水平至细胞水平的发展。

一、血管吻合的睾丸移植术

（一）自体睾丸移植术

自体睾丸移植术主要应用于高位腹腔型隐睾的手术治疗。目前该术已成为治疗该疾病的一种经典术式，并在世界范围内被广泛开展。该术式保留了精索血管，可通过保留的血管提供植睾血运；将睾丸置入阴囊，恢复了男性正常生理外观的同时避免了多次手术。因而手术效果明显优于传统的睾丸分期固定术及长襻输精管睾丸固定术（Fowler-Stephens 术式）。目前经腹腔镜辅助的自体睾丸移植术（LATA 术）因其创伤小、手术成功率高等优点，在腹腔型隐睾诊治领域中已得到广泛应用。

（二）同种异体睾丸移植术

同种异体睾丸移植术主要运用于各种因素所致双侧睾丸严重萎缩或发育不良以及无睾症的患者。1978 年 Silber 等首先报道了同种异体睾丸移植术病例，成功地将 1 例正常男性睾丸移植到其患有无睾症的双胞胎兄弟阴囊中，2 年后患者配偶产下一健康男婴。

多数学者认为，以下因素与移植后睾丸生精功能损伤有关：①熟练的显微外科操作水平是手术成功的关键。术中血管及输精管吻合的质量与精子的发生及患者的生育能力密切相关。②缺血时间延长也是影响睾丸生精功能的重要因素之一。③缺血再灌注损伤对睾丸的生精功能有较为重要的影响。④HLA 配型。亲属供睾病例术后排斥反应发生率较低。⑤免疫排斥反应与免疫抑制剂（如环孢素 A，CsA）对植睾生精功能的损伤。

近年来，胎儿睾丸移植的研究备受关注。研究发现，胚胎组织除具有免疫耐受性，同时具有较强的耐缺血缺氧能力。这些特性对器官移植来说相当有利。采用带主干血管段胎儿睾丸进行移植，既有利于灌注又便于血管吻合，同时还可增加供睾的游离长度，使其能宽松地置入受体的阴囊内，有助于手术成功。但胚胎睾丸移植后受体是否能够获得生精功能尚需进行远期观察。

二、睾丸组织块种植

睾丸组织块种植通常是通过睾丸组织种植的方式来解决睾酮分泌不足或解决生育障碍的一种手术。1986 年，Figlia 证实经筛选的睾丸胚胎组织在没有应用免疫抑制剂情况下，也能在成年受体上生长、成熟。詹炳炎等研究证实，将出生后 1~3 d 大鼠睾丸组织块（包括新鲜和冷冻保存 1 个月或 3 个月）种植于双侧睾丸切除的成年大鼠后肢浅肌膜下，观察 60 d，结果表明种植的睾丸组织块能存活，并能分泌足够睾酮。以上研究说明睾丸胚胎组织及新生鼠的睾丸组织具有较低的免疫原性。由于此法操作相对简单且有效，对于内源性睾酮分泌不足的疾病是一种治疗选择。但随着细胞学技术的发展，其有较大可能被睾丸间质细胞（Leydig）移植所取代。

近年来有学者将异种睾丸组织移植于受体睾丸内获得成功，可能是睾丸组织块移植研究的一个新方向。Shinohara 等学者将未成熟小鼠和家兔睾丸组织移植于小鼠睾丸内，成功获得成熟精子，并利用该精子通过体外受精成功培育出后代。Ohta 等将新生小鼠睾丸组织移植于裸鼠睾丸内，发现移植睾丸组织生精功能良好，并采用精子卵浆内注射技术（Intracytoplasmic sperm injection，ICSI），成功获得足月妊娠。另外，如何保存睾丸组织是该技术中所急需解决的问题。Jahnukainen 等将恒河猴的睾丸组织移植到裸鼠皮下，可观察到睾丸组织保留一定的生精功能。Keros 等对青春期前男性睾丸组织冷冻保护剂进行了研究，结果显示 DMSO 作为冷冻保护剂对睾丸组织有较好的保护作用。

三、Leydig 细胞及精原干细胞移植

生殖系统的主要功能包括性和生育。而睾丸在此中主要承担分泌睾酮和产生精子的作用，其主要为 Leydig 细胞及精原细胞承担。人类的性和生育活动不仅具有其生物特性，同时具有更多的社会学特性。因此，睾丸的器官移植中还会带来较多社会伦理学争议。细胞移植可选择性移植 Leydig 细胞或精原细胞来解决单一的治疗需求，以避免产生更多的伦理问题。

（一）Leydig 细胞移植

睾丸 Leydig 细胞分泌的睾酮约占血浆睾酮的95%，因此 Leydig 细胞在睾丸移植中的重要地位逐渐被人们所重视。研究发现睾丸 Leydig 细胞中无 HLA 抗原表达或仅有微弱 HLA-Ⅰ类抗原表达。通过纯化或体外培养，可进一步清除表达 HLA 抗原的巨噬细胞及血管内皮细胞等，降低移植物的免疫原性。睾丸间质干细胞能在受鼠体内自行分化为 Leydig 细胞，为移植靶细胞获取提供了新的思路。

自20世纪80年代始，微囊技术开始应用于缓释药物，在治疗糖尿病、多种系统肿瘤、器官衰竭和中毒等疾病中取得良好效果。有研究证实，Leydig 细胞微囊化后，其免疫原性下降。微囊化技术的应用，为降低 Leydig 细胞移植免疫排斥反应提供了新的手段。

（二）精原干细胞移植

精原干细胞移植技术出现于1994年。1994年，美国学者 Brinster 等将具备生育能力小鼠的新鲜精原干细胞悬液显微注射到不育小鼠睾丸生精小管内，成功地恢复了受体的精子发生。2002年 Nagano 等成功地将人类睾丸细胞显微注射到免疫缺陷小鼠生精小管内。73%的鼠睾丸中发现了人类精原干细胞。精原干细胞分离与扩增技术目前仍是研究热点。目前，对于因患肿瘤而要进行放化疗的青春期男性和某些不育患者来说，精原干细胞移植技术为保留其生育能力提供了可行之法。

四、展望

睾丸移植为男性不育和性腺功能减退者提供了一条良好的治疗途径。目前手术技术已较为成熟，但睾丸移植同时也面临着供体缺乏。由于睾丸与生育的关系，移植物主要来源于亲体，在实行计划生育的国家，很大一部分捐赠者是患者的父亲。但睾丸的活力与年龄的关系很大，移植"高龄"的睾丸往往不能获得理想的疗效。同样，人们普遍关心移植睾丸患者生育后产生的伦理法律纠纷。

随着血管吻合技术的不断提高，供睾冷保存技术的不断改进，缺血再灌注损伤机

制研究的不断深入，吻合血管的睾丸移植术在动物实验和临床研究应用中越来越受到重视。睾丸组织移植、Leydig 细胞移植和精原干细胞移植在恢复患者的第二性征、提高雄激素水平、改善性功能方面取得较为满意的效果，但术后生精功能恢复有待进一步改进。

第五节　阴茎移植

阴茎移植属复合组织移植的范畴，它由各种抗原性不同的皮肤、肌肉、筋膜、海绵体、神经白膜、血管等组成。其中不同组织的抗原性存在较大差异，肌肉、皮肤抗原性最强，容易发生排斥反应，加之异体阴茎免疫排斥反应机制复杂，缺乏排斥反应明确诊断标准及预测指标，使得排斥反应难以预测和判断，因此在临床应用上受到限制。

一、阴茎移植的研究进展

阴茎移植的适应证主要包括车祸、动物咬伤、手术意外坏死等原因导致的阴茎缺失患者，以及两性畸形、女性易性病患者等。目前，治疗阴茎缺如的方法主要有阴茎再造术和阴茎延长术两种。阴茎再造手术可以解决站立排尿和部分性生活问题，但常常存在阴茎外形差、需要植入阴茎支撑物、感觉异常致使无法进行正常性生活获取性快感等缺点，且后期出现排尿受阻的概率较高，很多患者出现后期尿道阻塞现象，甚至要求切除再造阴茎。

迄今为止，世界范围内仅报道了两例成功的阴茎移植。Van der Merwe A 等于 2017 年在 *Lancet* 杂志上报道了一例阴茎移植病例，行尿道、下体、海绵体、背动脉、背静脉和背神经的吻合，移植后的热缺血时间为 4 min，冷缺血时间为 16 h，手术时间为 9 h，术后因动脉血栓需要行紧急手术，持续时间为 8 h。术后第 6 天，对感染的血肿及近端皮肤坏死区域再次进行手术治疗。患者在 1 个月后出院，并于 1 周后首次报告满意的性行为，3 个月报告正常性交。7 个月发生急性肾损伤，将"他克莫司"的剂量减少到每天 14 mg。手术后的生活质量评分显著提高（SF-36v2 心理健康评分从术前的 25 分提高到移植后 6 个月的 57 分和 24 个月的 46 分；身体健康评分从基线的 37 分提高到移植后 6 个月的 60 分和 24 个月的 59 分）。在 24 个月的时间内，测量最大尿流率（16.3 mL/s）和 IIEF 评分（满分为 10 分，满分为 8 分）为正常，分别显示正常排尿和勃起功能。随访 24 个月，患者恢复满意。Cetrulo CL Jr 等报道了美国一个因阴茎癌手术导致阴茎缺失的病例，术后 3 周，尿道造影未发现吻合口漏，取出导管。术后 7 个月，患者阴茎已恢复部分感觉。

国内胡卫列、吕军等于 2005 年曾为一名广东籍的 44 岁男子行阴茎移植术，供体为一 23 岁男性脑死亡者，家属愿意捐献阴茎并签署知情同意书，配型结果：ABO 血型为 O 型，Rh 血型为阴性，群体反应抗体和淋巴细胞毒交叉配合试验均为阴性，人白细胞抗原氨基酸残基配型为 3 点错配，在显微外科医生的配合下，自然状态下切取患者 10

cm 长度的阴茎，热缺血时间为 4 min，在断端分离出尿道阴茎海绵体、阴茎深动脉、阴茎背浅深静脉、阴茎背动脉及背神经，在受者残端游离出相同神经血管海绵体行吻合术，术后观察阴茎血运好、颜色红润，且未出现移植后超急性排斥反应及感染现象，10 d 后拔出气囊导尿管，患者能站立排尿且排尿通畅，该研究经 14 d 后终结（移植阴茎切除），未能进一步观察。

我们在实际临床工作中也发现，异体阴茎移植的供体来源是相当广泛的，不管是正常脑死亡后遗体捐献出来的异体阴茎或是变性手术后遗弃不用的阴茎体均可以作为异体阴茎移植的供体来源。

二、阴茎移植免疫抑制的研究进展

免疫抑制的发展和不断更新强有力地推动着同种异体阴茎移植的发展，目前常用的免疫抑制剂主要有钙拮抗剂、抑制增生药和类固醇皮质激素。第一代免疫抑制剂，如硫唑嘌呤、6-巯嘌呤及可的松等的应用大大提高了器官移植的应用及存活率，但毒副作用之大限制了其广泛应用。除抑制剂所共有的机会感染、恶变、药物毒性外，均具有特异性的副作用。

机体的某些特殊部位在植入异体组织后不会发生排斥反应，且这些移植组织可长期存活，如眼、睾丸、脑等特殊区域，这些区域称为"免疫豁免区"。免疫豁免区的组织若移植到其他部位，能抵抗排斥反应而存活，诱导局部产生免疫耐受。睾丸是天然的免疫豁免区，研究证实 SC（支持细胞）是维持其免疫豁免功能的主要细胞，共同移植 SC 可延长同、异体移植物的存活时间。

三、影响阴茎移植的因素

阴茎移植在国内外开展不多，经验不足，没有进一步观察和研究的经验。

（一）解剖因素

阴茎移植研究主要涉及器官、组织和细胞三个层次，主要是吻合海绵体、白膜、阴茎深动脉、阴茎背动脉、阴茎背深动脉、阴茎背浅动脉、阴茎背神经、Back 筋膜、皮膜，组织结构复杂，比肝、肾、甲状腺等单纯性器官移植要复杂，属复合组织同种异体移植的范畴，涉及神经、血管、筋膜、白膜、皮膜。

（二）受体生理环境因素

阴茎移植的供体和受体受解剖、生理、免疫差异的影响。生理上的差异也影响其成功实施：一是受体的生理环境能否成功为移植阴茎提供充分的营养支持和具有稳定性、相容性的内环境。二是移植阴茎能否正常工作，满足受体的生理需要，取决于是否能保留完整的大血管通路和微循环系统，细胞外基质植入受体后迅速重建局部血液循环，这样血流供应充分保留了源于供体的微循环环境，才可以更好地满足移植阴茎的生理需要。移植阴茎完全依赖于体循环提供的血流供应和受体微循环的滋养。三是受人体生理屏障的影响。人体是一个固有的免疫反应体，同样对于移植阴茎也有生理障碍调节反应。多种可溶性蛋白质参与免疫防御，如溶菌酶是黏膜分泌物中的水解酶，可分解细胞壁中的肽聚糖，还有血清蛋白质等都是参与生理屏障反应因素，是影响阴茎移植的生理环境因素。

四、阴茎移植的伦理学研究

随着科学技术的进步和发展，人类对自身认识不断深入，对健康的要求越来越高，人们对疾病治疗的要求不仅局限于消除病痛、延长生命，而且渴望生活质量的提高。其中器官移植技术不仅使受者生命延长，还大大提高了生活质量。

（一）关于异体阴茎移植受者的伦理问题

阴茎是人体重要而特殊的器官，阴茎残缺的患者除了要承受外伤所带来的身体上的巨大伤痛，还要承受伤后心理上的巨大痛苦。因为阴茎不仅是排尿器官，更是生殖器官，是维护身心健康和自尊的重要器官，也是维系婚姻生活和家庭稳定的重要因素。异体阴茎移植受者的伦理道德问题是所有涉及器官移植伦理道德问题中最重要、最复杂的问题。

（二）关于异体阴茎移植供者的伦理问题

阴茎是男性唯一的泌尿生殖器官，活体供者更是少之甚少，除非要求变性的患者有可能考虑活体器官捐献，但其中涉及的伦理道德问题更复杂。

（三）实施阴茎移植医生的伦理问题

医生和患者生活在不同的环境，持有不同的道德操守。当患者所患伤病目前无有效治疗时，患者为挽救生命或改善生活质量，可能急切请求医生为其尝试一个新的有希望的治疗方法，医生出于同样目的，可能积极采取新手段。这时医生必须有效地权衡进行或拒绝尝试新方法哪个更为负责。尤其对于一项无法律或机构约束的新治疗技术，做出的选择主要取决于医生的自律。

（四）异体阴茎移植的有关法律问题

我国要依靠立法来解决供者器官的来源问题，确立和执行脑死亡标准，进一步严格规范和管理器官移植工作。做到一切与器官移植相关的行为均按法律程序进行，同时通过各种媒体进行宣传、普及科学知识，改变国民观念，以提高我国器官移植的质量，促进我国器官移植事业的进一步发展。让患者来权衡这些利弊以决定是否手术，在伦理学上是可以接受的。关于异体阴茎移植要特别强调，我们要有清醒的认识和明确的态度，目前异体阴茎移植技术尚未成熟，在远期疗效尚未肯定的情况下，只有在供者、受者、医生、法律四方面条件均具备的前提下，方可谨慎开展，严密观察，绝不能一哄而起，盲目从之。

（李建华　董　炎）

参考文献

［1］AYUANDARI S，WINKLER-CREPAZ K，PAULITSCH M，et al. Follicular growth after xenotransplantation of cryopreserved/thawed human ovarian tissue in SCID mice：dynamics and molecular aspects. Journal of Assisted Reproduction & Genetics，2016，33（12）：1-9.

［2］　OKTAY K，AYDIN B A，KARLIKAYA G. A technique for laparoscopic transplantation of frozen-banked ovarian tissue. Fertility and Sterility，2001，75（6）：1212-1216.

［3］　RALL W F，FAHY G M. Ice-free cryopreservation of mouse embryos at-196 degress C by vitrification. Nature，1985，313（6003）：573.

［4］　BASTINGS L，WESTPHAL J R，BEERENDONK C C M，et al. Clinically applied procedures for human ovarian tissue cryopreservation result in different levels of efficacy and efficiency. Journal of Assisted Reproduction and Genetics，2016，33（12）：1605-1614.

［5］　JANSE J A，SIE-GO D M D S，SCHREUDER H W R. Ovarian metastasis in a transposed ovary 10 years after primary cervical cancer：the importance of histologic examination and review of literature. BMJ Case Reports，2011：bcr0420114155.

［6］　SILBER S J. Microscopic vasoepididymostomy：specific microanastomosis to the epididymal tubule. Fertility and Sterility，1978，30（5）：565-571.

［7］　KANATSU-SHINOHARA M，INOUE K，LEE J，et al. Generation of pluripotent stem cells from neonatal mouse testis. Cell，2004，119（7）：1001-1012.

［8］　OHTA Y，NISHIKAWA A，FUKAZAWA Y，et al. Apoptosis in adult mouse testis induced by experimental cryptorchidism. Cells Tissues Organs，1996，157（3）：195-204.

［9］　SHINOHARA T，INOUE K，OGONUKI N，et al. Birth of offspring following transplantation of cryopreserved immature testicular pieces and in vitro microinsemination. Hum Reprod，2002，17：3039-3045.

［10］　CHEN B，JOHANSON L，WIEST J S，et al. The second intron of the K-ras gene contains regulatory elements associated with mouse lung tumor susceptibility. Proceedings of the National Academy of Sciences，1994，91（4）：1589-1593.

［11］　NAGANO N，ORENGO C A，THORNTON J M. One fold with many functions：the evolutionary relationships between TIM barrel families based on their sequences，structures and functions. Journal of Molecular Biology，2002，321（5）：741-765.

［12］　VAN DER MERWE A，GRAEWE F，ZÜHLKE A，et al. Penile allotransplantation for penis amputation following ritual circumcision：a case report with 24 months of follow-up. The Lancet，2017，390（10099）：1038-1047.

［13］　CETRULO JR C L，LI K，SALINAS H M，et al. Penis transplantation：first US experience. Annals of Surgery，2018，267（5）：983-988.

［14］　IMESCH P，SCHEINER D，MIN X，et al. Developmental potential of human oocytes matured in vitro followed by vitrification and activation. Journal of Ovarian Research，2013，6（1）：30.

［15］　SLUIS R J V D，PUIJVELDE G H V，BERKEL T J C V，et al. Adrenalectomy stimulates the formation of initial atherosclerotic lesions：Reversal by adrenal transplantation. Atherosclerosis，2012，221（1）：76-83. Jr C C，Li K，Salinas H M，et al. Penis

Transplantation：First US Experience. Annals of Surgery，2017.

[16] VAN D M A，GRAEWE F，ZÜHLKE A，et al. Penile allotransplantation for penis amputation following ritual circumcision：a case report with 24 months of follow-up. Lancet，2017，390（10099）：1038-1047.

[17] SOPKO，N. A.，et al. Ex Vivo Model of Human Penile Transplantation and Rejection：Implications for Erectile Tissue Physiology. Eur Urol，2017，71（4）：584-593.

[18] HU，W.，et al. A preliminary report of penile transplantation. Eur Urol，2006，50（4）：851-3.

[19] GRYNBERG，M.，C. Sonigo and P. Santulli. Fertility preservation in women. N Engl J Med，2018，378（4）：400.

[20] SILBER S. Ovarian tissue cryopreservation and transplantation：scientific implications. Journal of Assisted Reproduction & Genetics，2016，33（12）：1-9.

[21] SILBER S J. Ovary cryopreservation and transplantation for fertility preservation. Molecular Human Reproduction，2012，18（2）：59-67.

[22] SILBER S J. Fresh ovarian tissue and whole ovary transplantation. Seminars in Reproductive Medicine，2009，27（6）：479.

[23] WALLACE，W. H.，R. A. ANDERSON，D. S. Irvine. Fertility preservation for young patients with cancer：who is at risk and what can be offered？Lancet Oncol，2005，6（4）：209-18.

[24] DEMEESTERE，I.，et al. Orthotopic and heterotopic ovarian tissue transplantation. Hum Reprod Update，2009，15（6）：649-665.

[25] DONNEZ，J.，et al. Ovarian tissue cryopreservation and transplantation：a review. Hum Reprod Update，2006，12（5）：519-535.

[26] BRÄNNSTRÖM M. Uterus transplantation. Fertility & Sterility，2013，99（2）：348.

[27] BRÄNNSTRÖM M，JOHANNESSON L，BOKSTRÖM H，et al. Livebirth after uterus transplantation. Lancet，2015，385（9968）：607-616.

[28] NAIR，A.，et al. Uterus transplant：evidence and ethics. Ann N Y Acad Sci，2008，1127：83-91.

[29] KISU I，MIHARA M，BANNO K，et al. Risks for donors in uterus transplantation. Reproductive Sciences，2013，20（12）：1406.

[30] DAHM-KÄHLER P，DIAZ-GARCIA C，BRÄNNSTRÖM M. Human uterus transplantation in focus. British Medical Bulletin，2016，117（1）：69.

[31] CATSANOS R，ROGERS W，LOTZ M. The ethics of uterus transplantation. Bioethics，2013，27（2）：65.

[32] JOHANNESSON L，ENSKOG A. Experimental uterus transplantation. Best Practice & Research Clinical Obstetrics & Gynaecology，2014，28（8）：1198.

[33] 方立，张杰. 肾上腺皮质细胞移植研究进展. 国际泌尿系统杂志，2009，29（1）：57-61.

［34］李伟，张孝斌，张杰，等．同种异体肾上腺细胞移植．武汉大学学报（医学版），2003，24（2）：157-160.

［35］范东青，张璨，胡艳秋．卵巢冷冻移植的发展历程及研究现状．国际生殖健康/计划生育杂志，2016，35（5）：405-408.

［36］雷鹏，汪清．睾丸移植的发展历程与研究进展．医学综述，2014，20（18）：3367-3369.

［37］孙杰，施诚仁．异体睾丸移植的研究进展．中华男科学杂志，2007，13（1）：61-64.

［38］李京，邱竣．同种异体阴茎移植的研究进展．中国美容医学杂志，2013，22（1）：217-220.

［39］张利朝，胡卫列，王元利，等．关于阴茎移植的伦理问题．医学与哲学，2006，27（6）：71-72.

第十九章 组织与细胞移植

第一节 组织移植概述

一、组织移植的定义、分类

（一）组织移植定义

组织移植是指某一种组织或整体联合几种组织的移植术。前者如角膜、皮肤、筋膜、肌腱、软骨、骨、血管等，后者如肌皮瓣等。一般采用自体或异体组织行游离移植或血管吻合移植，以修复某种组织的缺损。活体组织移植以自体组织移植为主，通过显微外科技术吻合血管和（或）神经，施行自体皮瓣、肌肉、神经、骨及大网膜等的移植，其中以自体皮肤移植修补创面皮肤缺损最为常用。自体组织移植是修复组织缺损、重建功能的重要手段。

（二）组织移植分类

组织移植按移植组织类型主要分为皮肤移植、骨及软骨移植、真皮及脂肪移植、黏膜移植、筋膜移植、肌腱移植、神经移植、大网膜移植、甲状旁腺移植、肾上腺移植、复合组织移植（如整体联合几种组织）。

二、组织移植的现状及存在的问题

组织移植的现状：经过多年的实践，组织移植已总结出许多具有高度共识、带有规律性的普遍原则，对临床实际工作有重要的指导意义。如在组织移植的选用上，以次要组织修复重要组织，先带蒂移位，后吻合血管，先分支血管，后主干血管，先简后繁，先近后远，重视供区美观和功能保存等共识。以往采用自身组织移植中自身复合组织瓣的切取给患者增添了新的痛苦，而且与正常组织在形态和功能上相差甚远。

组织移植存在的问题：

（1）免疫抑制剂的使用及免疫耐受：抗排斥问题的解决是复合组织移植成功的关键因素。

（2）移植物的来源：患者家属及患者本人的同意、法律上的支持，同时我国对死亡的标准仍没有明确规定，均是限制移植物来源的关键因素。

第二节　现阶段组织移植的研究进展

一、皮肤移植

皮肤位于人体的表面，是人体的第一道防线，具有多种重要功能。如从重量与面积来看，皮肤是人体的最大器官，重量约占体重的16%，成年人皮肤的面积为（1.2 m ×1.2 m）～（2.0 m×2.0 m）。皮肤移植是外科修复皮肤缺损的主要方法之一。皮肤移植手术在发展中形成的种类很多。为覆盖创面和维护功能经历了从 Tiersch 植皮、邮票植皮，直到整张植皮。在厚度上，发展了刃厚、中厚、全厚皮片移植。随后，为适应大面积深度烧伤治疗节省供皮的需要，又经历了皮片逐步变小，发展小块、微型、微粒、皮浆植皮，并由单一的自体皮片移植发展到异体（种）皮片移植，还发展了表皮细胞培养膜片、人工皮、组织工程皮肤移植。与此同时，又从功能恢复和节省皮源的要求上发展了网状植皮，继之又发展了 Meek 皮肤移植技术。

（一）皮片移植

皮片移植是通过手术的方法，在供皮区切取部分厚度或全层厚度的皮片，移植到受皮区，重新建立血液循环，并继续保持其活力，以达到修复受皮区的原始形态与功能的目的。皮片移植的原则为：切取次要部位的皮片，修复较重要部位的创面，或以隐蔽部位为供皮区切取皮片，覆盖暴露部位的创面。可供移植的皮片根据厚度的不同，分为刃厚皮片、中厚皮片、全厚皮片、带真皮下血管网皮片。

1. 刃厚皮片　平均厚度为 0.3 mm 左右，包含皮肤的表面层及少许真皮乳突层。皮片极薄，容易成活，适用范围如下。

（1）感染控制后的肉芽创面。

（2）大面积皮肤缺损，非重要功能的部位。

（3）口腔、鼻腔或眼窝黏膜缺损。

刃厚植皮的优点是容易成活，抗感染能力强，供皮区恢复快；缺点是愈合后外形不良，常有挛缩（有时可比原来缩小 40%），甚至出现凹凸不平的皱纹，植皮区愈合后皮较硬，皮片挛缩后可使邻近组织移位和变形，功能上因皮片挛缩不能达到恢复功能的目的，而且皮片薄，经不起压力摩擦，易导致难以愈合的溃疡。

2. 中厚皮片　平均厚度为 0.3~0.6 mm，含表皮及真皮的一部分，根据真皮厚度的不同，又可分为薄中厚皮片和厚中厚皮片。这种皮片具有收缩少、柔软、耐磨的优点，供皮区仍能借毛囊、皮脂腺、汗腺上皮的生长而自行愈合，特别适用于烧伤的早期切痂植皮治疗。

3. 全厚皮片　含表皮及全层真皮，质地柔软、耐磨、弹性好、收缩少、颜色改变亦较轻，多数病例皮片颜色近似正常皮肤。颜面、颈、手、足及关节功能部位的无菌创面，均可用全厚植皮修复，全厚植皮术是整形外科主要的修复方法之一。

4. 带真皮下血管网皮片　带真皮下血管网皮片为日本学者所创。其理论依据为真皮下有一层血管网，移植时保留此层血管网及其间少许脂肪组织，移植后通过此层血管网提供血供，皮肤组织可以成活。

（二）皮瓣移植

皮瓣移植是切取一块皮肤和皮下组织，并在切取过程中保留一部分组织与身体相连，即带蒂修复或通过吻合血管的显微外科技术，将切取的皮肤、皮下组织及滋养血管蒂游离移植修复。其与皮片移植的区别在于皮瓣本身自带血供。

1. 皮瓣移植的分类　根据血液供应特点，皮瓣可分为轴型皮瓣和任意皮瓣两大类。轴型皮瓣，指在皮瓣内必须有与皮瓣纵轴平行的轴心动脉和轴心静脉（1 条或 2 条伴行的静脉）。轴心血管在皮瓣供区形成轴心动脉供血、轴心静脉反流的一套完整的区域性循环系统。

2. 皮瓣移植的适应证

（1）外伤所致软组织缺损伴有深部组织（肌腱、神经、骨、关节等）缺损或外露的创面，或不稳定瘢痕紧贴骨面，或合并有溃疡形成等。

（2）器官再造，如鼻、唇、眼睑、耳、阴茎、阴道、手指的再造，皆以皮瓣为覆盖，再配合其他支持组织的移植。

（3）洞穿性缺损的修复，如鼻、上腭、面颊等处的洞穿性缺损，除制作衬里外常需要有丰富血运的皮瓣覆盖。

（4）加强局部血运，改善营养状态，如放射性溃疡、褥疮、感染性创面等局部营养贫乏，伤口极难愈合，可通过皮瓣输送血液，改善局部营养状态。

3. 皮瓣移植的选择原则　皮瓣移植术前，应根据受区的部位、形态、大小、有无严重挛缩、周围皮肤条件及创面条件，选择合适的供瓣区与皮瓣类型。选择原则大致如下。

（1）选择皮瓣的次序依次为任意皮瓣、带蒂皮瓣、吻合血管的游离皮瓣。

（2）选择皮肤质地、颜色近似的部位为供皮瓣区。

（3）长宽比例：皮瓣长度与蒂部宽度的比例，一般不宜超过 1.5∶1；在下肢等部位，最好为 1∶1；但在头颈等血供丰富的部位，长宽比可以超过 1.5∶1 的限制，有时达到 3∶1 并无血供障碍发生。

（4）顺应血管走向：皮瓣尽量按血管走行方向设计，蒂部位于血管的近心端，躯干中线一般为血管贫乏区，设计皮瓣尽量避免越过躯干中线。

（5）设计的皮瓣面积应大于创面，皮瓣切取后通常都有一定程度的收缩，故设计供区皮瓣的面积应大于创面的 10%~15%，以防止转移缝合后有张力而影响血运。

（6）尽可能选用血运丰富的轴型皮瓣移植。

（三）皮肤混合移植

1. 皮肤混合移植的演变　1954 年，Jackson 报道了条状自、异体皮间隔移植的临床应用。之后，我国烧伤外科医师创建了形式多样的皮肤混合移植技术，为我国烧伤治疗水平跃居世界前列发挥了极为重要的作用。皮肤混合移植是采用自体皮与异体皮或异种皮一起移植修复皮肤创面的方法，其最终目的是用尽可能少的自体皮封闭尽可能大的创面，加快创面愈合速度，以达到最佳修复效果。20 世纪 90 年代以后建立的自、异体表皮细胞混合培养植皮法和自、异体微粒皮混合移植法具有一些新特点，但有待于在临床试用中加以观察和总结。

2. 皮肤混合移植的分类　根据自、异体皮相对大小的变化，可把皮肤混合移植分为如下三类。

（1）等大混合移植：自、异体皮均相对较大且大小较为接近（边长通常为 0.5 cm以上），如条状、方块状、网状混合移植（扩展比较低）。

（2）小大混合移植：自体皮远小于大张异体皮（扩展比较高），如开窗式混合移植、自体微粒皮覆以大张异体皮混合移植。

（3）等小混合移植：自、异体皮组织颗粒或细胞大小最为接近，均相对偏小或很小，扩展比很高，如自、异体微粒皮混合移植和自、异体表皮细胞混合移植。

3. 皮肤混合移植的现状　大张异体（种）皮开洞嵌植小块自体皮混合移植法建立并应用于临床已 40 多年，在救治大面积深度烧伤患者方面是具有里程碑意义的创新。该法临床效果较好，节省了自体皮源。随着异体皮的脱落，自体皮生长连接成片并完整地覆盖创面的最大优势在于自体表皮能诱导局部免疫抑制，从而延缓异体皮的排斥。自体微粒皮移植术自 1985 年开展以来，在国内已得到广泛应用，成功治疗了大量危重烧伤患者。自体微粒皮移植术的优点是一次手术完成创面覆盖，较大限度地利用了有限的自体皮源。自体微粒皮的外层覆盖大张异体皮，方法简单，操作容易，有较强的临床实用性。大张异体（种）皮开洞嵌植小块自体皮和大张异体（种）皮覆盖自体微粒皮移植这两种混合移植术，仍然是目前临床上大面积烧伤患者创面修复的常用方法。然而，采用这两种移植术修复的创面愈合后，有相当多的患者会出现明显瘢痕增生；尤其当自体供皮区严重不足时，创面愈合时间会大大延长，有的可达 2 个月之久；还有少数患者手术后因大张异体皮被排斥而出现大面积创面无法覆盖，从而增加感染机会甚至危及生命。自、异体微粒皮混合移植和自、异体表皮细胞混合移植的方法尚处于实验探索阶段，有待于通过烧伤临床验证并加以完善。

近年来，三维组织打印技术的发展，使体外打印与天然皮肤结构和功能相接近的高仿真皮肤成为可能。其中，无细胞的人工合成皮肤为 Biobrane，为合成尼龙网和交联猪真皮组成，比较便宜，但其组织相容性有限，临床效果较差；含细胞的人工皮肤通过增加同种异体活细胞（TransCyte，添加了新生儿成纤维细胞的 AlloDerm）或者自体活细胞（PermaDerm，使用了自体成纤维细胞和上皮细胞），距离临床要求仍有一定距离，缺乏多种天然皮肤重要的功能单元及细胞成分如汗腺细胞、黑色素细胞和朗格汉斯细胞等，脂肪细胞和神经感受细胞基本不存在，且制造成本较高；目前最新发展的原位皮肤打印，能够在小鼠和猪伤口模型中直接打印皮肤，细胞能在伤口原位形成皮肤片，该技术仍处于技术摸索阶段且该人造皮肤尚未添加皮肤功能单元成分。随着高精度 3D 生物打印技术的发展，新型细胞及干细胞分化皮肤附件细胞用于打印皮肤，并开发出可支持快速血管化的皮肤，促进皮肤快速愈合。

二、骨及软骨移植

（一）骨移植

1. 骨移植的定义　骨移植是将骨组织移植到患者体内骨骼有缺损、需要加强或固定处的一种手术。骨移植的适应证主要包括：①骨折不愈合；②骨阻挡；③骨缺损；④关节融合。

2. **骨移植的历史**　早在 1878 年，Macewen 即为 1 例因骨髓炎肱骨缺损的 4 岁患儿施行异体植骨获得愈合，为骨移植最早的成功报道。1915 年，Atbee 发表《骨移植》，提倡用自体胫骨片嵌入式植骨。1955 年，Davies 应用带阔筋膜张肌蒂的髂骨瓣行髋关节融合。1962 年，Judet 应用带股方肌蒂的股骨大转子骨瓣治疗股骨颈骨折。1970 年，Snyder 应用带皮蒂的下颌骨复合皮瓣修复颜面部骨缺损畸形。此后，随着显微外科技术的应用，骨移植才得到新的发展。1973 年，McCullough 首先在动物实验中成功地应用吻合血管的游离肋骨移植修复狗的下颌骨缺损。1975 年，Taylor 在临床上运用吻合腓血管的游离腓骨移植治疗两例外伤性胫骨大段骨缺损。1977 年，Taylor 又报道一例外伤性股骨远段缺损，利用同侧带腓血管蒂腓骨瓣移位嫁接于股骨与胫骨之间。骨移植进入一个新的历史阶段，使移植骨的愈合过程转化为类似一般骨折的愈合过程。显微外科技术在骨移植术中的应用成为现代骨科不可缺少的治疗手段，使传统植骨难以修复的大段骨缺损得到了一种有效疗法。

3. **骨移植分类**　骨移植按移植物来源分为自体骨移植、同种异体骨移植、异种骨移植和人工骨移植。理想的植骨材料应具备骨传导性、骨诱导性、成骨作用，因为自体骨移植具有组织相容性好、无免疫排斥反应、融合性较好、恢复率高等优点，一直都是骨缺损移植术的金标准。

（1）自体骨移植：自体骨来源于自身的骨组织，无免疫排斥反应，且具有新骨形成的所有特性，包括骨传导性、骨诱导性和成骨能力。虽然自体骨是骨缺损部位最佳的替代组织，但是也存在缺点，那就是需要额外手术取骨，这样就导致相应的并发症产生，最常见的是短期或长期取骨部位疼痛，这种"供区病"发生率约 20%，而且自体骨移植还存在以下缺点。

1）自体骨取骨量不能满足大范围骨缺损治疗的需要。

2）手术切口增多，手术和麻醉时间延长，增加了失血量。

3）供骨区正常结构遭到破坏，稳定性减弱。

（2）同种异体骨移植：同种异体骨作为植骨材料首次应用于临床至今，同种异体骨移植在科研和临床应用上都有了巨大的进步。目前，同种异体骨已经成为临床上使用最多的植骨材料。

1）同种异体骨具有成骨能力的三个条件：

A. 有可以生骨的细胞。有人认为植骨床的幼稚结缔组织细胞在某些因素刺激下可转化为骨生成细胞，而后转化为成骨细胞和骨细胞，完成造骨。

B. 良好的血供。手术中保证植入物周围的血管供给，同种异体骨在血供良好的环境中成骨较快。

C. 适当的诱发因素。同种异体骨的有机物中存在的骨形成蛋白能促进成骨。

2）同种异体骨移植的作用主要是：

A. 作为结构支撑维持骨折复位。

B. 提供一定程度的骨诱导能力的骨传导基质。同种异体骨移植在囊括自体骨移植优点的同时，也避免了其缺点，是比较合适的植骨材料。其面临的最大问题是术后的植入段骨折和免疫排斥反应。

3）同种异体骨分类：主要有深冻骨、冷冻干燥骨、新鲜异体骨。深冻骨是将骨表面的组织、软骨以及骨膜清除，根据受体需要制作成各种形态的骨材料，低温保存。深低温条件下，酶的活性基本消失，传播疾病和免疫反应的可能降低，这样可以维持原来的生物性能、保留原有的力学强度。冷冻干燥骨是把冷冻骨放入干燥机内充分脱水，将骨组织内的水分控制在5%以下，消毒灭菌后真空包装。深冻骨的免疫原性要高于冷冻干燥骨，但冷冻干燥骨的强度要低于深冻骨。冻干骨是治疗骨缺损非常好的骨材料。冻干后移植骨的一些细胞死亡，从而使免疫排斥反应降低。因存在多种缺点，新鲜异体骨临床上已不使用。

4）同种异体骨移植材料及手术方式的选择：应根据移植目的决定。单纯的骨腔填塞可选用松质骨粒。涉及负重及其他力学性能的植骨应选用相对应的异体骨段行嵌入植骨，同时给予坚强的内固定。若植骨长度较大，可同时复合带红骨髓的自体骨移植，以增加其成骨能力，促进植骨愈合。关节融合术中植骨也应实施复合移植，自体异体骨同时应用。多项研究证实，复合移植预后优于单纯异体植骨。临床应用同种异体骨移植过程中，局部感染是术后最重要的并发症。临床实践中应注意以下几个问题。

A. 同种异体骨虽具有低抗原性，但仍较自体骨有较强的组织反应，所以术后渗出多，应放置引流，防止皮下积液及感染。

B. 同种异体骨有低度的排异反应，局部抗感染能力差，术后必须预防性应用抗生素，且时间至少2周。

C. 同种异体骨移植术的爬行替代较自体骨要慢，所以术中应给予合适的坚强内固定，术后应有更长的随访期。

（3）异种骨移植：异种骨所含的有机成分对人体具有强烈的抗原性，其来源包括猪、牛、羊、兔、狗等，材料丰富，但排斥反应影响移植骨的成活。一般使用物理化学方法去除其抗原成分，物理方法有低温冷冻、高温煅烧、声波降解等；化学方法包括脱脂、脱蛋白及各种方法联合运用。

（4）人工骨移植：目前主要使用的人工骨移植材料有羟基磷灰石、硫酸钙、磷酸三钙、生物活性玻璃等。我们可以根据生物复合材料中各种材料性质的不同，设计和制备结合各种材料优点且与人体骨组织类似的材料。

所有临床骨移植中，自体骨移植是金标准，修复效果最好，但是来源有限，且可造成二次损伤；同种异体骨及动物源性骨修复效果较差，有排斥反应和疾病传播风险；其他材料无法达到满意效果。最理想的骨移植支架不仅要能支持细胞生长与分化，还能与周围组织形成骨传导和血管连接。3D打印钛合金多孔骨支架的物理结构，包括其孔隙率、孔径直径、形状可以影响细胞成骨基因的表达和成骨分化，有望解决临床上大块骨缺损和骨融合手术的修复难题，解决目前骨支架的生物相容性欠佳问题，满足个体化的要求，具有良好的前景。

（二）骨软骨移植

正常关节软骨主要由软骨细胞和细胞基质构成，是人体重要的承重结构，它光滑有弹性，能够最大限度地吸收、缓冲应力。由于无丝分裂的生长方式和缺乏直接的血液、淋巴液、神经等营养供应，所以关节软骨一旦受损，其营养物质缺乏、再生能力有限、力的吸收作用减弱，关节损伤、退变等会进行性加重，这是关节炎治疗的瓶颈。软骨损伤会造成巨大的社会经济负担，严重影响人们的日常生活，常常需要进行医学上的干预。目前临床上修复关节软骨的措施主要有微骨折术、软骨下骨板钻孔术、自体软骨细胞移植术、自体骨软骨移植、异体骨软骨移植等。

1. 定义　骨软骨移植是将供体区（自体或异体）骨软骨植入受区（软骨缺损处）以达到修复目的，从而恢复软骨的生物化学和机械特点。

2. 分类　按照移植物来源分为自体骨软骨移植和同种异体骨软骨移植。

（1）自体骨软骨移植取材部位：目前临床上自体骨软骨移植选择的供区为关节的非负重区，多为股骨髁的内外侧面，每侧可提供 3~4 cm² 的软骨。所取的骨软骨柱包括软骨和软骨下松质骨，并且要求二者紧密结合、没有分离，目的是使供体和受区的软骨下松质骨尽快融合，为移植的软骨提供必要的血供。另外，软骨柱的长度取决于受损区损伤的深度，一般为 1~2 cm。

（2）同种异体骨软骨移植：该技术应用较广泛。但由于在供区取材时要求高、对供区造成损伤且移植物来源有限，故不适合大面积或广泛的软骨病损。而异体骨软骨易获取，可避免供区的软骨损伤，取材时选择的空间更大，能根据需要制成大小、形状与缺损区一致的骨软骨移植物，有利于受区的有效愈合。因而，国内外学者将目光转向了异体骨软骨移植。对于选用同种异体骨软骨还是生物型异种骨软骨移植材料进行软骨缺损区的修复，研究认为同种异体骨软骨移植修复效果更佳。目前开展的同种异体骨软骨移植有新鲜同种异体骨软骨移植和冷冻同种异体骨软骨移植，其主要应用在膝关节软骨缺损上。

三、角膜移植

（一）角膜移植定义

角膜移植是用透明、健康的供体角膜组织替换混浊病变的角膜组织，使患者复明或控制角膜病变，达到增进视力或治疗某些角膜疾病的眼科治疗方法。

（二）角膜移植分类

传统角膜移植分为穿透性角膜移植和板层角膜移植。由于多种因素和机制的共同作用，限制了血源性免疫效应细胞和分子进入移植片，使角膜处于一个相对免疫赦免状态，使角膜移植成为成功率最高的器官移植。角膜移植可依据病变的位置选择不同的手术方式。历史上，穿透性角膜移植术（penetrating keratoplasty，PK）是角膜移植最常用的手术方式。随着技术水平的提高，新的有针对性的移植手术逐渐发展，包括板层角膜移植术（lamellar keratoplasty，LK），尤其是深板层角膜移植术（deep anterior lamellar keratoplasty，DALK）和角膜内皮移植术（endothelial keratoplasty，EK）已成为最常用的角膜移植手术。LK 术式的应用（Hippel，1888）早于 PK（Zirm，1905），但是由于 PK 具有更好的术后光学效果而后来者居上，直至 20 世纪中后期在角膜移植领域仍然占据主导地位。如何改良并发展 LK 成为众多手术医生持续关注的方向。1959 年，

Hallermann 提出了 DALK 的概念，即保留角膜内皮及后弹力层，将整个角膜基质完全去除，以获得更好的术后光学效果，但由于其对术者的手术技巧要求高，故在相当长的时期内未能在临床上推广。目前根据植床的分离深度将 LK 分为浅中层、深板层（植床深度达到全角膜 95%）及暴露后弹力层的深层角膜移植手术，后两者均属于广义上的 DALK。与传统的 PK 相比较，现代 DALK 具有明显的优势，大力推行 DALK 手术对于亟待手术复明的角膜病患者具有重要意义。其一，感染、外伤等因素造成的角膜病变在我国占有极大的数量，部分患者在病变尚未累及角膜全层时均为 DALK 的手术适应证。其二，我国绝大多数眼科手术均在局部麻醉下实施，因此要求患者配合良好。DALK 与"大开窗式"的 PK 不同，前者无须眼内操作，属于闭合性手术，因此术中以及术后并发症明显减少，极大地降低了角膜移植手术风险。其三，角膜移植术后应用糖皮质激素疗程缩短，药物并发症的发生率也大大降低。

DALK 的手术适应证：根据 DALK 手术的设计，凡未累及角膜后弹力层和角膜内皮细胞的病变均可接受 DALK，如圆锥角膜、非内皮异常的角膜营养不良、角膜瘢痕、尚未穿孔的感染性角膜溃疡。DALK 手术适应证的合理选择应根据角膜病变程度与范围、植片来源及特点等进行综合考量和评估，为手术的成功奠定基础。

角膜移植是治疗角膜盲的有效方法，但供体角膜一直处于匮乏状态。术后免疫排斥等并发症直接影响了最终手术的成功率。研制供体角膜的替代物也就是人工角膜，成为恢复角膜结构功能、重建视力的有效方法。随着组织工程技术的进展，材料的研制不断取得进展。特别是以胶原蛋白、丝素蛋白为代表的生物材料的研制，为体外构建有生物活性的人工角膜提供了条件，代表了人工角膜研制的最新进展。其能改善植入物与受体组织的整合，降低术后排斥反应、高眼压、人工角膜后增殖膜、眼内炎、角膜溶解等不良反应的发生。人工角膜最常用的设计是由中心光学柱镜和周边支架两部分组成。周边支架的材料则包含有多种，如羟基磷灰石、聚四氟乙烯、氟碳聚合物、自体牙齿等。近年来，为提高与受体组织的生物相容性，周边支架采用了多种新型生物材料，如自组装肽、重组胶原蛋白、自组装式植入物、丝素蛋白等。展望未来，随着生物材料的不断改进，结合临床植入技术的更趋成熟，人工角膜的应用前景将更加广阔。

如何及时、有效地进行角膜修复是重要的临床问题，因此开发新的、有效的治疗方法具有重要意义。近年来，移植角膜缘干细胞（limbal stem cells，LSCs）组织块或 LSCs 培养得到的细胞膜片治疗角膜缘干细胞缺陷（limbal stem cell deficiency，LSCD），已成为常规治疗。自体口腔黏膜上皮细胞膜片移植也在双眼 LSCD 的治疗中有所应用。基质干细胞可减少角膜基质修复过程中的瘢痕形成，但在用于临床之前还需在大型动物模型中进行验证。对于利用干细胞修复角膜内皮，仍需要更多机制研究以及移植性的实验结果来验证。相信在不久的将来，干细胞技术将在角膜修复领域取得重大突破。

四、肌腱移植

由于肌腱的过度使用或随着年龄的增长而发生的退变，肌腱易产生不同程度的急慢性损伤，而损伤的肌腱在修复后会出现粘连、强度降低等问题，所以对于受损肌腱的治疗显得格外重要。肌腱的传统治疗主要包括缝合、自体移植、同种异体移植、人工合成材料移植等。随着生物科技的进步，生长因子、干细胞及基因疗法也取得极大的进展。现将其移植相关部分作概述。

（一）肌腱移植的分类

1. 自体肌腱移植　是传统的肌腱修复方法，移植物通常取自体腘绳肌肌腱、半腱肌肌腱及股薄肌肌腱等。对于复杂的肌腱损伤，单纯的半腱肌及股薄肌肌腱难以胜任，此时则将髌韧带和股四头肌肌腱作为备选。

2. 同种异体肌腱移植　由于其供源充分、术后恢复较快、排异反应轻等优点，越来越受到人们的关注。但同种异体肌腱移植不可避免地存在免疫反应，一定程度上影响了其临床应用。深低温冷冻去细胞肌腱技术极大程度上解决了免疫反应的难题。低温冷冻法可破坏移植肌腱内的腱细胞成分，使肌腱内形成空穴，成为含有胶原的支架，极大程度上降低了肌腱移植的免疫排斥反应。1982 年，Minami 等对异体肌腱用多聚甲醛、冷冻及戊二醛处理等方法，使肌腱的免疫源性降低。结果显示，这些处理使同种异体肌腱材料在植入机体后 3 周时肌腱接合部愈合，8 周时肌腱修复完成，表明以上各种处理措施可使组织抗原性降低而保留肌腱生物活性。20 世纪 80 年代后期组织工程技术的建立和发展为肌腱组织的修复提供了一条新思路。利用自体或其他来源的细胞，生产出生物性组织替代物以修复损伤组织。这种组织工程化肌腱植入体内后不会发生免疫排斥，且在机械负荷作用下会发生改建，原来排列杂乱无章的胶原束逐渐沿机械作用力纵轴排列，组织工程化肌腱的断裂强度逐渐增强。

3. 组织工程化人工肌腱修复缺损肌腱与其他传统方法相比主要的优点

（1）所形成肌腱组织有活力和功能，可对肌腱缺损进行形态修复和功能重建，达到永久性替代。

（2）以相对少量的肌腱细胞经体外培养扩增后，修复严重的肌腱缺损。

（3）按缺损肌腱形态塑形，达到形态修复。

组织工程是一门新兴领域，组织工程人工肌腱将成为将来的主要研究方向。

（二）异体肌腱的临床应用

1. 多条肌腱缺损的修复　由于异体肌腱库的建立，使肌腱取材、保存、处理更加安全可靠，保障了临床患者的需要。近年文献报道中，大量的病例为多条肌腱缺损，甚至屈伸肌肌腱缺损病例，肌腱移植的长度可自行选择，避免了由于自体肌腱不足，1 条肌腱移植于几条肌腱，或肌腱长度不足，采用邻近肌腱移位的方法，使肌腱修复的质量有了保障。异体肌腱移植基本做到了缺什么修复什么，缺多少长度补多少长度的要求。

2. 肌腱分类型、分部位移植　肌腱大致可分滑膜肌腱与非滑膜肌腱。其所在部位不同，肌腱的表面结构不同，是由所处部位、营养环境不同决定的。肌腱表面结构直接影响肌腱愈合质量。在鞘管内滑膜肌腱移植，结果明显优于非滑膜肌腱。异体滑膜肌腱在鞘管区移植的结果，明显优于自体非滑膜肌腱的移植。可能由于肌腱移植后，周围组织液提供营养，滑膜肌腱表面结构具备渗透组织液的途径，更易于获得营养。而非滑膜肌腱表面为腱周组织，依赖于血液循环重建而获得营养。周围组织细胞及新生血管长入为其唯一的途径，发生过程速度要慢，粘连的机会也会更多些。伸指肌肌腱Ⅱ区的肌腱缺损，在临床上修复是非常困难的。传统的方法常是伸指功能恢复，屈指功能差，甚至肌腱修复后的功能，屈伸活动不如术前。主要原因是不符合原来的伸指装置的活动要求，即中央束及侧腱束联合体的协调运动。为解决上述问题，腱帽及周围腱束联合移植是最为理想的方法。伸指肌肌腱取材时，将腱帽连同周围的中央束、侧腱束一同切取。修复时分别修复中央束、两侧腱束。

（三）肌腱移植面临的问题

1. 异体肌腱移植的安全性　制备异体肌腱移植材料主要问题是防止组织污染、感染问题。提高异体肌腱移植的安全性，减少移植的副作用，避免因移植造成疾病的传播，建立肌腱库是非常必要的。它可以规范取材标准，完善肌腱的处理、保存、运输的无菌操作。通过供体来源的控制，选择健康的供体，包括供体血液学检查（HIV、HBV、HCV 等），排除阳性供体。保证异体肌腱不被污染及传播疾病，为临床提供安全可靠的异体材料。

2. 加强肌腱移植的基础研究　异体肌腱移植尚有很多问题需要解决或进一步探讨，如肌腱细胞在肌腱移植后修复过程中的作用、肌腱基质在愈合中的影响、肌腱生长因子或促肌腱生长因子的作用、肌腱移植后肌腱细胞追踪技术等。

五、复合组织移植

复合组织主要用于创伤或肿瘤术后机体大块组织缺损的修复与再造，同种异体复合组织移植已经成为新兴领域。以往采用自身组织移植，自身复合组织瓣的切取给患者增添了新的痛苦，而且与正常组织在形态和功能上相差甚远。1998 年，世界首例异体全手移植的成功实施标志着同种异体复合组织移植由实验研究正式迈向临床实践。到 2003 年 11 月，国内外先后进行了 20 例同种异体手移植（其中有双侧手移植，也有利用其他组织移植再造手）、9 例腹壁移植、1 例喉移植及 1 例舌移植，这些移植一般认为属于复合组织同种异体移植（composite tissue allotransplantation，CTA），不同于一般的器官移植，在多数情况下 CTA 的目的是提高患者生活质量而不单纯是治疗疾病或挽救生命。器官移植技术、显微外科技术、移植免疫与药物的研究发展带动了同种异体复合组织移植的发展，显示出同种异体复合组织移植的巨大潜力及挑战。2005 年 11 月 27 日，由 Dubemard 和 Devauchelle 领导的医疗小组成功地为 1 例狗咬伤致面部毁损的 38 岁女性进行了世界上第一例颜面部同种异体复合组织移植术（facial composite tissue allotranplantation，FCTA），成为当时轰动全球的一大新闻。我国上海交通大学医学院附属上海市第九人民医院整形外科李青峰教授团队首次建立了自体全脸面预构重建技术，这为以往无法有效治疗的严重全脸面毁损提供了有效的治疗手段。此项技术不使用异体组织，不服用抗免疫排斥药物，利用组织扩张、细胞移植、皮瓣等技术，使得脸面毁形患者可获得"正常人"的面貌与功能，避免了异体移植造成的伦理心理问题与长期的抗免疫排斥治疗的问题。此技术在 200 余例不同程度毁容患者治疗中应用，并已完成全脸面毁形重建近 10 例。需要关注的问题如下。①复合组织移植的实验与临床应用：肢体移植、喉移植、膝关节移植、颜面移植等。②免疫抑制剂的使用及免疫耐受；抗排斥问题的解决是复合组织移植成败的关键因素。抗体沉积和细胞介导的移植组织破坏效应导致慢性排斥。长期应用免疫抑制治疗后导致的并发症主要有机会感染（条件致病菌、真菌、巨细胞病毒、疱疹病毒等）、机体代谢紊乱（糖尿病、库欣综合征等）及癌变（基底细胞癌、鳞状细胞癌、EB 病毒感染 B 细胞致淋巴增生异常）。通过研究建立嵌合体诱导免疫耐受、应用 T 细胞共受体抗体、封闭共刺激途径等方法来获得免疫耐受已解决免疫排斥。③移植物的来源：本人及其家属的同意、道德上的接受、法律上的支持。

六、甲状旁腺移植

甲状腺全切除术后甲状旁腺功能低下一直是困扰甲状腺外科医生的难题，永久性甲状旁腺功能低下是甲状腺及甲状旁腺术后的一个严重甚至致命的并发症。所以，甲状旁腺功能保护的问题逐渐得到重视。由于甲状旁腺激素在机体代谢中的复杂作用，因而仅靠补充钙剂和维生素 D 并不能获得有效改善。甲状旁腺移植一直被视为治疗甲状旁腺功能低下最为理想的方法之一。部分慢性肾脏病发展到一定阶段会导致继发性甲状旁腺功能亢进症，严重者需行甲状旁腺全切除术。为防止术后甲状旁腺功能减低，需行甲状旁腺自体移植术。

（一）自体移植

世界上最早的甲状旁腺自体移植（parathyroid autotransplantation，PA）是 1892 年由 Anton von Eiselsberg 在猫体内完成实验。1926 年，Lahey 首次将甲状旁腺自体移植术应用于临床并主张在切除的甲状腺组织寻找有无甲状旁腺并进行自体移植。甲状旁腺自体组织移植术可以有效预防甲状腺全切除术后永久性甲状旁腺功能减低的发生。另外，慢性肾脏病 5 期继发性甲状旁腺全切术后即刻行自体非内瘘侧肱桡肌移植已成为该疾病治疗的标准术式。到目前为止，郑州大学第一附属医院已成功实施了 168 例，术后亦通过检测移植侧及对侧上臂静脉血甲状旁腺素比值以确认移植甲状旁腺的分泌功能。手术方式有种植法和注射法。

1. 种植移植　是取 1~2 枚自体甲状旁腺切成薄片（厚度为 1~2 mm，大小约 1 mm^3 的组织匀浆），再移植于胸锁乳突肌内，可降低术后甲状旁腺功能减退症和暂时性低钙血症的发生率。移植部位有多种选择，如肱桡肌、斜方肌、股肌等部位。胸锁乳突肌被认为是最为便捷的部位，无须增加手术切口和延长手术时间。自体移植的甲状旁腺 2~4 周内开始恢复功能，8 周左右可以达到最佳。

2. 注射移植　要求将腺体在 2 mL 无菌平衡盐溶液中剪成直径 ≤0.5 mm 的碎粒，制作成组织悬液吸至 2 mL 或 5 mL 注射器中，头侧留有约 0.5 mL 空气，接 18 G（12 号）针头注射于同侧的胸锁乳突肌腹内，操作时术者须小心注射，避免穿破肌肉后方包膜致悬液在术野内弥散。种植法相对经典，操作方便，但是该法在夹取腺体时不可避免地会有碎粒黏附在镊子上，可能会增加种植的难度，并且在分离肌肉时可能会导致血肿形成。而注射法制作的组织悬液中的腺体碎粒更加细小，且很少黏附在器械上，在注射时不会产生肌肉切割和出血，特别适合在完全腔镜下甲状腺手术时及继发性甲旁亢术后前臂移植。甲状腺手术中，术者应时刻观察甲状旁腺颜色的变化情况，在明确甲状旁腺损伤后，或不能确定甲状旁腺是否存活时，均应实施甲状旁腺自体移植术。

手术中甲状旁腺的自体异位移植可取得良好的效果，但外科医生在手术当中并不能及时发现甲状旁腺的损伤或误切。当术后出现甲状旁腺功能减退症时，已无可移植的种子细胞。有人研究将脂肪源性干细胞、间充质干细胞、诱导多功能干细胞分化成甲状旁腺样细胞的方法，为治疗甲状旁腺功能减退症开辟了一条崭新的途径，临床应用前景广阔。

（二）异体移植

异体移植治疗尚处于试验阶段，多见于利用微囊化技术的动物实验，有望解决甲状旁腺移植治疗的排斥反应和移植物来源不足双重问题。微囊可保护移植物免受排斥反应，目前所用包膜多为纯化无促有丝分裂作用的藻酸盐。Hasse 等报道了将人甲状旁腺组织微囊化处理后移植于小鼠且不予免疫抑制剂的长期研究，结果表明用微囊化技术可达到不用免疫抑制而实现成功的甲状旁腺异种移植。Moskalenko 等对微囊化移植进行了改良，采用胶原酶消化而非机械切割，避免了后者所造成的组织边缘坏死，并且能得到单个的细胞。该研究表明，微囊的稳定性与其内组织颗粒的大小呈反比，因此，由细胞构成的微囊具有更好的稳定性；此外，研究还表明来自不同捐赠者的甲状旁腺组织具有不同的分泌模式，提示在移植前选择合适的微囊，对提高移植物的存活率和疗效具有重要意义。微囊化技术仍存在一定的缺点：①甲状旁腺细胞的提取、微囊的制备过程中会丢失、损伤部分细胞，因此往往需要较多的组织量。②由于微囊材料对周围组织的作用而导致周围组织纤维化，最终发生移植失败。③异体移植的供体往往为猪、牛等动物，寿命较短，腺体细胞增殖周期少于人类，远期效果不佳。④细胞失去正常的周围环境，可能会发生生长、增殖方面的问题。⑤目前的微囊尚不能保证其远期仍有完整性，损坏或破裂后仍有发生排斥反应的可能。

七、肾上腺移植

（一）肾上腺移植概述

自20世纪50年代末开始，由于人工合成糖皮质激素成功，肾上腺皮质功能减退的患者可以用激素替代治疗，但需终身服药，且单纯应用糖皮质激素不能弥补肾上腺所有激素的短缺、机体没有应急能力，肾上腺移植是治疗肾上腺皮质功能减退的理想方法。肾上腺移植临床可用于慢性肾上腺皮质功能不全、帕金森病、慢性顽固神经性疼痛及乳腺癌、前列腺癌及精原细胞瘤。从20世纪80年代开始，由于器官移植免疫药物和显微外科技术的进步，吻合血管的肾上腺移植迅速发展，术前和术后的处理也有较大改进。提高肾上腺种植效果的研究也取得了较大进展。

（二）肾上腺移植分类

组织起源分类为肾上腺皮质移植和肾上腺髓质移植；免疫学反应分类为自体、同种异体和异种肾上腺移植；移植方式分类为带血管蒂吻合血管的全肾上腺移植、肾上腺组织移植（种植）和肾上腺细胞移植。

（三）肾上腺移植的方法

1. 带血管蒂吻合血管全肾上腺移植 移植部位常选用大网膜、髂窝和股三角等处，其中以股三角为最多。大网膜上血管丰富，有不同口径的血管可供选择。大网膜的血液经门静脉系统回流，肾上腺移植后，从门静脉、肝静脉和外周静脉分别采血检测皮质激素浓度，结果显示血液流经肝脏后皮质激素仍保存较好。

血管吻合方式有以下几种。

（1）供受者动静脉对应吻合术：将与肾上腺相连的动脉同受者的动脉血管做对端或端侧吻合，肾上腺静脉或与其相连的左肾静脉或下腔静脉同受者的静脉做对端或端侧吻合。

（2）肾上腺静脉与受者动脉吻合术：临床上应用肾上腺动脉进行血管吻合较困难，而肾上腺静脉恒定、粗大，易与其他血管做吻合，若将肾上腺静脉与受者某一动脉如腹壁下动脉或网膜动脉等做吻合，血液就可以从静脉逆流进入肾上腺供其营养，肾上腺表面渗出的血液可被其周围组织如大网膜吸收；如出血较多，也可将肾上腺动脉套入式吻合于受者的某一静脉如大隐静脉内，便于回流。该方法多用于自体肾上腺移植。

（3）肾上腺静脉同时与受者的动脉、静脉吻合：如不能吻合肾上腺动脉，也可以将受者的动、静脉如腹壁下动、静脉同时引入粗大的肾上腺静脉内，牵引线从肾上腺表面不同的两个位置引出。该方法见于自体肾上腺移植。术后可定期检测血浆皮质醇、尿 17-羟、尿 17-酮等，还可做肾上腺核素扫描、B 超或彩色多普勒等检查。一般认为同种异体肾上腺移植后排斥反应轻，这可能是移植物局部能产生高浓度的具有免疫抑制作用的糖皮质激素所致，故术后可以短期内使用小剂量甚至不使用免疫抑制剂。

2. 肾上腺组织移植　常用的种植部位有皮下、大网膜、腹直肌和大腿内侧肌肉群等。大网膜血供丰富，是肾上腺种植最理想的部位。大腿内侧浅肌肉群则位置表浅，便于观察，必要时易切除。为提高种植效果，常将肾上腺组织切成薄片，以期获得更好的血供，然而种植的效果与切薄的程度并无关联。若单纯种植肾上腺包膜，肾上腺皮质更容易再生，因此种植前应去除皮质和髓质，尽量保留包膜。种植后若应用糖皮质激素反馈抑制了垂体促肾上腺激素（ACTH）的分泌，则应加用外源性 ACTH，以促使肾上腺皮质再生。但在 Cushing 病患者中，因其体内 ACTH 不被反馈抑制，故术后即使应用了外源性糖皮质激素，也无须加用 ACTH。

3. 肾上腺皮质细胞移植　皮质细胞的移植部位多选用大网膜、肌肉内、皮下、肾包膜下或睾丸内等，由于血睾屏障的存在，睾丸内的移植物可能会免于受者免疫系统的攻击。将肾上腺皮质细胞分离出来后可直接移植，也可先进行细胞培养，将经过适当培养的细胞制成细胞悬液后再做移植。

一般认为，如果移植前将组织或细胞在适当条件下进行培养，可降低移植物的免疫原性，减轻排斥反应。术后使用少量或不使用免疫抑制剂，应定期检测血浆糖皮质激素浓度。

第三节　组织移植存在的问题及发展展望

组织移植是修复组织缺损、重建功能的重要手段，但是自体组织移植尚不能满足临床需要，并且许多组织移植较之单纯的器官移植，其解剖结构更加复杂，除了血管吻合外，还要兼顾神经和肌肉的功能重建。1998 年世界首例异体全手移植的成功实施标志着同种异体复合组织移植由实验研究正式迈向临床实践。随着器官移植技术、显微外科技术、移植免疫与药物的研究发展带动了同种异体复合组织移植的发展，显示出同种异体复合组织移植的巨大潜力及挑战。随着现代器官移植和显微外科技术的逐渐成熟，在组织移植中技术问题已不是最主要的问题，真正制约组织移植临床应用的主要是以下两个方面。

（一）免疫排斥

虽然内脏器官（如肾、肝、心）移植的排斥反应已通过免疫抑制药物的使用得以较好地解决，但由于组织对"异己"组织排斥的程度更强烈，所以抗排斥问题的解决是组织移植成败的关键因素。

（二）供体来源

异体组织的来源主要是遗体。为了避免亲属对于摘取逝者器官时产生不安和异议，英国议会曾通过了专门的器官移植法，对死亡的定义进行了科学而合理的规定：即使人无法再有任何感觉的脑死亡就是生命死亡。美国著名的"哈佛标准"也于 1968 年问世，并明确提出了脑死亡的概念、定义和确定标准，从而在理论和实践的意义上开始替代了心脏死亡标准。针对我国的供体来源困难，除了要改变公众思想观念和文化习俗外，同样需要解决"死亡标准"问题。

随着材料学和组织工程学的发展，纳米技术和三维组织打印技术的日趋成熟，干细胞培养及诱导分化基础研究的发展，组织移植面临着前所未有的机遇，也为组织移植的发展提供了广阔的应用前景。

第四节　细胞移植概述

一、细胞移植的定义

细胞移植（cell transplantation）是指将有活力的细胞移植到另一部位或另一个体。其主要适应证是补充受者体内某种数量减少或功能降低的细胞。细胞移植中骨髓与造血干细胞移植备受瞩目，可用于治疗白血病在内的血液系统恶性肿瘤性疾病及重型地中海贫血等非恶性血液病。此外，备受关注的还有胰岛细胞移植治疗糖尿病，脾脏细胞移植治疗重型血友病，成体干细胞移植治疗心力衰竭及心肌梗死，间充质干细胞及肝细胞移植治疗肝衰竭等。上海瑞金医院内分泌科在《自然·通讯》杂志上发表一项研究成果，揭示了糖尿病病因新机制，在寻找糖尿病靶向药物治疗新靶点的同时，临床上有望通过调节 mTORC1 的活性，以维持胰岛功能性 β 细胞容量和成熟分化状态，通过体外诱导相关细胞分化成为有胰岛素分泌功能的成熟 β 细胞并进行细胞移植，为临床通过细胞移植治疗糖尿病提供了新可能。2017 年，同济大学医学院利用成年人体肺干细胞移植技术，从患者支气管刷取数十个干细胞，将体外扩增后的干细胞移植到肺部病灶部位；经过 3~6 个月的增殖、迁移和分化，干细胞逐渐形成了新的肺泡和支气管结构，进而修复替代了患者肺部损伤的组织，成功实现了人类肺脏再生。

世界每年约有上亿人遭受不同形式的组织器官创伤，对各种用于移植的组织器官需求巨大，但可供移植器官的来源有限且困难，同时受机体免疫排斥、移植费用等因素制约，使得器官移植的临床应用相当有限。因此利用可大量扩增并且有分化潜能的干细胞或者祖细胞/前体细胞，通过工程学手段，结合新型生物材料，得到可以适应人体自身生化生理条件的可代替组织的技术手段，有着广阔的发展空间。此外，随着医疗水平的提高，人类对寿命的期望值不断提高，世界开始步入老龄化时代，伴随而来的是大量与组织器官衰老退化有关的退行性疾病的暴发，如阿尔茨海默病等。这些疾病严重影响了患者的生命质量，对社会造成了严重的负担。目前，药物治疗和手术治疗对于退行性疾病并没有好的效果，再生医学则有可能在根本上攻克退行性疾病。

一般认为，干细胞具有多潜能、自我复制的能力，可以分化成具有另外一种功能的细胞。尤其在器官受到威胁或程序性损伤时，干细胞在机体的特定部位持续正常自我复制。最早被定义的干细胞是造血干细胞，它是一类分离自骨髓的可自我更新与复制，并且具备产生造血系统不同谱系血细胞能力的细胞。由此引申出干细胞的基本定义，即可以自我更新并具备多向分化潜能的细胞。

二、细胞移植发展史

（一）造血干细胞移植历史

白血病（leukemia）是一种常见的血液系统肿瘤，是一类造血干细胞恶性克隆性疾病，白血病细胞恶性增殖累积，使正常造血受抑制并浸润其他器官和组织。和实体肿瘤不同，血液系统肿瘤无法通过手术方法切除；由于白细胞全身循环，化疗也无法完全消除癌细胞；白细胞还是机体免疫系统重要组成部分，放疗破坏白细胞将增加感染的概率。因此，寻找白血病治疗的新方法具有十分重要的意义。白血病治疗方面，骨髓移植（bone marrow transplantation）发挥了重要作用，目前全球每年有 6 万人进行了骨髓移植，挽救了大量白血病患者的生命。第 1 例人体骨髓移植实验于 20 世纪 50 年代由美国科学家爱德华·唐纳尔·托马斯（Edward Donnald Thomas）完成。1957 年，托马斯在《新英格兰医学杂志》上发表了人骨髓移植的第 1 篇论文，从而开启了骨髓移植的先河。他也因此与第一例肾移植的完成者默里（Joseph Edward Murray）共享 1990 年诺贝尔生理学或医学奖。后来，学者发现正常生理状态下外周血中也含有一定比例的造血干细胞，比例约为 0.1%，远远低于骨髓中约 1% 的比例。1988 年，Socinski 等人发现粒细胞集落刺激因子（granulocyte-colony stimulating factors，G-CSF）能动员造血干/祖细胞从骨髓大量转移到外周血。因此，动员后的外周血就成为造血干细胞新的供源。1994 年 Bensinger 等人成功实施了第 1 例外周血造血干细胞移植。2 年后，我国著名的血液学家陆道培领导的小组也成功实施了我国首例外周血造血干细胞移植。

（二）神经干细胞移植历史

临床上的多种神经系统疾病，如脑卒中（脑梗死、脑出血）等，至今仍没有效果显著的治疗方法。研究者推测神经干细胞或可通过取代受损的神经细胞来治疗神经系统疾病，如神经干细胞可分化整合到神经环路中，分泌神经营养因子调节患者自身神经干细胞的修复作用，促进新生血管形成等机制，起到恢复患者神经系统功能的作用。由于体内神经干细胞在神经组织受损，组织细胞坏死丢失后的代偿能力非常有限，因此神经干细胞移植可能是治愈神经系统疾病的唯一治疗方法。1965 年，Altman 等在新生大鼠的海马齿状回观察到新生的颗粒细胞，首次为神经细胞发生（neurogenesis）提供了解剖学证据。1992 年，Reynolds 等首先利用神经球特殊培养条件，先后从胎鼠和成鼠纹状体分离得到神经干细胞（neural stem cells，NSCs），将人们带出"成年中枢神经系统无神经细胞新生能力"的误区。研究证明，多种成年哺乳动物脑内都存在神经干细胞，具有长期自我更新能力，包括人类在内的多种成年动物脑组织终生都有新神经元生成。神经干细胞因其自我更新、多向分化潜能的性质，让其成为备受瞩目的"万能细胞"，似乎在中枢神经系统的多种疾病中都有潜在治疗价值。

（三）脐血干细胞移植历史

脐血干细胞移植（Cord Blood Stem Cell Transplantation，CBSCT）是造血干细胞移植技术中的一个类型。从 1988 年法国人 Gluckman 应用脐血治疗第 1 例范可尼贫血的 5 岁儿童成功后，全世界目前 CBSCT 技术治疗的疾病已有 80 余种。

（四）脂肪细胞移植历史

自体脂肪移植已有上百年的历史。1893 年，Neuber 用脂肪填充软组织凹陷，是首次用于人类自体脂肪进行的移植。1895 年，Czerny 报道首例自体脂肪移植乳房重建术。1909 年，Lexer 首次报道用游离脂肪块治疗颜面部萎缩。1911 年，Brunings 首次应用注射器在皮下注射脂肪小体行鼻成形术。1977 年以来，脂肪颗粒注射技术在国际上逐渐开展。1986 年，Illouz 提出了脂肪颗粒移植的理论。1987 年，Klin 报道了肿胀技术，使吸脂术和颗粒脂肪移植迈出了革命性的一步。1994 年，Von 提出前脂肪细胞移植理论，认为前脂肪细胞耐受缺血、缺氧的能力强于脂肪细胞，因此存活率更高。1999 年，Amar 提出脂肪细胞微渗透理论，临床成功率高、并发症少。目前，随着组织工程学、细胞生物学等相关学科的发展，又进一步促进了脂肪移植的临床应用。

三、细胞移植分类

细胞移植包括细胞群移植（如胰岛细胞、肝细胞、脾细胞群、输血和骨髓移植）和单一类型细胞移植（如红细胞输注、胰岛 B 细胞株移植）。

第五节　细胞移植的临床应用

一、骨髓移植技术

骨髓移植包括同基因移植和异基因移植。同基因移植仅发生在同卵双生的双胞胎间，而异基因移植是指不同个体之间进行的移植。通常情况下，骨髓移植主要是指异基因移植。异基因移植所面临的最大问题是由于人类白细胞抗原（HLA）的等位基因不匹配所诱发的移植排斥，这种排斥作用会引发包括移植物抗宿主疾病（GVHD）和宿主抗移植物疾病（HVGD）等诸多问题。

移植物抗宿主疾病的发生是由于供体移植物中存在 T 细胞，它们识别受体宿主的异型组织抗原而引发免疫排斥反应。宿主抗移植物疾病主要是由于受者体内未被清除干净的 T 细胞所引起的。这种并发症主要发生在进行实质器官的移植如心脏和肾脏移植。无论是移植物抗宿主疾病还是宿主抗移植物疾病，主要是由于供者和受者之间 HLA 不合所引发的免疫排斥反应。因此，提高移植成功的首要条件是骨髓移植前，找到 HLA 高匹配的供者。与骨髓移植相关的 HLA 配型主要包括 HLA Ⅰ 类分子中的 HLA-A、HLA-B、HLA-C。以及 HLA Ⅱ 类分子中的 HLA-DR、HLA-DQ、HLA-DP 共 6 个等位基因点。一般情况下，仅有 25%~30% 的患者能找到 HLA 相合的亲缘供者，而在无关人群中找到相合供者的概率是 1/100 000~1/50 000，甚至更低。因此，建立庞大的骨髓库是现阶段能治疗白血病等疾病的最实际、可行的办法。除了 HLA 不合引起的免疫排斥问题以外，骨髓移植面临的另外一个问题就是移植所需供体细胞的数量。临床上，移植细胞的量一般是每千克体重需要移植 $(1~2) \times 10^6$ 个 CD34 阳性细胞，对于一个约 50 kg 的成年人来讲，一次移植就需要 $(5~10) \times 10^7$ 个 CD34 阳性细胞。研究结果表明，供者造血干细胞数量越多，受体骨髓重建的效率和移植成功率也就越高。

除血液肿瘤外，骨髓移植包括系统性硬化病、多发性硬化、类风湿关节炎、系统性红斑狼疮、血管炎等自身免疫性疾病和再生障碍性贫血、骨髓增殖性疾病等其他难治性血液病的治疗。

二、神经干细胞移植

（一）神经干细胞的定义

神经干细胞（neural stem cells，NSCs）是指一类具有自我更新能力和多向分化潜能的细胞，能分化成为神经元、星形胶质细胞、少突胶质细胞等众多神经细胞。

（二）神经干细胞的来源

如何获取用于移植的神经干细胞也是神经干细胞移植研究的基础。

1. 自身 NSCs 移植　目前 NSCs 移植仍存在移植效率、效果、伦理道德、排斥反应等问题。自身 NSCs 移植是解决这些问题的最好办法。研究表明，侧脑室前角周围存在高密度的 NSCs。侧脑室前角周围是大脑的静止范围，也是脑神经外科手术时易伤及的部位，在此部位采集少量脑组织不会出现症状。动物实验证明，在全身麻醉下给成年猴的右前头部开小窗，用超声定位，在右侧脑室前角的脑室壁及周围组织采集少量的脑组织，没有出现症状。说明在该部位采集脑组织是安全的，且所采集的脑组织经分离、培养可成功地获得 NSCs。同样，脑组织也可在活体内控制其分化、增殖；移植后成活率良好，显示游走、增殖、分化特性。

2. NSCs 移植存在的问题

（1）移植后神经干细胞的增殖、分化、迁移机制还没有得到明确的阐释，神经干细胞精确的调控仍属未知。

（2）干细胞移植在体内的成瘤性问题。

（3）在神经干细胞移植的来源选择上还未经过系统的比较研究以确定最佳来源。

（4）神经干细胞作为转基因载体治疗神经系统疾病的疗效和安全性等问题仍需探讨。

（5）大多数移植只是处于动物实验阶段，将神经干细胞移植应用于临床还有较大的风险。

三、脐血干细胞移植

（一）脐血的概念及采集

脐血是指脐带内连同胎盘近胎儿一侧血管内的血液。目前脐血常采用密闭式采集法，每份采集的量为 60～120 mL，其中单个核细胞约为 $1.6×10^6$ mL。孕妇分娩时在胎儿脐部最近处双次结扎脐带，从两次结扎中间断脐。暂不娩出胎盘，下垂结扎的脐带，经消毒后在脐带断端穿刺脐静脉，靠重力作用使脐血流入抗凝采血袋中。胎盘娩出后，可将消毒后的胎盘放置在一定高度的采集架上，用同样方法穿刺脐静脉，获取胎盘和脐带中存留的血液。采集后对脐血进行生物学检测、细菌污染检查、血型及人类白细胞抗原（human leukocyte antigen，HLA）分型检测、血清学病毒检查以及遗传疾病的检测。各项检测合格的脐血将被分型冰冻保存，目前的冻存方法主要采用慢速冷却法。此外，在冻存之前还要留取少量标本作为副本，供重复检测使用。

（二）脐血干细胞的生物学特性

脐血含有大量的造血干细胞，丰富的间充质干细胞（mesenehymal stem cell，MSC）。CD34 抗原是造血干细胞分离纯化的主要标志，脐血中 CD34 细胞约占有核细胞的比例与骨髓相似，高于外周血。脐血中高增殖潜能集落形成细胞（high proliferative potential colony-forming cells，HPP-CFC）传代达 5 代，在第 5 代仍可见混合形成集落单位，与骨髓相比脐血中的 HPP-CFC 更为原始。脐血干细胞具有很强的增殖、分化及形成集落的能力，受到刺激进入细胞周期的速度及对各种造血刺激因子的反应能力，均高于骨髓和外周血细胞，并且寿命更长。脐血免疫细胞发育相对不成熟，但脐血含有丰富的细胞因子，且白细胞介素 3（IL-3）、粒-巨噬细胞集落刺激因子（GM-CSF）、粒细胞集落刺激因子（G-CSF）等细胞因子明显高于成人血。

（三）脐血移植适应证

随着脐血移植的发展，其治疗的病种也越来越多。目前脐血移植的适应证较骨髓移植、外周血移植更广，包括恶性疾病和非恶性疾病。

1. 恶性疾病　如各种急慢性白血病、淋巴瘤、骨髓增生异常综合征、阵发性夜间血红蛋白尿、神经母细胞瘤及一些实体瘤等。

2. 非恶性疾病

（1）重型再生障碍性贫血、范可尼贫血、地中海贫血、镰状细胞病。

（2）免疫缺陷：重症联合免疫缺陷（SCID）、湿疹-血小板减少-反复感染综合征、先天性白细胞异常白化病综合征、白细胞黏附缺陷、X 连锁淋巴增殖性疾病等。

（3）代谢病：黏多糖病 I 型、黏多糖病 IV 型。肾上腺脑白质营养不良、异染性脑白质营养不良、球样细胞性脑白质营养不良、代谢病、甘露糖苷过多症、岩藻糖苷

（贮积）病等。

（4）遗传病：遗传性噬血细胞综合征、婴儿骨硬化病、婴儿遗传性粒细胞减少综合征、遗传性巨核细胞性血小板减少等。

（四）脐血移植方法

1. 预处理　脐血移植的预处理与骨髓和外周血造血干细胞移植相似，分为含全身放疗和不含全身放疗的两大类预处理方案。两大类基本方案为"全身 Co 照射（TBI）+环磷酰胺（CTX）"和"马利兰+CTX"。在这两个基本方案的基础上进行增减修饰，组成不同预处理方案，常用的其他药物有 VP16、阿糖胞苷（Ara-C）、双氯乙基亚硝脲（BCNU）、梅尔法兰（Mel）、Campath-1 等。

2. 移植物抗宿主病（GVHD）的预防　GVHD 的预防基本用药为环孢菌素 A（CsA），在此基础上加 1~2 种其他药物组成不同预防用药方案。

3. 移植的细胞数量　脐血的有核细胞数量受脐血量的限制，所以一般要求患者体重在 40 kg 以下，以保证干细胞数量能满足重建患者造血功能。近年来认识到 $CD34^+$ 细胞数量在脐血移植中的重要性。曾有过 $CD34^+$ 细胞过低，虽然有核细胞数量达"安全水平"仍不能成功植入的病例。

4. HLA 配型　移植时通常在脐血与患者间进行 HLA-A、HLA-B 及 HLA-DRBI 共 3 个基因 6 个位点配型试验，0~3 个位点错配均可移植。

（五）前景与展望

脐血有丰富的来源，且含有大量的 SSC 及间充质干细胞（mesenehymal stem cell，MSC）。单份脐血经体外培养扩增后已经完全能满足高体重儿童及成年人移植所需要的细胞数要求。目前通过脐血干细胞移植能够治疗的疾病越来越多，等待干细胞移植的患者也越来越多，脐血干细胞移植在临床上的需求将日益增多。脐血移植的要点是使移植物能早期且持久植入，同时尽可能降低 GVHD 和移植相关死亡率。为了更好地理解脐血的造血重建和免疫重建特征，就要深入研究脐血 HSC 增殖和发育的机制，进一步弄清楚脐血的各个生物学特点对移植结果的影响。脐血 $CD45^+$ 和 $CD45^-$ 干细胞在组织修复工程中有广阔的应用前景。

人类免疫缺陷病毒（human immunodeficiency viruses，HIV）疾病的治疗，可能通过宿主造血干细胞基因转移而最后解决。在理论上，同种基因干细胞疫苗可能用未感染 HIV 的脐血细胞替代感染的 HIV 的祖细胞。脐血干细胞还可用于修复受损心肌或神经组织，它比成年人骨髓更原始。近年来脐血细胞还显示能改善大脑中动脉闭塞的自发性中风的功能修复，用于脑血管疾病。

四、脂肪移植技术

（一）脂肪移植的定义

脂肪移植是将自体其他部位的脂肪组织移植到需要填充的部位，既可达到去除多余脂肪的目的，又可以用自体游离脂肪充填体表畸形，从而使受区达到重新塑形的效果。

（二）脂肪移植在美容整形技术方面的应用

近年来，随着科技的不断进步，以及人类生活水平的提高，自体脂肪移植技术已被广泛应用于美容整形手术当中，如创伤后面部和身体的修复整形手术、生理退化引起单侧面部萎缩、放疗后遗症，以及其他一些美容用途如唇部、面部再塑和去皱治疗等。同其他各种人工合成材料、异种脂肪或异体脂肪相比，脂肪细胞移植有来源丰富、取材容易、操作简单、充盈外形好、组织相容性好、无排异反应、无致瘤性、无过敏反应、无伦理约束等优点，具有较好的应用前景。临床脂肪移植是将脂肪组织从不同的部位（常用的部位为大腿外侧和臀部）提取出来，在提取过程中尽量提高脂肪细胞的成活率，避免脂肪细胞的损伤。通过脂肪漂洗及纯化去除团块组织和较粗的纤维条索，洗去膨胀液、红细胞、组织间液及其他杂质，减少细胞损伤，保护脂肪颗粒。纯化的脂肪颗粒经过生长因子和药物处理，来促进血管形成，改善脂肪移植后的血供，促进创伤愈合，提高脂肪移植的成功率。脂肪细胞移植术后均有不同程度的并发症，长期效果仍然难以预测。此外，提高脂肪移植成活率，仍然是一大难题，促进移植脂肪细胞成活的各种生长因子、药物的应用研究、脂肪细胞的保存与纯化、脂肪干细胞移植及组织工程脂肪的构建与移植的深入探索，将给脂肪细胞移植的发展带来新的契机。

（郑守华　吕程威　杨兆伟）

参考文献

[1] LEE S T, CHU K, JUNG K H, et al. Anti-inflammatory mechanism of intravascular neural stem cell transplantation in haemorrhagic stroke. Brain, 2008, 131 (Pt 3): 616-629.

[2] LU, F, et al. Improvement of the survival of human autologous fat transplantation by using VEGF-transfected adipose-derived stem cells. Plastic & Reconstructive Surgery, 2009, 124 (5): 1437-1446.

[3] 陈振光. 骨移植回顾与展望. 中华显微外科杂志, 2000, 23 (1): 15-16.

[4] 曹利平, 汪亮. 甲状旁腺移植现状及趋势. 中国实用外科杂志, 2008, 28 (3): 227-229.

[5] 谢立信. 角膜移植学. 北京: 人民卫生出版社, 2000.

[6] 王成琪, 等. 皮瓣移植术的回顾与展望. 中华显微外科杂志, 2000, 23 (1): 12-14.

[7] 尹晓娟, 封志纯. 神经干细胞及其应用前景. 中国组织工程研究, 2004, 8 (4): 714-715.

[8] 王平贤. 肾上腺移植. 中华泌尿外科杂志, 2003, 24 (9): 642-644.

[9] 胡海波, 禹宝庆, 刘辉. 同种异体肌腱移植的前景及问题. 中国组织工程研究, 2008, 12 (53): 10522-10526.

[10] 陈实. 移植学. 北京: 人民卫生出版社, 2011.

[11] 王志宏, 张浩. 异体甲状旁腺移植现状与展望. 中国实用外科杂志, 2012, 32 (5): 412-414.

［12］ NI Q，GU Y，XIE Y，et al. Raptor regulates functional maturation of murine beta cells. Nat Commun，2017，8：15755.

［13］ MA Q，MA Y，DAI X，et al. Regeneration of functional alveoli by adult human SOX9 （+） airway basal cell transplantation. Protein Cell，2018，9（3）：267-282.

［14］ 吴祖泽. 造血干细胞移植基础. 北京：人民卫生出版社，1998.

第二十章　器官移植动物实验模型

第一节　移植模型的动物选择原则

在器官移植动物实验中，要遵循一定的原则。我国《实验动物管理条例》对实验动物的来源、饲养、操作以及环境条件的规定都非常明确，国内外科学刊物在发表涉及动物实验的文章时，作者所在单位需出具相关伦理委员会证明。在材料方法中需要明确描述动物的来源批号、品种品系、年龄、体重、性别、等级、数量、饲养方式、健康状况、实验环境、实验处理等内容。器官移植动物模型的建立须遵循以下原则。

一、目的性

动物实验是为了研究病理机制，验证假设和解决问题。移植动物模型选择需要考虑移植的器官、研究目的和研究术式。根据研究者的专业方向，移植实验可有器官特异性。根据研究内容，移植动物实验可分为免疫相关和免疫非相关类。

二、相似性

为指导临床，选取的实验动物在生理、功能、解剖、代谢、疾病特点应尽可能接近于人类。人类属于动物界脊索动物门脊椎动物亚门哺乳真兽亚纲灵长目类人猿亚目狭鼻次目人猿超科人属人种。动物进化程度愈高，其功能、结构、代谢、病理反应就愈接近人类，其中非人灵长类动物最具优势，可分为大猿、小猿、新世界猴和旧世界猴。

三、可靠性

移植动物实验结果应该能够可靠、特异地反映出干扰因素的效果，从而为指导临床应用提供可靠参考。因此理想的动物模型应该能够被不同人员，在不同时间、地点实现重复，从而达到标准化。

四、易行性

动物实验模型建立的方法应尽量简单易操作，包括手术和非手术两方面因素，前者包括所用器械和技术，后者包括饲养繁殖、围手术期管理、麻醉、给药、术后指标观察等方面。小动物具有品系丰富、来源充足、遗传背景清晰、年龄性别体重可任选、便于饲养管理、繁殖容易、模型性能显著且稳定等优势。但小动物也有一些缺点，如体型小、血管细，血管吻合操作较困难，术后重复静脉给药不易。猪、犬、猴等大动物外科操作简便，静脉注射给药方便，但麻醉、围手术期管理复杂。

五、经济性

移植实验花费包括购买、运输、检疫、饲养、繁殖、麻醉、手术器械与辅助设备、用药、检测指标等方面。一般小动物的经济成本要远低于大动物，虽然手术操作额外需要显微外科器械，但妥善保养都可以经久耐用。而且小动物体重轻用药量少，对于免疫抑制剂或者单克隆抗体需求量明显少于大动物。

第二节　显微外科技术在动物模型中的应用

显微外科的进步对器官移植学的发展起到了关键作用。显微外科（microsurgery）是指在手术显微镜或放大镜下，使用显微器材，对细小组织进行精细手术的学科。显微外科对手术者的操作技巧要求较高，对失误的允许范围很小。其治疗原则是以修复和重建为主，如晶状体置换、断肢重接、角膜移植等。随着社会发展，人们对动物疾病治疗的效果的要求越来越高。今日的动物外科，已脱离单纯切除损伤坏死组织的时代，进入重建修复时代，显微外科已逐渐被认可和接受。切除和修复、重建相结合是显微外科学发展的趋势和方向，显微外科有着广阔的发展前景。

一、显微外科的设备和器材

（一）手术放大镜

手术放大镜可佩戴于头上，使用方便，价格便宜。放大倍数一般为 2~6 倍，工作距离 200~300 mm，视野直径为 20~40 mm，瞳孔距离调节范围为 50~80 mm。适用于缝合直径 2 mm 以上的血管和神经。目前，临床上使用的手术放大镜有镜片式和望远镜式，以望远镜式最常用。手术放大镜的缺点是自身有一定重量，且靠术者移动头部来调节焦距，长时间使用后，术者头颈部易疲劳；此外放大倍率小，不适用于直径 1 mm 以下血管和神经的吻合。

（二）手术显微镜

手术显微镜的放大倍率为 6~25 倍，放大后的影像特点是呈正立体像，能产生空间位置感，便于进行手术操作。按照同时参加手术人数的多少，手术显微镜分为单人双目式、双人双目式和三人双目式等几种，其中最为常用的是双人双目式。手术显微镜由光学系统、照明系统、支架系统以及附属设备组成。其中光学系统由物镜、双目镜筒、目镜和变倍器组成；照明系统可装配在镜内或者镜外；支架系统依据安装和放置方式不同分为台式、落地式、墙壁安装式和平衡式；附属设备由助手镜、参观示教镜、手术专用座椅和照相摄影等组成（图 20-1）。

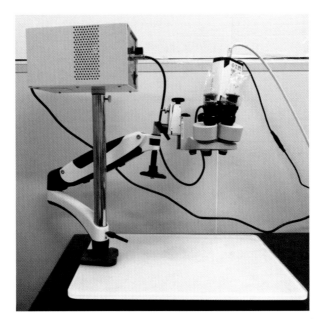

a. 手术显微镜

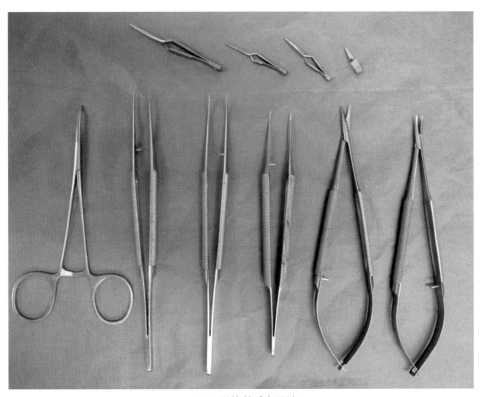

b. 显微外科手术器械

图 20-1　手术显微镜和显微外科手术器械

1. 选择手术显微镜的一般要求

(1) 工作距离为 200~300 mm，可根据需要进行调整。

(2) 放大倍数可在 6~30 倍之间自动变化，变倍时保持视野清晰，无须调整焦距。

(3) 具有术者和助手主、副两套双筒目镜，能各自调节屈光度和瞳孔距离，且视场直径较大。两套双筒目镜处于 180° 对立位，其视场合一，放大后的影像呈正立体像。

(4) 显微镜安装在合适的长臂支架上，移动灵活，轻便。

(5) 具有同轴照明的冷光源，有足够的亮度，且可予调节。

(6) 具有连接参观镜、照相机和摄像系统的接口，以便教学和参观。

2. 手术显微镜的使用方法　使用手术显微镜时，先把接目镜归至零刻度，然后把显微镜移于适当位置，使座椅贴近手术桌，以双手手臂均能有依靠为原则。打开光源，使显微镜的灯光落于正前方、手术动物的术部，此时双眼对着接目镜，先调好接目镜之间的距离，再用粗调旋钮调清视野，使两眼视野舒服地重叠在术部。手术人员的两眼视力如不相同，必须进行矫正。矫正方法是先把接目镜放大倍率，调节微调旋钮使一只眼的视野达到最清晰，然后将放大倍率调回最小，以同样方法调节另一只眼睛。此后，在手术过程中，便可任意变换放大倍率，均不必再调焦距。比如，在血管吻合手术中，把缝针穿过血管壁时，为了使视野清晰，可以把倍率放大，到打结或找线时，再把倍率缩小，使视野变大，便于操作。手术中若能善于转换倍率，可以极大地节省时间。

（三）显微手术器械

显微手术器械是指适合医生在显微镜下对组织进行细致的解剖、分离和清创修复的特殊精细工具，需妥善存放，器械头部应套在塑料套管内或包埋在海绵等软质垫内，避免撞击损坏。常用的显微手术器械有显微血管钳、镊子、剪刀、持针器、血管夹、合拢器、血管扩张器、对抗器和微型冲洗平针头等。其中最重要的是显微镊子、持针器、剪刀、血管夹和血管扩张器。

1. 显微镊子　显微镊子均为无齿镊，尖端尖而不锐，边缘无棱角，对合面合拢后不留任何缝隙，能牢固地夹住汗毛，可用于夹提与分离微细组织、支撑开塌陷的血管壁、协助进针、接针和打结等。镊子尖端有直型和 45° 弯型，镊子柄可分为扁平形和圆柱形。

2. 显微剪刀　显微剪刀有直型与弯型两种，均采用弹簧启闭装置。用于分离组织、游离血管、剪线和切割神经等。

3. 显微持针器　显微持针器为圆柄、弹簧式持针钳，头部有弯直之别。咬合面光滑无齿，对合紧密，能稳固地夹持 11-0 显微缝合针。用于夹针、拔针与打结。持针器应夹在针的中后 1/3 交界处。

4. 显微血管夹　有双夹和单夹之分，可用于夹住小血管，阻断血流，并能固定血管，便于观察血管断端并进行吻合。血管夹的大小不同，其夹子之间的压力不同，所以对不同直径的血管要选用不同大小的血管夹。理想的血管夹，夹住血管后既不会自行脱落又不损伤血管内膜。

5. 血管扩张器　由珠宝商镊子改造而来，尖端较为圆滑而细致，对血管内膜的损害比较小，可用于扩张痉挛的血管壁。

（四）显微缝合针线

为了减少损伤和使用方便，显微缝针和缝线是连在一起的，即无损伤缝针或无损伤缝线。缝针一般为 3/8 的弧形，缝线多为单丝尼龙线。为便于夹持，缝针直径总比缝线直径稍大一些，但不能太大，太大会造成针孔漏血。显微缝合针线是以其直径大小编号的，直径越小号码越大。双针线在缝线两端各带有一个显微缝针。在吻合小血管手术时，一个针顺行从血管内侧壁进针，另一个针从对侧血管内侧壁逆行进针，可有效避免缝到对侧血管壁而造成手术失败。不同规格的显微缝合针线，适用于缝合不同口径的血管或不同粗细的神经。

二、显微外科基本手术技术

显微外科手术有两个特点：①视野小，操作时手的活动幅度稍大，器械就会超出视野；偏离焦距，则会模糊不清。②光学放大，可使肉眼看不清的细小组织清晰可见，提高手术准确性，但手术者手和眼的配合、手术者与助手的配合需要一个适应过程。初在显微镜下手术会不习惯，需要经过一段时间的训练。训练应循序渐进，可先从缝合小硅胶管或薄胶膜开始，以便熟悉手术显微镜、放大镜和显微手术器械。手术者要选取一个舒服的体位，用拇指、中指及示指握住显微器械，双手从肘部、前臂、腕部到小指都要靠在台上，以防抖动。要学会在镜下使用各种器械操作，包括持针、引线、缝合、打结和剪线等基本操作；进而缝合离体血管，以便熟悉在镜下的实物操作，包括分离组织和吻合血管的操作；最后做动物血管吻合实验，先做动脉、后做静脉手术，做过端对端吻合后，还需做端侧吻合操作。一般经过 1~2 个月的操作训练，就可以较熟练地掌握显微外科操作。

（一）显微外科基本技术的训练要求

（1）动作轻柔、稳健，动作幅度小，避免越出视野范围和抖动。要求对显微镜下看到的组织位置感觉准确，手和器械能够很快从视野外抵达视野内的手术部位。

（2）在前臂不动的条件下，做拇指、示指和手腕的协调动作，做到眼不离目镜，双手能更换器械。

（3）在一个平面上进行切开、缝合、打结和剪线等，做到高度微创、高度精细和高度准确。在手术中能够适应在多种放大倍数和镜深下操作。

（4）助手要十分了解术者的意图，巧妙配合术者牵拉组织、止血、拔针、引线、打结等（图 20-2）。

（二）显微血管吻合技术

显微血管吻合有端端吻合和端侧吻合，以端端吻合最为常用（图 20-3）。

1. 显微血管吻合的基本原则

（1）严守无创技术：严禁将锐器进入血管腔，禁止用镊子夹持血管壁，以免管内膜受损，形成血栓。应不断将肝素普鲁卡因或肝素生理盐水滴入血管表面，保持血管湿润。

（2）彻底清创血管：切除损伤的血管残端，直至完全正常。用合拢器使两个血管

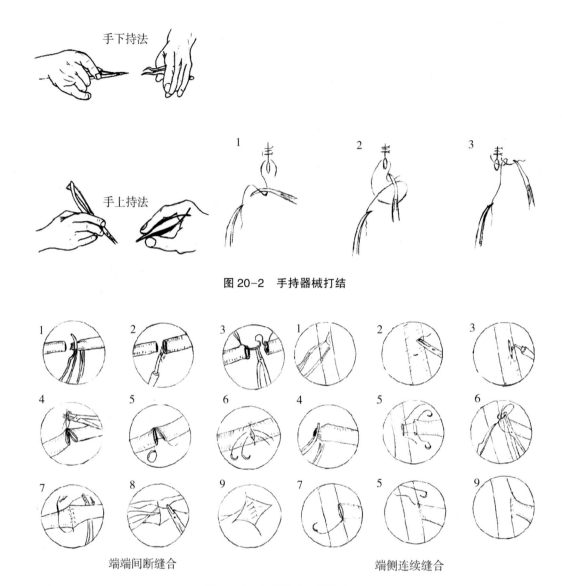

图 20-2　手持器械打结

端端间断缝合　　　　　　　　端侧连续缝合

图 20-3　端端吻合、端侧吻合

断端靠拢，保持完全处于无张力状态。

（3）切除血管外膜，以免缝合时将其带入管腔，引起血栓形成。

（4）血管冲洗扩张：用肝素生理盐水冲洗吻合口，将血管扩张器或血管镊子准确送入血管腔，边轻柔扩张边冲洗。

（5）血管的缝合。①缝合针数：采用两定点或三定点间断缝合法，要求在达到不漏血的情况下，尽量减少缝合针数。②边距与针距：针距与边距应根据血管的口径、管壁的厚度与管腔的血压而定。一般动脉缝合的边距相当于该血管壁厚度的 2 倍，针距为边距的 2 倍。静脉血管由于管壁较薄，边距的比例可比动脉稍大。③进针与出针：进针应尽量与血管壁垂直，使管壁内、外的厚度相等，以便断端间边缘良好对合。出针时应顺缝针的弧度拉出。④打结：打结时应将缝线轻轻上提，使管壁轻度外翻、血管内膜达到良好对合。

（6）检查与复位：检查吻合口通畅后，无漏血后将血管理于良好的组织床内。

2. 显微血管端端吻合方法

（1）放置合拢器、血管夹与背衬：血管夹放置在距断端 4~5 mm 处，方向应与血管纵轴垂直。调节合拢器，使两个血管断端自然靠拢。然后在血管深侧衬入一片约 1 cm×1 cm 的淡黄色或淡蓝色硅胶薄膜作为背衬。

（2）切除血管外膜，暴露吻合口。方法是用镊子夹住外膜边缘，向血管断端拉出，于平血管处将其切除，外膜自然回缩后可见光滑的血管断端。

（3）用肝素盐水将血管断端冲洗干净。若血管断端发生痉挛时，为便于自外膜进针，可将血管扩张器或血管镊子准确伸入血管腔做轻柔扩张。

（4）吻合方法：一般采用二定点法，先在两对应点上各缝合一针定位，并留牵引线，再在两定位缝合之间的前壁上等距离补针，然后翻转出后壁，在两定位缝合之间的后壁上等距离补针。缝合时，针先从右侧的管壁外向管腔内进针，再从左侧的管腔内向管壁外出针，同时用左手镊子进行反压。由外向内进针时，可用尖头镊伸向管腔内进行反压，使缝针自镊头之间出来；由内向外出针时，则用镊子在管壁外进行反压或夹住外膜进行反压。

（5）缝合完毕，放松血管夹，让血流通过吻合口。如吻合口漏血不多，用小块湿纱布轻轻压迫片刻。如吻合口有喷射状出血，不易制止时，应补加缝针。

3. 显微血管端侧吻合方法　显微血管端侧吻合与端端吻合基本相似，不同之处是端侧吻合需在血管侧壁上开孔。

（1）血管壁开孔：端侧吻合通常是供区血管的末端与受区血管的侧壁裂孔缝合，上下两端置血管夹阻断侧端血管血流后，以左手执血管镊抓取部分前壁，右手持血管剪刀根据待吻合血管口径大小剪出一椭圆形切口。选定受区血管侧壁开孔部位后，先剪除开孔部的血管外膜，再用小镊子夹住开孔处血管壁轻轻提起，并从血管的纵轴方向剪去血管壁。

（2）吻合方法：先在血管壁开口的远心端和近心端各缝合一针定位，并留牵引线，然后在两定位缝合之间的前壁上等距离补针。前壁缝合完毕后，将血管翻转，用血管镊轻轻提起后壁创缘，自血管腔查看前壁缝合情况，然后在两定位缝合之间的后壁上等距离补针。

显微血管吻合除缝合法外，还有套接法，即用金属或可吸收材料制成的套管，套接于血管两端之间。由于目前直径 0.3 mm 的小血管吻合即时通畅率可达 95% 以上，套接法在临床已不再使用。近年来，有不少人试用非缝合法进行小血管吻合，如激光焊接、电凝、黏合等，但均处于实验研究阶段，未能用于临床。

第三节 脑死亡模型

脑死亡（brain death，BD）是由哈佛大学医学院于 1968 年提出的现代死亡概念，指全脑功能不可逆性的丧失。脑死亡概念提出后，脑死亡患者成为器官移植的主要供体来源，但患者外周器官多有缺血、炎症反应，使器官移植术后的治疗更加复杂。建立脑死亡动物模型，能够为研究脑死亡模型建立过程中、脑死亡判定后的脑组织病理改变及器官移植免疫变化等研究提供一个更加稳定的载体。目前研究较多的为猪脑死亡模型以及大鼠脑死亡模型，其他有兔脑死亡模型、小鼠脑死亡模型等。

参考我国于 2009 年颁布的《脑死亡判定标准（成人）》，拟定脑死亡判定标准如下：①深昏迷。②瞳孔对光反射消失。③角膜反射消失。④头眼反射消失。⑤前庭反射消失。⑥咳嗽反射消失。⑦无自主呼吸。此外，需经进一步的确认试验：①正中神经短潜伏期体感诱发电位。②脑电图。③经颅多普勒超声。

一、猪脑死亡模型

（1）麻醉。臀部注射 10 mg 地西泮镇静，肌内注射阿托品 1 mL（0.02~0.05 mg/kg）抑制呼吸道分泌物，10 min 后给予基础麻醉：肌内注射氯胺酮 300 mg（10~30 mg/kg）。仰卧位固定猪，尾部脱毛放置氧饱和度探头。气管插管后，予以维库溴铵维持全身麻醉，膀胱造瘘置入尿管并固定，外接尿袋。

（2）动、静脉置管。颈部手术暴露颈外动脉、颈内静脉，直视下单侧颈外动脉切开，向近心端插入导管并固定，外接三通，连接监护仪监测心电图（ECG）、血压（BP）；双侧颈内静脉球部插管，肝素封管以备行血气分析，股静脉插管以液体支持。

（3）放置 Foley 水囊及颅内压监测探头。气管及血管插管后改变实验猪体位，使其俯卧位，顶部去毛，切开头皮，双眼连线与正中矢状线交点后 1 cm 处行颅骨钻孔术，暴露硬脑膜，钝性分离骨窗周围硬脑膜与颅骨，置入 14 号 Foley 水囊导管后用骨蜡封闭钻孔处，缝合头皮。钻孔处后 1 cm，右侧旁开 2 cm 处电钻锥颅，置入 Codman 脑组织型 ICP 监测探头并固定，探头距头皮 2.5 cm，外接 ICP 监护仪。

（4）置入针状电极。电钻锥颅，第一对电极针（FP1、FP2）置于基线（双眼眶内侧连线）前 2 cm，矢状线左右各 1 cm；另一对电极针（F7、F8）置于基线后 1 cm，矢状线左右各 3 cm；第三、四对电极针分别置于基线后 2.5 cm、4 cm，矢状线左右 4 cm，连接 MP150 型 16 通道生理信号记录分析系统行脑电图（EEG）监测。

（5）颅内加压。脑死亡诱导前观察猪 ICP、MAP、心率（HR），稳定 10 min 后，缓慢间断以 0.5 mL/min 速度向颅内气囊导管内注射生理盐水加压，当 ICP>MAP 时停止加压，待 MAP 上升大于 ICP 时继续加压，直至 MAP 不随 ICP 上升为止。

（6）颅内加压停止 1 h 后停止麻醉支持，继续予以呼吸机辅助呼吸，待麻醉停止1 h后对实验猪进行脑死亡判定。

二、大鼠脑死亡模型

（1）麻醉。为减少腺体的分泌，通常在麻醉诱导前 10 min 腹腔注射 0.25 mg 的阿托品。采用 1% 的戊巴比妥钠（0.4~0.6 mL/100 g）进行腹腔注射。

（2）气管切开置管及呼吸支持。切开颈部前面的皮肤、皮下组织，游离气管，气管切开后用自制的气管进行插管，固定。在脑死亡发生后，由于自主呼吸停止连接小动物呼吸机（harvard inspira advanced safety ventilator, pressure controlled MAI 55-7059），对氧气流量设定为 30%，调节潮气量，使呼气末 CO_2 维持在 35~45 mmHg。

（3）隐动脉置管。切开右下肢皮肤及皮下组织，游离并分离右侧隐动脉。由于隐动脉管径较小，在进行右侧隐动脉穿刺前可以先利用利多卡因进行浸润，可以使血管充分充盈进而利于穿刺。待血管充盈后，利用留置针向近心端插入导管并固定，连接生理监护仪，进行血压（MAP）的监测。

（4）膀胱造瘘。在耻骨上做正中切口，钝性分离腹直肌，直达膀胱前间隙。在膀胱前壁的较高位置，利用显微组织镊钳夹并提起膀胱壁，利用注射器进行穿刺，抽出膀胱内充盈的尿液。之后，进行膀胱切开，将自制的导尿管置入膀胱切口内，采用连续缝合法缝合膀胱壁。最后，逐层缝合腹直肌前鞘、皮下组织和皮肤。

（5）硬脑膜外置管。待气管插管、隐动脉置管、膀胱造瘘完成后，改变大鼠的体位，使大鼠处于俯卧位。切开头皮、颅骨外肌肉和骨膜，在颅骨矢状线与冠状线交点处的左前方钻一个直径 2 mm 左右的孔，将一根型号为 3 F 的 Fogarty 动脉取血栓导管气囊端置入硬脑膜外间隙。缝合头部皮肤并进行导管固定。

（6）尾静脉置管。大鼠的尾静脉有 3 条，左右两侧及背侧各 1 条。由于左右两侧静脉较表浅并且容易显露及固定，进而常常作为首选。用左手拇指及示指固定大鼠尾部两侧，右手持 24 G 的留置针。看清血管走向后，使针头与尾部静脉成 15°~25° 的夹角，见到套管针芯有血液流出后将针尖轻轻抬起并与血管平行刺入。用右手轻轻置入套管，利用输液贴进行固定。

（7）连接生理导联仪。其中 ECG 中 VIN+ 连接左下肢，VIN- 连接右下肢，GND 连接右下肢；在 EEG 中，VIN+ 和 VIN- 为脑电信号的正负输入，放置在颅骨外膜，GND 连接右下肢；MAP 连接 MP150 data acquisition system；呼气末 CO_2 利用心电监护仪监测。

（8）诱导脑死亡的发生。将完成了气管插管、膀胱造瘘、隐动脉置管、硬脑膜外置管等一系列手术操作的大鼠进行俯卧位固定。脑死亡的诱导是采用缓慢的间歇颅内加压法。将 3 F 的 Fogarty 动脉取血栓导管连接加压泵，缓慢向导管气囊内注入生理盐水，每间隔 5 min 注入 20 μL 生理盐水。由于 Fogarty 导管的气囊在硬脑膜外逐渐膨胀，导致颅内压增加。最终会出现瞳孔散大、对光反射消失、自主呼吸停止等脑死亡的症状。在脑死亡发生后停止加压。从开始进行颅内加压到脑死亡的发生这一段时间即脑死亡的诱导时间，大约是（50±1）min。脑死亡发生时平均气囊的容量大约为 240 μL。在整个操作过程中，持续监测有创血压、EEG、ECG、血氧饱和度、直肠温度（图 20-4）。

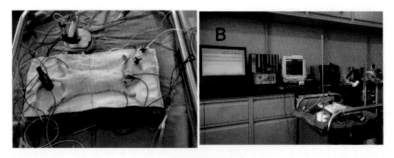

a. 大鼠脑死亡模型建立

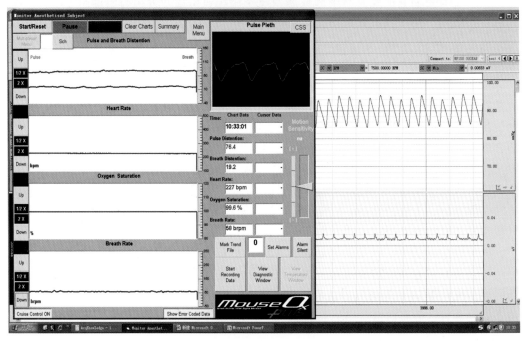

b. 大鼠脑死亡状态电生理参数

图 20-4　大鼠脑死亡模型

第四节　肾脏移植模型

与临床移植一样,在动物实验中开展最早的也是肾脏移植。20 世纪初,法国的 A-lexis Carrel 与奥地利的 Ullimann 几乎同时开展了犬肾移植实验。1962 年,英国的 Roy Calne 等通过延长犬肾移植存活时间的实验开启了人类同种异体器官移植的先河。同年,Miller 首次报道了大鼠肾移植术,此后国内外学者对手术方式不断改进使其日渐成熟。20 世纪 70 年代,美国的 Skoskiewicz 等成功建立了小鼠肾脏移植模型,采用的策略和大鼠基本一致。1990 年,加拿大的 Zhong 等人改进模型,将成功率提高到 90% 以上。手术方法包括原位移植和异位移植。血管吻合方法包括直接吻合法和袖套技术,目前一般采用直接吻合法。

一、猪肾脏移植模型

1. 供体手术　供肾切取多采用腹膜外横切口。游离肾周组织分离肾脏血管，可用 2.5% 罂粟碱外滴肾动脉减轻痉挛。结扎并切断肾上腺静脉。游离肾动脉下方腹主动脉 3 cm 以供插管，结扎离断腰动脉分支。静脉肝素化（200 IU/kg）后在肾动脉下方以血管夹阻断主动脉，经其前壁插管灌注 4 ℃ 肝素（500 IU/L）盐水。在肾动脉上方以血管夹阻断主动脉，靠近腔静脉剪断肾静脉。游离输尿管，尽量保持其周围组织。供肾修整，如果没有主动脉袖片应行动脉成型。左肾静脉过长会扭曲折叠，而且上下两极分支汇合部远离肾门，应剪短后修整为两条血管或静脉成型。

2. 受体手术　在供肾植入前切除受体自身肾脏，阻断腔静脉前给予肝素 100 IU/kg。静脉吻合以 6-0 血管缝合线连续法，行肾静脉与下腔静脉或髂总静脉的端侧吻合，也可采用供肾静脉与受体肾静脉或髂静脉的端端吻合。同法行肾动脉重建。先开放肾静脉后开放肾动脉血流。尿路重建主要分 3 种式式：输尿管肾盏吻合术、输尿管输尿管吻合术和输尿管膀胱吻合术。用 1-0 线关闭腹腔，3-0 线缝合皮肤。灯照取暖，清醒后拔管，单独笼养。

二、兔肾移植模型的建立

1. 供体手术　供受体术前 12 h 禁食，自由饮水。手术采用速眠新 II 进行肌内注射麻醉，剂量 0.1 mL/kg。腹部正中切口，进入腹腔后，分离肾脂肪囊，充分显露肾蒂，沿输尿管向下分离至膀胱，游离并剪下整个膀胱。于左肾动静脉上下方 1 cm 处切断腹主动脉、下腔静脉。从腹主动脉断端插入钝针头，用 4 ℃ HCA 离体肾保存液约 20 mL 注左肾至苍白色，直至下腔静脉流出清亮的灌洗液，在 4 ℃ 灌注液中修剪腹主动脉、下腔静脉。在膀胱左输尿管开口处修剪为直径 10 mm 的膀胱瓣。用纱布将供肾包裹成一肾袋，并放置冰屑。

2. 受体手术　受体开腹，分离肾脂肪囊，游离输尿管，摘除左肾。在肾静脉水平以下 3 cm 范围内钝性分离腹主动脉、下腔静脉，用 2 个血管夹将腹主动脉夹闭，间隔约 2 cm，用显微外科剪剪开 4 mm 长口。将供肾腹主动脉开口端与受体腹主动脉壁做端侧吻合。用 8-0 无损伤缝合针线两端各缝合 1 针，每侧间断缝合 12~14 针。同法将供受体下腔静脉壁做端侧吻合。关闭前用肝素生理盐水冲洗。去除肾袋，依次开通动静脉。于膀胱底部剪一直径 10 mm 的切口，以两定点行全层连续缝合，每侧 6~7 针。移植完毕，切除右肾。在腹腔内注入等渗生理盐水 30 mL 和青霉素（100 000 U），关腹。

三、Beagle 犬肾移植模型的建立

1. 供体手术　将禁食 12 h 供体犬用 3% 戊巴比妥钠溶液（30 mg/kg）静脉注射麻醉，腹部剃毛消毒，仰卧位固定于手术台，行上腹部正中切口逐层开腹结扎止血，暴露左肾，分离肾周脂肪组织，打开肾蒂后腹膜，游离肾蒂，将肾蒂游离至靠近腹主动脉和下腔静脉处，分离肾动静脉，将输尿管连同周围组织一起游离至靠近膀胱处剪断，

结扎输尿管残端。于近腹主动脉处切断肾动静脉，残端予以结扎，将左肾迅速置入4℃ HCA 保存液中。将取下的左肾，修整肾动、静脉血管，以 4℃ HCA 保存液灌注肾动脉至肾脏苍白，肾静脉流出液清亮时停止灌注，随后置于 4℃ HCA 保存液内保存。

2. 受体手术　同法麻醉受体犬，仰卧位行上腹部正中切口逐层开腹，结扎止血，暴露犬右髂窝，充分游离右髂外动脉和静脉。按肾静脉口径纵行剪除髂外静脉一小片，用肝素生理盐水冲洗积血。将供肾装入无菌肾袋，肾袋填入无菌冰屑。供肾的输尿管端对膀胱的位置，供肾置入移植区，肾静脉上、下两角的 7-0 无损伤带针缝线分别与受体髂外静脉造口的上、下两角缝合打结，两角固定后做连续缝合，缝合最后一针时，用肝素生理盐水驱除空气泡。同法将肾动脉与髂外动脉连续缝合，动、静脉吻合完毕后，先开静脉，后开放动脉血流，移植肾迅速充盈、饱满，色泽由苍白变为鲜红、均匀透明，肾动脉搏动有力，肾静脉扩张适度。供肾血流再通后，用 7-0 缝线缝扎输尿管断端的两根小营养血管，防止尿路重建时在膀胱内形成血栓。血流开放后，立即从皮下静脉推注25%甘露醇20 mL（或呋塞米 20 mL），数分钟后即可见输尿管断口有喷尿。在膀胱顶端偏右处用剪刀剪一小口，用血管钳提起膀胱黏膜，将妥善止好血的输尿管放入膀胱肌内，用 0 号线将膀胱黏膜与输尿管间断吻合，然后将膀胱浆肌层与输尿管浆膜内翻缝合数针。移植完毕后，切除右肾，将移植肾顺其自然置于右髂腹部，逐层关腹。

四、大鼠肾脏移植模型

目前大鼠肾移植方法较多，肾动脉可用端端或端侧吻合，静脉可采用缝合、套扎以及通过临时支架端端吻合。尿路重建包括供体输尿管–受体膀胱浆肌层隧道术、输尿管端端吻合术以及供受体膀胱吻合术。静脉吻合及尿路重建是模型的重点难点，也是手术成败的关键。

1. 供体手术　麻醉诱导成功后大鼠腹部剃毛，取仰卧位，固定于操作板，取腹正中切口自剑突下至耻骨，用小拉钩拉起肝脏及肠管，暴露肾脏。肠管用生理盐水湿纱布包裹，置于对侧腹腔外，两侧肾脏均可使用，但如果只需要单个肾脏，优先选择左肾。通过腹主动脉整块灌注，小心解剖下段腹主动脉及膈肌下方腹主动脉。器官灌注前于阴茎背静脉输入 0.5 mL 生理盐水稀释的 200 U 肝素，然后用 20 号的塑料导管于主动脉分叉稍上方插入，于膈肌正下方用动脉夹闭主动脉，切开腔静脉减压。以上步骤完成后开始灌注，同时用冷水滴注腹腔。游离肾血管或钝性分离肾门，避免直接触碰肾血管。生殖血管及肾上腺血管用 7-0 丝线结扎切断，如采用血管端端吻合，则应贴近腹主动脉或下腔静脉处切断肾动静脉，如果采用血管端侧吻合，需保留椭圆形腹主动脉及腔静脉片，或肾血管修整成匙形。

2. 受体手术　切口同供体手术。游离左肾血管水平以下的腹主动脉和下腔静脉 2 cm，结扎小血管分支，将供肾以冰盐水纱布覆盖，置于腹腔右侧，在主动脉和腔静脉头尾侧间隔 1 cm 距离各置一血管夹，在受体腹主动脉上纵行剪开，长度与供肾腹主动脉端口径相符。以 9-0 血管线连续缝合法行动脉端侧吻合。同法完成静脉端侧吻合，用肝素生理盐水保持吻合区湿润。吻合完毕后同时松开远近端血管夹开放血流。游离并切除受体自身左肾。以无损伤钳钳夹受体膀胱底向尾部牵拉暴露膀胱后壁，在近膀胱颈部切开膀胱后壁 2~3 mm。以 8-0 线穿过膀胱前壁后穿出后壁膀胱切口，进入供肾输尿管开口并从其侧壁穿出过前壁穿出，然后再通过后壁切口回到膀胱内并通，拉动缝线将输尿管拉入膀胱内，将缝线松松打结。Z 形缝合膀胱后壁逐层关腹。受体右肾根据情况可以在手术当时同时切除，或在术后二次切除（图 20-5）。

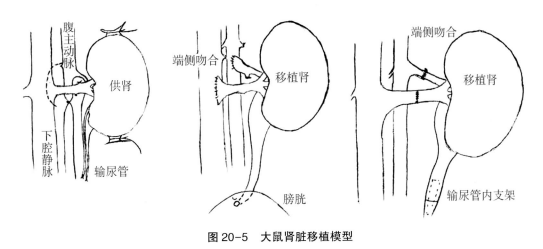

图 20-5　大鼠肾脏移植模型

第五节　肝脏移植模型

肝移植是目前治疗各种终末期肝病的有效手段。关于肝移植模型，研究者长期以来认为 1955 年美国的 C Stuart Welch 完成首例犬肝异位移植。20 世纪 60 年代，美国 Thomas Starzl 进行了一系列犬原位肝移植的研究，并成功施行了世界第一例临床原位肝移植。1961 年，美国的 Sil Lee 与 Bernard Fisher 开创微创外科显微缝合技术，直至 1973 年 Lee 才应用体外转流技术首次报告大鼠原位肝移植模型。1975 年 Lee 再次实施了不使用体外转流的大鼠肝移植。1979 年，Kamada 及 Caine 证实如果受体手术无肝期在 26 min 以内，则无须体外静脉转流。Cuff 套管技术由 Zimmermann 及 Kamada（Zimmermann，1979）提出，这种技术明显缩短了受体无肝期，有助于提高长期存活率。同年 Franz Zimmerman 提出用支架管行胆总管吻合，减少了胆道并发症。二袖套法已成为大鼠肝移植的标准式式。肝动脉是否重建亦成为影响大鼠肝移植术后存活的重要因素（Enwman，1982）。有观点认为肝动脉重建与否对长期存活无影响，但只有重建才符合生理要求，非重建会引起慢性非特异性炎症，包括胆道上皮的缺血坏死、水肿、增生和纤维化。另有研究表明对于冷缺血时间长的供肝，动脉重建会显著提高生存率。

一、猪原位肝移植动物模型

1. 供体手术　肌内注射速眠新 3 mL、阿托品 0.5 mg、氯胺酮 100 mg，备皮后抬入手术室，仰卧位后绷带固定四肢。耳静脉注射戊巴比妥 5 ~ 10 mg/kg，或氯胺酮

2 mg/kg，保持基础麻醉状态，注射肝素 2 mg/kg 行肝素化。常规术区消毒铺巾，取腹部大十字切口入腹，进腹后首先解剖第一肝门，紧靠十二指肠上缘水平游离胆总管，结扎切断并于近肝侧保留标记。于肝十二指肠韧带中下段开始游离肝动脉，自肝固有动脉至腹腔动脉根部，结扎沿途各动脉分支，保留足够长的动脉分支残端，以备吻合之用。分离结扎门静脉前方组织。结扎脾静脉，游离肠系膜上静脉，套两根 4 号线，以备切开插管行门静脉灌注用。保留门静脉及肝动脉，在预切取平面分离结扎肝十二指肠韧带剩余组织。游离肝下下腔静脉，下至右肾静脉水平，结扎并切断右肾上腺静脉及所有小分支。显露腹主动脉，套号线两道，用一次性输血袋行腹主动脉穿刺取血 400~600 mL 备用。于腹主动脉切开置入动脉冷灌管，将 4 ℃ 乳酸林格氏液快速注入（灌注压 100 cmH$_2$O），并同时剪开膈肌，阻断膈上主动脉，剪开膈上下腔静脉及肝下下腔静脉的远端作为流出道。经开肠系膜上静脉置入门静脉冷灌注管进行灌注，结扎静脉远端，灌注管固定于门静脉。肝周置冰屑辅助降温，同时剪开胆囊，冲洗胆道。剪取肝上下腔静脉周围膈肌，膈肌环上方 3 cm 左右离断肝上下腔静脉，远离肝脏依次离断肝下下腔静脉、门静脉，肝动脉自腹腔动脉根部连同部分腹主动脉一同取出，离断肝周剩余韧带，取出肝脏，迅速置于 4 ℃ 生理盐水中，行供肝修整。

2. 供肝修整　修剪肝上下腔静脉周围膈肌环，将肝上下腔静脉周围膈肌保留约 3 mm，其余膈肌与脂肪及疏松组织剪除，膈肌环左、右、后通常有 2~3 支较为明显的膈静脉汇入下腔静脉，将保留的膈肌环用 4-0 无损伤线行连续锁边缝合，包括缝闭膈静脉各个开口。膈肌上的下腔静脉保留约 5 mm，并将前后壁正中剪开约 3 mm，使静脉口径与受体肝上下腔静脉口径相适应，并将其缝合固定在膈肌环上。修剪肝下下腔静脉，结扎细小的分支，与左肾静脉汇入平面以上保留出肝血管约 3 mm，外膜保留。自腹主动脉残片处开始，逐步追踪分离所有发出血管，不予结扎，待确定为肝总动脉—肝固有动脉入肝，无其他迷走肝动脉及入肝血管后逐一结扎其他分支血管，动脉保留至肝总动脉及胃十二指肠动脉、胃右动脉分支的残端各约 5 mm。门静脉保留冷灌注管，并继续持续行冷乳酸林格氏液体灌注，10 滴/min，血管待吻合时剪取适当的长度，现无须修整。于胆囊底部逆行切除胆囊，生理盐水反复冲洗胆道。

3. 受体手术　肌内注射速眠新 3 mL、阿托品 0.5 mg、氯胺酮 100 mg，20 min 后麻醉显效，猪的呼吸平稳，备皮后抬入手术床，手术床上备电热毯，取仰卧位，绷带固定四肢，接心电监护。基础麻醉状态下行气管插管，置入牙垫固定插管后接呼吸机，可根据血气分析结果调整呼吸机的参数。常规腹部及颈部术区消毒，铺无菌巾单。经右侧颈内动脉和静脉分别置入 16 G 单腔中心静脉导管连接多功能监测仪，监测平均动脉压和中心静脉压，血氧监护仪记录血氧饱和度及心率。14 Fr 导尿管行膀胱造瘘监测术中尿量。

受体肝脏切除：采用上腹部肋缘下一横指"人"字形切口。进腹后显露肝门，于肝十二指肠韧带靠近肝脏侧解剖，游离胆总管，于胆囊管和肝总管的汇合处离断胆总管，游离肝固有动脉至左右肝动脉分叉以下离断，注意有无迷走肝动脉存在。继续向下游离显露肝总动脉、腹腔干及其分支。近肝门、左右门静脉分叉处游离门静脉前方及左侧方，适当保留血管外膜，显露门静脉长约 2 cm，剪开肝胃韧带，结扎切断肝十二指肠韧带内、门静脉以外的其他组织。将肝脏向下牵拉，切开肝冠状韧带，游离左侧三角韧带，剪开肝上下腔静脉的右侧及左侧浆膜层，自左侧将指尖顶的单层浆膜剪开，将肝上下腔静脉隔下段完全游离。将受体结肠及小肠置于腹腔左外侧，显露出肝下下腔静脉，分离血管与左侧腹膜后组织之间的间隙，游离至左肾静脉与下腔静脉交界处。检查各分离创面无活动性出血。用无损伤血管阻断钳阻断门静脉，阻断肝下下腔静脉，迅速挤压肝脏将肝内血液驱入循环系统后，阻断肝上下腔静脉，无肝期开始。靠近肝脏切断肝上下腔静脉、肝脏后方下腔静脉与后腹膜间的韧带，切断肝下下腔静脉、门静脉，将肝脏移出腹腔。肝床彻底电凝止血，必要时缝扎止血。

　　新肝植入：修剪受体肝上下腔静脉的残端，迅速将供肝移入受体右上腹腔原位。用 3-0 无损伤血管线开始行肝上下腔静脉吻合，于血管两侧面各缝合一根，分别结扎，左侧缝针一头进入血管，行后壁连续缝合，缝至右侧后出血管腔，与右侧原有缝线打结。同法用左侧缝针连续缝合血管前壁，完成肝上下腔静脉的吻合。显露肝门部，靠近供体肝脏侧上阻断钳，按所需长度剪去多余血管，4-0 无损伤血管线行门静脉端端吻合，方法与肝上下腔静脉吻合相同。阻断供体肝下下腔静脉，开放受体门静脉阻断钳，吻合口及供体段门静脉充盈，吻合口无明显扭曲及大出血，开放供体端阻断钳，肝脏充盈良好，无明显花斑。缓慢开放肝上下腔静脉，结束无肝期。用温盐水为移植肝脏及腹腔内脏器复温，肝脏颜色红润，胃肠颜色由暗红色转为正常。将结肠及小肠置于腹腔左外侧，显露肝下下腔静脉，修剪后用 4-0 无损伤线行端端吻合，先开放受体端阻断钳，血管充盈后开放供体侧阻断钳。检查各血管吻合口，根据需要修补出血处。显露肝总动脉，将其远端各分支结扎，将受体与供体肝总动脉用 6-0 无损伤 Prolene 线行端侧吻合。截取直径约 3 mm 的硅胶管，其中一端送入受体胆总管，1 号丝线将胆管壁与硅胶管一同结扎。除去供体胆总管结扎线，可见有黄色胆汁溢出，将硅胶管另一端送入供体胆总管，管壁与硅胶管也一同结扎，然后将两侧线再结扎，使供受体的胆总管靠在一起，胆管的外膜连同周围结缔、脂肪组织用 4-0 无损伤线间断缝合。清洗腹腔，逐层关闭腹腔，手术完成。将猪的体位变为侧卧位。

二、大鼠原位肝移植动物模型

　　1. 供体手术　供体术前禁食 12 h，不禁水。术前 30 min 肌内注射 0.03 g 阿托品，腹腔注射戊巴比妥麻醉。麻醉后备皮，仰卧位固定四肢，消毒腹部十字形开口，用布巾钳固定，将肠管移出，用湿纱布包裹，充分暴露肝脏。游离肝下腔静脉及腹主动脉，经髂总静脉分叉处用 1 mL 注射器缓慢推注 1 mL 肝素盐水（300 IU）肝素化。用湿纱布覆盖肝脏，轻柔下移肝脏，离断镰状韧带，游离左膈下静脉并结扎。将肝脏轻轻翻向头侧游离右肾静脉用 8-0 显微缝合线结扎离断，用 6-0 丝线结扎右肾上腺静脉。在左右肝管汇合处下方约 0.4 mm 处将胆总管剪开一个斜口，将胆道插管置入，双线结扎。游离幽门静脉并用 8-0 显微缝合线结扎，游离门静脉至脾静脉汇合处。游离乳头状叶，暴露食管静脉丛，6-0 丝线结扎后在远离肝脏侧剪断。将肝脏轻轻恢复原位，游离左三角韧带及肝下方韧带，游离肝上下腔静脉至对侧。在右肾上腺静脉外侧离断。连接全自动输液泵，用 24 G 留置针经腹主动脉插管，用 4 ℃ 肝素乳酸林格氏液（40 IU/mL）

灌注，速度2.5 mL/h。剪开左肾静脉下方下腔静脉，剪开膈肌，用纹氏钳阻断胸主动脉，剪开心脏。用冰盐水不断滴在肝脏表面，迅速降温。待肝脏变为土黄色，在左肾静脉水平剪断下腔静脉。在脾静脉水平剪断门静脉，沿着膈肌环剪断肝上下腔静脉。游离肝下部韧带，用镊子提着刚上下腔静脉将肝脏置入4℃乳酸林格氏液中。

2. 供肝修整 用显微止血钳夹住套管柄，将门静脉自套管下方置入套管，外翻至套管外，漏出幽门静脉的结，打结固定并与尾状叶为参照，防止血管扭曲。同法将下腔静脉外翻至漏出右肾静脉的结，以尾状叶为参照，打结固定。将肝上下腔静脉修剪整齐，用8-0显微缝合线左右各缝合一针，左边尾线留稍长以备牵引。修整好的肝脏放在4℃乳酸林格液里保存。

3. 受体手术 受体麻醉前肌内注射阿托品0.03 g，乙醚麻醉。麻醉好后将大鼠固定于自制手术台，备皮、消毒、开腹。用自制拉钩充分暴露术野。用棉签将肠道推往下部，用湿纱布覆盖，将肝脏翻往头侧，充分暴露。游离肝下下腔静脉至右肾静脉水平。结扎右肾上腺静脉。在左右肝管汇合处双线结扎离断胆道，下方结扎线尾线留长以备用。游离并双线结扎离断肝动脉。游离门静脉至幽门静脉水平。游离乳头状叶，暴露食管静脉丛，双线结扎离断。将肝脏恢复原位，游离镰状韧带、左三角韧带，游离并结扎左膈下静脉。游离肝上下腔静脉至对侧，游离右三角韧带。在右肾静脉水平阻断肝下下腔静脉，幽门静脉上方阻断门静脉，进入无肝期。经门静脉近端注射2 mL乳酸林格氏液驱血，用显微止血钳阻断肝上下腔静脉。撤除麻醉。用眼科剪剪短肝上下腔静脉，在左右门静脉分叉汇合处离断门静脉，靠近肝脏离断肝下下腔静脉，靠近肝脏离断右肾上腺静脉，移除肝脏，检查有无出血点。将供体肝脏放入腹腔，摆好位置。将供体缝合线与受体肝上下腔静脉两端各缝一针打结，用左侧缝合线自左向右连续缝合肝上下腔静脉后壁至右端穿出血管腔与尾线打结。继续自右向左连续缝合肝上下腔静脉前壁，至左端时用肝素水排除气泡，与尾线打结。将肝脏轻轻翻往头侧，移出纱布。暴露门静脉，用7-0 Prolene线在受体门静脉两端各缝一针，用显微止血钳牵引，松开血管夹放出少量高凝血，放置结扎线。用镊子提起门静脉前壁，用肝素水冲洗门静脉及套管，将门静脉套管置入受体门静脉，结扎固定。松开血管夹，检查血流是否通畅。待血流从肝下下腔静脉流出后用小血管夹夹闭肝下下腔静脉套管上方。松开肝上下腔静脉阻断钳，结束无肝期。同法上肝下下腔静脉套管。用37℃温盐水冲洗腹腔复温，检查有无出血点。将受体胆道靠近牵引线处剪一小口，将供体胆道套管插入。将大网膜覆盖至胆道插管处。用3-0丝线分两层关腹。将大鼠用烤灯继续复温约10 min。第一天禁食，喂10%葡萄糖，第二天正常饮食。

4. 肝动脉重建法 供者肝动脉游离的方法是清除腹主动脉周围的结缔组织，结扎脾动脉、胃左动脉、胃十二指肠动脉、肠系膜上动脉和双侧肾动脉，游离肝固有动脉直至腹主动脉。腹主动脉的游离范围自腹腔干上方至肾下水平，修整腹主动脉远端成袖管形。受者在肝下下腔静脉袖套吻合完成后，以连续法用8-0血管线将供体腹主动脉远端袖管与受体腹主动脉端侧吻合。通血后在肝门处可看到肝固有动脉的搏动，供肝颜色更加明亮。其他尚有几种改良动脉吻合术式，选用的吻合血管包括腹腔干、肝总动脉、肝固有动脉和右肾动脉（图20-6）。

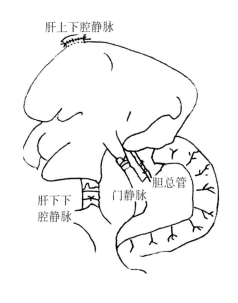

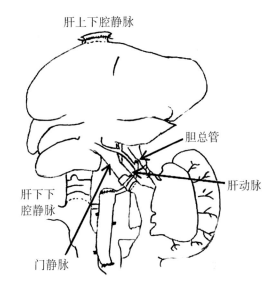

非重建肝动脉二袖套法肝移植模型　　　　重建肝动脉二袖套法肝移植模型

图 20-6　大鼠原位肝移植模型

三、小鼠原位肝移植模型

1. **供体手术及供肝修剪**　术前戊巴比妥钠腹部皮下注射麻醉，术中结合乙醚吸入麻醉，将供体小鼠固定于手术台上，仰卧位，取上至剑突、下至耻骨联合的上腹部全横切口，剑突上翻，以便充分暴露腹腔脏器及肝脏。分离包裹肝脏的所有韧带并将所有肝叶游离，用 8-0 线结扎胆囊管并切除胆囊，将 3 mm 聚乙烯管插入胆总管并用 8-0 线环状结扎固定，用 8-0 线将幽门静脉、右肾上腺静脉、右肾动静脉双重结扎，并用显微外科剪将其分离。将胃十二指肠动脉、脾动脉和胃左动脉采用同样方式双重结扎并分离。将腹主动脉来自腹腔动脉和髂动脉的分支结扎并分离，从腹腔干中解剖并分离出肝动脉。此后，将肝下下腔静脉和门静脉用小动脉夹钳夹，用 1.5 mL 含有 100 u 低相对分子质量肝素并于 4 ℃冷藏的林格氏液轻柔灌注肝脏。将肝上下腔静脉于靠近膈肌处横断，使之成为灌注的流出道，将腹主动脉于腹腔动脉上方靠近髂动脉处横断，结扎并分离腹主动脉分支，仅保留含有肝动脉、腹腔干和腹主动脉的动脉部分。把肝脏与后腹膜结构分离并将之取出，保存于 0~4 ℃乳酸林格氏液中。

2. **供体修整**　在 4 ℃林格氏液内进行门静脉和肝下下腔静脉的修整工作，将其分别外翻，套在预先制作的门静脉、肝下下腔静脉袖套上（由 5 F 和 7 F 心脏介入导管外鞘制成），用 5-0 丝线结扎、固定袖套。注意在套管过程中保证管耳方向朝下。

3. **受体手术**　术前 30 min 肌内注射阿托品 0.03 mg，以 3%戊巴比妥钠腹部皮下注射结合乙醚吸入联合麻醉。固定小鼠，仰卧位，常规消毒铺巾，取腹部自剑突至耻骨上 4 cm 正中切口，剑突牵向头侧，充分暴露肝脏，以温湿盐水纱布覆盖肠管并推向左侧腹部。以顺时针方向依次游离、解剖肝脏相关韧带及血管：依次处理肝脏镰状韧带、左三角韧带，左膈下静脉，食管静脉血管丛，尾状叶，右肾上腺静脉丛及肝下下腔静脉。显露肝门，依次处理胆总管、左右胆管及肝固有动脉。游离门静脉并夹闭，在其分叉处穿刺注射 1 mL 生理盐水，以便驱除肝脏内血液，在肾静脉上缘夹闭肝下下腔静脉，无肝期由此开始。Satinsky 钳钳夹肝上下腔静脉及部分膈肌组织，紧贴肝脏上缘剪断肝上下腔静脉。在门静脉分叉处离断门静脉，在靠近肝组织处离断肝下下腔静脉，移除肝脏。取出供肝，用 11/0 带针缝线与受体肝上下腔静脉左右两侧角缝合固定，并注意以外里、里外的顺序缝合，打结于管腔外，缝合最后一针前用少量生理盐水冲洗管腔，以排出其中小气泡，完成肝上下腔静脉缝合。静脉用袖套法进行连接并用 8-0 线固定。此后移除钳夹于门静脉的小动脉钳和钳夹于肝上下腔静脉的 Satinsky 钳，重建门静脉血流，无肝期应控制于 20 min 内。肝下下腔静脉用袖套法进行吻合，用 10-0 或 11-0 尼龙线将移植物动脉与受体腹主动脉进行端侧连续缝合，受体与供体的胆总管用聚乙烯支架相连接，并用环状结扎固定。受体腹腔壁分两层分别用 5-0 丝线连续缝合关腹。

第六节　肺脏移植动物模型

动物的肺脏移植发展史基本与心脏移植平行。20 世纪初，法国的 Carrel 与 Charles Guthrie 最早进行了犬心肺移植的动物实验。20 世纪 50 年代，苏联的 Oemikhov 进行了大量的犬肺脏、心肺联合移植术式研究，为临床肺移植开展奠定了基础。1971 年，阿伯丁大学的 Asimacopoulos 等人最早开展大鼠同种异体原位肺移植，但因操作困难、手术时间长、死亡率高等原因阻碍了大鼠肺移植的推广。1983 年，Joel、Cooper 等人采用了大网膜包裹气管吻合口、延缓术后激素应用等技术，在一系列动物实验中取得良好效果并成功将其应用于临床肺移植。1989 年，Mizuta 首次应用袖套技术，缩短了手术时间，减少了并发症，从而使肺移植基础研究得到了逐步推广。小鼠肺移植模型的出现，远远滞后于其他小动物的实质性器官移植。2007 年美国圣路易斯华盛顿大学 Okazaki 首次报道成功的小鼠左肺原位肺移植模型。2009 年瑞士苏黎世大学附属医院 Jungraithmayr 也成功建立了该模型。

下面介绍大鼠左肺原位移植模型。

大鼠左肺为单独肺叶，右肺则分为 4 个小叶，因此目前国内外单肺移植多以大鼠左肺移植模型作为标准。肺动静脉吻合和支气管重建采用三袖套法，所有操作均由单人在肉眼直视下独立完成，无须显微镜，但需小型动物呼吸机。

1. 供体手术　大鼠取仰卧位，颈部气管切开插入 14 G 静脉套管，丝线固定，接呼吸机。参数：潮气量 6~10 mL/kg，呼吸频率 50~100 次/min，呼气末正压 0~5 cmH_2O。依据动物模型需要设置通气设置，经尾静脉注射肝 100 IU/kg。取腹部正中切口，剪开膈肌，U 形剪开双侧前胸壁至锁骨以暴露胸腔。离断左下肺韧带，游离肺门，解剖肺动、静脉。剪断双侧上、下腔静脉，剪开左心耳，经右心室前壁插入 18 号套管针至左主肺动脉开口处，缓慢（20~40 cmH$_2$O）灌注 4 ℃的乳酸林格氏液至左肺变苍白。游离左肺动静脉和主支气管在近心端离断。于吸气末用微血管钳夹闭支气管，使左肺处于半膨胀状态，离断取出左肺，置 4 ℃保存液中。仔细修剪切除气管多余组织和血管边缘。肺动脉、肺静脉和支气管套管分别采用 18 号、16 号、16 号静脉留置针套管制作。血管翻套管体外壁后以 8-0 血管线环扎固定。支气管内支架尾端剪成斜形，将其作为内支架植入支气管，5-0 丝线固定。

2. 受体手术　将受体动物麻醉好，经口气管插管，气管插管及呼吸机参数同供体。取右侧卧位；纱布垫高充分暴露。左胸后外侧切口，切断背阔肌和前锯肌，从第 4 肋间逐层进胸，4 号丝线牵引两侧肋骨以暴露胸腔。离断左下肺韧带，游离左肺动脉，于远端处结扎。挤压排尽左肺余血，直血管钳夹受体肺门，剪去受体肺。离断受体支气管时保留 2/3 或 1/2 长度以备吻合。将供肺置入胸腔。于肺静脉开口上下两极及前后壁中点以 8-0 丝线缝吊 4 针，牵引后使静脉口完全张开。套入供体肺静脉套管以 6-0 丝线固定。以同样的方法吻合肺动脉。清除支气管内的分泌物，于支气管膜部两端悬吊 2 针，套合支气管。依次开放肺静脉、动脉和支气管，在呼吸机通气下，移植肺由白色变为粉红色，膨胀不良时可适当加大潮气量。用棉签吸净胸腔内液体，留置 22 G 胸腔引流管接负压吸引，3-0 丝线缝合关闭胸腔，3-0 可吸收线分层缝合肌层及皮肤，腹腔注射补液 1 mL。清醒后拔除引流管，自主呼吸恢复并达到 70~80 次/min 时可脱机拔管。

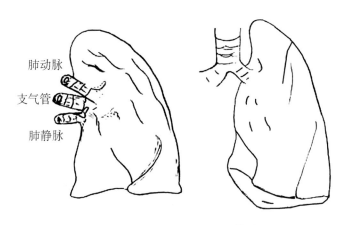

图 20-7　大鼠左肺原位移植模型

第七节　心脏移植模型

心脏移植实验经历了几个阶段，最早期只是为了生理、药理及病理学研究，通常移植部位选择为颈部，偶尔也有腹部和腹股沟部位。1905 年，法国 Alexis Carrel 等最早开展犬心脏颈部异位移植，采用端端方式吻合血管。由于缺血时间长，移植心只存活了 2 h。20 世纪 40 年代起，苏联 Vladimir Dnrikhov 利用犬探索了大量的胸腔内心脏移植术式，之后，研究者逐渐探索将移植心作为一个辅助血泵置于胸腔，与受体全身血液循环相接。随着低温和体外氧合等技术的进展，心脏原位移植成为可能。

一、大鼠异位心脏移植

大鼠异位心脏移植模型广泛应用于器官移植领域的临床与基础研究。1964 年，Charles Abbott 等最早开创大鼠异位心脏移植，由于该术式横断受体腹主动脉和下腔静脉，易引起双下肢瘫痪和尿潴留。1967 年，Tomita 等将血管吻合改为端侧式减少了并发症。1969 年，经过 Ono 和 Lindsey 的技术改进，以连续法缝合显著缩短缺血时间成为标准术式。为降低难度，1971 年，Iver Heron 等以套管法将大鼠供体主动脉、肺动脉分别与受体颈外、颈总动脉端端套合。1985 年，Rao 和 Lisitza 报道了股部心脏移植模型。目前国际上多推荐腹部作为首次移植的部位。

1. 供体手术　大鼠麻醉后，消毒腹部皮肤备用。沿腹白线和肋弓下缘"十"字形剪开进入腹腔，将肠管移至腹腔外面的右侧。使大鼠全身肝素化，然后剪开下腔静脉及腹主动脉，尽量放干净大鼠的血。然后快速沿双侧腋中线整块剪开胸壁及膈肌，并将其翻向头侧，用一血管钳固定。用丝线结扎肝上下腔静脉，并与远心端剪断，于左右肺动脉分叉处剪断肺动脉，于升主动脉剪断主动脉，向主动脉近心端内注 4 ℃肝素生理盐水 2 mL，将心脏向上翻起，用丝线集束结扎上腔静脉及全部肺静脉，于结扎离心端切断。取出供心，用心脏停搏液从主动脉灌注以清除冠状动脉内残留的血液直到从肺动脉流出清澈液体。供心保存在 4 ℃心脏停搏液中。

2. 受体手术　大鼠麻醉后，消毒腹部皮肤备用。沿腹白线切开皮肤进入腹腔，将肠管移至腹腔外面的右侧，并将肠管覆以盐水纱布，剪开后腹膜，游离一段下腔静脉，游离肾动脉下方的腹主动脉，以备吻合。提起腹主动脉下腔静脉，用弯血管夹同时阻断主动脉及下腔静脉，中间血管以备吻合。将供心按主动脉在前、肺动脉在后放置，做供心主动脉与腹主动脉的端侧吻合，吻合全过程供心要用冰盐水纱布覆盖。在主动脉前壁做一切口，肝素盐水冲净残血，先行前壁腔外连续缝合，然后进行血管后壁腔外连续缝合，吻合口经常用肝素生理盐水冲洗。一般针距 0.6 mm，边距 0.4 mm，需缝 10~12 针。在腔静脉阻断下端前壁做切口，将肺动脉与腔静脉以先后壁后前的顺序做半连续吻合。两血管吻合完成，收紧缝线打结前予以注水排气，后松开血管夹。松开阻断后，稍加按压心脏，即可自动复跳。心脏颜色鲜红，心跳稳定后，温水冲洗腹腔。将肠管复位后，以 4-0 丝线全层关腹，并以碘酒、酒精再次消毒切口处皮肤，小心将受鼠放入笼中，观察至受鼠完全清醒，醒后能爬行后可自由进食水，术后单笼饲养（图 20-8）。

二、小鼠异位心脏移植

1973 年，Robert Corry 等在大鼠模型基础之上很快建立起了小鼠腹部异位心脏移植模型。1991 年，Chen 等建立了完全血管化的小鼠颈部异位心脏移植模型。小鼠具有遗传背景简单、单克隆抗体丰富、近交系繁殖顺利等优点，心脏移植具有血管吻合直观、检测心跳方便、排斥反应确切等有利因素，使得小鼠心脏移植模型在移植免疫研究中

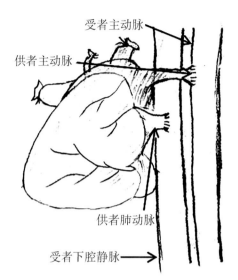

图 20-8 腹部大鼠心脏移植模型

取得了不可替代的地位。但是，由于小鼠体型偏小，血管技术操作的难度依旧是其广泛应用的障碍。

1. 供体手术 小鼠麻醉满意后仰卧位固定，沿腹正中切口进入腹腔，自下腔静脉注入 4 ℃肝素生理盐水使全身血液肝素化，然后继续自下腔静脉缓慢推注肝素生理盐水，同时剪开腹主动脉放血，待动脉血变清亮，完成灌注。剪开胸廓向上翻起暴露心脏，表面外敷 4 ℃冷盐水纱布，使其迅速降温停跳。以丝线分别结扎下腔静脉、左右上腔静脉和左右肺静脉，剪去左右肺叶。充分游离升主动脉和肺动脉，紧靠无名动脉起始和肺动脉分叉处分别剪断主动脉和肺动脉，迅速剪下供心，置于 4 ℃保存液中。

2. 受体手术 麻醉满意后，沿腹正中线开腹，将肠管移出体外并予以湿盐水纱布保护，游离腹主动脉及下腔静脉表面及两侧组织，显露腰血管及坐骨神经。采用丝线结扎离断受体 1~2 组腹主动脉和下腔静脉与腰深动、静脉之间的交通支。分别于肾血管下方及髂血管上方以 8-0 丝线阻断腹主动脉及下腔静脉。将供心置于受体右侧，11-0 缝针纵向穿过腹主动脉，提起针头，沿缝针剪去部分动脉壁，30 G 针头穿刺下腔静脉，于其前壁剪纵向切口，保证吻合口与移植物血管相匹配，分别将供体升主动脉及肺动脉与受体腹主动脉及下腔静脉行端侧吻合。动、静脉均采用两定点缝合法，首先行动脉吻合，先缝左侧，然后将供心翻向受体腹腔左侧缝合右侧动脉壁，收紧最后一针缝线前排空空气。在动脉吻合口远端行肺动脉—下腔静脉端侧吻合。吻合过程中以冰盐水纱布覆盖供心，使其处于低温环境。吻合完毕后依次去除远端及近端血管夹恢复血流，见供心由白转红，冠状动脉充盈，在短暂的室颤后，心脏逐渐复跳呈窦性心律，出血处可予以棉签压迫止血。复跳时可于供心表面滴注 37 ℃预热生理盐水进行复温。术后依据术中出血情况酌情补液。

第八节　小肠移植动物模型

实验室和临床方面已经广泛开展小肠移植来对肠衰竭患者进行有效的治疗。小肠移植的实验研究和动物模型的建立及改进相辅相成，经过持续的动物模型实验，小肠移植才得以成功地应用于临床。但是由于剧烈的排斥反应以及移植后肠功能恢复困难，当前临床小肠移植的进展与其他器官移植相比仍处于落后状态。大鼠模型是行之有效且经济的，而且伦理上可以接受，各种具有明确组织相容性抗原特性的大鼠近交系都可以使用。此外，近交系的存在使实验重复性和自定义的免疫生物学条件得以实现。自从 Monchik 和 Russel 在 1971 年介绍了第一例异位小肠移植大鼠模型后，大量的实验模型已经应用于研究小肠生理以及小肠移植术后各种反应。

一、大鼠小肠移植

1. 异位小肠移植　异位小肠移植可应用于免疫学研究，术式简单、死亡率低，取活检观察病理变化非常容易。但异位移植因为移植肠道非功能肠道，所以排斥反应的终点—移植物失活不确切。相比之下，原位移植模型更符合肠道生理学研究，移植肠管内环境包括营养、胃肠液和菌群都和正常肠道相同。此外，受体存活取决于移植肠管的功能，排斥反应的终点明确反映为受体死亡。

（1）供体手术：腹正中切口开腹后将小肠牵向右侧。分离十二指肠与结肠间的结缔组织至 Treitz 韧带。将整段小肠顺时针方向旋转到结肠的头侧，游离中结肠与胰腺分开。7-0 丝线结扎中结肠和回结肠血管支后，游离并切除结肠、盲肠和 1~2 cm 的回肠末端。以三把蚊式钳将十二指肠向右侧牵拉成 "C" 字形暴露胰腺，结扎门静脉分支后将其与胰腺分开。结扎切断肾动脉和腰动脉，游离一段包含肠系膜上动脉分支的腹主动脉。阻断腹腔干，结扎幽门静脉和脾静脉。腹主动脉插管，缓缓灌注 4 ℃含肝素（500 IU/mL）的乳酸林格氏液 3~5 mL。切取小肠和其供应血管，置入 4 ℃保存液中。

（2）受体手术：游离受者肾下腹主动脉和下腔静脉，以改良 Lee 氏钳或血管夹阻断近远端血流。以针头刺破腹主动脉前壁后纵行切开。在动脉开口稍上方水平将下腔静脉纵行切开，肝素生理盐水冲洗管腔。将供小肠置于受体腹腔左侧，以 10-0 血管缝合线将供者主动脉袖管与受体主动脉连续端侧缝合。同法吻合供者门静脉与受体下腔静脉。移植肠管两端都外置造口，以 4 针 7-0 丝线将肠管浆肌层与腹膜缝合，以 5~6 针 5-0 丝线将肠管外翻黏膜与皮肤缝合。

2. 原位小肠移植原位移植　原位移植供体手术与异位移植相同，因需要移植小肠在术后立即发挥功能，所以对供体小肠的质量要求更严。有损伤的肠管会增加肠内液体丢失、低血容量休克和吻合口瘘的风险。受体手术的血管吻合方式也和异位移植相同。不同的是肠道重建。首先要切除受体空肠和回肠，两侧各留 2 cm 残端。以 7-0 丝线行全层连续缝合吻合肠管。在吻合口内置一个空心粉支架有助于吻合并减少肠腔狭窄的风险，吻合后将空心粉推向远端，会被很快吸收（图 20-9）。

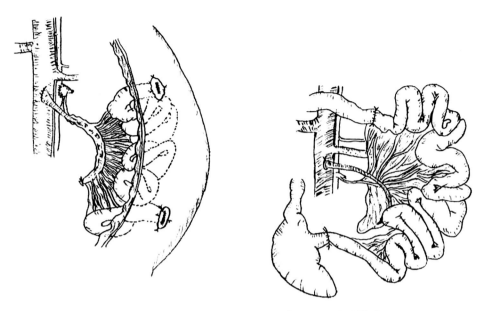

图 20-9　大鼠异位（左）、原位（右）小肠移植模型

二、猪小肠移植

1. 供体手术　腹正中切口入腹，剪开肠系膜根部暴露系膜静脉血管分支，处理结肠分支，切断、结扎胰十二指肠下血管。切开十二指肠侧腹膜暴露胰头，游离门静脉及肠系膜上静脉，结扎、离断胰腺分支及脾静脉。暴露腹主动脉及下腔静脉，离断肾血管。解剖结肠和胰腺，游离肠系膜上动脉至肠系膜根部。静脉给予 5 000 IU 肝素，腹主动脉插管，在膈肌下阻断主动脉，在脾静脉以下切断门静脉。灌注 4 ℃保存液，灌至肠壁苍白为止。如行节段小肠移植在结肠动脉远端切断肠系膜上动、静脉，如行全小肠移植将全部空回肠、门静脉、肠系膜上动脉连带一段腹主动脉整块切取。将小肠置入 4 ℃保存液中。

2. 受体手术　腹正中切口入腹后游离待吻合区血管，如行全小肠原位移植，需要切除受体自身小肠，仅保留 3~5 cm 近端空肠和末端回肠。以 6-0 血管线吻合血管的形式有三种，供者肠系膜上动、静脉分别与受体相应血管行原位端端吻合，供者血管分别与受体腹主动脉、下腔静脉端侧吻合，供者血管与受体吻合。动、静脉端侧吻合。节段性小肠移植时移植小肠近、远端做腹壁造口。全小肠移植时小肠近端 10~20 cm 外置造口，供、受体空肠端侧吻合，供体空肠远端与受体回肠末端行端端吻合。移植肠妥善固定，关闭肠系膜。胃插管造口以备术后给药及灌食，逐层关腹。

第九节　联合器官移植模型

器官移植事业的持续发展，也推动着移植的适应证在不断地扩展。联合器官移植成为对合并多个器官功能不良的患者唯一有效治疗手段。当下联合器官移植的许多知识还欠完善。成功建立动物模型，并进行相应的实验研究可为临床研究提供较为可靠的依据。

一、猪联合器官移植模型

1. 猪胰肾联合移植模型

（1）供体手术：腹正中长切口，进腹后游离并牵起胃，剪开胃结肠韧带分离结扎胃左动脉。游离脾，以其为把持物分离胰腺，至肠系膜上动静脉处，靠远端结扎离断此动静脉。解剖肝十二指肠韧带，分离结扎胆总管及肝固有动脉（注意勿损伤胃十二指肠上动脉），游离肝门静脉至肝门部，游离双肾输尿管。全身肝素化（2 mg/kg）。近髂血管分叉处游离腹主动脉及下腔静脉，腹主动脉插管放血后原位灌注。同时在膈平面阻断主动脉，剪开肝门处肝门静脉及已游离的下腔静脉以排出灌注液。分离近幽门及近十二指肠悬肌（Treitz 韧带）处结扎切断十二指肠。将肠管全部移至腹腔外，从上向下快速整块切取胰、脾、部分十二指肠及肾和输尿管。

（2）移植物的修整：切除右肾及脾，离断左肾动、静脉，将其与脾动、静脉（在胰分支的远端）端端吻合。在腹腔干（腹腔动脉）及肠系膜上动脉以下水平结扎腹主动脉远端，剪除下腔静脉。修剪肝门静脉与腹主动脉旁多余的肌肉脂肪组织。以甲硝唑溶液和生理盐水冲洗十二指肠后，缝合十二指肠两残端。

（3）受体手术：腹部正中切口，切除受体胰腺。游离近髂血管分叉处的腹主动脉及下腔静脉。将供体的肝门静脉与受体的下腔静脉端侧吻合，腹主动脉与受体腹主动脉端侧吻合。移植物十二指肠侧壁切开约 3 cm，与受体空肠上段行侧侧吻合，吻合口处放置引流管经空肠侧腹壁引出。输尿管置管外引流。将移植物整块固定于腹腔下部。观察移植物血运良好后关腹。

2. 猪全腹脏器移植与器官簇移植

（1）供体手术：腹部正中切口，经腹主动脉和脾静脉插管灌注，在膈肌上阻断胸主动脉以利于腹腔器官灌洗。灌注液 0~4 ℃。整块切取器官簇或全腹脏器（不包括结肠）以及相连的腹主动脉和下腔静脉。器官切取后置 0~4 ℃灌注液中保存并修剪，并使用灌注液冲洗灌注胆道，切除胆囊和脾脏。

（2）受体手术：受体切除上至贲门、下至左半结肠中段的全腹腔脏器，肝后下腔静脉随肝切除保留腹主动脉，建立泵驱动式肝下下腔静脉至颈外静脉转流，将取自供体的肝、胰、小肠等整块脏器原位植入，肝上及肝下下腔静脉分别与相应血管端端吻合、供体腹主动脉与受体肾动脉下腹主动脉端侧吻合，食管与上段空肠行端侧吻合，空肠近端封闭，回肠末端腹壁造口或与残留结肠吻合。

（3）器官簇移植：受体切除全胃或大部胃、肝、胰、脾、十二指肠及上段空肠等上腹腔所有脏器，残留空肠近端与食管或胃吻合。建立肝门静脉和下腔静脉至颈外静脉的泵驱动式转流。将供体器官植入，肝上及肝下下腔静脉分别与相应血管端端吻合，受体残留肠系膜上静脉与供者肝门静脉端侧吻合，供肠近端自行封闭。

二、犬心肺联合器官移植模型

为更好地研究心肺移植技术、评估心肺联合保存的质量及筛选有效的保存液，许多学者建立了多种动物模型，非灵长类不能耐受肺脏去神经，目前广泛认为灵长类哺乳动物的心肺移植是理想的动物模型，但是此模型价格昂贵，代价极高，不够实用，所以研究时往往使用犬作为心肺移植的动物模型，这种模型是一种比较实惠、容易复制、符合生理功能的模型。下面重点介绍犬心肺联合移植的建立。

1. 供体手术　实验犬以氯胺酮（2 mg/kg）和地西泮（0.5 mg/kg）肌内注射基础麻醉后，称重，放置体位（仰卧位）。仙林（0.1 mg/kg）、氯胺酮（2 mg/kg）静脉注射，异丙酚（8 mL/h）维持，气管插管，麻醉机辅助呼吸，呼吸频率20次/min，潮气量15 mL/kg。根据血气调整呼吸机参数，前胸部去毛、备皮。四肢连接监护仪心电标准肢体导联电极，记录ECG，留置股动、静脉通道，温度探头深入鼻腔探鼻咽温。

正中切口进胸，锯开胸骨，进胸前给万可松2 mg，控制呼吸，游离心肺，心脏和主动脉显露直到无名动脉和左锁骨下动脉，游离上腔静脉和奇静脉，结扎切断奇静脉，游离下腔静脉，分离主动脉和肺动脉干，在上腔静脉和主动脉之间分离气管。股静脉注入肝素（3 mg/kg）、甲泼尼龙（30 mg/kg），肺动脉注入前列腺素10 μg/kg。高位结扎、切断上腔静脉，肺动脉插入14 F导管。阻断主动脉，经主动脉根部灌注4 ℃肝素生理盐水，剪开下腔静脉同时经肺动脉灌注4 ℃肝素生理盐水，剪开左心耳，灌注过程中肺继续通气。灌注完毕后，切断下腔静脉，高位切断主动脉，中度膨胀肺（70%～80%），双重钳夹主支气管，从头侧向尾端分离食管和降主动脉前的后纵隔组织，下肺韧带结扎，整块切除心肺。将游离心肺进行修剪，修剪完备后，供心再次灌注4 ℃生理盐水，供心肺放入4 ℃生理盐水保存。

2. 受体手术　右股动脉20 G套管针穿刺持续监测血压。左股静脉穿刺5 F双腔静脉导管作为静脉通道，全程监测血压、心电图、动脉血气、电解质、ACT、咽温等。麻醉后从静脉导管给前列腺素 E_1 0.05 μg/（kg·min）泵入。胸骨正中切口，锯开胸骨，游离心肺，股静脉注入肝素（3 mg/kg），高位升主动脉插管，上、下腔静脉插管，建立体外循环（CPB），体外循环用鼓泡式氧合器，预充乳酸林格氏液、甲泼尼龙（30 mg/kg）、碳酸氢钠、氯化钾等。术中分次追加芬太尼、万可松维持麻醉。并行CPB血流降温，鼻咽温26～28 ℃时阻断升主动脉。在主动脉瓣以上横断主动脉，在肺动脉干中点横断肺动脉，在接近房室瓣环处切开房间隔。切开左心房外侧壁，最后切断头侧方的左房壁，在两侧肺静脉口中间纵行切开左房后壁，分别向两侧分离左、右肺静脉，切除左、右肺，分离气管，在隆突上一个软骨环处切断气管。取下心肺后，将灌注流量提高，维持正常血压。植入供体心肺，开始吻合前，供心灌注4∶1冷血（10 ℃）高钾停搏液（20 mL/kg），分别行气管、右心房、主动脉吻合，气管吻合完备后（高钾停搏液灌注后25～30 min），灌注4∶1的冷血（10 ℃）低钾停搏液1次（10 mL/kg），开始主动脉吻合时，行血液复温；鼻咽温升至32～33 ℃，开放主动脉，立即从静脉注射异丙肾上腺素10 μg、2%利多卡因20 μg，持续行CPB复温至鼻咽温35～36 ℃，于主动脉开放后60 min内停CPB。

三、大鼠联合器官移植模型

1. 大鼠肝肾联合移植模型

（1）供体手术：乙醚麻醉后，腹正中备皮，聚维酮碘溶液消毒手术野。腹部正中切口，上至剑突，下至耻骨联合。采用自制手术拉钩充分显露上腹部，剑突结扎，并牵向头部。将肠管用湿纱布包裹后置于左侧腹腔外，显露右肾及输尿管，钝性分离输尿管周围脂肪组织，上至肾门，下至膀胱。在下腹部结扎并切断横结肠，并分离至肠系膜下动脉处。分离下腔静脉及腹主动脉，并分离右肾动脉。结扎并切断左肾静脉、左肾上腺静脉及左肾静脉水平以上腰静脉。供肝游离大致按逆时针方向进行，剪断肝镰状韧带，结扎并切断左膈静脉，剪断左三角韧带以及肝胃韧带。切断肝后与膈下食管段之间的静脉交通支，游离尾状叶，剪断右三角韧带与肝后韧带，结扎并切断右肾上腺静脉。分离肝十二指肠韧带，距肝门部约 5 mm 处游离肝外胆管，在前壁做一"V"形小切口插入自制导管，使用 5-0 丝线固定插管，远端切断。分离暂不结扎肝动脉，结扎并切断幽门静脉、脾静脉、胃十二指肠静脉。于左肾静脉开口以下使用头皮针穿刺下腔静脉，注入 25 U/mL 肝素盐水 2 mL，待充分肝素化后主动脉及肝门静脉双重插管灌注，灌注液为 4 ℃乳酸林格氏液，速度为 10 mL/min，剪开远端下腔静脉，以便灌注液流出，直至流出液为透明清亮、肝脏及右肾变为黄白色，停止灌注。剪开膈肌，于其上方剪断腹主动脉，插管处下方剪断腹主动脉及下腔静脉，沿脊柱前面向上锐性游离，连同膈肌、肝、肠、胰、脾及右肾整块切取，放入保存液中。

（2）供体器官修整：在保存液中，结扎肝动脉，游离肝门静脉并插入自制套管，剔除肝脏周围的肠胰脾等器官。贴腹主动脉根部剪断右肾静脉并插入自制套管，在左肾静脉根部剪断下腔静脉，并插入自制套管，血管钳阻断供肝上下腔静脉及右肾动、静脉。

（3）受体手术：麻醉同供者，取腹部正中切口，丝线牵开剑突及腹壁，用生理盐水纱布保护肠管。分离并剪断肝周韧带，结扎食管周围的血管交通支。在左肾静脉水平分离肝下下腔静脉，游离并结扎右肾上腺静脉，右肾肾门处带线。分离肝十二指肠韧带。在胆管汇合处切断胆总管，游离肝门静脉至左右分叉处，结扎肝动脉。贴肾门切除右肾，并结扎切断右侧输尿管。使用阻断钳分别于右肾静脉水平暂时阻断肝下下腔静脉，幽门静脉上方阻断肝门静脉，左右肝门静脉分别注射 1 mL 生理盐水驱除肝内血液。血管钳阻断肝上下腔静脉，连同部分膈肌一起钳夹，并将之切断，注意保持膈肌环的完整。紧贴肝脏切断肝门静脉和肝下下腔静脉，取出肝脏。植入整块供体肝肾，用含肝素的生理盐水冲洗静脉管腔，以排出肝上下腔静脉内积气。8-0 丝线连续缝合供受者肝上下腔静脉，冲洗肝门静脉后完成肝门静脉套管吻合。开放肝门静脉及肝上下腔静脉阻断钳，结束无肝期。同样方法吻合右肾下下腔静脉及右肾动脉。松开右肾动、静脉的血管夹，可见移植肾颜色迅速变红，尿液流出。完成供者膀胱瓣与受者膀胱的吻合及输尿管、肾脏的固定。此时肝脏颜色红润，胆汁由胆管中流出，完成胆管套管吻合。生理盐水冲洗腹腔，全层缝合关腹。若需要可在受者左肾肾蒂部预留体外结扎线，术后 2~3 d 结扎以代替肾切除。

2. 大鼠肝小肠联合移植　大鼠肝小肠联合整块移植与肝、小肠分开移植相比较而言具有明显优点。第一，由于该技术与临床技术较为接近，可为临床实践提供有益的操作经验。第二，由同一动物体内取出所需移植的肝脏和小肠，不仅减少了动物资源的消耗，还能确保两个移植物的组织抗原绝对相同，满足免疫互惠机制研究的需要。第三，血管重建符合生理模式，最大限度地保证了移植物功能的恢复，移植小肠的静脉经肝门静脉引流入肝脏，同时重建肝脏动脉血供。

（1）供体手术：乙醚麻醉后，仰卧位，固定四肢，胸腹部备皮，消毒腹部皮肤。取正中切口入腹，显微镜下操作，切断肝周韧带、上翻肝叶显露肝十二指肠韧带，切断胃十二指肠动脉，远离肝门切开胆总管前壁，向近端置入支撑管远端切断。结扎并切断幽门静脉。游离腹主动脉全长，结扎所有腰血管分支。结扎切断右肾血管，游离肝下下腔静脉，缝扎右肾。选取十二指肠悬肌（Treitz 韧带）以远端 30~40 cm 小肠作为移植物，切除末端回肠及结肠，将胰腺/十二指肠与肝门静脉分离。结扎切断胃左血管和脾血管。经下腔静脉注入 2 mL 肝素盐水（50 U/mL），于腹主动脉远端造口置管，对移植物进行灌注（180 mL/h，9~15 mL），灌注开始后迅速剪开膈肌，切断向内下腔静脉，同时以林格氏液浇注腹腔脏器对移植物实施表面降温。待小肠变为乳白色、肝脏变成均匀一致的灰黄色时开始切取移植物缝扎左膈静脉、切断静脉裂孔周围膈肌，平左肾静脉离断肝下下腔静脉，于腹主动脉近端离断主动脉，靠远端离断腹主动脉。将移植物移出腹腔，置 4 ℃ 保存液中保存。整块移植物包括肝脏、小肠以及连通两者的肝门静脉和腹腔干（腹腔动脉）、肠系膜上动脉的一段腹主动脉。

（2）供体器官修整：在冰浴盆中修整移植物并安装血管吻合用套管。保留肝上下腔静脉至其膈环处，剪除多余膈肌，右角预设 8-0 缝线。在肝门静脉左前壁造一纵行切口，上角预设 10-0 缝线。在静脉造口小肠侧安置微血管夹。在肝下下腔静脉安装套管。在套管近侧安置微血管夹封闭肝下下腔静脉。

（3）受体手术：乙醚开放吸入麻醉，体位及固定同供体手术。经正中切口入腹，切断肝周韧带，切断左膈静脉。游离肝下下腔静脉至右肾静脉水平，切断肾上腺小静脉。切断肝动脉，贴近肝脏切断胆总管。上钳阻断肝下下腔静脉同时停止麻药吸入。以小血管夹阻断肝门静脉，进入无肝期，穿刺肝左右门静脉分叉处注入乳酸林格氏液 2~3 mL、平穿刺点切断门静脉。下拉肝脏，以一血管钳将肝上下腔静脉及静脉裂孔周围部分膈肌一并钳夹阻断肝上下腔静脉，贴近肝脏切断肝上、下下腔静脉，移出原肝，将移植肝脏置入肝窝，先行肝上下腔静脉端端吻合，再行受体肝门静脉与移植物肝门静脉端侧吻合，开放肝门静脉和肝上下腔静脉阻断钳，结束无肝期。以套管法吻合肝下下腔静脉。在肾血管下阻断腹主动脉，于前壁造口，将移植物主动脉断端与受体主动脉行端侧吻合，恢复移植小肠血运及肝动脉血供。确认移植物血运良好后，套管法吻合胆总管，移植小肠近端结扎封闭，远端经右侧腹壁造瘘。

3. 大鼠胰肾联合移植　为了研究胰肾联合移植，建立如图 20-10 大鼠胰肾联合移植（SPK）治疗糖尿病的动物模型。注意观察和记录 SPK 过程中影响排斥反应发生的因素，并比较 SPK 治疗后各类型糖尿病的疗效，为更好地开展临床胰肾联合移植提供较为可靠的依据。

（1）供体手术：取腹正中切口，上起自剑突，下至耻骨联合，采用自制拉钩显露腹腔，结扎剑突并向头部牵拉，充分显露腹腔器官。将胃向上翻起，钝性分离肝乳头叶上的腹膜，向下牵引横结肠，剪断其与胰腺间的腹膜，显露胃左动脉起始处，分别结扎胃左、胃短血管。沿无血管区剪开胰腺上的腹膜，结扎并切断胃网膜左右动静脉，于幽门环下方 0.5 cm 结扎十二指肠，依次剪断胃短、胃左血管、食管及十二指肠近端，弃去胃。使用湿纱布包裹肠管，翻向左侧显露肝门，结扎并切断胆总管、肝动脉。游离肝门静脉至左右分叉处。用棉签轻轻上推胰腺组织至胰十二指肠下动脉分支处，于其远侧双重结扎切断肠系膜血管及系膜，确定肝胰壶腹（Vater 壶腹）位置，在其远端切断十二指肠，同时结扎、切断结肠动静脉，于髂血管水平切断直肠，弃去其余小肠和全部大肠，结扎脾门血管，脾脏暂不切除，以供血管缝合过程中通过牵拉脾脏来调整移植物位置。游离右侧输尿管全程及膀胱，在右侧肾脏脂肪囊外侧游离肾脏，游离并结扎右肾上腺静脉，游离肾上下腔静脉，结扎肾上下腔静脉至腰背部的分支，游离并结扎肾上腺动脉。做肾下下腔静脉穿刺，注射 2 mL 25 U/mL 的肝素钠溶液，待充分肝素化后，在髂血管水平和膈肌水平分别结扎腹主动脉，在远端结扎线近心端插管灌注 4 ℃乳酸林格氏液，直至胰腺、十二指肠及肾脏变白。贴肝脏剪断肝门静脉，紧贴肝脏切断肾上下腔静脉，在左肾以下水平切断肾下下腔静脉。在腹腔干（腹腔动脉）以上 5 mm 处切断腹主动脉近端，穿刺点切断腹主动脉远端，完整切下移植物，置 4 ℃乳酸林格氏液中。

（2）供体器官的修整：将移植物置于 4 ℃乳酸林格中液中，注意保证修整过程中保存液的温度。修整肾上下腔静脉和主动脉近心端，剔除血管周围结缔组织。在左肾静脉水平离断肾下下腔静脉，在肠系膜上动脉水平以下丝线结扎主动脉。肝门静脉修整后，插入自制套管 5-0 丝线固定后套入肾下下腔静脉。

（3）受体手术：乙醚麻醉后，固定大鼠，备皮，消毒，铺巾。腹正中切口入腹，湿纱布包裹肠道，置于腹腔外。游离肾下下腔静脉及腹主动脉约 15 mm，结扎并切断其间的分支。分别使用血管夹阻断腹主动脉及下腔静脉上下两端。在下腔静脉上纵行剪开一长 3 mm 的小口，在腹主动脉上纵行剪开一长 2 mm 的下口。放入移植物，肝素盐水冲洗各管道管腔后，采用 8-0 缝线端侧吻合供受者下腔静脉，9-0 缝线端侧吻合供受者腹主动脉。缝合完成后，先开放下腔静脉，再开放腹主动脉。血流开放后，移植物充盈良好，动脉搏动明显，静脉回流好，可见十二指肠及输尿管蠕动，并有尿液溢出。将供体的十二指肠两端缝合封闭后，与受体空肠行侧侧吻合。将供者膀胱修剪成 5 mm 直径的膀胱襻，与受体膀胱以 6-0 缝线单层连续缝合。术毕温生理盐水冲洗腹腔，观察有无活动性出血，并检查肠道有无扭曲、吻合血管有无受压，关腹（图 20-10）。

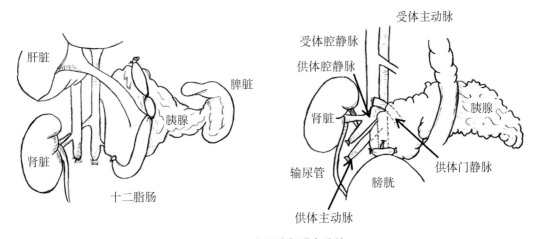

图 20-10　大鼠胰肾联合移植

（陈三洋）

参考文献

[1] 刘永锋，郑树森. 器官移植学. 北京：人民卫生出版社，2014.

[2] 陈小平，汪建平. 外科学. 8 版. 北京：人民卫生出版社，2013.

[3] 沈中阳. 实验器官移植. 北京：人民卫生出版社，2014.

[4] ONO K，LINDSEY ES. Improved technique of heart transplantation in rats. J Thorac Cardiovasc Surg，1969，57（2）：225-229.

[5] TOMITA Y. Improved technique of heterotopic cervical heart transplantation in mice. Transplantation，1997，64（11）：1598-1601.

[6] LEE S. An improved technique of renal transplantation in the rat. Surgery，1967，61（5）：771-773.

[7] COLLINS DL，CHRISTENSEN RM. Kidney transplantation in the dog：surgical technique. Can J Surg，1966，9（3）：308-315.

[8] CALNE RY. Liver transplantation. Chirurg，1980，515（5）.

[9] RODRíGUEZ NS，BARRASA JM，GARCíA AL，et al. Lungtransplantationinrats：aviableexperimentalmodel. ArchBronconeumol，2004，40：438-442.

第二十一章 人体器官捐献

第一节 概 述

公民逝世后器官捐献器官移植是依据科学原则，采用技术手段，遵循伦理原理，按照法律法规，将自然人死亡后自愿捐献出的、具有生物活性的人体器官移植于终末期患者体内，以拯救其生命或恢复健康的一种特殊医疗活动。

一、人体器官捐献的定义

没有器官捐献就没有器官，没有器官就没有器官移植，没有器官移植就不能拯救众多的生命。公民逝世后的器官捐献就是自然人在死亡之后，遵循自愿、无偿之原则，通过严格的法定程序和科学的医疗处置，贡献出体内部分或全部器官，用于拯救他人生命或恢复他人健康的纯利他主义公益性行为。

二、人体器官捐献的基本原则

公民逝世后器官捐献遵循两个基本原则：自愿、无偿。

自愿原则是公民从事民事活动的基本原则之一，它是指公民依照自己的理性判断，自主参加民事活动，管理自己的私人事务，不受国家权力和其他公民的非法干预。人体器官捐献中的自愿原则，是民事活动自愿原则在器官捐献领域的表现和延伸。它包括两方面的含义，即公民有捐献器官的自由，也有不捐献器官的自由。公民对是否捐献自己的器官，拥有完全的自我决定权，无论公民做出何种选择，任何组织或者个人不得强迫、欺骗或者利诱他人捐献自己的器官。公民生前表示不同意捐献其人体器官的，任何组织或者个人不得捐献、摘取该公民的人体器官。捐献人生前可以明确表示愿意在死后捐献器官；如果公民生前没有明确表示不愿意捐献器官的，其近亲属可以捐献该公民人体器官。

无偿原则，是指公民捐献器官不得以营利为目的，不得以任何理由出卖或者变相出卖器官。买卖或者变相买卖器官的表现形式多种多样，如供体和受体双方提出器官的对价、接受器官的对价；为器官买卖提供中介服务并收取费用；医务人员在明知器官买卖的情况下，仍然实施器官摘取和移植手术，等等。

公民逝世后器官捐献可以通过两种方式来完成：①18 周岁以上、具有完全民事行为能力的公民通过书面自愿申请人体器官捐献登记，并且没有撤销该登记，待其身故后进行的人体器官捐献。②公民生前未表示不同意捐献其器官，待其身故后，其配偶、成年子女、父母达成一致意见，共同或者委托代表以书面形式表示同意的人体器官捐献。

第二节　中国公民死亡后器官捐献分类标准

一、中国一类（C-Ⅰ）

国际标准化脑死亡器官捐献（DBD），即脑死亡案例，经过严格医学检查后，各项指标符合脑死亡国际现行标准和国内最新脑死亡标准，由通过卫生健康委员会委托机构培训认证的脑死亡专家明确判定为脑死亡；家属完全理解并选择按脑死亡标准停止治疗、捐献器官；同时获得案例所在医院和相关领导部门的同意和支持。

成人版和儿童版脑死亡判定标准如下。

（一）脑死亡判定标准（成人）（2013 版）

1. 判定的先决条件

（1）昏迷原因明确。

（2）排除了各种原因的可逆性昏迷。

2. 临床判定

（1）深昏迷。

（2）脑干反射消失。

（3）无自主呼吸（靠呼吸机维持，自主呼吸激发试验证实无自主呼吸）。

以上三项必须全部具备。

3. 确认试验

（1）短潜伏期体感诱发电位（median nerve short-latency somatosensory evoked potential，SLSEP）：正中神经短潜伏期体感诱发电位（SLSEP）显示 N9 和（或）N13 存在，P14、N18 和 N20 消失。

（2）脑电图（EEG）显示电静息。

（3）经颅多普勒超声（TCD）显示颅内前循环和后循环呈振荡波、尖小收缩波或血流信号消失。

以上三项确认试验至少具备两项。

（4）判定时间：临床判定和确认试验结果均符合脑死亡判定标准者可首次判定为脑死亡。首次判定 12 h 后再次复查，结果仍符合脑死亡判定标准者，方可最终确认为脑死亡。

（二）儿童脑死亡判定标准

适用于年龄范围：29 天至 18 岁。

1. 判定的先决条件

（1）昏迷原因明确。

（2）排除了各种原因的可逆性昏迷。

2. 临床判定

（1）深昏迷。

（2）脑干反射消失。

（3）无自主呼吸（靠呼吸机维持通气，自主呼吸激发试验证实无自主呼吸）。

以上三项临床判定必须全部具备。

3. 确认试验

（1）脑电图（EEG）显示电静息。

（2）经颅多普勒超声（TCD）显示颅内前循环和后循环血流呈振荡波、尖小收缩波或血流信号消失。

（3）短潜伏期体感诱发电位：正中神经短潜伏期体感诱发电位显示双侧 N9 和（或）N13 存在，P14、P18 和 N20 消失。

以上三项确认试验需至少具备两项。

4. 判定时间　临床判定和确认试验结果均符合脑死亡判定标准可首次判定为脑死亡。29 d~1 岁婴儿，首次判定 24 h 后再次复查，结果仍符合脑死亡判定标准，方可最终确认为脑死亡。1~18 岁儿童，首次判定 12 h 后再次复查，结果仍符合脑死亡判定标准，方可最终确认为脑死亡。严重颅脑损伤或心搏、呼吸骤停复苏后应至少等待 24 h 进行脑死亡判定。

二、中国二类（C-Ⅱ）

国际标准化心死亡器官捐献（DCD），即包括 Maastricht 标准分类中的 M-Ⅰ~Ⅴ类案例。其中 M-Ⅰ、M-Ⅱ、M-Ⅳ、M-Ⅴ几乎没有争议，但成功概率较小，其器官产出对医疗技术、组织结构及运作效率的依赖性极强。M-Ⅲ所面临的主要问题是关于"抢救与放弃"之间的医学及伦理学争论，需要用具有法律效力的，权威性的医学标准、共识或指南来保证其规范化实施。

国际 DCD 分类简介：M-Ⅰ，入院前已宣告死亡，但时间不超过 45 min。M-Ⅱ，于医院外发生心脏停搏，急诊入院后经心肺复苏 10 min 无效，宣告死亡。M-Ⅲ，受到严重的不可救治性损伤，通常为毁灭性脑外伤，但还没有完全达到或完全满足脑死亡的全套医学标准；同时生前有意愿捐献器官，经家属主动要求或同意，在 ICU 中有计划地撤除生命支持和治疗，主要手段为终止呼吸机人工通气给氧，使心脏缺氧而停搏及残余脑细胞彻底失活，等待死亡的发生。M-Ⅳ，脑死亡判定成立后、器官捐献手术之前所发生的非计划性、非预见性心脏停搏。M-Ⅴ，住院患者的心脏停搏。主要为 ICU 中抢救过程中发生的非计划性、非预见性心脏停搏。

三、中国三类（C-Ⅲ）

中国过渡时期脑-心双死亡标准器官捐献（DBCD），在脑死亡的基础上实施的心脏死亡。这样做实际上 C-Ⅰ类案例按 C-Ⅱ类处理，既类似 M-Ⅳ类，又不同于 M-Ⅳ类。

第三节　中国公民逝世后器官捐献工作流程

中国公民逝世后器官捐献工作主要内容包括报名登记、捐献评估、捐献确认、器官获取、器官分配、遗体处理、缅怀纪念、人道救助等。

一、报名登记

凡居住在中华人民共和国境内、年满18周岁的完全民事行为能力人，愿意身故后无偿捐献器官者，可以通过就近到管理机构填写并递交中国人体器官捐献志愿登记表、登录中国人体器官捐献管理中心网站（www.codac.org.cn）进行网上登记、通过微信公众号"中国人体器官捐献"上的"报名登记"窗口进行登记。

二、捐献评估

当潜在捐献状态出现后，如果本人曾经登记过器官捐献意愿或其家属有捐献意向，可以由患者家属或医院的主管医生联系所在医院的信息员或人体器官捐献协调员，并上报省级人体器官捐献管理机构。开展器官捐献的省级人体器官捐献管理机构派人体器官捐献协调员和评估小组前往潜在捐献者所在医院开展工作，所在地红十字会应派人体器官捐献协调员予以协助。

三、捐献确认

经评估，潜在捐献者符合器官捐献相关标准，在人体器官捐献协调员见证下，由捐献者近亲属填写中国人体器官捐献登记表，捐献者的配偶、成年子女、父母均应签字确认，或委托代表签字确认。如有直系亲属因特殊情况下不能到场签字，应有书面或者影音形式的授权委托资料。人体器官捐献协调员收集捐献者的户口本、身份证（出生证明）、结婚证、死亡证明及其配偶、成年子女、父母的身份证、户口本等资料复印件，整理归档，上报捐献者所在医院伦理委员会和省级人体器官捐献管理机构。

四、器官获取

在捐献确认工作完成后，由人体器官捐献协调员联系器官获取组织实施器官获取，获取中国人体器官捐献登记表中家属同意捐献的器官或组织。专职人体器官捐献协调员见证器官获取过程。获取的器官应按照中国人体器官捐献与移植委员会制定的相关技术规范规定进行保存和运输。

五、器官分配

获取的器官按照《中国人体器官分配与共享基本原则和肝脏与肾脏移植核心政策》等相关法规政策，通过中国人体器官分配与共享计算机系统分配。器官移植完成后，由人体器官捐献协调员或器官移植定点医院收集器官接受者的相关资料，填写中国人体器官捐献完成登记表，向省级人体器官捐献管理机构报告，省级器官捐献管理机构上报中国人体器官捐献管理中心。

六、遗体处理

从事人体器官获取工作的医务人员应当尊重捐献者的尊严，对获取器官完毕的遗体，应当进行符合伦理原则的医学处理，除捐献的器官（组织）外，应当恢复遗体原貌。对于有遗体捐献意愿的捐献者，由人体器官捐献协调员协助联系遗体接收站；对于没有遗体捐献意愿或不符合遗体接受条件的捐献者，由所在医疗机构在征得捐献者家属同意后将其遗体移交殡葬管理部门，按照殡葬管理有关规定就近火化，人体器官捐献协调员协助完成善后事宜。

七、缅怀纪念

器官获取手术前，人体器官捐献协调员组织参与获取的医务人员向捐献者默哀致敬；捐献完成后，省级人体器官捐献管理机构向捐献者家属颁发中国人体器官捐献荣誉证书，将捐献者的信息铭刻在器官捐献纪念碑、纪念林、纪念馆或纪念网站上，并为捐献者家属提供缅怀亲人的场所，组织开展悼念活动，缅怀和纪念器官捐献者。

八、人道救助

各省（区、市）根据中国人体器官捐献管理中心制定的相关政策并结合当地经济发展情况制定对贫困捐献者家庭的人道救助办法。器官捐献者的配偶、成年子女、父母或其委托代理人可向省级人体器官捐献管理机构书面提交困难申请，省级人体器官捐献管理机构对家庭贫困情况评估核定后，给予一定的经济救助。

第四节　人体器官捐献协调员

人体器官捐献协调员是指经中国人体器官捐献管理中心培训并取得资格，依法依规开展人体器官捐献宣传员、捐献见证、信息报告等相关工作的人员。器官捐献是器官移植事业发展的基石，而人体器官捐献协调员在器官捐献工作中则有着举足轻重的地位和作用。"没有器官捐献就没有器官移植，没有人体器官捐献协调员就没有器官捐献"，这句话充分体现了人体器官捐献协调员在器官捐献与移植工作中的重要性。人体器官捐献协调员在与捐献者家属、医疗机构、公安、交警、民政、司法、保险等部门的沟通过程中起着至关重要的作用。人体器官捐献协调员的工作贯穿着器官捐献的每一个环节，尤其在与潜在器官捐献者家属沟通过程中起着决定性的作用，是推动器官捐献工作稳步发展的主力军。

一、人体器官捐献协调员应遵循的原则

人体器官捐献协调员应遵循红十字运动的七项基本原则，发扬"人道、博爱、奉

献"的红十字精神，不以获得报酬为目的，志愿履行人体器官捐献协调员职责。

二、人体器官捐献协调员分专职和兼职两类

专职人体器官捐献协调员为红十字会的正式或聘用人员，兼职人体器官捐献协调员为医疗机构的正式或聘用人员。

三、人体器官捐献协调员的职责

专职人体器官捐献协调员的职责：开展人体器官捐献的知识普及、宣传和咨询工作，动员社会公众参与人体器官捐献，管理人体器官捐献志愿登记信息；向潜在捐献者家属讲解人体器官捐献相关知识、法律法规及政策；了解潜在捐献者病情演变、死亡判定过程及家庭情况，并按有关要求收集、整理、上报相关信息及资料；见证器官分配过程，联系、协调器官获取组织，见证器官获取或运送过程和遗体的复原过程，参加对捐献者的现场默哀仪式；器官获取完成后，与器官获取组织人员完成工作交接，按照要求收集整理相关材料，报地方管理机构存档；参与协调对捐献者家属的慰问及缅怀纪念工作；完成中国人体器官捐献管理中心或地方管理机构交办的其他业务工作。

兼职人体器官捐献协调员职责：向其服务范围内医疗机构的相关医务人员提供人体器官捐献专业教育与培训；发现潜在捐献者，收集患者的临床信息，协助器官获取专家进行相关的医学评估；向捐献者及其近亲属讲解人体器官捐献法规政策及捐献流程；协助医务人员维护捐献器官的功能；组织协调捐献器官获取与运送的工作安排，见证捐献器官获取全过程，核实和记录获取的人体器官类型及数量；普及宣传人体器官捐献基本知识。

四、人体器官捐献协调员行为规范

人体器官捐献协调工作关系着公民的切身生命健康安全，具有极其重要的社会意义。因此，人体器官捐献协调员在工作中，应当严于律己，以身作则，认真遵守下列行为规范：遵循国家相关法律法规，认真履行职责；每个器官捐献案例原则上应由两名人体器官捐献协调员负责办理，具体由人体器官捐献办公室根据实际情况安排；规范着装，持证上岗，值班期间保持通信畅通；在实施人体器官捐献前，应确定捐献手续齐全有效，并将捐献者情况及人体器官捐献自愿书、登记表报告省级人体器官捐献办公室；充分尊重人体器官捐献者及其家属的捐献意愿，严格保护器官捐献者及其家属的隐私及其他相关信息；不得以人体器官捐献协调员身份从事任何营利或其他违背社会公德的行为。

五、人体器官捐献协调员的基本素质

人体器官捐献协调员应当符合下列条件：热爱器官捐献事业，有奉献精神；品行端正，协调沟通能力强；具有医学等相关学科专科以上学历；具有两年以上红十字会或医学相关工作经验；各级红十字会器官捐献管理机构或医疗机构的正式或聘用人员。除此之外，人体器官捐献协调员还应当具有严谨认真的工作态度、较强的沟通能力和

语言表达能力以及良好的心理素质及心理承受能力。只有这样，才能处理好同捐献者及其家属的关系，做好人体器官捐献协调工作，将人体器官捐献事业推向前进。

第五节　人体器官捐献协调员的工作流程

（1）医院重症监护室、神经内外科、急诊科或其他科室医务人员发现潜在捐献者，通知医院信息员、兼职人体器官捐献协调员或者专职人体器官捐献协调员。

（2）①信息员或兼职人体器官捐献协调员接到通知后及时通知专职人体器官捐献协调员并联系评估小组（神经内外科、ICU副教授及以上的医生）对潜在捐献者的病情进行评估，评估内容包括潜在捐献者是否达到脑死亡或重度不可逆脑损伤；是否处于需要机械通气和（或）循环支持的严重神经损伤和（或）其他器官衰竭状态，无法避免发生心脏死亡；是否具备器官捐献的一般条件。②专职人体器官捐献协调员接到通知后及时联系潜在捐献者所在区域的兼职协调员，联系评估小组（神经内外科、ICU副教授及以上的医生）对潜在捐献者的病情进行评估，评估内容包括潜在捐献者是否达到脑死亡或者重度不可逆脑损伤；是否处于需要机械通气和（或）循环支持的严重神经损伤和（或）其他器官衰竭状态，无法避免发生心脏死亡；是否具备器官捐献的一般条件。

（3）待评估小组认定符合捐献条件后，人体器官捐献协调员与潜在捐献者家属进行沟通，内容包括自我介绍，器官捐献的意义，器官捐献相关法律法规，患者转运、器官获取、遗体处理及人道救助等。

（4）捐献者家属（配偶、成年子女、父母）同意捐献器官后，专职人体器官捐献协调员负责指导并见证捐献者家属完成中国人体器官捐献登记表、人体器官捐献转运知情同意书等相关表格的填写，兼职人体器官捐献协调员协助收集相关家属身份证、户口本等有效证件的复印件，整理归档。如捐献者亲属有因特殊原因不能到场签字表示同意捐献的，应有书面授权委托书或者影音形式的授权委托资料。

（5）潜在捐献者家属签字确定同意捐献后，兼职人体器官捐献协调员联系器官获取组织。协调捐献者转运、器官获取和器官网络分配等事宜。

（6）专职人体器官捐献协调员见证器官获取过程，确保手术按照捐献者家属意愿合理合规合法进行。

（7）器官获取后，专职人体器官捐献协调员监督器官获取医护人员做好捐献者遗体遗容恢复及善后工作。

（8）兼职人体器官捐献协调员联系殡仪馆等相关部门，协助家属做好捐献者缅怀、遗体火化处理等相关事宜。

（9）专职人体器官捐献协调员为捐献者家属颁发中国人体器官捐献荣誉证书，指导家属填写中国红十字会困难救助申请表。协助捐献者家庭申请人道救助。

（10）兼职人体器官捐献协调员将捐献相关完整资料（包括中国人体器官捐献登记表、人体器官捐献转运知情同意书、器官获取手术知情同意书、死亡判定表、人道救助申请表、中国人体器官捐献完成登记表、捐献者及家属身份证明资料等）整理归档，提交给省级人体器官捐献管理部门审核备案。

（11）专职人体器官捐献协调员或者兼职人体器官捐献协调员在清明节或其他祭奠日等，联系捐献者家属开展扫墓、缅怀等悼念活动。

第六节　人体器官捐献评估

潜在捐献者首先应为临床发现的重症脑病患者，可以从两个方面来判断潜在捐献者。

一、病因明确

常见病因有以下五大类，病因不明确的患者不可列为潜在捐献案例。

1. 脑外伤　包括交通事故、高处坠落伤、钝器伤、枪弹伤、电击伤等明确外伤病史，较为多见的是交通事故伤。

2. 脑血管意外　包括脑出血、脑梗死，较为多见的是脑各个部位的出血性疾病。

3. 低氧性脑损伤　指各种原因明确的缺血缺氧性脑损伤，常见的包括溺水、窒息、癫痫持续发作、心搏骤停心肺复苏术后等。

4. 中毒　常见的有一氧化碳中毒、药物中毒、糖尿病酮症酸中毒等。但中毒所致脑损伤须注意损伤是否可逆，通常伴有心搏骤停心肺复苏史的患者易造成不可逆的脑损伤。单纯中毒原因造成的可逆性的脑损伤须谨慎。

5. 脑肿瘤　包括脑恶性肿瘤、脑良性肿瘤。其中脑恶性肿瘤应为恶性病灶位于颅内且明确无转移颅外可能，需注意头面部恶性肿瘤患者因其存在远处转移可能不宜列为潜在捐献案例。

二、潜在捐献者的达标条件

由主管医生确认患者如下状态时，可将其视为潜在捐献者：

（1）患者处于需要机械通气和（或）循环支持的严重神经系统损伤和（或）其他器官衰竭状态，无法避免发生心脏死亡。对于此类患者，主管医生需评估患者撤除心肺支持治疗后短时间发生心脏死亡的可能性，如果预计患者在撤除心肺支持治疗之后60 min 内死亡，则可将其视为潜在捐献者。如果在评估过程中必须进行某些检查，主管医生应当告知患者家属，并将交谈内容和患者家属的知情同意做详细记录。

（2）患者符合脑死亡标准。根据中国三类器官捐献标准，脑死亡者可以行国际标准的脑死亡器官捐献或脑-心双死亡器官捐献。脑-心双死亡器官捐献是指脑死亡者严格按照心脏死亡捐献流程实施器官捐献，即在患者生前或患者家属提出终止治疗并同意捐献的情况下，先撤除心肺支持治疗，等待心脏停搏，在心脏停搏后观察 2~5 min，根据心脏死亡判定标准宣告患者心脏死亡，之后方可进行器官获取。

（3）具备器官捐赠者一般条件，即捐献者身份明确；年龄一般不超过 65 岁；无人类免疫缺陷病毒（HIV）感染；无药物滥用、无静脉注射毒品、无同性恋或双性恋等高危活动史；无恶性肿瘤病史，但部分中枢神经系统肿瘤和一些早期的恶性肿瘤在经过成功的治疗后可以考虑；无活动性、未经治疗的全身性细菌、病毒或者真菌感染；血流动力学和氧合状态相对稳定；捐献器官功能基本正常。如以下情况一般不予考虑：在被拘捕或羁留于政府部门期间死亡、在精神病院内发生的死亡个案、中毒导致死亡、与医院有医疗纠纷、死亡原因需要公安司法部门进一步调查等。

器官捐献和移植是挽救器官功能衰竭患者的重要手段，中国的人体器官捐献移植工作一直受到中国政府的高度重视。经过几年的探索，一个由红十字会作为第三方参与的人体器官捐献体系，依托遍布全国的红十字会组织具体参与开展捐献工作。在整个捐献协调过程中，我们始终坚持倡导自愿无偿的原则；我们通过多种工作方式，在全社会努力营造"器官捐献、传递爱心、生命永续"的道德风尚。

（路彦涛）